운동생리학

Exercise Physiology

Integrating Theory and Application

Kraemer · Fleck · Deschenes

대표역자 이재구

김 훈 · 이형국 · 권정현 · 김정훈 · 이 한 · 강청훈 · 지현석 공역

Wolters Kluwer
Health

BIOSCIENCE (주)바이오사이언스출판

이 도서의 국립중앙도서관 출판예정도서목록(CIP)은 서지정보유통지원시스템 홈페이지(http://seoji.nl.go.kr)와 국가자료공동목록시스템(http://www.nl.go.kr/kolisnet)에서 이용하실 수 있습니다.
(CIP제어번호 : CIP2016020207)

This is a translation of *Exercise Physiology: Integrating theory and application, first edition by William J. Kraemer, Steven J. Fleck, Michael R. Deschenes*, and copublished by arrangement with Wolters Kluwer, Inc., USA.

KOREAN language edition published by Bioscience Publishing Co., Ltd. and Wolters Kluwer, Inc.

운동생리학

초판 인쇄: **2016년 8월 20일**
초판 발행: **2016년 8월 30일**

저　자: William J. Kraemer · Steven J. Fleck · Michael R. Deschenes
역　자: 이재구 · 김 훈 · 이형국 · 권정현 · 김정훈 · 이 한 · 강청훈 · 지현석
발행인: 문 정 구
발행처: (주)바이오사이언스출판
주　소: 140-40 경기도 안양시 동안구 전파로 107(호계동)
전　화: (02)581-4057~8
팩　스: (02)581-4059
이메일: inquiry@biosciencepub.com
홈페이지: http://www.biobooks.co.kr
ISBN: 978-89-6824-059-1 93470

등록번호: 제22-3079호
값 38,000원

(주)바이오사이언스출판

역자 소개

대표역자 이재구

현) 삼육대학교 생활체육학과
한양대학교 의학박사
성균관대학교 이학박사

김 훈

현) 대구대학교 골프산업학과
성균관대학교 이학박사

이형국

현) 상명대학교(천안) 스포츠산업학과
서울대학교 운동생리학 박사

권정현

현) 중원대학교 스포츠건강의학과
경희대학교 체육학 박사

김정훈

현) 단국대학교(천안) 운동처방재활학과
미국 위스콘신대학교–메디슨 체육학 박사

이 한

현) 가톨릭관동대학교 스포츠건강관리학과
성균관대학교 이학박사

강청훈

현) 미국 미네소타대학교–트윈시티 운동과학과
미국 위스콘신대학교–메디슨 이학박사

지현석

현) 연세대학교 융합체육과학선도연구소
일본 동경대학교 학술박사

서문

본서는 이 분야의 요즘 서적들과 좀 다르다. 이 책은 학부생들에 초점을 두고 있는데, 그들 대부분이 곧바로 대학원에 진학하지 않고, 퍼스널 트레이너, 근력 컨디셔닝 전문가, 피트니스 트레이너, 운동 테크니션, 선수 트레이너, 웰니스 교육자, 레크리에이셔널 피트니스 전문가, 혹은 건강 및 체육 교사로서 직업을 갖게 될 것이다. 우리의 목적은 학생들의 관심과 흥미를 갖게 하려는 데 있다. 우리는 학생들이 인체가 어떻게 작용되고 운동에 반응하는지에 대하여 매혹되기를 바란다. 또한 우리는 학생들이 어떻게 경기력을 향상시킬 수 있는지 이해할 수 있기 바라며, 기초적인 생리학적 메커니즘들에 흥미를 느낌으로 해서 트레이닝에 의해서 인체의 각기 다른 구조와 기능이 어떻게 적응이 되는지를 알 수 있게 되기를 바란다. 스포츠의 인기와 더불어, 우리의 학생들이 스포츠 경기력과 컨디셔닝의 생리학적 기초를 잘 이해할 수 있기를 바란다. 더구나 우리는 그들이 특정의 사람들 뿐만 아니라 모든 사람들에게 평생의 운동과 생활스포츠가 주는 절대적으로 건강에 유익한 점들에 대해서도 이해할 수 있게 되기를 바란다.

우리는 오늘날 이 분야의 교과서들이 학부생들이 배우고 또한 교수들이 한 학기에 가르쳐야 할 분량이 너무 많다는 것을 알고 있다.

운동생리학의 거의 모든 주제들이 과학적인 논문과 그것들에 대하여 서술한 내용들이 주된 것이었다. 우리가 피하기를 희망했던 현실적인 유혹들이 운동생리학 내용을 대학원 수준으로 더 깊은 영역에 까지 유도해 왔다.

대부분의 사례에서 학생들은 운동생리학의 개념을 실제적인 상황에 적용을 연계하지 못하였다. 예를 들면, 고등학교 높이뛰기 선수가 시도하기 전에 스트레칭을 어떻게 하여야 하는지 질문하였거나, 운동회원이 그들 퍼스널 트레이너에게 지난 밤 정보지에 실린 내용처럼 6주 안에 식스팩을 실제로 만들 수 있는지에 대해 질문할 수 있다. 이러한 사례에 대한 설명과 선택들 그리고 여러 가지 기타사항들은 교육경력과 실무경력 수준에 따라 다를 것이다.

본서에서는 그러한 실제적인 질문사항들에 대하여 기본적인 운동생리학적 이해를 강조하고 있다. 본서의 목적은 기본적인 운동생리학을 핵심적인 요소로 구성하는 것이다. 그것이 학생들에게 다양한 현장 질문에 대하여 무엇이 대답이 될 수 있으며, 연구 성과물을 근거로 하여 이러한 답들을 어떻게 찾을 수 있는지 이해하는 데 도움이 될 것이다.

우리는 학생들이 운동스트레스에 대한 인체의 급성반응에 대하여 이해하게 되기를 바라며, 이와 더불어, 인체가 운동과 환경적인 스트레스에 어떻게 적응하는지를 이해하는 것과 함께 구축되기를 바란다.

우리는 이러한 개념들을 실제 현장상황과 어떻게 관련되는지 학생들 스스로가 빨리 찾아낼 수 있도록 구성하였다. 학생들은 실제적인 측면에서 운동생리학을 이해하는 것이 필요한데, 이는 다양한 근무현장 환경에서 그러한 개념들을 적용할 수 있게 해주기 때문이다. 이러한 전문성 준비를 통하여 학생들이 더 도전적이 되고, 젊은 전문가로서 직면하게 될 여러 가지 문제들을 더 잘 해결할 수 있게 되도록 하는 것이 우리의 바람이다.

본서의 접근방식은 운동전문가들이 알 필요가 있는 관련된 핵심 개념들을 이해할 수 있도록 하는 것이다. 본서의 각 장들은 각기 내용들에 대한 영역을 지니고 있다 할지라도, 우리는 각각의 내용들을 상호 참조함으로써, 어느 한 영역에서 만으로 제한시키지 않았다. 운동에 대한 적응현상을 어느 한 장에 대한 적응으로 제한하지 않고, 본서의 전반에 걸쳐서 표준적인 특징으로 구성하였다. 본서는 학생들이 흥미를 가지고 있는 영양, 트레이닝 향상, 또는 체중감량 분야에서 장점을 가지고 있다. 따라서 각기 다른 장에서도 이러한 주제들을 통합할 수 있도록 많은 사례들을 이용하였다. 생리학 지식과 사례 또는 전체적인 맥락과 결부시켜서 학생들의 장

기기억을 유도하는 것이 이러한 과정에 있어서 필수적이다

우리는 운동생리학을 공부하는 학생들에게 도움을 줄 수 있는 실제적용 사례를 제공하는 데 있어서 집필진들의 다양한 경험을 이용하였다.

본서는 운동생리학을 포함하여 운동과학 분야의 학부생들을 위한 것이지만, 또한 이와 유사한 분야의 전문직을 준비하는 학생들에게도 잘 적용될 수 있다. 수년 간 대학수준에서 운동생리학을 가르쳤던 모든 것을 활용하여, 우리 집필진들은 이 교재를 이용할 많은 교수들이 그들 자신의 강의 스타일과 전문성을 더 넓힐 수 있는 중심점으로써 이 교재를 사용할 수 있도록 가능한 한 쉽게 저술하려고 노력하였다. 우리는 본서가 이 분야의 탐구와 흥미를 촉진시키고, 학생들의 전문지식과 지식기반의 실무능력을 배양하게 되기를 진심으로 희망한다.

본서의 특성

본서는 학생들의 기억을 돕고, 제시된 자료들을 적용하는 데 도움이 될 수 있는 여러 가지의 교육적인 특성들을 지니고 있다. 각 장의 서두에 제시된 장의 목표들은 학생들이 본문을 읽을 때 초점을 두어야 할 중요한 정보들이며, 그 장의 주요 포인트로 강조되었다. **개요(Introduction)**는 논의될 주제와 그 장의 핵심에 대하여 간략히 서술한 것이다.

각 장 안에는 학생들이 학습, 이해 그리고 적용 간의 틈새를 매꾸어 주는 데 도움이 되는 여러 가지의 상자들이 제시되어 있다. **속성 검토** 글상자는 중요한 자료를 강조하기 위하여 간결하지만 주된 요점을 제시하는 데 사용하였다.

알고 있습니까? 글상자는 학생들의 지식바탕을 확장시키는 데 도움이 되도록 그 장의 범위 이상일 수 있는 주제에 대한 상세한 정보를 제공한다. **응용 연구** 글상자는 학생들이 현실적으로 부닥치게 될 실 상황에서 연구결과들을 어떻게 적용할 수 있는지를 깊이 있게 서술한 것이다. **학생들의 실제 질문** 글상자는 학생들이 어려움을 느끼는 주제와 이슈들에 대하여 자주 질문하는 것들에 대한 상세한 응답을 제공한다. **전문가 의견** 글상자는 각 장에 제시된 내용들과 관련된 분야의 전문가들로부터 직접 입수한 정보와 견해를 제시한 것이다. 마지막으로, **사례연구**는 사례들과 응답들을 제공한 것인데, 거기에는 그러한 사례를 원리에 따라 어떻게 응답해야 하는지를 담고 있다. 이러한 것들은 논란을 불러일으킬 수 있으며, 그로 인하여 학생들의 비판적 사고능력을 확장시켜 줄 수 있는 것이다. 마지막으로, **용어정리**를 각 장의 끝에 두어, 학생들이 친숙해져야 하는 중요한 용어들에 대한 정의를 서술하였다.

추가사항

『**운동생리학**』 교재는 학생과 교수들을 위한 추가적인 자료들을 http://thepoint.lww.com/Book/Show/166300에서 활용할 수 있다.

교수용

인증된 교수들은 다음의 추가적인 자료들에 활용할 수 있다.

- 브라운스톤 테스트 생성프로그램
- 파워포인트 재료
- Image bank 사진자료
- WebCT와 블랙보드 카트리지

학생용

본서를 구매한 학생들은 다음사항에 대하여 추가자료를 활용할 수 있다.

- 통합적인 퀴즈은행 자료
- 애니메이션

WILLIAM J. KRAEMER, PHD
STEVEN J. FLECK, PHD
MICHAEL R. DESCHENES, PHD

사용자 안내

본서는 경기력 향상을 위하여 어떻게 트레이닝할 수 있는지를 설명할 수 있으며, 또한 이러한 트레이닝의 적응으로서 인체의 각기 다른 구조들과 그들의 기능이 잘 발현될 수 있게 하는 생리학적 기본 메커니즘들을 이해할 수 있는 지식체계를 구축할 수 있도록 창의적으로 개발되었다.

아울러 본서는 일반인들이나 특정인들이 평생 스포츠와 신체활동을 하는 경우에 얻게 되는 건강상의 유익한 점들에 대하여 학생들이 이해하는 데 도움을 주자는 것이 또 하나의 목적이다. 부디 잠깐 시간을 내어 사용자 안내를 살펴보기를 바란다. 그것이 학습능력을 향상시킬 수 있는 여러 도구들과 특성들로 학습자를 이끌어 줄 것이다.

각 장의 학습목표는 각 장의 주요 사항들을 제시한 것으로 학습자들이 각 장을 학습하면서 무엇이 중요한 것인지 알 수 있도록 하였다.

학습개요는 각 장에서 다루고 있는 주제들과 요점사항에 대하여 간략히 서술한 것이다.

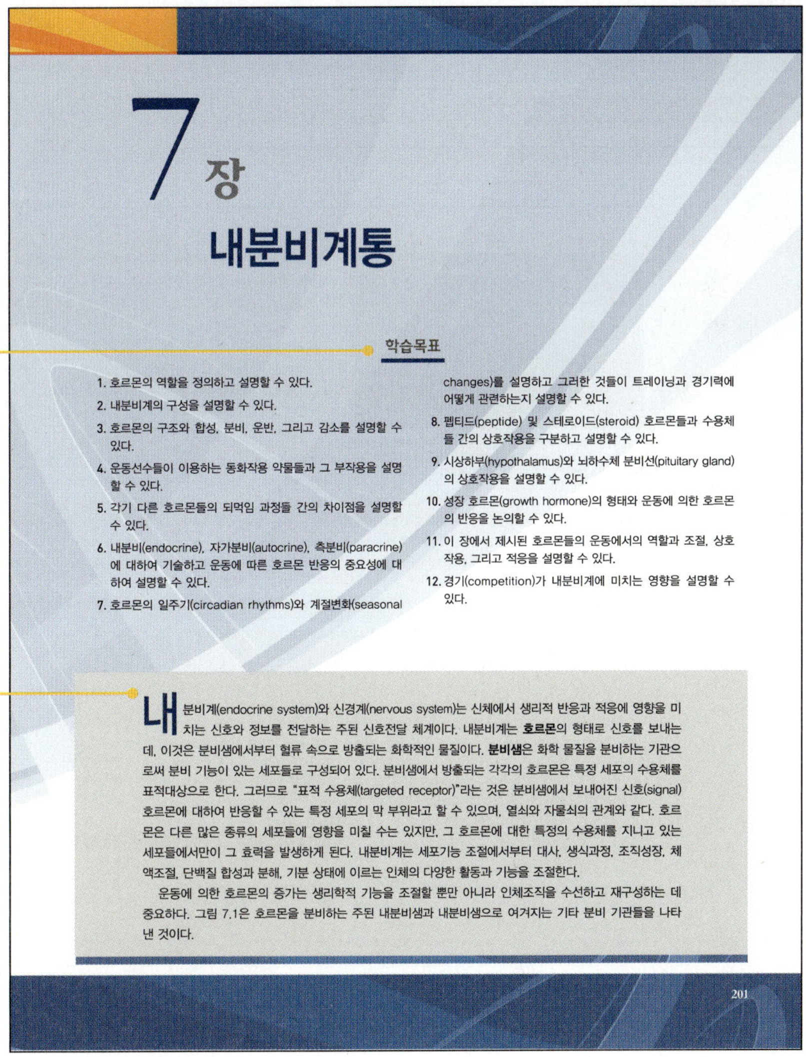

7장

내분비계통

학습목표

1. 호르몬의 역할을 정의하고 설명할 수 있다.
2. 내분비계의 구성을 설명할 수 있다.
3. 호르몬의 구조와 합성, 분비, 운반, 그리고 감소를 설명할 수 있다.
4. 운동선수들이 이용하는 동화작용 약물들과 그 부작용을 설명할 수 있다.
5. 각기 다른 호르몬들의 되먹임 과정들 간의 차이점을 설명할 수 있다.
6. 내분비(endocrine), 자가분비(autocrine), 측분비(paracrine)에 대하여 기술하고 운동에 따른 호르몬 반응의 중요성에 대하여 설명할 수 있다.
7. 호르몬의 일주기(circadian rhythms)와 계절변화(seasonal changes)를 설명하고 그러한 것들이 트레이닝과 경기력에 어떻게 관련하는지 설명할 수 있다.
8. 펩티드(peptide) 및 스테로이드(steroid) 호르몬들과 수용체들 간의 상호작용을 구분하고 설명할 수 있다.
9. 시상하부(hypothalamus)와 뇌하수체 분비선(pituitary gland)의 상호작용을 설명할 수 있다.
10. 성장 호르몬(growth hormone)의 형태와 운동에 의한 호르몬의 반응을 논의할 수 있다.
11. 이 장에서 제시된 호르몬들의 운동에서의 역할과 조절, 상호작용, 그리고 적응을 설명할 수 있다.
12. 경기(competition)가 내분비계에 미치는 영향을 설명할 수 있다.

내분비계(endocrine system)와 신경계(nervous system)는 신체에서 생리적 반응과 적응에 영향을 미치는 신호와 정보를 전달하는 주된 신호전달 체계이다. 내분비계는 **호르몬**의 형태로 신호를 보내는데, 이것은 분비샘에서부터 혈류 속으로 방출되는 화학적인 물질이다. **분비샘**은 화학 물질을 분비하는 기관으로써 분비 기능이 있는 세포들로 구성되어 있다. 분비샘에서 방출되는 각각의 호르몬은 특정 세포의 수용체를 표적대상으로 한다. 그러므로 "표적 수용체(targeted receptor)"라는 것은 분비샘에서 보내어진 신호(signal) 호르몬에 대하여 반응할 수 있는 특정 세포의 막 부위라고 할 수 있으며, 열쇠와 자물쇠의 관계와 같다. 호르몬은 다른 많은 종류의 세포들에 영향을 미칠 수는 있지만, 그 호르몬에 대한 특정의 수용체를 지니고 있는 세포들에서만이 그 효력을 발생하게 된다. 내분비계는 세포기능 조절에서부터 대사, 생식과정, 조직성장, 체액조절, 단백질 합성과 분해, 기분 상태에 이르는 인체의 다양한 활동과 기능을 조절한다.

운동에 의한 호르몬의 증가는 생리학적 기능을 조절할 뿐만 아니라 인체조직을 수선하고 재구성하는 데 중요하다. 그림 7.1은 호르몬을 분비하는 주된 내분비샘과 내분비샘으로 여겨지는 기타 분비 기관들을 나타낸 것이다.

201

호흡계의 구조와 기능

폐의 기능은 대기와 혈액 사이의 기체 교환이다. 이것을 실행하기 위하여 폐를 통해 공기가 배출되고 들어오는 구조와 모세혈관의 기체 교환이 일어나는 장소가 필요하다. 들이마신 공기는 먼저 콧구멍을 통하여 비강으로 들어 간다(그림 6.1). 흡입된 공기는 인두, 후두 및 2개의 기관지(1개의 기관지는 1개의 폐로 연결됨)로 나누어지는 기도로 이동하며, 여기서 각각의 기관지는 다시 여러 갈래의 세기관지와 마지막으로는 종말 세기관지에 도달한다. 여기까지의 과정에서는 기체 교환이 발생하지 않는다. 종말 세기관지가 공기를 호흡계의 세기관지로 이동시키며, 다시 공기는 **폐포**(기체 교환이 발생하는 모세혈관으로 둘러 쌓인 동그란 배낭처람 생긴 구조)로 이동한다. 기체 교환은 또한 호흡세기관지에서도 발생한다. 따라서 호흡계 내의 일부는 공기가 이동하는 통로의 역할을 주로 하며, 다른 구조들은 기체 교환의 역할을 수행한다.

공기의 가습, 보온 및 여과

기체가 통과하는 관의 역할을 수행하는 것 이외에도, 기도에서 호흡세기관지까지의 구조는 공기를 가습, 가열 및 여과하는 역할을 하고 있다. 이러한 세 가지 과정은 호흡세기관지와 모세혈관의 기체 교환이 발생하는 폐포의 얇고 예민한 막을 보호하는 데 필요하다. 공기의 가습은 기관지의 막이 건조해져서 발생하는 손상을 예방한다. 공기에 습기를 제공하는 것은 습도가 낮고 건조한 날씨에서는 특히 중요하다. 차가운 공기는 건조하기에 겨울과 같은 추운 날씨에 적절히 보습을 하는 것은 차가운 공기가 폐를 통과할 때 매우 중요하다.

공기를 따듯하게 하는 것은 폐 주위의 체온뿐만 아니라 기체 교환이 발생하는 모세혈관의 체온을 유지하는 데 도움을 준다. 공기를 따듯하게 하는 것은 추운 환경에서 가장 중요한 것일 수 있다.

공기를 여과하는 것은 콧구멍에서 세기관지에서 분비되는 점액이 그 역할을 한다. 점액은 콧구멍을 통하여 배출되거나, 삼켜지거나 또는 가래에 의하여 뱉어지게 된다. 외부로 뱉어지게 되는 점액의 이동은 파도치듯이 움직이는 형태이며, 솜털같이 생긴 섬모(ciliary)에 의하여 체외로 배출된다. 기관지와 세기관지 내에서는 점액을 구강으로 이동시킴으로써 점액을 외부로 배출시키게 된다. 공기 내의 미세 입자는 실질적으로 모든 공기 내에 존재하지만, 특히 오염된 환경에서 공기의 여과는 매우 중요하다. 미세 입자가 점액 내에 갇혀 폐포로 이동하면 면역세포의 일종인 대식세포에 의하여 포위된다. 공기를 가습, 보온 및 여과하는 것은 폐포의 손상을 예방하기 위하여 필수적인 과정들이다.

속성 검토

- 폐호흡계의 주된 기능은 폐 내에 있는 공기와 혈액 사이에서 이산화탄소와 산소가 교환되게 끔 해주는 것이다.
- 폐포는 모세혈관에 의해 둘러 쌓인 조그마한 주머니와 같은 구조를 하고 있는데 여기서 기체 교환이 발생한다.
- 콧구멍과 세기관지까지의 다른 해부학적 구조들은 공기가 통과하는 통로의 역할과 더불어 폐포의 손상을 예방하기 위하여 공기를 가습, 보온 및 여과하는 역할을 한다.
- 폐 확산은 많은 수의 폐포와 모세혈관에 의해 포장된 폐포의 넓은 표면적에 의하여 수행된다.

속성 검토는 주요 요점들을 간결하게 강조하기 위하여 활용하였다.

폐포

산소와 이산화탄소의 교환은 폐포 내에서 발생한다. 폐포의 대부분은 호흡세기관지를 지나서 존재한다. 그러나 호흡세기관지는 조그마한 덩어리의 폐포를 가지고 있는데, 바로 여기서 기체 교환의 일부분이 일어난다. 폐 속에는 약 3억 개의 폐포가 존재한다. 상당수의 폐포는 대략 테니스 코트 1면에 해당되는 표면적(70 m^2)이 넓게 형성되어 폐 확산이 이루어진다. 이러한 이유로 인해 1개의 폐를 제거해도 비교적 정상적인 생명을 유지하도록 해준다. 폐포 세포의 막과 모세혈관의 막 등과 같이 2개로 구성된 세포막은 **호흡막(respiratory membrane)**을 구성하고 있다. 이러한 호흡막을 통하여 가스가 혈관과 폐포 내의 공기를 통과하게 되어 있다(그림 6.2). 각각의 폐포는 모세혈관으로 둘러쌓여 있으며, 이러한 모세혈관은 폐 확산을 위하여 표면적을 넓히는 역할을 하고 있다. 결국 상당수의 폐포 그리고 폐포의 구조는 폐 확산을 위하여 필요한 표면적을 넓게 만드는 결과를 가져 온다.

환기 역학

공기를 폐의 안과 밖으로 이동시키기 위하여 폐의 용적이 변

알고 있습니까는 학습자들의 지식을 좀 더 확장시켜 주기 위하여 주제에서 다룬 것 이상의 상세 정보를 제공하려는 것이다.

글상자 6-3 알고 있습니까?
빈혈의 일반적인 형태

빈혈은 적혈구 또는 헤모글로빈 또는 이러한 두 가지 요인이 모두 결핍되는 현상이다. 빈혈은 산소운반 능력의 감소로 이어지고 결국 지구력 및 유산소성 능력에도 영향을 미친다. 빈혈의 증상은 안면 창백, 만성 피로, 숨이 가쁜 현상, 심장이 두근거리는 현상 및 식욕부진 등이 있다. 철분의 결핍은 빈혈로 이어지며, 가장 흔한 형태는 빈혈이다. 철분의 섭취를 적게 하거나 철분 흡수에 문제가 발생하는 경우가 가장 흔한 형태의 원인이다. 그러나 철분 부족에 의한 빈혈은 출혈 또는 임신 중 철분의 요구량이 증가하는 경우에도 발생한다.

심한 체력 훈련 및 피로로 인하여 발생하는 스포츠 빈혈은 임상적인 빈혈에 근접하게 헤모글로빈의 농도가 감소되는 것을 의미한다(여성 및 남성 각각 헤모글리빈의 농도는 혈액 100 mL 당 12 및 14 g). 체력 훈련은 땀으로 철분이 배출시키거나, 적혈구의 파괴로 인한 헤모글로빈의 손실 그리고 장거리 달리기에 의한 위장 출혈에 의하여 철분의 손실로 이어지지만, 빈혈은 일반적으로 이러한 요인에 의하여 발생하지는 않는다. 유산소 및 웨이트 트레이닝을 포함한 체력 훈련은 혈액량의 20% 정도를 체력 훈련을 시작한 며칠 사이에 증가시킨다. 이러한 혈액량의 증가는 헤모글로빈 농도의 감소를 상쇄시킨다.[1,2] 혈액 내 헤모글로빈의 양은 헤모글로빈의 양이 감소해도 혈액량이 증가하기에 전체적인 헤모글로빈의 양은 크게 변하지 않는다. 트레이닝을 몇 주 정도 지속하면 헤모글로빈의 양과 혈장 혈구 비율이 정상으로 복귀하게 된다. 그로므로 스포츠 빈혈은 일반적으로 만연되지 않은 일시적인 현상이다.[3]

참고문헌

1. Deruisseau KC, Roberts LM, Kushnick MR, et al. Iron status of young males and females performing weight training exercise. Med Sci Spots Exerc. 2004; 36:241–248.
2. Schumacher YO, Schmid A, Grathwohl D, et al. Hematological indices of iron status of athletes in various sports and performances. Med Sci Spots Exerc. 2002;34:869–875.
3. Wright LM, Klein M, Noakes TD, et al. Sports anemia: a real or apparent phenomenon in endurance trained athletes. Int J Sports Med. 1992;13:344–347.

다. 산소와 결합할 수 있는 철분을 포함하고 있는 혈액 내의 적혈구가 혈액의 산소 운반 능력을 향상시킬 수 있다.

비슷한 방법으로 혈액 내에서 발견되는 이산화탄소의 약 7~10% 정도는 혈액 내에서 용해된 형태로 운반된다. 나머지 이산화탄소는 이온형태의 중탄산염 그리고 헤모글로빈에 … 혈액 내에서 운반된다. 지금부터는 기체가 운반되 … 에 대하여 알아보기로 하자.

…운반

…상되는 산소는 혈액 내에서 화학적으로 헤모글로빈 … 이 되어 이동된다. 헤모글로빈은 원형 형태의 단백질 … eme)이라는 철분으로 구성되어 있다. 1개의 헤모글 … 자에 존재하는 철분은 4개의 산소를 결합할 수 있다. … 헤모글로빈에 결합될 때에는 **산화헤모글로빈(oxy- …lobin)**이 형성되며, 헤모글로빈에 산소가 결합되지 … 에는 **탈산소헤모글로빈(deoxyhemoglobin)**이 형성 … 부분의 산소가 헤모글로빈에 결합된 형태로 혈액 내 … 동되기에 산소의 농도는 혈액 내에서 이동될 수 있는 … 양을 결정한다. 남성 및 여성에서 헤모글로빈의 농도는 100 mL의 혈액당 각각 14~18 g 및 12~16 g 정도 존재한다. 1 g의 헤모글로빈은 1.34 mL의 산소를 결합할 수 있기에 헤모글로빈의 산소 포화도가 100%일 경우에는 남성과 여성에서 산소 운반 능력은 100 mL의 혈액에서 16~24 mL의 산소를 운반할 수 있다. 헤모글로빈의 농도 만을 생각한다면 최대 산소 운반 능력은 남성이 여성보다 높게 나타난다. 그러나 헤모글로빈의 농도의 범위가 남성 및 여성에서 중첩되며, 산소 운반 능력 역시 중첩되어 나타난다. 산소 운반을 위한 헤모글로빈의 중요도로 인하여 헤모글로빈 농도의 감소는 산소 운반에 치명적인 영향을 미친다(글상자 6-3, "빈혈의 일반적인 형태"를 참조).

산소해리곡선

폐에서 산소와 결합한 헤모글로빈이 조직으로 이동하여 산소를 방출하기 위한 자극이 필요하다. 헤모글로빈이 인체 내 원하는 장소에서 산소를 결합하고 방출하는 능력은 산소해리곡선에 의해 설명되어진다(그림 6.8). 산소 분압이 높은 폐에서는 산소를 결합하여 산화 헤모글로빈을 형성하고 산소로 100% 포화를 이루게 된다. 헤모글로빈이 산소로 100%

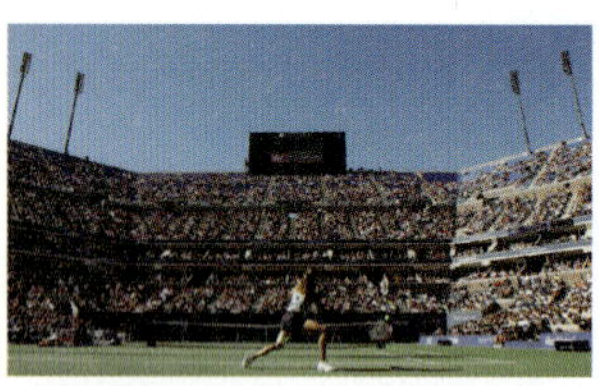

그림 4.9 메이저 세계 테니스 토너먼트의 "센터 코트"에서 경기를 하는 것에 대한 흥분은 최적의 실력을 위해 때로는 제어되어야 할 교감신경자극제 덩어리를 만들어낼 것이다.

있는데, 이는 신체의 흉부와 복부로 향한다. 부교감적 자극은 교감자극이 일어난 후(표 4.2) 신체가 정상적인 휴식 기능을 유지하거나 회복시킬 수 있도록 돕는다. 이러한 부교감신경계의 기본 역할은 소화관과 분비의 정상 기능인 배뇨, 배변 등을 촉진시키며 신체로 하여금 휴식하고 소화할 수 있도록 돕는 것이며, 특히 아래의 생리 기능을 유도한다.

- 혈압을 낮춘다.
- 심박동수를 늦춘다.
- 동공을 조인다.
- 피부와 내장으로 흐르는 혈압량을 증가시킨다.
- 위장관의 연동운동을 돕는다.
- 침의 흐름을 활성화시킨다.
- 정상적인 방광 기능을 돕는다.

부교감신경계는 운동 스트레스가 일어난 이후 회복 기간 동안 핵심 역할을 한다. 운동할 때부터 회복할 때까지 발생하는 교감적 반응을 변환시키며 반응하는 부교감신경계의 능력은 후천적으로 발달시킬 수 있는 신경계의 특성중 하나다(예시: 재빨리 혈압과 심박동수를 정상 회복 수치로 줄이는 것). 이 능력은 최적의 건강상태와 신체 단련, 그리고 특

글상자 4-6 응용 연구
피부 수용기와 레슬링 경기

우리의 신체에는 통증수용기, 체온수용기, 화학수용체, 그리고 많은 스포츠에 중요하게 작용하는 기계적 수용기가 있다. 이 중 촉각, 압력과 상태에 민감한 수용기 중 대다수가 "기계적 수용기"라고 불린다. 자극 하나가 이 기계적 수용기의 막구조를 비틀면, 중추신경계로 신호가 보내진다. 촉각, 압각, 자기수용기가 기계적 수용기의 기본 세 종류이다. 이렇게 피부에 있는 여섯 가지의 서로 다른 촉각 수용기는 촉감, 압력, 그리고 진동에 민감하다.

스포츠에 있어서 피부 수용기가 종종 성공적인 실력 발휘에 있어 필요한 후천적 반사작용으로써 한 몫을 한다. 하지만 그 중에서도 미세한 터치와 민감한 촉각 수용기는 큰 압력과 맥박, 혹은 고주파 진동에 민감한 거대 수용기인 파치니소체만큼의 역할은 하지 못할 수 있다. 비슷한 비중으로, 피부의 진피에 위치한 루피니소체는 약한 압력과 피부의 비틀림에 민감하다.

레슬링에 있어서 움직임과 압력에 대한 반응은 경기에서 성공하기 위해 중요하다. 만일 상대 선수가 당신을 매트에 내리치기 위해 발목을 잡는다면, 당신은 재빠르게 그 촉각에 반응하여 100만분의 1초만에 순간적으로 등으로 뻗어 발목을 잡은 손을 떼내야 한다. 그렇지 않으면 상대 선수가 경기를 유리하게 가져갈 것이기 때문이다. 이제껏 올림픽 수준의 엘리트 레슬러들은 그들의 힘이나 근력이 아니라, 오히려 그들의 움직이는 속도와 적절히 훈련된 반격 혹은 상대 선수가 가한 터치나 압력에 어떻게 반응하는지로 그 급이 분류되어 왔다. 일부 레슬링 코치들은 선수들이 연습할 때 눈가리개를 이용한다. 이는 레슬러가 시각보다 몸에 가해지는 촉각과 압력에 의지하여 상대 선수의 공격에 카운터 방어로써 적절히 반응할 수 있도록 훈련시키기 위해서다. 코치 일부는 이 기술을 "촉각 반응 트레이닝"으로 기술한다. 촉각과 압력에 작용하는 신경감각은 레슬링 기술의 이러한 기본적인 연습에서 중요한 역할을 한다.

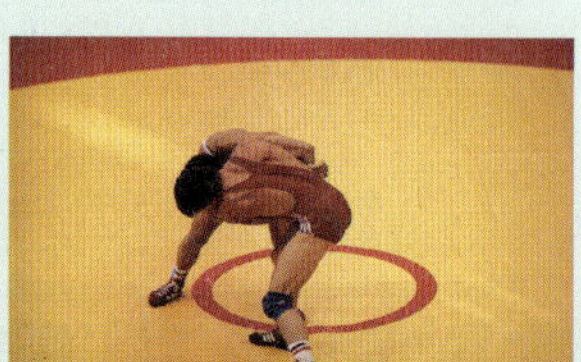

응용 연구는 학습자들이 부닥치게 될 실제상황에서 연구문헌의 결과들을 어떻게 적용할 수 있는지를 깊이 있게 서술한 것이다

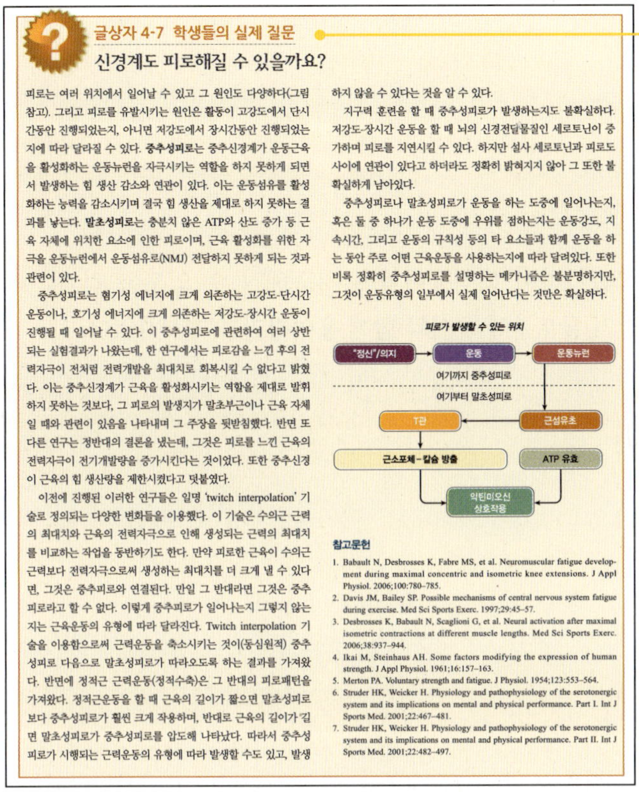

글상자 4-7 학생들의 실제 질문

신경계도 피로해질 수 있을까요?

피로는 여러 위치에서 일어날 수 있고 그 원인도 다양하다(그림 참고). 그리고 피로를 유발시키는 원인은 활동이 고강도에서 단시간동안 진행되었는지, 아니면 저강도에서 장시간동안 진행되었는지에 따라 달라질 수 있다. **중추성피로**는 중추신경계가 운동근육을 활성화하는 운동뉴런을 자극시키는 역할을 하지 못하게 되면서 발생하는 힘 생산 감소와 연관이 있다. 이는 운동섬유를 활성화하는 능력을 감소시키며 결국 힘 생산을 제대로 하지 못하는 결과를 낳는다. **말초성피로**는 충분치 않은 ATP와 산도 증가 등 근육 자체에 위치한 요소에 인한 피로이며, 근육 활성화를 위한 자극을 운동뉴런에서 운동섬유로(NMJ) 전달하지 못하게 되는 것과 관련이 있다.

중추성피로는 혐기성 에너지에 크게 의존하는 고강도-단시간 운동이나, 호기성 에너지에 크게 의존하는 저강도-장시간 운동이 진행될 때 일어날 수 있다. 이 중추성피로에 관련하여 여러 상반되는 실험결과가 나왔는데, 한 연구에서는 피로감을 느낀 후의 전력자극이 전처럼 전력개발을 최대치로 회복시킬 수 없다고 밝혔다. 이는 중추신경계가 근육을 활성화시키는 역할을 제대로 발휘하지 못하는 것보다, 그 피로의 발생지가 말초부근이나 근육 자체일 때와 관련이 있음을 나타내며 그 주장을 뒷받침했다. 반면 또 다른 연구는 정반대의 결론을 냈는데, 그것은 피로를 느낀 근육의 전력자극이 전기개발량을 증가시킨다는 것이었다. 또한 중추신경이 근육의 힘 생산량을 제한시켰다고 덧붙였다.

이전에 진행된 이러한 연구들은 일명 'twitch interpolation' 기술로 정의되는 다양한 변화들을 이용했다. 이 기술은 수의근 근력의 최대치와 근육의 전력자극으로 인해 생성되는 근력의 최대치를 비교하는 작업을 동반하기도 한다. 만약 피로한 근육이 수의근 근력보다 전력자극으로써 생성하는 최대치를 더 크게 낼 수 있다면, 그것은 중추피로와 연결된다. 만일 그 반대라면 그것은 중추피로라고 할 수 없다. 이렇게 중추피로가 일어나는지 그렇지 않는지는 근육운동의 유형에 따라 달라진다. Twitch interpolation 기술을 이용함으로써 근력운동을 축소시키는 것이(동심원적) 중추성피로 다음으로 말초성피로가 따라오도록 하는 결과를 가져왔다. 반면에 정적근 근력운동(정적수축)은 그 반대의 피로패턴을 가져왔다. 정적근운동을 할 때 근육의 길이가 짧으면 말초성피로보다 중추성피로가 훨씬 크게 작용하며, 반대로 근육의 길이가 길면 말초성피로가 중추성피로를 압도해 나타났다. 따라서 중추성피로가 시행되는 근력운동의 유형에 따라 발생할 수도 있고, 발생하지 않을 수 있다는 것을 알 수 있다.

지구력 훈련을 할 때 중추성피로가 발생하는지도 불확실하다. 저강도-장시간 운동을 할 때 뇌의 신경전달물질인 세로토닌이 증가하며 피로를 지연시킬 수 있다. 하지만 설사 세로토닌과 피로도 사이에 연관이 있다고 하더라도 정확히 밝혀지지 않아 그 또한 불확실하게 남아있다.

중추성피로나 말초성피로가 운동을 하는 도중에 일어나는지, 혹은 둘 중 하나가 운동 도중에 우위를 점하는지는 운동강도, 지속시간, 그리고 운동의 규칙성 등의 타 요소들과 함께 운동을 하는 동안 주로 어떤 근육운동을 사용하는지에 따라 달려있다. 또한 비록 정확히 중추성피로를 설명하는 메카니즘은 불분명하지만, 그것이 운동유형의 일부에서 실제 일어난다는 것만은 확실하다.

참고문헌

1. Babault N, Desbrosses K, Fabre MS, et al. Neuromuscular fatigue development during maximal concentric and isometric knee extensions. J Appl Physiol. 2006;100:780–785.
2. Davis JM, Bailey SP. Possible mechanisms of central nervous system fatigue during exercise. Med Sci Sports Exerc. 1997;29:45–57.
3. Desbrosses K, Babault N, Scaglioni G, et al. Neural activation after maximal isometric contractions at different muscle lengths. Med Sci Sports Exerc. 2006;38:937–944.
4. Ikai M, Steinhaus AH. Some factors modifying the expression of human strength. J Appl Physiol. 1961;16:157–163.
5. Merton PA. Voluntary strength and fatigue. J Physiol. 1954;123:553–564.
6. Struder HK, Weicker H. Physiology and pathophysiology of the serotonergic system and its implications on mental and physical performance. Part I. Int J Sports Med. 2001;22:467–481.
7. Struder HK, Weicker H. Physiology and pathophysiology of the serotonergic system and its implications on mental and physical performance. Part II. Int J Sports Med. 2001;22:482–497.

학생들의 실제 질문은 일반적인 질문들에 대한 답변을 제공하는 것으로, 학습자들이 어렵게 여길 수 있는 주제와 의문사항들에 대하여 상세한 설명을 해 주는 것이다.

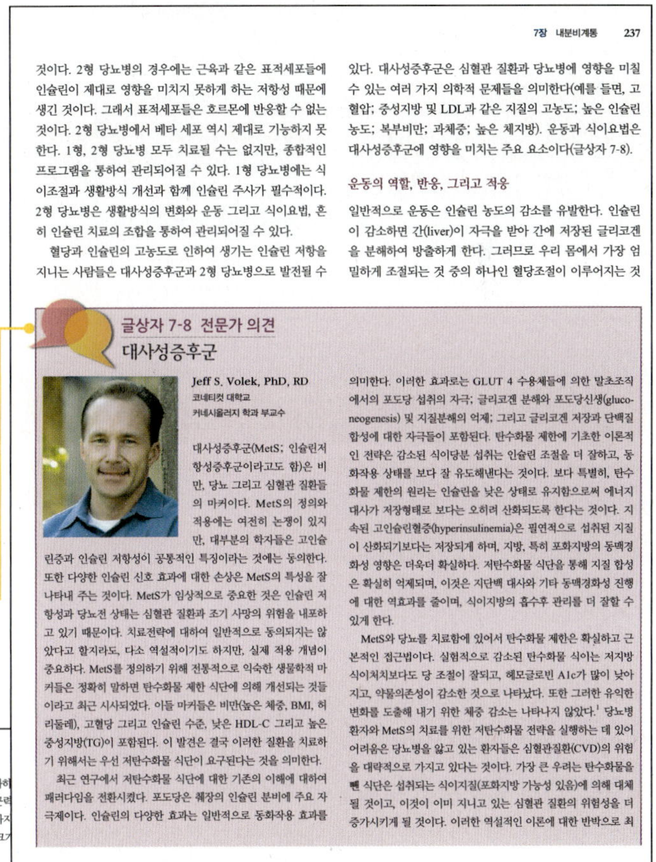

7장 내분비계통 237

것이다. 2형 당뇨병의 경우에는 근육과 같은 표적세포들에 인슐린이 제대로 영향을 미치지 못하게 하는 저항성 때문에 생긴 것이다. 그래서 표적세포들은 호르몬에 반응할 수 없는 것이다. 2형 당뇨병에서 베타 세포 역시 제대로 기능하지 못한다. 1형, 2형 당뇨병 모두 치료될 수는 없지만, 종합적인 프로그램을 통하여 관리되어질 수 있다. 1형 당뇨병에는 식이조절과 생활방식 개선과 함께 인슐린 주사가 필수적이다. 2형 당뇨병은 생활방식의 변화와 운동 그리고 식이요법, 혼히 인슐린 치료의 조합을 통하여 관리되어질 수 있다.

혈당과 인슐린의 고농도로 인하여 생기는 인슐린 저항을 지니는 사람들은 대사성증후군과 2형 당뇨병으로 발전될 수 있다. 대사성증후군은 심혈관 질환과 당뇨병에 영향을 미칠 수 있는 여러 가지 의학적 문제들을 의미한다(예를 들면, 고혈압; 중성지방 및 LDL과 같은 지질의 고농도; 높은 인슐린 농도; 복부비만; 과체중; 높은 체지방). 운동과 식이요법은 대사성증후군에 영향을 미치는 주요 요소이다(글상자 7-8).

운동의 역할, 반응, 그리고 적응

일반적으로 운동은 인슐린 농도의 감소를 유발한다. 인슐린이 감소하면 간(liver)이 자극을 받아 간에 저장된 글리코겐을 분해하여 방출하게 한다. 그러므로 우리 몸에서 가장 엄밀하게 조절되는 것 중의 하나인 혈당조절이 이루어지는 것

글상자 7-8 전문가 의견

대사성증후군

Jeff S. Volek, PhD, RD
코네티컷 대학교
커네시올러지 학과 부교수

대사성증후군(MetS; 인슐린저항성증후군이라고도 함)은 비만, 당뇨 그리고 심혈관 질환들의 마커이다. MetS의 정의와 적용에는 여전히 논쟁이 있지만, 대부분의 학자들은 고인슐린증과 인슐린 저항성이 공통적인 특징이라는 것에는 동의한다. 또한 다양한 인슐린 신호 효과에 대한 손상은 MetS의 특성을 잘 나타내 주는 것이다. MetS가 임상적으로 중요한 것은 인슐린 저항성과 당뇨전 상태는 심혈관 질환과 조기 사망의 위험을 내포하고 있기 때문이다. 치료전략에 대하여 일반적으로 동의되지는 않았다고 할지라도, 다소 역설적이기도 하지만, 실제 적용 개념이 중요하다. MetS를 정의하기 위해 전통적으로 익숙한 생물학적 마커들은 정확히 말하면 탄수화물 제한 식단에 의해 개선되는 것들이라고 최근 시사되었다. 이들 마커들은 비만(높은 체중, BMI, 허리둘레), 고혈당 그리고 인슐린 수준, 낮은 HDL-C 그리고 높은 중성지방(TG)이 포함된다. 이 발견은 결국 이러한 질환을 치료하기 위해서는 우선 저탄수화물 식단이 요구된다는 것을 의미한다.

최근 연구에서 저탄수화물 식단에 대한 기존의 이해에 대하여 패러다임을 전환시켰다. 포도당은 췌장의 인슐린 분비에 주요 자극제이다. 인슐린의 다양한 효과는 일반적으로 동화작용 효과를 의미한다. 이러한 효과로는 GLUT 4 수용체들에 의한 말초조직에서의 포도당 섭취의 자극; 글리코겐 분해와 포도당신생(gluconeogenesis) 및 지질분해의 억제; 그리고 글리코겐 저장과 단백질 합성에 대한 자극들이 포함된다. 탄수화물 제한에 기초한 이론적인 전략은 감소된 식이당분 섭취는 인슐린 조절을 더 잘하고, 동화작용 상태를 보다 잘 유도해낸다는 것이다. 보다 특별히, 탄수화물 제한의 원리는 인슐린을 낮은 상태로 유지함으로써 에너지 대사가 저장형태로 보다는 오히려 산화되도록 한다는 것이다. 지속된 고인슐린혈증(hyperinsulinemia)은 필연적으로 섭취된 지질이 산화되기보다는 저장되게 하며, 지방, 특히 포화지방의 동맥경화성 영향은 더욱더 확실하다. 저탄수화물 식단을 통해 지질 합성은 확실히 억제되며, 이것은 지단백 대사와 기타 동맥경화성 진행에 대한 역효과를 줄이며, 식이지방의 흡수후 관리를 더 잘할 수 있게 한다.

MetS와 당뇨를 치료함에 있어서 탄수화물 제한은 확실하고 근본적인 접근법이다. 실험적으로 감소된 탄수화물 식이는 저지방 식이처치보다도 당 조절이 잘되고, 헤모글로빈 A1c가 많이 낮아지고, 약물의존성이 감소한 것으로 나타났다. 또한 그러한 유익한 변화를 도출해 내기 위한 체중 감소는 나타나지 않았다.[1] 당뇨병 환자와 MetS의 치료를 위한 저탄수화물 전략을 실행하는 데 있어 어려움은 당뇨병을 앓고 있는 환자들은 심혈관질환(CVD)의 위험을 대략적으로 가지고 있다는 것이다. 가장 큰 우려는 탄수화물을 뺀 식단은 섭취되는 식이지질(포화지방 가능성 있음)에 의해 대체될 것이고, 이것이 이미 지니고 있는 심혈관 질환의 위험성을 더 증가시키게 될 것이다. 이러한 역설적인 이론에 대한 반박으로 최

전문가 의견은 각장에서 제시되었던 내용들과 관련이 있는 분야의 전문가들로부터 직접적인 의견과 견해를 제시해주는 것이다.

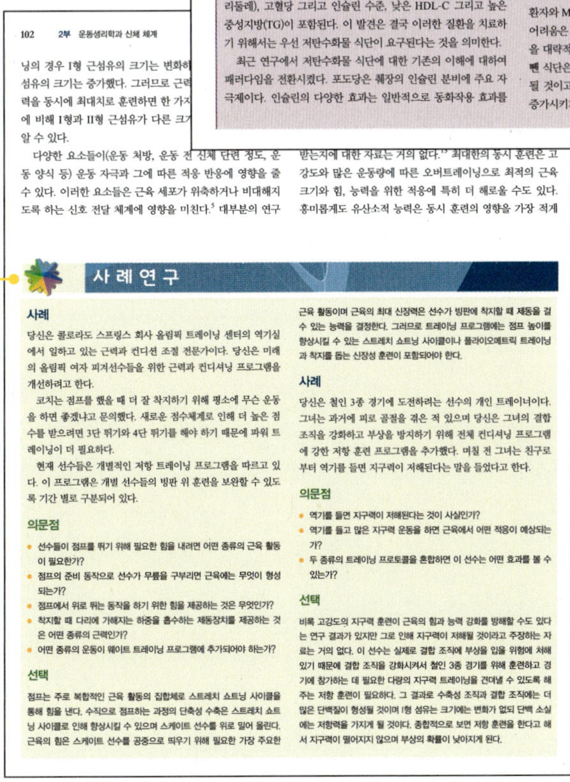

102 2부 운동생리학과 신체 체계

닝의 경우 I형 근섬유의 크기는 변화하 섬유의 크기는 증가했다. 그러므로 근력 력을 동시에 최대치로 훈련하면 한 가지 에 비해 I형과 II형 근섬유가 다른 크기 알 수 있다.

다양한 요소들이(운동 처방, 운동 전 신체 단련 정도, 운동 양식 등) 운동 자극과 그에 따른 적응 반응에 영향을 줄 수 있다. 이러한 요소들은 근육 세포가 위축하거나 비대해지도록 하는 신호 전달 체계에 영향을 미친다.[5] 대부분의 연구

받는지에 대한 자료는 거의 없다.[17] 최대한의 동시 훈련은 고강도와 많은 운동량에 따른 오버트레이닝으로 최적의 근육 크기와 힘, 능력을 위한 적응에 특히 더 해로울 수도 있다. 흥미롭게도 유산소적 능력은 동시 훈련의 영향을 가장 적게

사례연구

사례

당신은 콜로라도 스프링스 회사 올림픽 트레이닝 센터의 역기실에서 일하고 있는 근력과 컨디션 조절 전문가이다. 당신은 미래의 올림픽 여자 피겨선수들을 위한 근력과 컨디셔닝 프로그램을 개선하려고 한다.

코치는 점프를 했을 때 더 잘 착지하기 위해 평소에 무슨 운동을 하면 좋겠냐고 문의했다. 새로운 점수체계로 인해 더 높은 점수를 받으려면 3단 뛰기와 4단 뛰기를 해야 하기 때문에 파워 트레이닝이 더 필요하다.

현재 선수들은 개별적인 저항 트레이닝 프로그램을 따르고 있다. 이 프로그램은 개별 선수들의 빙판 위 훈련을 보완할 수 있도록 기간 별로 구분되어 있다.

의문점

- 선수들이 점프를 뛰기 위해 필요한 힘을 내려면 어떤 종류의 근육 활동이 필요한가?
- 점프의 준비 동작으로 선수가 무릎을 구부리면 근육에는 무엇이 형성되는가?
- 점프에서 위로 뛰는 동작을 하기 위한 힘을 제공하는 것은 무엇인가?
- 착지할 때 다리에 가해지는 하중을 흡수하는 제동장치를 제공하는 것은 어떤 종류의 근력인가?
- 어떤 종류의 운동이 웨이트 트레이닝 프로그램에 추가되어야 하는가?

선택

점프는 주로 복합적인 근육 활동의 집합체로 스트레치 쇼트닝 사이클을 통해 힘을 낸다. 수직으로 점프하는 과정의 단축성 수축은 스트레치 쇼트닝 사이클로 인해 향상시킬 수 있으며 스케이트 선수를 위로 밀어 올린다. 근육의 힘은 스케이트 선수를 공중으로 띄우기 위해 필요한 가장 주요한 근육 활동이며 근육의 최대 신장력은 선수가 빙판에 착지할 때 제동을 걸 수 있는 능력을 결정한다. 그러므로 트레이닝 프로그램에는 점프 높이를 향상시킬 수 있는 스트레치 쇼트닝 사이클이나 플라이오메트릭 트레이닝과 착지를 돕는 신장성 훈련이 포함되어야 한다.

사례

당신은 철인 3종 경기에 도전하려는 선수의 개인 트레이너이다. 그녀는 과거에 피로 골절을 겪은 적 있으며 당신은 그녀의 결합조직을 강화하고 부상을 방지하기 위해 전체 컨디셔닝 프로그램에 강한 저항 훈련 프로그램을 추가했다. 며칠 전 그녀는 친구로부터 역기를 들면 지구력이 저해된다는 말을 들었다고 한다.

의문점

- 역기를 들면 지구력이 저해된다는 것이 사실인가?
- 역기를 들고 많은 지구력 운동을 하면 근육에서 어떤 적응이 예상되는가?
- 두 종류의 트레이닝 프로토콜을 혼합하면 이 선수는 어떤 효과를 볼 수 있는가?

선택

비록 고강도의 지구력 훈련이 근육의 힘과 능력 강화를 방해할 수도 있다는 연구 결과가 있지만 그로 인해 지구력이 저해될 것이라고 주장하는 자료는 거의 없다. 이 선수는 실제로 결합 조직에 부상을 입을 위험에 처해 있기 때문에 결합 조직을 강화시켜서 철인 3종 경기를 위해 훈련하고 경기에 참가하는 데 필요한 다량의 지구력 트레이닝을 견뎌낼 수 있도록 해주는 저항 훈련이 필요하다. 그 결과로 수축성 조직과 결합 조직에는 더 많은 단백질이 형성될 것이며 I형 섬유는 크기에는 변화가 없되 단백 소실에는 저항력을 가지게 될 것이다. 종합적으로 보면 저항 훈련을 한다고 해서 지구력이 떨어지지 않으며 부상의 확률이 낮아지게 된다.

사례 연구는 사례와 질문사항들을 제시하고, 그러한 사례에 학습자들이 어떻게 응답하게 되는지에 대한 선택사항들이 있다. 이러한 요인들이 학습자들의 토론과 비판적 사고력을 배양시키게 될 것이다.

더라도 생체 역학적으로 다르기 때문에 운동마다 다르게 나타날 것이다(ex. 레그프레스 vs. 스쿼트). 동원순서와 서로 다른 근육에서 나타나는 동원의 크기의 다양성은 특정한 웨이트트레이닝을 할 때 얻을 수 있는 근력 및 힘 출력과, 같은 근육을 활용하는 스킬들에 뒷받침되는 요인들 중 하나이다. 예를 들어 한 명의 운동선수가 뛰어난 단거리경기 선수이고 동시에 높이뛰기도 잘 할 수 있지만, 다른 한 명의 운동선수는 더 높게 높이뛰기를 할 수 있을지언정 단거리경기에서는 좋은 결과를 내지 못할 수 있다. 어쩌면 가장 중요한 교훈이, 바로 인간의 신경근육시스템 디자인이 오로지 근육으로 하여금 운동신경계에 의해서 활성화될 때에만 비로소 근육을 수축시키고 운동에 적응할 수 있도록 하는 것일 수 있다. 또한 비록 우리가 양만큼 조절하기 위해 의식적으로 운동신경계와 우리의 사지를 움직이는 골격근이 발달시키는 근력 유형을 조절할 수는 있다고 해도, 심근이 수축하는 속력과 힘을 제어하는 자율신경계는 우리가 의식적으로 제어할 수 있는 능력 밖에 있다.

요약

신경계는 체내의 각 생리학적 시스템과 상호교류한다. 전기활동의 형태로 나타나는 신경신호는 체내의 내외부 환경에 대한 정보를 전달한다. 이런 신호들은 신체의 쉬려고 하는 일반적인 항상성 기능뿐만 아니라 신체로 하여금 생리학적 스트레스를 겪는 동안이나 격한 운동을 할 때 흥분한 상태에 다다르게 하거나 "투쟁도피" 반응을 내도록 한다. 두뇌와 척추는 중추신경계를 이루며 모든 신체의 움직임의 기본적인 컨트롤을 담당한다. 말초신경계는 두뇌와 척추에 포함되지 않은 신경을 포함하며 신체의 모든 부분을 중추신경계와 연결한다. 말초(감각)신경계가 자극을 인지하면, 중추신경계가 그것을 해석하여 말초(운동)신경계가 그에 대한 반응을 일으킨다. 체성신경계는 골격근과 같이 의식적으로 제어할 수 있는 기능을 담당한다. 자율신경계는 주로 운동신경으로 이루어져있으며 평활근, 심근과 분비샘과 같이 불수의 기능을 담당한다. 자율신경계는 거의 대부분의 기관에 한 세트의 신경을 제공하는데, 바로 교감신경계와 부교감신경계이다. 이러한 시스템은 항상 그러지는 않지만 거의 일반적으로 서로 반대로 작용한다(ex. 교감신경계는 심박동수를 증가시키고 부교감신경계는 그것을 감소시킨다). 교감신경계는 신체가 격렬하고, 근육적이며, 스트레스를 받거나 비상시에 일어나는 움직임을 위해 준비를 할 때, 부교감신경계는 흥분을 낮추고, 평소나 휴식을 취하는 상황일 때 우세하게 나타난다. 신경계는 근육활동을 제어하며 움직임을 조종한다. 근육이 만들어내는 힘을 제어하기 위해서 동원되는 운동단위와 각 운동단위의 비율부호화가 달라진다. 사실상 모든 운동과 스포츠 스킬을 수행하기 위해서는 운동단위의 제대로된 동원을 요하는데, 정확한 순서로 정해진 시간에 필요한 힘을 기르기 위해서이다. 신경계의 훈련유도 적응은 그 어떤 신체적 운동에 있어 스킬훈련의 기본이며, 신체능력을 향상시키는 데 기여한다. 다음 장에서 우리는 또한 신경계가 순환기능에 있어서도 중요함을 배울 것이다.

용어정리

감각(들신경)뉴런[sensory(afferent) neurons]: 말초신경에서 나와 척추로 들어가는 뉴런. 감각적 수용체의 메시지를 중구친경계로 전달한다.
국부전도(local conduction): 무수화 신경 내 신경충동의 전달. 이온 흐름이 축색돌기 전체 길이를 따라 이동한다.
나트륨이온-칼륨이온 펌프(Na^+-K^+ pump): 활발하게 나트륨이온을 뉴런의 내부에서부터 빼내고 칼륨이온을 뉴런의 바깥에서 안쪽으로 이동시키며 안정막전위를 유지하는 에너지 의존적 펌핑시스템
뉴런(neuron): 전기신호를 전달하기 위해 특성화된 세포
다중 운동단위 총체(multiple motor unit summation): 한 근육에 의해 생산된 힘을 같은 근육 내의 운동단위 량을 다르게 활성화시키며 다양화하는 방법.
대뇌(cerebrum): 의식적인 움직임을 제어하는데 중요한 역할을 하는 좌반구와 우반구로 구성된 두뇌 부위.
랑비에교륜(nodes of Ranvier): 축색돌기를 따라 일정한 간격으로 일어나는 수초에 있는 좁은 틈. 활동전위가 마디에서 마디로 이동하는 것을 도우며 더 빠른 자극전도를 도우며 에너지를 보존한다.
리간드(ligand): 수용체 단백질과 상호작용하는 신경전달물질, 호르몬이나 다른 화학적 물질
말초신경계(peripheral nervous system): 중추신경계와 자극을 주고받는 신경
비동시 동원(asynchronous recruitment): 힘 생산 수요량이 적을 때 운동단위 동원을 전환시키는 것
비약전도(saltatory conduction): 유수화 신경 내 신경충동의 전도. 랑비에교륜 마디에서 마디로 활동전위가 "넘어"가는 것.
세포체(체세포)[cell body(soma)]: 세포핵, 미토콘드리아, 리보솜과 다른 세포 구성요소를 포함하는 뉴런의 일부
소뇌(cerebellum): 두뇌에서 무의식을 담당하는 부분. 근육공동작용을 조정하고 균형과 정상적으로 자세를 잡을 수 있게 한다.
수상돌기(dendrite): 정보(자극)를 받아 세포체에 전달하는 뉴런의 일부
수용체(receptor): 신경전달물질에 의해 활성화된 표적세포의 특정한 부

학습자들이 **핵심용어**들에 친숙해질 수 있도록 각 장의 끝부분에 용어와 함께 **용어정리**를 제시하였다.

본서의 전반에 걸쳐서 중요 사항들에 대하여 학습자들의 주의를 끌기 위해 시각적으로 자극적이며 매력적인 형태의 **고화질의 4색 컬러 삽화**들을 제시하였다. 이러한 자료들이 교재를 명료하게 하면서 특히 시각적인 학습자들에게 많은 도움이 될 것으로 생각한다.

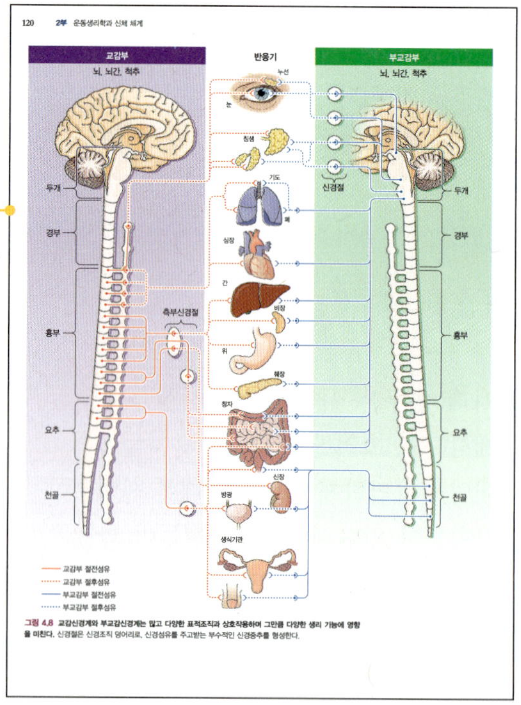

그림 4.8 교감신경계와 부교감신경계는 많고 다양한 표적조직과 상호작용하여 그만큼 다양한 생리 기능에 영향을 미친다. 신경절은 신경조직 덩어리로, 신경섬유를 주고받는 부수적인 신경중추를 형성한다.

차례

PART I

운동 생리학의 기초

Foundations of Exercise Physiology

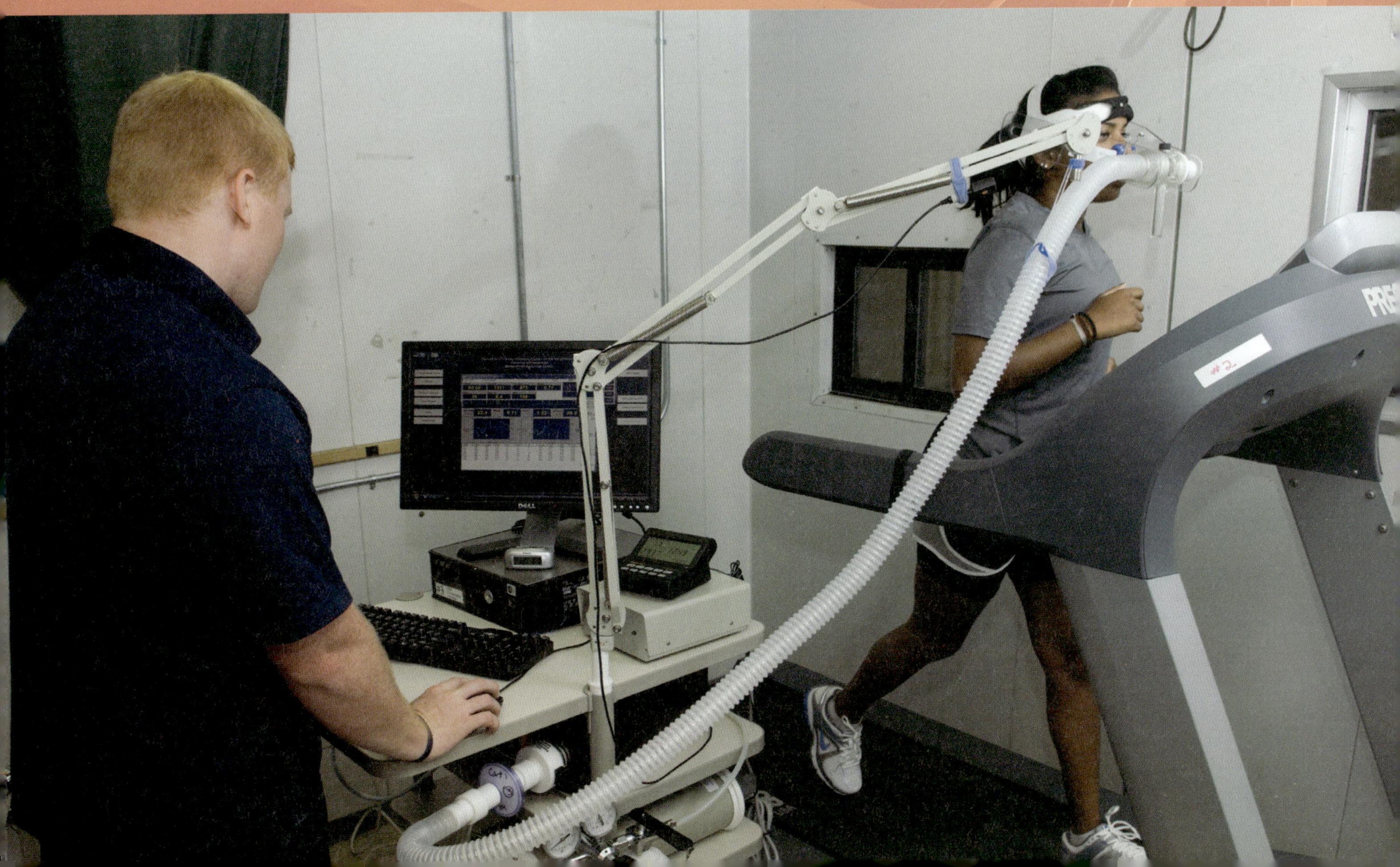

1장

운동과 스포츠의 연구

학습목표

1. 연구 과정을 기술할 수 있다.
2. 다른 유형의 연구들을 구분할 수 있다.
3. 과학적인 연구에 근거한 정보와 비과학적 연구에 기반한 정보의 차이를 설명할 수 있다.
4. 연구보고서(research paper)를 읽고 이해할 수 있다.
5. 정보의 출처를 평가할 수 있다.
6. 동료평가(peer review)의 과정을 설명할 수 있다.
7. 논문에서 연구결과를 찾아내고 환경과 조건을 고려하여 해석할 수 있다.

"어떤 종류의 심폐 운동 프로그램(cardio program)이 유산소 체력을 향상시키는 데 가장 효과적일까?" "웨이트 트레이닝을 하는 가장 좋은 방법은 뭘까?" "고지에서 하는 크로스컨트리 경기는 몸에 어떤 영향을 미칠까?" "다른 종류의 훈련 프로그램을 할 때 근육에는 실제로 어떤 일이 일어나고 있는걸까?" "체지방을 빼는 가장 좋은 방법은 뭘까?" 이와 같은 호기심과 질문이 바로 연구의 전부이다.

연구의 목적은 질문에 대한 해답을 찾는 것이다. 질문이 없다면 연구가 있을 이유도 없다. 어떤 질문들은 과학지(scientific journals)에 출간된 기존 연구들에 이미 그 답이 있다. 경우에 따라 새로운 자료를 얻기 위한 과학자들의 실험 작업이 좀 더 필요한 경우도 있다. 새로운 자료는 질문에 대한 답을 제공하고 그 분야에 대한 우리의 이해를 넓혀 준다. 그림 1.1은 연구 과정의 개요도를 보여준다.

과학 문헌(scientific literature)에서 특정 주제를 검색하면 많은 질문들에 대한 답을 찾을 수 있다. 운동과학과 스포츠과학 분야, 그리고 영양학, 생리학, 의학, 역학과 같은 관련 분야에 많은 과학지가 있다(글상자 1-1). 이런 검색을 하기 위해서는 연구 과정과 연구 보고서를 어떻게 읽을 것인 가에 대한 기본적인 이해가 필요하며, 이 장에서는 그 두 가지 주제를 다룰 것이다.

여기에 더해서, 이 장은 피해야 할 비과학적 방법들을 제시하고, 여러분에게 과학문헌을 소개하며, 독창적인 조사 연구의 구성 요소들을 설명한다. 마지막으로, 어떻게 하면 그러한 연구들을 일상생활에서 실제로 적용될 수 있는지를 다룬다.

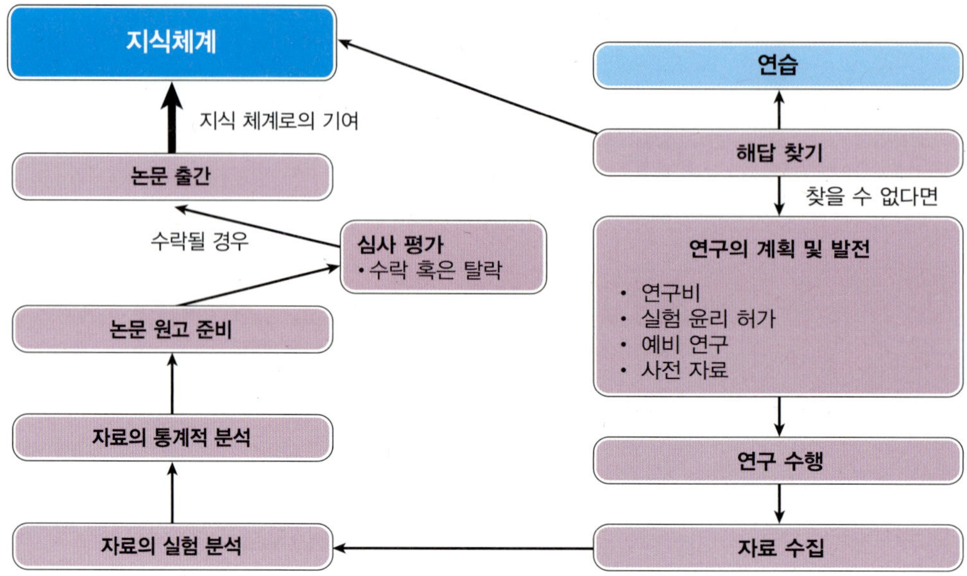

그림 1.1 연구과정의 여러 단계. 연구의 주요 목적은 한 분야의 지식 체계에 새로운 지식을 더하는 것이다.

연구 소개

연구는 과학적인 방법으로 행해지는 실험으로 시작되며, 실험을 통해 자료가 수집되고, 가설이 검증되며, 특정한 질문에 대한 답이 얻어진다(그림 1.1). 많은 실험을 통해 축적된 결과들을 분석함으로써 사실, 이론, 법칙들이 생겨난다. 이러한 연구는 크게 기초 연구와 응용 연구 두 가지로 구분할 수 있다(글상자 1-5와 글상자 1-6).

실험 연구에 필요한 과정에 대해 구체적으로 알아보기 전에 연구의 한계에 대해 이해하는 것이 중요하다.

1. 완벽한 연구란 존재하지 않는다.
2. 하나의 연구로 모든 것을 설명할 수는 없다.
3. 모든 연구는 특정한 상황에서 이루어지기 때문에 그 결과를 일반화하는 데는 한계가 있다.
4. 연구 결과들은 현실에 적용하기에는 명백하지 않고, 불확실한 경우가 많다. 따라서, 전문가는 열린 자세를 가지고 경험과 상식, 올바른 판단을 이용해 연구에서 얻어진 결과 내외적인 추론을 하는 일종의 '전문적 기술'을 써야 한다.

글상자 1-1 응용 연구

운동과학 분야의 상호심사학회지(Peer-Reviewed Journals) 목록

1. American Journal of Sports Medicine
2. Applied Physiology, Nutrition, and Metabolism
3. Australian Journal of Science and Medicine in Sport
4. British Journal of Sports Medicine
5. Canadian Journal of Applied Physiology
6. Clinical Journal of Sport Medicine
7. Clinical Exercise Physiology
8. Clinics in Sports Medicine
9. Current Sports Medicine Reports
10. European Journal of Applied Physiology
11. Exercise and Sport Sciences Reviews
12. International Journal of Sport Nutrition and Exercise Metabolism
13. International Journal of Sports Medicine
14. Isokinetics and Exercise Science
15. Journal of Applied Biomechanics
16. Journal of Applied Physiology
17. Journal of Athletic Training
18. The Journal of Orthopaedic and Sports Physical Therapy
19. Journal of Physical Activity & Health
20. The Journal of Sports Medicine
21. The Journal of Sports Medicine and Physical Fitness
22. Journal of Sports Sciences
23. Journal of Strength and Conditioning Research
24. Medicine and Science in Sports and Exercise
25. Medicine and Sport Science
26. Pediatric Exercise Science
27. Research Quarterly for Exercise and Sport
28. Scandinavian Journal of Medicine & Science in Sports
29. Sports Biomechanics
30. Sports Medicine

글상자 1-2 응용 연구

스트레칭이 준비운동의 일부가 되어야 할까?

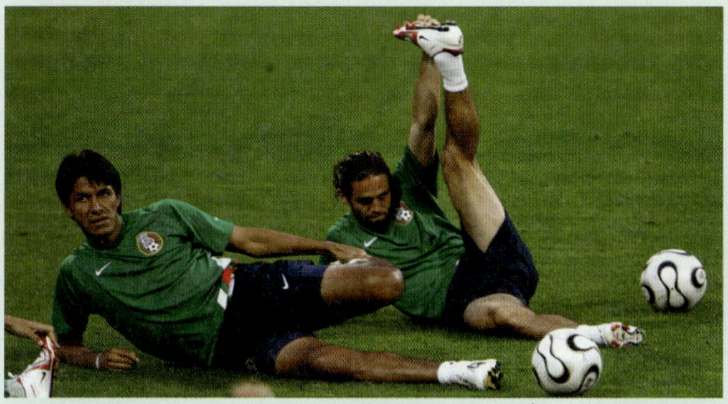

어떠한 단일 연구도 특정 주제에 대한 모든 것을 설명할 수는 없다. 모든 연구는 그 연구의 종속변인에 영향을 미치는 환경조건 속에서 이루어지기 때문에 연구결과는 연구의 조건에 따라 달라질 수 있다. 코치와 운동선수들은 오랫동안 경기와 훈련 전 준비운동으로 스트레칭을 해왔다. 스트레칭이 부상위험을 줄이고, 인체가 활동에 준비될 수 있도록 도우며, 유연성 훈련이 관절가동범위를 증가시킨다는 이론과 연구가 존재했기 때문이다. 하지만, 최근에는 스트레칭이 준비운동의 일부가 되어야 하는 지에 대한 의문이 제기되고 있다.

1970년대부터 1990년대까지 준비운동에 유연성 훈련을 포함시키는 것에 문제를 제기하는 연구들이 존재하기는 했지만, 이러한 연구결과들이 축적되고 실제 훈련에 영향을 미치기까지는 많은 시간이 걸렸다. 이 주제가 많은 관심을 끌게 되고, 아울러 실제 연구를 수행하는 데 큰 비용이 들지 않았기 때문에 더 많은 연구가 행해졌다. 그 결과 스트레칭이 부상을 방지하고 기량을 향상하는 데 효과가 없을 수도 있다는 연구결과가 발표되기 시작했다. 실제로, 연구들은 정적 스트레칭이 근육활성도 감소 및 중추신경계의 억제 작용을 통해 근력을 감소시키기 때문에 불리한 영향을 줄 수 있다는 것을 보여주기 시작했다. 즉, 정적 스트레칭과 고유감각 신경근 촉진 스트레칭(Proprioceptive Neuromuscular Facilitation Streching)는 근육 속에 탄성을 가진 구성요소(결합조직)을 변형시키며 이완-수축 주기(stretching-shortening cycle)의 영향을 감소시키고, 중추신경계의 억제기전을 증가시킴으로써 근력생산을 방해한다고 밝혀졌다.

반대로, 오랫동안 금기시되었던 동적 스트레칭과 탄성 스트레칭은 준비운동에 포함되었을 때 동적수행을 향상시키는 방법으로 효과가 있다는 것이 밝혀졌다. 따라서, 언제 스트레칭을 할 것인가와 어떤 스트레칭을 할 것인가가 코치와 선수들에게 중요한 문제가 되었다. 최근에는 최적의 결과를 가져오기 위한 준비운동의 일부로써 스트레칭의 모든 측면에 관한 연구가 행해지고 있다. 이것은 연구가 어떻게 실제 훈련에 영향을 미치는 가에 관한 한 예이다. 훈련이나 시합을 앞두고 선수들에게 준비운동을 시켜야 하는 코치라면 어떤 것이 가장 신중한 접근일지 생각해보자. 어떤 종류의 스트레칭을 해야 할까? 만약 스트레칭을 한다면 경기나 연습 얼마 전에 해야 할까? 이 주제에 관한 최신의 지식을 어떻게 이용할까? 연구결과들의 특정 상황에 어떻게 적용해야 할까?

추가 참고 도서 목록

Bradley PS, Olsen PD, Portas MD. The effect of static, ballistic, and proprioceptive neuromuscular facilitation stretching on vertical jump performance. J Strength Cond Res. 2007;21(1):223–226.

Cramer JT, Housh TJ, Weir JP, et al. The acute effects of static stretching on peak torque, mean power output, electromyography, and mechanomyography. Eur J Appl Physiol. 2005;93(5-6):530–539.

Marek SM, Cramer JT, Fincher AL, et al. Acute effects of static and proprioceptive neuromuscular facilitation stretching on muscle strength and power output. J Athl Train. 2005;40(2):94–103.

Rubini EC, Costa AL, Gomes PS. The effects of stretching on strength performance. Sports Med. 2007;37(3):213–224.

Shrier I. Stretching before exercise does not reduce the risk of local muscle injury: a critical review of the clinical and basic science literature. Clin J Sport Med. 1999;9(4):221–227.

Young WB, Behm DG. Effects of running, static stretching and practice jumps on explosive force production and jumping performance. J Sports Med Phys Fitness. 2003;43(1):21–27.

5. 대부분의 경우에 있어 한 연구를 통해 답이 얻어지는 것보다 더 많은 질문들이 생겨난다.
6. 모든 것은 변하기 때문에 새로운 발견은 오래된 개념이나 법칙들을 바꾸고, 특정 주제에 대한 접근 방식을 변화시킬 수 있다는 것을 알아야 한다(글상자 1-2와 글상자 1-3).

과학적 연구방법의 단계

과학적 연구방법은 기본적으로 질문에 대한 답을 뒷받침하는 사실적인 기반을 제공하기 위해 자료를 생성하는 몇 가지 단계로 구성된다.

1. 질문이란 무엇인가? (연구 문제 설정) 우선, 과학자는 현상들

글상자 1-3 응용 연구

가설 재고

가설이란 무엇이 어떻게 작용하는 지에 대한 한 가지 가능성에 불과하다는 것을 이해하는 것이 중요하다. 연구 대상이 되는 현상에 대한 우리의 이해는 결과(종속변인)에 영향을 미치는 조건(독립변인)이나 현상을 측정할 수 있는 능력에 바탕한다. 가설을 재고한다는것은 대안이 존재할 수 있다는 생각으로 돌아온다. 연구에서 연구자는 "귀무가설(null hypothesis)"을 시험하는데, 귀무가설이란 비교대상간에 차이점이 없을 것이라고 상정하는 가설이다. 만약 차이점이 존재한다면, 귀무가설은 기각되고 그러한 차이점이 생긴 조건에 대한 예측이 포함된 대립가설(althernative hypothesis)이 받아들여진다. 가설 재고는 다른 조건하에서 가설의 성립가능성을 시험하는 것이다. 예를 들어, 고탄수화물 식이가 동반된 지방 섭취는 몸에 해로울 수 있지만, 만약 저탄수화물 식이와 결합된다면 지방섭취의 영향은 해롭지 않을 수도 있다. 오랫동안 사실이라고 여겨져 왔던 것에 반해 가설에 패러다임 전환을 가져오는 것은 쉬운 일은 아니다. 그렇기 때문에, 자신들이 믿고 있던 것에 모순되는 것처럼 느껴지는 연구결과나 권고를 접했을 때 사람들은 혼란에 빠지게 된다. 운동과학 분야의 과학적 연구과정에 대해 전문가적인 이해를 갖는 것은 연구결과를 이해하고 그것들을 어떻게 보편화할 지에 대한 통찰을 가질 수 있도록 돕는다.

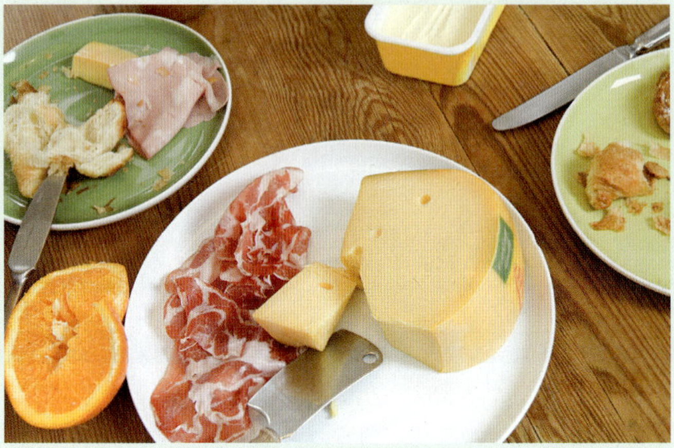

추가 참고 도서 목록

Lofgren I, Zern T, Herron K, et al. Weight loss associated with reduced intake of carbohydrate reduces the atherogenicity of LDL in premenopausal women. Metabolism. 2005;54(9):1133–1141.

Wood RJ, Fernandez ML, Sharman MJ, et al. Effects of a carbohydrate-restricted diet with and without supplemental soluble fiber on plasma low-density lipoprotein cholesterol and other clinical markers of cardiovascular risk. Metabolism. 2007;56(1):58–67.

을 관찰해야 한다. 그러한 관찰로부터 '누가, 언제, 어디서, 무엇을, 어떻게, 왜'와 같은 구체적인 질문들이 생겨난다.

2. 기존 연구들에 의해 축적된 지식을 통해 무엇을 알 수 있는가? (기존 연구 검토) 과학자는 이미 존재하는 정보들이 자신이 가진 질문에 대한 답을 해줄 수 있는 지를 알아보기 위해 문헌 연구를 한다.
3. 만약 선행연구로부터 답을 찾을 수 없다면, 과학자는 가설을 세워야 한다. (가설 설정) 가설이란 지식과 경험에 기반한 추측이라고 할 수 있다. 기존 연구와 경험적 관찰에 기반하여 어떠한 실험 결과가 나올 것인지를 예측한다. 가설은 원래 질문에 대해 답할 수 있어야 하고 측정 가능한 변인들을 이용해 검증이 가능해야 한다.
4. 실험을 통해 가설을 검증한다. (가설 검증) 가설의 타당성을 검증하기 위해 올바르게 설계된 실험이 시행되어야 한다. 비록 간단해 보이긴 하지만 이런 실험 작업이 과학자들과 과학 분야에 있는 대학원생들의 기본적인 일이다. 연구 조건이 연구자가 관심을 가지고 있는 특정 집단이나 조건에 특화되어 있을수록 연구 결과를 특정 상황에 적용시킬 수 있는 가능성이 높아진다. 예를 들어, 만약 연구자가 노년층을 위한 근력강화 프로그램(strength program)을 개발하는 데 관심을 가지고 어떤 운동이 근력 강화에 가장 효과적인 지를 확인하는 실험을 한다면, 청년층이 아닌 노년층이 실험 참가자가 되어야만 할 것이다.
5. 자료를 분석하고 결론을 도출한다. (자료분석 및 결과도출) 수집된 자료들은 실험 전 설정된 가설을 지지하는지 여부를 결정하기 위해 통계적으로 분석되어야 한다. 가설은 실험을 통해 지지되거나 기각되고, 연구 문제에 대한 답은 주어진 실험 조건의 범위(예: 성별, 나이, 훈련 정도) 안에서 해석되고, 상황에 따라 일반적 혹은 특정한 방식으로 적

글상자 1-4 알고 있습니까?
타격 전 준비동작

야구 선수들이 타석에 들어서기 전에 일련의 의식과 같은 준비동작들을 하는 것을 본 적이 있을 것이다. 늘 정확히 똑같은 횟수만큼 방망이를 휘두른다거나, 모자를 고쳐쓴다거나, 유니폼에 있는 모든 글자를 만진다거나, 목걸이를 만진다거나, 십자가를 그린다거나, 방망이로 플레이트를 일정한 수만큼 두드리는 것 등이 이런 것이다. 한 예로, LA 다저스의 1루수였던 Nomar Garciparra 는 공 하나하나마다 항상 타자석 밖으로 나와서, 오른팔의 armband을 고쳐매고, 홈플레이트를 방망이로 두드리고, 헬멧의 챙을 만지고, 방망이의 끝을 만지고, 다시 헬멧의 챙을 만지고, 십자가를 그리고, 오른쪽 어깨에 방망이를 걸쳤다가, 오른쪽 배팅장갑을 왼손으로 조이고, 야구화로 타석을 다지고, 왼쪽 장갑에 걸린 것처럼 오른손을 왼쪽손에 걸쳤다가 빼기를 몇 번 반복하고, 양발을 번갈아 타석을 찍다가, 마지막으로 방망이를 반시계 방향으로 몇 번 돌리곤 했다. 클리블랜드 인디언스의 1루수였던 Mike Hargrove는 "인간 우천 연기"로 유명했는데, 그의 타격 전 준비동작이 시간을 너무 많이 잡아먹기 때문이었다. 어떤 사람들은 타격 전 준비동작을 미신이라고 하지만, 선수들은 준비동작이 그들이 타격에 준비할 수 있도록 도와준다고 믿는다. 야구공을 치는 것은 스포츠에서 가장 어려운 일이라고 할만큼 고도의 집중력과 정확성을 필요로한다. 타격 전 준비동작이 과학적인 근거는 없을지라도 선수들의 실력 발휘에 중요한 것은 아닐까?

용된다(글상자 1-3). 다시 말해, 이 단계를 통해 추측(가설)이 옳았는지, 그리고 가설을 지지하고 원래 가졌던 질문에 대한 답을 제공하는 사실들이 찾아졌는지가 결정된다.

6. 결과를 전달한다. 연구의 결과는 **상호 심사 학회지(peer-reviewed journal)**를 통해 발표되어야만 타당성이 입증된다. 상호 심사 학회지 게재 여부는 동료 연구자들이 평가한 연구 결과의 해석, 정확성, 전반적인 연구 과정, 연구 방법의 타당성, 자료의 강점 등에 기반해 결정된다(글상자 1-1). 근육 생리학자인 Philip Golnick이 말했듯이, "발표되지 않은 연구는 행해지지 않은 연구이고, 존재하지 않는 연구이다."

비과학적 방법

질문에 대한 답은 공교롭게도 많은 경우 비과학적 방법으로부터 얻어지기도 한다. 그러한 방법들은 때때로 올바른 답을 내기도 하지만, 종종 자각(perception)과 현실(reality)의 분리를 가져온다. 비록 모든 결정을 과학적인 방법으로 내릴 수는 없지만 전문가는 비과학적인 방법들과 그러한 방법들이 만들어 내는 의심의 여지가 있는 사실들에 대해 알고 있어야 한다. 몇 가지 비과학적 접근방법들이 아래에 소개되어 있다. 그 중 몇 가지는 일상 생활의 경험들을 통해 이미 알고 있는 것일 수 있다(글상자 1-4).

직관

직관은 어떠한 추론도 없이 무엇인가를 아는 능력이다. 어떤 답은 선행 경험이나 증명 가능한 경험적 지식 없이 그냥 옳다고 느껴진다. 비록 직관이 과학과 같은 전문 분야에서의 의사 결정 과정에서도 쓰이기는 하지만 그것이 단순한 추측인지 가설인지의 여부는 분명히 구분되어야 한다. 단순한 직감이라고 생각되는 것도 사실은 이전의 많은 경험과 문제를 둘러싸고 있는 과학적 이해에 바탕한 것일 수 있다. 직관을 도구로 이용하는 것은 의사 결정 과정이라는 기술의 한 부분이지만, 그 직관의 바탕에 사실에 입각한 근거가 있다는 것을 확실히 해야 한다. 그렇지 않다면, 직관은 틀리거나 판단을 잘못된 방향으로 이끌 수 있다. 다음에 몇 가지 타당하지 않은 직관의 예가 제시되어 있다.

1. 나는 웨이트 트레이닝 훈련은 단일 관절(single-joint) 운동에만 적용되어야 한다고 생각해.
2. 풋볼 경기를 하기 전에는 스테이크를 먹는 게 좋은 것 같아.
3. 높이뛰기 마지막 시도 직전에는 정적 스트레칭(statically stretch) 하는 게 좋은 것 같아.
4. 시합을 하기에는 이른 아침이 가장 좋은 시간대라고 생각해.
5. 마라톤은 여자에게는 과한 운동인 것 같아.
6. 여자가 웨이트 트레이닝을 하면 너무 큰 근육을 갖게 될 거야.

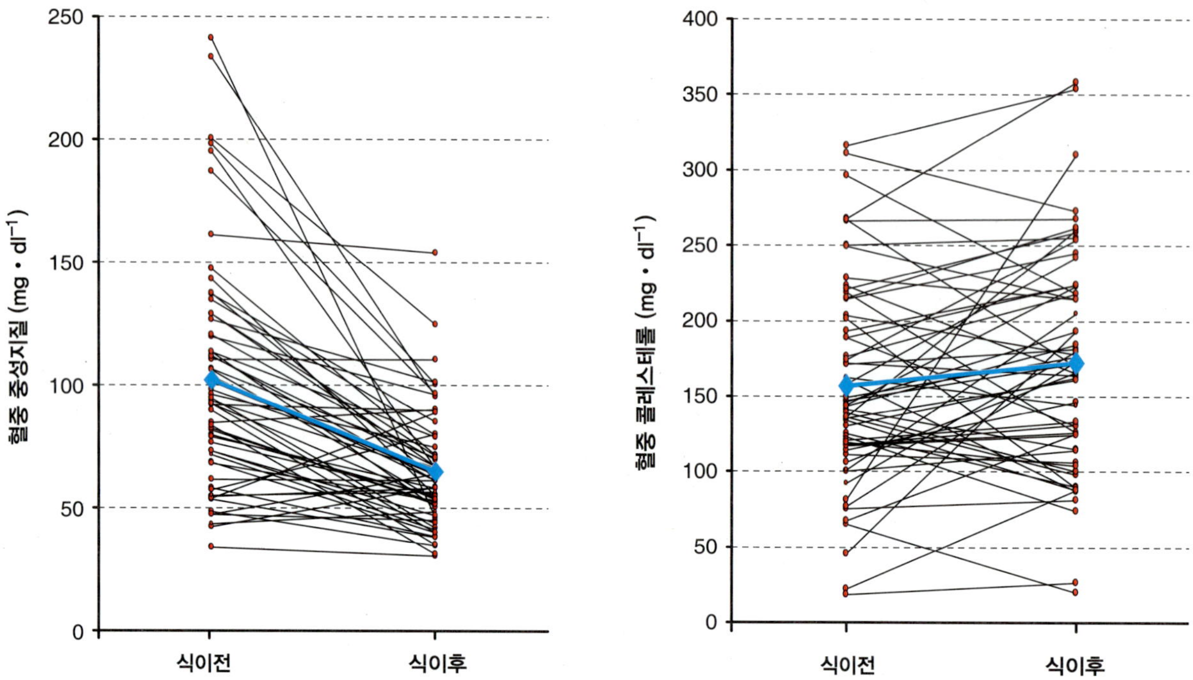

그림 1.2 실험적 처리에 대한 개개인의 반응은 다양하게 나타날 수 있다. 저탄수화물 식이에 대한 혈청 중성지방과 콜레스테롤 수치의 변화는 개인에 따라 다르게 나타날 수 있다—증가하거나, 감소하거나, 또는 아무런 변화가 없을 수 있다. 그림의 파란색 선은 집단의 평균을 나타낸다.

7. 장거리 달리기 중에는 물은 많이 마실수록 좋을 것 같아.

관습/인습

관습이란 늘 해왔던 방식이 성공적이었기 때문에 바꿔야 할 필요가 없다는 생각이다. 문제 해결에 대한 이러한 접근은 관습이 얼마나 사실적인 근거에 바탕한 것이냐에 따라 '모 아니면 도'식의 결과를 낳는다. 스포츠에서 관습은 흔히 볼 수 있는 것이고 보통 나쁜 영향을 미치지 않는다. 학교 전통에 따라 풋볼 헬멧에 오랜 기간 같은 로고를 새기는 것과 같은 것이 해로운 영향이 별로 없는 관습의 예이다. 관습이 문제가 되는 것은 시대에 뒤쳐진 관습이 정도를 지나쳐 현재의 과학적 지식과 사실적인 이해에 어긋나는 경우이다. 예를 들면, 늘 그래 왔다는 이유만으로 한낮의 땡볕 아래 훈련을 한다거나 연습 도중 수분 보충이 충분히 이루어질 만큼의 휴식을 갖지 않는 것이 그렇다. 관습은 과학적 유효성과 최신의 사실적 근거에 바탕하여 검토될 필요가 있다. 다음에 제시된 예들은 모두 관습에 바탕한 것이다.

1. 선수들이 이기기 위해 홈경기 전에 학교 마스코트를 문지른다.
2. 모든 경기에 항상 정해진 순서대로 준비운동을 한다.
3. 선수가 경기 전에 늘 같은 음식을 먹는다.
4. 오직 한 종류의 인터벌 트레이닝 훈련만을 한다.

시행착오

시행착오는 문제의 답을 찾는 데 흔히 사용되는 방법이다. 시행착오적 접근이란 기본적으로 일단 어떤 행동을 취해보고, 그것이 바라는 결과를 가져오는지 살펴보는 것이다. 시행착오는 운동과 스포츠의 많은 분야에서 일반적인 접근으로 "작은실험"(소규모실험)이라고 생각할 수 있다. 과학적 사실과 이해가 접목된다면 시행착오를 통한 접근이 효율적일 수도 있다. 하지만, 마구잡이식 시도는 늘 바람직한 것은 아닐 뿐더러 때로는 해로울 수도 있기 때문에 주의가 요구된다.

시행착오적인 접근이 널리 쓰이는 이유는 모든 사람들이 "평균적인" 반응을 보이는 것은 아니기 때문이다(모든 사람들의 반응은 제각각이기 때문이다). 그렇기 때문에, 개개인의 운동선수들은 다른 식이요법과 훈련방법을 시도해 보고 그 방법이 자기에게 맞는 지를 관찰한다. 어떠한 주제에 대해 과학적인 연구가 별로 없는 경우에 사람들은 종종 시행착오적인 방법을 사용한다. 반응의 개인차를 다루기 위해 최근에는 많은 연구자들이 평균적인 반응에 더하여 개개인의 반응을 보여주어 개별적인 반응의 다양성에 대한 이해를 돕는다(그림 1.2가 그 예). 시행착오의 예가 아래에 제시되어 있다. 각각이 어떤 사실적인 근거에 바탕하고 있는 지 생각해보고, 시작점을 어떻게 고르면 좋을 지와 어떤 부작용이 있을 수 있는 지에 대해 생각해보자. 또한, 모든 사람들이 비슷한 방식으로 반응하지 않는다면 그것이 의미하는 바가 무엇일지도 생각해보자.

1. 다양한 식이요법을 시도해 보고 어떤 것이 효과가 있는 지를 관찰한다.
2. 운동처방으로 적합한 심박수를 찾기 위해 다양한 달리기 속도를 시도해 본다.
3. 운동처방으로 적합한 반복횟수를 알아내기 위해 웨이트를 들어본다.
4. 특정량의 단백질을 섭취하고 근육을 키우는 데 도움이 되는 지를 본다.
5. 사전 경험 없이 더위에 경기하는 속도로 달리기를 해 본다.

편견

편견은 어느 한 쪽으로 치우친 생각으로 보통은 부정적인 경우가 많으며 문제에 대해 공정한 답을 얻는 것을 방해한다. 과학적인 사실에 바탕한 편견이나 선입견은 긍정적일 수도 있다. 반대로, 사실에 입각한 근거 외에 다른 요소에 영향을 받아 결론을 내리는 경우 편견은 의사 결정 과정에 해로울 수 있다. 다음에 몇 가지 편견의 예가 제시되어 있다. 각각이 어떤 사실적 근거에 바탕하고 있는 지를 생각해보고, 만약 그 근거가 잘못된 것이라면 이러한 편견이 어떤 부정적인 영향을 가져올 수 있는 지 또한 생각해보자.

1. 나는 아이스하키는 남자만 해야 한다고 생각해.
2. 나는 경기 전날 밤과 경기 직전에 우리 팀이 수분보충을 완벽하게 해야 한다고 생각해.
3. 훈련에는 오직 이 방법만이 적합해!
4. 여자는 웨이트 트레이닝을 해서는 안 돼.
5. 운동 선수들은 더 열심히 연습해야 해.
6. 추운 날씨에 영향을 받는다는 건 다 마음먹기 달린거야.
7. 2,200미터 고도에서 경기를 하는 건 필드 경기 기록에 별 영향을 미치지 않을 거라고 생각해.
8. 팀의 모든 선수들은 같은 방식으로 훈련해야만 해.

권위

어떤 권위에 기대어 문제의 답을 얻으려고 하는 것은 그 권위가 사실적 근거에 입각한 것인지, 자격이 갖추어진 것인지, 그리고 문제와 관련이 있는 지에 따라 긍정적일 수도 부정적일 수도 있다. 예를 들어, 어떤 의사가 운동 선수들이 심장비대증을 겪을 것을 걱정해서 많은 운동을 하지 않는 것이 좋다고 쓴 오래된 의학 문헌이 있다고 해서 그것을 판단의 근거로 삼는 것은 잘못된 권위에 의존하는 것이다. 운동훈련과 관련된 심장 근육의 적응과 기능적 분석은 시대에 뒤진 것이기 때문이다. 연구자는 반드시 권위의 정당한 근거와 연구 조건, 정보의 시의적절성과 더불어 다른 정보까지 꼼꼼히 조사해야 한다. 계속해서 새로운 연구들이 이루어지고 있기 때문에, 몇 년전 믿을만 했던 권위도 현재에는 그렇지 않을 수 있다. 다음은 "분야의 권위(자)"라 볼 수 있는 몇가지 예가 제시되어 있다. 이러한 권위의 긍적적인 측면과 더불어 주의가 필요한 이유들에 대해 생각해보자.

1. 선수들의 식이요법에 대해 말하는 근력 컨디셔닝(strength and conditioning) 코치
2. 유산소 운동과 지방 감소에 가장 효과적인 방법에 대해 말하는 공인영양사
3. 팀의 컨디션을 조절하는 최고의 방법에 대해 말하는 명예의 전당에 든 풋볼 코치
4. 중요한 경기를 앞두고 팀에 동기를 부여하는 데 가장 좋은 방법에 대해 말하는 명예의 전당에 든 풋볼 코치
5. 축구 시합을 앞두고 선수들이 수분을 충분히 섭취하는 가장 좋은 방법에 대해 말하는 운동과학 교수
6. 높은 고도에서 하는 게임을 준비하는 방법에 대해 말하는 월드컵 축구 선수
7. 1991년에 출판된 표준적인 운동과학 교과서
8. 1999년에 출판된 이름 있는 운동과학학회지에 게재된 논문
9. 수영 하기 전에는 음식을 먹지 말라고 말하는 엄마

합리론적인 방법

합리론적인 방법은 어떠한 사실을 산출해 내는 추론에 바탕한다. 이 방법의 유효성은 추론의 기본이 되는 가정과 그 사실적 근거의 정확도에 달려있다. 추론은 의사 결정에 도움이 되는 방법이기는 하지만, 새로운 정보를 생산해 내는데 추론에만 의지하는 것은 불합리한 결론에 이를 수 있기 때문에 과학에서 적합한 방법이라고 할 수 없다. 추론 과정의 핵심 요소는 전제들의 진리 여부와 전제들 사이의 관계이다. 다음

에 합리론적 방법을 사용하여 결론에 이르는 몇 가지 예들이 제시되어 있다. 각각으로부터 얻어지는 현실적인 결론이 무엇인지 생각해보고 그것이 얼마나 유효한지를 판단해보자.

1. 풋볼 선수들은 덩치가 크다. (대전제)
   존은 덩치가 크다. (소전제)
   존은 풋볼 선수이다. (결론)
2. 내셔널 풋볼 리그의 라인맨은 보통 300파운드가 넘게 나간다.
   짐은 작은 대학에서 라인맨으로 뛰고 있으며 240파운드가 나간다.
   짐은 내셔널 풋볼 리그에서 라인맨이 되지는 않을 것이다.
3. 성장호르몬은 22 kD(킬로달톤)의 폴리펩티드이다.
   혈액 속 성장호르몬을 분석하면 다른 분자량을 가진 성장호르몬이 발견된다.
   이형(다른 형태) 성장호르몬이 존재할 것이다.
4. 체중 감소는 섭취한 칼로리의 양과 소비된 칼로리의 상관관계로 결정된다.
   다이어트(식이)는 총칼로리로 환산되지만, 고단백과 고지방의 식이는 고탄수화물, 저지방의 식이보다 더 많은 체중 감소 효과가 있다.
   음식으로부터 섭취되는 모든 칼로리가 대사에 같은 영향을 미치는 것은 아니다.

경험주의적 방법

경험주의적 방법은 개인의 관찰과 경험에 의존한다. 자료를 수집하는 데 있어서 실험과 관찰이 필요하므로 경험주의적 방법은 물론 과학적 방법의 한 부분이다. 하지만, 개인적인 상황에 바탕한 경험이나 관찰은 개인에게는 적용될 지 모르나 다른 사람들에게는 관련이 없을 수 있기 때문에, 전문 분야에 적용할 수 없다. 경험주의적 방법은 흔히 코칭이나 군대 또는 근력 컨디셔닝 분야에서 볼 수 있다. “음, 나한테 효과가 있었으니 아마 너에게도 그럴거야”와 같은 생각은 많은 경우 잘못된 정보를 전달할 수 있다. 다시 말해, 개인적 경험의 배경, 조건, 사실적 근거에 따라 경험주의적 방법은 유용할 수도 그렇지 않을 수도 있다. 예를 들어, 경험주의적 접근을 사용하면 운동 처방에 있어서 특정 운동 트레이닝(exercise specificity training) 과 컨디셔닝 프로그램(conditioning program)의 개별화와 같은 원칙은 불필요한 것이 된다. 경험주의적 방법의 예가 아래에 제시되어 있다.

1. 축구 코치가 자기는 춥고 비오는 날씨에도 보온이 되는 옷을 입지 않았었다며 팀원들에게도 보온 장비는 제공되지 않을 것이라고 말한다.
2. 의사가 자신의 의료 경험 중 한 번도 한 적이 없었다는 이유로 환자에게 웨이트 트레이닝은 심혈관 재활 프로그램에 포함될 필요가 없다가 말한다.
3. 크로스컨트리 코치가 자기가 크로스컨트리 선수로 뛰어난 활약을 보일 때 웨이트 트레이닝을 했었다며 모든 팀 선수들이 훈련 프로그램의 일부로 크로스컨트리에 적합한 웨이트 트레이닝을 해야 한다고 말한다.
4. 군대의 지휘관이 자기는 군화를 신고 달려도 아무런 문제가 없다며 모든 중대원은 모든 구보에 군화를 신어야 한다고 말한다.
5. 프로 골퍼가 웨이트를 들면 게임을 망칠 수 있기 때문에 웨이트를 들 필요가 없다고 생각하고 절대 하지 않는다.
6. 수영 코치가 자기는 하루에 20,000 미터를 수영했었다며, 모든 팀원들도 그렇게 해야 한다고 말한다.

속설

널리 퍼져 있지만 근거는 없는 믿음인 속설 또한 비과학적 방법 중의 하나이다. 운동과 관련된 속설중 일부는 도구, 제품의 광고나 마켓팅 때문에 생기기도 한다. 스포츠 음료부터 운동기구까지, 그것들이 어떻게 처음 생겨났고, 어떻게 쓰이며, 어떤 효과가 있는지에 대한 속설들이 만들어지고 퍼져나간다. 사실과 속설을 구분하는 것은 의사결정과 문제해결을 가장 효과적으로 하는 데 있어서 중요한 요소이다. 궁극적으로, 결정은 반드시 기존 문헌을 통해 입증된 사실적 증거에 기반하여 다져져야 한다.

속성 검토

- 과학적 방법이란 연구 질문에 대한 답하기 위해 필요한 사실적 근거를 찾기 위한 일련의 과정이다.
- 운동과학과 스포츠과학 분야에서, 비과학적 방법으로부터 문제의 답의 실마리가 찾아지는 경우도 많다.
- 과학적 방법과 비과학적 방법에 근거한 사실들을 구별하는 것은 최적의 접근방법과 의사결정 과정을 위해 중요하다.

사실, 이론, 법칙

과학적 연구과정의 다음 단계는 개개의 실험에서 얻어진 결과로부터, 사실, 이론, 법칙들이 정립되는 것이다. **사실**은 여러 명의 자격을 가진 독립적 관찰자들에 의해 반복적으로 관찰, 입증된 정보, 지식이다. 하지만, 사실은 조건에 얽매여 있다. 같은 것이 어떤 상황에서는 이로울 수도, 다른 상황에서는 해로울 수도 있다. 예를 들어, 탈수증상을 막고 최적의 건강상태와 수행을 위해 물을 마시는 것은 필요하지만, 지구력 경기 전, 중간, 후에 너무 많은 물을 마시는 것은 저나트륨혈증—장기의 기능에 영향을 미치는 전해질이 희석된 상태—을 일으켜 건강에 해로울 수 있고, 심지어 사망에 이르게 할 수 있다.

이론은 일반적으로 특정 주제에 관련된 지식과 추론에 대한 개념적인 구조를 말하며 원칙적으로 실험적 사실에 바탕한다. 과학 분야에 있어서 이론은 "관찰과 실험을 통해 반복적으로 입증되어 과학계에서 보편적으로 받아들여지지만 아직 결정적으로 증명되지는 않은 사실들에 바탕한 포괄적 설명"이라고 기술된다. 보통 과학적 이론은 반증될 수 있을 뿐, 절대 증명될 수는 없다고들 말한다. 다시 한 번 강조하지만, 상황이나 조건이 고려되어야 한다. 새로운 관찰이나 실험 결과가 오래된 이론(예를 들면, "물은 건강에 이롭다"와 같은)에 모순될 가능성은 언제든지 있기 때문에, 적어도 어떠한 상황이나 조건에서는 다르게 생각해야 할 필요가 있다. 더 많은 사실들이 밝혀지면 이론은 그것들을 반영하기 위해 수정되어야 한다. 따라서, 이론은 변할 수 있다.

사실과 이론들로부터 특정 상황에서 문제에 어떻게 접근해야할 지를 안내하는 **법칙**들이 얻어진다. 법칙은 바뀔 가능성이 적은 이론들로부터 이끌어내진다. 그렇다면 법칙의 정의는 무엇일까? 법칙은 무엇이 어떻게 이루어져야하는지, 생리학적 과정을 설명하는 법칙이 무엇인지, 또는 최상의 수행결과를 얻기 위해 반드시 지켜야 하는 지침이 무엇인지에 대해 설명한다. 운동과학에서 운동의 특이성(exercise specificity)와 점진적 과부하(progressive overload) 같은 것이 법칙의 예이다. 각각은 운동처방의 여러가지 측면에서의 지침을 제시한다. 운동생리학에도 항상성과 같이 기능을 설명하는 많은 법칙들이 존재한다. 생리학과 운동학에 관련된 많은 전문적 지침들은 연구들로부터 얻어지는 사실들에 기반하고 있으며, 이것들이 이론으로 이어지고, 법칙을 발전시키도록 한다. 이론과 마찬가지로, 법칙 역시 분야의 새로운 발견들을 다루기 위해 수정되어야 한다.

기초연구와 응용연구

연구는 기초연구와 응용연구로 구분될 수 있으며, 두 종류의 연구 모두 운동과학을 이해하기 위해 필요하다. 기초과학은 연구 주제에 대한 이해를 쌓는 것을 목표로 하며, 그 결과가 어떻게 실제에 적용될 수 있는 지의 여부는 고려하지 않는다. 기초연구는 구체적이고 실용적인 문제 해결보다 지식을 넓히는 데 목표를 두며 일반적으로 과학적 호기심과 과학 문제에 대한 흥미에 의해 추진된다(글상자 1-5). 하지만, 기초연구는 우리의 삶에 혁명적인 발전을 가져올 수 있는 가능성을 가지고 있다. 예를 들어, 핵자기 공명 분광과 자기 공명 영상은 운동이 근육과 뼈에 미치는 영향을 연구하는 데 가장 널리 쓰이는 두 가지 방법이다. 1940년대 후반에 시작된 기초연구가 오늘날 임상 검진과 과학적 연구에 흔히 쓰이는 이 두 기술의 기초를 제공했다.

이와 반대로, 응용연구는 지식 그 자체를 얻는 것보다는 일상생활의 실질적인 문제를 해결하기 위해 설계된다. 응용연구는 인간 삶의 조건을 향상시키는 것을 목표로 한다고 말할 수 있을 것이다. 운동과학 분야에 있어서 응용연구의 목표는 운동의 이점이 무엇인지, 그리고 좀 더 많은 효과를 내기 위해 어떻게 운동하면 좋을 지에 대한 우리의 이해를 넓히는 것이라고 할 수 있다(글상자 1-6). 이것이 지난 50년간 운동과학과 스포츠과학 분야의 많은 연구들의 기본적 유인이었고, 이러한 연구들이 사람들이 운동 훈련의 이점을 누릴 수 있도록 돕는 운동 지침들을 만들어냈다.

기초과학과 응용과학이라는 것은 별개의 것 아니라 연속적이며 지식은 결국 그 연속선상에 놓여 있는 것이다. 과학자들도 기초연구와 응용연구의 연속선상에서 기초유전학이나 세포, 분자적 작용 기제에 대해 연구하기도 하고, 좀 더 응용된 분야의 연구를 하기도 한다. 이러한 연속성은 과학문헌과 운동, 스포츠과학 분야에도 존재한다. 과학자들은 응용 연구에서 관찰된 적응을 조정하는 기제를 연구하기 위해 세포생물학과 분자생물학을 이용한다. 예를 들어, 지구력 훈련 프로그램이 최대 산소 소비량을 증가시키고 10 km 기록을 향상시키는 세포 생리학적 기제가 무엇인지를 연구하기 위해서 기초과학적 기술일이 이용된다. 흥미로운 것은 응용과학적 연구를 통해 밝혀지는 것—어떤 훈련이 가장 효과적

글상자 1-5 전문가 의견

운동과학에서 기초 연구의 역할

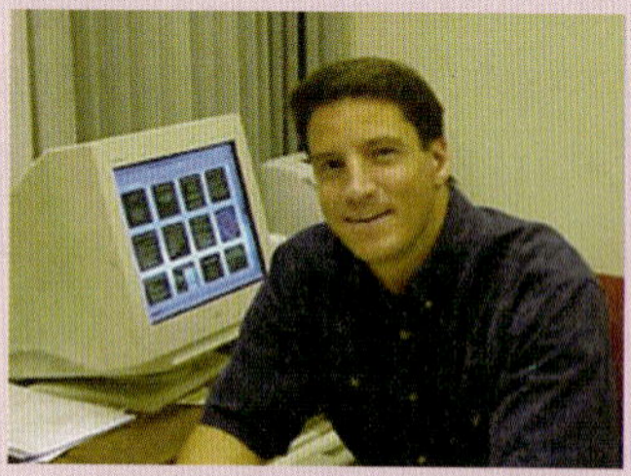

Scott E. Gordon, PhD, FACSM
부교수
이스트 캐롤라이나 대학교
(노스 캐롤라이나 그린빌)
운동 및 스포츠 과학과

운동생리학 분야와 그 발전에 기초연구는 어떤 중요한 역할을 하고 있을까? 이 질문에 대한 대답은 과학자가 아닌 사람들에게는 그다지 분명하지 않을 수도 있다. 일반적으로, 순수기초연구는 직접적이고 분명한 이득이 보이지 않더라도 지식을 넓히고 탐구하려는 인간의 호기심에 의해 추진된다. 순수기초연구는 연속선상에서 분명하고 직접적인 응용을 목적으로 하는 순수응용연구의 대척점에 있다. 많은 경우, 하나의 기초연구가 미래에 어떻게 적용될 가능성이 있는지는 예측하기 어렵다. 그럼에도 불구하고, 기초연구와 응용연구는 본질적으로 연관되어 있다. 여러 기초연구들이 종합적으로 쌓아놓은 기반 위에서 응용연구가 세워지고 이해되기 때문이다.

운동생리학과 같은 생명과학 분야에서 기초연구는 대체로 세포, 분자, 유전자적 수준에서 일어나는 현상들을 탐구한다. 예를 들어, 정확히 어떻게 그리고 왜 근섬유가 호르몬 변화, 에너지 요건, 기질이용도, 운동수축에 의해 세포에 가해지는 긴장 등과 같은 다양한 자극을 감지하고 반응할까? 세포 내 "신호 분자"는 어떻게 근섬유가 그러한 자극에 반응하도록 하며 그 결과로 세포는 어떻게 DNA, RNA, 단백질 발현을 조절할까? 세포 안과 바깥 정확히 어디에서 이러한 기작들이 일어나며, 미세해부학적 구조들은 어떠한 역할을 할까? 각각의 질문들을 따로 떼어서 보면 전체적인 설명을 찾을 수는 없다. 하지만, 운동과 훈련에 대한 모든 신체적 적응뿐만 아니라 인간의 모든 움직임들은 몸 속의 세포와 조직에 있는 수많은 분자들이 협응한 결과이다.

기초연구 기술을 이용하는 운동생리학은 세포, 분자, 유전자적 발견을 통합하고 그 발견들을 응용적인 기능과 관련시키는 데 훌륭한 역할을 한다. 최상위 마라톤 선수들의 예를 들어 생각해보자. 이러한 선수들이 뛰어난 지구력 운동 능력을 가지고 있다는 것은 응용연구 수준에서 쉽게 알 수 있지만, 기초연구는 이러한 능력이 특정 세포, 분자, 유전자적 기작의 조합에서 비롯한다는 것을 보여준다. 최상의 지구력 운동 능력은 여러가지 요인들을 최적화 시키는 근섬유 내외적인 분자적 구성을 필요로 한다. 운동 근육에 산소와 기질을 운반하는 것, 근피로 상태를 피하면서 에너지를 생산해 내는 근섬유내 생체에너지 경로의 기능, 근소포체와 느린 근수축에 적합한 칼슘의존 단백질에 의한 칼슘조절, 마이오신 머리와 느리지만 연속적인 수축에 적합한 에너지의존 과정에 의한 에너지 사용 등이 그러한 요인에 포함된다. 이러한 모든 요인들은 분자 수준에서 조절되며 개인의 유전적 구성에 따라 다르다. 따라서, 모든 사람들은 지구력도 다르고 지구력 훈련에 대한 반응도 다르다. 단거리 전력질주 능력이나 저항훈련에 대한 반응을 최적하하는 분자, 유전적 구성은 또 다르다. 어떤 경우에, 하나의 염색체 상에 놓인 단일염기의 차이(단일염기다형성, single nucleotide polymorphism, SNP)가 한 사람의 운동 능력과 훈련에 대한 반응에 큰 역할을 할 수 있다.

운동생리학 분야에서 기초연구의 가장 두드러진 역할은 신체활동이 건강에 이로운 영향을 미치는 기작을 밝혀내는 것이다. 미국과 세계 다른 지역에서, 좌식생활은 비만, 제2형 당뇨, 다양한 형태의 심혈관계 질환과 관련된 대사증후군의 높은 발생빈도와 연관성이 높다. 규칙적인 운동이 이러한 많은 증상들을 예방하고 늦춘다는 것은 잘 알려져 있지만, 이러한 효과가 나타나는 분자적 기작의 많은 부분은 여전히 밝혀지지 않았다. 신체적 활동 부족에 의해 촉진되는 이러한 상태들은 대체로 장기간에 걸쳐 나타나기 때문에 좀 더 일찍 위험요소를 집중적으로 감소시키는 것이 예방에 있어 핵심적이다. 운동중재에 영향을 받는 분자 수준의 위험요소가 무엇인지를 밝혀낸다면, 질병의 증상이 명백해지기 전에 이러한 위험요소를 집중적으로 줄일 수 있는 개개인에 최적화된 훈련 프로그램을 사용함으로써 질병의 발생을 예방하거나 지연시킬 수 있을 것이다. 또한, 신체활동이 건강에 미치는 영향의 분자적 기작을 알게 되면 너무 쇠약하거나 비만인 사람과 척추에 손상을 입은 환자와 같이 운동이 불가능한 사람들을 위해 건강보조식품, 처방약, 유전자 치료제, 세포치료법 같은 건강에 이로운 방법들을 고안하는 것이 가능할 것이다.

지난 30년간 새로운 분자연구 장비들의 출현과 함께 운동생리학 분야의 기초연구에서 엄청난 발전이 이루어졌다. 이러한 연구들을 운동능력과 건강의 관점에서 급성운동(acute exercise)과 운동훈련에 신체가 어떻게 반응하는 기작을 더 잘 이해할 수 있게 되었다. 빠르게 발전하는 연구기술이 가까운 미래에 우리 몸이 세포, 분자, 유전자적 수준에서 운동에 어떻게 반응하는 지에 대한 더 깊은 이해를 가능하게 할 것이라는 데는 의심의 여지가 없다.

추가 참고 도서 목록

Booth FW, Chakravarthy MV, Gordon SE, et al. Waging war on physical inactivity: using modern molecular ammunition against an ancient enemy. J Appl Physiol. 2002;93(1):3–30

글상자 1-6 전문가 의견

운동과학에서 응용연구의 역할

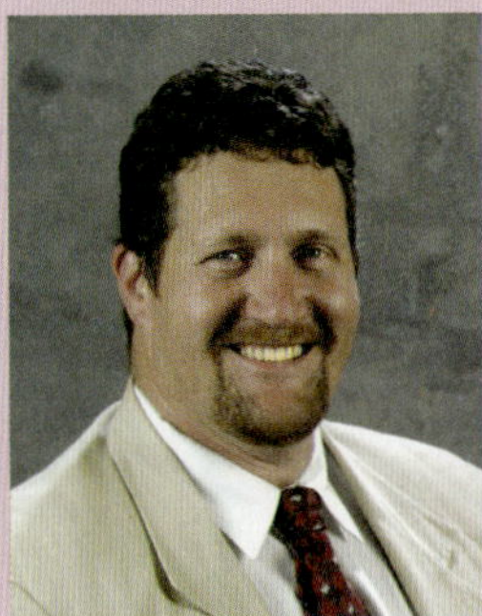

Jay R. Hoffman, PhD, FACSM, FNSCA
부교수
이스트 캐롤라이나 대학교
(노스 캐롤라이나 그린빌)
운동 및 스포츠 과학과

근력 컨디셔닝(Strenghth and conditioning)에 관한 우리의 지식은 과학 법칙에 그 근거를 두고 있다. 그러한 지식은 생물학, 물리학, 화학과 같은 기초과학이 생리학, 생체역학, 생화학에 중점을 둔 운동과학이라는 응용분야와 결합하여 만들어진 산물이다. 훈련에 대한 생리학적 반응을 이해하는 것은 운동선수들이 실질적인 목표를 세우도록 돕고 훈련평가 과정에서 결정적인 피드백을 주는 데 중요하다. 과학적인 바탕이 없이는 다양한 훈련방법들의 유효성을 효율적으로 평가하거나, 운동보조제와 영양보충제의 구분을 검사하거나, 특정 스포츠에서 성공하기 위한 신체적, 심리적, 신체역학적 요구사항을 파악할 수 없다.

응용연구는 과학이 실제에 적용될 수 있도록 다리를 놓아준다는 점에서 특별하다. 응용연구가 있기 때문에 코치들이 어떻게 운동선수들이 최고의 성적을 낼 수 있도록 도울지를 알 수 있고, 한계점 또한 이해할 수 있다. 응용연구를 통해 얻어진 정보들이 코치와 운동선수들이 현실적인 훈련목표와 훈련성과에 대한 기대를 설정할 수 있도록 돕는다. 그러한 정보들은 또한 팀을 구성하는 데 있어 좀 더 객관적인 기준을 세울 수 있도록 한다. 응용연구는 코치들이 선수들의 부상위험을 최소화하고 피로와 과훈련 상태에 빠질 위험을 줄이면서, 적절한 시간에 최상의 훈련상태에 도달할 수 있도록 훈련시키는 도구를 제공한다. 대부분의 과학자들은 연구실에서 사용되는 측정방법을 이용하여 사람의 수행능력을 연구한다. 이러한 종류의 과학과 자료수집은 수행능력의 과학적 이해를 위해 중요한 역할을 한다. 하지만, 응용과학자들 또한 운동장과 코트를 그들의 실험실로 사용하는 데 숙달되어 있다. 운동선수들을 그들이 실제로 경쟁에 임하는 환경에서 연구함으로써 그 스포츠에 필요한 조건과 스트레스에 구체적으로 이해할 수 있도록 하고 코치들이 쉽게 이해할 수 있는 자료를 제공한다. 또한, 응용과학자들은 현장과 실험실에 기반한 연구자료 모두를 정확하게 서술할 수 있는 능력을 갖추고 있어야 한다. 코치와 운동선수들과의 시의적절한 의사소통을 통해 그들이 적절한 훈련 프로그램을 개발하는 데 필요한 정보를 좀 더 잘 이해할 수 있도록 한다. 이러한 좋은 예를 2002년 *Medicine and Sceince in Sports and Exercise*지[1]에 실린 Hoffman과 동료들의 연구에서 찾을 수 있다. 이 연구는 실제 대학 풋볼 경기에서 선수들의 생화학적인 변화와 호르몬과 수행에 있어서의 변화를 연구했다. 이 연구는 실제로 풋볼 경기를 하고 있는 선수들을 실시간으로 조사한 최초의 연구였으며 근력감소와 근손상과 운동스트레스를 나타내는 생화화적, 내분비적 지표에 관해 중요한 정보를 제공했다.

과학과 스포츠를 잇는 다리는 하지만 일방통행이 아니다. 코치와 운동선수들은 종종 다양한 훈련방법과 특정 영양보충제의 효과에 대해 질문을 갖게 되고, 그들의 그러한 궁금증이 때때로 과학자들의 연구 아이디어로 이어진다. 이러한 쌍방향 의사소통이야말로 새로운 연구를 자극하는 필수불가결한 요소이다.

응용연구가 어떻게 운동선수들의 수행을 향상시키는 지에 대한 예는 내가 그 동안 해 왔던 연구의 결과들을 통해 찾아볼 수 있다. 시즌 중과 오프시즌 중의 다양한 컨디셔닝 프로그램에 대한 연구가 지난 몇 년 간 이루어졌다. 풋볼 선수들을 대상으로 시즌 중과 오프시즌 중 선형 및 비선형 주기화 컨디셔닝 훈련 프로그램에 대한 연구가 이루어졌고, 선형 및 비선형 주기화 컨디셔닝 프로그램을 기존의 오프시즌 중 파워리프팅과 비교하는 연구 또한 이루어졌다. 탄성운동(점프스쿼트, 벤치프레스 스로우)이 근력/파워 운동선수(strength/power athletes)의 근력 강화에 미치는 영향에 대한 연구도 이루어졌다. 또한, thick bars와 resistive running on treadmills와 같은 새로운 훈련 방법 또한 운동 결과에 대한 중요한 정보를 제공하기 위해 연구되었다. 이러한 연구들의 결과는 이어지는 시즌에 훈련 프로그램을 구성하는 데 사용되어 왔다. 단백질 음료, 크레아틴, 베타-알라닌 복합체, 운동 전 섭취하는 고에너지 드링크와 같은 영양보충제의 효용성이 근력 훈련을 많이 하는 운동선수들을 대상으로 연구되었다. 이러한 연구들이 성공적으로 이루어지는 데 있어 중요한 요소는 연구결과를 신속하게 코칭 스태프와 운동선수들에게 알리는 능력이다. 이러한 신속한 의사소통이 연구를 계속해나갈 수 있는 힘이 될 뿐만 아니라 후속연구를 위한 추가적인 아이디어를 만들어내고, 코치와 응용과학자 간의 협력이 계속될 수 있도록 돕는다.

참고문헌

1. Hoffman JR, Maresh CM, Newton RU, et al. Performance, biochemical, and endocrine changes during a competitive football game. Med Sci Sports Exerc. 2002;34(11):1845–53.

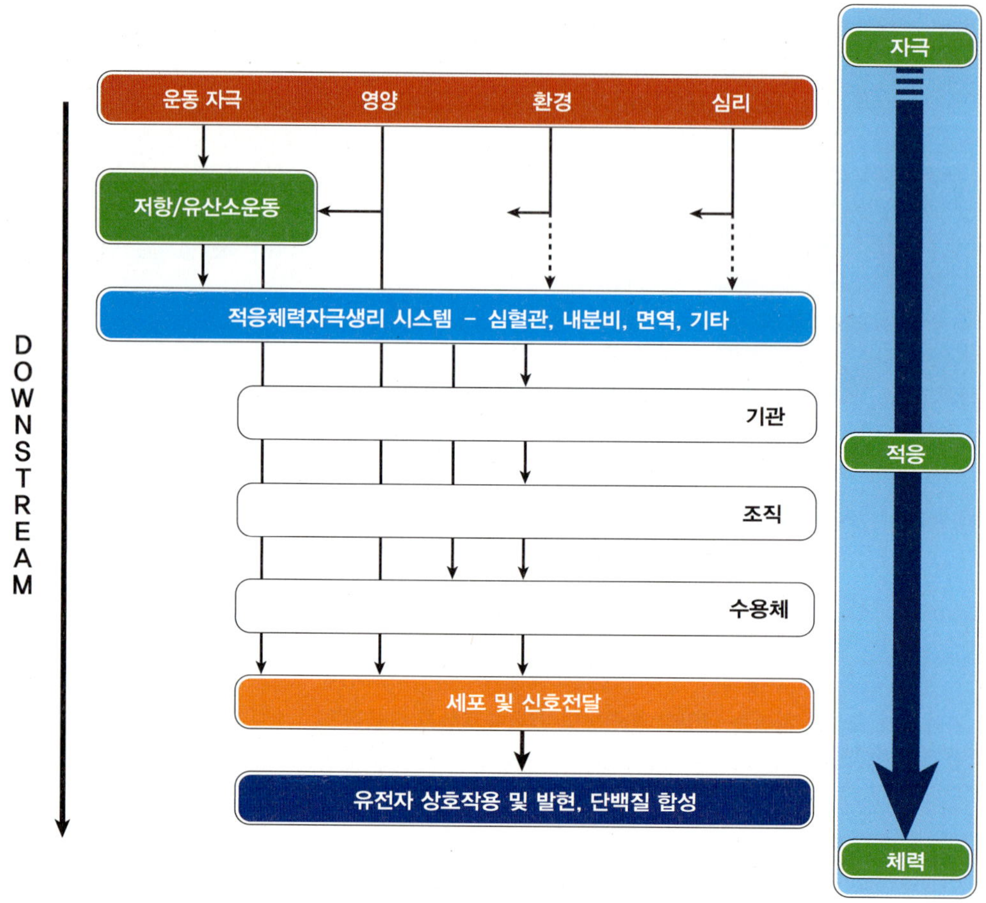

그림 1.3 운동과학과 스포츠과학 연구에서의 상위와 하위 조절 요소. 상위 자극 또는 반응이란 그것이 다른 자극이나 반응에 앞서 일어난다는 것을 의미하며, 하위 자극 또는 반응이란 다른 자극이나 반응에 뒤이어 일어난다는 것을 의미한다.

인가—이 기초과학을 연구하는 과학자들에게도 중요하다는 점이다. 만약 운동처방이 효과적이지 않다면, 그것의 세포 수준 기작을 연구하는 것은 별 의미가 없기 때문이다. 따라서, 기초과학연구가 어떤 운동 프로그램을 연구했느냐는 그 연구의 외적타당도와 중요도를 입증하는 데 매우 중요하다.

예를 들어, 지구력 훈련이 세포 수준에서 미치는 영향을 연구하는 과학자가 실제로 10 km 기록을 단축시킬 수 있는 효과적인 유산소 지구력 훈련 프로그램을 어떻게 설계하는지를 알지 못해서 비효율적인 프로그램을 연구에 사용한다면, 기록단축을 관찰하지 못할 뿐더러 어떠한 세포 수준의 변화도 관찰할 수 없을 것이다. 그 과학자는 지구력 훈련이 세포 수준의 변화를 일으키지 않는다는 결론을 내릴 지 모르지만, 실제로 세포 수준의 변화가 일어나지 않은 이유는 프로그램이 효과가 없었기 때문이다. 따라서, 옳은 결론은 '그 연구에 쓰인 특정' 유산소 지구력 프로그램이 10 km 기록 향상에 아무런 영향을 미치지 않으며, 세포 수준 변화를 일으키지 않는다는 것이다. 이러한 예는 논문을 읽을 때 연구가 이루어진 조건과 상황을 주의깊게 보는 것이 왜 중요한 지를 역설한다. 개개의 연구는 우리의 이해를 돕지만 반드시 그것이 이루어진 조건과 상황에 바탕하여 과학적인 접근을 위한 패러다임 속에 놓여져야 한다. 가령, 10 km 기록의 향상을 가져오는 세포수준 적응을 목표로 한다면 저강도의 유산소 운동을 처방하는 사람은 없을 것이다. 그림 1.3은 운동과학과 스포츠과학 분야의 기본적인 조절요소들의 단계를 보여준다. 높은 강도의 트레이닝 프로그램에 쓰이는 운동처방의 종류는 훈련 결과에 영향을 미치며, 그 결과는 향상된 수행능력과 그러한 향상된 능력에 적응된 생리학적 시스템의 형태로 나타나게 된다. 따라서, 기초연구를 하는 과학자와 응용연구를 하는 과학자가 서로의 연구를 이해하는 것은 매우 중요하다.

연구의 종류

위에서 다루어진 기초와 응용연구 이외에 몇 가지 방식으로 연구를 나누어 생각해 볼 수 있다. 첫째, 연구는 어떤 장소에서 이루어지냐에 따라 현장 연구(field research)와 실험실에서 이루어지는 연구(research in the laboratory)로 나누어질 수 있다. 연구는 또한 접근 방식에 따라 양적연구(quantitative research)와 질적연구(qualitative research)로 구분될 수 있다. 양적 연구에서는 주로 수적인 자료를 수집하여 현상을 보여주고, 예측하고, 설명하며 통계적인 분석을 통해 연역적 추론—일반적인 사실이나 원리에서 개별적이고 특수한 사실이나 원리를 이끌어내는—이 이루어진다. 양적 연구는 기술연구(descriptive research)와 상관연구(correlational research)를 포함하며, 변인들 간의 관계를 예측하거나 인과 관계를 예측하는 실험적 연구에 쓰인다. 질적 연구는 주로 서술적인 자료(narrative data)의 수집을 수반하는 것으로 운동과학 연구에서는 보통 많이 쓰이지 않으며 주로 사회과학 분야의 연구에 쓰인다(예를 들면, 웨이트 운동실에 있는 여자들에 대한 남자코치들의 태도 이해). 질적연구에는 통합적인 이해를 위해 자료를 분석하고 코딩하는 과정이 필요하며, 이것은 특수한 사실로부터 일반적인 원리를 이끌어내는 귀납적 추론이라고 할 수 있다. 질적연구는 민속지학적 연구(ethnographic research)라고도 하며, 과거의 사건보다는 현재의 상태 그대로를 관찰하는 연구라고 할 수 있다. 이러한 연구는 자연적인 조건에서 오랜 기간에 걸쳐 다양한 변인들에 대해 광범위한 서술적 자료를 수집하는 과정을 필요로 한다. 한 사람의 피험자에 중점을 두거나 소규모 모임을 취재하는 사례 연구(case study)도 질적연구의 예라고 할 수 있다.

다음에 질적연구의 몇 가지 예가 제시되어 있다.

1. 학부모의 방과후 운동 프로그램 참여에 관한 사례 연구
2. 저소득 도심 거주 어린이들의 식이와 비만에 관한 사례 연구
3. 근력 강화를 돕는 남자코치의 여자 운동선수에 대한 태도 연구

역사적 자료를 이용하는 역사적 연구(historical research)는 질적 연구의 또 다른 예이다. 다음에 몇 가지 역사적 연구의 예가 제시되어 있다.

1. 교육환경에서 성별에 따른 차별을 금지한 법이 제정되게 된 배경
2. Don Hoskins 코치가 이끄는 텍사스 웨스턴 대학 농구팀이 흑인 선수로만 구성된 스타팅 멤버로는 최초의 우승을 한 사건이 대학 농구 1부 리그 내 인종불평등 문제에 미친 영향
3. 근육생리학 분야의 저명한 연구자인 Gray A. Dudley 박사의 공헌

다음에서는 운동과학에서 가장 많이 쓰이는 연구의 종류들이 중점적으로 다루어질 것이다.

현장 연구와 실험실 연구

연구는 대사측정실(metabolic ward)과 같이 통제된 실험실에서부터 레슬링 경기장과 같은 시합까지 다양한 환경에서 이루어질 수 있다. 실험실 연구는 특수하고 통제된 실험실 환경에서 이루어지기 때문에 조건을 통제하는 것이 용이하다. 현장연구의 장소는 교실이나 체육관, 운동장이거나 우주선, 마라톤 코스 또는 물 속일 수도 있다. 종종 사람들은 현장연구가 실험실 연구보다 하위에 있다고 생각하지만, 실제로 중요한 것은 어떤 연구가 특정 주제에 필요한 답을 줄 수 있는 지의 여부이다(글상자 1-7). 예를 들어, U.S Open 테니스 결승전에서 코트로 걸어나가기 직전 선수의 생리학적 각성 상태는 실험실에서는 이해할 수 없다. 따라서, 연구에 적합한 장소란 연구 주제에 대한 답을 찾기 위해 필요한 장소이며, 어떠한 조건에서 연구가 행해졌는지는 언제나 꼼꼼히 기록되어야 한다. 실험의 질은 어떤 장소에서 행해지느냐에 의해 결정되는 것이 아니라 올바른 실험 설계와 통제가 이루어졌느냐에 의해 결정되는 것이다. 따라서, 기초와 응용연구의 발전을 위해서는 현장연구와 실험실연구 둘 다 매우 중요하다.

기술연구

기술연구는 일반적으로 기제(어떻게)나 원인(왜)에 대한 분석 없이 단순히 어떤 현상을 설명하는 데 쓰인다. 과학자의 관점에서 보면 이러한 연구는 어떤 현상이 왜 일어나는 지에 대한 이해를 가져다 주지 않기 때문에 그다지 흥미롭지 않을 수도 있다. 하지만 기술연구는 필요하다. 예를 들어, NBA 농구선수, 올림픽 마라톤 선수, 또는 월드컵 축구 선수들의 수행능력과 신체 조성의 특징을 분석하는 기술연구가 있다고 하자. 이러한 연구가 어떻게 그 선수들의 몸이 높은 수준의 경기를 할 수 있게 적응이 되었는지에 대해 설명해주지는 않지만, 특징에 대한 분석이 수준 높은 경기에 필요한 신체 조건에 대한 이해를 가져올 수 있다. 또한, 이러한 연구가 기본적인 기제에 관심을 가지고 있는 연구자에게 어떤 변인을

글상자 1-7 응용 연구

현장과 실험실에서 이루어지는 신체활동방식의 정량화와 정성화: 연구자들의 도전

우리는 건강과 몸매 관리를 위해 어느 정도의 적당한 운동과 격렬한 운동이 필요한지에 대한 공중보건학적 권고가 끊임없이 변하는 것을 본다. 2007년 American Colleg of Sports Medicin과 American Heart Association 의 기본적인 권고는 다음과 같았다.

- 중간 정도 강도의 심혈관계 운동을 일주일에 5일, 하루에 30분씩 하라.
- 격렬한 심혈관계 운동을 일주일에 3일, 하루에 20분씩 하라.
- 일주일에 두 번, 매운동마다 8~10번의 근력강화 운동을 8~12 세트 반복하라.

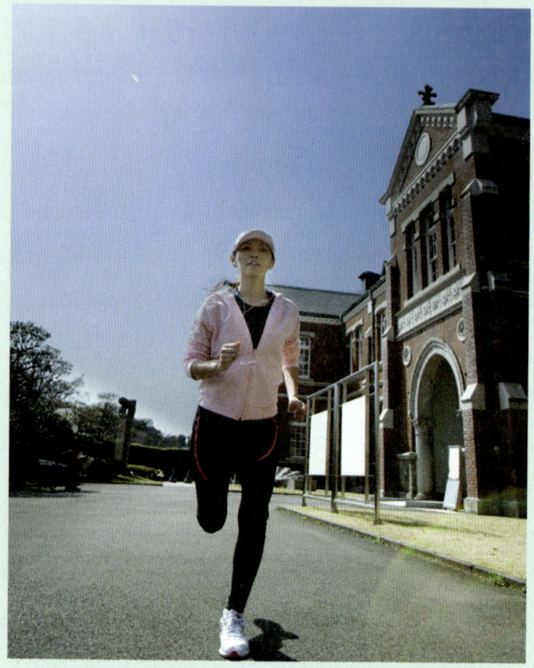

이쯤에서, 신체활동이 어떻게 정량화 또는 정성화되는지 궁금할 것이다. 신체활동은 골격근에 의해 만들어지는 몸의 움직임으로 에너지를 사용하며 집안에서 이루어지는 움직임, 직장에서 이루어지는 움직임, 이동 중에 일어나는 움직임, 여가시간에 이루어지는 움직임 등을 모두 포함한다. 가장 정확하게 측정하려면, 신체활동과 에너지 소모를 대사측정실에서 측정하면 되겠지만, 일상의 모든 활동을 대사측정실에 갇힌 채로 한다는 건 가능하지 않기 때문에 이러한 방법은 연구에 적합하지 않을 것이다. 또한, 그러한 연구방법은 실현가능하기에는 비용과 노력이 너무 많이 든다.

그렇기 때문에, 신체활동을 측정하기 위한 다른 기술들이 개발되고 시험되어 왔다. 이러한 기술들에는 평정척도(rating scale)의 직접적인 관찰, 휴대용 신진대사 측정기, 이중표지물(doubly labeled water), 신체활동 자기기록, 일지, 설문과 걸음수를 재는 계보기, 수직이동의 강도를 정량화하는 가속도계, 심박수 모니터 기술 등이 포함된다. 실현가능성, 현실적인 가능성, 통제가능성 등을 고려했을 때, 서로 다른 집단의 신체활동을 측정하기에 가장 이상적인 기술을 무엇이라고 생각되는가?

조사해야하는 지에 대한 단서를 제공할 수도 있다. 기술연구는 특정 조건(예: A 운동법 대 B 운동법)이나 개인(예: 대학과 고등학교의 농구선수)에 대한 분석을 제공할 뿐 인과관계나 기제에 대한 이해를 주지는 않는다. 기술연구의 몇 가지 예가 아래에 제시되어 있다.

1. NFL 인디애나폴리스 콜츠 구단 선수들의 신체 조성과 사이즈
2. 단계별 트레드밀 달리기와 오르막 트레드밀 달리기에 대한 생리 반응 비교
3. 대학 야구 경기 관람에 대한 생리학적 반응
4. 6주간의 트레이닝 중단이 근력과 순발력에 미치는 영향

상관연구는 기술연구의 다른 형태라고 할 수 있다. 상관관계가 인과관계를 의미하지 않는다는 사실을 이해하는 것은 매우 중요하다. A가 B와 상관관계에 있다 해도 A가 B를 일으키는 요인은 전혀 아닐 수도 있다. 젖산의 역할과 pH의 변화가 아주 좋은 예이다. 격렬한 운동 후에 pH가 떨어지는 것은 젖산과 관련이 있기는 하지만, 젖산이 pH를 떨어뜨리는 원인은 아니다. 상관연구는 두 개 이상의 계량화가 가능한(수로 표시되는) 변인들이 서로 관계가 있는지 있다면 어느 정도의 관계가 있는 지를 알아내는 것을 목적으로 한다. 두 개의 변인이 상관관계가 있다면, 그 관계를 이용하여 한 변인의 값을 통해 다른 변인의 값을 알아낼 수 있다. 상관관계는 '예측가능함'을 의미하지만, '인과관계'를 의미하지는 않는다. 상관연구의 결과를 나타내는 데는 흔히 상관계수(correlation coefficient)가 쓰인다.

기술적 상관연구의 몇 가지 예가 다음에 제시되어 있다.

1. 젊은 운동선수들에게서 나타나는 웨이트 트레이닝과 자존감의 관계
2. 운동기구(elliptical trainer)의 저항 설정 정도와 심박수의 관계
3. 혈액 내 코티졸 변화와 운동 전 불안의 관계

실험 연구

과학의 대부분의 연구는 실험적인 방법을 이용하는 것이다. 실험연구를 하기 위해서는 어떤 현상이 '어떻게' 일어나는 지를 이해하기 위해 실험 변인을 조작해야 한다. 실험연구에는 크게 두 가지의 변인이 있다. **독립변인(independent variables)**은 실험자가 조작하는 변인으로 실험의 상황과 조건을 결정한다. 일반적으로 독립변인은 연구집단의 특성(나이, 성별, 체지방률)과 실험에서 조작하는 조건(온도, 고도)이다. **종속변인(dependent variables)**은 산소소비량 또는 근력과 같이 독립변인의 실험적 조작에 따라 달라지는 변인이다. 기술연구도 독립변인과 종속변인을 가지고 있지만, 실험연구는 인과관계를 알기 위해 종속변인을 변화시키려는 목적을 가지고 독립변인을 조작한다. 많은 실험연구들이 집단 비교의 방법을 사용한다. 집단들은 실험에 쓰이는 독립변인-예를 들어, 성별(남/여), 나이(청년/노년), 또는 인종(백인/흑인)—에 따라 구성된다. 기술연구와 실험연구의 결정적인 차이는 실험연구는 시스템이나 현상의 원인작용을 알아내기 위해 통제된 테스트를 하는 설계를 이용한다는 점이다. 어떠한 연구가 기술연구인지 실험연구인지의 여부를 결정하는 것은 무엇이 측정되느냐가 아니라 원인과 결과를 알 수 있는 실험 설계를 했는지의 여부이다. 아래에 실험연구를 통해 알 수 있는 원인-결과의 예가 제시되어 있다.

1. 분지사슬 아미노산(Brancehd chain amino acid)의 섭취 시간대가 단백질 합성에 미치는 영향
2. 시간대가 성장호르몬 박동(pulsatility)에 미치는 영향
3. 수분섭취가 근력 생산에 미치는 영향
4. 열이 걷기와 달리기 중 심부체온에 미치는 영향
5. 극미중력이 쥐의 타입 II 근섬유에 미치는 영향
6. 저탄수화물 식이가 혈액내 지방에 미치는 영향

속성 검토

- 생리학적 과정을 설명하고 운동처방을 특정 방향을 이끄는 법칙은 사실과 이론에 바탕해야 하며, 사실과 이론은 반드시 그것이 얻어진 상황과 조건을 고려하여 이해되어야 한다.
- 운동과학과 스포츠과학 분야의 지식과 연구는 기초와 응용의 연속선상에 놓여 있다.
- 연구에는 역사연구를 포함하는 질적연구와 기술연구, 상관연구, 요인분석, 실험적연구를 포함하는 양적연구가 있다.
- 기술연구는 변인의 특징을 규정하는 데 초점을 맞춘다.
- 실험적 연구는 현상을 이해하기 위해 실험에 사용되는 변인을 조작하는 과정이 포함된다.

과학 문헌

과학 문헌은 과학적 방법을 이용한 독창적 연구조사(original investigation)부터 그러한 연구들에 대한 재검토(reviews)까지 출판된 모든 연구들의 축적이다.[8] 과학 문헌은 문제에 접근하기 위한 사실적 기반과 조건들을 제시하고, 질문에 대한 답을 제공한다. 과학 문헌이 모든 주제에 대한 답을 가지고 있는 것은 아니지만, 전문가는 과학 문헌을 잘 조사함으로써 문제를 어떻게 다루어야할 지에 대한 기본적인 방향성이나 문제에 대한 통찰을 얻을 수 있고, 기본적인 작용 기제에 대한 많은 정보를 얻을 수 있다. 또한, 과학 문헌 조사는 운동과학과 스포츠 과학 분야의 많은 전문가들이 최선의 의사결정을 할 수 있는 기준을 정할 수 있도록 하는데 이러한 것들이 **근거 기반 실행(evidence-based practice)**을 향한 움직임에 잘 반영되어 있다. 우리의 지식 기반이 커져감에 따라 근거 기반 실행의 증가가 운동과 스포츠 과학을 포함한 많은 전문분야에서 관찰될 것이다. 근거 기반 실행은 의사 결정을 내리기 위해 가능한 가장 정확하고 적절한 증거와 정보를 이용하는 접근 방식이다(글상자 1-8).

검색 엔진

과학 정보의 급증으로 인해, 검색 엔진이 과학 문헌을 조사하는 데 있어서 중요한 도구로 대두되고 있다. 검색 엔진은 핵심 단어나 문구를 이용하여 웹문서를 검색하는 컴퓨터 프로그램이다. 정보 데이터베이스에 접근할 수 있도록 해주는 구글, 빙, 야후와 같은 검색엔진이 있지만 문제점은 이 검색

글상자 1-8 학생들의 실제 질문

근거기반실행이란 무엇인가요?

근거기반실행은 현장에서 전문적인 실행의 방향을 결정짓기 위해 과학적인 사실을 이용하는 것이다. 근거기반실행의 목적은 의사결정과정에 그 분야 최고의 근거를 숙고하여 신뢰성 있고 정확하게 사용하는 것이다. 예를 들어, 운동처방은 운동과정에 대한 사실적인 이해를 바탕으로 한다. 그 과정은 실행하고자 하는 운동방법과 관련된 질문들을 공식화하고, 설명하고, 분류하는 과정을 포함한다. 주제에 대해 가능한 최적의 근거들에 대한 정보를 수집하고, 평가한 다음 그 정보를 처방과정에 적용해야 한다. 그러한 정보는 독창적 조사 연구 보고서, 종합적인 검토 논문, 요약, 논평, 체계적 검토, 메타분석과 출판된 지침 등을 통해 얻을 수 있다. 운동과학의 많은 영역에서 근거기반실행이 증가하고 있다. 이러한 접근법을 사용하는 데 있어 어려운 점은 실행에 이용할 수 있는 근거들의 질을 담보하는 것이다.

추가 참고 도서 목록

Brownson RC, Gurney JG, Land GH. Evidence-based decision making in public health. J Public Health Manag Pract. 1999;5(5):86–97.

Cavill N, Foster C, Oja P, et al. An evidence-based approach to physical activity promotion and policy development in Europe: contrasting case studies. Promot Educ. 2006;13(2):104–111.

O'Neall MA, Brownson RC. Teaching evidence-based public health to public health practitioners. Ann Epidemiol. 2005;15(7):540–544.

Shrier I. Stretching before exercise: an evidence based approach. British J. Sports Med. 2000;34:324–325.

엔진을 통해 찾아지는 많은 웹사이트들의 정확성에 의문의 여지가 있다는 것이다. 회원들이 개인 트레이너에게 자기가 인터넷에서 찾은 정보들을 가지고 와서, "이 프로그램은 어때요? 저 프로그램은요? 어떤 게 제일 효과적이에요?"라고 묻는 것은 드문 일이 아니다. 따라서, 의사부터 개인 트레이너까지, 오늘날의 전문가들은 그것이 자신이 조사한 문헌에서 온 것이든 다른 사람이 인터넷에서 찾은 것이든 수많은 정보들을 평가해야 하는 도전에 직면해 있다.

건강 관리와 관련된 두 개의 좀 더 특화된 검색엔진이 있다. 의학 분야에서 가장 많이 사용되는 검색엔진은 **PubMed**(글상자 1-9)이다. PubMed는 미국의 국립의학도서관에 의해 제공되며, 1950년대부터의 MEDLINE과 운동과학 저널을 포함해 생명과학, 생명공학 분야의 저널들로부터 1,700만의 이상의 인용(citations)을 가지고 있다. PubMed는 검색한 논문의 전문과 다른 관련 자료로의 링크를 포함하고 있다. PubMed는 무료 검색엔진으로 대부분의 대학 도서관에서 제공된다. **SportDiscus**라는 또 다른 검색엔진은 스포츠, 건강, 피트니스, 스포츠의학 분야에서 선도적인 데이터베이스로 이 분야에 관련된 좀 더 특화된 검색을 돕는다(글상자 1-10).

연구의 종류

앞에서 언급되었듯이, 과학문헌은 여러가지 다른 종류의 연구들을 포함하고 있다. 과학문헌 중에 가장 두드러진 연구 종류는 **독창적 조사연구(original investigation)**이다. 독창적 조사연구는 과학적 방법을 이용한 가설 검증을 통해 새로운 자료를 만들어 낸다. 이러한 종류의 연구는 생물의학과 생명과학 분야에 있어 우리가 가지고 있는 지식의 기반을 이룬다. 독창적 조사연구가 새로운 연구 결과들을 보여주는 데 반해, 운동과학과 스포츠 과학에 기여하는 다른 종류의 논문들도 있다.

과학적 재검토 논문은 기존의 연구들을 통합하여 독창적 조사연구에서 찾아진 결과들에 바탕한 새롭고 중요한 통찰을 제공할 수 있다. 그러한 재검토는 기존연구를 통계적으로 분석(메타분석)하거나 근거에 기반하여 분류함으로써 이루어질 수도 있고, 기존 연구에 대한 의견을 피력함으로써 이루어질 수도 있다. 반복검증이 힘든 특수한 상황을 연구한 사례연구(예, 올림픽 금메달리스트의 훈련 프로토콜 연구) 또한 이해나 식견을 제공할 수 있다. 심포지엄 출판물은 과학 학회에서 발표된 일련의 논문들로 학회에 참가하지 않은 많은 사람들이 발표된 내용을 접할 수 있도록 한다. 이러한 모든 종류의 과학 문헌들과 출판물들은 전문가에 의해 평가된다는 것이 인터넷에서 찾아지는 정보들과 다른 중요한 점이다.

전문가 평가 / 동료 평가

연구가 종료되면 연구결과는 반드시 출판이 되어서 지식체계의 한 부분이 되어야 한다(그림 1.4). 각각의 학회지는 저

글상자 1-9 학생들의 실제 질문

PubMed에서 검색을 하는 방법

대학도서관의 대부분이 PubMed 데이터베이스 링크를 가지고 있다. http://www.ncbi.nlm.nih.gov/pubmed/

어떻게 접속해야 할지 모른다면 도서관 사서에게 물어보면 된다. 많은 대학들이 어떻게 데이터베이스를 이용해야 하는지에 대한 워크샵을 주최하기도 한다. 많은 경우에 대학도서관이 학생들이 필요로 하는 학회지의 온라인 구독권을 가지고 있기 때문에 PubMed에 있는 링크를 통해 논문의 pdf 파일을 바로 얻을 수 있다. PubMed의 데이터베이스는 과학과 의학분야의 가장 최신의 논문을 제공한다.

PubMed에는 주제, 저자, 날짜, 출판 형태를 이용한 다양한 검색방법이 있다. 또한, 검색의 정확도를 높이기 위해 검색 결과를 제한하는 다양한 옵션이 있다.

주제어 검색

주제어를 이용하여 기본적인 검색을 하기 위한 첫 번째 단계는 연구 질문의 핵심 개념이 무엇인지를 파악하는 것이다. 예를 들어, 아동의 저항성 훈련에 대한 반응에 관련된 논문을 찾고 싶다면, 저항성 훈련과 아동과 같은 핵심용어를 검색창에 입력하여야 할 것이다. 검색 버튼을 누르면 주제어에 관련된 논문들이 찾아진다.

저자 검색

저자의 이름으로 논문을 검색하는 것도 때로 유용하다. 예를 들어, William J. Kraemer 박사가 출판한 모든 논문을 보고 싶다면, 성 뒤에 이름의 이니셜이 오는 형식(Kramer WJ)으로 저자의 이름을 입력하면 된다. William J. Kraemer 박사가 저자 또는 공동저자로 쓴 모든 논문들이 검색된다.

연산자

연산자는 검색에서 여러 개의 검색어를 같이 쓸 때 쓰인다. AND, OR, NOT과 같은 것이 포함된다.(연산자는 반드시 대문자로 입력해야 한다.)

AND: 입력한 모든 검색어를 포함한 결과를 보여준다. 검색결과를 좁히기 위해 쓰인다.

Find: 운동 AND 아동

(*exercise*와 *children*이라는 용어를 둘 다 포함하고 있는 결과를 찾아줌)

Find: peptide F AND Kraemer WJ

(*peptide F*라는 주제를 포함하고 있고 *W.J. Kraemer*에 의해 쓰여진 결과를 찾아줌)

OR: 입력한 검색어 중 적어도 하나의 검색어를 포함하고 있는 결과를 보여준다. OR은 검색범위를 넓히기 위해 허용된다. OR은 유의어나 다양한 철자로 쓰이는 하나의 개념을 찾을 때 유용하다.

Find: 근력 훈련 OR 저항성 훈련

(*strength training*과 *resistance trainin* 둘 중 **적어도 하나**를 포함하고 있는 결과를 찾아줌)

NOT: 연산자 뒤에 오는 용어가 포함되지 않는 결과를 보여준다. NOT은 좀 더 집중된 검색을 하기 위해 사용된다.

Find: 유연성 NOT 수동적 스트레칭

(**유연성**이라는 용어를 포함하고 있지만 **수동적 스트레칭**이라는 용어는 포함하고 있지 않은 결과를 찾아줌)

Limits: limits 옵션은 검색을 좀 더 특화할 수 있는 방법을 제공한다. 이 탭을 이용하면 검색을 출판형식, 언어, 나이대, 인간/동물 연구, 성별, 또는 출판일자 등에 따라 제한할 수 있다.

자들이 원고를 투고할 때 지켜야 하는 자기들만의 지침과 형식을 가지고 있으며, 전문가 평가를 통해 원고를 검증한다. 저자가 원고를 투고하면 편집자는 엄밀한 검토를 위해 원고를 분야의 전문가인 다른 과학자들, 또는 '동료'에게 보낸다. 검토자의 임무는 원고를 읽고 누락된 정보가 있는지, 결과분석에 문제가 있지는 않은지, 실험설계나 방법에 결정적인 문제(예, 통제집단 부재, 부적절한 측정방법의 사용)가 있지는 않은 지를 검토하는 것이다. 검토자들은 편집자에게 그 원고가 출판될 가치가 있는 지에 대한 의견을 제시하는데, 자신들이 검토한 결과에 바탕하여 승인, 수정 후 승인, 또는 거절을 제안한다. 편집자는 일반적으로 검토자들의 제안을 따르며, 두 검토자 간의 의견이 일치하지 않는 경우 다른 검토자를 추가하거나 편집자 본인이 최종 결정을 내린다. 결국, 검토자들은 제안을 할 뿐, 원고의 최종 승인 여부는 편집자의 책임이다.

검토 과정은 **단일맹검(single-blind)** 또는 **이중맹검(double-blind)**으로 이루어진다. 단일맹검 과정에서는 심사자는 저자가 누구인지를 알지만 저자는 심사자가 누구인지를 알지 못한다. 이중맹검 과정에서는 심사자도 저자가 누구인지 알지 못한다. 좀 더 드물게, 공개 검토 과정을 적용하는 학회

글상자 1-10 학생들의 실제 질문

PUBMED에서 논문을 찾는 것은 쉬운가요?

PUBMED에서 논문을 찾는 것은 실제로 아주 쉽다. **Kraemer WJ, Patton JF, Gordon SE, et al. Compatibility of high-intensity strength and endurance training on hormonal and skeletal muscle adaptations. J Appl Physiol. 1995;78(3):976–989**을 PUBMED에서 찾을 수 있는 지 시도해 보자.

1. 논문 초록에 나와 있는 주제어를 이용하여 주제어 검색을 해 보라.
2. 검색결과를 인간, 남자, 영어, 성인으로 제한해 보라.
3. 저자이름으로 검색해 보라.
4. 연산자를 이용하여 주제어와 저자이름을 함께 검색해 보라.

초록: Matched된 35명의 건강한 남성이 4개의 다른 훈련 집단 중 하나에 무선적으로 배치되었다. 네 개의 훈련 집단은 각각 고강도 근력/지구력 훈련(C; $n = 9$), 상체 고강동 근력/지구력 훈련(UC; $n = 9$), 고강도 지구력 훈련(E; $n = 8$), 고강도 근력훈련(ST; $n = 9$)을 수행했다. 고강도 근력/지구력 훈련을 행한 집단과 고강도 근력훈련을 행한 집단에서 모든 운동의 1회 반복 최고 근력이 통계적으로 유의미하게 증가하였다($P < 0.05$). 지구력 훈련이 포함되었던 집단(C, UC, E)에서만 트레이드밀 위에서 최대산소소비량이 유의미하게 증가하였다. 근력훈련만을 행한 집단에서는 파워생성(power output)에서 유의미한 증가가 나타났다. 트레이드밀 운동에 대한 호르몬 반응은 훈련 프로그램에 따라 다른 반응이 나타남으로 보여 주었는데, 이것은 훈련 프로그램에 따라 다른 기저의 생리학적 환경을 나타낸다. 근섬유의 유의미한 변화는 다음과 같이 나타났다: ST 집단에서 타입 I, 타입 IIa, 타입 IIIc 증가; E 집단에서 타입I 과 타입 IIc 감소; C 집단에서 타입 IIa 증가; UC 집단에서 변화 없음. 타입 IIb에서 타입 IIa로의 유의미적 변화가 모든 훈련 집단에서 관찰되었고, 허벅지 근육조직의 저항성 훈련이 이루어진 집단에서 가장 큰 변화가 나타났다. 이 연구의 결과는 근력과 유연성 훈련의 결합이 단일 방법 훈련에서 보통 관찰되는 수행 향상과 신체적응 효과를 약화시킨다는 것을 보여준다.

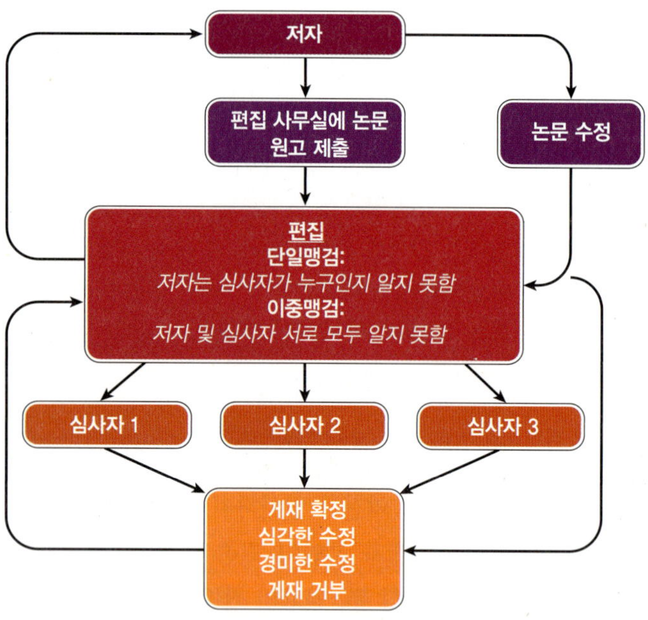

그림 1.4 전문가 평가 과정은 학회지에 게재되는 논문의 질을 담보하기 위한 일련의 단계들로 구성된다. 대부분의 논문들은 출판되기 전에 한 번에서 두 번의 수정 과정을 거친다.

지의 경우 저자와 검토자 모두 서로가 누구인지를 알기도 한다(글상자 1-11). 어떠한 방식이 더 나은지에 대한 논쟁이 있을 수 있지만, 대개의 경우 선입견이나 검토 과정 중 생길 수 있는 분쟁을 없애기 위해 맹검과정을 거친다.

속성 검토

- 과학문헌은 과학적 방법에 의해 이루어진 독창적 조사연구들이 축적된 것이다.
- 전문가 평가 과정은 분야의 전문가들이 논문이 출판될 가치가 있는 지를 결정하기 위해 투고된 원고를 엄격히 심사하는 과정이다.

원고가 승인되는 일반적인 비율은 10%에서 40% 사이이기 때문에, 승인되지 못한 원고들은 적합한 학회지를 찾을 때까지 재투고된다. 실험 과정에 있었던 실수나 치명적 결함들이 전문가 평가 과정을 통해 드러나게 되면 그러한 원고는 출판될 수 없다. 원고를 투고하고 출판하는 과정은 대학이나 정부, 산업 연구소에서 일하는 전문가에게는 엄격하게 요구되는 일이다. 하지만, 이러한 과정도 물론 완벽하지는 않다. *Science*지에서 거절당한 논문이 결국 다른 학회지에 게재되었고 그 저자에게 노벨상을 안겨 준 사실만 보더라도 그러한 사실을 알 수 있다.

글상자 1-11 학생들의 실제 질문
심사자가 논문을 평가할 때 무엇을 보나요?

논문 심사자는 보통 이 논문이 무엇에 관한 것이며, 어떤 종류의 연구인지, 이전 연구들과 어떤 관계가 있는 지 등을 알기 위해 논문의 초록을 읽는 것으로 검토 과정을 시작한다.

다음으로, 연구의 논리적 근거, 논리적 흐름, 과학적 배경 등을 파악하기 위해 비판적인 시각으로 논문을 읽는다. 심사자의 종합적인 목표는 과학적 진실성을 판단하는 것이다. 이러한 판단은 논리의 우수성과 과학적 법칙과 지식의 응용가능성에 의해 이루어진다. 심사자는 또한 아이디어가 얼마나 참신하며 분야의 발전을 위해 얼마나 기여할 수 있는 지에 대한 중요한 판단을 내린다. 기본적으로, 과학적 진실성을 가지고 방법론적으로나 결과자료, 결론의 측면에서 치명적인 결함 없이 새로운 정보를 보여주는 논문은 주제면에서 투고된 학회지에 적합한 이상 출판의 기회를 얻는다.

심사자들은 과학적 방법에서 다음과 같은 전반적 결함들을 찾는다.

- 논문에 어떤 모순이 있는가?
- 저자의 결론이 연구결과와 일치하는가? 아니면, 결과로부터 정당화될 수 없는 결론을 내리고 있는가?
- 생물학적으로 가능한 연구인가? (어떤 기작에 근거하여 불가능한 것은 아닌가?)
- 연구결과에 근거하지 않은 부적절한 추론이 있지는 않은가?
- 순환논법의 오류는 없는가?
- 연구주제가 너무 사소한 질문을 다루고 있지는 않은가?
- 통계적 분석은 타당한가?
- 설명이 완전한가?
- 중복되거나, 관련이 없거나, 불필요한 논리적 탈선이 있지는 않은가?
- 용어들이 적절히 정의되었는가?
- 논문이 분명하고 집중된 방식으로 쓰여졌는가?
- 연구의 바탕이 되는 논리가 분명하게 드러나 있는가?
- 방법적 한계가 고찰에서 논의되고 있는가?
- 자신들의 연구결과와 다른 연구자들의 연구결과가 어떻게 일치 또는 불일치하는 지에 대한 논의가 이루어지고 있는가?
- 허위의 또는 부정확한 인용이 있지는 않은가?

심사자는 보통 저자가 누군지 모르는 상태에서 평가서를 쓴다. 평가서는 대체로 전체적인 논리적 근거와 연구설계에 바탕한 전반적인 논평으로 시작된다. 그 뒤에 매우 구체적인 의견을 제시한다. 심사자가 논문이 중요한 공헌을 할 수 있고 과학적으로 견고하다고 판단하면, 보통 수정의 기회를 주도록 건의한다. 논문이 출판할 만하지 않다고 판단되면, 심사자는 출판을 거절하기를 건의한다.

정보의 정확성과 의사 결정

인터넷의 발달로 인해 정확성을 담보할 수 없는 수많은 정보들이 범람하는 요즈음, 정보의 정확성과 적용가능성을 평가하는 것이 그 어느 때보다 더욱 중요해졌다. **일화적인 관찰**(엄밀한 과학적 연구가 아닌 평상시의 관찰에 바탕한 사실)에서부터 통제된 실험실에서의 연구까지, 정보를 분석하는 능력은 운동과학과 스포츠과학 분야에 대한 접근과 의사결정에 매우 중요하다.

의사 결정에 필요한 정보에는 몇 가지 특징이 있다. 연구주제와 관련이 있어야 하고, 정확해야 하며, 시의적절한 것이어야 하고, 필요요소를 모두 갖추고 있으며 분명한 해석이 가능하도록 간결해야 한다. 다음에 의사 결정을 내리는 데 필요한 정보들을 평가하기 위해 따라야 하는 단계들이 제시되어 있다.

속성 검토

- 인터넷의 발달은 이용가능한 정보의 양을 늘림과 동시에 전문가들이 정보를 평가하는 더 나은 방법을 배워야 할 필요성을 만들었다.
- 정보의 유효성을 평가하는 기술은 근본적인 법칙을 이용하고 정보와 자료의 배경을 판단하는 능력을 요한다.

1. 프로그램의 목적이나 개인적인 필요가 무엇인가?
2. 목적이나 필요에 대한 분석에 바탕하여 어떤 결정이 내려져야 하는가?
3. 의사 결정을 내리기 위해서는 어떤 정보가 필요한가?
4. 의사 결정을 내리기 위해 필요한 최소한의 정보의 양은 얼마인가?
5. 제공된 정보는 얼마나 정확하며, 그 정보를 적용해야 하

는 상황에 얼마나 특화되어 있는가?

6. 역사적인 배경은 무엇이며, 현재의 질문이나 문제가 얼마나 적용가능한가?
7. 가장 정확한 정보는 무엇인가? 주제와 관련된 법칙과 같이 가장 정확한 정보로부터 시작하라.

연구(논문)의 구조

연구 논문을 읽고 이해하기 위해서는 일반적인 과학 논문을 이루는 각 항목(섹션)을 이해하는 것이 중요하다. 각 항목은 연구에 쓰인 과학적 방법과 결과에 대한 저자의 해석과 같은 내용을 포함하고 있다.

서론

서론의 기본적인 목적은 연구를 통해 검증되는 가설을 세우는 것이다. 과학문헌에 대한 간결하고 논리적인 검토를 통해 저자는 특정 가설을 발전시킨다. 연구를 통해 다루어지는 질문과 문제는 독자들에게 분명하게 제시되어야 한다. 서론이 연구가 이루어지게 된 배경과 중요성을 설명하기 때문에, 서론을 쓰는 것은 간단하지 않다. 연구에서 다뤄지는 가설에 대한 지지 근거 또한 독자들에게 명백하게 제시되어야 한다. 연구 문제와 가설, 연구 방법들에 관련된 잠재적인 비판이나, 주요한 논쟁들 역시 서론에서 다루어져야 한다. 만약 저자가 충분히 세심하게 가설을 발전시켰다면, 서론은 연구의 목적을 분명하게 밝히며 끝나게 된다.

방법

방법 항목은 다른 과학자들이 연구가 어떻게 이루어졌는지를 이해하고 반복연구를 할 수 있도록 하기 위해 중요하다. 방법은 독자들에게 연구의 환경과 조건에 대한 정보를 준다. 여기에서 연구의 독립변인과 종속변인에 대한 자세한 설명이 이루어진다. 방법 항목은 피험자에 대한 정보부터 사용된 기구의 종류, 연구절차, 통계적 분석 방법에 이르기까지 매우 자세하고 구체적인 정보를 담고 있다. 또한, 모든 논문은 이루어진 연구가 동물연구이든 인간연구이든 기관감사위원회(Institutional Review Borad; IRB) 또는 윤리위원회(Ethics Committee)로부터 승인받았다는 사실을 적시하여야 한다. 인간연구의 경우 피험자가 연구의 잠재적인 위험성과 이익에 대한 정보를 제공받은 후에 연구동의서를 작성하였는지의 여부가 적시되어야 한다.

방법 항목은 서론에서 제시된 연구 문제에 대한 답을 찾고 가설을 검증하기 위하여 어떠한 연구 설계를 이용하였는지를 보여줌으로써 저자의 문제 접근 방식을 설명해야 한다. 독립변인과 종속변인이 선택된 논리적 근거가 포함되어야 하고, 연구절차는 반복연구가 가능할 정도로 자세히 설명되어야 한다. 방법 항목은 독자가 절차의 흐름과 순서를 파악하여 연구 전체의 흐름을 알 수 있도록 해야 한다. 방법 항목은 일반적으로 연구 결과를 분석하기 위한 특정 통계적 방법을 선택한 이유에 대해 설명하는 것으로 마무리된다. 마지막으로, 저자는 통계적 유의미한 수준을 정의해야 하는데, 보통은 $P \leq 0.05$에서 유의미성이 결정된다.

결과

많은 과학자들이 말하듯이, 연구의 설계와 방법이 타당하다면 결과 항목은 성공적이고 논문에서 가장 중요한 부분이 될 수 밖에 없다. 결과 항목에 이르러서 논문은 비로소 생명력을 얻는다. 이곳에서 연구의 결과들이 공개된다. 평균과 표준편차를 보여주는 것은 물론 중요하지만, 앞에서도 언급되었듯이 모든 피험자들이 같은 방식으로 반응하는 것이 아니기 때문에 개개의 반응들 또한 보여져야 독자들이 전체적인 반응의 경향을 파악할 수 있다.

고찰

고찰 항목에서 연구자는 논문이 왜 중요한 지를 다시 한번 강조하고, 결과를 해석하고, 그 결과를 이미 존재하는 과학문헌과의 관련성을 보여준다. 이러한 고찰이 논문이 다른 연구들과의 관계들 속에서 어떤 의미를 갖는지를 보여준다. 서론에서 제기된 문제에 대한 답이 여기에서 제시되고, 연구를 하는 과정에서 생겨난 새로운 질문들과 앞으로의 연구에서 무엇이 이루어져야 하는 지가 언급된다.

속성 검토

- 연구의 출판은 과학적 방법의 마지막 단계라고 할 수 있다.
- 원고는 연구가 이루어진 과학적 방법의 흐름에 따라 서론, 방법, 결과, 고찰의 항목들로 구성된다.

실용적인 적용방법 도출

전문가는 연구 결과로부터 자신의 의사결정과정, 연구방법과 기술이 자신이 속해 있는 전문분야에서 첨단의 수준에 머무는 데 도움이 되는 정보를 도출 해내고자 한다. 새로운 연구는 문제에 대한 접근 방식의 변화를 가져올 수 있기 때문에 열린 자세를 가지는 것이 중요하다. 끊임없이 최근의 연구를 접하고 적용해야 하기 때문에, 전문가의 일은 언제나 "진행중"이다.

연구조건의 이해

연구결과가 특정 상황에 어떻게 적용될 지를 알기 위해서는 연구의 조건을 이해하는 것이 중요하다. 연구조건은 연구결과를 분석하고 그 결과를 실제로 적용하는 데 있어서 필수적이다. 예를 들어, 학생들의 수직 점프 능력을 향상시키고 싶은 중학교 농구부 코치가 있다고 하자. 이 나이대의 선수들을 훈련시켰을 때 어떤 결과를 얻을 수 있는지 알기 위해 가장 이상적인 연구는 중학교 농구 선수들을 대상으로 플라이오메트릭(plyometric) 훈련부터 웨이트 트레이닝과 혼합적인 훈련 방법까지 다양한 훈련방법을 시험한 연구일 것이다. 문헌연구를 통해 찾은 연구들이 고등학생 또는 대학생 연령대의 운동선수들을 대상으로 한 것 뿐이라면, 이 연구들의 결과를 중학교 학생들에게 어떻게 적용해야할 지를 이해하는 것은 쉽지 않은 일일 것이다. 그렇기 때문에, 독립변인과 종속변인을 파악하여 연구가 이루어진 조건을 이해하는 것이 중요하다.

독립변인

독립변인이란 그 값이 일정하게 유지되도록 연구자에 의해 선택되고 통제된 요인이라는 것을 상기해보자. 독립변인이 종속변인에 미치는 영향을 알기 위해 독립변인의 조작이 이루어지기도 한다(예, 온도, 훈련방법의 종류, 성별). 실험에서 통제되지 않지만 종속변인에 영향을 미치는 변인을 "혼재변인(confounding variable)"이라고 하며, 이러한 변인들은 측정되지 않았거나 통제되지 않았기 때문에 결과의 해석을 모호하게 만든다. 예를 들어, 근육통이 5 km 달리기 기록에 미치는 영향을 알아보는 연구에서 온도와 습도가 일정하게 통제되지 않았다고 하자. 그 연구의 결과는 근육통뿐만이 아니라 환경적인 조건(온도와 습도)에 의해 설명될 수 있다. 따라서, 결과에 영향을 미칠 수 있는 요인을 파악하고 통제하는 것이 언제나 중요하다. 특정 상황이나 집단에 적용하기 위한 연구 결과의 경우, 연구의 독립변인이 적용하고자 하는 상황이나 집단의 특성에 최대한 유사한 것이 이상적이다.

일반적인 독립변인에는 다음과 같은 것들이 있다.

- 나이
- 성별
- 훈련상태
- 온도
- 체질량
- 체지방
- 월경상태
- 영양소 섭취
- 고도

종속변인

종속변인 또는 "반응변인"은 연구에서 독립변인들에 반응하여 변화하는 것들을 측정한 것이다. 독립변인과 달리 종속변인은 통제되는 것이 아니라 실험의 결과로 측정되는 것이다. 변인의 **타당도**와 **신뢰도**가 중요하다. 측정이 타당성을 갖추었다는 것은 측정하고자 하는 것을 측정하고 있다는 의미이다. 예를 들어, 목에 있는 경동맥을 손으로 짚어 1분 동안의 맥박수를 재는 것은 심장수축을 직접적으로 측정하는 것은 아니지만 심박수를 재기 위한 타당한 측정이다. 이것은 경동맥 촉진이 심박수 측정으로 타당한 방법이라는 것이 실험을 통해 입증되었기 때문이다. 신뢰도란 반복된 측정이 이루어지는 경우 측정값이 얼마나 일관성이 있느냐를 나타낸다. 만약 40야드(36.7 m) 단거리 기록을 월요일에 측정하고 수요일에 다시 측정한다면, 두 기록은 비슷하게 나와야 한다. 연구용어로 표현하면, 분산값이 두 측정값의 차이의 5% 보다 크지 않아야 측정이 정확하다고 말할 수 있다. 타당한 측정은 반드시 신뢰도를 갖추어야 하지만, 신뢰도를 갖춘 측정이 반드시 타당한 것은 아니라는 점을 알아야 한다.

종속변인의 몇 가지 예가 다음에 제시되어 있다.

- 40야드 단거리 기록
- 심부체온
- 심박수
- 산소소비량

- 1회 반복 최대근력(1-repetition maximum strength)
- 최대 토크(peak torque)
- 파워(power)
- 혈중 젖산 농도
- 근섬유의 횡단면적

선택과 행동을 위한 기본 방향

연구 문헌들을 읽는 것은 무엇을 할 것인지에 대한 기본적인 방향을 제시해 준다. 예를 들어, 100 m 단거리를 뛰기 전에 준비운동으로 스트레칭을 해야 할까와 같은 질문에 답을 하기 위해서는 먼저 관련된 논문들을 찾아봐야 한다. 분야의

사 례 연 구

사례

당신이 트레이너로 일하는 지역의 체육관에서 18~76세 연령의 의 남성과 여성 회원들을 돕기 위해 당신이 근육 잡지에서 본 건강기능식품의 효용성을 평가하려고 한다. 잡지의 기사에 따르면 이 허브식품은 근력을 극적으로 증가시킬 수 있다고 한다. 인용된 참고문헌을 찾아서 읽어보았더니, 이 연구는 저항성 훈련 프로그램에 대한 허브식품의 효과를 대학 축구 여자 1부 리그 선수들을 대상으로 시험하였다. 20명의 여자선수들이 시즌 전 12주 동안 저항성 훈련을 받았다. 12주 후에, 벤치프레스와 스쿼트의 최대 1회 반복(1-repetition maximum; 1RM)이 향상되었고 저자는 건강기능식품이 근력을 향상시켰다고 결론내렸다. 이 연구가 이 보조식품이 근력을 향상시켰다는 광고의 주장을 뒷받침하는가?

선택

실험설계의 질과 효용성을 판단하기 위해 논문을 주의깊게 읽고 실험결과가 결론을 뒷받침하는 지를 분명하게 확인하는 것이 중요하다. 위 실험은 여자를 대상으로 한 것이기 때문에, 결론은 대학생 나이의 여자에게 일반화될 수 있다. 하지만, 그 결론이 남자와 다른 나이대의 여자에게도 적용될 수 있을까? 또한, 실험상에 대조군이 없었기 때문에 실험설계와 결론에 대한 의문이 제기될 수 있다. 이것이 논문의 결론에 어떻게 영향을 미칠까? 특히, 대조군이 없이 어떻게 보조식품의 영향을 훈련의 영향으로부터 구분해 낼 수 있을까? 관찰된 근력강화에 심리적인 "위약효과" 때문이라고 설명하면 어떻게 될까? 이러한 요인들이 그 허브식품이 근력을 강화시킨다는 결론을 몹시 의심스러운 것으로 만든다.

사례

운동과학을 전공하고 예전에 대학에서 달리기 선수였던 당신에게 지역의 달리기 클럽에서 클럽의 달리기 조직위원회에 참여해 주기를 부탁했다. 클럽의 연례 마라톤 대회를 위한 첫 번째 회의에서, 열병에 대한 우려가 표출됐다. 마라톤 대회가 미주리주의 세인트 루이스에서 열리기는 하지만 5월의 날씨가 덥고 습할 수 있기 때문이었다. 모든 필요한 측정들이 Ameircan College of Sports Medicine Position Stand에 실린 "운동성 열병"에 근거하여 의논되었다. 또한, 시원한 물/얼음목욕(ice bath) 처치가 열사병이 의심되는 사람들에게 제공되기로 했다. 한 위원회 구성원이 얼음목욕을 해야할 지를 결정하기 위해서는 직장체온법을 제외한 방법이 사용되어야 한다고 제안했다. 몇 가지 다른 체온 모니터 방법 또한 제안되었다. 이러한 회의 내용을 듣고, 체온을 측정하는 저렴한 기구들의 사용에 대해 문제가 제기되었던 연구가 떠오른 당신은 위원회에 선수들이 자신들의 체온을 실제보다 낮게 생각할 수 있고 따라서 이런 선별적 방법을 사용해서는 처치가 필요한 사람들을 놓칠 수 있다고 이야기했다. 어떤 제안을 해야 할까?

선택

당신은 다시 체온을 측정하는 다양한 방법들에 대한 연구를 주의깊게 검토했다. 2009년에 발표된 Ganio et al.의 논문에 따르면 직장, 위장, 이마, 구강, 귀, 관자놀이, 겨드랑이 체온측정이 일반적으로 사용되는 체온측정법임을 확인했다. 연구에서 참여자들의 체온은 environmental chamber에 들어가기 전과 들어가고 20분 후, 열 속에서 90분 동안 트레이드밀 위를 걷는 동안 매 30분마다, 온화한 환경에서 60분 휴식을 취하는 동안 매 20분마다 측정되었다. 저자에 따르면 모든 기구의 타당도와 신뢰도는 각각의 기구로 측정된 체온을 직장체온과 비교하는 다양한 통계적 수치들을 이용하여 평가되었다. 평균오차(기구에 의해 측정된 체온과 직장체온의 차이의 평균값)이 ±0.27℃(±0.50℉)인 기구는 유효하지 않은 것을 간주되었다. 시험된 기구들은 다음과 결과를 나타내었다. 이마 스티커(0.29℃[0.52℉]), 저렴한 기구를 이용하여 측정한 구강체온(−1.13℃[−2.03℉]), 매뉴얼에 따라 측정한 관자놀이체온(−0.87℃[−1.56℉]), 수정된 기술을 이용하여 측정한 관자놀이체온(−0.63℃[−1.13℉]), 고가의 장비를 이용하여 측정한 구강체온(−0.86℃[−1.55℉]), 귀체온(−0.67℃[−1.20℉]), 저렴한 기구를 이용하여 측정한 겨드랑이체온(−1.25℃[−2.24℉]), 고가의 장비를 이용하여 측정한 겨드랑이체온(−0.94℃[−1.70℉]). 직장체온의 평균오차는 −0.02℃(−0.03℉)이었다. 이 자료로부터, 체온모니터에 대해 위원회에 어떤 제안을 할 것인가? 달리기 대회 중 안전프로그램으로써 어떤 장비가 유효한가?

속성 검토

- 새로운 연구결과들이 끊임없이 운동과학과 스포츠과학 분야에서 연구가 행해지는 방법들을 변화시키기 때문에 연구는 늘 진보하고 있다.
- 환경과 조건을 고려하여 연구를 해석하고 평가하는 능력은 연구결과를 이해하고 적용하는 데 있어서 매우 중요하다.
- 독립변인은 연구자에 의해 조절되는 변인을 말한다.
- 종속변인은 연구에서 결과로 측정되는 변인을 말한다.

권위자들이 쓴 책들도 역시 참고해야 한다. 이렇게 주제와 관련된 배경지식을 쌓은 후에 정보에 바탕한 결정이 내려질 수 있다. 어떠한 정보에 바탕하여 결정이 내려졌든, 결정은 시기적절한 것이어야 하고, 적절한 조건과 환경에 바탕을 두어야 하며, 타당하고 실용적 관점에서 이용 가능한 것이어야 한다. 이러한 연구와 적용의 순환이 첨단의 방법론에 필요한 전문적이고 지적인 성숙을 촉진한다.

가능성의 연계

다수의 가능한 독립변인들이 언제나 존재하기 때문에 모든 연구는 상황과 조건에 종속되어 있다. 이것이 기존에 사실이라고 알고 있던 것에 모순되는 듯한 새로운 연구들이 나올 때 사람들이 혼란에 빠지는 이유이다. 서로 모순되는 듯이 보이는 연구들은 서로 다른 환경에서, 다시 말해 다른 독립변인에 영향을 받아, 사실은 둘 다 맞는 것일 수도 있다. 따라서, 연구결과는 맞거나 틀리거나의 흑백논리로 설명되기보다, 옳을 가능성이 더 많거나 적은 '가능성의 연속선'상에서 이해되어야 한다.

무엇이 과학자가 갖추어야 할 자격인 지를 명심하는 것 또한 중요하다. 과학을 공부하고 과학 논문을 광범위하게 읽는 사람이 진정한 과학자인가? 아니면, 과학적 전문 지식을 가지고 새로운 연구 주제에 대한 답을 찾고 과학 분야를 발전시키기 위해 과학적 방법을 이용하여 끊임없이 연구를 하는 사람이 과학자인가? 많은 사람들이 연구를 하는 것이 진정한 과학자의 특징이라고 생각할 것이다. 이 장을 통해 강조되었듯이, 실험과 연구결과의 발표가 과학적 방법의 중요한 부분이다. 따라서, 진정한 과학자는 실제로 과학적 사실과 법칙을 이끌어 내는 이론과 가설들을 만들어 내는 사람이다.

요약

연구는 전문분야를 발전시키는 데 중요한 역할을 한다. 실행의 패러다임의 연구로부터 밝혀진 과학적 법칙, 원리, 이론, 개념들을 이용하여 발전해 왔다. 법칙과 이론, 개념들의 해석과 발전은 끊임없이 나오는 새로운 연구들과 함께 변해간다. 연구는 우리들의 이해를 넓히고 과학적 방법에 기반한 실행을 가능하게 한다. 운동과학과 스포츠과학의 실무자들은 연구결과들을 이용하여 최신의 지식을 익히고 자신의 실행을 발전시킨다. 과학적 연구에 대한 이해는 또한 앞으로 다루어질 운동과학과 스포츠과학 분야의 방대한 지식을 올바르게 평가하고 그 진가를 알 수 있도록 돕는다.

용어정리

가설(hypotheses): 기존에 밝혀진 사실에 근거한 추측

과학적 방법(scientific method): 가설을 검증하고 연구질문에 대한 대답을 찾아 과학 분야의 지식체계 발전에 쓰이는 체계적인 단계

근거기반실행(evidence-based practice): 최상을 근거와 유용가능한 정보 중 가장 적합한 정보를 이용하여 의사결정을 내리고자 하는 접근방식

기술연구(descriptive research): 현상이 일어나는 기작이나 원인에 대한 추론 없이 특정 주제를 탐구하는 연구방식

단일맹검 검토(single-blind review): 검토자는 저자를 알지만 저자는 검토자를 알지 못하는 전문가 평가 과정

독립변인(independent variables): 실험의 조건을 결정하고 실험에서 일정하게 유지되는 변인

독창적 조사연구(original investigation): 과학적 방법을 이용하여 가설을 검증하고 새로운 자료를 생성해 내는 연구

법칙(principles): 변화 가능한 이론에 바탕한 사실

사실(facts): 여러명의 독립적이고 자격을 갖춘 관찰자들에 의해 반복적으로 확인된 관찰자료

상호심사연구(peer-reviewed study): 심사자의 검토 및 승인을 거처 출간된 연구 프로젝트

신뢰도(reliability): 다수의 측정에서 일정한 결과를 내는 정도

이론(theory): 특정 주제에 대한 개념적 틀 또는 견해로 실험적 사실에 바탕하는 것이 이상적이다.

이중맹검 검토(double-blind review): 검토자와 저자가 쌍방을 모른 채로 진행되는 전문가 평가 과정

일화적 관찰(anecdotal observation): 엄밀한 과학적 연구가 아닌 평상시의 관찰에 바탕한 사실

종속변인(dependent variables): 연구과정을 통해 결과로 얻어지는 측정

지식 체계(body of knowledge): 한 주제에 대해 출판된 연구들의 집약

타당도(validity): 검사가 측정하고자 의도한 것을 측정하였는지에 대한 정도

PubMed: 미국의 국립의학도서관에 의해 제공되고, 운동과학 저널을 포함해 생명과학, 생명공학 분야의 저널들로부터 1,700만의 이상의

citations을 가지고 있는 검색엔진

SportDiscus: 스포츠, 건강, 피트니스, 스포츠 의학 분야의 데이터베이스 검색엔진

참고문헌

1. Baumgartner TA, Strong CH. Conducting and Reading Research in Health and Human Performance. Dubuque, IA: Wm, C. Brown & Benchmark, 1994.
2. Berg KE, Latin RW. Essentials of Research Methods in Health, Physical Education, Exercise Science and Recreation. 2nd ed. Baltimore, MD: Lippincott Williams & Wilkins, 2004.
3. Ganio MS, Brown CM, Casa DJ, et al. Validity and reliability of devices that assess body temperature during indoor exercise in the heat. J Athl Train. 2009;44(2):124–135.
4. McNeil DA, Flynn MA. Methods of defining best practice for population health approaches with obesity prevention as an example. Proc Nutr Soc. 2006;65(4):403–411.
5. Pescatello LS, Franklin BA, Fagard R, et al. American College of Sports Medicine position stand. Exercise and hypertension. Med Sci Sports Exerc. 2004;36:533–553.
6. Pescatello LS, Franklin BA, Fagard R, et al. American College of Sports Medicine. American College of Sports Medicine position stand. Exercise and hypertension. Med Sci Sports Exerc. 2004;36(3):533–553.
7. Robergs RA, Ghiasvand F, Parker D. Biochemistry of exercise-induced metabolic acidosis. Am J Physiol Regul Integr Comp Physiol. 2004;287:R502–516.
8. Volek JS, Rawson ES. Scientific basis and practical aspects of creatine supplementation for athletes. Nutrition. 2004;20:609–614.

2장

바이오에너제틱스와 대사적 에너지 생성

학습목표

1. 안정 시와 운동 중 주도적으로 쓰이는 각각의 대사 기질을 설명할 수 있다.
2. ATP-PC 시스템, 해당작용, 그리고 유산소 시스템에 의한 에너지 생성을 이해할 수 있다.
3. 트레이닝에 의해 일어나는 에너지 시스템의 적응변화에 대해 설명할 수 있다.
4. 각각의 다른 운동 프로토콜 동안 쓰이는 서로 다른 기질의 종류에 대해 설명할 수 있다.
5. 운동 동안 유산소와 무산소 대사과정의 상호작용에 대해 설명할 수 있다.
6. 생성된 열량의 칼로리 측정(calorimetry)에 있어 직접적 방법과 간접적 방법의 차이에 대해 설명할 수 있다.
7. 운동으로 인한 유산소성 그리고 무산소성 적응 변화에 대해 설명할 수 있다.
8. 운동 후 회복에 있어 대사작용의 역할에 대해 설명할 수 있다.

자고 있거나 깨어 있을 때, 신체적으로 활동적일 때와 혹은 그렇지 않을 때에도 우리의 몸은 기능을 유지하기 위해 에너지를 필요로 하게 된다. 신체적 움직임을 위해 근육은 힘(force)을 생성하여야야 하며, 이를 위해서 에너지원의 섭취를 필요로 하게 된다. 즉, 채식 또는 육식의 섭취는 우리 몸의 연료가 되는 에너지원을 얻게 되는 과정이다. 우리가 섭취한 음식을 몸속에서 에너지로 변화시키는 화학작용을 **바이오 에너제틱스(Bioenergetics)** 또는 **대사(Metabolism)**라고 한다. 이 과정은 산소의 쓰임에 있어 나무를 태우는 과정과 흡사하다. 왜냐하면 장작을 태우는 과정 그리고 음식을 에너지로 바꾸는 과정 모두에서 산소가 필요하기 때문이다. 이 두 과정 모두 화학결합이 분해되고 마지막으로 에너지가 생성되게 된다. 나무가 탈 때에는 에너지는 열과 빛의 형태로 방출되고, 증기 또는 물, 이산화탄소, 그리고 재를 생성한다. 음식이 대사과정에 의해 분해될 때에는, 열, 에너지, 물 그리고 이산화탄소가 부수적으로 생성된다.

바이오에너제틱스의 이해는 휴식을 취하거나 혹은 활동적일 때 필요한 에너지가 어떻게 충족되는지에 대한 설명을 위해 필요로 한다. 또한 서로 다른 신체적 활동에 따라 어떤 식이에 의한 에너지원이 우선적으로 쓰여지는지, 그리고 어떤 신체적 작업으로 몸이 피로해지는지 알기 위해서도 바이오에너제틱스(Bioenergetics)의 포괄적인 이해가 요구된다. 또한, 바이오에너제틱스에 대한 완벽한 이해는 장기간의 체중조절과정과 식이의 과섭취로 인한 체지방 증가에 대한 원리를 이해하는 데에도 도움이 된다.

에너지원

태양으로부터 나오는 빛은 지구상의 모든 에너지의 근본적인 원천이다. 식물은 광합성 과정에서 빛에너지를 사용하여 화학 작용을 통해 단당류 형태의 탄수화물을 생성한다. 사람 혹은 채식 및 육식 동물들은 음식을 섭취함으로써 에너지를 얻어 몸의 기능을 유지한다. 에너지는 화학, 전기, 열, 그리고 물리적인 다양한 형태로 존재하며 하나의 형태의 에너지에서 또 다른 에너지 형태로 전환 될 수 있다. 만일 하나의 에너지가 또 다른 형태의 에너지로 변화할 수 없다면, 음식의 체내 에너지 변화 또한 일어날 수 없다. 예를 들어, 세포내 대사과정을 통해 몸의 화학에너지는 물리적 에너지로 변환될 수 있으며, 이는 근육 수축과 몸의 움직임을 가능하게 한다.

몸의 대사(metabolism)에 대해 알아보기 전에 대사작용과 관련된 몇가지 유기화합물에 대해 살펴볼 필요가 있다. 또한 유산소성 또는 무산소성 메커니즘을 통해 에너지를 얻는 과정에서 효소(enzyme)의 역할을 이해하는 것 또한 중요하다.

탄수화물

몸 안에 저장되어 있는 탄수화물 에너지원은 대사과정 동안에 빠르고 간편하게 쓰여진다. 이러한 탄수화물은 단당류(monosaccharide), 이당류(disaccharides), 그리고 다당류(polysaccharides) 등 3가지의 형태로 구분되어진다. 단당류(monosaccharide)는 글루코스(Glucose), 프럭토스(Fructose fruit sugar), 갈락토스(galactose milk sugar)와 같은 단당(simple sugar)을 일컫는다. 모든 단당(simple sugar)에는 6개의 탄소 분자들이 고리 구조로 이루어져 있다(그림 2.1). 대사과정에서 글루코스(glucose)는 가장 중요한 단당(simple sugar)의 형태이며, 탄수화물의 형태로는 유일하게 추가적인 대사과정 없이 직접 에너지 생성과정에 쓰이는 물질이다. 단당류는 흡수작용에 의해 소화관에서 흡수되기도 하지만, 일부 단당(simple sugar)들은 간(liver)에서 글루코스(glucose)로 변환된다. 이때의 글루코스를 "혈당(blood sugar)"이라고 한다.

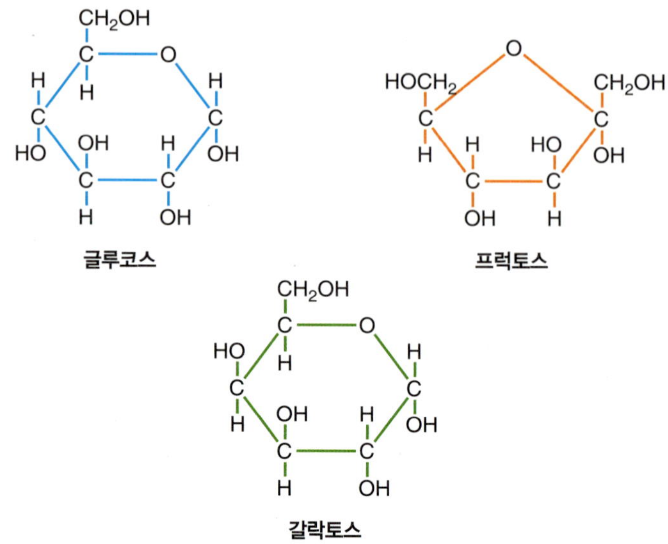

그림 2.1 단당류는 6개의 탄소 고리 구조가 서로 다른 배열로, 6개의 탄소, 12개의 수소 그리고 6개의 산소원자로 이루어져 있다. 포도당, 프럭토스, 갈락토스 등의 단당류. 이러한 단당류의 서로 다른 원자의 배열을 주목하자. 각각의 탄소 분자는 반드시 4개의 화학결합을 가지고 있다.

이당류(disaccharide)는 2개의 단당류(monosaccharide)로부터 생성된다. 예를 들면, 2개의 글루코스 분자들은 말토스(maltose)로 결합되거나 글루코스와 프럭토스(fructose)의 결합으로 수크로스(table sugar)로 형성될 수 있다(그림 2.2). 이당류는 우리가 먹는 음식으로부터 섭취될 수 있지만, 이를 위해서는 소화관에서 단당류로 반드시 분해되어야 한다. 다당류는 3개 또는 수백 개의 단당류의 결합으로 만들어진 복잡한 탄수화물의 형태이다. 대표적인 2개의 식물 다당류로는 전분(starch)과 셀룰로스(cellulose)가 있다. 전분은 곡물

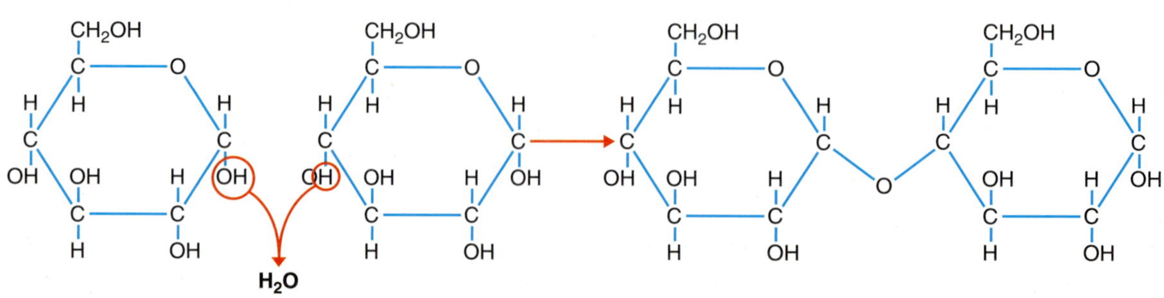

그림 2.2 2개의 포도당으로부터 이당류 말토오스의 생성. 이 반응은 *축합반응*(condensation reaction)이라고도 불리는데 그 이유는 물 분자가 생성되기 때문이다. 이러한 반응은 또한 가역적으로도 발생될 수 있으며 2개의 포도당 분자를 생성한다. 마지막에는 물 분자가 더해져 가수분해 반응이 일어난다.

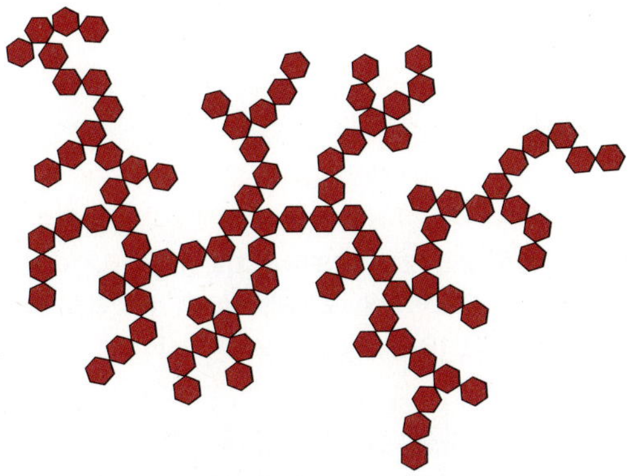

글리코겐

그림 2.3 글리코겐은 단당류의 포도당이 서로 길게 이어져 여러 사슬들을 구성한다. 각각의 *빨간 구조*(●)는 포도당 분자를 의미한다.

또는 수많은 채소 등에 공통적으로 함유되어 있고, 사람의 몸에서 소화 및 흡수가 가능하다. 반면에 셀룰로스(cellulose)는 소화되지 않으며 식이성 섬유의 일부분으로서 배설물질 등으로 배출된다. 소화 흡수가 가능한 전분은 소화관에서 단당류의 형태로 흡수되며 에너지로 즉시 사용되거나 글리코겐(glycogen)의 형태로 저장된다.

글리코겐(glycogen)은 다당류의 형태로 동물의 저장 형태의 탄수화물이며, 식물에서는 찾을 수 없다. 글리코겐은 수백, 수천 개의 포도당(glucose) 분자들이 함께 묶여 구성된 형태이다(그림 2.3). 앞서 언급한 대로, 소화관에서 흡수가 된 모든 단당은 그후 간에 의해 글루코스로 변환된다. 이 글루코스는 혈액 속에 들어가 혈당이 되며, 간 또는 근육조직 내에서의 글루코스 분자는 글리코겐을 형성할 수 있는데, 이 과정을 글리코겐 합성, 즉 **글리코제네시스(glycogenesis)**라고 한다. 몸의 세포들은 대사과정을 통해 글루코스를 혈류에 들어가게 하거나, 글리코제네시스 과정을 통해 글리코겐의 형태로 저장한 후 대사과정 등의 필요시에 이용하게 된다. 운동 중, 포도당 분자들은 간에 있는 글리코겐의 분해 과정을 통해 얻어지게 되는데, 이 과정을 글리코겐 분해, 혹은 **글리코제놀리시스(glycogenolysis)**라고 하며, 이러한 대사 과정을 통해 생성된 글루코스는 다른 세포에 공급되어지기 위해 먼저 혈류로 방출되게 된다.

글루코스와 글리코겐은 운동할 때와 쉬고 있을 때의 대사 과정에 있어 중요한 탄수화물의 형태이다. 운동할 때 근육세포는 혈류에서 글루코스를 직접 흡수하거나 또는 근육내 저장된 글리코겐으로부터의 글리코제놀리시스(Glycogenolysis)를 통해 글루코스를 얻는다. 또한, 간에서의 글리코제놀리시스(Glycogenolysis)는 운동을 하거나 공복기 등의 혈당을 조절하는 데 중요한 역할을 한다. 그러나 간을 포함한 다른 체세포에서의 글리코겐 저장량은 골격근 내에서의 저장량 보다 상대적으로 적다.

지방

지방은 중성지방(triglycerides)의 형태로서 우리 몸에 상당량 축적되어 있으며, 에너지를 생성하기 위한 대사과정에도 쓰 인다. 지방은 식물과 동물조직 모두에 포함되어 있다. 대사 과정에 있어 중요한 두 가지 지방의 형태는 지방산(Fatty Acid)과 중성지방(Triglycerides)이다.

지방산(fatty Acid)은 4개부터 24개까지의 탄소들이 연쇄 사슬에 결합된 형태로 이루어져 있다. 지방산은 탄소사슬의 서로 반대 방향에 위치하는 산성기(acidic group COOH)와 메틸기(methyl group CH_3)를 가지고 있다. 각각 탄소사슬의 끝 반대쪽에 위치한다. 지방산은 포화(saturated), 불포화(unsaturated), 단일 불포화(monounsaturated) 또는 복합불포화(polyunsaturated)로 분류된다. 즉, 지방은 포화 또는 불포화 상태에 따라 구별되는데, 특히 불포화 지방은 단일 불포화 또는 복합 불포화 상태로 또한 구분된다. **포화지방산(saturated fatty acid)**은 최대량의 수소 원자들을 가지고 있으며 단일결합만으로 이루어져 있는 반면(그림 2.4), **불포화지방산(unsaturated fatty acid)**은 적어도 탄소 분자 간 1개 혹은 그 이상의 이중결합으로 이루어져 있어 최대치보다 적은 수소 원자로 구성되어 있다(그림 2.5). 다시 말해, 불포화지방산인 단일 불포화지방산과 복합 불포화지방산은 각각 적어도 1개 혹은 1개 이상의 탄소 분자들 간의 이중결합을 가지고 있으며, 이로 인해 수소 결합이 제한되어 최대량의 수소원자 수에 못미치는 것이다. 단일 불포화 그리고 복합 불포화지방산은 올리브 오일과 같은 야채오일 등에 상대적으로 많은 양이 포함되어 있으며, 이러한 지방산의 식이요법을 통해 혈중 콜레스테롤, 혈압, 그리고 혈액 응고 인자를 낮추는 등 여러가지로 건강에 이로운 점들이 있다.

한편, 체내에서 지방산은 **중성지방(triglycerides)**의 형태

그림 2.4 18-탄소 지방산은 섭취되는 음식에 매우 흔하다. 스테르산은 18-탄소 지방산의 가장 단순한 형태이며, 포화지방산이다.

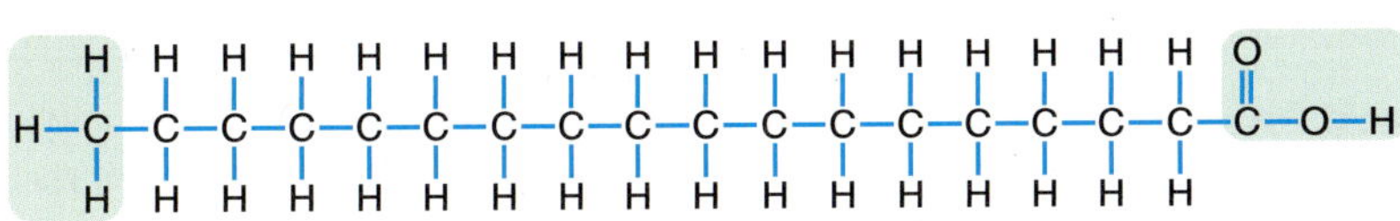

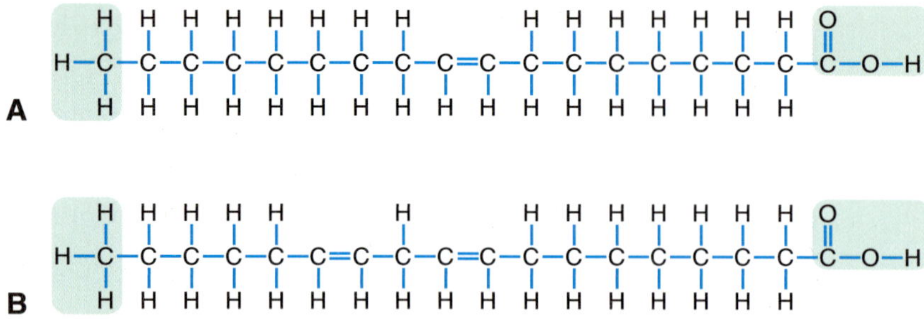

그림 2.5 2개의 18-탄소 지방산. (A) 올레익산(Oleic acid)은 18-탄소 단일 포화지방산이다. **(B)** 리놀레익산(Linoleic acid)는 18-탄소 복합 불포화지방산이다.

로 저장된다. 중성지방은 글리세롤 분자들과서로 붙어 있는 3개의 지방산으로 구성되어 있다(그림 2.6). 중성지방은 주로 지방세포에 저장되어 있으나 골격근과 같은 다른 종류의 조직에도 저장되어질 수 있다. 에너지 생성을 위해 중성지방이 지방산과 글리세롤 분자로 분해되는데 이 과정을 **지방분해(lipolysis)**라고 한다. 이러한 지방산은 대사과정을 통해 사용가능한 에너지를 생성할 수 있다. 골격근에서는 글리세롤의 직접적인 대사과정이 이루어지지는 않는다. 하지만 간에서 글리세롤을 이용하여 글루코스를 합성할 수 있기 때문에 글리세롤 또한 대사과정을 통해 에너지를 제공할 수 있다. 몸속의 지방 저장량은 일반적으로 상당히 풍부하며, 심지어 매우 마른 사람에게도 많은 양이 저장되어 있다. 따라서, 신체적인 활동이나 장기간의 지구성 이벤트에도 에너지 원인 지방은 고갈되지 않는다.

단백질

단백질은 동물과 식물 모두에서 존재한다. 모든 단백질은 아미노산 분자로 구성되는데, 아미노산의 기본적인 구조는 서로 비슷하여, 수소 분자, 아미노기(amino group NH_2), 카르복실기(acid group COOH), 그리고 각각의 아미노산의 곁사슬이 중심 탄소 분자에 결합된 형태이다(그림 2.7). 곁사슬(side chain)에는 각각 형태를 달리하는 대략 20개의 서로 다른 아미노산이 존재한다. **필수 아미노산(essential amino acids)**은 모두 9개로 체내에서는 합성될 수 없기 때문에 식이 섭취를 통해 반드시 공급되어야 된다. 나머지 절반 이상은 체내에서 합성되는 비필수 아미노산(nonessential amino acids)이다. 일반적으로, 소량의 단백질 또는 아미노산 만이 대사과정을 통한 에너지 공급에 동원되며, 그 원인은 탄수화물이나 지방의 구조에는 없는 질소 때문이다

효소의 역할

효소(enzymes)는 단백질 분자로 화학반응과 대사에 필요한 에너지 요구량을 낮추어 반응을 촉진시킨다. 충분한 에너지가 있다면 효소가 없어도 반응은 일어날수 있지만 몸의 대사 과정에서 이는 흔한 경우가 아니다. 따라서 효소에 의해 반응에 필요한 에너지 요구량을 낮출 수 있는데, 이것을 **G(energy of activation)**라고 한다. 주목할 점은 효소는 화학반응을 일으키지 않고 화학반응의 촉진과 속도를 증진시키는 데 관여한다는 것이다.

모든 분자와 유사하게 효소는 독특한 3차 구조를 가지고

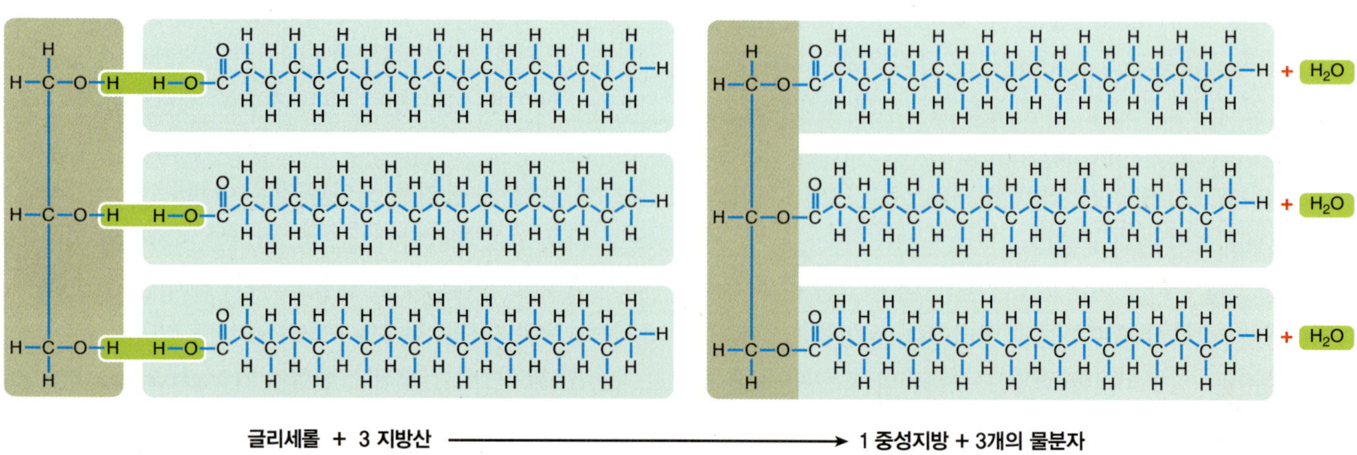

그림 2.6 중성지방은 하나의 글리세롤 분자와 세개의 지방산 분자로 이루어져있다. 중성지방은축합반응으로 만들어지며, 3개의 물분자를 생성한다. 중성지방은 18-탄소의 포화지방산인 세개의 글리세롤 분자와 세개의 스테아릭 지방산을 생성한다.(stearic fatty acids)

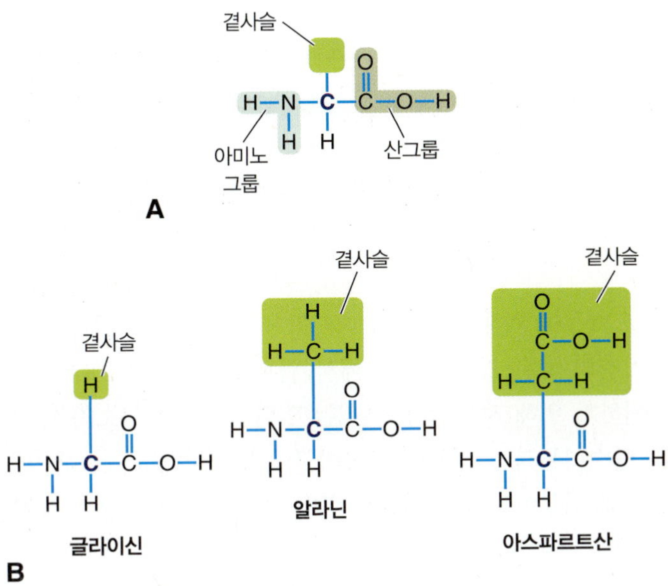

그림 2.7 **모든 아미노산은 같은 기본 구조를 가지고 있다. (A)** 아미노산의 기본 구조는 중심에 탄소 분자가 위치하며, 아미노 그룹과 산 그룹(acid group) 그리고 고유한 곁사슬(side group)이 있다. **(B)** 각각의 고유한 곁사슬을 지닌 3개의 아미노산의 예.

있다. 그 독특한 형태는 화학반응에 참여하는 분자 또는 기질(Substrate)이 효소에 붙을 수 있도록 마치 자물쇠와 열쇠와 같은 구조로이루어져 있다(그림 2.8). 기질은 톱니모양의 효소에 구조적으로 결합이 가능하게 되어 있으며, 효소-기질 합성물이 형성되어 에너지의 활성화 에너지가 낮아지면 반응 속도가 증가되게 된다. 그후 반응 후의 생성물질은 효소로부터 분리된다.

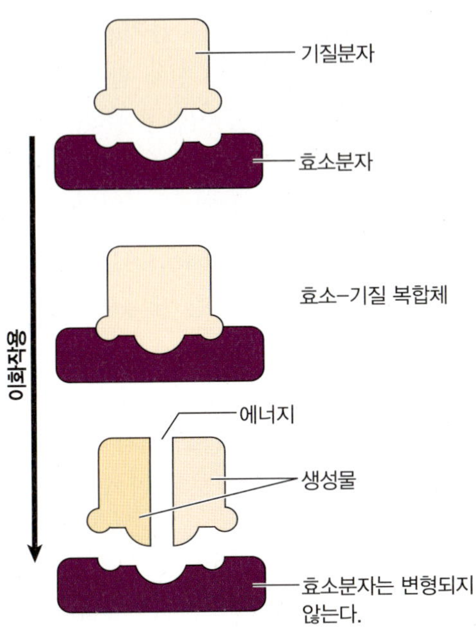

그림 2.8 **자물쇠-열쇠(lock-and-key) 모형은 어떻게 효소가 동화 혹은 이화 반응을 촉진하는지를 이해하는 데 도움을 준다.** 그림은 이화반응(catabolic reactioin)에 대한 설명이다. 그러나 많은 효소들은 이화반응에 의해 생성된 물질에 대한 반응에 참여하는 동화반응(anabolic reaction)을 함으로써 이화 반응에 이용되는 기질을 생성해 낸다.

몇몇 효소들은 하나의 기질을 2개의 분자 생성물로 만들면서 동시에 에너지가 생성되는 **이화 작용(catabolic reaction)**과 2개의 기질 분자들로부터 에너지를 이용하여 하나의 생성 분자로 만들어 내는 반응인 **동화작용(anabolic reaction)**의 과정을 조절한다. 이러한 동화 혹은 이화 반응은 여러 생리학적 요인들에 따라 달리 일어난다. 그중 한 가지 큰 요인을 **질량 작용 효과(mass action effect)**라고 일컫는다. 질량 작용 효과에 의하면, 만약 효소가 기질 A와 B로부터 반응된 분자 AB의 생성을 조절할 경우 아래 공식이 보여주듯이 이러한 반응은 AB 또는 A와 B를 생성할 수가 있다. 화학반응이 나아가는 방향은 AB 결합물이 더 많은지 또는 A와 B가 더 많은지에 달려 있다. AB가 더 많은 경우 반응은 A와 B를 생성하는 방향으로 향하며 A와 B가 더 많은 경우에 반응은 AB를 생성하는 쪽으로 이루어진다. 아래와 같이 양방향으로 화살표가 가르키는 것은 효소가 AB 또는 A와 B 어느 방향이든 반응을 촉진할 수 있다는 의미이다.

$$AB \leftrightarrow A + B$$

대부분의 효소들의 명칭은 어미를 "－아제(-ase)"로 사용하며, 효소가 촉진하는 화합반응에 대한 정보를 담기도 한다. 예를 들면, 지방의 또다른 표현을 지질이라고 하며 지방 분해 효소인 리파아제 효소(lipase enzyme)는 중성지방(triglyceride)을 분해하여 글리세롤과 지방산을 생성하고 이를 세포내로 이동시킨다.

효소들이 각각의 반응을 촉진하는 동안 몇몇 요인들은 그 반응 속도에 영향을 미친다. 신체 활동 중 효소의 반응과 관련하여 가장 중요한 두 가지 요인은 온도와 산성도이다. 효소의 활동력은 화학반응을 촉진시키기 위한 가장 적절한 온도가 있다. 신체의 약간의 온도 증가는 일반적으로 효소의 반응속도를 촉진시킨다. 그러므로 신체 활동 중 소량의 체온 증가는 일반적으로 에너지 생성에서의 효소 활동력을 증가시키며, 이는 에너지 생성의 증가에 영향을 미친다. 아울러 각각의 효소들은 각각의 반응을 촉진시키는 최상의 pH 또는 산성도 레벨을 가지고 있다. 신체 활동 중, 근육내의 산성도는 증가될 수 있으며 이것은 pH의 감소를 의미한다. 특히 높은 산성도의 증가는 바이오에너제틱스(bioenergetics)에 포

속성 검토

- 탄수화물은 단당류, 이당류 그리고 다당류를 포함한 몇 가지 형태의 유기물질이다. 글루코스(포도당)와 글리코겐은 대사작용에 중요한 탄수화물이다.
- 중성지방(tryglyceride)은 글리세롤 분자와 3개의 지방산 분자로 구성되어 있다.
- 각기 다른 아미노산들은 각각의 고유한 곁가지 사슬로 인해 특징이 정해지며 일반적으로 대사작용에 많은 양이 동원되지는 않는다.
- 효소들은 화학반응을 촉진하는 단백질 분자이다.

함된 몇몇 효소들의 활동력을 감소시킨다. 감소된 효소활동력은 신체적 활동 동안 피로를 유발하는 요인이 된다. 효소의 기능에 관한 또 다른 요인은 조효소(Coenzymes)의 역할이다. 복잡한 유기적 분자로 이루어진 조효소들은 단백질은 아니지만 효소와는 밀접하게 관련되어 있다. 만약 어떤 효소가 그 기능의 상당부분이 조효소에 의해 영향을 받는다면, 그 효소는 충분한 조효소의 양 없이는 최상의 기능을 수행하지 못하게 된다. 예를 들면, 비타민 B는 탄수화물, 지방산과 아미노산에 포함된 많은 효소들의 조효소로서 쓰인다. 만약 조효소가 없다면, 에너지대사는 중단되며, 또한 충분하지 못한 비타민들에 의해 대사의 반응의 속도는 감소될 것이다. 그러므로 조효소와 효소 모두 에너지 생성이 일어나는 곳에는 필요하게 된다

유산소 및 무산소 대사

당신은 보통 에어로빅(*aerobics*) 운동이라는 용어는 산소를 이용해 지구성 운동의 에너지를 얻기 위한 과정을 일컫는 명칭으로서 더 친근하게 느껴질 수도 있다. 이와 유사하게 **유산소 대사(aerobic metabolism)**는 음식을 대사작용하는 데 있어 산소를 소비하는 과정을 일컫는다. 유산소 대사에 의해 생성되는 것들의 예로는 에너지, 이산화탄소 그리고 물을 들 수 있다. 이 중 에너지는 신체의 기능을 유지할 수 있게 하고, 이산화탄소는 혈액으로 운반되어 폐에서 몸 밖으로 나가게 되며, 물은 다른 물 분자들의 경우에서와 같이 몸에서 사용되게 된다. 따라서 유산소적 대사로 인해 생성된 모든 생성물질은 사용되거나 혹은 몸 밖으로 배출될 수 있다. 이러

속성 검토

- 유산소 대사는 에너지를 생성하기 위해 산소를 필요로 하며, 안정시와 저강도 활동의 주된 에너지원이다.
- 무산소 대사는 에너지 생성에 산소가 필요하지 않으며 단기간, 고강도 활동의 주된 에너지원이다.

한 요소들에 의해 유산소성 대사작용은 휴식 중이거나 혹은 장기간의 낮은 강도의 활동에서 필요한 에너지의 대부분을 지원하기 위해 사용된다. 우리는 일반적으로 유산소적 대사가 탄수화물과 중성지방(트라이글리세리드 Triglyceride)에 의존해 이루어진다고 생각하지만 단백질 또한 유산소 대사를 통해 필요한 곳에 에너지를 공급할 수 있다.

무산소성대사(anaerobic metabolism)는 산소의 사용과 무관하게 에너지를 공급한다. 탄수화물만이 에너지를 혐기성(무산소성)으로 생산할 수 있다. 하지만 이때 수반되는 부정적인 영향으로는, 탄수화물의 혐기성대사는 에너지와 이산화탄소 생성과 함께 혈액과 근육내의 산성도를 증가시키기도 한다. 산성도의 증가는 몇몇 효소의 활동에 부정적인 영향을 미치며 이에 따른 결과로 에너지의 생성을 감소시킨다. 가용 에너지의 감소는 경기력 등의 수행에 있어 강도, 스피드, 페이스와 같은 요소들이 반드시 감소될 수 밖에 없다. 증가한 산성도는 근육 내의 통증수용기(pain receptor)에도 영향을 미친다. 이러한 요인들은 신체 활동 동안 운동의 강도 또는 속도를 유지하는 것을 어렵게 한다. 무산소성 대사의 주된 장점은 운동 중인 근육에 신속하게 에너지를 공급할 수 있는 데 있다.

인원질 시스템(phosphagen system ATP and PC)은 탄수화물의 무산소성 대사과정에 의한 에너지 생성에 이용되는데, 이 과정에 의해 생성된 에너지는 단거리 경주, 그리고 역도와 같은 짧은 시간의 고강도 운동을 위한 주된 에너지 공급에 이용되어진다. 반대로 유산소 대사는 자전거 타기 또는 장거리 달리기 같은 낮은 강도의 장기간 운동에 필요한 주된 에너지의 원천이다.

ATP: 에너지 분자

아데노신 삼인산(Adenosine Triphosphate, ATP)은 세포내 에너지 형태로서 대사과정에 있어 매우 중요한 역할을 수행

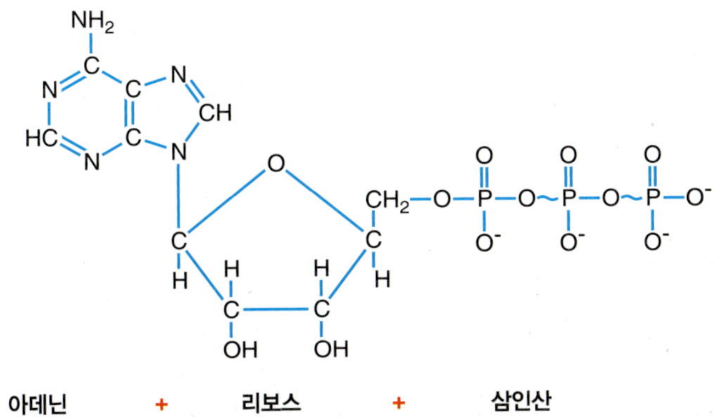

그림 2.9 아데노신 삼인산은 아데닌, 리보오스 그리고 무기인산으로 이루어져 있다. 인산 사이의 웨이브 라인은 고에너지 결합을 나타낸다.

한다. 무산소성 또는 유산소성 대사과정 중 ATP가 생성되는데, ATP의 분자구조는 아데닌(Adenine), 리보스(Ribose) 그리고 삼인산 (Phosphate) 등 모두 세 가지 주된 구성요소로 이루어져 있다(그림 2.9). 아데닌과 리보스 분자들은 아데노신 분자(*adenosine molecule*)라고도 불린다. ATP는 **아데노신 이인산(Adenosine Diphosphate, ADP)**, 무기 인산(inorganic phosphate, Pi), 그리고 수소 이온(hydrogen ion, H^+)으로부 터 생성될 수 있다(그림 2.10). ADP에서 Pi의 결합에 필요한 에너지는 무산소성 또는 유산소성 반응에 의해 얻을질 수 있다. 이후 ATP는 ADP와 Pi로 분해되어 다양한 근육의 활동과 같은 과정에 필요한 에너지를 세포내에 제공하게 된다.

ADP, ATP 그리고 Pi 분자들은 이러한 과정들에서 파괴되지 않으나 인산 그룹을 이루고 있는 화학결합은 끊어져 에너지가 방출되거나, 반대로 ATP 재생성을 위해 아데노신 분자에 남아 있는 인산 기에 에너지를 소비하여 추가적으로 Pi를 결합시킨다. ATP의 분해시 생성되는 수소이온 또한 중요하다. 그 이유는 수소이온의 증가는 산성도의 증가를 초래하기 때문이다. 한편으로는, ATP를 생성하기 위해 ADP 와 Pi가 결합될 때 수소이온이 필요하게 되는데, 이러한 과정은

속성 검토

- 아데노신 삼인산(Adenosine Triphosphate; ATP)은 유산소성 또는 무산소성에 대사과정으로 생성되는 중요한 에너지 분자이다.

수소이온 농도 감소에 따른 산성도가 감소되기 때문에 중요하다. 그러므로 만약 ATP가 생성된것 보다 더 많이 사용되면 근육내의 산성도가 증가하지만, 반대로 ATP 사용이 ATP의 생성과 동등하게 균형을 이룬다면 근육내의 산성도는 변화하지 않는다. 다음 장에서는 유산소 및 무산소성 대사경로를 통한 ATP의 생성에 대해 자세히 살펴보자.

ATP-PC 시스템

ATP-phosphocreatine(PC) 에너지 시스템은 단거리 달리기 또는 무거운 것을 들 때와 같은 초당 많은 에너지를 얻어야 하는 육체적인 활동의 에너지원이기 때문에 중요하다. 그러나 이 에너지 시스템을 통해서는 상대적으로 짧은 시간 동안에만 에너지가 공급될 수 있다. 예를 들면, 수직으로 최대한 빠르고 높이 점프했을 때, 불과 10~15초 이내에 지쳐서 처음 몇 번 뛴 만큼의 높이와 비슷하게 뛸 수 없는 예를 들 수 있다.

이것은 부분적으로 ATP-PC 에너지원의 성질과 한계 때문이다. 따라서 ATP-PC 시스템의 에너지 생성 원리를 이해하는 것은 고강도 단기간 육체적 활동에서의 운동수행에 대한 이해에 도움이 된다. 근육세포를 포함해 세포내 ATP 함유량은 상대적으로 많지 않다. 그러므로 육체적 활동 중 근육세포내의 ATP 농도는 상당히 빠르게 감소하며, 감소된 ATP 수준이 다양한 대사 과정으로부터 빠르게 보충되지 않는다

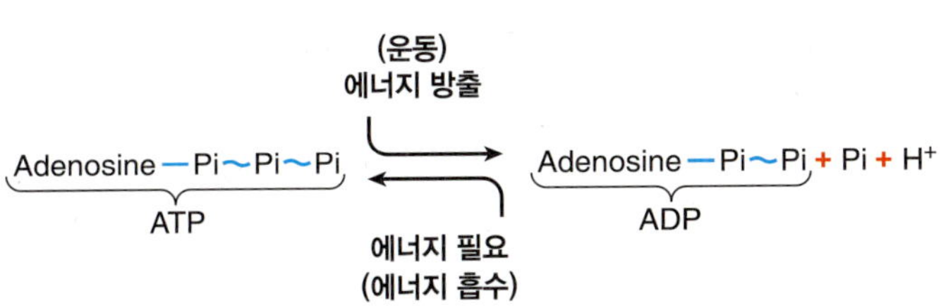

그림 2.10 아데노신 삼인산(ATP)은 아데노신 이인산(ADP)과 무기인산(Pi)으로 분해되면서 에너지를 생성해 낸다. ATP는 새로운 ADP와 Pi에 의해 합성될 수 있으나, 이때에는 에너지가 필요하게 된다.

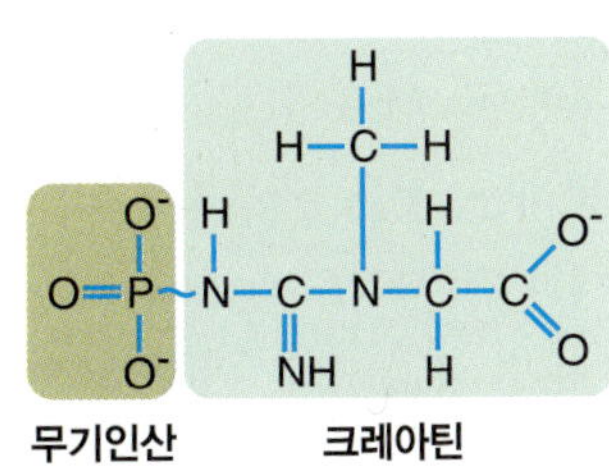

그림 2.11 포스포크레아틴은 크레아틴과 무기인산으로 구성된다. 크레아틴과 무기인산 사이의 웨이브 라인은 고에너지 결합을 나타낸다.

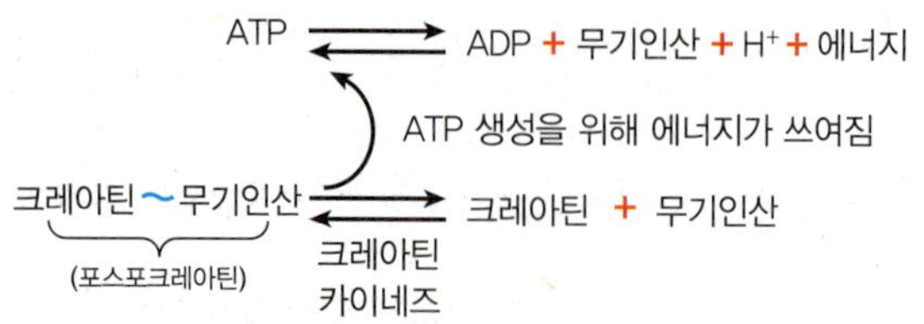

그림 2.12 포스포크레아틴의 분해로부터 얻어진 에너지는 ATP 생성에 쓰이게 된다. ATP 분해로 얻어진 에너지는 운동의 강도가 낮아지거나 운동후 회복 중에 포스포크레아틴의 재합성에 쓰이게 된다.

면 결국 근력생산(muscle force production)의 감소가 일어나게 된다. 근육내 **포스포 크레아틴(phosphocreatine, PC)**(그림 2.11)은 단순한 대사과정으로 인해 빠른 에너지 합성 경로로 ATP를 생성한다. 근육세포 내에서 효소 ATPase는 ATP의 ADP와 Pi 분해를 용이하게 만들며 근육활동에 유용한 에너지를 만들어 낸다. 독자적인 공액 반응(coupled reaction)에 있어서, 효소 **크레아틴카이네즈(Creatine kinase)**는 크레아틴 인산(PC)이 무기인산(Pi) 및 크레아틴(creatine)으로의 분해를 용이하게 한다. 이때 생성된 Pi가 ADP에 겹합되어 ATP가 생성되게 한다(그림 2.12).

ATP와 PC의 화학적 구조는 서로 다르다. 따라서, PC는 근육수축을 위해 에너지 생성에 필요한 효소 ATPase에 의해서는 분해되지 않는다. 즉, PC는 근육수축시 필요한 에너지를 직접적으로 공급하는 데 사용되지 않는다. 근육내의 PC 함량은 ATP 함량보다 대략 4배에서 5배 정도 더 양이 많다(3~8 nmol of ATP per kg of muscle). 그럼에도 불구하고 근육내 PC의 양은 상대적으로 낮으며, 또한 ATP의 재합성 중에 PC가 분해되어 사용되므로 결과적으로 PC는 ATP의 사용과 함께 감소하게 된다. PC의 분해로 인한 ATP 생성 에너지 합성 경로를 **ATP-PC 시스템** 또는 인원질(Phosphagen) 시스템이라 한다. 앞서 언급한 바와 같이, 근육내의 ATP와 PC의 양은 적으므로 고강도 운동 중 ATP와 PC의 고갈은 빠르게 일어난다. 하지만 이러한 무산소성 에너지원은 짧은 기간에 많은 양의 ATP를 빠르게 공급할 수 있는 장점이 있다.

짧은 시간동안 ATP를 빠르게 공급하여 ATP-PC 시스템을 효율적으로 가동하는 것은 단거리 달리기, 역도, 높이뛰기 그리고 멀리뛰기와 같은 강도 높은 단기간 육체적 활동들을 실행하기 위해 매우 중요하다. 가장 높은 고강도의 운동시 근육내에 저장되어 있는 ATP와 PC는 속근 섬유에서는 대략 4초 내에 소모된다. 따라서, ATP와 PC의 근육내 농도의 감소로 근육에서 힘(Force)의 생성을 저하시킨다는 가설을 가지고 선행연구들이 이루어졌지만, 흥미롭게도 몇몇 다른 요인들에 의해 이러한 인과관계는 성립되지 않는 경우도 있다. 예를 들면, 고강도 운동중 근육내 ATP 감소는 근육의 힘의 감소와 상관관계를 이루지 않으며, PC의 감소도 근육의 힘 감소가 일어나는 때와는 다른 시간대에 이루어진다. 즉, 근육내 ATP와 PC 농도의 변화 이외 다른 요인들도 근육의 힘 감소에 영향을 미치게 되는 것이다. 이는 무산소성 운동에 의해 근육의 산성도나 수소이온이 증가되는 경우에서 그 예를 찾을 수 있다. 이는 앞서 언급한 바와 같이, ATP의 분해를 통해 에너지를 만들 때에는 수소 이온농도의 증가 또한 부수적으로 동반되어 근육의 힘 생성에 영향을 미치게 된다. 아울러, ATP 구획화(compartmentalization of ATP) 또한 영향을 미치는데, 이는 전체 근육내 ATP 함량이 상대적으로 높아도 힘 생성에 필요한 근육세포의 에너지 공급 ATP가 부족한 경우이다. 최근에는, 빠른 ATP의 분해로 인해 야기되는 근육내 무기인산의 축적이 근육의 피로와 관계가 있다고 보고되고 있다.

역설적이게도, 크레아틴과 무기인산(Pi)으로부터 PC가 생성되는 과정은 ATP 분해로부터 얻어지는 에너지를 이용하여야만 가능하다. 고강도 운동 중에는 단지 소량의 근육내 ATP만이 PC 생성에 쓰일 수 있다. 고강도 운동 후 회복시에는 유산소 메커니즘을 통해 근육내 PC 뿐만 아니라 ATP 함량 수준을 올릴 수 있다. 따라서, 고강도 운동 중 근육내 PC와 ATP가 고갈된다면, 운동의 강도를 낮추거나 혹은 운동 후 회복 기간을 거침으로써 PC와 ATP의 일정량을 유지시킬 수 있다.("운동 후 대사적 회복"에서 추가 논의) 농구, 웨이트 트레이닝, 인터벌 트레이닝과 같은 짧은 시간의 고강도 반복 운동을 하는 스포츠나 트레이닝 중에는 근육내 ATP와 PC 수준을 보충하여 회복하는 능력이 중요하다. 트레이닝 프로그램을 수행한 후, 향상된 단기간의 고강도 신체 운동 능력은 포스파겐(phosphagen) 체내 수준을 다시 끌어올리는 근육의 능력이 증가됨으로써 가능하다.

모든 에너지원에서와 마찬가지로, 효소의 증가는 에너지 생성 경로와 관련이 있고, 또는 사용가능한 기질(substrate)의 농도 증가는 ATP의 생성, 보충이 증가될 수 있음을 의미한다. 이로써, 어느 특정한 에너지 생성 경로에 상당량 의존되는 운동 능력을 향상을 기대할 수 있게 된다. ATP-PC 시스템에 의존하는 운동 및 경기력을 향상시키는 대사작용의 적응 및 변화는 크레아틴 카이네즈(creatine kinase) 효소, 안정시 근육내 ATP 그리고 PC량 등의 변화에 따라 좌우된다.

ATP-PC 시스템 운동에 대한 효소의 적응효과

ATP-PC 시스템을 조절하는 주된 효소의 활동 증가는 빠른 ATP 재공급을 통해, 짧은 시간의 고강도 운동능력을 증가시킨다. 크레아틴 카이네이즈(Creatine kinase)는 PC의 분해를 통한 ATP 재생산에 주된 역활을 하는 효소이다. 이 효소 활동의 증가, 감소 혹은 무변화는 주로 웨이트 트레이닝과 단거리 종류의 트레이닝 연구에서 관찰되었다.[13,28,39,46] 비록 크레아틴 카이네이즈 효소 활성도(Creatine kinase activity)가 운동으로 인해 변화되는 것에 관해서는 많은 보고가 되어 있지 않지만, 몇몇 연구에서 이 효소의 활성도가 등속성 저항운동 후 14%, 그리고 최대 스프린트 자전거 에르고미터 트레이닝 후[13] 44% 등의 유의한 증가를 나타낸 바 있다.[39]

운동에 대한 ATP와 PC의 변화

근육내 ATP와 PC의 농도 증가는 짧은시간 고강도 경기력을 향상시킨다. 웨이트 트레이닝[34,46]과 단거리[14,42] 트레이닝은 근육내 ATP와 PC 농도를 크게 증가시키기도 하고 경우에 따라서는 그 변화가 나타나지 않기도 한다. 반면에, 지구성 형태의 트레이닝은 근육내 ATP와 PC 농도에 어떤 영향도 주지 않는다고 연구되고 있다.[1,31] 그러나 5개월의 저항 트레이닝 후 안정시 상태의 근육내 PC와 ATP 농도는 각각 22%와 18% 증가하였으며, 최대 근력(maximal strength)은 28% 가량 증가하였다. 포스파겐(phosphagens) 농도에 관한 연구에서는 6주간의 단거리 트레이닝 후 40 m 단거리 기록 향상되고, 반복 단거리 달리기 능력이 대략 2% 향상됨에도 안정시 포스파겐(phosphagens) 농도의 변화는 없다고 보고되었다. 이러한 결과는 짧은 시간, 고강도 운동 능력의 증대가 근육내의 ATP와 PC의 큰 증가 혹은 변화 없이도 일어날 수 있다는 것을 의미한다.

짧은 시간 동안의 고강도의 운동 능력의 향상이 안정시 근육내 ATP와 PC의 유의한 변화 없이 일어날 수 있는 것은 이러한 포스파겐의 소모가 운동 중에 일어나는 지의 여부에 달려있다. 각각의 30초 혹은 10~12.5초 동안의 일회성 스프린트 운동시 소모되는 ATP는 운동전 수준보다 대략 45% 그리고 14~32% 정도 감소된다.[14] 일회성 스프린트 달리기 (10~30초) 그리고 반복 스프린트 달리기(30초)의 포스포크레아틴 소모량은 운동전 수준의 20~60%의 범위에서 이루어진다.[9] 따라서 ATP와 PC의 완전한 고갈은 30초 혹은 그 이하의 고강도 운동의 지속에서는 일어나지 않는다고 할 수 있다. 그러므로 짧은 시간의 고강도 운동능력을 증대시키기 위해서 안정시의 근육내 ATP와 PC 양의 증가가 불필요할 수도 있는 것이다.

> **속성 검토**
>
> - 근육내 아데노신 삼인산(Adenosine triphosphate; ATP)과 포스포크레아틴(Phosphocreatine; PC)은 최단시간, 고강도 육체 활동에서의 주된 에너지원이다.
> - ATP-PC 에너지원에 대한 트레이닝의 적응효과에는 몇몇 효소들의 증가 그리고 ATP와 PC의 근육내 저장량 증가가 포함된다.

해당작용

해당작용(glycolysis)은 연속된 효소반응으로 글루코스(포도당)를 대사분해하는 과정이다. 비록 이 과정에 있어서는 산소를 필요로 하지는 않으나, 경우에 따라 충분한 양의 산소가 세포내에 존재한다면, 미토콘드리아 내에서 유산소성 호흡 대사에 쓰이게 되는 아세틸 조효소 A(acetyl-CoA)를 생성해 낸다. 그러나 충분한 산소가 없다면, 해당작용은 유산소성 대사과정에 직접적으로 쓰일 수 없는 젖산(lactic acid)을 생성하게 된다. 해당작용은 근육세포 안의 근형질에서 10개의 연쇄적 화학반응을 통한 글루코스의 분해로부터의 ATP를 생성할 수 있게 한다. 글루코스는 혈당 또는 근육내 저장되어 있는 글리코겐(glycogen)으로부터 얻을 수 있다. 글루코스가 해당작용을 위해 사용되면, 포도당-6-인산(glucose-6-phosphate)를 생성하기 위해 인산염(phosphate)이 필요하게 되며, 이 반응에서 ATP가 쓰여지게 된다. 인산기가(phosphate group)(그림 2.13) 또 다른 분자에 추가되는 경우를 인산화(phosphorylation)라고 일컫는다. 글루코스 분자가 글리코겐 사이의 화학결합에서 분해되는 것은 글리코제놀리시스(*Glycogenolysis*)라는 과정에 의해 이루어진다. 글루코스는 이미 존재하는 무기인산(Pi)에 의해 인산화(phos-

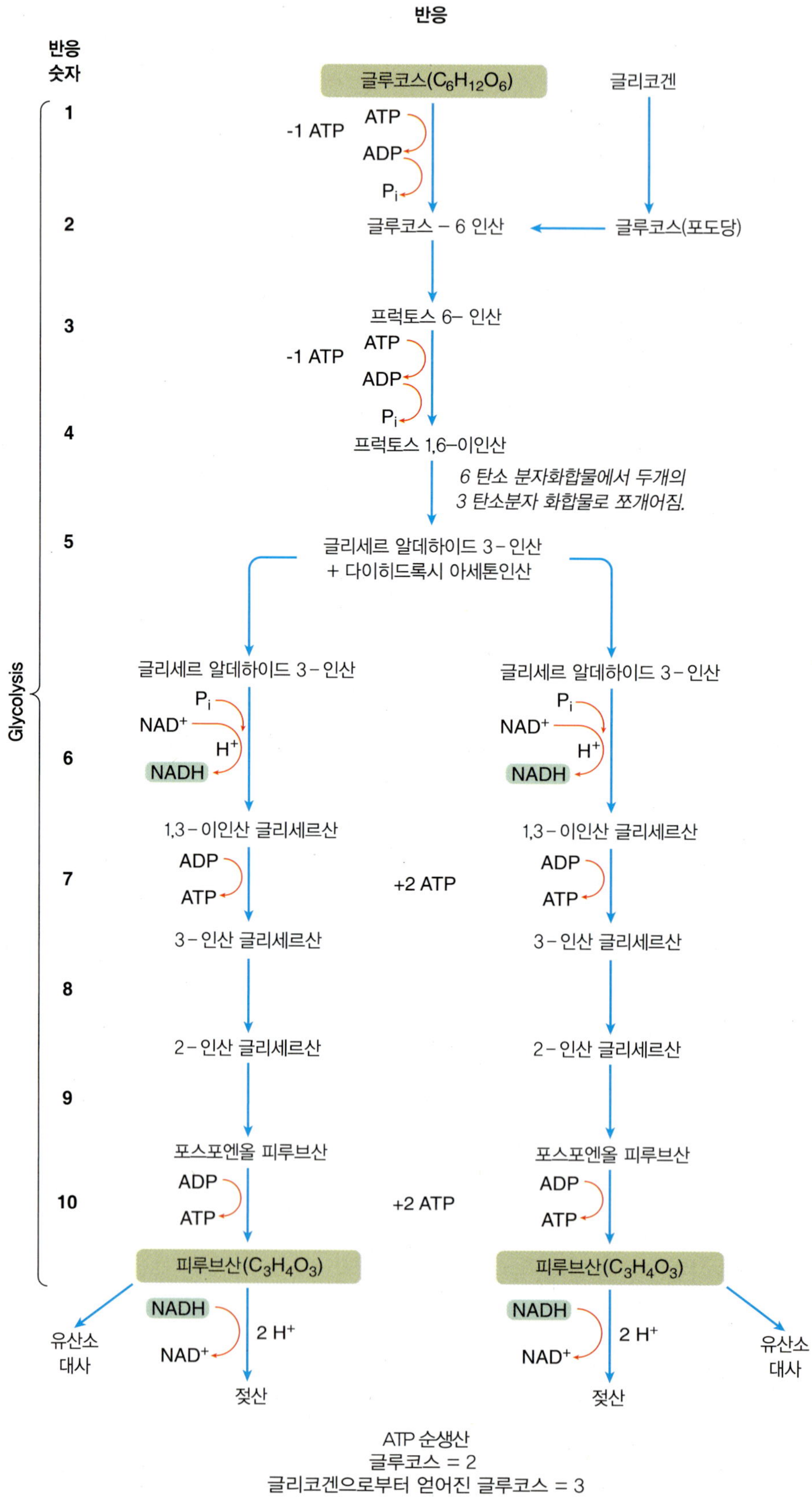

그림 2.13 해당과정 동안 혈액 혹은 글리코겐으로부터 얻어진 포도당은 대사분해 되어 피루브산염(pyruvate)을 생성하게 된다. 피루브산은 최종적으로 유산소 대사과정에 들어가게 되거나 젖산으로 바뀌게 된다. 2 혹은 3개의 ATP 순익은 각각의 글루코스 혹은 글루코겐으로부터 얻어진 글루코스의 해당작용으로 생성된다. 여기에는 수많은 반응이 일어나며 관련된 효소들이 존재한다.

phorylated)되며, 이때 포도당-6-인산(glucose-6-phophate formation)이 생성되게 된다. 포도당 혹은 글리코겐으로부터 포도당-6-인산이 형성된 이후에는 해당작용(glycolysis)의 나머지 단계는 동일하게 이루어진다.

해당작용의 첫 번째 반응과 더불어 ATP는 glycolysis의 세 번째 반응에도 필요로 한다. 따라서 해당과정의 초기에는 에너지를 생성하기보다는 에너지를 소비하는 과정이다. 실제로 처음의 세 단계 반응에서 글루코스는 2개의 ATP가 필요하며, 글리코겐의 경우에는 1개의 ATP가 사용되게 된다. 이후의 해당작용 반응에서 2개의 분리된 경로에서 각각 2개의 ATP가 생성되어 모두 4개의 ATP가 생성되게 된다. 따라서 글루코스가 기질로서 사용되었을 경우 순수 ATP 획득은 2개의 분자이며, 글리코겐의 경우는 3개를 얻게 된다.

네 번째 반응에서 글루코스의 6-탄소사슬이 2개의 3-탄소사슬을 가진 분자로 나뉘어진다. 6번째 반응은 1개의 수소가 각각의 3-탄소사슬로부터 제거되는 반응이다. 이 과정에서 방출되는 수소는 ATP를 유산소적으로 생성하게 하는 데 쓰여지기 때문에 중요한 역할을 하게 된다.("유산소성 ATP 생성의 공급원" 참고). 해당작용에서 생성된 수소들은 **수소 전달분자(Nicotinamide adenine dinucleotide, NAD^+)**와 결합해 NADH를 형성하여 미토콘드리아로 이동하게 된다. 이후 유산소성 대사작용을 위해 미토콘드리아는 NADH로부터 분리된 수소들을 이용하게 된다. 다른 수소 수송체와 유사하게 NAD^+ 분자들은 유산소성 대사작용에 쓰이는 수소들을 전달하며, 그 구조가 파괴되지 않는다. NADH가 수소를 유산소성 대사작용 과정에 전달하면, NAD^+는 다시 수소를 받아들이는 역할을 수행한다. 한편, 해당작용의 반응이 지속되기 위해서는, NAD^+는 해당작용으로부터 반드시 수소를 받아들여야 한다. 그러므로 해당작용 반응을 지속시키기 위한 메커니즘 중 부분적으로는 NADH로부터 수소를 제공받는 유산소성 대사작용에 달려 있으며, 또한 유산소성 대사작용시 충분한 산소가 존재하는가에 달려 있다. 물론 그외에도, NADH가 수소를 떼어 주어 NAD^+가 되는 다른 반응들 또한 존재한다.

마지막 해당작용(Glycolysis)의 반응은 3개의 탄소 분자인 피루브산(pyruvic acid)을 형성하는 것이다. 일례로 유산소성 대사작용 동안 NADH의 수소를 제공 받지 못한다면, 피루브산이 수소를 받아들여 피브루산과 같은 3개의 탄소 분자를 지닌 젖산(lactic acid)을 형성하게 된다. 해당(Glycolysis) 과정 동안 이러한 젖산의 형성으로 인해 해당과정을 **젖산 에너지 시스템**(*the lactic acid energy system*)이라고도 불리기도 한다.

요약하자면, 첫 번째 해당작용 반응을 위해서는 ATP가 소모되며, 이후의 반응에서는 반대로 ATP가 생성되며, 또한 유산소성 대사작용을 통해 ATP를 생성하거나 피브루산으로부터 젖산을 생성하기 위해 사용될 수 있는 수소 또한 생성된다. 최종적으로, 글루코스 해당작용으로 2개의 ATP를 얻게 되며, 글리코겐은 3개의 ATP를 얻게 된다. NADH에 의해 전달되는 수소는 결론적으로 유산소성 대사작용으로 인해 ATP를 3개 더 생성하게 되지만 해당작용에 의해 직접적으로 생성되는 순수 ATP의 계산에는 포함되지 않는다("유산소성 ATP 생성의 공급원" 참고). 이제, 해당작용(glycolysis)이 신체활동 중 ATP 생성을 위한 주된 에너지 생성과정으로 쓰일때, 운동능력을 향상시킬 수 있는 몇 가지 트레이닝의 적응효과 및 변화에 대해 살펴보자.

근육내 ATP와 PC에서의 경우에서처럼, 트레이닝으로 인한 근육의 적응효과에는 해당작용효소들과 근육내 글리코겐과 같은 기질의 가용성의 변화가 포함된다. 젖산의 부정적인 영향을 상쇄시키는 완충능력(Buffering capacity) 또한 트레이닝으로 인해 증가될 수 있다. 각각 혹은 전체적인 이러한 적응은 해당작용(Glycolysis)로부터 ATP 생성 및 운동 능력이 향상된다. 이러한 종류들의 변화들은 무산소성 혹은 유산소성의 트레이닝의 경우에 일어나는지, 그리고 그러한 변화가 경기력 향상에 긍정적으로 영향을 미치는지는 특정 해당작용 효소, 특정 트레이닝 프로그램의 구체적 명시(운동량, 강도 기간), 경기 수행능력의 정의(일회성 혹은 반복성 스프린트 능력, 단거리 혹은 장거리 스프린트 능력)와 같은 요소들에 의해 결정된다고 할 수 있다.

다음으로, 운동에 의한 적응효과로서 해당효소(glycolytic enzymes), 근육내 글리코겐(intramuscular glycogen), 그리고 완충능력(buffering capacity)의 변화에 대해 알아보자.

운동으로 인한 해당작용 효소의 적응 변화

해당작용에 관여하는 효소의 변화는 해당작용으로부터 ATP 유용성을 증가시킴으로써 유산소성과 무산소성 운동능력을 개선시킬 수 있다. 자주 연구되는 해당작용에 관여하는 효소는 글리코겐 포스포릴라아제(glycogen phosphorylase), 포스포 프럭토카이네이즈(phosphor fructokinase, PFK) 그리고 젖산 탈수소효소(lactate dehydrogenase, LDH)가 있다. 글리코겐 포스포릴라아제(glycogen phosphorylase)는 근육 내 글리코겐에서 포도당으로 분해되는 과정의 촉매 작용을 한다. 포스포 퍼럭토카이네이즈(PFK)는 프럭토스-6-인산(fructose-6-phosphate)에서 프럭토스-1, 6-이인산(fructose-1, 6-bisphosphate)으로 촉매 작용을 하며 해당작용의 주된 속도조절효소(율속효소, ratelimiting enzyme)이기도 하다. 젖산 탈수소 효소(LDH)는 피루부산(pyruvate)에서 젖산(lactate)으로 전환되는 과정에서 촉매 작용을 한다. 이러한 효소들의 증가는 웨이트 트레이닝[13,46], 스프린트 트레이닝[1,33,41,42] 그리고 지구력 트레이닝에 의해 보여지고 있다. 그러나 이러한 효소들 에서의 변화는 트레이닝에 의해 항상 나타나는 것은 아니다. 예를 들면, 일반적으로 12주 미만의 지구력 트레이닝 프로그램은 PFK에서의 증가가 나타나지 않으나, 몇몇 다른 프로그램들에서는 5~6개월 기간 동안에 PFK의 증가가 나타나기도 하는 등 차이를 보이고 있다.[1] 특정한 효소들의 활동의 증가가 운동능력에 영향을 미치게 되는 것은 다음과 같은 요인들에 의해서도 또한 영향을 받는다. 예를 들면, 젖산 탈수소효소(LDH)가 증가하더라도 이 효소가 속도조절효소(ratelimiting enzyme)가 아니기 때문에 해당작용 기능에는 영향을 미치지 않을 수도 있다. 반면에 속도조절 효소인 포스포 프럭토카이네이즈(PFK)의 변화는 해당과정 전체의 기능을 증가시킨다. 여기서 또 한 가지 중요한 점은 효소의 변화에 따른 해당작용 등에 대한 영향을 연구할 때, 만일 트레이닝으로 인한 근육비대가 발생되었다면, 효소의 변화 등을 구분하기가 쉽지가 않다. 즉, 근육비대를 자극하는 웨이트 트레이닝은 오히려 포스포 프럭토카이네이즈(PFK)[47] 활동을 감소시키는 결과를 낳는데, 이는 웨이트 트레이닝 후 전체 포스포 프럭토카이네이즈(PFK) 양의 변화는 없지만, 근육의 크기가 증가되어 결과적으로는 근육의 단위 면적당 포스포 프럭토카이네이즈(PFK)의 함유량이 줄어들었기 때문이다. 해당과정 작용과 관련된 효소의 변화는 운동능력을 증가시킬 수도 있는데, 이는 유산소성 혹은 무산소성 트레이닝에서의 경우에서 모두 나타나고 있다. 하지만 효소 활성도(enzyme activity)의 증가는 특정한(트레이닝 강도, 양, 기간, 횟수) 무산소 또는 유산소성 트레이닝 프로그램 역할에 의해 일어난다. 효소 활성도의 변화가 경기력에 영향을 미치는 경우에 있어 다음과 같은 요소도 고려될 수 있다. 즉, 웨이트트레이닝이 근 비대와 최대 근력을 증가시키지만, 동시에 특정 해당작용 효소의 활성도가 낮아질 수도 있다.

또한 유산소 운동능력은 5 km나 마라톤 뛸 때의 능력으로 간주되며, 스프린트 능력은 일회성이거나 반복 스프린트 달리기의 능력으로 정의된다. 따라서 해당작용 효소활성도의 증가가 운동능력을 개선한다고 하여도, 운동능력에 대한 그러한 효소활성도의 증대가 미치는 영향은 명확하지 않으며, 이는 수많은 요인들이 관여하기 때문이다.

운동으로 인한 근육내 글리코겐의 변화

근육내 글리코겐의 증가는 해당작용(glycolysis)의 마지막 생성물인 피루부산(pyruvate)이 유산소성 대사에 쓰여지거나 또는 젖산(lactic acid)이 될 수 있기 때문에 해당과정과 유산소성과정에 의한 ATP 생성 모두에 긍정적인 영향을 미친다. 일반적으로 지구력 트레이닝은 근육내 글리코겐 저장량을 증가시킨다.[1,20] 하지만, 웨이트 트레이닝이나[46] 스프린트 달리기의 경우에는 근 글리코겐 양은 증가되거나 혹은 변화가 없는 것으로 나타났다.[9,42] 해당과정에 관여하는 효소의 변화에서의 경우와 마찬가지로, 웨이트 트레이닝과 스프린트달리기 형태의 트레이닝으로 일어날 수 있는 근육 내 글리코겐의 변화 여부는 트레이닝 프로그램의 기간과 종류와 같은 몇 가지 요소에 의해 또한 결정될 수 있다. 예를 들면, 단거리 반복 스프린트성 달리기(10초 이내)와 단거리 및 장거리를 혼합한 반복 스프린트 달리기(10초 이상)는 근육 내의 포도당에 변화를 가져오지 않지만, 장거리 반복 스프린트 달리기(10초 이상)는 근 글리코겐 양의 증대를 가져 오는데, 이는 해당작용에 의해 생성된 ATP가 다른 시스템에 의한 것보다 더 효율적으로 소모되기 때문이다.[42]

속성 검토

- 해당작용(glycolysis)은 혈액 또는 글리코겐으로부터 얻은 포도당을 분해하는 무산소성으로 이루어지는 10개의 연속된 화학 반응으로써, 피루브산염(pyruvate)의 생성, ATP의 생성 그리고 유산소성 대사작용에서 쓰이게 되는 수소 이온들을 생성한다.
- 해당작용에 대한 트레이닝의 적응효과는 몇몇 효소들의 활동 증진, 근육내 저장된 글리코겐의 증가, 그리고 근육내 완충 능력의 증가를 포함한다.

표 2.1 화학 완충 시스템

시스템	요소	결과
탄산염	탄산수소나트륨($NaHCO_3$)	강산성을 탄산으로 변환, 약산성
인산염	인산나트륨(Na_2HPO_4)	강산성을 약산성으로 변환
단백질	에스테르기(COO^- group of a protein)	과산성 시 H^+와 결합
	아민기(NH_3^+ group of a protein)	과산성 시 H^+와 결합

완충능력의 적응

근육내 산성도가 높은 경우에서, 경기력 및 회복 능력을 높일 수 있는 한 방법은 높아진 수소이온 농도를 낮추어 산성도를 완충하는 것이다. 예를 들면, 그러한 완충 역할을 하는 시 스템으로써 중탄산나트륨(Sodium bicarbonate NaHCO3)이 있다. 수소이온을 생성하는 강한 산성이 존재할 때, 중탄산나트륨($NaHCO_3$)은 수소이온과 결합되어 약염기인 탄산(Carbonic acid H_2CO_3)을 형성한다. 골격근 세포내에도 이러한 완충 시스템이 있는데, 사실 가장 흔한 세포내 완충제는 단백질과 인산염(phosphate) 그룹이며(표 2.1), 앞서 말한 중탄산염(NaHCO) 또한 근육 세포내에서 산성화의 완충 역할을 일정 부분 가지고 있다. 지구력과 단거리 종류 트레이닝 모두 앞서 말한 완충능력을 증가시키지만[23,42] 모든 연구에서 완충능력의 가능성이 증명되지는 않았다. 만약 근육내에서 산성화에 대한 완충능력이 증가될 수 있다면, 높은 산성도로 인한 근육의 힘(muscle force)과 파워(power production) 감소를 막아 더 많은 ATP를 만들어 내며, 따라서 경기력이 향상될 수 있다

유산소시스템

유산소성 ATP 시스템은 많은 양의 ATP 생성을 부수적인 피로물질의 동반 없이 가능하게 하기에 지구력 활동의 경기력 증대에 있어 매우 중요한 역할을 한다. 유산소성 ATP의 생산은 미토콘드리아에서 이루어지며, 여기에는 두 가지 중대한 효소시스템(enzymatic system)이 작동하게 된다. 첫 번째 시스템은 **크렙스 회로(Krebs cycle, *citric acid cycle***이라고도 함)이다. 크렙스 회로의 기능은 기질을 산화(기질의 수소들과 전자들을 제거하는 것)시켜 ATP를 생성하는 것이다. 탄수화물, 지방, 그리고 단백질 모두 크렙스 회로에 들어갈 수 있다. 크렙스 회로에 의해 기질로부터 제거된 수소들은 수소운반체에 의해 또 다른 중요한 효소시스템인 **전자전달계(electron transport chain, ETC)**로 운반된다. 앞서 언급된 수소운반체인 NAD^+는 이미 친근할 것이다. 또 다른 수소운반체는 **플라빈 아데닌 디뉴클레오티디(flavin adenine dinucleotide, FAD)**이다. 이 두 가지 수소이온전달체는 수소와 전자를 전자전달계(ETC)로 운반한다. 전자전달계로 운반된 수소와 전자는 유산소성 대사과정 중 ATP 생산에 매우 중요한 역할을 수행하게 된다. 처음에 폐를 통해 몸으로 들어오는 산소는 마지막으로 전자전달계에서 수소와 전자의 수용체 역할을 한다.

산소 원자와 두개의 수소가 결합($\frac{1}{2}O_2 + 2H^+ = H_2O$)하여 물을 형성한다. 전자전달계(ETC)에 의한 ATP 생성을 **산화적 인산화(Oxidative phosphorylation)**라고 일컫는다. 크렙스 회로는 일반적으로 유산소적 대사작용의 일부로서 간주됨에도 불구하고 산소는 크렙스 회로에서 일어나는 반응들에 관여하지 않는다. 탄수화물, 지방 또는 단백질이 유산소성 대사과정을 거치는 것과 상관없이, 그 과정에는 3가지 중대한 구성요소들이 있다. 크렙스 회로로 들어갈 수 있는 분자를 만드는 반응과 크렙스 회로에 들어온 분자들의 산화작용과 ATP 생성, 그리고 전자전달계에서 산화적 인산화에 의한 ATP 생성을 들 수 있다. 알코올 또한 대사과정을 거치는 물질이지만(글상자 2-1), 일반적으로 영양소원으로 보지는 않는데, 그 이유는 알코올이 몇몇 종류의 암과 심혈관 질병의 위험도를 증가시키는 등 몸에 부정적인 영향이 있기 때문이다.

크렙스 회로

크렙스 회로(Krebs Cycle)와 전자전달계(ETC)의 기능이 유산소성 대사작용에서 어떤 역할을 하는지 구체적으로 알아

글상자 2-1 알고 있습니까?
알코올의 열량

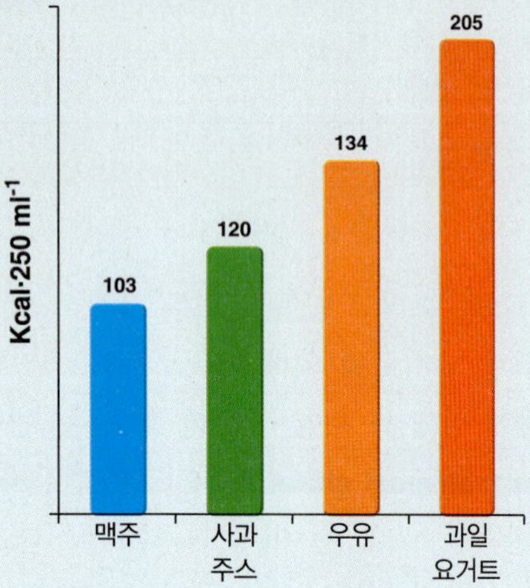

사람은 오로지 단백질, 지방 그리고 탄수화물로부터만 칼로리를 섭취하지 않는다. 일부에 있어 알코올이 칼로리 섭취에 상당량 기여하기도 한다. 알코올은 7 cal·g^{-1}의 열량을 함유하고 있다. 한번의 섭취는 대략 15 g의 에탄올을 포함하며 다른 고칼로리 혼합물을 포함하지 않고도 알코올만으로 105칼로리를 섭취하게 되는 것이다. 그러므로 체중을 의식하는 사람에게 있어서는 알코올로 인한 칼로리 섭취 또한 고려되어야 한다.

보자. 앞서 살펴본 바와 같이, 해당과정을 통하여 3개의 탄소 분자로 이루어진 피루브산(pyruvate)이 생성된다. 피루브산은 분해되어 크렙스 회로에 들어갈 수 있는 2-탄소분자인 아세틸-CoA를 형성한다. 이 과정에서 피루브산으로부터 하나의 탄소와 2개의 산소 원자들로 이루어진 이산화탄소가 생성되어, 결국 폐를 통해 몸 밖으로 나가게 된다. 아세틸-CoA는 4-탄소 분자인 옥살로아세트산(oxaloacetate)과 결합하여 6-탄소분자인 구연산염(Citrate)를 형성한다(그림 2.14). 주목할 것은 옥살로아세트산(oxaloacetate)은 아세틸-CoA와 결합하여 크렙스 회로에 들어가며 크렙스 회로의 마지막 반응에서 다시 생성이 된다. 크렙스 회로가 왜 '회로'인지 생각해보자. 옥살로아세트산(oxaloacetate)은 크렙스 회로에서 첫 번째 반응에 사용되고 여러 반응을 거쳐 마지막 반응에서 다시 생성되기 때문이다. 구연산염(Citrate)는 그후 크렙스 회로가 가동되는 동안의 연속된 반응을 통해 두개의 이산화탄소 분자와 한개의 ATP를 생성한다. 이때 여러 단계에서, 수소들과 또한 그와 관련된 전자들은 수소운반체(hydrogen carrier molecules)인 NAD^+와 FAD와의 결합으로 NADH와 $FADH_2$를 형성한다.

크렙스 회로에서의 여러 반응 중 ATP의 형성은 오로지 하나의 반응에서만 일어난다(구아노신 삼인산을 만들며 이는 곧바로 ATP 생성을 위해 쓰인다). 따라서 단지 적은 양의 ATP만 직접적으로 크렙스 회로로부터 만들어질 수 있다. 대부분의 ATP는 ATP 생성에 사용되는 수소와 전자들이 전자전달계(ETC)로 운반됨으로써 형성된다. 요약하자면, 크렙스 회로에 들어가는 각각의 아세틸조효소(Acetyl-CoA)는 2개의 이산화탄소, 1개의 ATP, 3개의 NADH 그리고 1개의 $FADH_2$를 생성한다.

그렇다면 어떻게 수소와 전자들이 산화적 인산화에 의한 ATP 생성을 위해 운반되는것일까? 2개의 과정이 동시에 전자전달계(ETC)에서 일어나 ATP를 생성하게 되는데, 그 첫 번째는 전자(Electrons)에 의한 것이며, 두 번째는 수소(Hydrogens)에 의한 것이다. 전자전달계(ETC)에서 쌍을 이룬 전자(Electron)가 하나의 시토크롬(cytochrome)에서 또 다른 곳으로 이동됨으로써 모두 세 군데에서 충분한 에너지가 만들어진다. 결국 이 에너지를 이용하여 ADP를 인산화하여 ATP를 만들게 된다(그림 2.15). ATP가 어떻게 생성되는지에 대해 좀 더 구체적으로 알아보자. 미토콘드리아는 내막과 외막이 있으며, 따라서 내부구획과 외부구획으로 나뉜다(그림 2.16). 에너지는 전자전달계(ETC) 안에서 전자가 하나의 시토크롬에서 그 다음으로 전달되면서 에너지가 방출되는데, 이로써 수소이온은 미토콘드리아의 내실에서 외실로(막간공간 inter-membrane space) 내보내지게 된다. 이는 외실에 더 많은 수소이온 농도를 초래하여 수소이온 농도의 불균형 분포(concentration gradient)을 초래한다. 이렇게 형성된 수소이온 농도의 불균형 분포는 ATP 생산을 위한 에너지의 원천이 된다. 3개의 펌프는 내막 안에 위치해 있다(그림 2.16). 전자전달계의 경로를 따라 2개의 전자들이 옮겨갈 때 마다, 각각의 3개의 펌프들은 미토콘드리아 내실에서 외실로 전자들을 옮기게 된다(첫 번째와 두 번째 펌프는 4개의 수소이온을 옮기고, 세 번째 펌프는 오직 두개의 수소이온만을 옮긴다). NADH로부터 분리된 수소이온들은 전자전달계(ETC)의 첫 번째 펌프에 앞서 전자전달계에 들어가며, 반면에 $FADH_2$에 의해 운반된 전자들은 전자전달계(ETC)의 첫 번째 펌프 이후에 들어간다. 이는 수소들이 NADH에 의해 전자전달계(ETC)로 운반될 때 더 많은 전자들이 내실에서

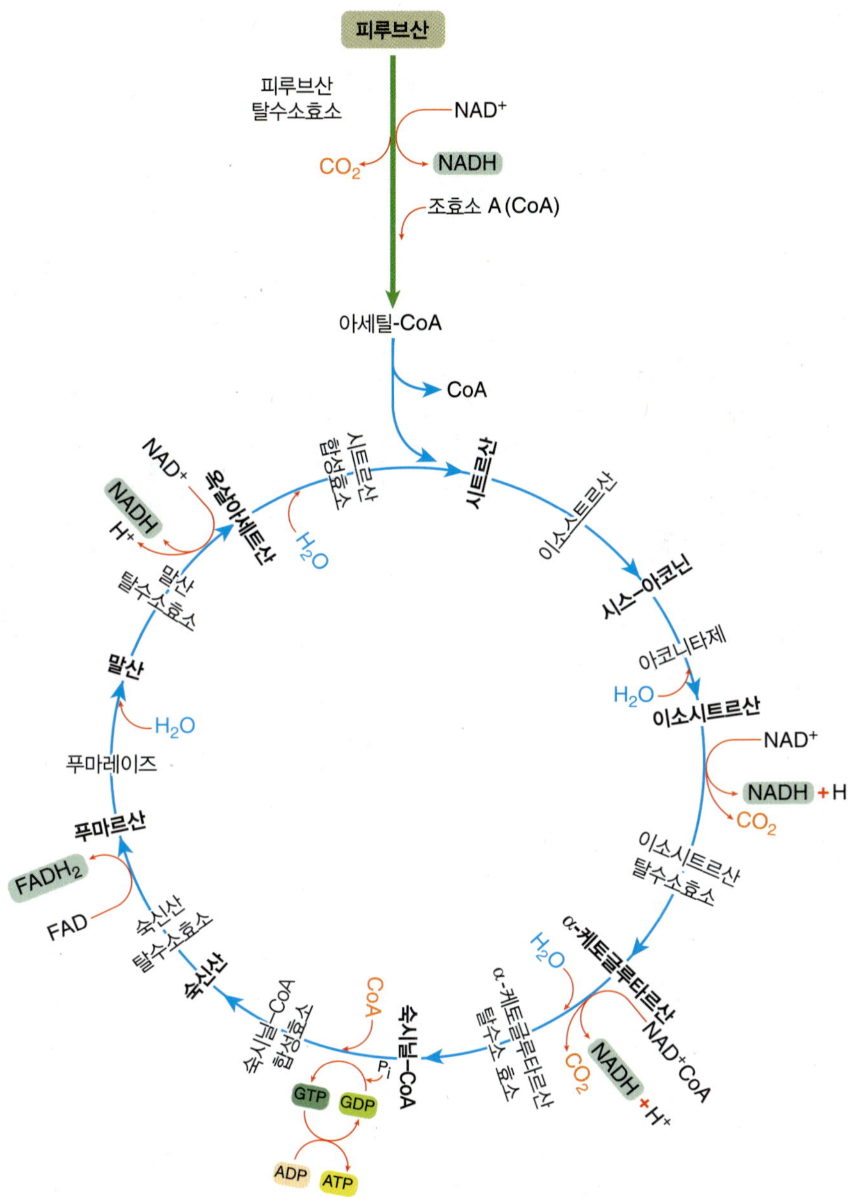

그림 2.14 피루브산염(pyruvate)으로부터 얻어진 아세틸조효소(Acetyl-CoA) 크렙스 회로로 들어간다. 크렙스 회로 안의 각각의 Acetyl-CoA는 한개의 아데노신 삼인산(adenosine triphosphate; ATP)과 이산화탄소를 생성한다. 또한, 수소이온을 생성하여 전자수송체에 의해 운영되는 전자전달계(electron transport chain; ETC)로 전달되며, 이곳에서 유산소 대사에 의해 가장 많은 ATP를 만들어 내게 된다.

외실로 옮겨질 수 있게 한다(10 vs. 6 전자). 이러한 차이로 수소가 NADH에 의해 전자전달계(ETC)로 옮겨질 때 FADH에 의한 것보다 더 많은 양의 ATP를 생성하는 능력을 가지게 된다.[2]

미토콘드리아 내막은 수소이온에 불투과성을 성질을 가지고 있다. 그렇다면 어떻게 수소이온 불균형분포(concentration gradient)에 의해 ATP가 생성될 수 있는 것일까? 수소이온의 불균형 분포(concentration gradient)가 발생되며, 이러한 수소이온 불균형에 의해 전위(potential)와 같은 종류의 에너지가 생성되어 그 에너지를 이용하여 ADP가 인산화되고 ATP 생성을 가능하게 한다. 비록 내막은 수소이온에 불투과성이지만 **respiratory assemblies**라는 특수화된 수소이온 채널을 통해 수소이온들이 미토콘드리아 내막의 통과를 가능하게 한다. 수소이온들이 막을 통과하여 들어오면 ATP 합성효소(ATP synthase)를 활성화 시켜, 충분한 에너지로써 ADP를 인산화시켜 ATP를 생성하게 한다. $FADH_2$보다 NADH에 의해 전자들이 전자전달계로 운반될 때 더 많은 ATP의 생성을 가능하게 하지만, 전자전달계에 의해 생성된 전체 ATP의 정확한 산출량은 계산이 아닌 추정치에 의존할 수 밖에 없다. 왜냐하면, 수소이온 펌프, ATP 합성과 수소이온운반체의 화학적 성질들은 조금씩 변화할 수 있기 때문이다.[6]

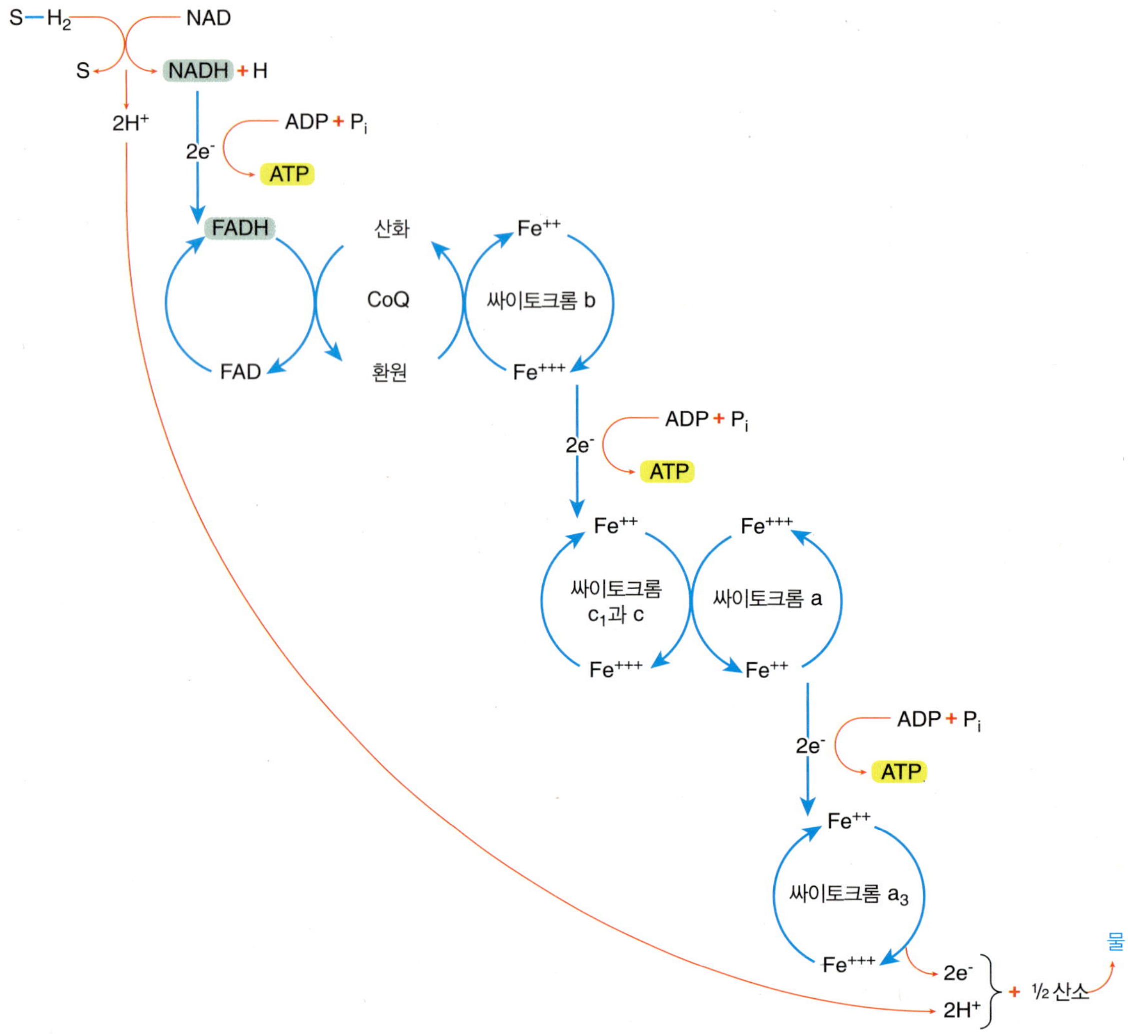

그림 2.15 전자전달계(ETC)에서 ATP 생성이 이루어지는 세 곳의 위치. $FADH_2$에 의해 운반된 전자들은 NADH에 의해 전자가 운반된 후에 전자전달계(ETC)로 들어가며, 이는 $FADH_2$에 의해 운반되는 전자는 보다 적은 양의 ATP를 생성하는 결과를 낳는다.

표 2.2 유산소대사 중 탄수화물로부터 생성된 총 ATP의 양[a]		
해당작용	**글루코스의 ATP 생성량**	**글리코겐의 ATP 생성량**
글루코스 인산화	−1	0
프럭토스-6-인산 인산화	−1	−1
2개의 해당작용으로부터의 생산량	+4	+4
전자전달계(ETC)에 들어가는 2개의 NADH 분자	+6	+6
피루브산의 아세틸 조효소 A로의 변환		
전자전달계(ETC)에 들어가는 2개의 NADH 분자	+6	+6
크렙스 회로		
구아노신 삼인산(GTP) 생성	+2	+2
전자전달계(ETC)에 들어가는 6개의 NADH 분자	+18	+18
전자전달계(ETC)에 들어가는 2개의 $FADH_2$ 분자	+4	+4
합계	+38	+39

[a]계산에 의하면 NADH와 $FADH_2$로 부터 각각 3개와 2개의 ATP가 생성된다.

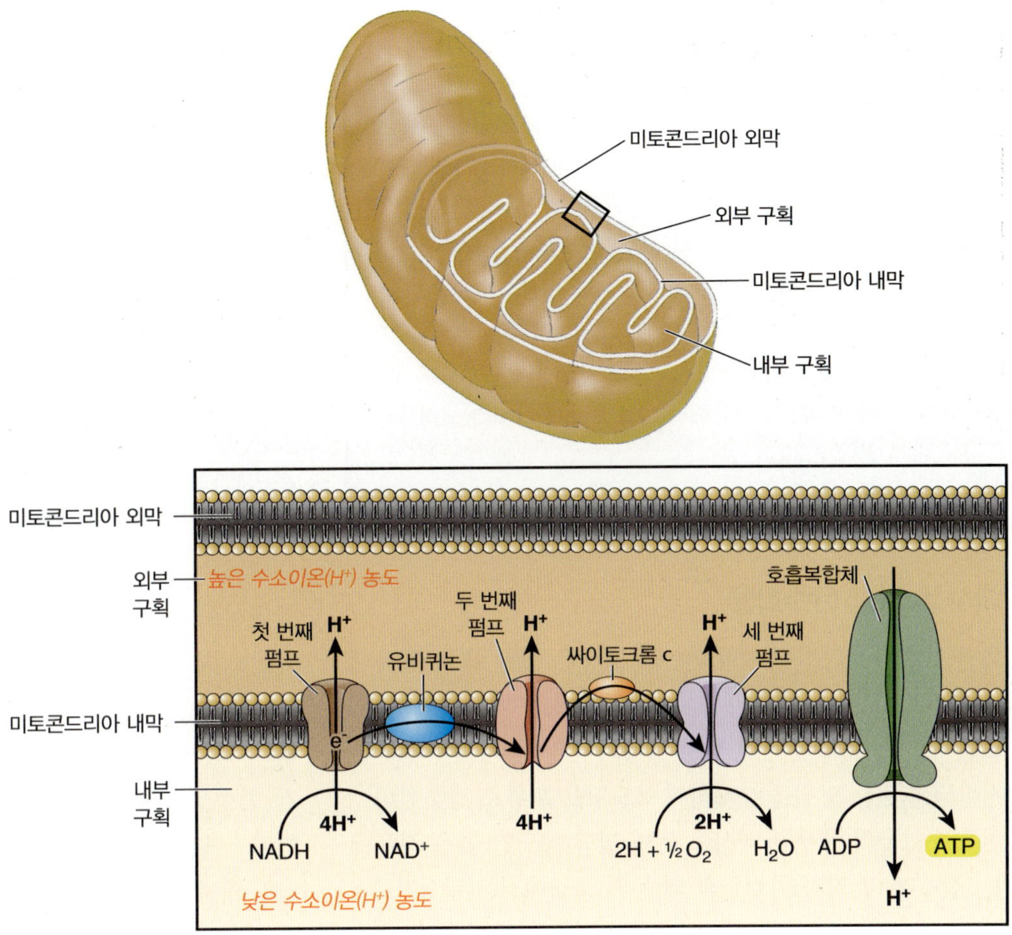

그림 2.16 수소이온(H^+) 펌프는 수소이온을 미토콘드리아 내부에서 외부 구획(compartment)으로 이동시킨다. 수소이온을 미토콘드리아의 외부구획으로 펌핑함으로써, 외부구획에 고농도의 H^+가 존재하게 되며, 결국 외부와 내부의 구획 사이에 H^+ 농도의 차이가 발생하게 된다. 이러한 농도의 차이로 인해 미토콘드리아 내(호흡복합체)에서 ATP가 생성되게 된다.

산소는 전자전달계(ETC)로 옮겨가는 전자쌍의 최종 수용체 기능을 하며, 이때 2개의 수소가 결합되면 물이 형성된다. 산소는 최종 전자수용체 역할을 함으로써 전자전달계(ETC)의 기능을 지속시킨다. 다음 장에서는 완전한 유산소성 대사작용과 탄수화물, 지방 그리고 단백질의 ATP 생성에 관해 더 세밀하게 논의될 것이다.

탄수화물의 유산소적 ATP 생성

탄수화물의 산화작용으로 생성되는 ATP 총 양은 해당작용, 크렙스 회로 그리고 전자전달계(ETC)에서 생산되는 ATP의 양에 달려 있다(표 2.2). 혈액으로부터 얻어진 포도당의 해당작용의 대사과정과 글리코겐으로부터 얻어진 포도당 사이의 한 가지 다른점은 포도당-6-인산(glucose-6-phosphate)을 형성하는 경로의 첫 번째 반응에서 찾을 수 있다(그림 2.13 참고). 만약 혈액에서 흡수된 포도당으로부터 해당작용이 시작된다면, 포도당-6-인산(glucose-6-phosphate)를 생성하기 위해 1개의 ATP가 소모되지만, 글리코겐(glycogen)으로부터 얻은 포도당은 에너지 소비를 필요로 하지 않는다. 이러한 차이로 인해 원래의 기질(Substrate)이 혈액에서 얻어진 포도당일 경우에 하나 적은 ATP 분자의 순생산량(net production)을 보이게 된다. 따라서 해당작용은 포도당으로부터 2개의 ATP 그리고, 글리코겐으로부터는 3개의 ATP의 순이익을 가져다 준다. 크렙스 회로는 포도당 분자당 2개의 ATP를 생성하는 결과를 낳는다. 게다가 해당작용, 크렙스 회로, 그리고 피루브산(pyruvate)의 아세틸-CoA으로의 변환은, 수소를 생성하게 하여 그 수소가 NADH 또는 $FADH_2$의 형태로 전자전달계(ETC)로 옮겨지고 산화적 인산화에 의한 ATP 생성을 만들게 한다. 포도당과 글리코겐 산화를 통한 순이익은 각각 38개 그리고 39개의 ATP 생성이다. 그러나 이러한 계산은 추정에 불과하다. 왜냐하면 ATP 생성이 전자전달계(ETC)내 수소 펌핑의 변화, ATP 합성, 그리고 수소 전자들의 전자전달계(ETC) 전달 방식에 따라 약간씩 변화될 수 있기 때문이다.

글상자 2-2 알고 있습니까? Brain Power

뇌는 체중의 약 2% 정도만 차지하지만, 전체 몸 포도당의 약 25% 정도를 사용한다. 뇌에서 거의 독점적으로 사용되는 에너지원인 포도당은 뇌 세포내에서 저장될 수 없기 때문에 반드시 혈류의 순환 시스템을 통해 포도당이 뇌에 제공되어야 한다. 굶고 있거나 당뇨같은 질환으로 인해 소량의 제한된 포도당만이 이용가능할 때에는, 뇌는 케톤(ketone; 인슐린이나 칼로리 섭취량이 낮을 때 지방대사를 통해 생성됨)을 사용하여 에너지를 생성해 내게 된다.

대사를 위한 탄수화물

유산소성 대사과정에 사용되는 포도당은 혈당 또는 근육내 글리코겐으로부터 얻을 수 있다. 식사간 또는 대사과정 중 포도당이 사용됨으로 인해 혈당 농도가 낮아지면, 간(liver)은 저장되어 있는 당원을 분해하여 포도당을 혈류로 방출한다.

탄수화물이 풍부한 식사로 인해 혈당 농도가 높은 경우에는, 간 그리고 기타 골격근과 뇌 등의 조직에서는(글상자 2-2 참고) 대사작용을 통해 신속하게 포도당을 사용하거나, 글리코겐 형태의 저장을 통해 혈액으로부터 포도당이 제거되게 된다. 정상 범위 내의 혈당 농도(제7장, 내분비계통 참고)는 간, 근육조직, 췌장(글루카곤과 인슐린을 분비) 그리고 부신(Adrenal glands 에피네프린 호르몬 분비)들의 상호작용으로 유지되게 된다. 현재까지 잘 알려진 바와 같이, 저강도 운동 중에는 근육조직은 주로 유산소성 대사작용을 위해 혈중 포도당을 사용한다. 그러나 중간 강도의 운동 중에는 근섬유가 혈액내 순환하는 포도당과 근육내 글리코겐 모두 유산소성 대사작용에 사용되게 된다. 일반적으로 포도당 대사작용은 운동 중에도 잘 통제가 되지만 유전적인 질병인 맥아들 증후군(McArdle disease)은 포도당 대사작용을 급격히 손상시킨다(글상자 2-3).

근육과 간에 저장된 글리코겐 및 혈중 글루코스 이외에도 탄수화물의 대사작용을 가능하게 하는 간접적인 에너지원들이 있다. 몇몇 아미노산들은 포도당을 합성하는 데 활용될 수 있으며("유산소 대사에서 단백질 사용" 참고), 중성지방(Triglycerides)의 글리세롤(glycerol) 일부도 포도당 합성에 이용될 수 있다. 그러나 일반적으로 이러한 포도당 신생합성의 경로는 많이 가동되지는 않는다. 젖산(lactate) 탄수화물 대사과정의 에너지원으로써 운동 중 및 휴식 중에도 활용될 수 있다. 유산소성 대사작용에서 젖산염(lactate) 또는 젖산(lactic acid)의 사용은 두 가지의 방법으로 일어날 수 있다. 코리 회로(Cori cycle)(그림 2.17)는 골격근 혹은 기타 조직들에서 젖산을 생성시키고, 생성된 젖산이 혈류로 들어가 포도당을 합성하는 데 사용되어지기 위해 간으로 운송된다. 새로 형성된 포도당은 혈당 수준의 유지 또는 간글리코겐을 합성하기 위해 활용될 수 있다. "젖산 순환 가설(lactate shuttle hypothesis)"은 포도당이 대사과정에 사용될 수 있는 또 다른 방법을 제시한다.[18] 이 가설에 의하면, 젖산이 근육을 떠나 혈류로 들어가게 되면 간에서 코리 회로(Cori cycle)를 위해 젖산이 쓰여지는 것 뿐만 아니라, 골격근과 같은 다른 조직에서도 글리코겐을 합성하거나 피루르산으로의 변형 후 유산소 대사과정에도 쓰여진다는 것이다(그림 2.17). 골격근 또는 다른 조직들에 의해 생성되는 젖산은 혈액 내에서 순환될 수 있으며, 이는 비골격근, 심장근 혹은 신장에서 글리코겐 합성을 가능하게 하거나 젖산이 피루브산으로 변형되게 한다.[8] 예를 들면, 혈중 젖산 수준이 무산소성 운동으로 인해 안정시 수치보다 높다면, 비골격근은 증가된 젖산을 글리코겐 또는 피루브산 생성에 쓰이게 하여 혈중 젖산 농도를 낮추게 된다. 또한 무산소성 운동 후 근육은 혈액에서 얻어진 젖산염(lactate)을 글리코겐이나 피루브산으로 바꿈으로써

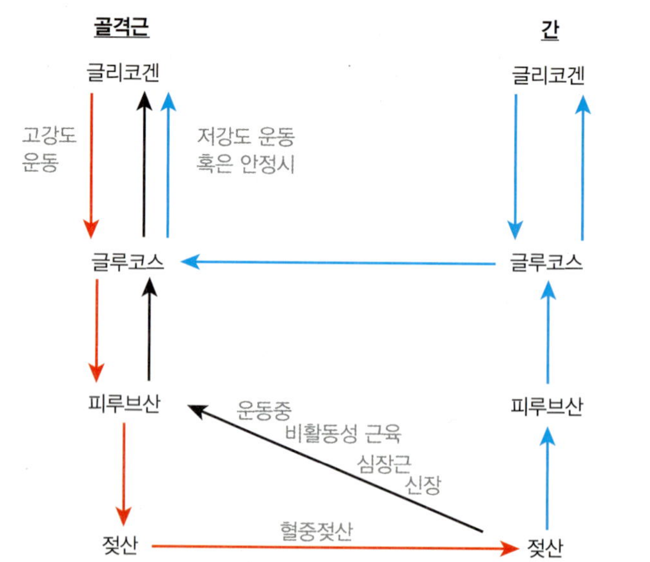

그림 2.17 코리 회로와 젖산 순환 가설의 단계별 스텝. 적색 화살표는 고강도 운동으로 인한 젖산 생성을 가르킨다. 청색 화살표는 코리 회로를 거치게 되는 젖산의 경로를 말한다. 검은색 화살표는 젖산 순환 가설(코리 회로 이외)을 따르는 젖산을 가르킨다.

글상자 2-3 전문가 의견

맥아들병(McArdle Disease): 글리코겐 대사의 유전적 질환

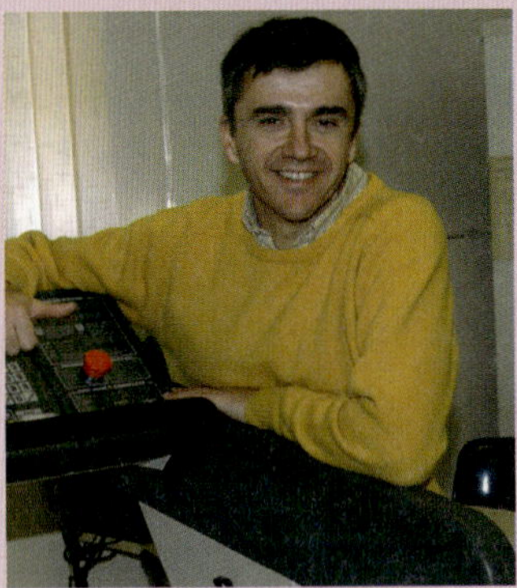

Alejandro Lucia, MD, PhD
마드리드 유로피언 대학교
마드리드, 스페인

맥아들병은 골격근섬유에서 글리코겐 분해를 담당하는 근육 인산분해효소(myophosphorylase) 효소활동의 결핍으로 인한 유전적 장애로 특징된다. 이 병은 상대적으로 흔하지 않은 질병으로(미국 내에서는 1:100,000 인구비율로 일어남) 백인과 일본인의 사례에서만 알려져 왔다. 이 환자들은 약 90개의 유전적 돌연변이 중 1개를 지니고 있다. 이러한 돌연변이에서는 절단된 단백질, 특정 mRNA 부재와 같은 원인으로 효소가 비활성화되고, 그로 인해 골격근섬유에 저장된 글리코겐을 분해하는 능력이 없어지게 된다.

이 질병은 1951년 영국 의사 Brian McArdle로 인해 30세 남성에게서 처음 알려졌다. 이 젊은 환자는 근육이 사용되는 사실상 모든 종류의 신체적 활동시에 근육통(myalgia)이 동반되어 심각한 운동불내성(exercise intolerance; 어떤 질환이나 개인적 상태로 인해 기대되는 운동의 수준을 수행할 수 없거나 제한되는 것)을 보였다.

이 질병의 전형적인 증상의 시작(유년기 vs 성년기)과 운동불내성의 정도는 개인별로 큰 편차를 보여주고 있다. 이 병은 많은 사람들을 무력화 시킬 수 있는 반면에 어떤 사람들에게 있어서는 병이라기 보다는 특이 체질 가까울 수 있다. 맥아들병은 유아돌연사 증후군 또는 호흡부전에 치명적인 몇몇의 경우가 있지만, 그외에는 이보다는 양호한 상태라고 할 수 있다. 그럼에도 불구하고, 환자의 삶의 질은 보통 악화되고, 사실상 모든 환자들은 운동불내성을 가지며, 일상생활에서 대부분의 육체적인 일의 기능적 능력은 감소된다. 이러한 환자들은 너무 빠른 근력저하, 피로, 짧은 시간 동안 대부분 무산소적 해당작용에 의존하는 형태의 운동 후 10초에서 20초 정도의 경련, 그리고 처음 5분에서 10분 동안 큰 근육을 주로 사용하는 지구성 운동(걷기나 자전거) 중의 경련 등이 가장 자주 보고되고 있다. 운동과 관련된 후자의 경우, 환자들은 기질의 산화적 인산화의 제한과 혈액에서 얻어지는 포도당과 유리지방산과 같은 기질의 낮은 가용성으로 인해 운동 시작과 함께 심한 근육통, 근력저하, 헐떡임, 심박급속증(예, 160 beats·min^{-1}까지) 등을 경험하게 된다.

이러한 증상들은 혈류내 포도당에 의해 조절된 산화적 인산화(oxidative phosphorylation)의 증가로 인해 항상 10분 이내에 감소하며, 이러한 현상을 "세컨드 윈드(the second wind)"라고 한다. 운동의 시작 30분에서 40분 이전에 탄수화물[75 g의 수크로스(sucrose)]을 섭취하면 완벽하게 "세컨드 윈드" 현상을 제거하고 운동시 증가된 근육활동에 혈액내 포도당의 가용성을 증가시켜 운동불내성을 완화한다.

이러한 환자들의 기능 능력은 건강한 사람들의 최대산소섭취량[peak oxygen uptake($\dot{V}O_{2peak}$)]의 1/2 또는 1/3 정도로 보통 낮다. 또한 이 질병은 다이내믹한 운동에 대해 과다한 심혈관 반응을 보임으로써(증가된 심박출량: $\dot{V}O_2$ ratio), 해당작용이 폐쇄되고 근육에 산소를 소모하는 데 있어 낮은 수준의 능력을 가지게 된다. 또한 이질병에 있어 운동 전에 포도당이 공급되는 경우를 제외하고는, 무산소성 해당작용을 위한 포도당의 부족으로 인해 운동 강도가 점점 증가하는 다이내믹한 운동의 시작부터 종료 시까지 혈중 젖산은 점점 감소하게 된다. 젖산산증(Lactic acidosis; 젖산이 제거되는 것에 비해 더 빠르게 축적되는 상태)이 없음에도 불구하고, 이러한 환자들에게 있어서는 근육 약화와 피로가 빠르게 일어난다. 이것은 젖산산증이 사람의 근육피로에 있어서 주된 원인은 아니라는 것을 가리킨다.

앞서 언급한 운동 전 탄수화물 섭취, 그리고 크레아틴 로딩, 케톤 식이 그리고 지구력 운동 트레이닝과 같은 몇몇 처방들로 맥아들병 환자들의 운동불내성을 극소화하는 방안들이 제안되었다. 대략 3개월의 유산소성 트레이닝을 함으로써 환자들의 최대 운동능력은 많게는 36%까지 증가되었다. 비록 아직 더 많은 연구를 필요로 하지만 몇몇의 연구결과들로 보아 운동 트레이닝으로 인한 근육발달을 자극하는 것은 어느 정도 맥아들병에 흔히 발견되는 증가된 근육의 부상에 어느 정도 보완적인 역할을 할 수 있을 것이라 제안된다. 왜냐하면, 운동 트레이닝으로 인해 횡문근변성(rhabdomyolysis)의 지표인 혈장 크레아틴 카이네즈(creatine kinase)가 유의하게 줄었기 때문이다.

추천 문헌

1. DiMauro S, Servidei S, Tsujino S. Disorders of carbohydrate metabolism: glycogen storage diseases. In: Rosenberg RN, Prusiner SB, DiMauro S, Barchi RL, eds. The Molecular and Genetic Basis of Neurological Disease. 2nd ed. Boston, MA: Butterworth-Heinemann, 1996:1067–1097.
2. Haller RG, Wyrick P, Taivassalo T, et al. Aerobic conditioning: an effective therapy in McArdle's disease. Ann Neurol. 2006;59:922–928.
3. Vorgerd M, Zange J, Kley R, et al. Effect of high-dose creatine therapy on symptoms of exercise intolerance in McArdle disease: double-blind, placebo-controlled crossover study. Arch Neurol. 2002;59:97–101.

혈중 젖산염의 농도를 낮춤과 동시에 근육내 글리코겐 저장량을 보충할 수 있게 한다. 따라서 젖산 순환 가설(the lactate shuttle hypothesis)에서 젖산은 무산소성 대사작용에서 낭비되는 물질이 아니며, 탄수화물이 젖산염의 형태로 순환되어 몸의 다른 조직들에서 사용될 수 있게 하는 것이다.

중성지방의 유산소 대사

중성지방(Triglycerides)의 유산소성 대사과정에 의한 ATP의 총생산량은 중성지방(triglyceride)을 이루고 있는 3개의 지방산(fatty acids)의 길이와 그 지방산이 포화 혹은 불포화 상태 인지의 여부에 따라 달라진다. 그러나 2개의 글리세롤(3-탄소분자)이 간에서 포도당(6-탄소분자)으로 변형될 수 있기 때문에 중성지방을 이루고 있는 지방산과 글리세롤 모두 에너지원 생성을 위한 대사과정에 쓰일 수 있다. 이렇게 생성된 포도당은 그후 유산소성 대사작용을 거칠 수 있다. 글리세롤 또한 또 다른 3-탄소 분자인 젖산염으로 변형될 수 있다. 앞서 알아본 바와 같이, 젖산염은 미토콘드리아로 들어가 혈액에서 얻어진 포도당 분자 또는 피루브산의 산화적 대사작용처럼 똑같은 양의 ATP를 만들어 내게 된다(그림 2.18). 지방산은 최대 24개까지의 짝수로 구성된 탄소분자들로 이루어져 있다. 지방산은 2개의 탄소 단위로 분해되어 아세틸 조효소 A(Acetyl-CoA)로 변형된 뒤 유산소성 대사작용을 거치게 된다. 지방산의 길이가 길수록 생산되는 아세틸 조효소 A(Acetyl-CoA)의 양도 많아진다. 따라서 긴 지방산일수록 더 많은 ATP가 생성된다.

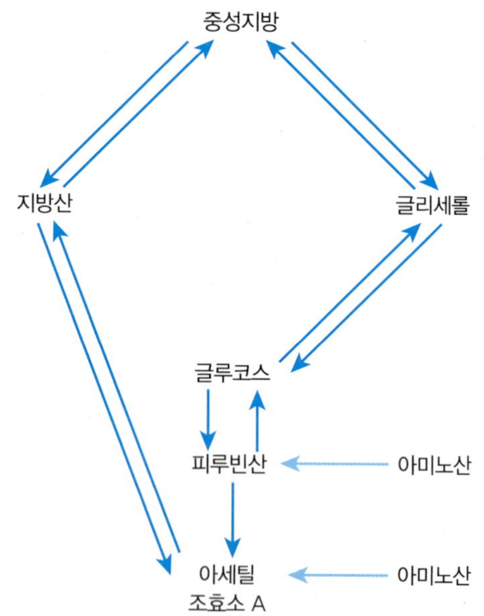

그림 2.18 중성지방(triglyceride)의 합성에 참여하는 탄수화물, 아미노산, 지방산 그리고 글리세롤의 상호작용. 포도당과 아미노산은 글리세롤 그리고 지방산으로의 변형이 가능하며, 그후 그것들이 결합하여 중성지방(triglyceride)를 합성한다.

베타 산화작용(Beta oxidation)은 지방산이 2-탄소분자로(ascetic acid) 분해되는 과정이며, 이로 인해 아세틸 조효소 A(Acetyl-CoA)가 생성되어 크렙스 회로로 들어갈 수 있게 한다. 해당작용의 경우에서처럼, 베타 산화작용 과정을 시작하기 위해서도 ATP 필요하다. 이러한 과정에 활성에너지를 공급하기 위해서는 지방산 1개당 2개의 ATP를 필요로 한다. 지방산으로부터 생성되는 아세틸 조효소 A(Acetyl-CoA)의 양은 지방산 탄소 사슬의 길이에 따라 좌우된다. 예를 들면, 16-탄소 지방산에서 8개의 아세틸 조효소 A(Acetyl-CoA)가 만들어 질 수 있다. 각각의 베타 산화작용 동안 아세틸 조효소 A(Acetyl-CoA) 단위(16-탄소 사슬의 지방산인 경우 7번의 베타 산화작용), 하나의 NADH 그리고 또 다른 하나의 $FADH_2$를 생성하게 된다. NADH와 $FADH_2$는 최종적으로 전자전달계(ETC)에서 ATP를 생성하는 데 쓰이게 된다. 크렙스 회로에서는 아세틸-CoA 1개마다 몇몇 NADH와 $FADH_2$를 포함하여 1개의 ATP가 생성된다. 그러나 마지막 2-탄소 사슬은 지방산의 탄소 사슬에서 분해되지 않아도 되며 그로 인해 베타 산화작용 중 NADH와 $FADH_2$를 생성하지 않는다. 일반적인 16-탄소 분자 지방산은 129의 ATP를 생성한다(표 2.3). 마찬가지로 18-탄소 분자 지방산은 아세틸 조효소 A를 추가적으로 생성할 수 있기 때문에 17개의 ATP가 추가적으로 생성되며 완전한 유산소성 대사작용으로 146개의 ATP 순이익(net gain) 생산을 가지게 된다. 탄수화물과 비교해 볼때, 중성지방(Triglyceride) 또는 지방산에서 대체로 많은 ATP가 생성되는 이유는 크렙스 회로와 전자전달계(ETC)에 사용되는 많은 탄소와 수소 분자들이 생성되기 때문이다. 중성지방(Triglyceride)에서의 상당량의 에너지는 지방 저장이 많은 양의 에너지를 저장할 수 있는 좋은 방편이 됨을 의미한다(글상자 2-4, 2-5).

유산소성 대사과정에서 지방산은 지방세포(adipose cells)에 저장되어 있는 중성지방(Ttriglyceride)에서 얻어진다. 지방세포 안에서 호르몬감수성 **지방질가수분해효소(hormone-sensitive lipase)**는 중성지방(triglyceride)을 글리세롤과 지방산의 형태로서 혈액 속으로 들어가게 한다. 세포가 이러한 물질들을 기질(substrate)로서 필요로하게 될 때, 혈액에 존재하는 글리세롤과 지방산은 세포내로 옮겨져 산화

표 2.3 16-탄소분자 지방산으로부터 생성된 ATP의 총량

대사과정	ATP
베타 산화	
지방산 활성화를 위한 에너지	−2
아세틸 조효소 A 하나당 생성되는 NADH 한 분자 (전자전달계)	+3
아세틸 조효소 A 하나당 생성되는 $FADH_2$ 한 분자 (전자전달계/마지막으로 형성된 아세틸 조효소 A로부터 만들어진 NADH 혹은 $FADH_2$는 제외)	+2
아세틸 조효소 A 하나당 생성되는 ATP의 총량(활성화 에너지와 최종 형성 아세틸 조효소 A는 계산하지 않음)	+5
크렙스 회로	
아세틸 조효소 A 하나당 1개의 ATP	+1
아세틸 조효소 A 하나당 3개의 NADH(전자전달계)	+9
아세틸 조효소 A 하나당 1개의 $FADH_2$(전자전달계)	+2
아세틸 조효소 A 하나당 생성되는 ATP의 총량	+12
아세틸 조효소 A 하나당 생성되는 ATP의 총량	
베타 산화로 아세틸 조효소 A 하나당 생성되는 5개의 ATP 생성 + 크렙스 회로에서 아세틸 조효소 A 하나당 생성되는 12개의 ATP 생성(활성화 에너지와 최종 형성 아세틸 조효소 A는 계산하지 않음)	+17
16-탄소분자 지방산으로부터 생성되는 ATP 총량	
아세틸 조효소 A 7개의 베타 산화와 크렙스 회로(7 × 17 ATP)	+119
최종 아세틸 조효소 A의 베타 산화와 크렙스 회로	+12
지방산 하나당 필요한 활성화 에너지	−2
총 ATP	+129

글상자 2-4 알고 있습니까?

지방에서 얼마나 많은 에너지를 만들 수 있는가?

15%의 체지방을 지니고 있는 150파운드 체중의 사람은 대략 22.5파운드의 지방을 가지고 있다. 파운드당 지방은 대략 3,500 킬로칼로리를 함유하고 있다. 한 사람이 1마일을 뛰는 데 100 킬로칼로리가 필요하다고 가정했을때 그 사람은 이론상으로 체지방의 에너지만으로 거의 800마일을 뛸 수 있게 된다.

적 대사과정을 시작하게 된다.

지방산과 글리세롤은 포도당과 아미노산으로부터도 합성될 수 있다. 포도당은 글리세롤로 변형될 수 있으며, 포도당이나 글리코겐으로 얻어진 2-탄소분자 아세틸 조효소 A (Acetyl-CoA)를 지방산 합성에 이용할 수 있다. 지방산과 글리세롤은 지방세포에 의해 중성지방(triglyceride)으로 합성된다(그림 2.18). 피루빈산염(pyruvate) 합성에 사용될 수 있는 탈아미노산(Deaminated amino acids)은 포도당이 된 후 글리세롤이 되거나 아세틸 조효소 A(Acetyl-CoA)가 되어 지방산 합성에 사용될 수 있다. 더욱이 아세틸 조효소 A

글상자 2-5 학생들의 실제 질문

몸에서 포도당을 운동 중의 에너지로 우선적으로 사용한다면, 왜 대부분의 몸의 에너지는 지방의 형태로 저장되는 것인가?

지방의 저장은 상당량의 물을 추가적으로 필요로 하지 않지만 글리코겐(glycogen)은 분자의 특성으로 인해 물과 함께 저장된다. 글리코겐은 그램당(each gram of glycogen) 약 2 g의 물과 함께 저장된다. 반면에, 중성지방(Triglyceride)의 저장에는 그와 같은 많은 양의 물을 필요로 하지 않는다. 1파운드(0.45 kg)의 지방에 함유되어 있는 에너지는 글리코겐의 경우에 약 6파운드(2.7 kg)에 해당된다.

(Acetyl-CoA)로 직접적으로 변환될 수 있는 아미노산은 지방산 합성에 또한 사용될수 있다. 탄수화물과 단백질로부터 지방산과 글리세롤 그리고 최종적으로 중성지방(triglycerides)의 합성이 가능하기 때문에, 탄수화물과 단백질의 과대 섭취는 체내 지방량을 높일 수 있다.

단백질 대사

단백질은 여러가지 다른 경로를 통해 에너지를 제공할 수 있다. 수많은 아미노산은 포도당으로 변형될 수 있는데, 이것을 **글루코네오제닉(gluconeogenic)**이라고 한다. 여기서 생성된 포도당은 에너지를 생산하는 데 사용된다. 알라닌(Alanine), 루신(leucine), 이소루신(isoleucine)과 같은 몇몇 아미노산들은 중간 대사물이나 몇몇 단계에서 에너지 생성과정에 들어가는 분자들로 변환될 수 있다. 어떤 아미노산이든 에너지 생성과정에 들어가기 전에는 먼저 **탈아미노화(deamination)** 또는 질소그룹 제거를 거쳐야 한다. 질소 그룹이 제거되면 암모니아(NH_3)를 만든다. 암모니아는 염기이며 몸의 산-염기 균형을 깨트릴 수 있다. 이것을 방지하기 위해 간(liver)은 2개의 아미노 분자와 CO_2를 결합시켜 요소(urea, N_2H_4CO)와 물 분자를 생성한다. 이 요소(urea)는 혈류로 방출되며 소변으로 배설된다.

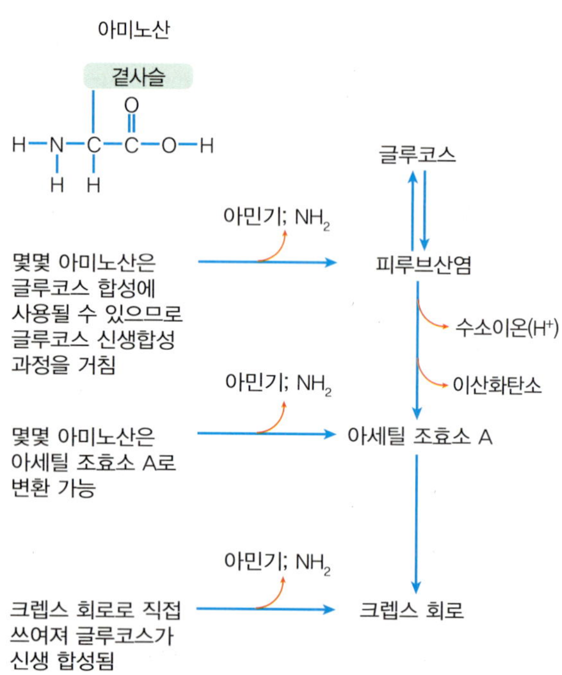

그림 2.19 아미노화(Deamination)를 거친 아미노산은 세 가지 경로로 유산소 대사에 들어간다. 주목할 점은 몇몇 아미노산으로부터는 피루브산염의 생성이 가능하다. 따라서 아미노산이 글루코스 합성에도 이용될 수 있다.

아미노산이 들어갈 수 있는 또 다른 에너지 생성 경로는 아미노산이 피루브산염(Pyruvate)으로 변환되어 유산소성 대사과정에 들어가는 것이다(그림 2.19). 또한, 다른 아미노산들은 아세틸 조효소 A(Acetyl-CoA)로 변환하여 대사과정에 쓰여지며, 한편으로는 크렙스 회로에 직접적으로 들어가 대사과정에 쓰이는 아미노산도 있다. 어떤 대사 기질(metabolic substrate) 이든 그것이 피루브산염(Pyruvate)으로 변환될 수 있으면, 그것은 포도당을 합성하는 데 사용될 수 있다. 따라서, 피루브산염(pyruvate)으로 변환될 수 있는 아미노산은 포도당을 생성하게 되는데, 이러한 아미노산을 글루코제닉(glucogenic)이라고 한다.[21] 그러나 아세틸 조효소 A(Acetyl-CoA)로 변환되는 아미노산들은 포도당으로 변환될 수 없으므로 크렙스 회로로 직접적으로 들어가야 하는 아미노산의 경우처럼 대사과정을 반드시 거쳐야 한다. 크렙스 회로에 직접적으로 들어가는 아미노산들 또한 글루코제닉(glucogenic)이라 부르지만 크렙스 회로에 들어가면 그것들은 포도당 합성에 사용될 수 없다.

일반적으로 소량의 단백질이나 아미노산만으로도 에너지 생성을 위한 대사과정이 이루어질 수 있다. 그러나 어떤 상황에서는, 아미노산은 일반적인 대사과정의 성격과는 거리가 멀기도 하다. 예를 들면, 극한의 다이어트(몸의 기능 유지에 필요한 킬로칼로리보다 상당히 적은 양의 섭취시) 중에는 에너지를 생성하기 위해 골격근을 포함한 조직들로부터 아미노산을 얻어 대사작용한다. 이러한 심한 다이어트 동안에는 근육 조직을 잃는 결과를 초래한다. 또한 일반적으로 단백질 식이는 에너지 생성에 더 많은 단백질을 사용하게 된다.

탄수화물, 지방 그리고 단백질의 혼합된 일반적인 식이요법은 소량의 단백질만이 운동중 ATP를 생성하는 데 쓰여지며, 이는 분지사슬 아미노산(branch-chain amino acid)과 알라닌(Alanine) 아미노산의 가용성에 영향을 받는다.[19] 장기간 지구력 활동 중에는 근육내 **프로테아제(proteases)**와 같은 단백질 분해효소가 활성화되므로 아미노산 대사작용은 조금 증가한다. 대사작용에 사용되어지는 아미노산은 다이어트와 같은 식이조절시에는 근육의 감소로 이어진다. 근육 질량의 감소를 최소화하기 위해서는 운동을 통하여 단백질 대사 작용을 줄이는 방법이 있다.

체중을 감량할 때 운동의 필요성이 입증되었는데, 한 연구에서 12주의 식이요법 또는 식이요법과 운동을 한 남성그룹에서 평균 19.8에서 21.1파운드(9.0~9.6 kg)의 체중이 감량한 경우의 사례를 들 수 있다.[30] 먼저, 식이요법만 한 남성들은 감소된 체중의 69%가 지방을 이루며, 식이요법과 유산소 트레이닝을 병행한 남성들은 78%, 식이요법, 유산소 그리고 웨이트 트레이닝을 병행한 남성들은 전체 감량 체중에서 97%를 지방이 차지하였다. 이러한 연구결과는 운동 후 체중 감량은 주로 지방감량으로 인한 것이며, 따라서 단백질 대사작용을 감소시켜 근육량의 감소를 방지하는 결과를 명확히 나타내고 있다.

속성 검토

- 유산소성 대사작용은 포도당을 위한 해당작용, 지방을 위한 베타 산화(beta oxidation), 그리고 포도당과 지방 모두를 위한 크렙스 회로와 전자 전달(electron transport)을 포함하고 있다. ATP의 대부분은 전자 전달(electron transport) 중에 생성된다.
- 혈류 또는 근육내 글리코겐으로부터 얻어지는 포도당은 해당작용으로 들어갈 수 있다. 피루브산염은 해당작용에 의해 생성되어 아세틸-CoA으로 변형될수 있으며 크렙스 회로로 들어간다. 해당작용과 크랩스 회로로부터 생성된 수소들과 전자들은 $FADH_2$와 NADH에 의해 전자전달계(electron transport chain, ETC)로 운반되며 여기에서 유산소성 대사작용을 완성시킨다.
- 지방산은 베타 산화(beta oxidation)으로 들어간다. 2-탄소 분자(아세트산)는 베타 산화로 인해 생성되며 아세틸 조효소 A(acetyl-CoA)로 변형되어 크랩스 회로로 들어간다. 크랩스 회로로부터의 수소들과 전자들은 $FADH_2$와 NADH에 의해 전자운반체계로 운반되어 유산소성 대사작용을 완성시킨다.
- 글리세롤은 피루부산염으로 변형된 후 아세틸 조효소 A로 변형될 수 있으며 크랩스 회로로 들어갈 수 있다.
- 젖산은 피루부산염으로 전환될 수 있으며 물질대사 또는 포도당 합성에 사용된다.
- 모든 아미노산은 반드시 탈아미노화 과정을 거친 후 유산소성 대사작용으로 들어갈 수 있다.
- 몇몇 아미노산들은 피루브산염으로 변형되어 아세틸 조효소 A로 바뀔 수 있으며, 따라서 크렙스 회로로 들어갈 수 있다.
- 몇몇 아미노산들은 아세틸 조효소 A로 변형되어 크렙스 회로에 들어갈 수 있다.
- 몇몇 아미노산들은 직접적으로 크랩스 회로에 들어가 대사작용에 쓰여진다.

안정 시와 운동 중의 대사 기질

어떤 기질(substrate)이 특정 시간대에 대사과정을 통한 분해되는 것은 수많은 요인들에 의해 좌우된다. 일반적으로, 어떤 하나의 기질(substrate)이 많은 양으로 존재한다면, 우선적으로 대사과정에 쓰일 수 있게 된다. 장거리 달리기 중 탄수화물과 같은 기질(substrate)이 고갈된다면, 경주를 지속하기 위해 더 많은 중성지방(triglyceride)을 쓰게 된다. 각각의 기질(substrate)로부터 대사과정을 통해 생성된 에너지의 양 또한 다음의 탄수화물, 중성지방 또는 단백질이 대사과정에 영향을 끼치게 된다. 육체적 활동의 강도나 지속시간 또한 어떤 기질(substrate)이 우선적으로 사용되어질 것인지를 결정하는 요소이다. 휴식 또는 운동 중에 어떤 기질(substrate)이 우선적으로 대사과정에 쓰이게 되는 것인가에 대해 어떤 것들이 영향을 미치는 지에 대해서는 다음 섹션에서 알아보자.

기질의 상호작용

휴식 또는 운동 중에 특정 기질(substrate)이 우선적으로 대사과정에 쓰이는 되는 것에는 몇가지 요소들에 의해 결정된다. 지방 또는 탄수화물과 같은 기질의 수준이 평균적으로 높은 특정 기간 동안에도 가장 가용성이 높은 기질(substrate)이 먼저 대사과정에 쓰이게 된다. 고지방 또는 고탄수화물을 꾸준히 섭취할 경우에 있어서도, 가장 가용성이 높은 기질이 대사과정에 우선적으로 쓰이게 된다.

단백질은 보통 휴식 또는 운동 중인 유산소성 대사작용에서 매우 적은 양으로 사용된다. 지구력 트레이닝을 통한 효소의 적응(Enzymatic adaptation)으로 유산소성 대사과정 중 더 많은 아미노산이 사용되는 경우가 있지만,[1] 일반적으로 60분을 넘지 않는 운동 동안 쓰여진 단백질 양은 전체 사용된 기질(substrate)의 2% 미만이다. 세 시간에서 다섯 시간의 장기간 지속되는 운동 중에는 단백질 대사는 운동의 막바지에 사용되는 에너지의 5%에서 15%를 담당한다. 그러나 대부분의 운동에 있어서는 중성지방과 탄수화물이 동반된 대사작용을 통해 에너지 생성을 위한 ATP를 제공한다.

요약하자면, 첫째, 무산소성 에너지원은 근육내 저장되어 있는 ATP와 PC, 그리고 해당작용에 필요한 혈액 혹은 글리코겐으로부터 얻어진 포도당이다. 단백질 또는 중성지방(triglyceride)을 이용한 에너지 생성은 무산소성 대사과정을 통하지 않는다. 유산소성 활동 중 필요한 ATP의 대부분은 탄수화물이나 중성지방(triglyceride)의 대사과정으로부터 얻어지며 운동의 강도나 지속시간에 영향을 받는다. 다음 섹센에서는 기질(substrate)의 사용에서 운동의 강도와 지속시간의 영향에 관해 더 세밀히 논의할 것이다.

운동강도: 트리글리세리드 혹은 탄수화물 대사

휴식 중에는 대략 필요한 ATP의 33%가 탄수화물 대사에 의해 생성되며, 66%는 지방이나 중성지방으로부터 얻어진다. 이 66%의 수치는 중성지방이 대사과정에 쓰이게 되는 경우 에너지 생성에 기여할 수 있는 가장 높은 상대적 비율을 의미하기도 한다. 운동 강도가 증가함에 따라, 에너지 생산을 위해 지방보다는 탄수화물의 사용이 점점 증가하게 된다. 따라서, 이론적으로 이러한 변화는 근육이 필요로 하는 모든 100% 에너지가 탄수화물 대사에 의해서만 제공될 때까지 이루어진다(그림 2.20). 하지만 최대 운동 강도에서 에너지 공급을 위해 탄수화물만이 단독적으로 쓰이지는 않는데, 이는 또 다른 무산소성 에너지원 또한(중성지방과 단백질은 해당작용에 이용될 수 없음을 기억하자) 필요한 ATP를 공급해 주기 때문이다.

지방 혹은 탄수화물이 대사분해될 때 생성되는 에너지의 양을 비교해 보면, 왜 탄수화물 대사가 운동 강도가 높을 경우 더 유리한지를 알려준다. 기질(substrate)의 그램(gram)당 에너지의 양은 지방의(9.4 kcal $\cdot$ g^{-1}) 경우에서 가장 높고, 그 다음으로 탄수화물(4.1 kcal $\cdot$ g^{-1})과 단백질(4.1 kcal $\cdot$ g^{-1})

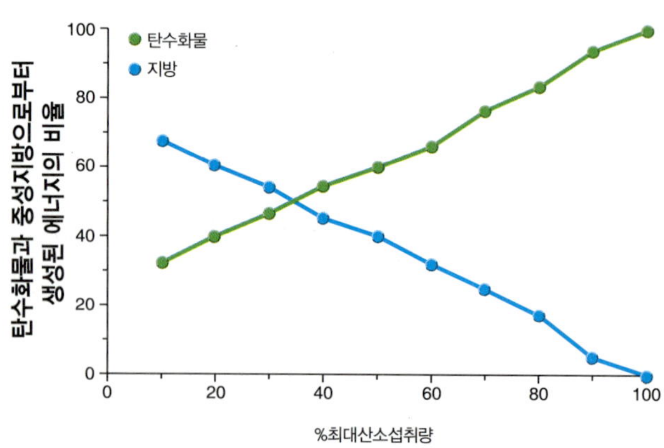

그림 2.20 다른 운동 강도에 따른 탄수화물과 중성지방으로부터 생성되는 에너지 비율. 최대산소섭취량으로 나타내지는 운동강도가 증가되면 중성지방으로부터 얻어지는 에너지 비율은 감소하고 대신 탄수화물에 더 의존적으로 된다.

이다. 그러나 유산소성 대사과정에서 산소 1리터당 생성되는 에너지는 탄수화물(5.0 kcal $\cdot$ LO_2^{-1})이 단백질과(4.7 kcal $\cdot$ LO_2^{-1}) 지방(4.5 kcal $\cdot$ LO_2^{-1}) 보다 높다. 따라서 고강도 혹은 최대강도 운동시에는 더 많은 탄수화물과 함께, 적은 지방량이 유산소성 대사과정에 동원될 때 더 많은 에너지가 공급될 수 있는 것이다.

한편, 운동 강도가 증가됨에 따라 주된 에너지 공급원이 점점 지방에서 탄수화물로 옮겨가는 것에는 몇몇 또 다른 요인들에 의해 영향을 받는다. 아마 가장 중요한 요인으로는 운동 강도가 증가함에 따라 더 많은 속근 섬유(fast-twitch or type II muscle fibers)가 근수축에 동원된다는 것이다(Chapter 3 for a discussion of muscle fiber-type recruitment and characteristics 참고). 속근 섬유(Type II)에는 높은 수준의 해당작용 효소들을 존재하며, 반대로 적은 양의 유산소성 효소들이 있다. 따라서 속근 섬유에서는 ATP를 생성하기 위해 무산소성 해당작용이 용이하게 일어나게 된다. 즉, 근 수축 동안 더 많은 속근섬유가 활동하게 되면, 더 많은 탄수화물들이 ATP 생성을 위해 쓰여지게 되는데, 이는 중성지방은 해당작용을 통해서는 에너지를 생성해 낼 수 없기 때문이다.

에피네프린(epinephrine)과 같은 호르몬의 변화(Chapter 7 for a discussin of the hormonal impact on metabolism 참고) 또한 운동 강도가 증가함에 따라 탄수화물 대사를 증대시킬 수 있다. 왜냐하면, 에피네프린이 해당작용효소에서 가지는 자극 영향(stimulatory effect) 때문이다. 한편, 빠른 해당작용에 인해 증가된 젖산은 유산소성 대사를 위해 쓰여지는 중성지방의 가용성을 저하시킴으로써 중성지방 대사를 방해한다.[48]

기질(substrate) 사용의 단계별 변화, 즉 안정시나 저강도 운동에 쓰이는 에너지는 지방에 더 의존적이며, 강도가 점점 높아짐과 함께 탄수화물에 더 의존적으로 변화하는 사실에서 흥미로운 질문을 가질 수 있다. 어떤 운동 강도에서 지방 대사 비율이 가장 높이 일어나는가? 일반적으로, 중성지방 대사는 최대심박수의 대략 65%~75% 수준의 운동 강도에서 가장 활발히 일어난다고 한다. 그러나 글상자 2-6에서 설명하듯이, 이것은 단지 부분적인 답변이 될 수 밖에 없다.

운동 시간: 트리글리세리드 혹은 탄수화물 신진대사

조깅과 같은 30분 이상의 저강도, 장기간 운동시에는 같은 강도가 운동내내 유지되어도 탄수화물을 에너지원으로 쓰던

글상자 2-6 학생들의 실제 질문

어떤 유산소 운동 강도에서 지방 대사가 가장 많이 이루어지나요?

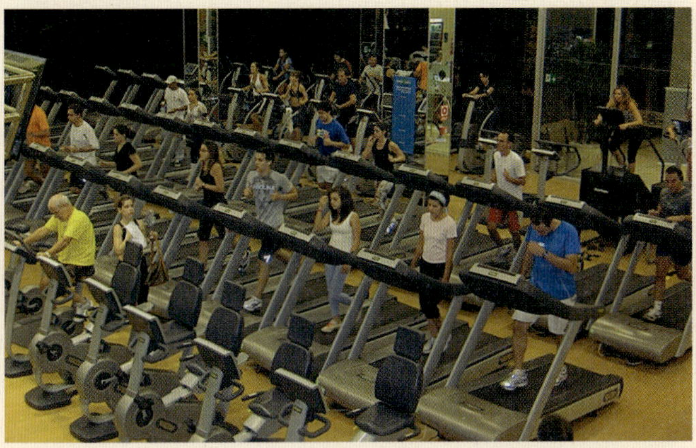

많은 사람들이 건강한 체중과 체지방율에 유지에 도움을 주기 위해 유산소 운동을 수행한다. 이 두 가지의 목표를 이루기 위해서는, 지방질 대사가 가장 많이 이루어지는 운동 강도에서 운동하는 것이 도움이 될 것이다. 운동 강도가 안정시에서 최고 수준으로 증가할수록, ATP 생산에 사용되는 주된 에너지 기질이 지방질에서 탄수화물로 점진적인 변화가 이루어진다. 지방 대사는 평균 운동 강도가 최대산소소비량 약 64%, 훈련된 싸이클리스트의 경우에는 싸이클링 운동을 수행할 때 최대심박수에서 74%에서 극대화 된다. 지질 대사는 최대심박수의 약 68%에서 79%의 운동 강도로 운동하거나, 혹은 잘 훈련된 사이클리스트에게는 최대산소소비량의 55%에서 72% 수준일 때 지방대사의 최대치에 근접하게 된다. 이러한 범위를 넘어서면, 지질 대사는 실질적으로 감소되며, 만약 최대심박수의 92% 이상의 운동 강도에서는 그 효과는 미미하다. 어떤 운동 강도가 지질 대사를 최대화 시킬 수 있느냐의 물음에 있어 단지 어떤 운동 강도에서 지질 대사가 가장 높은지를 아는 것으로는 오직 부분적인 대답만이 될 수밖에 없다. 즉, 적정 운동 강도를 충분한 시간 동안 유지시키는 것 또한 상당한 양의 지질 대사가 이루어지게 하는 중요한 요인이다. 예를 들어, 만약 지질 대사가, 최대심박수의 83% 수준에서 가장 극대화 된다면, 당신은 그 운동 강도를 오직 3분 정도 유지할 수 있게 되고, 따라서 총 지방 대사의 양은 아주 희박해진다. 약 분당 0.6 g의 지질 대사가 이루어진다고 생각할 때, 오직 1.8 g의 지방 대사가 이루어지게 되는 것이다($0.6\ g \cdot min^{-1} \times 3\ min$). 그러므로, 알맞은 운동 강도를 고르기 위해서는 지질 대사를 통해 얻는 에너지 효율뿐만 아니라, 유지할 수 있는 운동 강도의 지속시간 또한 중요하다. 유산소 운동으로 훈련되지 않은 사람들의 경우에 있어서는 운동 강도가 앞서 주어진 최대심박수 및 최대산소섭취량 범위의 낮은 수준에서 이루어진다.

(Data from Achten J, Gleeson M, Jeukendrup AE. Determination of the exercise intensity that elicits maximal fat oxidation. Med Sci Sports Exerc. 2002;34:92–97.)

대사과정이 중성지방 의존적으로 점차 변화하게 된다. 이것은 유산소 대사에 사용되는 유리지방산 형태의 중성지방의 가용성에 영향을 미치는 여러 요인과 관련되어 있다. 이러한 요인 중 하나는 호르몬 반응, 특히 에피네프린(epinephrine), 노르에피네프린(norepinephrine), 글루카곤(glucagon)의 운동에 대한 반응이다(신진 대사 호르몬에 미치는 영향에 대한 설명은 7장을 참조). 이 호르몬은 모두 운동 중에 상승되고, 유산소 대사에 사용될 수 있는 유리지방산과 글리세롤을 만드는 중성지방(triglycerides) 분해를 촉진시키는 리파아제(lipases)의 활성을 증가시킨다.

반대로, 인슐린은 호르몬 감수성 리파아제 활동(hormone-sensitive lipase activity)을 억제하고, 유산소 대사에 사용되는 유리지방산의 가용성의 감소를 초래한다. 고탄수화물 식이 혹은 음료 섭취에 대한 반응으로는, 혈중 인슐린 농도(blood insulin concentrations)가 증가하고, 리파제 활성의 저해와 글루코스의 골격근으로의 이동이 증가되는 결과를 야기한다. 따라서 탄수화물 대사의 증가와 중성지방 대사의 감소로 결국 이어지게 된다. 스포츠 음료에 포함되어 있는 탄수화물을 섭취하는 것은 인슐린이 작용하게 되는 또 하나의 요인이 된다. 그러나 탄수화물이 섭취되지 않는 동안 낮은 강도의 장시간의 운동 중에는 혈중 인슐린 농도는 점차적으로 감소되고, 운동에 필요한 ATP를 공급하기 위한 중성지방 대사가 활발해진다.

결국, 마라톤과 같은 장시간, 낮은 강도의 운동 중에는 근육 내의 글리코겐과 간 글리코겐은 대폭 감소하게 된다. 글리코겐 비축량이 탄수화물 대사가 한정되는 순간까지 소모되는 때는 약 최소 60분 간의 지속적인 운동이 이루어질 때이다.[12] 이 시점에서는, 중성지방대사는 운동을 유지하는 데 필요한 에너지를 공급하기 위해 더 활발하게 이루어지게 된다. 따라서, 약 60분 이하의 운동 중 섭취하는 탄수화물은 지구력을 반드시 향상시키지는 않는다. 그러므로, 운동 중 탄수화물 스포츠 음료의 섭취로 인한 탄수화물 대사의 증가에 대한 영향은 운동 시간에 달려 있다고 할 수 있다. 지구력 운동으로 인해 글리코겐 비축량이 소진될 때 일반적으로 "hitting the wall"이라고 표현된다. 이것은 장시간 활동 중에 생기는 피로현상이다. 따라서, 마라톤과 같은 장시간 지구력을 필요로 하는 운동 중에 탄수화물 스포츠 음료의 섭취는 빠른 에너지로 사용될 수 있는 혈액 포도당의 높은 수준을 유지함으로써 근섬유내 글리코겐 고갈을 지연 시키고 운동능력을 향상시키게 된다.

젖산 역치

젖산 역치 및 **혈중 젖산 축적 시점(onset of blood lactate accumulation, OBLA)**의 용어는 종종 같은 의미로 사용된다. 하지만 두 용어는 엄밀히 말해 다른 의미를 가지고 있다. 젖산 역치는 혈중 젖산이 평소 농도 이상으로 축적하기 시작되는 운동 강도의 시점을 의미한다(그림 2.21). *OBLA*는 특정 값의 혈중 젖산 농도가(4.0 mM) 되는 운동 강도의 시점이다. 훈련 받지 않은 사람들에게는, 젖산 역치는 최대산소소모량의 약 50~60%에서 발생하게 된다. 지구력 훈련을 한 사람들의 젖산 역치는 최대산소소모량의 약 65~80%일 때 발생한다. 따라서 지구력 훈련으로 인해 운동시 혈중 젖산 농도의 증가 없이 더 높은 강도의 운동을 가능하게 해준다. 젖산 역치는 운동의 강도 혹은 오랜 시간 유지할 수 있게 해

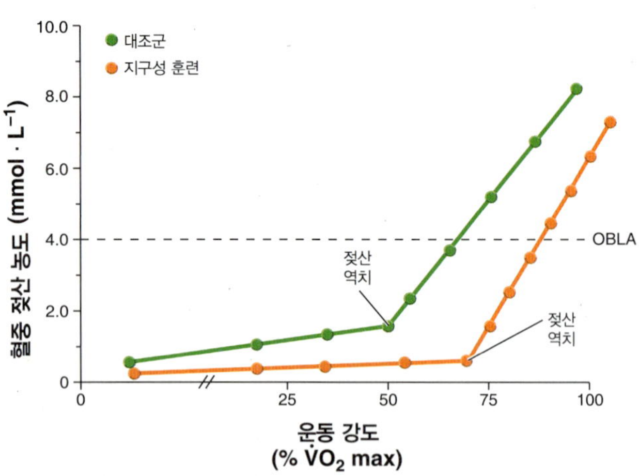

그림 2.21 젖산 역치는 혈중 젖산 농도가 평상시 보다 상당히 증가할 때의 운동 강도이다; 혈중 젖산 축적 시점(onset of blood lactic acid; OBLA)는 혈중 젖산치가 4.0 mM일 때를 뜻한다. 지구력 운동 선수의 젖산 역치는 훈련되지 않은 개인보다 더 높은 운동 강도에서 발생된다.

주는 경주의 페이스(pace)를 나타내기 때문에 지구력을 필요로 하는 활동에 중요하다. 여기서 알아야 할 것은, 혈액과 근육안에 있는 젖산 농도의 증가는 산성도를 증가(낮은 pH) 시키는 데 있어 직접적인 원인이 아닐 수도 있다. 산성도의 증가는 ADP와 Pi에서 ATP 합성을 유지할 수 없는 것에 중요한 의미가 있다. 앞서 언급된 것 중, ATP 합성은 수소이온을 소모하고, ATP 분해는 수소이온을 생성한다는 것을 떠올려보자. 운동 강도가 높아질수록, 산성도 또한 증가하게 된다. 왜냐하면 ATP가 가수분해되는 양은 증가되지만, 운동중인 근육에서 ATP가 재합성되는 데는 어려움을 격게 되며, 수소이온은 축적되게 된다.[11,32] 그 원인에 상관없이, 산성도가증가하면 힘을 만들어 내는 근육의 능력에 부정적인 영향을 미치게 된다. 왜냐하면 산성도의 증가는 칼슘이온을 방출 혹은 격리하는 근소포체(sarcoplasmic reticulum)의 활동에 영향을 미치고, 트로포닌(troponin)과 칼슘(calcium)의 결합을 손상시키며, 마이오신 ATP 가수분해효소(myosin ATPase activity) 활동을 감소시킨다(Chapter 3 참고).[11] 이는 근육이 어떤 운동량이나 페이스 조절을 하기 힘들게 하는 요인이 된다.

지구력을 필요로 하는 운동선수들은 젖산에 많은 관심을 가진다. 왜냐하면 젖산 역치가 증가되거나 혹은 높은 강도에서 나타나게 되면은, 지구력 능력 또한 증가되는데 이는 젖산역치와 지구력 능력 사이에 뚜렷한 상관 관계가 밝혀짐으로써 더 잘 알려졌다.[25] 예를 들어, 젖산 역치 수준에서의 산소 소모량은 800, 1500, 3000 m 남녀 운동선수의 달리기 시간과 유의한 상관관계가($r = 0.65-0.77$) 있는 것으로 나타났다. 젖산 역치와 지구력 운동 능력 사이의 상관관계로 인해, 젖산 역치는 달리기 선수, 사이클리스트, 그리고 수영 선수를 위한 훈련 범위(zone)를 설정하는 데 사용되고 있다. 일반적으로, 훈련 범위는 젖산 역치 수준 보다 위, 아래, 그리고 젖산 역치에서 설정된다.

운동에 대한 유산소 적응

운동에 대한 유산소 적응 효과는 효소활동과 기질 가용성 모두를 포함한다. 크렙스 회로(Krebs cycle)와 전자전달계(ETC)에서 증가된 효소들의 활동은 유산소성 ATP 생산을 증가시킬 수 있다. 유산소 대사과정의 효소는 미토콘드리아 안에 존재하기 때문에, 미토콘드리아 크기 및 숫자의 증가는 유 산소 효소의 증가로 이어지게 된다. 높아진 탄수화물의

가용성은 운동 시간을 늘려 줄 수 있다. 또한, 중성지방의 가용성이 높아지면, 탄수화물의 사용이 줄어들고 유산소성 중성지방 대사를 증가시킬 수 있다. 이는 탄수화물 감소를 예방 하여, 결국 유산소성 ATP 운동의 지속시간을 증가시킬 수 있다.

유산소 운동에 대한 효소 적응

지구력 훈련을 하는 운동 선수의 근육에서는 증가된 미토콘드리아 밀도가 관찰되어 왔다. 근육에서는 미토콘드리아의 밀도가 증가된다. 따라서, 지구성 운동 트레이닝으로 40%에서 90%[1]의 미토콘드리아 효소 활성이 증가되며, 유산소 효소 활동이 "good" 사이클리스트보다 "elite" 사이클리스트에 더 높다고 발표된 것은 놀라운 일이 아니다.[23] 예를 들어, 크렙스 회로(Krebs cycle)의 효소 중 하나인 숙신산 탈수소효소(succinic dehydrogenase; SDH)는 5개월 동안의 지구력 훈련을 통해 그 활성도가 95% 증가되었으며, 그리고 3개월의 지구력 트레이닝 후에는 42% 가량 증가한 것으로 나타났다. 반면, 전력 질주하는 스프린트 트레이닝은 미토콘드리아 효소 활동의 증가에 일관적이지 못한 영향을 미치고 있다. 즉, 어떤 연구에서는 효소 활동이 증가되었지만 다른 연구에서는 뚜렷한 변화가 없었다.[1,9] 스프린트 트레이닝으로 인한 미토콘드리아 효소의 증가 여부는 스프린트 달리기의 지속시간에 따라 달라질 수 있다. 10초 미만의 짧은 스프린트 트레이닝은 숙신산 탈수소효소(SDH) 활성도의 감소를 초래한 반면, 10초 이상의 긴 시간의 경우에는 숙신산 탈수소효소(SDH) 활동의 상당한 증가를 초래하였다.[42] 따라서, 지구력 형태의 운동 트레이닝은 미토콘드리아 효소 활성을 증가시키며, 스프린트 트레이닝의 경우에는 오직 긴 시간 스프린트 트레이닝(10초 이상)에서만 미토콘드리아 효소 활성도가 증가되는 것으로 보인다.

그러나 신체의 기능은 많은 요인들에 의해 영향을 받음에도 불구하고, 그러한 요인들이 항상 운동 능력을 감소 또는 향상시키는 것은 아니다. 장거리 사이클링 등의 지구력 운동시에 그 경기력에 있어 고려되어야 하는 또 하나의 중요한 점은 근육 내로의 혈액 공급에 영향을 미치는 모세혈관 수와 밀도이다. 이는 활발히 수축하는 근육으로 산소, 혈당, 및 중성지방의 공급하고, 그 근육에서 이산화탄소와 젖산을 제거하는 데 영향을 미치기 때문이다. 지구성 트레이닝이 미토콘드리아 효소 활동을 증가시키지만, 다른 형태의 트레이닝 또한 지구성 경기력을 극대화 시키기 위해 반드시 함께 병행되어야 한다.

유산소 운동에 대한 기질 적응

유산소 대사에서 기질로 사용될 수 있는 탄수화물과 중성지방의 가용성은 지구력 운동능력을 향상시킬 수 있다. 기질의 양이 충분하여 더 많이 사용될 수 있다면, 운동 시간은 그 기질이 소모되어 운동능력에 영향을 미치는 않는 한 더 지속될 수 있다. 지구력 트레이닝 후에는 달리기, 수영, 혹은 싸이클을 일정한 페이스로 더 긴시간 동안 지속할 수 있게 된다. 대부분의 지구성 운동의 이벤트에는 특정한 거리가 정해져 있다. 예를 들면, 마라톤은 26마일 그리고 Tour de France 싸이클링 주행은 100마일 정도 된다. 이러한, 경주의 목표는 정해진 거리를 최소한의 시간에 완주하는 것입니다. 지구력을 필요로 하는 운동들의 경기력를 향상시키기 위해서는, 유산소 대사에 사용 가능한 기질이 충분해야 할 뿐만 아니라, 기질을 빠른 시간안에 대사분해시킴으로써, 분당 더 많은 ATP를 확보하고, 기질이 소모되기 전에 더 빠른 페이스를 장시간 유지 가능하게 한다. 이처럼 대사작용을 빠르게 가능케하는 적응 효과에는 미토콘드리아 효소의 증가, 모세 혈관과 밀도의 증가, 산소 혈액 운반(blood transport of oxygen) 능력의 향상, 더 높은 심박출량, 그리고 더 빠른 젖산염 배출 등을 포함하고 있다.

기질 가용성

앞서 서술한 것과 같이, 근육내 글리코겐은 지구력 운동과 장시간(10초 이상) 스프린트 훈련에 의해 증가하게 된다. 글리코겐은 유산소와 무산소 대사과정에 사용되어 ATP를 만들 수 있기 때문이다. 또한, 지구력 운동과 6초 이상 지속되는 스프린트 운동에서는 경기력에 지장을 주는 현저한 근육내 글리코겐 고갈현상이 나타난다. 근육내 글리코겐 비축량이 감소될수록, 활동 근육조직에서는 혈액내 포도당을 더 많이 가져오게 된다. 혈액내 포도당이 근육내로의 흡수(uptake)가 증가하는 것은 글리코겐 감소로 인하여 혈액내 포도당과 젖산염이 증가되는 등과 같은 몇몇 요인들에 의해 조절된다.[1] 증가된 혈액 포도당의 근육 조직내 흡수는 근육 세포막에 붙어 있는 포도당 수송체(membrane-bound glucose transporter GLUT-4)의 활동과도 관련 되어 있다.[20] 앞서 언급한 것처럼, 혈중 젖산은 몸 안에 순환되면서 심근 그리고 비활성 근육 조직과 같은 다른 조직에서의 대사작용을 가능하게 해 주는 역할을 한다. 또한 유산소 대사과정을 지속하기 위해 포도당과 글리코겐과 같은 기질(substrate)의 일정 수준을 유지하는 것은 중요하다. 따라서 부족한 탄수화물은 마라톤과 같은 지구력이 필요한 운동에서 "hitting the wall(부족한 탄수화물로 인해 급격한 피로와 함께 운동능력이 저하되는 현상)"과 같은 증상이 관련된다. 그러므로, 지구력 운동 중 탄수화물 스포츠 음료의 섭취는 탈수현상을 방지할 뿐만 아니라, 혈당 농도를 유지시킴으로써 근육내 글리코겐 소모와 피로를 지연시켜 준다. 대사과정에서 탄수화물 사용에 필요성은 운동선수 식이 지침서에 명확히 나와 있다(글상자 2-7).

근육내 중성지방 비축은 지구력 훈련으로 인해 증가된다. 예를 들어, 지구력 훈련으로 속근(Type II) 섬유내 지질 함량이 90~114% 정도 증가되고, 지근(Type I) 섬유에서는 그 함량이 22%[24] 가량 증가된다. 하지만 스프린트 트레이닝과 저항운동 트레이닝에 대한 근육내 중성지방의 반응을 연구였으나 아직 일치된 결론에 이르지 못하였다.[1]

유산소 대사가 이루어지고 있는 조직에서는 지방산을 또한 혈액으로부터 얻을 수 있다. 유산소 운동 후 혈액 속 지방산 농도는 변화가 없거나 심지어 감소되는 것으로 보여진다.[1] 지구력 트레이닝 후 막 결합 지방산 수송체(membrane-bound fatty acid transporters)가 증가될지라도, 활발히 수축하는 근육으로 수송되어 이용되는[27] 혈액내 지방산은 증가하지 않는다. 즉, 지구력 훈련 후 증가된 지방산의 사용은 근육내 중성지방을 이용하는 것에 더 의존적으로 변하였기 때문이다.[23] 또한, 한편으로는 기질의 가용성은 지구력 트레이닝을 수행한 사람과 그렇지 않은 사람들이 유산소성 대사과정에 쓰이는 기질의 사용에 차이를 운동시에 보인다. 이 주제는 다음 섹션에서 논의될 것이다.

운동 중 기질의 사용

운동 강도가 증가함에 따라, 이론적으로는 100%의 유산소성 대사작용이 탄수화물 대사의 최대 부하까지 도달하는 동안, 점점 더 탄수화물 대사로 변화됨을 기억하자. 기존의 연구 또한 근육내 글리코겐 소모는 지구력 운동 동안의 피로와 연관되어 있음을 보여주고 있다. 그러므로, 훈련을 통해 증가되는 근육내 글리코겐 비축량은 근육 피로를 지연시켜 준다. 글리코겐의 소모와 피로를 지연시키는 또 다른 방법으로는, 트레이닝으로 후 동일한 수준의 절대적 운동량 또는 경주 페이스에서 더 적은 글리코겐의 대사, 그리고 더 많은 트리글리세리드 혹은 지방산을 쓰이게 하는 것이다. 지구력 트레이닝으로 함께 발생되는 주요 근육의 주요 적응효과(adaptation) 중 하나는 기질의 사용에 대한 변화이다. 지구력 훈련을 수행할 경우 더 많은 중성지방 혹은 지방산을 대사하고, 같은 절대 운동량 또는 같은 경주 속도에서 적은 글리코겐 혹은 포도당을 대사한다. 그러므로 글리코겐 절약효과(glycogen sparing effect)와 피로의 연기(postponing fatigue)를 가져다 준다.[1,23]

트레이닝 후 유산소 대사에서 더 많은 트리글리세리드와 지방산을 사용하는 능력은 유산소 능력(aerobic capacity) 증가와 관련되어 있다.[23] 이 의미는, 예를 들어 지구력 트레이닝을 한 사람들은 훈련되지 않은 사람들과 비교해 10분 동안 1마일(1.6 km)을 뛰었을 때 더 많은 비율의 지방을 대사하게 된다. 100% 탄수화물이 대사되는 최대 운동 강도가 될 때까지 운동 강도가 점차 증가되면, 훈련된 사람들의 경우에서도 점점 더 많은 탄수화물을 대사하여 에너지원으로 쓰게 된다. 하지만, 훈련된 사람들이 최대 운동 강도에 도달 할 때의 절대 운동량 또는 경주 속도는 훈련되지 않은 사람들 보다 더 높다.

운동에 대한 젖산 역치

젖산 역치와 관련한 주된 트레이닝의 적응효과는 혈중 젖산 농도의 증가가 발생하는 시점의 상대적 운동 강도(최대 산소 소모량의 비율) 증가이다.[25] 트레이닝에 의해 젖산 역치 수준이 증가되는 것은 ATP 생성시 유산소성 대사과정을 주로 이용함으로 더 높은 강도의 운동을 수행할 수 있게 됨을 의미한다. 그래서 트레이닝을 수행한 경우에는 더 높은 강도의 운동이나 더 높은 달리기 페이스가 더 오랫동안 유지될 수 있는 것이다(그림 2.21).

트레이닝으로 인한 젖산 역치의 증가는 다양한 생리학 적응효과들에 의해 영향을 받는다. 향상된 지방 대사 능력, 증가된 크렙스 회로(Krebs cycle)와 전자전달계(ETC) 효소들의 활성, 그리고 증가된 모세혈관 밀도와 수(4장 참고) 등이 이러한 생리학 적응효과들에 포함된다. 이 모든 요인들은 ATP가 유산소 대사에 의해 생성되는 동안의 운동량을 증가시키게 됨으로, 무산소 대사에 의존하기 전까지 유지시킬 수 있는 운동 강도 또는 달리기 페이스를 증가시키게 된다.

글상자 2-7 응용 연구

유산소 운동 중 탄수화물의 필요성

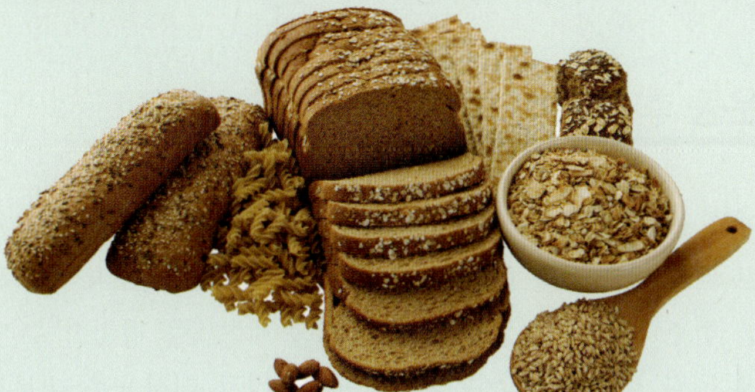

지구력 또는 유산소 운동 중의 탄수화물의 필요성은, 여러 스포츠 영양 관련 기관들에 의해 명확히 명시되어 있다. 특히 스포츠 선수등의 경우에서와 같이 고강도의 근육 운동에 충족될 수 있는 식이의 구성은 식품 관련 과학 위원회의 유럽 회의보고(European Commission Report of the Scientific Committee on Food, 2001)에도 명시되어 있다. 이 보고서에 따르면, 운동 전 높은 근육 글리코겐 저장은 운동선수들이 빠르게 뛸 수 있게 하지 않는다는 결론을 내렸다. 하지만 높은 근육 글리코겐 저장은 운동선수들이 주어진 페이스를 장시간 유지할 수 있게 해 줌으로써, 지구력 수행 시간의 향상을 가져오게 된다. 향상된 경기력은 부분적으로 운동선수들에 있어서는 동일한 절대강도의 운동이나 페이스의 최대하 운동에서 비운동선수들에 비해 근 글리코겐 분해에 덜 의존적이기 때문이다. 증가된 지구력 운동선수의 유산소 능력은, 특정 최대하 절대 운동 강도에서 골격근이 더 많은 지방을 대사하게 된다. 그러므로 더 적은 근육 글리코겐을 사용하게 된다. 이것은 근육과 간 글리코겐 저장에 "절약(sparing)" 효과를 가져다 주며, ATP를 생산하는 데 사용되는 탄수화물 저장의 고갈과 관련된 피로를 지연시키게 된다.

전반적인 에너지 필요량은 보통 사람보다 운동선수들이 더 크고, 그러한 에너지의 상당량은 탄수화물에 의해 얻어진다. 권장되는 섭취 필요량은 운동선수들에게 확연히 증가되므로 단지 매주 몇 시간 운동하는 보통 사람과 지구력 운동선수 사이에 큰 차이가 있다. 경기력을 최대화 시키기 위해 노력하는 엘리트 지구력 운동선수는 집중력 있는 훈련을 하는 동안 총 일일 에너지 요구량의 55~65%의 범위를 탄수화물을 통해 소비해야 하고, 이러한 탄수화물의 양은 운동의 양, 강도, 유형, 그리고 시간에 따라 달라진다. 트레이닝 기간 중, 특히 시합 한 주 전, 탄수화물을 통해 얻어지는 에너지의 60%는 근육 글리코겐 농도의 증가과 경기력을 향상시킨다. 그러나 이러한 수치는 앞서 언급한 요인들에 따라 변화하게 된다.

절대량으로 볼 때, 운동선수를 위한 일일 탄수화물 권장량은 6~10 g·kg body weight^{-1}이며, 마라토너와 같은 엘리트 지구력 운동선수들은 시합 전 며칠 동안은 10~12 g·kg body weight^{-1}까지도 권장된다. 이와 같은 권장량들은 운동 중 및 운동 후 혈당치를 유지시킴으로 근육 글리코겐 함량을 극대화한다. 그러나 이 섭취량은 운동선수의 일일 에너지 소비, 스포츠 유형, 성별, 그리고 환경적 요인 등의 개인적 상황에 따라 많이 좌우된다.

1시간 이상 지속되는 시합에서, 예를 들어, 도로 사이클리스트, 장거리 카누선수 그리고 철인 3종 선수들과 같은 지구력 운동 선수들은 섭취가 쉬운 탄수화물 간식을 먹어야 한다. 이러한 간식들은 간편히 소화되고 시합 동안에 휴대가 간편하여야 되기 때문에, 고열량 에너지 바 및 탄수화물 기반의 스포츠 음료의 형태가 가장 많다. 장시간 운동 중에서, 운동선수가 충분히 글리코겐을 비축했다고 가정했을 때, 0.7 g·kg body weight^{-1}(30~60 g·hr^{-1})의 시간당 탄수화물의 섭취는 운동 능력을 지속 연장시키는 데 도움을 준다(Coggan and Coyle, 1991). 스포츠 음료는 6~8% 탄수화물을 포함해야 하고(Sawka et al., 2007), 10% 이상을 넘기면 안된다. 왜냐하면 높은 탄수화물 농도는 내장흡수를 지연시키기 때문이다. 탄수화물 공급은 포도당(glucose), 포도당 중합체(glucose polymer), 자당(sucrose) 및 다른 유사한 특성의 탄수화물(높은 혈당 지수)의 형태로 공급되어야 한다. 이것은 운동 전의 간 그리고 근육 내 글리코겐 저장은 지구력 운동을 준비하는 데 중요한 고려 사항이 되며, 지구력 운동 중 특히 후반부에서의 탄수화물 섭취는 최적의 성능을 내는 데 필수적임을 이와 같은 권고 사항에서 알 수 있다.

참고문헌

Position of the American Dietetic Association, Dietitians of Canada, and the American College of Sports Medicine: Nutrition and Athletic Performance. *J Am Diet Assoc.* 2009;109:509–527.

Sawka MN, Burke LM, Eichner ER, Maughan RJ, Montain SJ, Stachenfeld NS. American College of Sports Medicine position stand. Exercise and fluid replacement. *Med Sci Sports Exerc.* 2007;39:377–390.

Coggan AR, Coyle EF. Carbohydrate ingestion during prolonged exercise: Effects on metabolism and performance. *Exerc Sport Sci Rev.* 1991;19:1–40.

속성 검토

- 일부 아미노산은 미토콘드리아에 바로 들어가 대사될 수 있다.
- 활동 지속 시간이 증가할수록, 중성지방은 증가하게 된다.
- 운동의 강도가 증가할수록, 탄수화물 대사 의존이 높아지게 된다.
- 유산소 트레이닝 적응효과는 다음과 같다:
  - 크렙스 회로(Krebs cycle) 및 전자전달계(electron transport chain)의 일부 효소 활동의 증가
  - 근육내 글리코겐과 지질의 증가
  - 트레이닝 전과 비교해 볼 때 트레이닝 후 동일한 강도의 유산소 활동에서 지방산 대사의 의존 증가.
  - 혈액 및 근육내 산도가 높아지기 전까지 높은 강도의 유산소 운동 수행 능력을 가능하게 하는 젖산 역치 수준의 증가
  - 미토콘드리아의 밀도, 모세 혈관의 수, 그리고 미오글로빈 농도의 증가

최상의 유산소 대사

크렙스 회로와 전자전달계(ETC)에 있는 효소들의 농도 증가로 인해 유산소 대사를 수행할 수 있는 능력을 증가된다. 하지만, 유산소 대사와 젖산 역치 수준을 증가시키기기 위해 다른 생리적 변화 또한 요구된다. 미토콘드리아 밀도는 유산소 훈련을 통해 증가되며, 동시에 이러한 세포내 미토콘드리아 부피의 증가로 인해 유산소 대사에 쓰이는 효소들의 농도가 증가된다.[29] 유산소 대사에 사용되는 산소와 혈액내 포도당을 더 많이 공급하고, 이산화탄소 배출을 높이기 위해서는, 더 많은 혈액의 공급이 필요하다. 이는 심박출량 혹은 분당 심장이 뿜어 내는 혈액의 양의 증가와 같은 심혈관계(cardiovascular system)의 적응변화에 의해 이루어진다(5장 참고). 혈액 공급은 각 근섬유를 둘러싸고 있는 모세 혈관의 수가 증가되면 또한 향상된다.[2] 예를 들어, 장시간의 유산소 훈련으로 근육당 모세혈관 수는 약 15% 증가하게 되는데, 이것은 산소와 포도당이 통과하고 이산화탄소가 배출될 수 있는 근섬유의 표면 면적을 증가시키게 된다. 산소는 근섬유에 들어오게 되면, 미토콘드리아에 도달해야 한다. 헤모글로빈과 유사한 분자의 미오글로빈이 근섬유 내에서 존재하는데, 미오글로빈은 섬유내의 적은 양의 산소를 비축할 뿐만 아니라, 혈액에 있는 산소를 유산소 대사가 이루어지는 미토콘드리아까지 이동하는 것을 도와준다. 지구력 훈련은 근섬유 내의 미오글로빈 양을 증가시키고, 이로 인해 근섬유 내의 산소 공급도 증가시키게 된다.[22] 트레이닝으로 의한 유산소성 ATP 생산의 향상은 단지 유산소 효소의 양이 증가되는 것 이상의 메커니즘에 의존한다는 것은 분명하다.

운동 후 대사적 회복

예를 들어, 200 m을 가능한 빠르게 질주했거나 무거운 무게로 다리 프레스를 10회 들게 된다면, 심박수와 호흡이 운동을 멈춘 후에도 일정 시간 동안 계속 지속됨을 경험할 수 있게 된다. 사실, 심박수, 호흡빈도, 그리고 대사율은 대부분 유형의 신체 운동 후 일정 시간 동안 상승된 상태로 유지된다. 대사회복(Metabolic recovery)은 신체적 활동 후 회복을 가능케 하기 위해 일어나는 일련의 작용이다. 특히 무산소 대사 과정 등의 운동 수행시에서 근육내 포스포크레아틴(PC)은 재합성 되어야 하고, 다른 무산소 운동 시합을 곧이어 하기 위해서는 근육과 혈중 산성도는 감소되어야 한다. 포스포크레아틴(PC)을 합성하기 위한 에너지는 ATP의 분해를 통해 얻게 된다는 것을 상기하자. 이 과정을 위해 필요한 ATP는 유산소 대사를 통해 얻을 수 있다. 젖산이 유산소 대사작용에 쓰이거나, 글리코겐을 합성하는 데 쓰이게 된다면, 젖산 농도는 감소할 수 있다. 운동 시합 후, 심박수, 호흡빈도, 그리고 대사율은 상승된 상태로 유지되는 그 이유는 유산소 대사를 유지시켜 운동의 회복에 영향을 주기 위해서이다. 그러나 왜 대사율이 운동 시합 후 적정 시간 동안 높은 상태로 남아 있는지에는 몇 가지 다른 원인들도 있다.

운동 후 산소 농도

운동 시합 후 대사율 또는 산소 소비는 높은 수준으로 유지된다(그림 2.22). 일반적으로, **산소 부채(oxygen debt)**는 안정시보다 운동 후 더 많은 산소 섭취를 설명하는 데 사용되어 왔다. **정상 상태(steady-state)**에서의 산소 소비는 유산소 대사에 의해 필요한 모든 에너지를 제공 받는 상태를 뜻한다. **산소 결핍**은 운동 중 소비되는 실제 산소의 양과 오직 유산소 대사를 통해 에너지 수요가 충족될 때 소비되는 산소의 양의 차이를 뜻한다. 만약 특정 운동 강도를 수행에 필요한 에너지를 유산소 대사를 통해 얻을 수 없는 경우, 무산소 대사 과정을 통해 공급 받아야 한다. 따라서, 산소 결핍은 특정

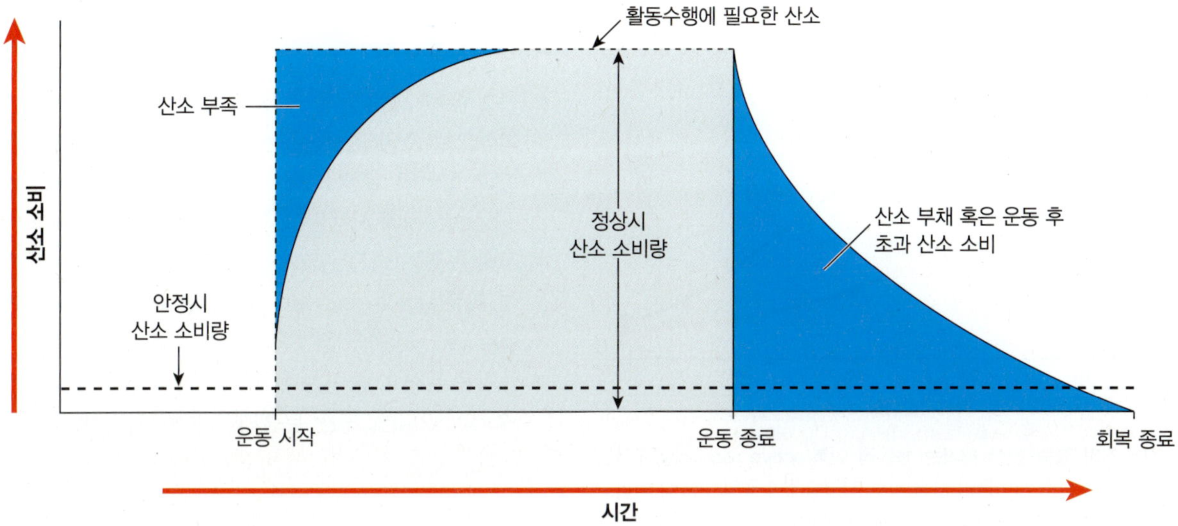

그림 2.22 산소 부채 및 운동후 초과 산소 소비(EPOC). 비록 산소 부채 또는 EPOC 동안에는 산소 소비는 운동으로부터 회복하는 데 사용되지만, 소비된 산소량은 산소 결핍량보다 더 크다.

운동량을 수행하기 위해 사용된 무산소 에너지를 뜻하기도 한다.

산소 부채는 '빠른 단계'와 '느린 단계'의 두가지 단계로 구분되어 왔다. 빠른 단계는 약 2분에서 3분 정도 지속되고, 그 동안에는 근육 내의 포스포크레아틴(PC)이 재합성된다고 생각되어 왔다. 느린 단계는 실질적으로 더 길게 지속되며(심장박동과 호흡률이 원래의 안정시 상태로 돌아가기까지는 몇 시간이 걸릴 수도 있다.) 이때, 근육내 혈중 젖산의 유산소적 대사가 이루어지거나, 젖산이 포도당 신생 합성(Gluconeogenesis)에 사용되거나 혹은 포도당을 합성하는 데 사용된다고 여겨진다. 운동으로 생성된 젖산의 70%는 유산소 과정을 통해 대사화되고, 20%는 포도당을 합성하는 데 사용되며, 10%는 글루코네오제닉 아미노산 생성에 사용된다. 그러나 실질적으로 산소 부채의 과정에서 요구되는 산소의 양보다 실제로는 더 많은 산소를 섭취하게 된다.

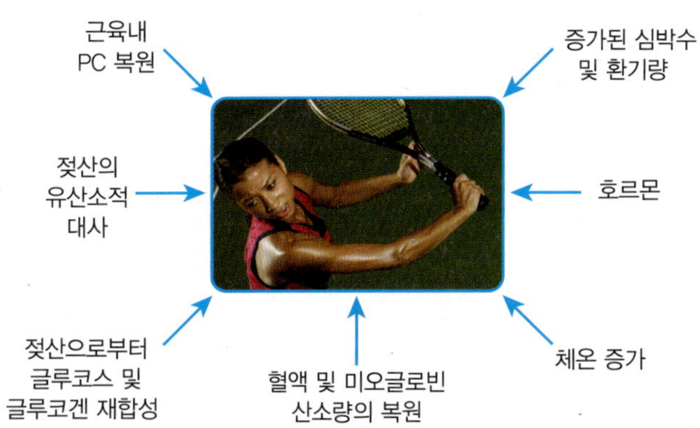
근육내
PC 복원
증가된 심박수
및 환기량
젖산의
유산소적
대사
호르몬
젖산으로부터
글루코스 및
글루코겐 재합성
혈액 및 미오글로빈
산소량의 복원
체온 증가

그림 2.23 운동후 과도한 산소 소비는 여러 요인에 의해 발생된다. 이러한 산소 소비는 운동의 회복의 과정으로 일어나지만, 다른 요인들은 운동 후 회복에 계속해서 영향을 주는 운동 중의 높은 대사율로 인해 초래된다.

그렇다면, 산소부채를 발생시키는 다른 요인에는 어떤 것들이 있을까(그림 2.23)? 산소는 근육과 혈중 산소 비축량을 회복하기 위해 필요하다. 여러 가지 호르몬 수치의 상승, 체온 상승, 심장박동과 호흡률의 상승 모두 대사율을 약간 상승시키게 되는데, 그 결과, 산소 부채는 산소가 부족한 양 또는 운동 수행을 위해 사용된 무산소 에너지 대사에서 "빌린(borrowed)" 산소의 양과 같지 않다. 따라서 용어중 **운동후 초과산소 섭취(Excess postoxygen consumption, EPOC)**는 운동 후 안정시 보다 높아진 산소 섭취를 더 잘 설명하기 위해 제안되었다.

EPOC는 운동기간보다 운동 강도에 의해 더 큰 영향을 받는다.[10,26,37] 왜냐하면, 더 높은 강도의 운동은 무산소 대사 과정에 더 의존하게 되므로, 더 많은 포스포크레아틴 소모와 높은 젖산 농도의 축적을 야기한다. 또한, 높은 강도의 운동은 운동 후 체온과 호르몬 반응의 증가로 이어진다. EPOC를 높이는 이런 모든 요인들로 미루어 볼 때, 회복 과정 중의 신체 활동은 회복 과정들에 영향을 미칠 수 있다고 가정될 수 있다. 이것은 다음 섹션에서 논의되어진다.

회복의 극대화

무산소 운동 시합 후 회복 과정을 극대화시키는 것은 중요한데, 특히 인터벌 트레이닝 또는 공으로 하는 운동에서 반복적으로 뛰는 경기와 같은 무산소성 운동에서는 더욱더 그러

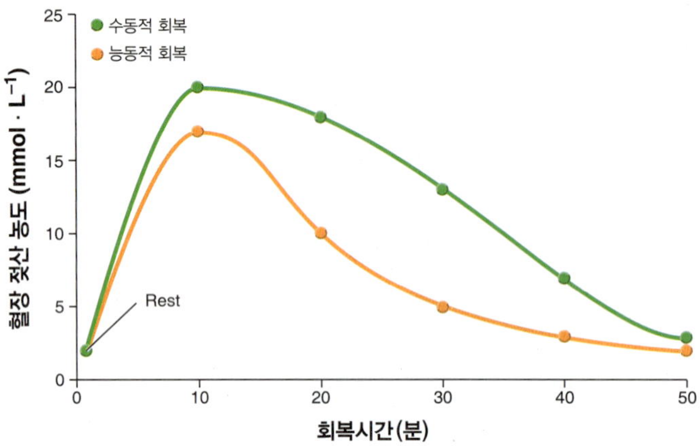

그림 2.24 플라즈마 혈중 젖산 제거는 능동적 회복(active recovery)에서 더 신속히 일어난다. 무산소 사이클링 운동 이후 지구력 선수들의 수동적 회복(active recovery)과 능동적 회복(active recovery)에 따른 혈중 젖산 농도.

하다. 낮은 강도에서 보통 강도의 유산소 운동으로 이루어지는 **능동 회복(active recovery)**을 수행하게 되면, 회복 중 신체 활동을 하지 않는 **수동 회복(passive recovery)** 보다 혈중 젖산 농도를 상당히 감소시킨다(그림 2.24). 능동 회복에 의해 더 빠른 혈중 젖산 농도가 감소하는 이유는 회복기간 중의 가볍거나 보통 강도의 운동을 수행에 필요한 에너지를 공급하기 위해 젖산이 유산소적 대사분해가 되며 ATP를 제공하기 때문이라고 여겨진다. 싸이클링과 달리기 운동과 같은 회복 운동의 경우, 저강도에서 중강도 사이에서 이루어지는 최적의 운동강도는 각각 최대산소섭취량의 약 30~45% 그리고 55~60%이다. 회복운동을 위해서는 어떠한 종류의 운동 수행을 하더라도, 운동 강도가 젖산 역치 이하의 수준이 되는 것이 중요하다. 그렇지 않으면, 혈액 젖산 농도가 실제로 증가될 수 있다.

젖산은 또한 간과 근육조직에 의해 사용되어 글리코겐 합성에 쓰일 수 있다. 강도 높은 무산소성 싸이클링 후 회복 45분 그리고 75분에, 탄수화물을 섭취하지 않은 수동 회복은 능동 회복보다 훨씬 더 많은 근육 글리코겐 양을 보유한다.[15] 이는 수동 회복이 능동 회복의 경우보다 더 많은 글리코겐 합성을 촉진하는 것은 운동 후 비활동적인 근육에서는 ATP를 생산하기 위한 젖산대사를 수행하지 않기 때문이다. 회복기간 중 활동을 함으로써 심장, 간 그리고 비활동적 근육의 혈액 순환을 촉진시켜 대사과정을 지속시킬 수 있고, 포도당 합성을 위한 젖산대사를 가능케 할 수도 있다.

만약 유산소 대사를 높이는 것이 혈중 젖산 농도를 감소시키는 한 가지 방법이라고 여겨진다면, 더 높은 유산소적

속성 검토

- 산소 부채 또는 운동 후 초과 산소 소비 기간 동안 보통 값 이상으로 소비되는 산소는 근육내 포스포크레아틴(PC)의 회복과 젖산의 유산소 대사를 포함하는 회복 과정(recovery processes)에 사용된다.
- 가벼운 또는 중간 강도의 신체 활동이 수행되는 동안의 능동적 회복(active recovery)은 혈중 젖산을 수동적 회복(passive recovery)의 경우에서 보다 더 빠르게 낮춘다.
- 증가된 유산소 능력은 혈액 젖산의 산도를 감소시키는 데 연관되어 있지만, 모든 유형의 활동 및 운동에 적용되지는 않는다.

능력 혹은 최대산소섭취량을 가진 사람이 그렇지 않은 혈중 젖산 농도를 더 빨리 감소시킬 수 있다고 가정할 수 있을 것이다. 하지만, 싸이클링 운동 후 훈련된 사람과 훈련되지 않은 사람의 혈중 젖산 농도의 감소에는 차이가 없는 것으로 나타나고 있다.[5] 그러나 웨이트 트레이닝 후에는 혈액 젖산 농도의 감소와 최대 산소 섭취량 사이에는 긍정적인 상관 관계가 있는 것으로 나타났는데,[26] 이는 더 높은 최대산소섭취량을 가진 사람이 더 많은 혈중 젖산 농도의 감소를 보여주고 있다. 이 중요한 상관 관계는 오직 웨이트 트레이닝 후 보여지고 있는데, 예를 들면, 1회 최대 반복횟수(1 repetition maximum; 1RM) 부하의 60% 수준을 사용해 15번의 리프팅을 반복하거나, 혹은 1RM의 70% 무게로 10번 반복을 완료한 경우에 높은 상관관계를 보였다. 하지만, 1RM의 90% 부하로 4번 반복한 경우에는 그러한 상관관계가 나타나지 않았다. 혈중 젖산 농도는 다른 웨이트 트레이닝 프로토콜과 비교하여 볼때 1RM의 90% 무게 부하에서 확연히 낮아졌다. 따라서, 최대산소섭취량 및 혈중 젖산 농도의 낮은 상관관계가 1RM의 90% 수준의 무게 부하 운동에서 나타나는 것은 유산소 대사과정에 쓰이는 젖산의 가용성이 낮기 때문일 수도 있다. 이상의 살펴 본 내용은 유산소적 방법을 포함하는 최대산소섭취와 같은 활동이 혈중 젖산을 더 빨리 제거하는 데 도움을 줄 수 있다는 것을 보여준다.

에너지 생산 측정

활동 중 에너지 사용 또는 대사율을 포함한 어떠한 변수를 수량화는 데 가장 정확한 방법은 직접적 측정에 의한 방법이

다. 대사율의 경우에는, **직접 열량 측정법**(*direct calorimetry*) 방법을 통해 이루어진다. 하지만 이 방법은 복잡하고 값 비싼 장비를 필요로 하기에, 시간이 많이 걸리지만 저비용으로 가능한 **간접 열량 측정법**(*indirect calorimetry*)이 대사율을 측정하는 데 더 일반적으로 사용된다. 간접 열량 측정법을 완전히 이해하기 위해서는, 직접 열량 측정법의 이해가 먼저 필요하다.

직접 열량 측정법

유산소성 혹은 무산소성의 모든 대사과정은 열이 발생하며 세포 활동을 수행하기 위한 에너지를 만들어 낸다. 인간을 비롯한 동물에서의 대사율은 열발생과 직접적으로 비례한다. 따라서 열 발생이 정확하게 측정된다면, 대사율 또한 직접적으로 계산해 낼 수 있다. 대사율을 결정하기 위해 열 발생을 측정하는 방식을 **직접 열량 측정법**이라 부른다.

대사율 측정에 있어 가장 일반적으로 사용되는 단위는 **킬로칼로리(kilocalorie, kcal)**이고, 때로는 **칼로리(Calorie** 첫 알파벳 **C**는 반드시 대문자)라고 표현되기도 합니다. 이름에서 알 수 있듯이 킬로칼로리(kilo = 1000)는 실제로 1000 칼로리(Calorie = 4186 joules)이다. 1칼로리는 1 g의 물을 1도(℃) 올리는 데 필요한 열량을 나타내는 것이며, 따라서 1칼로리는 아주 작은 양의 열이 된다. 따라서 일반적으로 대사율을 측정할 때에는 킬로칼로리의 단위를 사용한다.

이와 같은 "칼로리"와 "킬로칼로리"의 정의를 참고로 하면, 만약 물의 온도 상승을 알고 있을 때, 발생된 칼로리 혹은 킬로칼로리의 값을 계산하기가 쉽다. 예를 들어, 1.5리터의 물이 2도(℃) 증가하게 된다면, 3,000칼로리(1,500 g × 2℃) 또는 3킬로칼로리의 열이 필요로 하게 된다. 이는 직접 열량 측정법을 사용해 열 발생량 또는 대사율을 구하는 기본적인 계산이다.

열량계는 워터 재킷(water jacket)이라는 것에 둘러싸인 밀폐된 공간이다(그림 2.25). 열량계 안에 있는 사람의 대사로 인한 열 발생은 워터 재킷의 온도를 증가시킨다. 워터 재킷 안에 있는 물의 부피와 물 온도의 증가를 알게 되면, 특정 시간 동안 생산된 킬로칼로리를 용이하게 계산한다. 직접 열량 측정법은 대사율을 결정하는 데 매우 정확하지만, 비싼 장비인 열량계를 필요로 하기에, 대부분의 실험실은 간접 열량 측정법의 방법을 사용하여 휴식이나, 활동 중 또는 대사과정에서 소비되는 킬로칼로리를 결정한다.

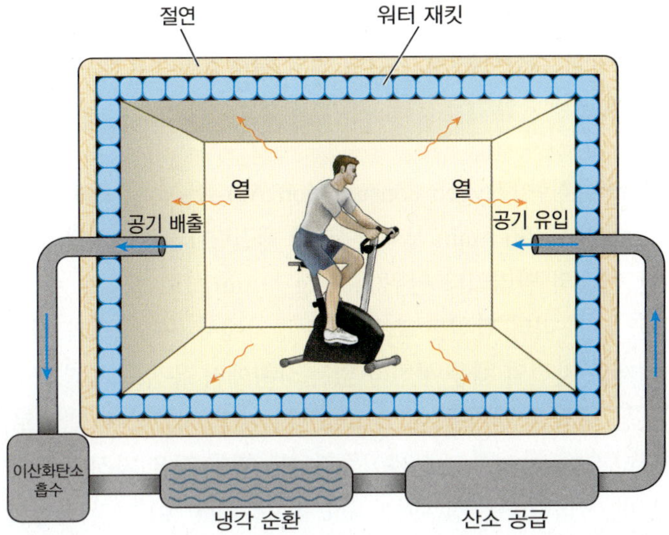

그림 2.25 에너지 챔버(a calorimetry chamber) 내에서는 운동중 방출되는 열을 측정할 수 있다. 챔버 안에서 생성되는 열은 워터 재킷(water jacket)의 온도 증가를 측정함으로써 계산된다. 생성되는 열의 양을 알게 되면 대사율을 직접 산출할 수 있다. 산소와 이산화탄소의 교환이 일어 날 수 있도록 챔버 안에 공기의 흐름을 유지하며, 땀의 증발에 의한 냉각 또한 계산에 반영된다.

간접 열량 측정법

탄수화물과 지방산의 유산소 대사에는 산소를 필요로 한다. 유산소 대사 중 사용되는 산소의 양과 생산되는 이산화탄소 생산의 양은 일반적으로 폐에서 산소와 이산화탄소가 교환되는 양과 같다. 그러므로 폐에서 산소와 이산화탄소가 교환되는 양을 측정함으로써, 각각 유산소 대사에서 사용되고 생산되는 양을 구할 수 있다(그림 2.26). 산소 사용과 이산화탄소 생산 비율을 바탕으로(탄수화물과 지질은 그 비율이 서로 다름), 탄수화물과 지방산의 대사 작용뿐만 아니라 에너지 생성량 또한 알 수 있다. 사용되는 산소의 양, 생산되는 이산

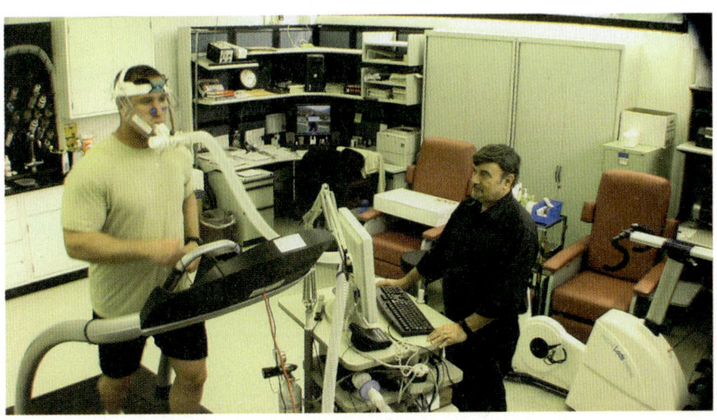

그림 2.26 메타볼릭 카트는 대사율을 간접적으로 계산하는 데 필요한 모든 변수들을 결정한다. 대사율을 계산하는 데 필요한 변수는 산소 소모, 이산화탄소 생산, 그리고 환기되는 공기의 양을 포함한다.

화탄소의 양, 그리고 그것의 비율을 이용하여 에너지 생성과 대사율을 계산하는 것을 **간접 열량 측정법**이라고 한다.

산소 섭취량

산소 섭취량(Oxygen consumption; $\dot{V}O_2$)은 분당 사용된 산소 리터 단위($L \cdot min^{-1}$) 혹은 분당 체질량 1킬로그램당 섭취한 산소의 밀리리터 단위($mL \cdot kg^{-1} \cdot min^{-1}$)로 표현될 수 있다. 분당 리터 단위는 조정 또는 평지에서 싸이클링과 같은 실제로 자신의 체중 부하가 없는 상황에서 유산소 체력 또는 운동 능력을 평가할 때 $L \cdot min^{-1}$이 가장 적합하다. 반대로, 달리기 혹은 경사로를 싸이클링하는 것과 같은 자신의 무게 부하가 더해지는 경우에는, $mL \cdot kg^{-1} \cdot min^{-1}$이 가장 적합할 수 있다. 그러나 곧 소개될 $\dot{V}O_2$는 간접 열량 측정법을 이용한 에너지 소비를 측정하는 데 필요한 계산의 한 부분일 뿐이다.

호흡 교환율

호흡 교환율(RER)은 대사 중 산소의 사용과 이산화탄소의 생산 비율을 뜻한다. 에너지 소비 및 유산소 대사에 사용되는 지질과 탄수화물의 백분율은 호흡교환율을 사용하여 계산할 수 있다. 이것이 가능한 이유는 탄수화물 혹은 지질을 대사하기 위해 필요한 산소의 양과 발생되는 이산화탄소의 양이 서로 다르고, 어떤 기질이 대사작용되는지에 따라 자세한 비율이 달라지기 때문이다. 다음의 식은 포도당 분자($C_6H_{12}O_6$)를 대사할 때 필요한 산소와 생성되는 이산화탄소를 나타낸다.

$$6\ O_2 + C_6H_{12}O_6 \rightarrow 6\ CO_2 + 6\ H_2O + 38\ ATP$$

포도당 분자를 완전히 유산소 대사하기 위해서는, 6개의 O_2가 필요로 하고, 이때 6개의 이산화탄소가 생산되는 것을 주목해보자. 따라서, 포도당 분자를 유산소 대사할 때 생산되는 이산화탄소와 필요한 산소의 비율은 1.0이 된다. 이 비율은 앞의 방식 또는 배출되는 이산화탄소의 부피($\dot{V}CO_2$)와 폐가 산소를 섭취하는 부피($\dot{V}O_2$)를 사용하여 계산하는 것과 같다($\dot{V}CO_2/\dot{V}O_2$).

일반적인 중성지방($C_{16}H_{32}O_2$)용 호흡교환율의 계산은 다음 식으로 나타낸다.

$$23\ O_2 + C_{16}H_{32}O_2 \rightarrow 16\ CO_2 + 16\ H_2O + 129\ ATP$$

따라서 지방산이 완전히 유산소 대사될 때는, $\dot{V}CO_2/\dot{V}O_2$의 비율은 대략 0.70($16\ CO_2/23\ O_2$)이 된다. 호흡교환율이 1.0일 때는 약 100%의 탄수화물이 유산소 대사되고, 비율이 0.7일 때는 약 100%의 중성지방이 유산소 대사에 쓰인다. 호흡교환율이 1.0과 0.70 사이인 경우, 탄수화물 및 중성지방이 혼합되어 대사된다(표 2.4). 탄수화물이나 중성지방의 대사를 통해 생성되는 ATP의 양은 상대적으로 일정하기 때문에, 특정한 호흡교환율에서 발생되는 산소 리터당 생성되는 킬로칼로리(kcal) 수치의 근사치를 계산하는 것이 가능해진다. 호흡교환율이 0.85일 때는 약 50% 탄수화물과 50% 중성지방이 대사되고, 열량은 약 4.86 $kcal \cdot LO_2^{-1}$이 발생된다. 안정시의 호흡교환율은 약 0.80이고 이때 약 2/3의 중성지방과 1/3의 탄수화물이 대사되며, 약 4.80 $kcal \cdot LO_2^{-1}$의 열량이 발생된다. 분당 사용되는 킬로칼로리의 에너지 사용의 추정치를 얻으려면, 간단히 특정 호흡교환율에서 생산되는 $kcal \cdot LO_2^{-1}$에서 $LO_2 \cdot min^{-1}$ 단위의 $\dot{V}O_2$를 곱하면 된다.

분당 사용되는 대략의 킬로칼로리 또는 대사되는 탄수화물 및 트리글리세리드의 비율을 계산하는 데 호흡교환율을 사용하면, 정상 상태(steady-state)의 작업 또는 대부분의 필요한 에너지를 유산소를 통해 얻을 수 있는 운동 시에는 매

표 2.4 호흡교환율(RER)의 대사된 탄수화물 및 트리글리세리드 및 생산되는 킬로칼로리의 백분율 측정

호흡교환율	% 탄수화물	% 중성지방	$kcal \cdot LO_2^{-1}$
0.70	0.0	100.0	4.69
0.75	15.6	84.4	4.74
0.80	33.4	66.6	4.80
0.85	50.7	49.3	4.86
0.90	67.5	32.5	4.92
0.95	84.0	16.0	4.99
1.00	100.0	0.0	5.05

우 정확한 값을 얻을 수 있다. 그러나 호흡교환율은 무산소를 통한 에너지 발생을 구할 때는 고려되지 않기 때문에, 만약 상당량의 에너지가 무산소를 통해 얻어지게 된다면, 사용된 에너지 계산은 부정확하게 된다.

앞서 말한 정보를 살펴보았을 때, 여러분은 호흡교환율의 최대 값이 1.0이라고 생각할 수 있다. 그러나 높은 강도의 부하에 필요한 에너지의 일부가 유산소 대사를 통해 얻어질 때, 호흡교환율은 짧은 시간 동안 1.5 만큼의 값을 나타낼 수 있다. 이는 이산화탄소의 생산에 의한 혈중 중탄산염 완충 시스템 때문이다($H^+ + HCO_3 \rightarrow H_2CO_3^- \rightarrow CO_2 + H_2O$). 중탄산염 완충 시스템으로 생산된 이산화탄소는 폐에서 몸 밖으로 보내지게 된다. 이러한 추가적인 이산화탄소는 유산소 대사로부터 온 것이 아니지만, 호흡교환율 값을 1.0보다 더 크게 만든다. 하지만 호흡교환율이 1.0보다 큰 경우에는, 100% 탄수화물 대사작용이 된 것으로 간주된다(오직 탄수화물만이 무산소작용으로 대사된다는 것을 기억하자). 또한, 호흡교환율을 이용하여 사용된 킬로칼로리를 계산할 경우 만약 호흡교환율 값이 1.0보다 크면 사용된 에너지량이 과소평가되는 결과를 초래하게 되는데, 이는 무산소 에너지가 이 계산에 포함되지 않았기 때문이다. 호흡교환율은 단백질 대사를 고려하지 않기 때문에, 더 정확하게는 비단백질 호흡교환율이라고 불린다. 대부분의 상황에서는 단백질 대사는 최소한으로 이루어지기 때문에, 단백질 대사를 배제하여도 계산의 오류는 비교적 작다. 이러한 제한점에도 불과하고, 정상 상태(steady-state)의 운동 강도에서는 전체 사용된 에너지와 탄수화물 및 트리글리세리드가 사용된 비율의 정확한 추정치를 알 수 있다.

안정 시 에너지 사용

기초 대사율(BMR)은 엄격한 그 정의를 지닌다. 이것은 열 중립적 환경에서 등을 바닥에 대고 눕는 자세(양와위 supine position)이며, 식후 12~18시간, 그리고 수면에서 기상 후 즉시 측정되어지는 대사율이다. 반면에, **안정시 대사율(resting metabolic rate, RMR)**은 덜 엄격한 정의를 가지고 있는데, 가벼운 식사 후 4시간, 그리고 약 30~60분의 조용한 휴식 후의 대사율을 뜻한다. 대부분 우리는 하루의 대부분을 BMR 수준 혹은 그와 비슷한 수준으로 생활하므로 기초대사량은 하루 동안 대사 열량 전체 중 약 60~70%를 차지한다. 안정시 대사율(RMR) 및 기초 대사율(BMR)은 모두 다음과 같은 여러 요인에 의해 영향을 받는다:

- **나이:** 나이가 들어가면서, 기초 대사율(BMR)은 점점 진행되는 제지방 체중의 감소로 인해 점차 감소하게 된다.
- **성별:** 남성은 일반적으로 여성과 동일한 몸무게에서 더 많은 제지방 체중을 가지므로, 약간 더 높은 기초 대사율(BMR)을 가지고 있다.
- **체온:** 체온의 상승은 기초 대사율(BMR)이 상승하는 결과를 가져오게 된다.
- **스트레스:** 스트레스는 교감 신경계의 활동 증가로 인해 기초 대사율(BMR)을 증가시킨다.
- **체표면적:** 체표면적이 더 클수록, 열손실이 더 크게되고, 기초 대사율(BMR)이 증가된다.

한편, $\dot{V}O_2$는 분으로 시간을 나타낸다. 안정시 또는 운동 중의 에너지 소모는 호흡교환율(RER)과 일정 시간 동안 유산소 대사에 사용된 산소를 통해 추정될 수 있다. 예를 들어 휴식 때는 약 3.5 $mL \cdot kg^{-1} \cdot min^{-1}$의 산소가 사용되는데, 100 kg의 몸무게를 가정해 보면, 350 $mL \cdot O_2 \cdot min^{-1}$(3.5 $mLO_2 \cdot kg^{-1} \cdot min^{-1} \times 100$ kg) 또는 3.5 $LO_2 \cdot min^{-1}$의 산소가 대사에 사용되었다. 이것을 또 환산하면 21,000 $mLO_2 \cdot h^{-1}$ 또는 21 $LO_2 \cdot h^{-1}$ 및 504 $LO_2 \cdot d^{-1}$이 된다. 휴식 중 평균 호흡교환율이 0.8이라고 가정하면, 이것은 약 4.80 $kcal \cdot LO_2^{-1}$의 열량이 된다. 격렬한 운동 등의 활동이 없다는 가정하에서, 하루 동안의 킬로칼로리 에너지 소비의 계산은 대사에 사용되는 산소의 리터량을 산소 리터당 얻어지는 킬로칼로

속성 검토

- 직접 열량 측정법은 생산되는 열을 열량계를 사용해 측정함으로써 대사율을 측정하는 것을 말한다.
- 간접 열량 측정법은 산소 소비와 호흡 교환 비율로 대사율을 추정하는 것이다.
- 호흡교환율(RER)은 발생되는 이산화탄소와 소비되는 산소의 비율을 뜻하고, RER은 대사되는 탄수화물과 (RER = 1은 100% 탄수화물 대사) 대사되는 지질의 (RER = 0.70은 100% 지질 대사) 백분율 그리고, 대략적으로 소비되는 산소 리터당 얻는 킬로칼로리 값을 나타낼 수 있다.
- 기초 대사율은 연령, 성별, 체온, 체표면, 스트레스, 그리고 다양한 호르몬에 영향을 받는다.

글상자 2-8 학생들의 실제 질문

체육관에서 일렙티컬(Eliptical) 기계로 운동할 때, 스크린에 9 METs로 운동하고 있다고 나옵니다. MET가 무엇이며, 무엇을 의미하나요?

MET는 개인의 안정 시 대사율(RMR)과 동일하며, 운동에 대한 에너지의 비용을 표현하는 데 사용된다. 1 MET는 RMR과 동일하고, METs의 숫자는 RMR의 배수이다. RMR이 연령, 체중, 신체 조성 등의 요인에 기초하여 각 개인마다 다르면, MET 또한 다르다. 1 MET는 개인별로 대부분 200에서 250 ml의 정도의 산소와 동일하고, 약 분당 3.5 $mL \cdot kg^{-1} \cdot min^{-1}$의 산소를 뜻한다. 그러므로 당신이 9 METs의 강도로 운동하는 경우, 당신은 안정시 대사율의 9배로 운동한다는 것과 동일하다. METs는 또한 운동 강도를 나타내는 데 사용된다. 3에서 6 METs을 태우는 운동은 중간의 운동 강도로 간주되며, 6 METs 보다 높게 태우는 경우에는 격렬한 운동으로 간주된다. 따라서, 9 METs는 격렬한 강도로 운동하고 있음을 뜻한다.

리에 곱하면 된다. 따라서, 하루 동안 개인은 504 $LO_2 \cdot d^{-1} \times 4.80\ kcal \cdot LO_2^{-1}$ 또는 2419.2 kcal의 안정시 에너지를 소비하게 되는 것이다. 이와 동일한 계산은 정해진 어떤 시간뿐만 아니라, 활동 중에서도 에너지 소비를 추정하는 데에도 사용될 수 있다. 그러나 가능한 한 정확한 에너지 사용 추정을 위해서는, 앞서 논의된 호흡 교환율(RER)의 가정들과 제한들이 고려되고 충족되어야 한다. 분당 사용된 산소의 리터 혹은 체중 kg당 분당 사용된 산소의 소모를 밀리리터로 나타내는 것은 가장 일반적인 단위이다. 그러나 산소소모는 대사당량(metabolic equivalents)으로 또는 얼마나 많은 산소가 안정시 산소 섭취에 비해 증가되었는지로도 나타내어질 수 있다(글상자 2-8).

유산소 대사와 무산소 대사의 상호 작용

무산소성 에너지원은 단기간의 고강도 신체 활동을 수행하기 위해 필요한 대부분의 ATP를 제공하고, 유산소 대사는 장시간, 낮은 강도의 신체 활동을 수행하기 위해 필요한 ATP를 제공한다. 이것은 올림픽 역도, 200 m 수영, 축구 등과 같은 다양한 운동 종류와 운동 기간을 하는 동안 유산소 및 무산소 시스템으로 얻어지는 ATP의 비율을 추정 가능케 하였다(그림 2.27). 이러한 추정치는 특정 시합 등을 참가하기 위해 다양한 트레이닝을 수행할 경우, 훈련 프로그램의 각 요소별 시간의 비율을 설정하기 위해 일부 코치들에 의해 사용되어 왔다. 하지만 이러한 것들은 개인별 편차가 존재하기 때문에, 에너지 대사가 유산소 시스템에 더 의존하는지, 아니면 무산소 시스템에 더 의존하는지를 반드시 살펴야 한다. 이 개인별 편차에는 기본적으로 시합에서의 특정한 포지션, 전략의 차이, 또는 플레이 형태 등을 들 수 있다. 예를 들어, 유산소 및 무산소 대사작용을 통해 얻어진 각각의 ATP 비율은 축구경기에 있어 필드선수와 골키퍼, 또는 농구에서 느린 페이스의 공격수와 빠른 페이스 공격수를 비교했을 때 서로 상당히 차이가 있다. 또한, ATP은 어떠한 에너지원의 경우에도 ATP 생산은 중단되지 않으며, 모든 에너지원은 항상 이러한 ATP를 공급하게 된다. 다음 섹션에서 설명되는 바와 같이, 유산소 또는 무산소 대사작용을 통해 특정 유형의 운동 등 활동에 필요한 대부분의 ATP가 공급되지만, 이

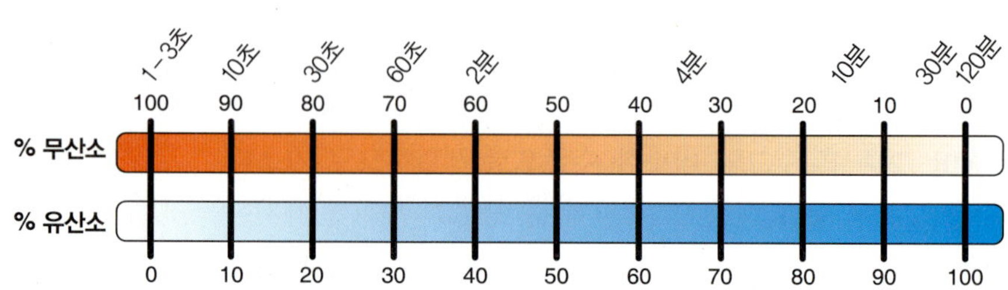

그림 2.27 운동 지속시간에 따라 무산소 및 유산소성 에너지 동원은 차이를 나타낸다. 운동 지속시간이 길수록, 유산소 대사로부터의 에너지 생성이 더 크다. 이러한 추정치는 특정 기간 동안의 운동의 수행이 최대 운동 강도에 근접하여 이루어진다는 가정에 의해 산출된 값이다. 즉, 10분 달리기 동안의 유산소 및 무산소성 에너지 동원의 예를 들면 10분 동안 최대한 멀리 달리는 경우의 가정하에 그 추정치 값이 예상되는 것이다.

러한 활동 중 무산소 대사와 유산소 대사의 상호작용으로 인해 그것이 어떤 대사작용인지 명확하게 구분되지 않을 수 있다.

무산소 활동 대사 상호작용

올림픽 웨이트 리프팅, 투포환, 높이 뛰기, 그리고 다이빙과 같은 운동들은 매우 높은 강도로 단기간에 이루어지는 특성으로 인해, 주로 근육내 ATP와 포스포크레아틴(PC)을 에너지원으로서 의존하고 있다. 그러나 대략 3초 동안 최대 파워의 생성을 필요로 하는 경우의 운동시에는, 높은 비율의 ATP를 또한 다른 대사 에너지원으로부터도 얻기 시작한다. 다시 말해, 스프린트성 운동 중 3초 전력달리기에 필요한 에너지원은 물론 근육내 ATP와 포스포크레아틴(PC)에 의해 높은 의존을을 보이지만, 유의한 수준의 ATP가 또 다른 대사원으로부터 얻어지는 것으로 추정되고 있다[43](그림 2.28). 3초 전력달리기 동안에 젖산을 생성하는 해당작용(glycolysis)을 통해 약 필요한 ATP 양의 대략 10%를 제공하며, 유산소 대사에 의한 ATP는 작은 비율을 소량 제공된다. 스프린트성 달리기의 거리가 증가할수록, 점점 더 요구되는 많은 ATP의 비율은 근육 내 포스포크레아틴(PC)과 ATP 시스템 이외의 다른 에너지 생성 과정으로부터 제공 받게 된다. 6초

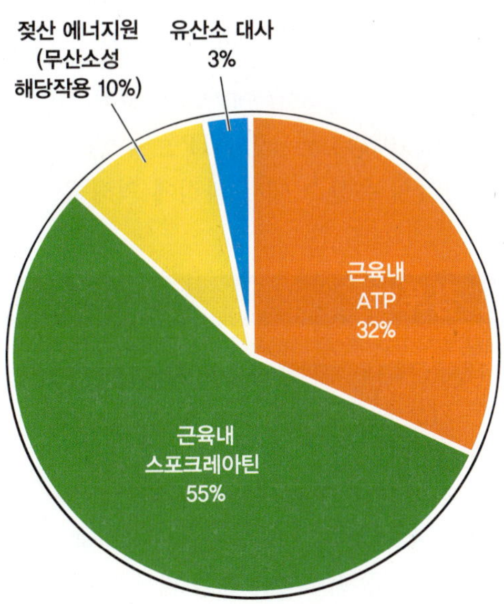

그림 2.28 3초 스프린트성 운동 중 계산된 ATP 생성 에너지원들은 높은 상호작용을 보여주고 있다. 3초 스프린트는 무산소 운동인 경우에도 불구하고, 몇몇 필요한 ATP를 유산소를 통해 생성한다. (Data from Spencer M, Bishop D, Dawson B, et al. Physiological and metabolic responses of repeated-sprint activities specific to field-based team sports. Sports Med. 2005;35:1025-1044.)

싸이클링 스프린트에서는 얻어진 ATP의 약 44% 그리고 50%가 각각 젖산을 생성하는 해당작용과 근육내 포스포크레아틴(PC)를 통해 얻어진다고 추정된다. 만약 사이클링 스프린트가 30초 동안 수행된다면, 필요한 ATP의 약 38%, 45%, 그리고 17%가 각각 유산소 대사, 젖산생성 해당작용, 그리고 근육내 ATP-PC 시스템으로 인해 제공된다. 비록 짧은 시간의 스프린트는 무산소성 운동으로 여겨지지만, 스프린트 운동의 기간이 증가될수록, 최대 근력 생성이 감소되고, 이때 상당한 양의 필요한 ATP는 유산소 대사를 통해 공급되기 시작한다. 따라서, 심지어 높은 강도의 짧은 시간 스프린트 운동 중 필요한 ATP를 제공하는 데 있어서도 대사과정들의 상호작용이 많이 존재한다.

잠깐의 휴식이 포함된 단기간의 반복된 스프린트 운동은 축구, 농구, 인터벌 훈련과 같은 경우에서 일반적으로 행해지는 운동형태이다. 예상할 수 있듯이, 필요한 ATP의 비율은 스프린트 시간 그리고 휴식과 스프린트 사이에 휴식시간 길이에 따라 현저하게 달라진다. 중간에 4분의 휴식 시간이 포함된 두 번의 30초 사이클 스프린트 운동을 한 경우에서, 두 번째 사이클 스프린트 동안 무산소성 시스템을 통해 만들어진 ATP의 양은 첫 번째의 운동의 경우보다 약 41% 감소하였다.[7] 스프린트 운동 동안 무산소 시스템을 통해 생산되는 ATP 양의 감소는 부분적으로는 산소 소모량이 15% 증가함에 따라 이러한 에너지 생성의 감소는 상쇄되게 된다. 즉, 필요한 ATP가 첫 번째 사이클 스프린트와 비교해 볼 때 두 번째 사이클 스프린트에서 유산소 대사 비율이 더 높게 일어났다. 이처럼, 연속적인 스프린트성 운동 동안에 ATP 생성을 위해 대사과정에 쓰이는 에너지원의 상호작용은 변화하게 된다.

반복 스프린트 운동 시간과 스프린트 운동 사이의 회복시간은 ATP 생성을 위한 대사과정의 상호작용에 영향을 미치게 된다. 한 예로, 총 600 m로 이루어진 각각의 15 m, 30 m 그리고 40 m 반복 스프린트 달리기(중간에 각각 30초 동안의 수동적 휴식이 포함되어 있음)를 비교해 보면, 운동 후 초과산소섭취량(EPOC)는 15 m 스프린트 운동보다 30 m 그리고 40 m 스프린트 운동을 한 경우에서 확연히 더 높게 나타났으며,[4] 운동 후 혈중 젖산 농도는 30 m 그리고 40 m 스프린트 후 보다 15 m 스프린트 후가 더 유의하게 낮게 나타난다. 이것은 거리가 더 긴 반복 스프린트는 필요한 ATP를 만들어 내기 위해 유산소 대사와 해당작용에 더 의존하게

되는데, 이때 더 많은 젖산이 생성되게 된다.

연속적인 스프린트 운동 동안의 휴식(회복) 시간의 정도는 ATP 대사를 위한 에너지원의 상호 작용에 영향을 미친다. 연속적인 15 m 그리고 40 m 스프린트 달리기에서 혈중 젖산 농도의 평가를 통한 경기력 비교에 있어 30초, 60초, 그리고 120초 등의 휴식 시간은 근육내 ATP와 포스포크레아틴(PC)를 재합성을 할 수 있는 충분한 시간들이라고 나타났다. 그러므로 이러한 회복 시간은 앞서 말한 에너지 생성 대사의 지속을 가능케 하여, 연속적인 15 m 스프린트 달리기의 경우에서와 같이 필요한 ATP가 공급되게 되는 것이다. 또한 기존 연구의 결과를 보면, 적정 수준의 근육내 ATP와 포스포크레아틴(PC)이 공급됨으로써 스프린트 능력을 유지하기 위해서는 40 m 반복 스프린트 달리기의 경우에는 중간에 적어도 120초 회복 시간이 필요하다고 한다. 짧은 회복기간은 근육내 ATP 및 PC의 적절한 재합성을 힘들게 하고, 대신 필요한 ATP가 젖산이 부수적으로 생성하게 되는 해당작용을 통해 만들어지게 된다. 따라서, 스프린트성 인터벌 트레이닝의 지속 시간과 중간에 포함된 휴식(회복) 시간의 정도에 따라 대사 과정의 상호작용은 영향을 받게 된다. 일반적으로, 반복되는 스프린트 달리기의 거리가 증가될수록, 유산소 대사를 포함하여 더 많은 젖산 생산과 피로를 유발하는 해당과정에 크게 의존하게 된다. 또한, 반복되는 스프린트 운동 사이의 회복 시간이 짧아지면, 필요한 ATP를 공급하기 위해 젖산이 생성되는 해당작용에 대한 의존도가 더 높아진다. 만약 회복시간이 짧아 근육내 ATP 및 PC를 재합성 하거나, 근육 및 혈액의 산성도를 낮출 수 있는 회복시간이 짧으면, 연속적인 스프린트 달리기의 경기력은 감소된다.

지구력 이벤트 대사 상호작용

마라톤이나 도로 사이클링과 같은 장시간, 낮은 강도 활동에서는 필요한 ATP를 유산소 대사를 통해 얻는다. 그러나 그 중 필요한 에너지의 일부는 무산소 대사과정에 의해서도 공급됨으로써, 유산소 및 무산소 대사의 상호작용이 있어나게 된다. 도로 사이클리스트가 언덕을 유산소 대사를 통해 유지될 수 있는 페이스보다 더 빠르게 간다면, 일부 필요한 ATP는 무산소 대사를 통해 공급되게 된다. 만약 경주에서 언덕을 오른 후 내리막 부분이 있다면, 젖산의 유산소 대사 및 근육내 산성도 감소와 같은 회복과정이 이루어질 수 있는데, 그 이유는 내리막 길을 가는 동안에는 유산소 대사를 통해 얻을 수 있는 최대 수준의 ATP가 필요로 하지 않기 때문이다. 이와 같은 유산소 대사, 무산소 대사, 그리고 회복 과정 간의 상호작용은 장시간, 낮은 강도의 운동에서 주로 나타난다.

본질적으로 무산소성 대사과정에 의해 수행된다고 여겨지는 몇몇 활동들은, 실제로 상당 부분의 필요한 에너지를 유산소를 통해 얻는다. 훈련된 운동선수에 의해 수행되는 200 m, 400 m, 800 m 및 1,600 m 달리기 중에 유산소로 합성된 ATP의 비율은, 각각 29%, 43%, 66% 그리고 84% 이다. 이것이 의미하는 바는, 800 m 달리기에서는 대부분의 필요한 에너지를 유산소 대사를 통해 이루어졌고, 200 m 스프린트에서 또한 많은 양의 필요한 ATP가 유산소 대사 또한 의존하여 생성된 것이다. 한편 ATP를 생성하는 대사 시스템의 비율이 유산소성 대사의 비율 50%를 넘어서는 시점은 달리기와 같은 운동에서는 15초에서 30초 사이라고 알려져 있다(그림 2.29). 더 긴 거리, 즉 800 m 그리고 1,500 m의 운동에서는, 유산소 대사가 주도적으로 동원되는 시점으로 바뀌며, 경기의 지속을 위해 필요한 모든 에너지가 유산소 대사에 의해 지속되어질 때, 그 의존성은 점진적으로 증가하게 된다.

심지어 하나의 대사 과정에 주로 의존된다고 생각되는 이벤트나 활동에도 유산소와 무산소 대사의 상당한 상호작용이 있다. 예를 들어, 3초 최대 스프린트에서는, 약 3%의 필요한 ATP는 유산소 대사를 통해 이루어졌고, 반면 1,500 m 달리기에서는 약 16%의 필요한 ATP는 무산소 대사를 통해 이루어진다. 따라서 유산소 대사 과정에 의해 주도적으로 의

속성 검토

- 무산소 대사(근육내 ATP와 포스포크레아틴 및 해당작용)을 통해 짧은 기간, 높은 강도의 신체 활동 중에 필요한 대부분의 ATP 제공한다.
- 무산소 운동 시간이 길어질 수록, 필요한 ATP를 공급하기 위해 해당 작용과 유산소 대사에 더 높은 의존을 하게 된다.
- 신체 활동 지속 시간이 약 3분 이상 넘어 가면, 운동 강도는 감소하게 되고, 무산소 대사보다 유산소 대사에 더 많은 의존을 하게 된다.
- 일부 활동 혹은 운동은 대부분의 필요한 ATP를 특정 에너지원을 통해 얻을 수 있음에도 불구하고, 실제 많은 활동(운동)들은 여러 ATP 생성 에너지원들의 상호작용을 통해 얻게 된다.

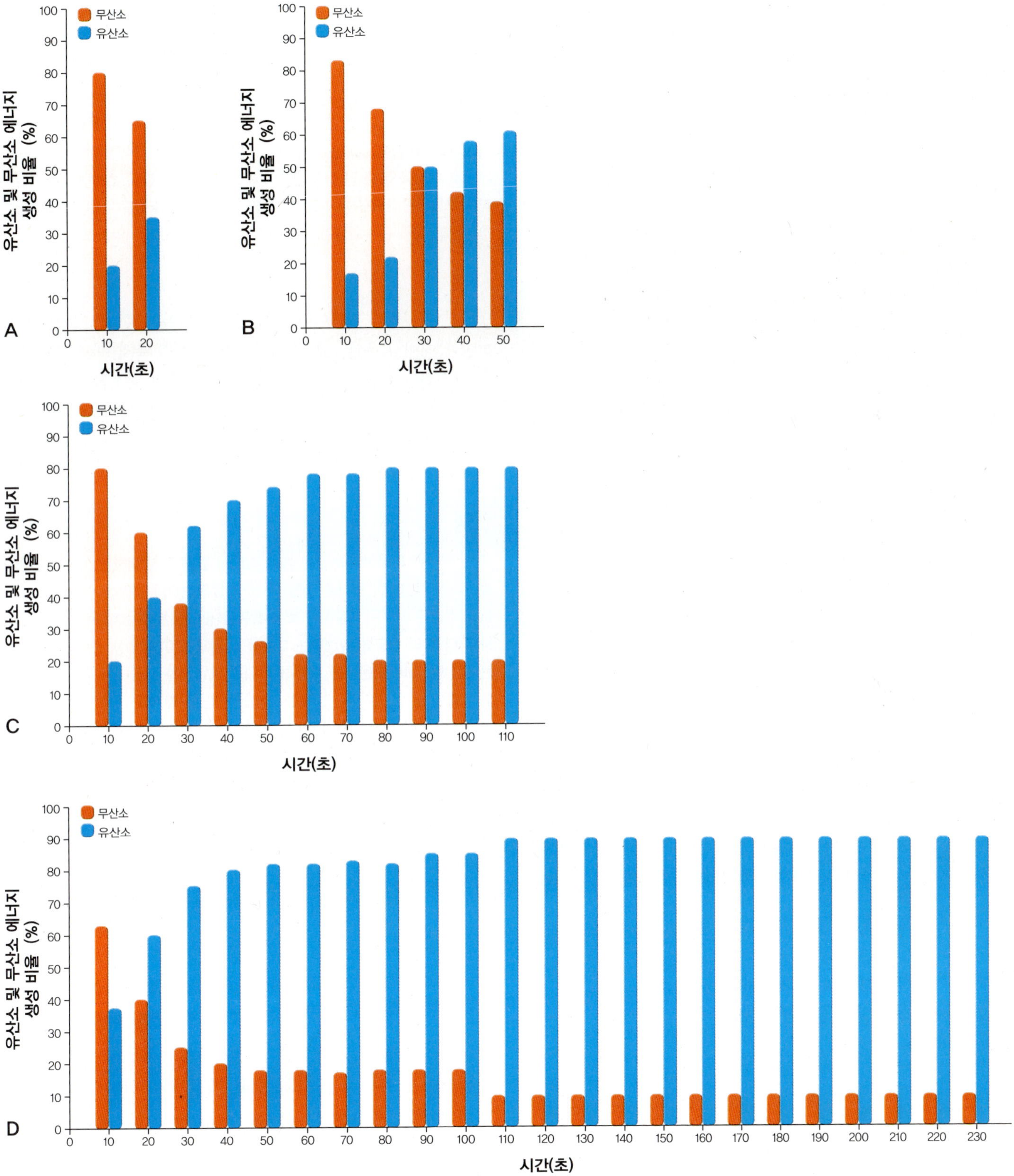

그림 2.29 **200 m에서 1,500 m 달리기 경주에 대한 무산소 및 유산소 에너지 대사는 경주 동안 다를 수 있다.** 모든 경기의 초기에는 ATP 생성은 무산소 에너지원에 더 많이 의존하게 된다. 경주가 지속될수록, 필요한 ATP를 더 많이 생산하기 위해 유산소 대사에 더 많은 의존을 하게 된다. **(A)** 200 m 스프린트. **(B)** 400 m. **(C)** 800 m. **(D)** 1,500 m.

사례연구

사례

당신은 올림픽 훈련 센터에 있는 운동 생리학 연구팀의 감독이다. 지구력 운동 선수는 최대 유산소 능력을 평가받기 위해 테스트 시설로 왔다. 운동 생리학을 전공한 당신의 인턴은 단계별 최대 부하 트레드밀 운동 테스트를 담당하고 있다. 테스트가 진행되고, 심박수, 환기량, 주관적 운동 강도, 혈중 젖산, 산소 소비, 이산화탄소 생산 그리고 호흡교환율(RER)을 관찰하였다. 인턴은 테스트가 진행되면서 심박수가 증가하고, 주관적 운동 강도가 증가하고 있음을 확인하였을 때 이 모든 것이 정상적으로 보여졌다. 하지만 0.80에서 시작한 것이 4분 후 약 0.85, 7분 후 약 1.0, 그리고 1.0을 넘겨 최대치 1.3의 값이 의지적인 탈진상태가 다다르기 전에 나타났습니다. 인턴은 RER이 1.0보다 높은 것에 다소 의아해 했고 산소 분석기가 고장났다고 주장했다. 그는 운동 생리학 수업에서 배운 0.85의 RER이 약 50%의 탄수화물과 50%의 트리글리세리로 유산소 대사되고, 1.0의 RER은 100%의 탄수화물과 0%의 지질이 대사된다는 것을 기억해 냈다. 이에 대해 여러분은 어떻게 하겠는가?

선택

당신은 인턴에게 일부는 그가 맞다고 설명한다. 호흡교환율(RER)은 $\dot{V}_{CO_2}$와 $\dot{V}_{O_2}$의 비율입니다. RER이 1.0일 때 약 100%의 탄수화물이 유산소를 통해 대사된다. 그리고 비율이 0.7일 때는 약 100%의 에너지 수요는 지질의 유산소 대사를 통해 이루어지게 된다. RER이 1.0과 0.70 사이일 때, 탄수화물과 트리글리세리드이 함께 대사된다. RER이 0.85일 때, 약 50%의 탄수화물과 50%의 트리글리세리드가 대사된다. 그러므로, 최대 RER 값이 1.0이라고 생각하는 것이 합리적일 수 있다. 하지만, 에너지가 무산소를 통해 얻어지는 최대 운동 강도에서는, RER는 짧은 시간 동안 1.5로 높은 값에 도달할 수 있다. 이것은 혈액 안에 이산화탄소를 생성하는 중탄산완충계에 원인이 있다($H^+ + HCO_3^- \rightarrow H_2CO_3^- \rightarrow CO_2 + H_2O$). 중탄산완충계에 의해 생성된 CO_2는 폐에서 없어질 수 있다. 추가적인 이산화탄소는 유산소 대사를 통해 얻게 되지만, 1.0보다 큰 RER 값을 초래하지는 않는다. 하지만, 만약 RER이 1.0보다 크면, 100%의 탄수화물이 대사되었다고 추정된다.(오직 탄수화물이 무산소로 대사된다는 것을 기억하라)

사례

당신은 육상팀의 감독이다. 당신이 코치하는 선수 중 하나는 인터벌 트레이닝 동안 150~200미터 달리기 후 즉시 땅에 눕는 것을 고집하고 다음 인터벌까지 땅에 누워서 그 자세를 유지한다. 그는 이렇게 하는 이유가 인터벌 운동 사이에 혈중 젖산과 근육의 젖산을 낮춤으로 더 빠른 회복을 가져다 줄 수 있다고 믿고 있다. 여러분은 어떻게 할 것인가?

선택

우선, 인터벌 트레이닝과 같은 높은 강도의 활동 중 발생하는 피로는 혈중 젖산치와 관련되어 있다는 것을 아는 그 운동선수를 격려해 준다. 그리고 조깅과 같은 가벼운 활동에서 보통 활동은 산도를 낮추는 데 누워 있는 것보다 더 빨리 산도를 낮춘다는 이유를 다음과 같이 설명해 준다. 첫 번째는 젖산은 가벼운 운동을 수행하기 위한 에너지를 제공하기 위해 근육에 의해 대사될 수 있다. 두 번째는 가벼운 운동은 혈액을 근육으로 계속 흘려 보내어 젖산을 함께 공급함으로써 다음 인터벌에 연료로 사용될 수 있는 글루코스 합성에 사용될 수 있게 한다. 이들 모든 요인들은 인터벌 트레이닝 사이에 바닥에 누워 있는 것 보다 빠른 속도로 혈중 젖산을 줄이는 데 도움을 준다. 다음 인터벌 세션 동안 운동선수에게 느린 조깅을 권유한다. 그가 휴식시간에 그저 누워 있는 것 보다 더 빠른 회복과 더 높은 질의 트레이닝 효과를 가져다 줄 수 있다고 그 운동선수에게 말해 준다.

지된다고 생각되어지는 이벤트나 활동에서도 전체 에너지 중 일부는 무산소 대사를 통해 얻게 되고, 그 반대도 경우도 마찬가지이다.

요약

유산소성과 무산소성 대사작용 경로는 에너지가 ATP 형태로 세포에 제공되어 세포 활동과 육체적 활동을 수행할 수 있게 한다. 근육내 ATP와 PC, 그리고 젖산의 생성이 동반되는 해당작용은 무산소성 에너지원으로써 단기간, 고강도 육체적 운동의 주된 에너지원이기도 하다. 탄수화물, 지질, 그리고 단백질은 모두 크랩스 회로와 전자전달계에 의해 미토콘드리아의 유산소 대사에 쓰인다. 일반적으로 탄수화물과 중성지방은 유산소 대사의 주된 기질이며, 단백질은 아미노산의 형태로 최소한의 유산소 대사과정에 참여한다. 유산소성 대사작용은 장기간, 저강도 육체적 활동에서 중요한 ATP 생성원이 된다. 하지만, 거기에는 단기간-고강도 그리고 장기간-저강도의 운동에 있어 유산소성 과 무산소성의 대사의 상호작용 또한 고려되어야 한다. 유산소성과 무산소성 대사작용은 다양한 효소들의 활동 증가와 기질의 가용성 증가로 경기력을 증가시키게 된다. 운동을 한 뒤의 효과적인 회복 또한 일정 부분 대사과정에 달려 있다. 회복기에 안정시 소비량 이상의 초과 산소 소비(EPOC)는 젖산의 유산소성 대사 분해에 쓰이게 되고, 또한 근육내 포스포크레아틴(PC)을 재보충 하는 데 사용된다. 회복기 동안의 대사과정과 어떻게 ATP가 유산소성 그리고 무산소성으로 생기는가에 대한 이해는 어떤 요인이 경기력을 제한하고, 다양한 활동과 스포츠에서 피로의 원인이 되는지를 구분하기 위해 필요하다. 결국, 이러한 사실 등의 지식은 트레이닝과 경기력 등을 가장 능률적으로 활용할 수 있는 방법을 가능케 한다.

용어정리

간접 열량 측정계(indirect calorimetry): 유기물의 산소 소비량과 이산화탄소 생성량을 통하여 대사율을 추정 가능하게 하는 것.

글루코네오제닉(gluconeogenic): 비탄수화물 물질로부터 글루코스를 생성해 내는 것.

글리코겐(glycogen): 탄수화물의 저장 형태로서의 다당류.

글리코제놀리시스(glycogenolysis): 글리코겐을 글루코스로 분해하는 과정.

기초 대사율(basal metabolic rate; BMR): 중립적인 열의 환경에서 측정된 대사율. 12~18 식사 후, 쉬거나, 누워 있는 자세를 취한 즉시 측정된 값.

능동 회복(active recovery): 운동 후 회복을 돕기 위해 운동 후 바로 가벼운 신체 움직임을 하는 것.

니코티나미드 아데닌 디뉴클레오티드(nicotinamide adenine dinucleotide; NAD^+): 바이오에너제틱스에서 전자와 수소 운반을 담당하는 몇몇 분자체 중 하나.

단일 불포화지방산(monounsaturated fatty acid): 탄소와 탄소 사이의 분자구조에서 하나의 이중결합을 가지고 있는 지방산으로서 결국 결합될 수 있는 최대 양보다 2개 적은 수소원자량을 지닌다.

무산소성 대사(aneroboc metabolism): 산소를 필요로 하지 않는 대사과정.

무산소성 반응(anabolic reaction): 단순한 기질이 더 복잡한 기질로 합성되는 과정

바이오에너제틱스(bioenergetics): 세포내 아데노신삼인산(ATP)의 생성 및 분해를 포함하는 화학적인 과정.

베타산화(beta oxidation): 지방산을 분해하여 아세틸 조효소 A가 생성되는 연속된 반응

복합 불포화지방산(polyunsaturated fatty acid): 탄소와 탄소 사이의 분자구조에서 적어도 2개 이상의 이중결합을 가지고 있는 지방산으로서 결국 최대 양보다 최소한 4개 이상 적은 수의 수소원자를 지닌다.

불포화지방산(unsaturated fatty acid): 탄소와 탄소 사이의 분자구조에서 적어도 1개 이상의 이중결합을 가지고 있는 지방산으로서 결국 최대 양보다 최소한 2개 이상 적은 수소원자를 지닌다.

비필수 아미노산(nonessential amino acid): 사람의 몸에서 생성될 수 있는 아미노산

산소 부족(oxygen deficit): 유산소대사를 통한 특정 작업 부하를 수행하는 데 필요한 온전한 산소량과 작업부하를 수행하는 시작 시점에 실제적으로 쓰여진 산소량과의 차이.

산소 부채(oxygen debt): 운동 후 몸의 회복과정을 위해 쓰이는 안정시 수준 이상의 추가적인 산소 소비량을 말하며, 비슷한 용어로는 운동후 추가산소섭취량(EPOC)이 있다.

산화적 인산화(oxidative phosphorylation): 무기인산이 ADP에 결합되는 과정으로서, 전자전달계를 통해 ATP가 생성된다.

수동 회복(passive recovery): 운동 직후에 어떤 신체적 활동 없이 회복을 하는 과정.

아데노신 삼인산(adenosine triphosphate; ATP): 세포 활동을 위한 에너지로서 세포에 의해 쓰여지는 고에너지 인산분자.

아데노신 이인산(adenosine diphosphate; ADP): 무기인산과 결합하여 ATP가 생성되는 분자.

안정 시 대사율(RMR): 가벼운 식이섭취 4시간 이후 그리고 30~60분 가량의 휴식 이후 측정된 대사율.

운동후 초과산소섭취량(excess post oxygen consumption; EPOC): 운동후 안정시 수준 이상으로 쓰이는 추가적인 산소의 소비량이다. 이는 몸의 수많은 회복의 과정에 쓰이게 되며, 비슷한 용어로서 산소 부채(oxygen debt)가 있다.

유산소성 대사(aerobic metabolism): 산소를 필요로 하는 대사과정.

이화반응(catabolic reaction): 복합 기질이 단일 기질로 쪼개지면서 에너지를 방출하는 과정

전자전달계(electron transport chain; ETC): 미토콘드리아 내부에서 시트크롬 등에 일어나는 연속적 화학반응. 아데노신 삼인산(ATP)과 물을 생이 생성된다.

정상상태(stead state): 특정 작업 동안에 필요한 수준의 에너지를 유산소성 대사로 모두 공급되는 상태.

젖산 역치(lactate threshold): 혈중 젖산 농도가 안정시 이상으로 유의하게 증가되는 시점에서의 작업 강도

중성지방(triglycerides): 글리세롤과 3개의 지방분자로 이루어진 지방분자의 주된 형태.

지단백 리파아제(lipoprotein lipase): 혈액에서 중성지방을 글리세롤과 지방산으로 분해하는 효소

지방분해(lipolysis): 중성지방을 글리세롤과 지방산으로 분해하는 과정

지방산(fatty acid): 탄소 사슬과 수소원자로 이루어져 있으며, 서로 다른 방향의 양쪽 끝에 각각 산성기(COOH)와 메틸기(CH_3)가 존재한다.

직접 열량 측정계(direct calorimetry): 직접적인 열량 측정을 통한 유기체의 대사율 측정 방법

크렙스 회로(Krebs cycle): 미토콘드리아 내에서 아세틸 조효소 A (acetyl-CoA)의 대사에 관여하는 연속적인 화학반응으로서 ATP, 이산화탄소 및 수소이온을 생성한다.

킬로칼로리(kilocalorie; kcal): 물 1000 g의 온도를 1℃ 상승시키는 데 필요한 에너지 양.

탈아미노(deamination): 아미노산으로부터 아미노기(NH_2)를 제거하는 것.

포스포크레아틴(phosphocreatine; PC): ATP 생성에 필요한 에너지를 제공하는 물질로서 근육내에 저장되어 있다.

포화지방산(saturated fatty acid): 지방산의 한 종류이며, 그 구조에 있어 탄소와 탄소 분자 사이에 이중결합이 없어 최대치의 수소 분자를 지니고 있다.

프로테아제(protease): 단백질을 가수분해하는 효소.

플라빈 아데닌 디뉴클레오타이드(Flavin adenine dinucleotide; FAD): 바이오에너제틱스에서 전자와 수소 운반을 담당하는 몇몇 분자체 중 하나.

필수 아미노산(essential amino acid): 사람의 몸에서 생성되지 않는 아미노산

해당작용(glycolysis): 글루코스를 피루브산으로 분해하는 연속적 화학반응.

혈중젖산축적시점(onset of blood lactate accumulation; OBLA): 혈중젖산 농도가 4.0 mM 이상으로 축적되는 시점의 작업부하

호르몬 민감성 리파아제(hormone-sensitive lipase): 지방세포와 근섬유에 존재하는 효소로서 중성지방을 글리세롤과 지방산으로 분해한다.

호흡 어셈블리(respiratory assemblies): 미토콘드리아 내막에 존재하는 특정 수소이온 채널을 말하며 ATP 생성에 중요한 역할을 한다.

호흡교환율(respiratory exchange ratio; RER): 산소 소비에 대한 이산화탄소 생성량의 비율. 유산소적 대사과정에 쓰이는 탄수화물과 지방산의 비율의 추정을 가능케 한다.

효소(enzyme): 반응에 필요한 에너지 활성 요구량을 낮추어 화학반응을 촉진하는 물질.

ATP-PC 시스템(ATP-PC system): 근육내 저장된 ATP 와 포스포크레아틴으로부터 얻어진 에너지의 사용. 일반적으로 짧은 기간 고강도 신체활동에 이용된다.

참고문헌

1. Abernethy PJ, Thayer R, Taylor AW. Acute and chronic responses of skeletal muscle to endurance and sprint exercise: a review. Sports Med. 1990;10:365.
2. Andersen P, Henriksson J. Capillary supply of the quadriceps femoris muscle of man: adaptive response to exercise. J Physiol. 1977;270: 677–690.
3. Balsom PD, Seger JY, Sjodin B, et al. Maximal-intensity intermittent exercise: effect of recovery duration. Int J Sports Med. 1992; 13:528.
4. Balsom PD, Seger JY, Sjodin B, et al. Physiological responses to maximal intensity intermittent exercise. Eur J Appl Physiol Occup Physiol. 1992;65:144.
5. Bassett DR Jr, Merrill PW, Nagle FJ, et al. Rate of decline in blood lactate after cycling exercise in endurance-trained and -untrained subjects. J Appl Physiol. 1991;70:1816.
6. Berg JM, Tymoczko JL, Stryer L. Biochemistry. WH Freeman and Co, 1991.
7. Bogdanis GC, Nevill ME, Boobis LH, et al. Contribution of phosphocreatine and aerobic metabolism to energy supply during repeated sprint exercise. J Appl Physiol. 1996;80:876.
8. Brooks GA. Intra- and extra-cellular lactate shuttles. Med Sci Sports Exerc. 2000;32:790.
9. Burgomaster KA, Heigenhauser GJ, Gibala MJ. Effect of short-term sprint interval training on human skeletal muscle carbohydrate metabolism during exercise and time-trial performance. J Appl Physiol. 2006;100:2041.
10. Burleson MA Jr, O'Bryant HS, Stone MH, et al. Effect of weight training exercise and treadmill exercise on post-exercise oxygen consumption. Med Sci Sports Exerc. 1998;30:518.
11. Cairns SP. Lactic acid and exercise performance: culprit or friend? Sports Med. 2006;36:279.
12. Convertino VA, Armstrong LE, Coyle EF, et al. American College of Sports Medicine position stand: exercise and fluid replacement. Med Sci Sports Exerc. 1996;28(1):i–vii.
13. Costill DL, Coyle EF, Fink WF, et al. Adaptations in skeletal muscle following strength training. J Appl Physiol. 1979;46:96.
14. Dawson B, Fitzsimons M, Green S, et al. Changes in performance, muscle metabolites, enzymes and fibre types after short sprint training. Eur J Appl Physiol Occup Physiol. 1998;78:163.
15. Fairchild TJ, Armstrong AA, Rao A, et al. Glycogen synthesis in muscle fibers during active recovery from intense exercise. Med Sci Sports Exerc. 2003;35:595.
16. Fitts R. Cellular, molecular, and metabolic basis of muscle fatigue In: Handbook of Physiology Exercise: Regulation and Integration of Multiple Systems. Bethesda, MD: American Physiological Society, 1996:1151.
17. Gaitanos GC, Williams C, Boobis LH, et al. Human muscle metabolism during intermittent maximal exercise. J Appl Physiol. 1993;75:712.
18. Gladden LB. The role of skeletal muscle in lactate exchange during exercise: introduction. Med Sci Sports Exerc. 2000;32:753.
19. Graham T. Skeletal muscle amino acid metabolism and ammonia production during exercise. In: Exercise Metabolism. Champaign, IL: Human Kinetics, 1995:131.
20. Greiwe JS, Hickner RC, Hansen PA, et al. Effects of endurance exercise training on muscle glycogen accumulation in humans. J Appl Physiol. 1999;87:222.
21. Groff J, Gropper S. Advanced Nutrition and Human Metabolism. Belmont, CA: Wadsworth/Thompson Learning, 2000.
22. Holloszy JO. Adaptation of skeletal muscle to endurance exercise. Med Sci Sports. 1975;7:155.
23. Hawley JA, Stepto NK. Adaptations to training in endurance cyclists: implications for performance. Sports Med. 2001;31:511.
24. Howald H, Hoppeler H, Claassen H, et al. Influences of endurance training on the ultrastructural composition of the different muscle fiber types in humans. Pflugers Arch. 1985;403:369.
25. Jones AM, Carter H. The effect of endurance training on parameters of aerobic fitness. Sports Med. 2000;29:373.
26. Kang J, Hoffman JR, Im J, et al. Evaluation of physiological responses during recovery following three resistance exercise programs. J Strength Cond Res. 2005;19:305.
27. Kiens B, Essen-Gustavsson B, Christensen NJ, et al. Skeletal muscle substrate utilization during submaximal exercise in man: effect of endurance training. J Physiol. 1993;469:459.
28. Komi P, Suominen H, Heikkinen E, et al. Effects of heavy resistance and explosive-type strength training methods on mechanical, functional, and metabolic aspects of performance. In: Komi PV, ed. Exercise and Sport Biology. Champaign, IL: Human Kinetics, 1982:90.
29. Koves TR, Noland RC, Bates AL, et al. Subsarcolemmal and intermyofibrillar mitochondria play distinct roles in regulating skeletal muscle fatty acid metabolism. Am J Physiol Cell Physiol. 2005;288:C1074.
30. Kraemer WJ, Volek JS, Clark KL, et al. Influence of exercise training on physiological and performance changes with weight loss in men. Med Sci Sports Exerc. 1999;31:1320.
31. Kubukeli ZN, Noakes TD, Dennis SC. Training techniques to improve endurance exercise performances. Sports Med. 2002;32:489.
32. Lamb GD, Stephenson DG. Point: lactic acid accumulation is an advantage during muscle activity. J Appl Physiol. 2006;100:1410.
33. MacDougall JD, Hicks AL, MacDonald JR, et al. Muscle performance and enzymatic adaptations to sprint interval training. J Appl Physiol. 1998;84:2138.
34. MacDougall JD, Ward GR, Sale DG, et al. Biochemical adaptation of human skeletal muscle to heavy resistance training and immobilization. J Appl Physiol. 1977;43:700.
35. McLellan TM, Skinner JS. Blood lactate removal during active recovery related to anaerobic threshold. Int J Sports Med. 1982;3:224.
36. Melbo J, Gramvik P, Jebens E. Aerobic and anaerobic energy released during 10 and 30s bicycle sprints. Acta Kinesiol Univ Tartuensis. 1999;4:122.
37. Melby CL, Tincknell T, Schmidt WD. Energy expenditure following a bout of non-steady state resistance exercise. J Sports Med Phys Fitness. 1992;32:128.

38. Meyer R, Wiseman R. The metabolic systems: control of atp synthesis in skeletal muscle. In: ACSM's Advanced Exercise Physiology. Philadelphia, PA: Lippincott Williams & Wilkins, 2006:370.
39. Parra J, Cadefau JA, Rodas G, et al. The distribution of rest periods affects performance and adaptations of energy metabolism induced by high-intensity training in human muscle. Acta Physiol Scand. 2000;169:157.
40. Rico-Sanz J, Rankinen T, Joanisse DR, et al. Familial resemblance for muscle phenotypes in the HERITAGE Family Study. Med Sci Sports Exerc. 2003;35:1360–1366.
41. Rodas G, Ventura JL, Cadefau JA, et al. A short training programme for the rapid improvement of both aerobic and anaerobic metabolism. Eur J Appl Physiol. 2000;82:480.
42. Ross A, Leveritt M. Long-term metabolic and skeletal muscle adaptations to short-sprint training: implications for sprint training and tapering. Sports Med. 2001;31:1063.
43. Spencer M, Bishop D, Dawson B, et al. Physiological and metabolic responses of repeated-sprint activities: specific to field-based team sports. Sports Med. 2005;35:1025.
44. Spencer MR, Gastin PB. Energy system contribution during 200- to 1500-m running in highly trained athletes. Med Sci Sports Exerc. 2001;33:157.
45. Stark AH, Madar Z. Olive oil as a functional food: epidemiology and nutritional approaches. Nutr Rev. 2002;60:170.
46. Tesch P, Alkner B. Acute and chronic muscle metabolic adaptations to strength training. In: Komi PV, ed. Strength and Power in Sport. 2nd ed. Oxford, England: Blackwell Scientific, 2002:265.
47. Tesch PA, Komi PV, Hakkinen K. Enzymatic adaptations consequent to long-term strength training. Int J Sports Med. 1987;(8)(suppl 1):66.
48. Turcotte L, Richter E, Kiens B. Lipid metabolism during exercise. In: Hargraves M, ed. Exercsie Metabolism. Champaign, IL: Human Kinetics, 1995:99.
49. Yoshida T, Udo M, Iwai K, et al. Significance of the contribution of aerobic and anaerobic components to several distance running performances in female athletes. Eur J Appl Physiol Occup Physiol. 1990;60:249.

PART II

운동생리학과 신체 체계

Exercise Physiology and Body Systems

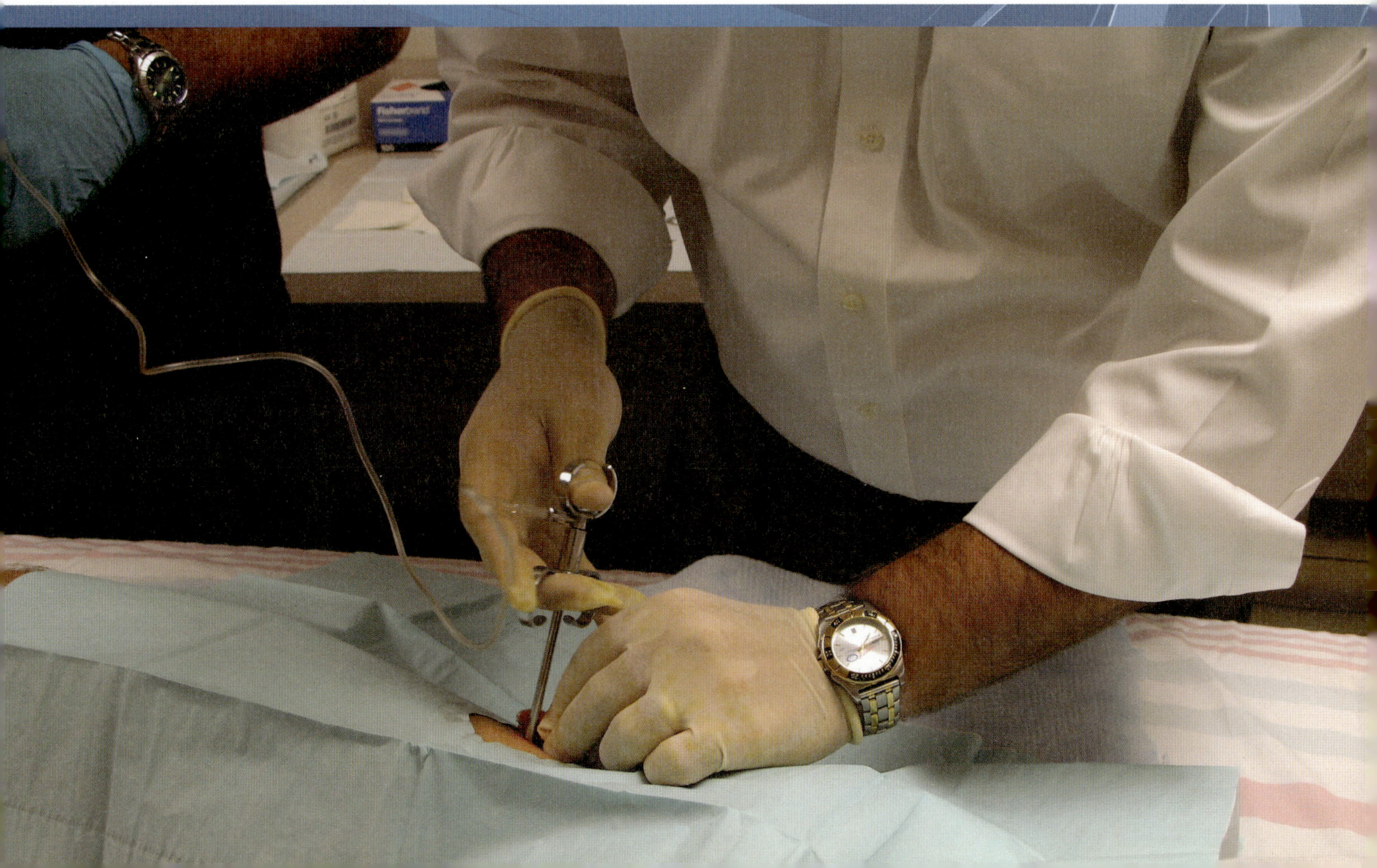

3장

골격 근육계

학습목표

1. 골격근이 힘을 생성하고 신체를 움직이는 방법에 대해 설명할 수 있다.
2. 근활동 단계와 더불어 다른 근절 구성요소를 포함한 골격근의 구조적 조직에 대해 설명할 수 있다.
3. 근섬유 타입을 구별하는데 사용되는 조직화학적 기술을 나열할 수 있다.
4. 미오신 ATPase (ATP 가수분해효소) 조직 화학 분석 방법을 사용하여 다른 근섬유 종류를 나열할 수 있다.
5. 각각 다른 종류의 운동 능력과 관련이 있는 근섬유 타입의 역할에 대해 설명할 수 있다.
6. 근활동 종류를 포함하여 근육의 힘 생성 능력에 대해 설명할 수 있다.
7. 근방추와 골지건기관의 역할과 더불어 근육의 자가수용감각과 운동감각에 대해 설명할 수 있다.
8. 골격근의 훈련 변화 응용을 나열할 수 있다. 더불어 근육 비대와 근섬유 변이에 있어 지구력 및 저항 운동과 관련된 구체적인 훈련 효과에 대해 설명할 수 있다.
9. 골격근 섬유에 대한 고강도 지구력 및 근력 운동을 동시에 시행하였을 때의 효과를 설명할 수 있다.

1000 파운드(453.5 kg) 이상의 무게를 스쿼트 리프트로 들어올리는 능력부터 2시간 4분 내로 마라톤을 완주하는 능력까지, 인간은 매우 다양한 범위의 신체적 능력(그림 3.1)을 보여준다. 이에 대해 우리는 "어떻게 한 종족이 그토록 다양한 신체적 기능을 보여줄 수 있는가?"라고 질문할 지도 모른다. 본 장에서 계속해서 알아보겠지만, 인간의 운동 능력에 기여하는 생리학적 기능은 매우 다양하다. 그중 하나는 **골격 근육계**인데, 이는 뼈의 양쪽 끝에 붙어 있는 근육으로 운동 수행 능력에 매우 큰 영향을 미친다. 또한 골격근과(다음 장에서 배울) 신경이 기능적으로 매우 밀접하게 관련되어 있기 때문에 이 둘은 **운동신경계**로 알려져 있으며 이는 우리의 운동 능력에 중대한 영향을 미친다. 따라서 다른 운동 훈련 프로그램들이 신경운동계 활용을 용이하게 하여 힘과 지구력을 증진시킬 수 있다. 특히, 개인의 유전적 소인과 운동 훈련 프로그램이 결합되어 개인의 운동 능력을 결정한다.

이러한 개념 이해를 돕기 위하여 본 장에서는 골격근과 슬라이딩 필라멘트 학설, 근육 운동과 근활동 종류에 대해 설명할 것이다. 또한 근섬유 종류와 힘 생성 능력, 운동감각에 적용되는 것과 같은 자가수용 감각에 대해서도 다룬다. 마지막으로 기존의 근육 훈련 적응과 지구력 및 저항 운동 훈련에 대해 소개한다.

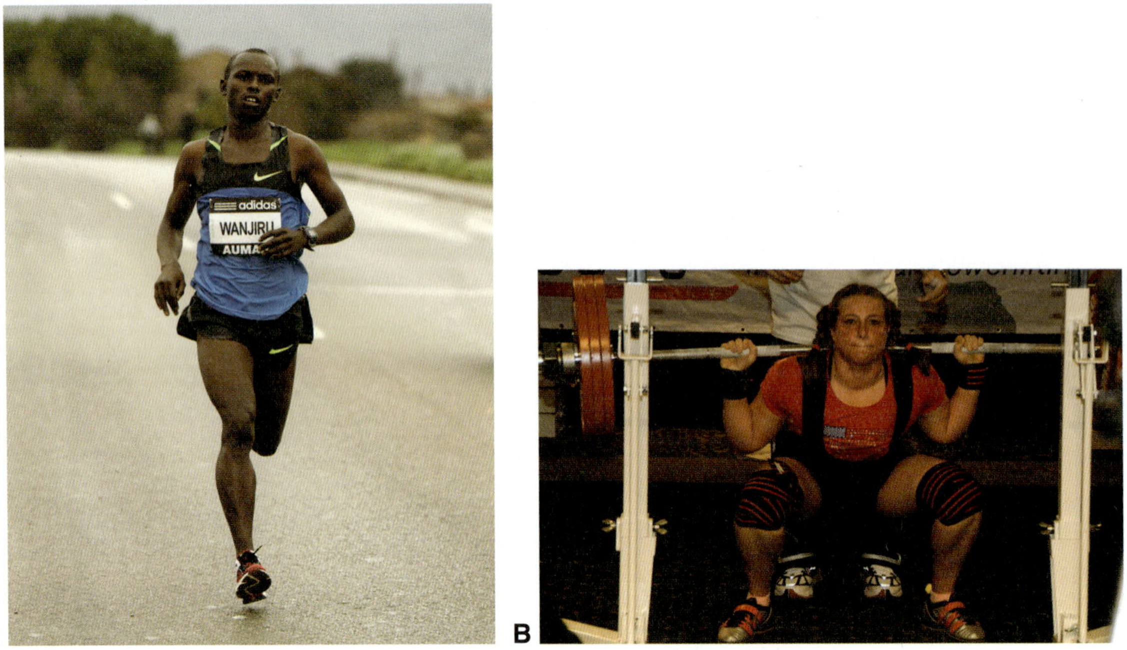

A B

그림 3.1 이례적인 인간 운동능력의 예시. (A) 마라톤 선수. (B) 역도 선수. 두 선수 모두 특정 유전적 능력을 운동에 발휘한다. 여기에는 근육 내 근섬유의 타입과 종류 또한 포함된다. 최상의 운동 능력을 발휘하기 위해서는 해당 운동에서 요구하는 생리학적인 특성을 갖춘 기본적인 신경운동계가 필요하고 이는 두 시간여 만에 마라톤을 완주하는 선수나 자신의 몸 무게의 몇 배를 드는 역도 선수들의 운동능력에서도 충분히 알 수 있다.

골격근의 기본 구조

인간의 운동 능력은 개인에 따라 매우 다양하지만 사람들의 신경운동계는 기본 구조와 기능에 있어 매우 유사하다. 모든 운동 훈련 프로그램은 근육 기능의 각 요소에 어느 정도 영향을 미칠 것이다(글상자 3-1 참조). 지금부터 골격근의 기본적인 구조에 대해 알아보고 골격근이 힘과 움직임을 생성하는 법에 대해 살펴보도록 하자.

골격근의 구조를 이해하기 위해 먼저 무손상 근육에 대해서 알아본 후 더 작은 구조적 요소들로 넘어가도록 하겠다. 골격근의 기본 구성 요소는 그림 3.2에 나와 있다. 무손상 근육은 힘줄 옆 뼈의 양 끝 쪽에 연결되어 있는데, 이는 억센 섬유질의 연결 조직 묶음이다. 뼈를 움직이기 위해 **힘줄**을 통해 근육 활동이 일어나면 사람의 몸이 움직이게 된다. 무손상 근육은 많은 **섬유속(fasciculi)**으로 이루어져 있다. 각각의 섬유속은 **근섬유**의 작은 묶음인데 이는 자극을 받으면 힘을 생성하는 긴 다핵 세포이다. 각각의 근섬유는 **근원섬유**나 얇고 굵은 근필라멘트로 구성된 근육의 일부분으로 이루어져 있는데, 이 근필라멘트는 각각 **액틴(actin)**과 **미오신(myosin)**으로 불리며 근육의 "수축성 단백질"이라고도 알려져 있다.

결합조직

근육의 결합조직은 골격근의 다양한 구성요소를 안정시키고 도와주는 매우 중요한 역할을 한다. 부상이나 운동으로 인한 손상(예를 들어, 미세 외상이나 과도한 근육 사용으로 인한 부상)으로 결합조직이 손실되면 근력과 힘이 감소한다. 결합

글상자 3-1 응용 연구

훈련의 구체성

운동 훈련을 통해 근원섬유부터 무손상 근육까지 근육의 모든 구성 요소가 변화 혹은 적응을 겪어 운동의 구체적인 목적을 달성시킨다는 점을 명심해야 한다. 또한 근육에서 생성된 힘은 힘줄과 뼈까지 전해진다. 따라서 근육 운동의 구체적인 목적은 구체적인 훈련 결과로 나타나므로 최적의 운동 훈련 프로그램을 개발하는 것은 중요한 의미를 갖는다. 이것이 바로 훈련 구체성의 원리이다.

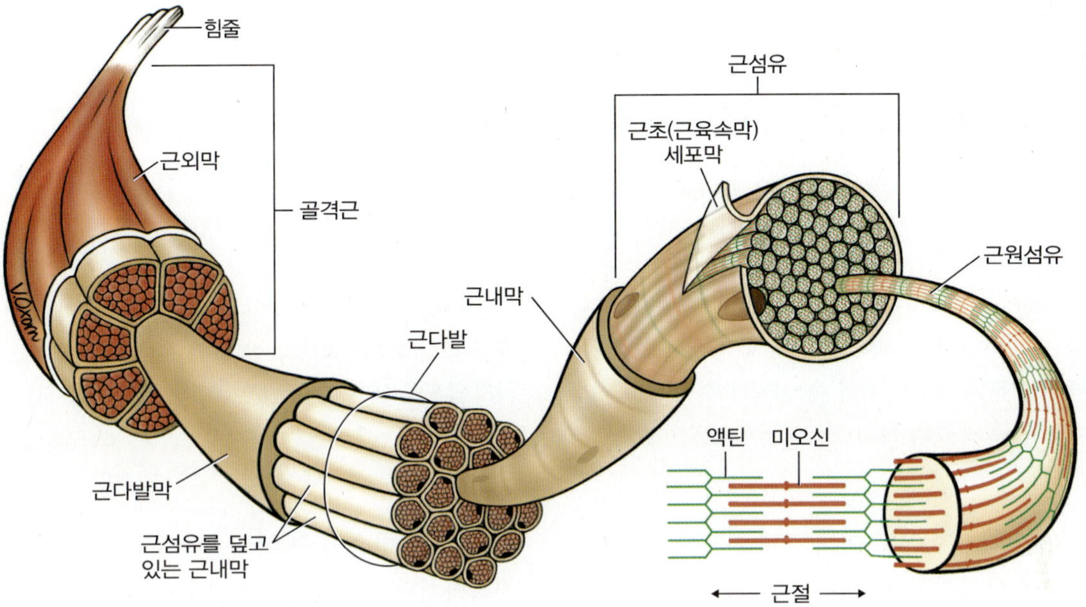

그림 3.2 골격근의 기본 구조. 근섬유는 섬유 속에 뭉쳐져 있으며 여러 섬유속이 무손상 근육을 형성한다. 각각의 근섬유는 근원섬유를 가지고 있다. 액틴(가는 필라멘트)과 미오신(굵은 필라멘트)의 근원섬유 단백질은 수축성 단위, 혹은 근절을 구성하는데 이는 Z선부터 Z선까지 퍼져 있다. 다른 단축 및 이완 단계에서 액틴과 미오신이 겹치는지 여부에 따라 다른 밴드(BAND)가 존재하기도 한다.

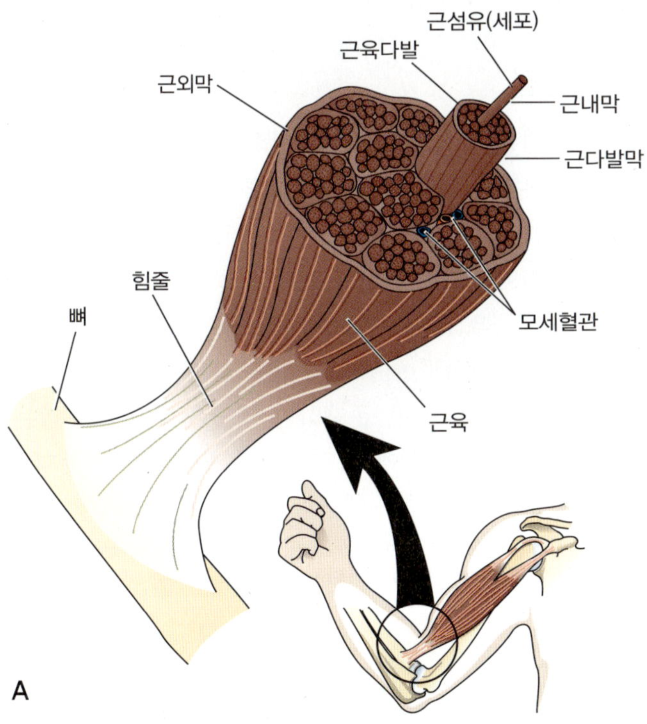

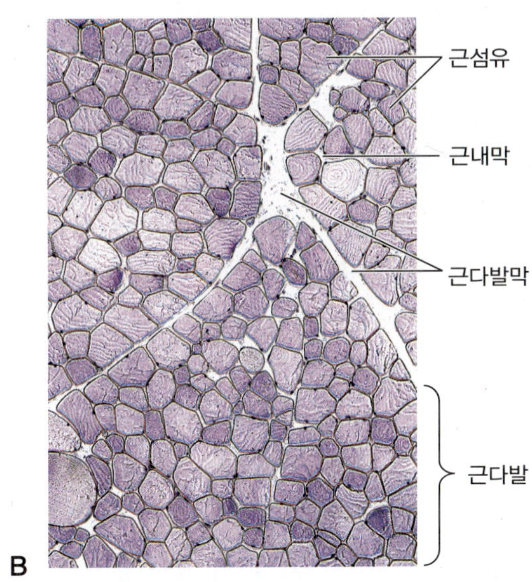

그림 3.3 골격근 내 결합 조직. (A) 결합 조직은 뼈에 힘줄이 붙어 있는 것에서부터 근절까지의 다른 구성요소에 있는 골격근을 조밀하게 구성하는 결합조직 층에 이르기까지 골격근에서 매우 중요한 역할을 한다. 근섬유는 섬유 속에서 뭉쳐 있으며 여러 섬유속이 무손상 근육을 형성한다. 결합 조직은 각 층을 둘러싸고 있으며, 전체 근육을 둘러싸고 있는 근외막과 각각의 섬유속을 보호하는 근다발막, 각 근섬유를 싸고 있는 근내막까지 이루어져 있다. (B) 근다발막과 근내막 및 각각의 근섬유에 대해 근육의 횡단면에서 살펴 보았다.

조직은 모든 단계마다 근육을 감싸고 있는데 근외막에 의해 전체 근육을 감싸고 있고 근다발막의 경우 근섬유(섬유속) 다발을 감싸고 있으며 근내막은 각 근섬유를 감싸고 있다(그림 3.3 참고).

글상자 3-2 응용 연구

스트레칭을 시작하기 전에 생각해 보자.

다수의 연구가 스트레칭이 힘을 생성하는 데에 해로울 수 있다고 주장해 왔다. 현재 알려진 바에 따르면 이러한 기능 손실은 스트레칭이 근육의 탄력성분을 길게 늘여 반발력을 감소시킬 수 있다는 점 때문이다. 특히 (높이뛰기와 같은) 운동을 하기 바로 직전에 스트레칭을 할 경우 더 그럴 수 있다. 따라서 힘을 생성하기 바로 직전에 스트레칭을 하면 최적의 힘과 속도를 낼 수 없다고 가정한다면 스트레칭을 할 때 주의 깊게 생각해 보아야 할 것이다. 현실적인 관점에서 보자면, 운동을 하기에 앞서 저강도 사이클링이나 조깅과 함께 역동적인 워밍업을 해야 한다. 또한 최대 에너지 생성을 요하는 운동 활동 직전에는 정적인 스트레칭을 줄여야 한다. 유연성 훈련은 최대 에너지를 만들어 내기 전에 하거나 다른 때에 실시하여 스피드와 힘 등의 운동 능력에 부정적 영향을 미치지 않도록 해야 한다.

결합조직은 여러 가지 이유로 인해 신체 기능에 필수적이다. 첫 번째로 근육의 결합조직초가 근육 양 끝의 건을 형성하기 위해 합쳐지는데 이는 근육에서 생성되는 모든 힘이 힘줄로 전달되고 궁극적으로는 뼈에 전달되도록 돕기 위함이다. 두 번째로는 근내막이 근육 활동을 위한 신호가 한 근섬유에서 주변의 다른 근섬유로 퍼져 나가는 것을 방지하는 데 도움을 준다. 이는 각 섬유 활성화를 정확하게 조절하기 위해 필요하며, 특히 신체가 힘 생성을 조절하여 바로 힘을 사용할 수 있도록 한다(4장 참조). 세 번째로, 근육의 결합조직초는 근육의 **탄력 성분**을 형성하는데 이는 힘 생성에 기여한다. 힘을 생성하기 바로 직전에 스트레칭을 하면 탄력성분의 힘 생성 능력을 감소시킬 수 있다(글상자 3-2).

결합조직의 탄력 성분은 신전수축주기/**스트레치 쇼트닝 사이클(SSC)**에 중요한 역할을 하는데 이는 근육의 늘어남을 조절하고(**신장성 수축**) 그에 따라오는 빠른 근육 단축(**단축성 수축**)으로 이루어진다. 탄력성분에 의해 생성되는 힘은 고무 밴드를 늘렸다가 느슨하게 할 때의 반동력과 유사하다. 하지만 이전의 신장성 활동이나 근육 늘임 후에 바로 빠른 단축 혹은 단축성 근육 활동(ex.스쿼트 자세에서 수직 점프 시작하기)이 일어나지 않는 움직임의 경우, 이 주기적인 힘 생성으로부터 긍정적인 결과를 얻기 어렵고 이는 능력 저하로 이어질 수 있다(글상자 3-3). 훈련 프로그램을 통해(ex. 플라이오메트릭, 글상자 3-4) 근육 결합조직의 특징으로부터 도움을 받으면 힘과 에너지 생성 능력을 크게 향상시킬 수 있다.

근절

근절은 힘 생성 및 근육 단축이 가능한 골격근의 가장 작은 기본적인 수축 단위이다. 골격근은 **횡문근**이라고도 불리는데 이는 현미경으로 볼 때 근육 근절에 있는 단백질 필라멘트의 배열이 가로줄 무늬이거나 선 모양이기 때문이다(그림 3.4).

근절의 양 끝은 **Z선**(Z막)이다. 나머지 부분은 H역과 I대(밝은 부분)로 이루어져 있다. **H역**은 근절의 가운데 부분에 있으며 미오신은 존재하나 액틴은 존재하지 않는다. **I대**는 근절의 양쪽 끝에 있으며 액틴 필라멘트만 존재한다. 이 두 부분은 여러 겹의 액틴과 미오신 필라멘트를 포함하고 있는 **A대**(어두운 부분)에 비해 밝다. A대는 미오신 필라멘트의

글상자 3-3 응용 연구

스스로 검증해 보자

간단한 실험으로 신전수축주기(Stretch-Shortening Cycle, SSC)의 효과를 알 수 있다. 다음 중 어떤 동작을 했을 때 가장 높게 뛸 수 있는가? 첫 번째는 스쿼트 자세를 잡고 유지한 후 할 수 있는 한 최대한 높이 점프해 보는 것이다. 두 번째는 서 있는 자세에서 시작하여 높이 뛰기 전에 순간적으로 무릎을 굽혔다 점프하는 것이다. 한번 시도해 보라. 그러면 바로 두 번째, 즉 대항운동을 사용하였을 때 더 높이 뛸 수 있다는 것을 알게 될 것이다. 실험실에서 측정할 경우, 두 방법 간 구름판에 가해지는 힘의 차이를 알 수 있을 것이다.

글상자 3-4 응용 연구

플라이오메트릭 운동

플라이오메트릭은 신전수축주기를 활용하는 대표적인 운동으로 근력 발달에 도움을 준다. 신전수축주기는 높이 뛰는 능력이 필요한 최대 수직 점프와 같은 신전수축 활동에서 힘에 최고 20~30%까지 기여하는 것으로 알려져 있다. 플라이오메트릭 운동을 하면 속도와 힘을 증진시킬 수 있다. 플라이오메트릭은 저강도 운동(서서 깡충깡충 뛰기)부터 고강도 훈련(높은 곳에서 뛰어 내렸다가 점프하거나 뎁스 점프)까지 범위가 넓다.

다음은 플라이오메트릭 운동의 예시이다

- 서서 하는 수직 점프
- 긴 점프
- 깡충깡충 뛰기
- 다른 높이에서의 뎁스 및 드롭점프
- 손뼉 치며 팔 굽혀 펴기
- 메디신 볼 던지기 훈련

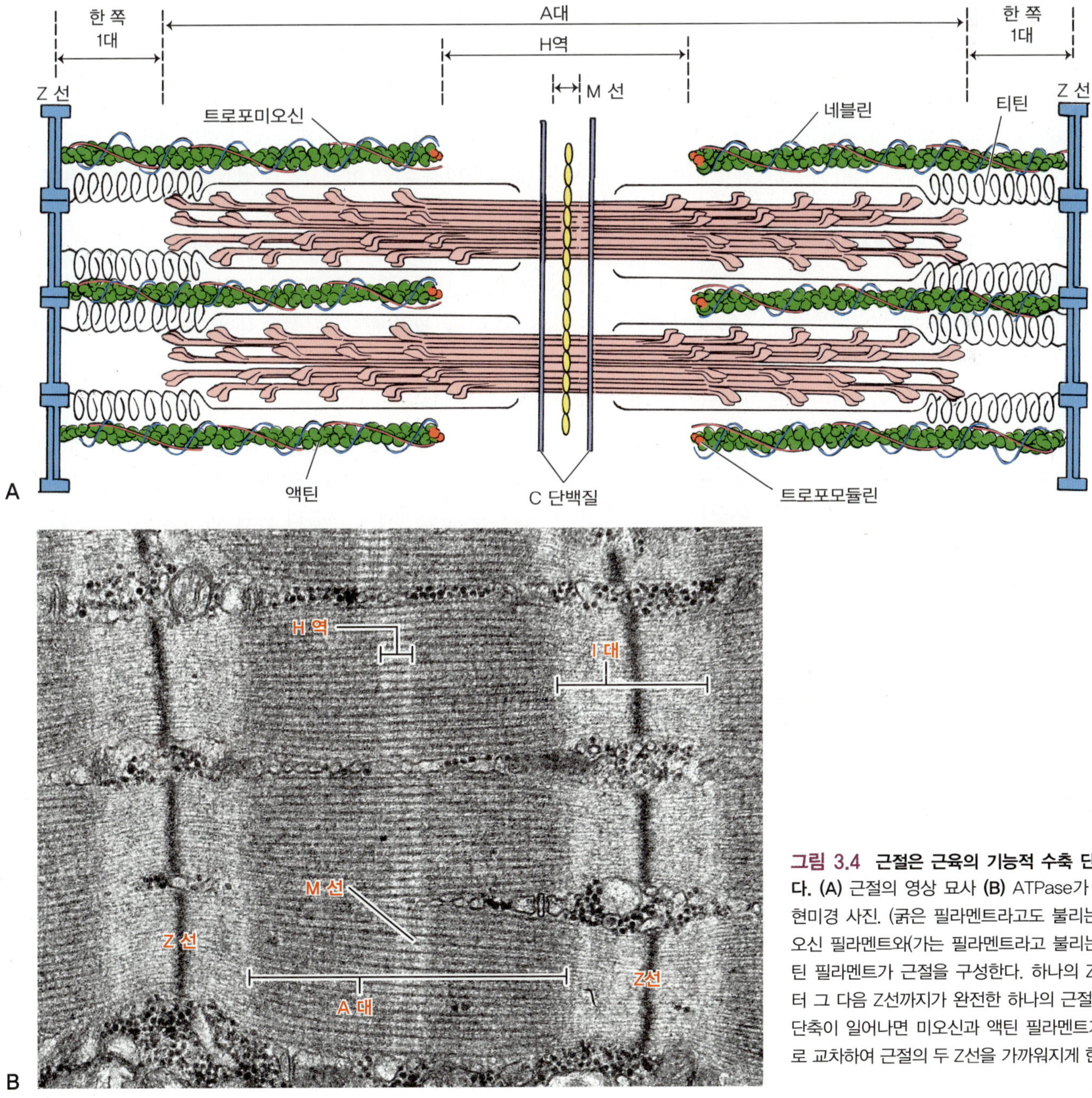

그림 3.4 근절은 근육의 기능적 수축 단위이다. (A) 근절의 영상 묘사 (B) ATPase가 묻은 현미경 사진. (굵은 필라멘트라고도 불리는) 미오신 필라멘트와(가는 필라멘트라고 불리는) 액틴 필라멘트가 근절을 구성한다. 하나의 Z선부터 그 다음 Z선까지가 완전한 하나의 근절이다. 단축이 일어나면 미오신과 액틴 필라멘트가 서로 교차하여 근절의 두 Z선을 가까워지게 한다.

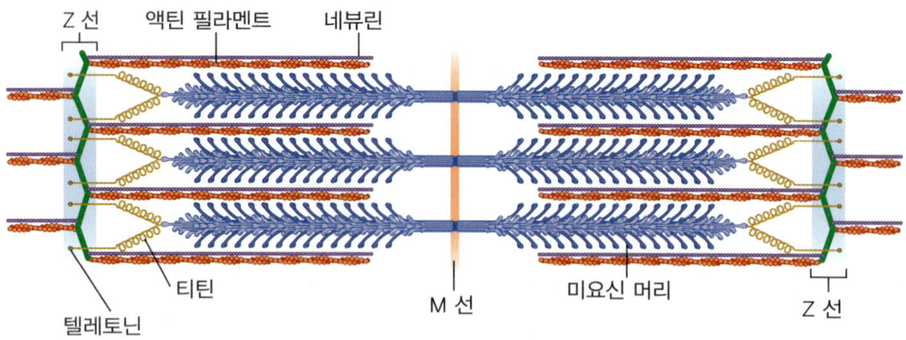

그림 3.5 비수축성 단백질. 비수축성 단백질이라 이름 붙인 것은 수축 과정에 관여하지는 않지만 수축 단백질을 제자리에 유지하고 최적의 미오신-액틴 결합을 위해 서로 인접해 있기 때문이다.

속성 검토

- 근육의 기본 구조는 다음과 같다.
  전근 → 여러 섬유속 → 근섬유 → 근원섬유 → 근필라멘트(액틴, 미오신)
- 근육의 결합조직은 전근부터 근섬유까지 근육의 모든 부분을 안정시키고 돕는다는 점에서 중요하다.

길이를 나타낸다. H역 가운데에 형성되어 있는 **M선**은 단백질이 미오신 필라멘트를 제자리에 위치하게 한다는 점에서 중요하다.

근절이 단축되면 액틴 필라멘트와 미오신 필라멘트가 교차하게 된다. 이로 인해 액틴 필라멘트가 결합되어 H역이 사라지고 색이 더 어두워지게 된다. I대는 액틴과 미오신이 서로 교차함에 따라 더 짧아지고 Z선이 미오신 필라멘트의 양 끝에 더 가까워짐에 따라 미오신이 I대로 들어가게 된다. 근절이 이완되어 본래 길이로 돌아가면 미오신과 액틴이 겹치는 부분이 줄어듦에 따라 H역과 I대 또한 원래 크기와 모습으로 돌아간다. 근절이 단축되거나 다시 길어지는 동안 A대의 길이에는 변화가 없으며 이는 단축이 일어나거나 섬유가 이완되어 본래 길이로 돌아가는 과정 동안 미오신 필라멘트의 길이는 변하지 않음을 의미한다. 이는 액틴 필라멘트에 있어서도 마찬가지이다.

비수축성 단백질

앞에서 언급한 바와 같이, 근기능에 있어 비수축성 단백질의 역할은 매우 중요하다. 심지어 근절 단계에서도 비수축성 단백질은 액틴과 미오신 필라멘트의 격자 세공(lattice work)이나 위치를 잡는 데에 필요하다. 액틴과 미오신 필라멘트의 수축성 단백질은 비수축성 단백질에 의해 매우 인접하게 위치해 있다(그림 3.5). 이러한 근절의 수축성 단백질들은 앞서 언급한 바와 같이 근섬유의 탄력 성분에도 도움을 준다. 예를 들면, **커넥틴**이라고도 알려진 **티틴**은 근절 내에서 Z선을 M선과 연결하고 세로축의 미오신을 고정한다. 또한 티틴은 근절의 활동 범위를 제한하여 근육의 수동적 강직에 기여한다. 또 다른 비수축성 단백질인 **네뷰린**은 Z선부터 시작하여 명대까지 뻗어 있는 단백질로 액틴 모노머(액틴 필라멘트와 같이 다른 모노머/단위체와 결합하여 분자 사슬이나 중합체/폴리머가 되는 작은 분자) 결합을 통해 액틴 필라멘트를 붙잡아 둔다.

근육이 어떻게 수축하는지에 대해 설명하기에 앞서 액틴과 미오신 필라멘트의 기본 구조를 이해하는 것이 중요하다. 이는 이 두 필라멘트가 근섬유 내에 자리잡고 있기 때문이다.

액틴 필라멘트

액틴 혹은 가는 필라멘트는 액틴 분자들이 얽혀 있는 두 개의 나선형으로 이루어져 있다. 액틴 필라멘트는 Z선에 붙어 있으며 각 Z선에서 근절의 중앙 쪽으로 나와 있다. 각각의 액틴 분자에는 **활성 부위**가 있다(그림 3.6). 활성 부위란 미

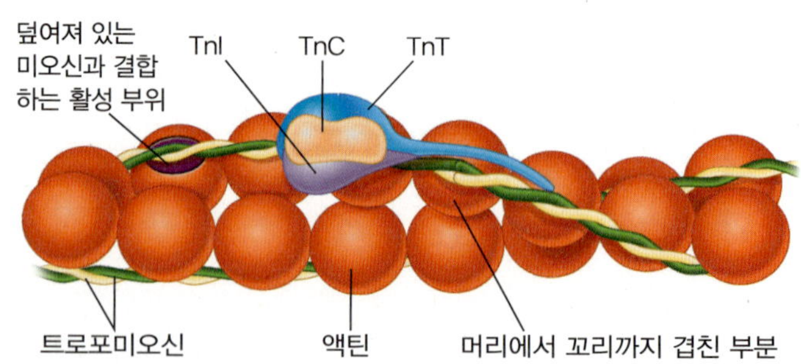

그림 3.6 액틴 필라멘트 조직. 액틴 혹은 가는 필라멘트는 액틴 분자의 나선형 두 개로 이루어져 있다. 각각의 액틴 분자에는 미오신 결합 부위나 미오신 머리들이 상호작용을 하는 활성 부위가 있다. 액틴 필라멘트로 쌓여 있는 단백질은 두 종류가 있는데 트로포닌과 트로포미오신이다. 이들은 액틴 분자의 활성 부위를 덮어 미오신 머리가 활성 부위와 결합하는 것을 막는다. 트로포닌 T인 TnT는 트로포미오신과 결합하고, 트로포닌 C인 TnC는 칼슘과, 트로포닌 I인 TnI는 액틴과 결합한다.

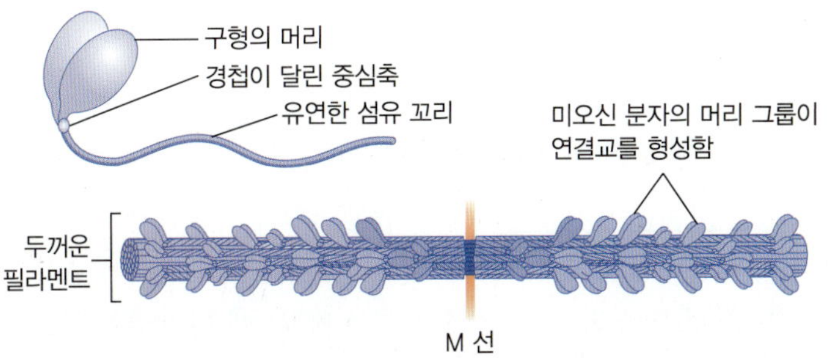

그림 3.7 미오신 필라멘트 구조. 미오신 필라멘트(굵은 필라멘트)는 미오신 분자로 구성되어 있다. 미오신 분자의 섬유질 꼬리는 뒤엉켜 미오신 필라멘트를 형성한다. 규칙적인 간격으로 미오신 분자의 두 머리는 미오신 필라멘트에서 튀어나와 있어 액틴 분자와 상호작용한다.

오신 가교의 머리가 근육 단축을 위해 필요한 액틴 필라멘트와 결합하는 장소이다. 액틴 필라멘트로 둘러 싸인 것은 조절 단백질 분자인 **트로포미오신**과 **트로포닌**이다. 트로포미오신은 액틴 필라멘트를 감싸고 있는 튜브 모양의 분자로 액틴 분자의 이중 나선 구조의 홈에 따라 존재한다. 트로포닌 단백질 복합체는 트로포미오신 분자를 따라 일정한 간격으로 발견된다. 트로포닌은 세 개의 조절 단백질 서브유닛으로 이루어져 있다. 트로포닌 I(액틴과 결합)은 액틴에 끌리고 트로포닌-트로포미오신 복합체를 액틴 분자에 잡아둔다. 트로포닌 T(T는 트로포미오신)는 트로포미오신에 끌리며 트로포닌을 트로포미오신 분자에 잡아 둔다. 트로포닌 C(C는 칼슘)는 칼슘 이온에 끌리며 액틴 분자에 있는 활성 부위를 노출시켜 근활동을 유발하는 근섬유 내 자극이 된다.

미오신 필라멘트

미오신과 액틴 필라멘트가 서로 교차하기 위해서는 이들의 분자 구조가 서로 어떤 방식으로든 교류할 수 있도록 되어 있어야 하며 서로 당기는 힘을 생성할 수 있어야 한다. 각각의 미오신 분자는 구형의 머리, 경첩 모양의 중심점, 섬유로 된 꼬리로 구성되어 있다(그림 3.7). **가교**는 두 개의 미오신 분자로 이루어진다. 따라서 미오신 머리 부분이 미오신 필라멘트에서 뻗어 나올 때 각각의 가교에는 두 개의 구형 미오신 머리가 있다는 점을 알아야 한다. 미오신 가교의 두 개 머리는 **미오신 ATPase**라는 효소로 만들어진다. 가교를 구성하고 있는 미오신 분자의 섬유질 꼬리 부분은 서로 뒤엉켜 미오신 필라멘트를 형성한다. 가교는 미오신 필라멘트의 한 부분으로 액틴과 상호작용을 하고 다른 미오신 필라멘트를 넘어 액틴 팔라멘트를 당기는 힘을 생성한다. 가교에서 발견되는 미오신 ATPase에는 두 가지의 다른 이소폼 혹은 종류가 있다. 섬유에 의해 표현되는 특정 이소폼은 여러 방식으로 그 섬유의 타입, 즉 수축성 특징을 결정한다.

근섬유 유형

골격근은 여러 종류의 근섬유로 이루어진 혼합체로 각 섬유 유형마다 신진대사 능력 및 힘 생성 능력이 다르다. 근섬유의 다른 조직화학적, 생화학적, 물리적 특징을 바탕으로 수년 간 다양한 다른 섬유 유형 분류 체계가 개발되었다(표 3.1).

지근섬유(Type I)와 **속근섬유**(Type II)의 수는 대부분 출생 직 후에 정해진다. 하지만 일생 동안 이 두 종류의 섬유에 미세한 변화가 일어난다. 이러한 변화는 수행되는 활동이나 호르몬 농도, 노화와 관련이 있다. 나중에 살펴보겠지만 운동 훈련은 섬유 유형 전환의 강력한 자극제이다.

사람들은 흔히 "어떻게 각각의 섬유 유형이 결정되는가?" 혹은 "유형 전환이 일어나는가?"라고 질문한다. 첫 단계는 살펴볼 근육의 생검 샘플을 획득하는 것이다(글상자 3-5). 그

표 3.1 주요 근섬유 분류 체계

분류 체계	이론적 기준
적색 및 백색 섬유	섬유 색 기준. 마이오글로빈(섬유 내에서 산소를 운반하는 물질)이 더 많을수록 색이 더 붉고 진함. 초기 동물 연구에서 사용되었음. 가장 오래된 분류 체계.
속근과 지근	자극과 함께 근육 긴축의 속도와 모양 기준. 속근은 강한 근력을 내며 쉽게 피로해짐.
느린 산화, 빠른 산화 당 분해, 빠른 당 분해	대사 염색 및 산화와 당 분해 효소의 특징 기준
타입 1, 타입 2	다른 pH 조건 하에서 미오신 ATPase 효소의 안정성. 미오신 ATPase 효소는 다른 형태를 가지고 있음. 일부는 ATP 가수분해에 대한 효소 반응이 더 빠르고 이에 따라 해당 섬유의 액틴-미오신 상호작용 순환 속도 또한 더 빠름. 오늘날 근섬유 타입을 분류하기 위해 가장 흔히 쓰이는 방법.

글상자 3-5 학생들의 실제 질문

근생검 과정에 대해 설명해 주세요.

근섬유 타입을 알아보려면 생검(생체검사) 샘플을 채취해야 한다. 이는 **경피적(피부를 통한) 근생검 기술**이라고 불린다. 이 과정에서는 먼저 생검 샘플을 채취할 부위를 소독한다. 그런 다음, 작은 바늘과 주사기를 이용하여 생검 부위 주변을 국소 마취한다. 그러고 나서 메스를 사용하여 생검 샘플을 채취할 부위의 피부와 근상막을 작게 절개한다. 그 후 빈 스테인레스 스틸 바늘을 절개 부위를 통해 근육 내로 삽입하여 100 mg에서 400 mg 가량의 근육 조직을 채취한다(보통 허벅지, 종아리, 팔 근육에서 채취). 생검 주사기는 빈 바늘과 바늘 내부에 맞는 플런저로 구성되어 있다(아래 그림 참고). 플런저를 끝까지 밀었을 때는 바늘이 닫혀 있고 그렇지 않으면 열려 있다. 밀었던 플런저를 조금씩 놓으면 주사바늘이 열리면서 플라스틱관을 이용하여 바늘 뒤쪽에 달려 있는 주사기가 조직을 흡입한다. 흡입 후에 주사바늘 내부는 진공상태가 되고 근육 샘플을 잡아당긴다. 그런 후에 플런저를 바늘 끝까지 밀어 근육 샘플을 자른다. 그 후 생검 바늘을 빼고 채취된 샘플을 바늘에서 제거하는 과정을 거친 후 냉동시킨다. 생검 바늘을 빼고 나서는 절개 부위를 소독한다. 그 후 근육 샘플(크라이오스탯, 즉 영하 24도의 온도를 유지시키는 냉각 용기 내의 마이크로돔 세트를 일컫는 절단 장치를 사용하여)은 연속절편으로 잘라 조직화학 염색 분석을 통한 근섬유 타입 분류를 위해 커버 글라스 위에 놓는다. 생검 샘플 연속절편으로 다른 변수들(ex. 섬유의 글리코겐 성분, 수용기의 수, 미토콘드리아, 모세 혈관, 기타 대사 효소 등) 또한 분석해 낼 수 있다.

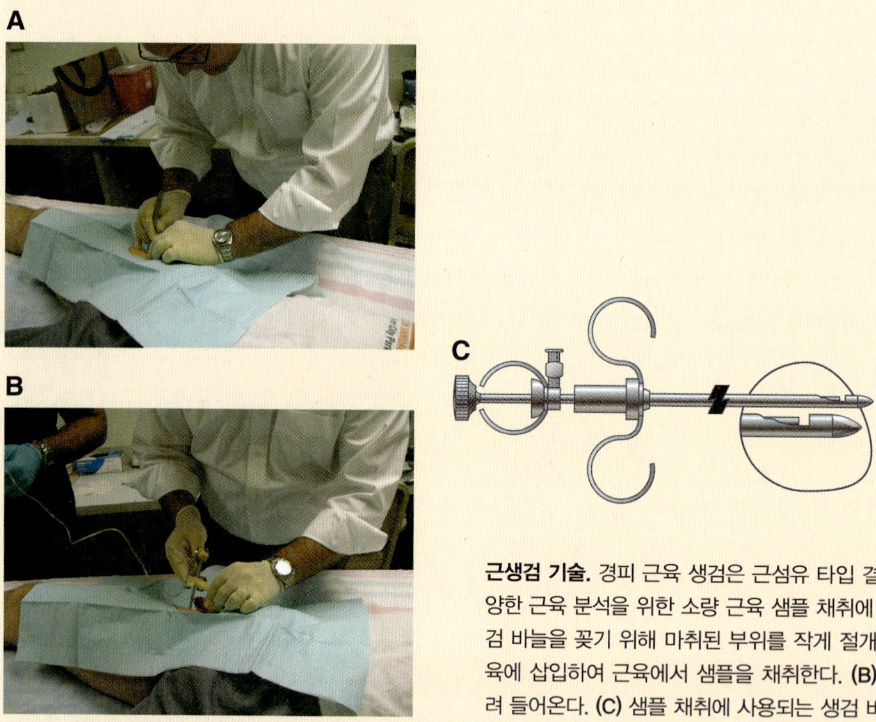

근생검 기술. 경피 근육 생검은 근섬유 타입 결정을 위한 조직화학적 분석을 포함하여 다양한 근육 분석을 위한 소량 근육 샘플 채취에 가장 흔히 쓰이는 방법이다. (A) 근육에 생검 바늘을 꽂기 위해 마취된 부위를 작게 절개한다. 그 후 생검 바늘을 측정 깊이까지 근육에 삽입하여 근육에서 샘플을 채취한다. (B) 흡입을 통해 근육 샘플이 생검 바늘로 잘려 들어온다. (C) 샘플 채취에 사용되는 생검 바늘의 예시.

후 샘플을 횡단면으로 얇게 구분하여야 다른 종류의 섬유를 알아볼 수 있다. 운동 생리학자들이 근섬유 유형을 구분하기 위해 가장 흔히 사용하는 과정은 조직화학적 **미오신 ATPase 염색법**이다. ATPase는 미오신 가교의 구형 머리부분을 구성하는 효소라는 점을 떠올려 보라. 이 분석법을 통해 염색 과정에서 ATP를 공급하여 ATPase의 조직화학적 반응을 바탕으로 지근섬유 및 속근섬유와 특수형을 분류한다. 각각의 미오신 이소폼은 특정한 비율로 이러한 반응을 촉진시켜 섬유 타입에 따라 다른 염색 강도를 나타내게 된다. 이미징 소프트웨어(분석 프로그램)를 사용하여 염색 강도를 수치화 할 수 있고 이 염색 강도의 범위에 따라 다른 카테고리로 분류되어 ATP 반응을 바탕으로 각 근섬유는 특성 섬유 타입으로 구분된다.

미오신 ATP아제는 미오신 머리가 액틴 필라멘트의 활성 부위와 결합하고 힘을 생성하기 위해 회전하는 속도와 관련된 효소이다. 따라서 이는 근섬유 단축 속도를 나타내는 기능 분류법이다. **Type I 섬유**는 지근섬유라고도 불리는데 이는 힘 생산력 최고치에 느리게 도달할 뿐만 아니라 최고치에 달했을 때의 최대 힘이 그리 크지 않음을 의미한다. 하지만 Type I 근섬유는 혈액을 충분히 공급받고 미토콘드리아 밀도가 높기 때문에 산화적 대사 능력이 높다. 그 결과, Type I 섬유는 피로에 더 잘 견디고 힘 생산력이 거의 감소하지 않은 채로 오랫동안 계속해서 수축할 수 있다. 따라서 Type I 근섬유는 지구력 운동에 적합하다.

Type II 근섬유는 속근섬유라고도 불리며 매우 빨리 힘을 생성하고 강력한 힘 생성 능력을 갖추고 있다(그림 3.8). 일부 사람들은 Type II 근섬유가 더 많으면 100 M 단거리

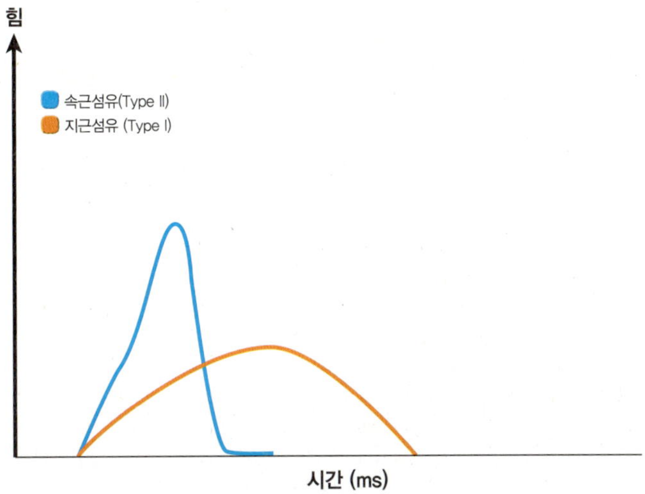

그림 3.8 근육 긴축 특징. 속근섬유(Type II)는 지근섬유(Type I)보다 더 빠르게 많은 힘을 생성하며 더 빨리 이완된다.

글상자 3-6 전문가 의견

근섬유 타입: 운동 능력에 미치는 영향

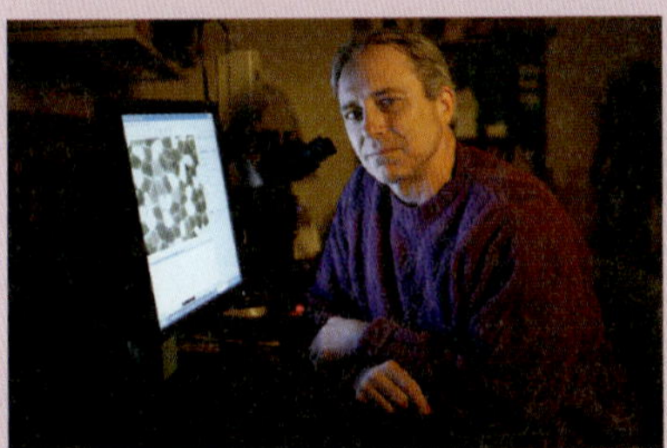

Robert S. Staron 박사
오하이오 대학 정골의학대, 의생명과학과 소속

인간의 골격근은 다른 포유류와 마찬가지로 두 종류의 섬유 타입(속근과 지근섬유)으로 이루어져 있으며 두 타입은 수축과 신진대사 측면에서 다른 특징들을 보인다. 일반적으로 속근섬유는 단기간의 고강도 운동에 있어 중요하고 지근섬유는 최대하에서 오랫동안 지속되는 활동에 더 적합하다. 또한 지근섬유는 유산소 능력이 매우 뛰어나며 운동 활동 초반에 사용되므로 더 자주 사용된다. 강도와 지속 시간이 늘어나면 속근섬유가 필요에 의해 사용된다. 최대의 노력이 요구되는 경우(ex. 리프트를 최대로 빠르게 시도할 때)라면 신경계가 근육 활동에 있어 두 종류의 근섬유(속근과 지근)를 모두 사용하려 할 것이다.

근육 내 근섬유 타입의 비율은 유전적 요인에 의해 결정된다. 일부 근육은 속근섬유가 더 많거나(ex. 상완 삼두근) 지근섬유가 월등히 많은 경우(ex. 비속근)도 있으나, 일반인의 경우 대부분 근육은 약 50:50 배율의 지근섬유와 속근섬유로 이루어져 있다. 최상의 힘과 근력을 가진 운동선수의 경우 근육 내 속근섬유의 비율이 더 높고 지구력이 우수한 선수는 지근섬유가 우세하다. 이 두 극단적 경우를 통해 운동선수의 힘-지구력을 결정하는 데에 섬유 구성이 매우 중요하다는 점을 알 수 있다. 물론 모두가 최고 수준의 능력치까지 도달할 수는 없다. 좋은 선수와 최고의 선수를 구별 짓는 데에는 동기나 고통 감내, 생체역학, 식단, 휴식 및 기술 등 여러 요소가 작용한다.

연구 결과에 따르면 어릴 때에 근섬유 타입의 비율이 정해지지만 신체 능력을 향상시킬 수 있는 변화는 얼마든지 일어날 수 있다. 근섬유 구성과 상관 없이 훈련을 통해 능력을 향상시킬 수 있다. 특정 훈련법을 통해 특정 근육의 힘 생산성을 (각 섬유의 횡단면을 늘림으로써) 늘릴 수 있고 (대사 효소 활동값을 질적, 양적으로 변화시켜) 유산소 능력 또한 향상시킬 수 있다. 예를 들어, 지근섬유가 월등히 많은 근력 운동 선수는 속근섬유가 더 많은 선수보다 불리하다. 하지만 훈련으로 속근섬유의 횡단면적을 확대하면 불리함을 극복하는 데 도움이 될 수 있다. 마찬가지로 속근섬유가 40~50% 가량 있는 근육이 훈련 후 비대 변화를 겪어 속근섬유가 전체 근섬유의 60~70% 이상을 차지하게 될 수도 있다. 극한 상황에서(ex. 마비, 장기적인 전기 자극) 근섬유가 지근에서 속근으로 혹은 속근에서 지근섬유로 변형될 수도 있기는 하나 운동 만으로는 충분한 자극제가 되지 못한다. 대부분의 연구 결과에 따르면, 훈련을 통해 속근섬유 개체군의 변화(속근 특수형 변이)는 이끌어 낼 수 있지만 속근섬유와 지근섬유 간의 변화(즉, 속근에서 지근으로, 지근에서 속근으로의 완전한 변화)는 힘들다.

표 3.2 Type I과 Type II 섬유의 특징

특징	Type I	Type II
단면적 당 힘	낮음	높음
근원섬유 ATPase 활동(pH 9.4)	낮음	높음
근육 내 ATP 저장치	낮음	높음
근육 내 포스포크레아틴 저장치	낮음	높음
수축 속도	느림	빠름
이완 시간	느림	빠름
해당효소 활동	낮음	높음
지구력	높음	낮음
근육 내 글리코겐 저장량	차이 없음	차이 없음
근육 내 트리글리세리드 저장량	높음	낮음
미오글로빈 성분	높음	낮음
유산소 효소 활동	높음	낮음
모세혈관 밀도	높음	낮음
미토콘드리아 밀도	높음	낮음

달리기에서 출발선을 더 빨리 박차고 나가거나 축구에서 더 빠른 커트를 할 수 있을 것이라고 생각한다(글상자 3-6). 하지만 Type I 섬유와 달리 속근섬유(혹은 Type II 섬유)는 미토콘드리아나 혈액 공급이 풍부하지 않아 쉽게 피로해지는 경향이 있다. Type I과 Type II 섬유의 특징들이 표 3.2에 정리되어 있다. 주요 특징뿐만 아니라 Type I과 Type II 근섬유에는 특수형도 있어 각 근섬유 타입 내에 근섬유 타입의 연속체가 존재한다. 연속체와 이 연속체를 구분하는 법에 대해서는 앞으로 설명할 예정이다.

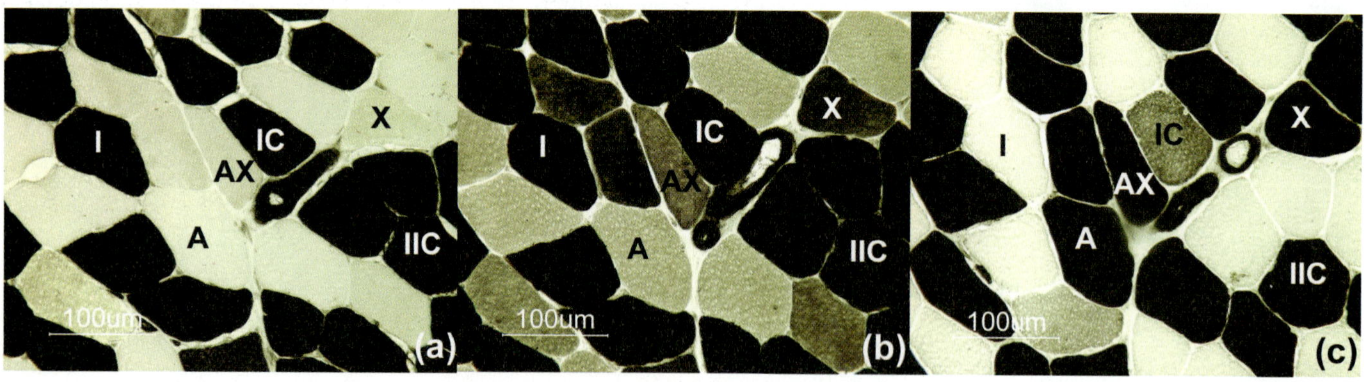

	I	IC	IIC	IIA	IIAX	IIX
pH 4.3	+++	+++	+/++	–	–	–
pH 4.6	+++	+++	++/+++	–	+/++	+++
pH 10.0	–	+/++	+++	+++	+++	+++

그림 3.9 근섬유 타입의 미오신 ATPase 분류. 골격근섬유 종류를 설명하기 위해 조직화학적 분석법이 사용되었다. ATPase 분자의 pH 안정성 차이를 바탕으로 근섬유 타입을 구분한다. 즉, 조직을 다양한 pH농도. (**a.** pH 4.3, **b.** pH 4.6, **c.** pH 10.0)의 용액에 노출시킨 후 ATPase 활동 여부에 따라 구분한다. 사람의 근육에서 나올 수 있는 근섬유 타입은 I형, IC형, IIC형, IIAC형, IIA형, IIAX형, IIX형이다(콜로라도 파커, 로키 비스타 정골의학대. Rocky Vista College of Osteopathic Medicine. 제니 허먼 Jenny Herman 박사 제공).

글상자 3-7 학생들의 실제 질문

각기 다른 운동 선수들의 근섬유 타입을 어떻게 비교하나요?

우리 몸의 대부분 근육은 여러 섬유 타입이 섞여 있으며 이는 유전자, 호르몬, 훈련 및 근육 기능의 영향을 받은 것이다. 일반적으로 훈련을 받지 않은 대부분의 사람들은 지근섬유와 속근섬유를 약 50%씩 가지고 있다. 하지만 선수들의 경우 이 비율이 매우 상이할 수 있다. 예를 들어, 지구력을 요하는 선수에게는 보통 지근섬유가 더 많고(ex. 70~85%) 단거리 달리기 선수에게서는 속근섬유가 우세하다(ex. 65~70%). 최고의 능력을 위해서는 최적의 근섬유 타입을 포함하여 특정 유전적 요소가 필요하다. 훌륭한 운동 능력을 결정짓는 유일한 요소는 아니지만 섬유 타입은 매우 중요하다.

미오신 ATPase 조직화학 분석법

서로 다른 근섬유 특수형을 구분하는 데 쓰이는 분석법에는 각 특수형을 약간씩 다른 농도로 염색하여 독특한 회식 그림자를 만들어 내는 조직화학적 염색법이 있다. 염색 과정에 앞서 근육의 얇은 횡단면을 생검 샘플에서 채취하여 다른 pH 농도, 즉 하나는 알칼리욕(pH 10.0), 두 개는 산성욕(pH 4.6과 4.3)에 놓아둔다. 샘플을 다시 꺼냈을 때 그림 3.9에서 보이는 바와 같이 다양한 pH 농도에서 염색된 강도를 참고하여 섬유를 분류할 수 있다. 표준 섬유 타입은 최대 산화 섬유부터 최소 산화섬유까지 I형, IC형, IIC형, IIAC형, IIA형, IIAX형이 있다. 섬유의 산화 능력은 수축 속도에 반비례한다. 다시 말해, 산화력이 높은 I형 섬유는 최고 힘을 내기까지 가장 오래 걸리는 반면 정반대인 IIX형 섬유는 산화력이 가장 낮고 수축 속도는 가장 빠르다. 동물(쥐, 고양이 등)의 경우에는 더 다양한 근섬유 타입이 있다. 산화력이 가장 높은 것부터 낮은 순으로 나열해 보자면, I형, IC형, IIC형, IIAC형, IIA형, IIAX형, IIX형, IIXB형, IIB형이 있다. 하등 포유류가 더 다양한 근섬유 타입을 보유하고 있는 이유는 근섬유 적응을 적게 요하는 덜 체계적인 신경계 때문인 것으로 여겨진다. Type I 섬유와 그 특수형들은 지구력에 도움이 되고 Type II 섬유와 관련된 특수형은 속도와 힘에 도움이 된다는 점에서 섬유형은 근육의 운동 능력에 영향을 미친다(글상자 3-7).

미오신 H사슬

미오신 필라멘트의 두부(머리 부분)는 두 개의 **H사슬**(무거운 사슬)과 두 개의 **L사슬**(가벼운 사슬)로 이루어져 있다(그림 3.10). 각각의 H사슬의 분자량은 230 Kd이고 H사슬은 두 개의 L사슬(기본 L사슬과 조절 L사슬)과 관련되어 있다. 일

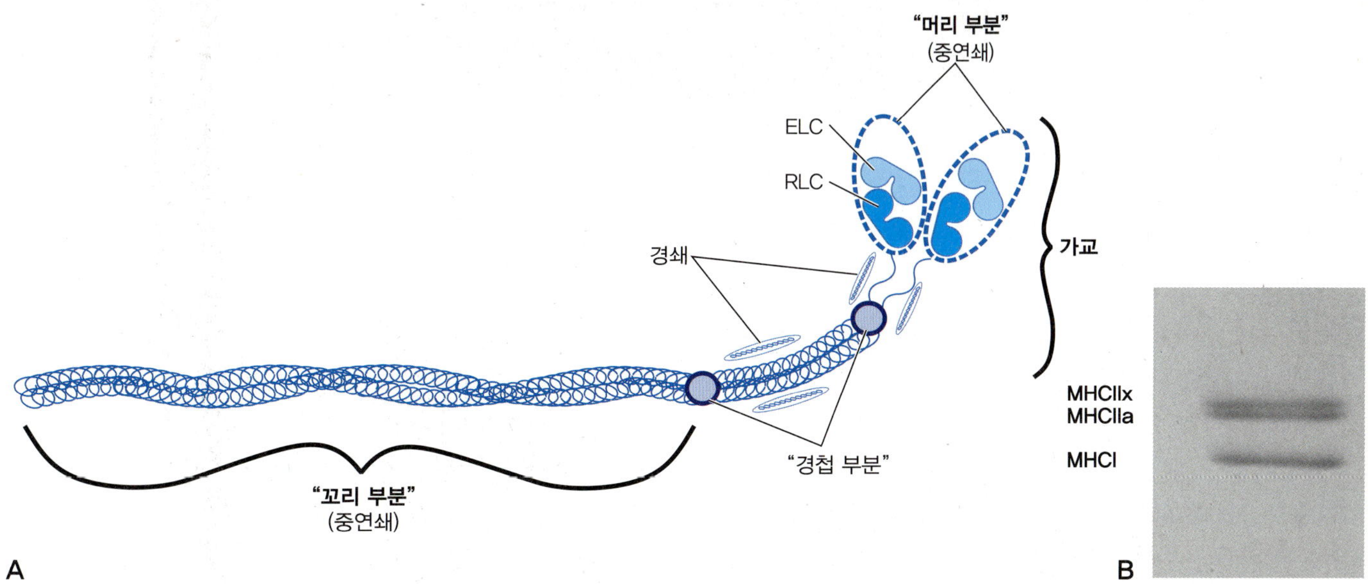

그림 3.10 미오신 분자. **(A)** 미오신 분자는 두 개의 동일한 H사슬과 두 개의 L사슬(조절 L사슬[RLC]과 기본 L사슬[ELC])로 이루어져 있다. **(B)** 인간의 다른 H사슬을 보여주는 미오신 H사슬 전기 이동 겔.

속성 검토

- 근절은 골격근의 가장 작고 가장 기본적인 수축성 단위이다.
- 비수축성 단백질은 액틴과 미오신 필라멘트 조직에 격자세공(lattice work)을 제공한다.
- 근섬유는 액틴과 미오신 필라멘트를 모두 가지고 있으며 이 둘은 서로 상호작용하여 단축과 힘을 생성한다.
- 운동능력은 근육 내 근섬유 타입에 영향을 받을 수 있다.
- 근섬유 타입은 ATPase 조직화학적 염색 기술을 통해 지근섬유인지 속근섬유인지 알 수 있다.
- 미오신 H사슬은 근섬유의 타입을 반영한다.

부 연구자들은 근샘플의 근섬유 타입을 알아보는 데에 미오신 H사슬 구성을 선호하며 단백질을 구별하기 위해 전기이동을 사용하거나 단백질 특이 항체를 통해 알아볼 수 있다. 인간의 근육에는 미오신 H사슬의 세 가지 주요 형이 존재한다: I형, IIa형, IIx형. 동물의 경우 I형, IIa형, IIx형, IIb형으로 총 네 가지 형이 존재한다. 사람에게서 나타나는 근섬유 특수형의 여러 변형이 세 가지 기본 근섬유형인 I형, IIA형, IIX형으로 일어나고 미오신 H사슬의 특수형인 I형, Ia형, IIx형과 연관되면 더 큰 상관관계가 생기고, 이 두 과정을 통해 근섬유 타입 분류에서 비슷한 결과가 나오게 된다. 위에서 언급된 근섬유 특수형, 특히 ATPase 염색법에 의해 구별되는 유형들은 훈련에 대한 근육의 적응력과 주요 타입, 그리고 특수형의 변이를 더 잘 이해하는 데에 자세한 참고가 될 수 있다.

슬라이딩 필라멘트 학설

캠퍼스를 가로질러 걷든, 무거운 것을 들든 혹은 마라톤을 뛰든 간에 신체의 움직임은 근섬유를 수축시키면서 만들어지는 것이다. 근육이 정확히 얼마나 수축해야 하는지는 20세기 중반 두 팀의 과학자들이 흥미로운 학설을 제시하기 전까진 정확히 밝혀진 바가 없었다. **슬라이딩 필라멘트 학설**이라고 불리는 이 학설은 1954년에 각각 앤드류 헉슬리와 롤프 니더저크, 그리고 휴 헉슬리(앤드류 헉슬리와는 무관한 인물)와 진 핸슨에 의해 네이쳐지에 개제되었다. 근육이 어떻게 수축하며 힘을 발생시키는지에 대한 실험 증거를 제시하는 내용의 논문들이었다. 근육의 수축에 관한 슬라이딩 필라멘트 학설은 지금까지도 근육단백질이 힘을 발생시키기 위해 어떠한 방식으로 상호작용하는지를 가장 통찰력 있게 설명한 학설이라고 평가된다.

슬라이딩 필라멘트 학설의 요지는 액틴 필라멘트와 미오신 필라멘트가 서로 교차하며 미끄러져 각각의 필라멘트의 길이는 변화시키지 않으면서 근육의 길이가 달라지게 한다는 점이다(테라스로 나가는 미닫이 문을 여는 것을 생각해보라). 근육을 쓰지 않는 상태일 때는 액틴과 미오신 필라멘트는 밝은 부분(액틴 혹은 미오신 필라멘트 중 하나만 있는 부분)과 어두운 부분(액틴과 미오신 필라멘트가 겹쳐진 부분)이 반복되는 배열을 보인다. 근육의 이러한 줄무늬 같은 배열에 변화가 생긴다는 것은 두 근필라멘트가 상호작용을 한다는 의미이다. 근육이 수축된(최대한으로 짧아진) 상태일 때는 줄무늬가 보이긴 하지만 모양이 다르다. 줄무늬의 모양이 바뀌는 이유는 액틴 필라멘트가 미오신 필라멘트 위로 미끄러져 들어가기 때문이다.

하지만 이러한 과정이 일어나기 위해서는 우선 칼슘 이온이 근섬유 속의 시토솔로 분비되어 조절 단백질인 트로포닌과 상호작용할 수 있게 되어야만 한다. 얼마나 큰 힘이 발생되는지는 액틴과 미오신 필라멘트 간의 상호작용 정도, 혹은 액토미오신 복합체가 형성된 정도를 보면 알 수 있다. 다음 섹션에서는 이러한 근육의 수축이 분자 수준에서 어떻게 이루어지는지 좀 더 자세히 살펴 볼 것이다.

근육 수축 과정

근육을 사용하지 않고 있을 때는 미오신 필라멘트의 돌기 혹은 가교가 액틴 필라멘트 근처에 있긴 하지만 액틴 필라멘트의 활성 부위가 트로포미오신 단백질 가닥으로 덮여 있어 서로 상호작용을 하지는 못한다. 미오신 가교의 머리가 액틴 단백질의 활성 부위와 결합될 때에만 액틴 필라멘트와 상호작용하는 것이 가능하다. 즉, 근육을 쓰지 않는 상태일 때 액틴 활성 부위를 덮고 있는 트로포미오신 단백질 가닥이 움직여 활성 부위가 드러나도록 해야 하는 것이다. 트로포미오신이 이동하는 이 필수적인 과정은 근섬유 내의 시토솔릭 칼슘 이온 농도가 증가할 때 일어난다. 이 과정을 이해하기 위해서는 신경 전달 물질이 근섬유 표면에서 수용기와 결합할 때 운동뉴런과 근섬유를 연결하는 시냅스인 신경근 접합부에서 발생되는 전기 자극이 근섬유에 대한 최초의 자극임을 아는 것이 중요하다(이 과정은 4장에서 더욱 자세히 다룰 것이다).

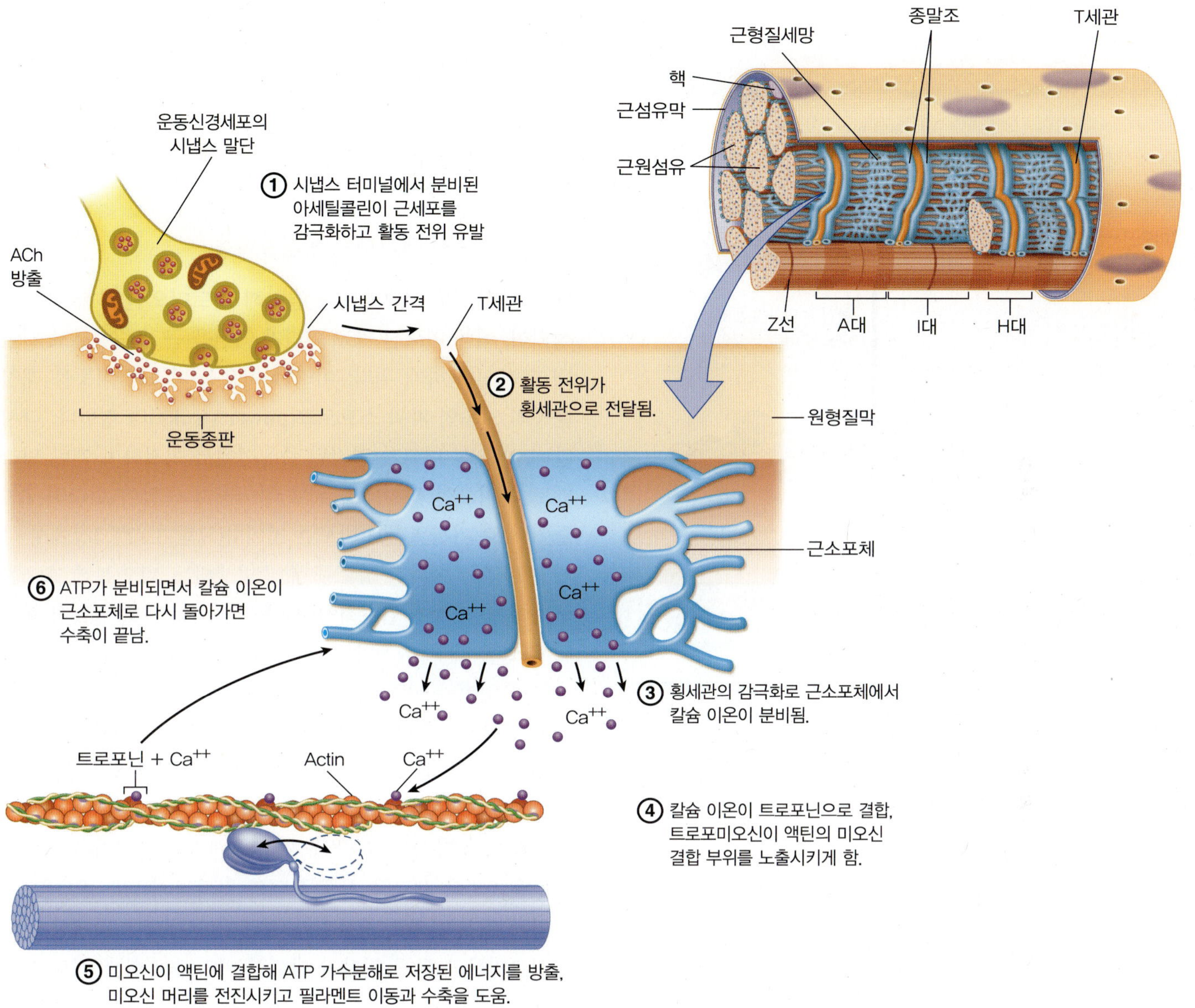

그림 3.11 근소포체. 근수축은 펌프를 끄고 칼슘 이온이 분비될 수 있게 하는 근소포체 칼슘 펌프의 전하 방해에 의해 영향을 받는다. 근소포체에서 시토솔로 칼슘 이온이 분비되면 트로포닌분자의 트로포닌 C와 칼슘 이온이 결합하게 되고 그 결과 트로포미오신-트로포닌 복합체의 구조를 변화시켜 트로포미오신을 활성 부위에서 제거한다. 이는 미오신 가교 머리가 결합할 수 있게 하며, 머리가 안쪽으로 서서히 이동하면서 서로에게 Z선이 가까워 지도록 한다.

전기 자극의 전달

신경근 접합부에서 가장 먼저 관찰되는 이러한 전기 자극은 근섬유의 세포막 혹은 근섬유막을 통해 전달되어 근섬유의 중심을 관통하는 T세관으로 전달되어 **근소포체**에 도달하게 된다. 근소포체는 근섬유 속 각각의 근원섬유를 둘러싼 막결합성 구조로 칼슘 이온을 저장하는 창고(그림 3.11)와 같은 역할을 한다. 전기 자극이 T세관을 따라 전달되면 전압 센서의 역할을 하는 **DHP(디히드로피리딘) 수용체**라고 불리는 단백질을 자극하게 된다. 이러한 자극을 전달 받은 전압 센서는 근소포체막에 위치한 **리아노딘 수용체**와 상호작용한다. 리아노딘 수용체들은 T세관의 전압 센서로부터 받은 자극을 전달해 근소포체에서 근섬유의 시토솔로 칼슘 이온이 분비될 수 있도록 한다.

활성 부위 노출

분비된 칼슘 이온은 트로포닌 단백질 복합체 중 하나인 트로포닌 C 서브유닛과 결합하며, 이러한 상호작용은 트로포미오신의 구조를 변화시킴으로써 액틴 필라멘트의 활성 부위

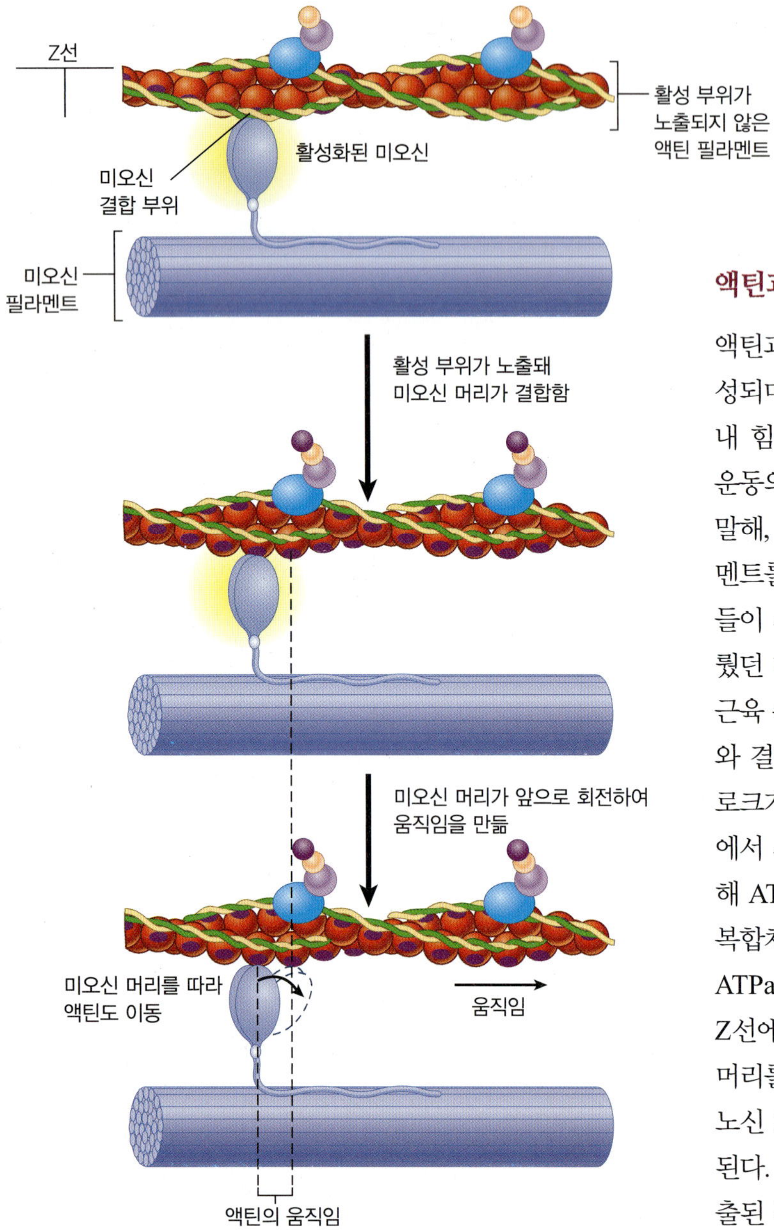

그림 3.12 머리의 래쳇 운동이 미오신 머리의 파워 스트로크를 일으킨다. 미오신 머리가 활성 부위에 결합과 분리를 반복하면 액틴 필라멘트가 미오신 필라멘트 위로 이동하게 되어 근육이 수축하고 힘이 발생하게 된다.

가 노출된 채로 유지되도록 한다. 근육을 사용하지 않는 상태에서 트로포미오신이 액틴 필라멘트의 활성 부위를 차단하는 과정을 근육의 입체적 **차단모델**이라고 한다. 액틴의 활성 부위가 노출되면 미오신 가교의 머리가 액틴과의 결합해 결과적으로 근섬유를 단축시키고 힘을 발생시키게 된다. 이러한 결합 과정은 두 가지 단계로 나눌 수 있다. 첫 번째는 결합이 약한, 근육이 피로하지 않은 상태에 있는 단계이며 두 번째 단계는 좀 더 강한 결합이 이루어지는 단계로, 보다 빠르고 큰 힘을 발생시킬 수 있게 한다. 하지만 근육이 피로해지는 단계에 이르면 약한 결합에서 강한 결합으로의 전환이 이루어지지 않아 힘을 더 적게, 그리고 느리게 발생시키게 된다.

액틴과 미오신 필라멘트의 상호작용

액틴과 미오신 필라멘트가 결합해 액토미오신 복합체가 형성되며, 이때 미오신 가교 머리가 액틴을 근절 중심부로 밀어내 힘이 발생하게 된다. 이러한 미오신 가교의 이동을 래칫 운동의 일종인 **파워 스트로크(power stroke)**라 칭한다. 다시 말해, 미오신 머리가 연결된 중심점에서 회전하며 액틴 필라멘트를 미오신 필라멘트 위로 잡아당겨 근절이 수축해 Z선들이 서로 가까워지게 만드는 것이다(그림 3.12). 2장에서 다뤘던 다양한 에너지 경로를 통해 발생되는 ATP 분해 효소는 근육 수축 과정에 필수적이다. 매번 미오신 머리가 활성 부위와 결합할 때 마다 동일한 과정이 반복된다. 먼저 파워 스트로크가 일어난 이후 미오신 머리가 활성 부위에 결합된 상태에서 시작해 보자. 미오신 머리를 활성 부위에서 분리하기 위해 ATP 분해 효소 분자가 미오신 머리와 결합해 액토미오신 복합체를 분리한다. 그 후에 미오신 가교 머리에 있는 미오신 ATPase가 ATP 분해 효소를 가수분해하며, 에너지를 사용해 Z선에 가까운 새로운 활성 부위와 겹쳐질 수 있도록 미오신 머리를 원래 자리로 되돌린다. ATP가 분해되며 발생한 아데노신 2인산과 무기 인산이 미오신 머리에 결합한 채로 유지된다. 이러한 상태는 가교 머리는 Z선 가까이에 있는 새로 노출된 활성 부위와 다시 상호작용을 할 준비가 된 상태이다. 다음 파워 스트로크를 시작하기 위해 액틴의 새로운 활성 부위에 약하게 결합한 후 미오신 머리에서 인산이 분비된다. 파워 스트로크가 끝나면 미오신에서 아데노신 2인산이 분비되고 미오신 머리는 또다시 활성 부위에 단단히 결합하게 된다. 이러한 과정이 반복되며 앞서 언급한 반복적인 파워 스트로크의 래칫 운동이 이루어지게 된다. 이러한 가교의 순환 과정은 근섬유가 신경계로부터 더 이상 자극을 받지 않는 순간까지 계속해서 반복된다. 신경계로부터의 자극이 끊기면 근소포체에서 칼슘 이온이 더 이상 분비되지 않아 근소포체 세포막 내에 위치한 칼슘 이온 펌프가 칼슘 이온을 다시 근소포체로 돌아가게 만들어 근육을 사용하지 않는 상태일 때의 칼슘 이온 농도로 돌아가게 된다. 시토솔의 칼슘 이온 농도 하

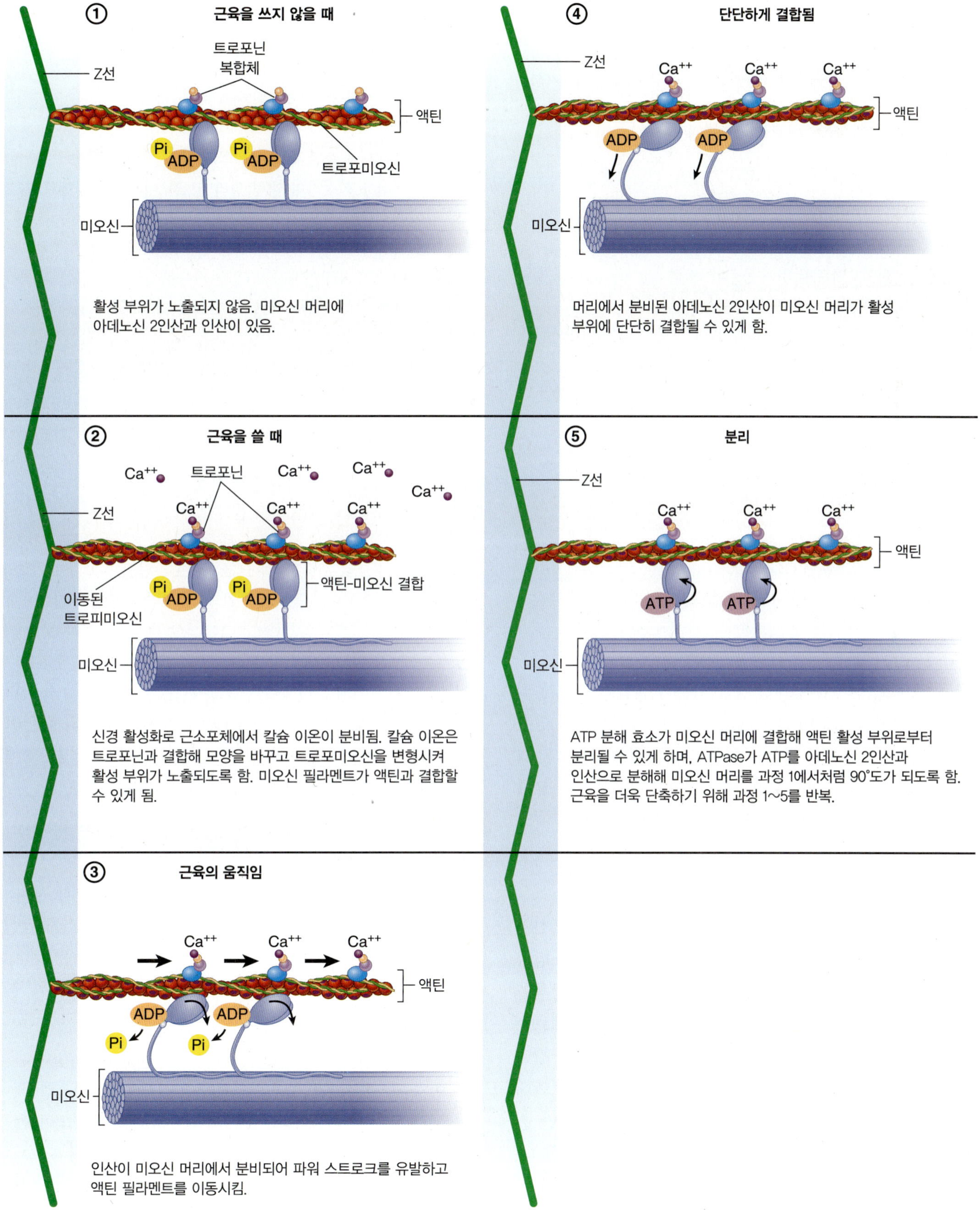

그림 3.13 근육 수축 과정. 수축 과정은 근절이 단축된 뒤 발생하는 일련의 과정이다. 가교 순환 운동이라 부르기도 한다.

글상자 3-8 응용 연구

근육의 수축

골격근의 기본적인 수축 과정은 다음과 같다.

자극

1. 알파 운동 뉴런의 축색돌기에서 활동 전위 발생.
2. 축색 종말에서 신경 전달 물질인 아세틸콜린이 분비됨.
3. 아세틸콜린이 근섬유막의 수용기와 결합.
4. 근섬유막의 채널이 열려 이온 전류를 발생시킴.
5. 이온 전류가 T세관을 지나 전압 센서 역할을 하는 디히드로피리딘 수용체를 자극.
6. 자극된 전압 센서가 근소포체막에 위치한 칼슘 이온 채널인 리아노딘 수용체를 활성화.
7. 리아노딘 수용체가 열리면서 근소포체가 시토솔로 칼슘 이온을 분비.

근육의 수축 혹은 단축

1. 칼슘 이온이 트로포닌 C와 결합.
2. 트로포닌의 구조가 변화하면서 트로포미오신이 이동해 액틴의 활성 부위를 노출시킴.
3. 미오신 가교가 노출된 활성 부위와 결합.
4. 미오신 머리가 회전하며 액틴 필라멘트를 미오신 필라멘트 위로 밀어냄.
5. 미오신 머리가 새로운 ATP를 얻어 활성 부위에 분비.
6. 미오신 머리의 ATP아제가 ATP를 가수분해하여 가교를 활성화하고 다른 활성 부위와 결합할 준비를 할 수 있게 원래 위치로 돌아가도록 함.
7. 시토솔릭 칼슘 이온이 충분히 분비되는 동안은 위 과정이 반복됨.

이완

1. 알파 운동 뉴런 축색돌기의 활동 전위가 멈춤.
2. 칼슘 이온이 근소포체로 다시 돌아감.
3. 칼슘 이온이 트로포닌 C로부터 분리됨.
4. 활성 부위가 트로포미오신과 트로포닌으로 덮힘.
5. 근육이 이완된 길이로 돌아가기 위해서는 외부적인 힘이 필요함.

락으로 트로포닌 C가 더 이상 칼슘 이온과 결합하지 않게 되어 트로포닌이 트로포미오신 가닥을 끌어 당기는 것을 멈추게 해 액틴 필라멘트의 활성 부위를 다시 덮도록 만든다. 그 결과, 미오신 가교 머리는 활성 부위에 결합해 파워 스트로크를 수행할 액토미오신 복합체를 만들 수 없게 된다.

안정시 근 상태의 길이로 돌아가기

활성 부위와 결합한 상태에서 미오신 분자의 가교는 Z선이 서로 가까워 질 수 있게 액틴을 미오신 위로 밀어내는 방향으로만 회전할 수 있어 근육의 수축을 일으킨다. 즉, 근육을 수축시키도록 만들어진 것이다. 따라서 근섬유 그 자체로는 긴 이완 상태로 돌아갈 수 없는 것이다. 휴지근 상태의 길이를 회복하기 위해서는 중력이나 길항근(즉, 주동근과 반대 방향으로 작용하는 힘)과 같은 외부적인 힘이 있어야만 한다. 예를 들어, 암 컬이나 바이셉스 컬과 같은 운동을 할 때, 이두박근이 수축하면서 팔꿈치가 구부러지게 하는데, 이 이두박근이 원래 목표된 움직임을 일으키므로 주동근이다. 삼두박근은 수축하면서 팔꿈치를 늘어나거나 펴지게 하며, 암컬을 할 때는 길항근이 된다. 삼두박근, 즉 길항근의 움직임이 이두박근, 즉 주동근이 돌아오면서 휴지근 상태의 길이로 늘어난다는 것을 주목해야 한다. 그림 3.13과 글상자 3-8에 근육 수축을 일으키는 과정이 요약되어 있다.

속성 검토

- 슬라이딩 필라멘트 학설은 근육 수축을 설명하기 위해 제시되었다.
- 이 학설은 근육의 길이 변화는 액틴과 미오신 필라멘트가 상대방 위로 미끄러져 올라가면서 발생한다고 보는 학설이다.
- 슬라이딩 필라멘트 학설에서 근육이 수축하는 과정은 다음과 같다.
- 안정시 상태에서 액틴과 미오신 가교는 서로 가까이 위치해 있긴 하지만 결합이 이루지지는 않는다.
- 전기 자극이 신경근 접합부를 지나 T세관으로 전달되어 전압 센서인 디히드로피리딘 수용체가 자극을 감지한다.
- 전기 자극을 받으면 디히드로피리딘 수용체는 근소포체막에 위치한 리아노딘 수용체를 활성화시킨다.
- 리아노딘 수용체는 근소포체막에 있는 칼슘 이온 채널로, 활

성화되면 근소포체에 저장된 칼슘 이온을 근섬유의 시토솔로 분비한다.

- 분비된 칼슘 이온은 트로포닌과 결합해 트로포미오신의 위치를 변화시켜 액틴의 활성 부위를 노출시킨다.
- 이로 인해 미오신 가교 머리가 노출된 액틴 활성 부위와 결합할 수 있게 되어 액토미오신 복합체가 형성된다.
- 미오신 가교 머리가 회전하며 움직여서 근절의 단축을 일으키고, 결과적으로는 근육을 단축시키게 되는 파워 스트로크를 유발한다.
- 전기 자극이 근섬유의 표면으로 더 이상 전달되지 않으면 근소포체의 칼슘 이온 분비가 중단되며, 근소포체 칼슘 이온 펌프가 시토솔릭 칼슘 이온을 안정시 상태의 농도로 되돌릴 수 있게 한다.
- 칼슘 이온이 트로포닌과 결합하지 않게 되면 트로포미오신은 다시 액틴의 활성 부위가 노출되지 않도록 해 근육 수축이 멈추게 된다.
- 손상되지 않은 근육은 중력이나 길항근의 수축과 같은 외부 힘에 의해 안정시 상태의 길이로 돌아간다.

자기 수용 감각과 운동 감각

신체가 일상 생활에 필요한 동작(계단 내려가기 등)이나 스포츠 스킬(삼단뛰기 등)을 최적으로 수행하기 위해서는 피드백 혹은 신체 각 부분의 위치에 대한 끊임없는 정보 처리가 운동신경계에서 이루어져야 한다. 체조 선수, 다이버, 피겨 스케이팅 선수, 농구 선수 혹은 그 외의 모든 운동 선수들이 운동을 하는 모습을 보면 우리는 이러한 피드백이 얼마나 중요한지를 깨닫게 된다. 이러한 끊임없는 신경 피드백의 중요성은 근육이나 다른 조직에 있는 주변 수용체나 자기 수용 기관이 부상을 입었을 때에 더욱 부각된다. 이러한 부상을 입으면 다양한 신체 부위의 위치나 방향에 대한 감각이 무뎌져 여러 근육이 함께 사용되는 동작을 하기가 힘들어진다. 우리 몸은 운동신경계의 자기 수용 능력을 통해 공간에서 스스로의 위치를 파악해 낸다.

이러한 신체의 위치에 대한 감각은 근육의 길이와 발생되는 힘에 관한 피드백으로 감지할 수 있으며 이는 근육과 힘줄에 있는 수용기인 자기 수용기를 통해 이루어진다. 자기 수용기가 수집하는 정보는 뇌의 의식적인 부분과 무의식적인 부분으로 끊임없이 보내진다. 이러한 정보는 특히 학습효과를 내기 위해 계속해서 동작 과제를 반복할 때에도 중요한 역할을 한다. 학습효과란 특정한 운동 단위 점증원 패턴을 반복해서 농구의 점프슛과 같은 스킬을 성공적으로 익히는 것을 뜻한다. 코치들이 운동 선수들에게 반복적으로 스포츠 스킬을 연습하게 하는 것은 반복을 통해 정확하게 수행할 수 있게 되는 특정 운동 패턴을 익히게 하기 위함이다. 자기 수용 매커니즘 덕분에 장대 높이뛰기나 체조 동작과 같은 복합적인 스킬을 구사하는 것이 가능하며 제대로 하고 있음을 "느낄" 수 있다. 자기 수용체는 주로 무의식적으로 중추 신경계가 끊임없이 신체의 움직임에 관한 정보를 받을 수 있게 한다. 동작을 시작하기 전에 생각하는 경우(예를 들어, 스포츠 스킬을 상상하거나 긴 계단을 내려오기 전 쳐다보는 등의 경우)를 제외하면, 많은 동작들은 너무 빨리 수행되어서 사람들은 동작이나 스킬을 수행해야겠다는 생각을 하기도 전에 동작이 이루어진다. 이러한 끊임없는 정보는 운동을 할 때 뿐만 아니라 인간의 몸을 정상적으로 움직이는 데 필수적이다. 공간 속에서 신체의 위치를 파악할 수 있는 능력은 운동 감각이라고 불린다.

근방추

골격근에 있는 자기 수용체들을 **근방추**라고 한다. 근방추의 두 가지 기능은 그것들이 위치해 있는 근육의 신장이나 길이를 감지하고, 근육이 신장됐을 경우 근육을 수축시키는 것이다. 신장에 반응해 거의 즉각적인 수축이 일어나는 신장 방사는 근방추의 반응 덕분에 이루어지는 것이다.

근방추는 근육 내의 다른 근섬유와 평행이 되도록 정렬된 근섬유에 위치해 있다(그림 3.14). 근방추를 포함하고 있는 이러한 근섬유를 **방추속근육세포**라고 한다. 방추속근육세포는 수축이 가능하게 하는 근섬유에 위치한 신장을 감지하는 중심부(혹은 감각령)로 이루어져 있다. 무거운 서류가방을 갑자기 들어올리는 경우와 같이 근육이 신장되는 경우 근방추도 함께 신장된다. 근방추의 감각 신경은 알파 운동 뉴런을 가진 감각 뉴런 시냅스가 있는 척수로 자극을 전달한다. 알파 운동 뉴런은 근육에 반사 신경 자극을 전달해 신장된 근육의 수축 혹은 단축을 일으켜 근방추에 가해진 압력을 줄인다(반사에 대해서는 4장에서 자세히 다룬다.). 그와 동시에, 다른 뉴런들은 신장된 근육의 길항근이 활성화되지 않게 억제해 주동근의 반사 단축을 방해하지 않도록 한다. 실제로 운동을 할 때 예비 신전을 하면(예를 들어, 벤치 프레스에서

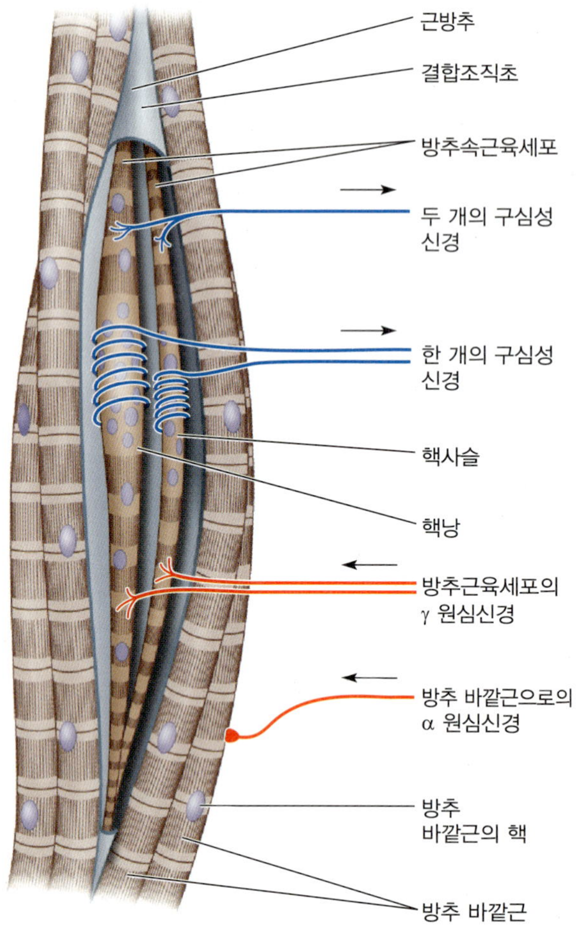

그림 3.14 근방추. 근방추는 근섬유의 길이와 장력에 따라 정보를 뇌중추에 전한다. 이러한 점은 위치와 정확한 힘 생성이 수행된 기술의 효과성을 결정하는 구조화된 기량에 아주 중요하다(ex. 농구에서의 점프슛)

그립을 넓게 잡고 쇄골을 모아 가슴 근육이 늘어나도록 하는 것) 이러한 신전 반사의 장점을 활용할 수 있다. 신전 반사는 왜 동작을 하기 전 예비 신전이 일어나면 더 큰 힘이 발생되는지를 설명할 수 있는 하나의 방법이다. 예를 들어, 예비 신전의 역할을 하는 와인드업을 해서 공을 최대한 멀리 던져보고, 와인드업 자세를 한 후 몇 초간 동작을 멈추었다가 공을 던져보라. 확실히 와인드업을 통해 예비 신전이 이루어졌을 때 공을 더 멀리 던질 수 있을 것이다. 이는 어느 정도는 근방추를 신전시키는 반사 작용 때문이다.

알파 운동 뉴런은 (방추 바깥근이라 불리는) 근방추가 없는 근섬유를 자극하고 감마 운동 뉴런은 방추근육속세포를 자극한다. 기능하는 근섬유에서 찾아 볼 수 있는 방추근은 신경계가 방추근의 길이와 민감도를 통제해 근섬유의 길이를 바꿀 수 있게 한다. 방추근이 이런식으로 조절되므로써 근육의 길이를 훨씬 더 정확하게 감지할 수 있다. 이러한 조절은 훈련 받은 운동 선수에게서 나타나며 고도로 복잡하고 잘 훈련된 동작을 할 수 있게 해준다.

골지건기

근육과 뼈를 연결시켜주는 힘줄의 자기 수용체를 **골지건기**라 한다. 골지건기의 주된 기능은 힘줄의 장력(힘)에 반응하는 것이다(그림 3.15). 힘줄에 가해지는 힘이 너무 크면 부상을 입을 위험이 생기고 이때 골지건기가 활성화된다. 힘줄 내의 골지건기의 위치 덕분에 각각의 근섬유가 아니라 근육 전체에서 발생하는 힘을 더 잘 감지하는 것이 가능하다. 각각의 골지건기에 있는 지각 뉴런은 척수로 이동해 주동근과 길항근 모두의 알파 운동 뉴런과 시냅스를 이룬다. 자극을

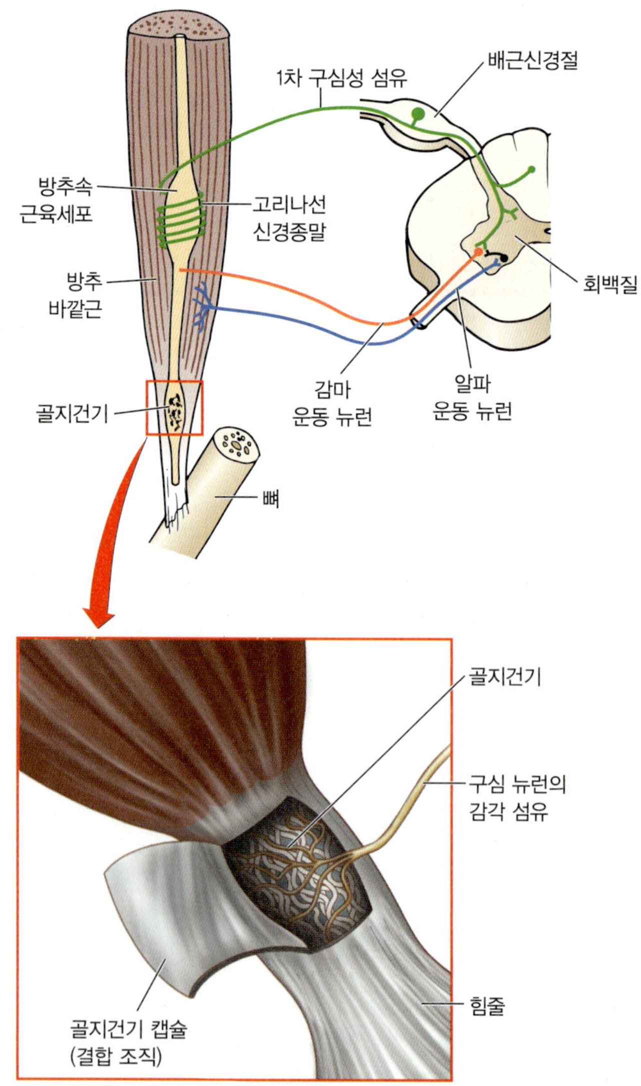

그림 3.15 골지건기. 골지건기는 힘줄에 가해지는 장력에 반응하여 근육과 힘줄을 보호하는 기능을 한다. 너무 큰 장력이 가해지면 근육의 힘 발생을 줄인다.

속성 검토

- 자기 수용체는 근육의 길이와 발생되는 힘을 통해 신체의 위치를 감지해 낸다.
- 자기 수용체는 신체의 위치와 방향에 관한 중요한 정보를 중추 신경계로 전달한다.
- 근방추는 근육의 신장과 길이를 감지하고 근육의 신장을 줄이기 위해 근육을 수축시킨다.
- 골지건기는 힘줄 내의 힘(장력)에 반응한다.

받은 근육이 힘을 발생시키면 근육 내 힘줄의 장력이 올라가고 골지건기가 이를 감지한다. 근육이나 힘줄을 손상시킬 만큼 힘이 커지게 되면 골지건기가 근육에 대한 자극을 억제한다. 근육 내의 장력이 완화되어 근육과 힘줄, 혹은 근육 또는 힘줄이 손상되는 것을 방지한다.

신체 위치에 대한 자가수용성감각은 피로의 영향을 받으며, 이는 운동 경기 중 피로를 없애는, 혹은 적어도 피로를 줄이는 것의 중요성을 잘 보여준다. 흥미롭게도 다양한 운동 프로그램에는 근육에서 중추 신경계로, 그리고 다시 근육으로의 정보 흐름을 증진시킬 수 있는 새로운 훈련 방식이 도입되고 있다. 이러한 정보의 신경근 통로를 효과적으로 훈련함으로써 피로를 훨씬 더 잘 견딜 수 있게 되어 복잡한 운동 동작을 더욱 긴 시간 동안 최적화된 상태로 유지하도록 할 수 있다. 어떤 경우에는 근방추에서 운동 뉴런 풀로의 자극을 증가시키고 골지건기의 억제 작용을 줄여 근육에서 발생되는 힘을 극대화 하기도 한다.

힘을 발생시키는 능력

사지와 온 몸을 움직이는 데 필수적인 힘을 발생시킬 수 있다는 점 때문에 골격근은 운동시 개인의 실력을 결정하는 가장 중요한 요소라고 할 수 있을 것이다. 힘을 발생시키는 근육의 능력은 스포츠에서 뿐만 아니라 일상 생활에 필요한 일을 수행하는 데도 필수적이다. 따라서 다양한 종류의 근활동과 운동 방식, 그리고 어떻게 힘과 수축 속도가 서로 연관되는지를 이해하는 것이 중요하다.

근활동의 종류

근육이 자극을 받아 힘을 발생시키면 단축되거나, 같은 길이로 유지되거나, 혹은 신장에 저항하게 된다. 이 세 가지 근활동은 보통 각각 단축성 수축, **등척성 수축**, 그리고 **신장성 수축**이라고 불린다(그림 3.16). 역기를 들 때를 생각해 보면 이 세 근활동의 차이를 쉽게 알 수 있다. 보통 역기를 들 때 관여하는 근육들이 단축(단축성 수축)하게 되고 따라서 "수축"이라는 용어를 사용한다. 단축성 수축이 일어나는 동안 근육에서 발생하는 힘은 저항 혹은 하중을 넘어서게 된다. 즉, 200파운드(90.0 kg)의 무게로 벤치 프레스를 할 수 있다는 것은 근육이 200파운드 이상의 힘을 만들어 낼 수 있었기 때문인 것이다. 등척성 수축의 경우 미오신 머리가 액틴 필라멘트의 동일한 혹은 거의 동일한 활성 부위에 결합과 분리를 반복하면서 이루어진다. 따라서 눈에 보이는 움직임은 없지만 단축하려는 시도로 인해 힘이 발생된다. 이 경우 활성화된 근육에서 반대 방향으로 발생하는 저항과 동일한 크기의 힘이 발생된다. 벤치 프레스를 반복하는 중에는 무게가 고정되어 있다는 것이 그 예이다. 신장성 수축의 예로는 벤치 프레스 중 쭉 핀 팔을 가슴에 대는 자세에서 무게가 감소하는 것을 들 수 있다. 무게가 감소하면서 동작에 사용된 근육들은 힘을 발생시키는 동안 신장한다. 신장성 수축이 일어나는 동안 하중, 혹은 저항은 근육에서 발생되는 힘보다 크다. 이는 근육이 낼 수 있는 최대의 힘을 내는 경우에도 발생할 수 있지만 저항을 견뎌내거나 근육이 점차 신장할 수 있도록 일

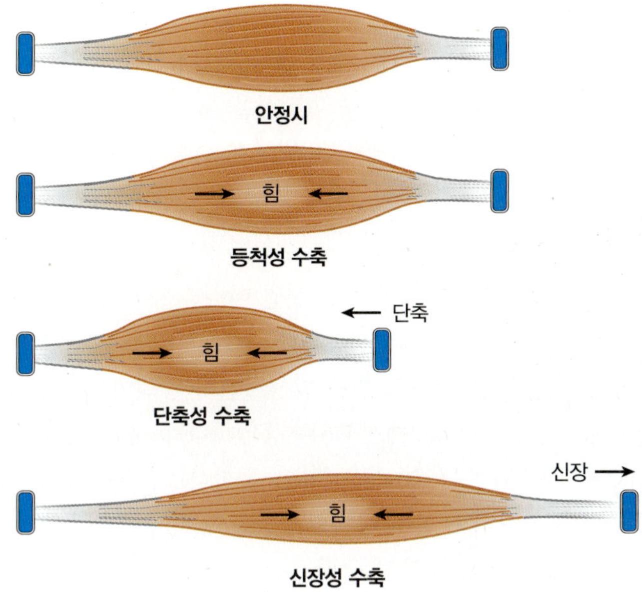

그림 3.16 세 가지 기본 근활동: 단축성, 신장성, 등척성 수축. 단축성 수축에서는 근육이 단축되고 등척성 수축에서는 근육의 길이에 변화가 없으며 (속도가 0), 신장성 수축에서는 근육에서 힘이 발생하는 동안 근육이 신장된다. (Knuttgen과 Kreamer의 허가를 받아 편집)

부러 근육에서 발생하는 힘을 줄이는 것은 바람직하지 않다. 어떤 경우든 미오신 머리는 액틴 필라멘트의 활성 부위와 상호작용하여 결합을 통해 근육의 신장을 늦추지만 위에 언급된 정상적인 래칫 수축 운동을 완벽하게 수행하지는 않는다.

저항 운동 용어

등장성이라는 용어는 저항 운동 뿐만 아니라 주로 거의 모든 운동 동작을 설명하는 데 사용된다. 전체 동작을 하는 동안 근육이 항상 같은 크기의 힘을 발생시킨다는 의미이다(등장성이라는 단어 isotonic에서 iso는 '동일하다'를, tonic은 근육에 의해 발생되는 '장력' 혹은 '힘'을 뜻한다). 근육이 움직이면서 다양한 크기의 힘이 발생되기 때문에(자세한 내용은 이 장 뒷부분을 참조) 등장성 근활동은 동작의 힘과 속도를 조절하는 고도로 컴퓨터화된 저항 시스템을 활용하지 않고는 쉽게 일어나지 않는다. 따라서 프리웨이트나 머신을 사용할 때 일어나는 활동을 일컬을 때 등장성이라는 용어 대신 **동작을 하는 동안 외부 저항이 일정한 상태**라고 칭한다. **등관성** 운동은 등장성 운동 대신에 사용할 수 있는 또 다른 용어인데 동작이 이루어지는 동안 속도는 다양하게 변하지만 저항이 일정한 상태를 의미한다. **가변 저항**은 주로 운동을 하는 동안 근육에서 발생되는 힘의 변화에 맞춰 동작을 하는 동안 저항에도 변화를 주는 머신을 일컫는다. 압축된 유동체와 공기를 이용해 수압 기계(단축성 수축만 일어남)와 공기 기계(등척성, 신장성 수축이 일어남)는 운동 동작을 하는 동안 힘을 만들어 내는 능력에 따라 발생하는 저항에 맞춰 다양한 외부저항을 만들어 낼 수 있다.

등속성이라는 용어는 특별한 동력계를 이용해 동작을 하는 동안 사지를 움직이는 속도가 동일하게 유지되는 근활동을 일컫는다(등속성이라는 단어 isokinetic에서 *iso*는 '동일하다'는 의미이며 *kinetic*은 '움직임'을 뜻한다). 이러한 정교한 기구(바이오덱스, 사이벡스, 킨콤, 리도 등)를 이용하면 동작을 반복하는 동안 특정 속도를 동일하게 유지할 수 있으며 해당 속도에서 발생하는 토크(즉, 회전력)를 계산할 수 있다.

이러한 종류의 머신은 주로 선수 훈련 기관이나 물리치료 시설에서 찾아볼 수 있으며 구심성 또는 원심성 관절 운동 능력을 임상 평가하는 데 사용된다. 등속성 관절 운동은 일반적인 신체 활동에서는 일어나지 않기 때문에 일정한 속도를 유지해 원하는 효과를 낼 수 있는 등속성 운동을 하기 위해서는 동력계가 필수적이다. 등속성 동력계를 사용한 훈련은 강한 움직임과 비슷한 효과를 내는 빠른 속도로 동작을 훈련할 수 있다는 점, 그리고 훈련 결과가 컴퓨터 자료로 남는다는 점에서 각광 받았다. 하지만 대부분의 등속성 동력계는 한 가지 동작으로, 한 가지 스포츠에서는 잘 사용되지 않는(무릎 익스텐션이나 종아리 익스텐션 같은) 근육군 밖에 훈련하지 못한다. 따라서 대부분의 동작에서는 다양한 근육군들의 공동작용이 요구되므로 등속성 근활동 훈련을 일상생활이나 스포츠에 사용되는 근활동에 활용하는 경우는 극히 제한적일 것이다. 뛰어난 선수가 되기 위한 훈련에는 그다지 효과적이지 않을 수 있지만 등속성 동력계는 신장, 피크 하중에 도달하는 속도 그리고 지구력 등과 같은 다양한 근육 기능의 한도를 정확히 측정하고 테스트하는 데 사용될 수 있다.

힘-속도 곡선

힘-속도 곡선은 동작 중 속도 변화가 근육이 힘을 발생시키는 능력에 어떤 영향을 미치는지를 잘 보여준다. 이 대표적 상관관계는 노벨상 수상자인 런던 대학교 아치볼드 비비안 힐 교수에 의해 분리된 근육을 사용하는 실험에서 처음 제시되었다. 근육이 낼 수 있는 최대 크기의 힘과 동작의 속도는 사용된 근활동의 종류(원심성, 등척성 그리고 단축성 수축)에 따라 달라지며 그림 3.17에 잘 나타나 있다.

그림에서 볼 수 있듯이, 구심성 운동과 원심성 운동의 힘-속도 관계는 확실한 차이가 존재한다. 속도가 0이라고 정의되는 등척성 힘의 최고점에서 시작점으로 하자. 구심성 운동

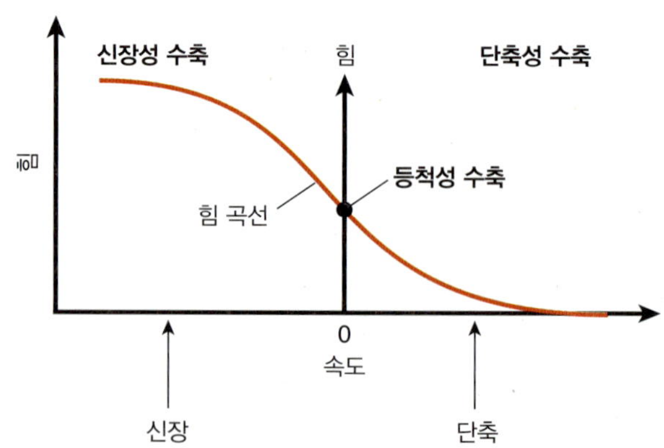

그림 3.17 단축성 수축과 신장성 수축의 힘-속도 곡선. 힘-속도 곡선은 단축성 수축과 신장성 수축을 이용해 힘을 발생시키는 근육의 능력과 동작의 속도가 증가하는 것의 관계를 보여준다. 단축성 수축을 하는 근육에서 발생되는 힘은 속도가 증가할수록 작아지지만 신장성 수축을 하는 근육의 만들어지는 힘은 속도가 증가할수록 커진다.

을 통해 속도가 증가하게 되면 처음에는 발생하는 힘의 크기가 급격히 줄어든다. 속도가 계속해서 증가함에 따라 힘이 줄어드는 정도는 점점 완만해진다. 하지만 어떤 속도에서든 구심성 근활동을 통해 발생하는 힘은 등척성 근활동의 최고점에서 발생하는 힘보다 항상 적다. 반대로 원심성 운동을 통해 속도가 증가하게 되면 속도가 증가함에 따라 발생하는 힘의 최고점도 함께 증가한다. 이 경우에도 마찬가지로 처음에는 급격히 증가하다가 속도가 증가함에 따라 발생하는 힘이 증가하는 정도는 점점 완만해지고 어느 정도가 지나면 증가하지 않게 된다. 원심성 근활동이 일어나는 동안 어떤 속도에서든 항상 등척성 근활동에서 발생한 힘의 최고점보다 더 큰 힘이 발생한다. 원심성 운동을 하는 동안 속도가 증가함에 따라 발생하는 힘도 늘어나는 이유는 근육의 탄력 성분 때문일 것이라고 여겨져 왔다. 하지만 이러한 반응이 일어나는 명확한 이유는 아직 밝혀지지 않았다.

원심성 근활동에서 발생하는 최대 힘 혹은 최대치와 근사한 힘은 구심성 혹은 등척성 근활동에서 발생하는 힘보다 월등히 크며, 운동시 근육 손상을 유발하는 주된 원인 중 하나로 꼽힌다는 것을 알아두어야 한다. 신장성 수축은 근육의 물리적 스트레스라고 표현되기도 한다. **지연성 근육통(DOMS)**은 신장성 수축 시 과도한 하중으로 인해 일어나는 근손상의 대표적 증상이다(글상자 3-9). 훈련을 받지 않은 사람들은 이러한 물리적 스트레스에 특히 더 민감하며 원심성 근활동을 포함하는 운동 프로그램(네거티브 웨이트나 내리막길 달리기)를 하는 경우 저강도, 저중량으로 시작해 서서히 강도와 중량을 올려나가야 근손상과 근육통을 최소화할 수 있다.

대부분의 훈련 프로그램은 근력을 키우기 위해 힘-속도 곡선에서 단축성 수축이 일어나는 구간에 집중되어 있다. **힘**은 질량이 움직인 수직 거리를 시간으로 나눈 것에 에너지를 곱하거나, 에너지와 속도를 곱한 것으로 정의된다. 제대로 된 훈련을 받으면 힘-속도 곡선 전체를 오른쪽 위로 이동시킬 수 있다(그림 3.18). 이렇게 단축성 수축의 힘-속도 곡선이 오른쪽 위로 이동하게 되면 힘이 증가하기 때문에 일상생활에 도움이 될 뿐만 아니라 운동실력도 향상된다. 곡선 전체에서 힘을 증진하려면 무거운 중량으로 하는 훈련(최대 반복할 수 있는 하중의 80% 정도)과 빠른 속도로 하는 훈련(맨손운동과 같은)을 모두 해야 한다. 둘 중 한 가지만 하게 되면 힘-속도 곡선 중 특정 부분에서만 변화가 일어날 것이다. 즉, 고중량으로 천천히 훈련을 하게 되면 느린 속도에서 발생하는 힘만을 증진시키고, 반대로 저중량으로 빠르게 훈련을 하면 빠른 속도에서의 동작만을 발달시킬 것이다. 많은 코치들이 빠른 속도에서의 힘 발생과 저항을 낮추는데 초첨을 두는 훈련을 일컬어 **스피드-스트렝스**라는 용어를 사용한다. 힘과 속도의 상호의존성 때문에 힘-속도 곡선을 전반적으로 증진시키는 훈련이 최적으로 여겨진다.

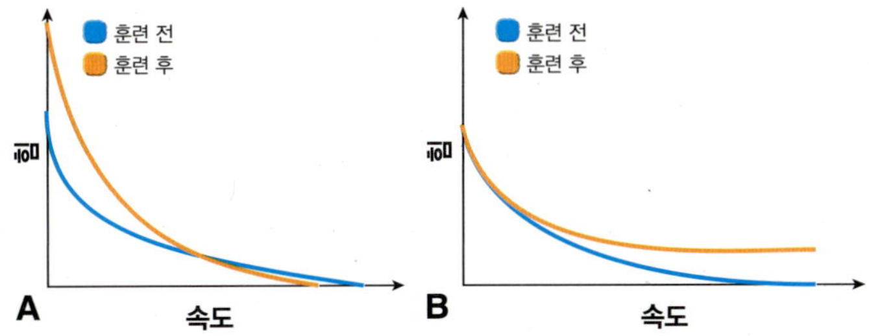

그림 3.18 단축성 수축 힘-속도 곡선에 나타나는 훈련 효과. 표(A) 고중량 훈련으로 일어나는 변화. **표(B)** 저중량, 고속도 훈련으로 나타나는 변화. 전체 곡선에 변화를 주고 싶다면 고중량 훈련과 고속도 훈련을 모두 해야 한다.

강도 곡선

그림 3.19에서 볼 수 있듯이 **강도 곡선**은 기본적으로 세 가

글상자 3-9 학생들의 실제 질문

지연성 근육통을 유발하는 원인은 무엇인가요?

전문가들은 지연성 근육통이 근육과 힘줄에 가해진 물리적 스트레스에 의한 조직 손상 때문이라고 본다. 근섬유가 아주 조금씩 손상되면서 일반적인 근절의 배치가 흐트러지게 만든다. 이러한 구조상의 손상은 히스타민과 프로스타글란딘(면역 반응 조절에 연관된 특정 물질)을 포함하는 면역반응과 부종(조직에 유동체가 쌓이는 것)을 일으켜 통증을 느끼게 만든다. 지연성 근육통은 주로 근수축 중에서도 신장성 수축과 관련이 있으며, 훈련을 받지 않는 사람들에게 흔히 힘든 운동 이후 24시간에서 48시간 뒤에 나타난다. 젖산이 지연성 근육통을 유발한다고 믿는 경우가 많은데, 이를 뒷받침할 가설이 전혀 없으므로 근거 없는 통념이라고 할 수 있겠다.

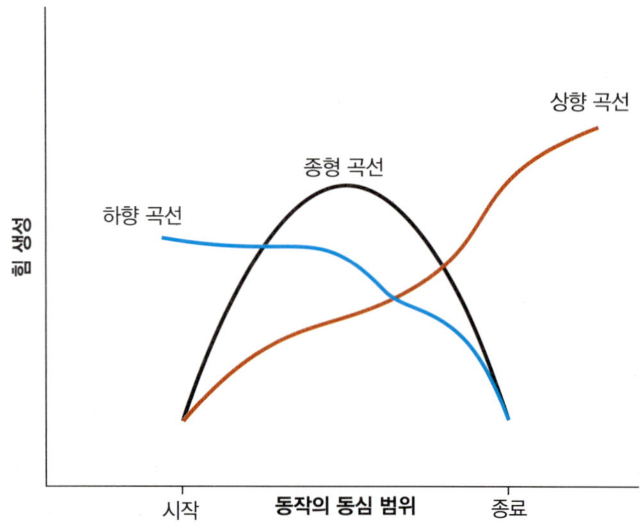

그림 3.19 강도 곡선. 상향곡선(빨간색), 종형곡선(검은색), 그리고 하향곡선(파란색)과 같은 세 가지 주요 강도 곡선들이 있다. 많은 표준 운동들이 이러한 기본적인 강도 곡선들을 따른다. 예를 들어, 벤치 프레스 운동은 상향곡선을, 이두박근 컬은 종형곡선을, 그리고 햄스트링 컬은 하향곡선을 갖는다.

지 종류로 이루어져 있다. 강도 곡선은 동작이 이루어지는 동안 발생되는 힘의 크기를 나타낸다. 예를 들어, 상승 강도 곡선을 보이는 저항 운동(스쿼트와 같은)에서는 구심성 운동의 처음부터 끝까지 완벽한 동작을 반복하는 것 보다 마지막 절반 혹은 4분의 1만 하는 반복하는 것이 더 많은 중량을 들 수 있다. 하강 강도 곡선을 보이는 운동(업라이트 로우와 같은)이라면 단축성 수축 반복이 완료되는 시점에서 더 적은 힘을 발생시키는 것이 가능하다. 동작의 시작과 끝이 아닌 동작을 하는 도중에 저항을 증가시키는 것이 가능한 암컬과 같은 운동의 강도 곡선은 종모양을 띈다. 운동 동작과 개개인의 신체 구조에 따라 강도 곡선은 다른 모양을 띄지만 장력-길이 관계를 통해 모든 경우를(생체 역학 또한 동작에서 발생하는 힘에 영향을 주기 때문에 완벽한 설명은 불가능하지만) 어느 정도까지는 설명할 수 있다. 장력-길이 관계에 따르면 근육이 만들어 낼 수 있는 힘은 미오신과 액틴 필라멘트가 최대한으로 겹쳐지는 길에서 가장 크다. 겹치는 부위가 적으면 형성되는 액토미오신 복합체의 수가 작기 때문에 발생되는 힘의 크기도 적다(그림 3.20). 위에 언급된 특정 강도 곡선에서 최대 힘이 동작의 각각 다른 시점에서 발생되는 이유는 각 동작의 시작과 끝에 미오신과 액틴이 겹치는 시점이 모두 다르기 때문이다. 예를 들어, 벤치 프레스를 할 때 생체역학이 관여를 하기 때문에 바가 가슴 가까이에 있는 단축성 수축 반복 단계 초반에 더 많은 수의 액토미오신 복합체가 형성된다. 그에 반해 업라이트 로우를 반복하는 경우의 생체역학은 바가 턱 바로 밑까지 끌어 올려진 단축성 수축 반복 단계의 마지막에 액틴과 미오신이 더욱 많이 겹쳐져 더욱 큰 힘이 발생되도록 만든다.

다양한 저항성 웨이트 트레이닝 기구는 동작을 하는 동안 낼 수 있는 잠재적 힘이 달라진다는 점을 활용, 반복을 하는 동안 하중을 변화시켜 근력을 증진을 최대화 한다. 이론상으로 동작을 하는 중에 저항에 변화를 주면 강도 곡선의 가장 약한 부분에서 가능한 것에 그치지 않고 최대 근력에 가깝게

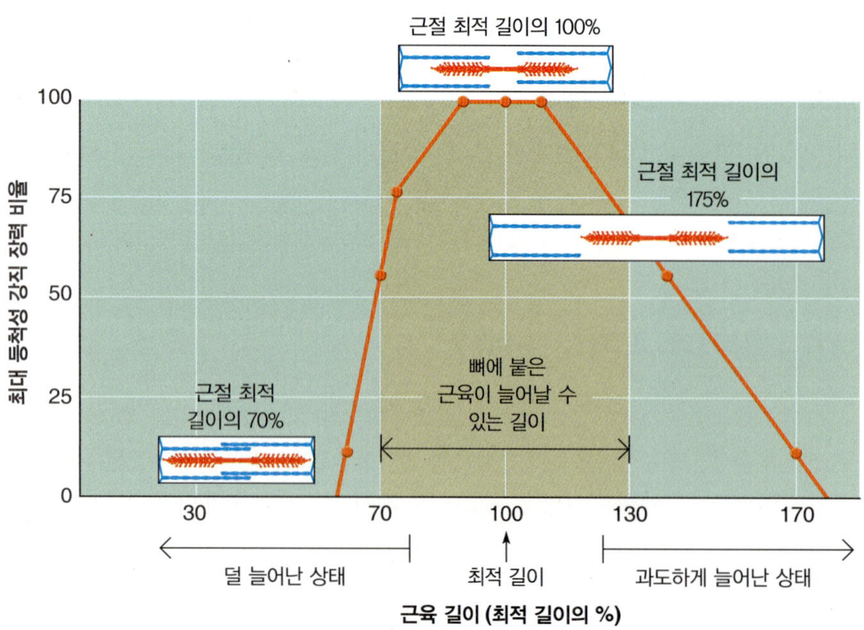

그림 3.20 장력-길이 관계. 근섬유, 즉 근육이 만들어 낼 수 있는 힘의 크기는 미오신과 액틴이 겹치는 정도에 영향을 받는다. 근섬유가 너무 많이 혹은 적게 늘어나면 형성될 수 있는 액토미오신 복합체의 수가 제한되어 발생하는 힘의 크기도 제한적이다.

발달할 수 있게 된다. 이러한 방식의 훈련이 바람직해 보이긴 하지만 저항의 변화를 개개인에 맞게 바꾸는 것이 필수적이며, 많은 머신들은 캠, 롤러 그리고 머신 레버 각도 변화를 통해 강도 곡선에 맞는 저항 변화를 만들어 내는 데 실패했다. 이는 개개인 마다 사지 길이, 근육과 힘줄이 뼈와 연결된 부분 그리고 신체 사이즈가 다르기 때문이다. 모든 사람들의 강도 곡선에 꼭 맞게 조절되는 운동 기구를 상상하기란 쉽지 않다.

힘-시간 곡선

힘-속도 곡선이 움직임의 다른 속도에 따라 힘 생성을 가시화하여 보여주는 것과 같이, **힘-시간 곡선**은 시간에 따라 힘 생성을 가시화 해준다. 힘을 빨리 생성하는 능력은 신경근 기능에 있어 매우 중요하며 이는 순간적으로 균형을 잃어 넘어지는 일을 피하기 위한 노인부터 네트 너머로 공을 보내는 배구 선수까지 모두에게 해당된다. 힘-속도 곡선은 또한 힘 발달을 위한 훈련 프로그램을 평가하는 데에도 용이하다. 그림 3.21을 보면 시간이 지나면서 생성되는 힘의 양이 세 가지 예시 곡선으로 나타나 있다. 하나는 훈련을 받지 않은 사람의 평균 곡선이고, 다른 하나는 순발력 근력 훈련과 탄도 훈련을 병행했을 때이며 나머지 하나는 고강도 근력 훈련만 했을 때이다. 근력과 파워 훈련을 병행하면 더 큰 힘을 낼 수 있을 뿐만 아니라 최고 힘 출력, 즉 가장 센 힘을 내기까지 걸리는 시간 또한 줄일 수 있다. 대부분의 신체 활동은 힘을 요하기

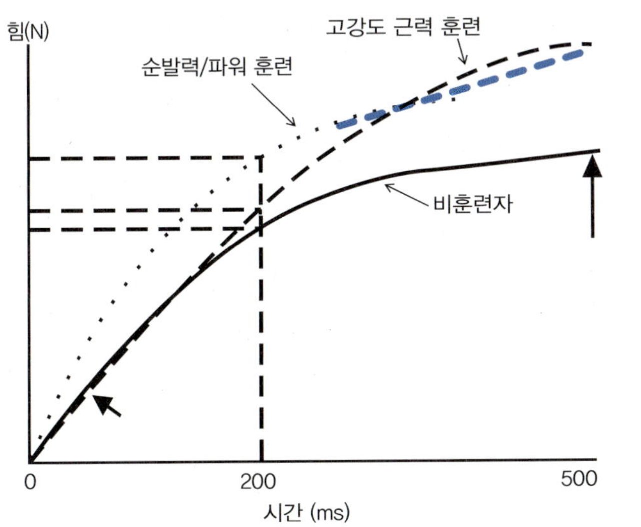

그림 3.21 강도-시간 곡선은 다양한 근력 훈련에 의해 상이하게 영향을 받는다. 전통적인 고강도 근력 훈련은 최대 발휘 근력을 증가시킨다. 폭발적인 근력 강화 훈련은 최대 강도 및 강도 발생 비율을 높인다.

속성 검토

- 힘-속도 곡선은 동작 속도 변화가 근육의 힘 생성 능력에 미치는 영향을 보여준다.
- 강도 곡선은 동작이 이루어지는 동안 발생하는 힘을 나타낸다.
- 시간-힘 곡선은 시간 흐름에 따른 힘 발생을 시각화할 수 있게 하며 힘을 증진시키기 위한 훈련 프로그램을 평가할 수 있게 해준다.
- 힘을 빠른 속도로 만들어낼 수 있는 능력은 중요한 신경근 기능이다.
- 적절한 힘과 강도 훈련은 힘-속도 곡선을 전반적으로 발달시킨다.

때문에 힘을 빨리 생성하는 능력을 증진시키면 건강이나 피트니스 및 운동 능력을 위한 컨디셔닝 프로그램에 도움이 될 수 있다.

운동 능력을 향상시키는 골격근 훈련 적응

지구력 트레이닝과 저항 트레이닝은 건강과 운동 능력을 향상시키는 데 있어 가장 중요한 운동방법이다. 골격근이 두 가지 트레이닝에 대해 기본적으로 어떻게 적응하는지 이해하는 것은 트레이닝을 통해 건강과 운동 능력이 어떻게 향상되는지 제대로 이해하기 위해 필수적이다. 각각의 운동 양식은 12장에서 다룰 것이며, 여기서는 골격근 적응에 대해 더 알아보고자 한다. 또한 둘 중 한 가지 트레이닝만 실행하는 사람은 거의 없기 때문에 두 운동의 양립성, 그리고 같은 근육계를 사용하여 두 트레이닝을 병행하면 어떻게 되는지에 대해서도 자세히 살펴볼 것이다.

지구력 트레이닝의 효과

골격근에 지구력 트레이닝이 어떤 영향을 끼치는지 살펴보기 전에 운동을 통해 동원된 근섬유만이 운동을 통한 자극에 적응한다는 것을 기억해야 한다. 지구력 트레이닝에 대한 기본적인 적응은 산소를 보다 효과적으로 활용하고 근지구력을 향상시키는 것과 관련되어 있다. 지근섬유의 운동 단위가 먼저 동원되고 지구성 훈련의 강도가 증가하면 필요에 따라 속근섬유의 운동단위가 동원된다. 속근 운동단위가 더 많이 동

원될수록 지구력 트레이닝의 효율성과 효과는 떨어지게 되는데, 특히 훈련이 오래 지속될수록 더욱 그렇다. 다음 사례를 통해 이 현상에 대한 이해를 도울 수 있을 것이다. 2:10:00 페이스로 마라톤을 완주하는 것은 선수가 약 4.84 $m.s^{-1}$의 페이스로 달려야 한다는 것을 뜻한다. 이는 경주자로 하여금 운동 뉴런 풀의 80% 정도를 동원하도록 한다. 만약 지근섬유를 포함하고 있는 운동 단위들이 실행 중인 유산소 운동을 할 수 있을 만큼의 능력이 된다면 달리기에 동원되는 근육의 운동 뉴런 풀에 80% 만큼 지근섬유가 있는 혜택을 볼 수 있을 것이다. 실제로도 많은 엘리트 지구력 경주자들이 이러한 섬유형으로 구성된 종아리 근육을 가지고 있다. 물론 지구력 운동에서 더 좋은 성과를 보이기 위해서는 이보다 많은 요소들을 고려해야 하기 때문에 위의 예시가 지나치게 단순화된 감이 없잖아 있기는 하지만 결론적으로는 지근섬유를 포함하고 있는 운동단위들에는 미토콘드리아 개수와 혈액 공급량이 많기 때문에 지구력 운동에 적합하다는 점을 이해하면 된다. 결과적으로 저항력 적응은 지구력 운동에 사용되는 모든 근섬유에서 나타날 것이다. 두 종류의 근섬유가 더 균등하게 분포되어 있는 많은 사람들의 경우(ex. 45%의 지근섬유에 55%의 속근섬유를 가지고 있다면) 속근섬유를 포함하고 있는 많은 운동 단위가 10 km 경주를 하거나 혹은 대낮에 친구들과 달리기 운동을 하는 데 쓰일 것이기 때문에 그들 역시 유산소성 운동 능력을 향상시키는 적응과정을 거치게 될 것이다. 하지만 만약 뛰어난 성과가 목표라면(ex. 2시간 15분 안에 마라톤을 완주하는 것처럼) 최적의 능력을 위해서는 경주자의 지근섬유 운동단위가 유전적으로 더 발달해 있어야 한다. 속근섬유의 훈련을 통해 유산소성 운동 능력을 향상시킬 수는 있지만 지근섬유의 타고난 성능에는 미치지 못하기 때문이다.

그렇다면 지구력 트레이닝을 하는 데 지근과 속근섬유가 사용된다면 근섬유에는 무슨 일이 일어날까? 먼저 근육에 더 많은 산소를 전달하기 위해 근섬유당 모세혈관의 개수가 늘어날 것이다. 이로써 운동하는 데 쓰이는 근육에 산소가 더 많이 전달되고 훈련으로 인한 모세혈관의 밀도 역시 증가할 것이다(즉, 근육조직의 단위 구조당 개수). 이러한 적응은 섬유 유형에 따른 특성으로 보이는데, 지근섬유가 속근섬유보다 더 확연한 능력의 향상을 보이기 때문이다. 모세혈관의 이러한 변화뿐만 아니라 지구력 트레이닝은 근섬유 속 미토콘드리아의 크기와 개수를 증가시킨다(2장을 참조). 미토콘드리아는 유산소성 경로를 통해 ATP를 생성하는 세포기관으로 근섬유의 미토콘드리아 함유량이 늘어나면 유산소적 대사 능력 또한 향상된다. 훈련을 통해 섬유 속에 미토콘드리아 함유량이 늘어나면 크렙스 회로의 효소와 전자전달 체인의 시토크롬의 농도 또한 증가한다. 이 효소와 시토크롬이 ATP를 합성한다는 것을 기억하라. 모세혈관의 변화의 경우 지구력 트레이닝으로 인해 증가한 미토콘드리아 함유량은 지근섬유를 더 크게 만들어 주는데, 이는 지구력 트레이닝을 할 때 지근섬유가 더 많은 것이 최고의 성과를 내는 데 얼마나 유리한지를 보여준다. 모세혈관은 근육에 혈액과 산소를 전달하고 이산화탄소와 영양소, 노폐물을 가져가는 혈관이며 미토콘드리아는 산소를 필요로 함에 따라 ATP를 생성하는 근육세포 안의 세포기관이기 때문에 더 많이 연결될수록 산소를 전달하는 양과 산소를 합성하여 ATP를 생성하는 능력이 증가함을 잊어서는 안 된다(2장과 5장을 참조). 또한 근육세포의 세포막과 근섬유의 미토콘드리아 간 산소의 이동을 촉진하는 미오글로빈의 농도 역시 지구력 트레이닝을 통해 증가한다. 이는 산소가 모세혈관에서 미토콘드리아로 더 빠르게 전달된다는 뜻이다.

요약하자면, 각각의 근섬유 속의 미오글로빈과 미토콘드리아의 농도가 증가하고 근섬유를 감싸고 있는 모세혈관의 개수가 많아질수록 다양한 물질의 교환을 위한 세포막과 미토콘드리아 사이의 거리가 가까워지고 교환 시간 역시 짧아지기 때문에 보다 효율적이고 빠르게 유산소 과정이 일어나게 되는 것이다. 이는 근육과 혈액간에 일어나는 산소와 이산화탄소, 영양소, 노폐물, 열의 교환을 용이하게 한다. 운동에 사용되는 근육에 더 많은 산소와 영양소를 전달하고 더 많은 노폐물과 열을 내보낼 수 있다면 근육은 지구성 운동에 요구되는 에너지를 내는 ATP를 더 잘 생성하고 대사작용을 통해 형성된 피로를 부르는 부산물 또한 더 잘 제거할 수 있을 것이다. 이 모든 변화는 결과적으로 지구력 운동 능력을 향상시킨다.

흥미롭게도 근섬유의 크기는 유산소성 능력을 개선시키기도 한다. 더 구체적으로 설명하자면, 천천히 수축하는 I형 근섬유들은 지구력 트레이닝 후 크기가 작아지는데 이로 인해 모세혈관과 미토콘드리아 간의 거리가 줄어들기 때문에 가스가 근육을 지나 퍼지는 속도를 빠르게 한다.[12,24,42] 지구력 훈련을 통해 I형과 II형 근섬유의 비율이 크게 바뀌지는 않지만 특수형의 비율은 유산소 운동에 더 뛰어난 성질을 갖

> **글상자 3-10 알고 있습니까?**
> ## 인체에서 가장 큰 근육은 무엇일까?
>
> 사람 몸에는 600개가 넘는 근육이 있으며 몸무게의 40% 정도를 차지하는데, 그 중에서 대둔근(엉덩이 근육)이 가장 크다(부피). 그러나 임신기간 중에 자궁은 본래의 30 g에서 1 kg까지 무게가 나가기도 한다.
>
> 근육에 대한 몇 가지 흥미로운 사실에 대해 알아보자. 사람 몸에서 가장 작은 근육은 등골근으로 중이의 등골뼈가 진동하는 것을 조절한다. 등골근은 채 0.05 in(0.127 cm)도 되지 않는다. 가장 활동이 많은 근육은 눈을 조절하는 근육들로 하루에 십만번 이상 움직이는데, 대부분의 빠른 안구 운동은 렘 수면 중에 일어난다. 인체에서 가장 긴 근육은 봉공근이다. 봉공근은 가늘고 끈처럼 생긴 근육으로 골반에서부터 넓적다리 앞을 지나 정강이뼈 윗부분까지 연결되어 있다. 봉공은은 다리를 뻗기와 돌리기, 다리를 교차하는 자세로 구부리는 데 사용된다.

도록 변하기도 한다(IC형에서 I형으로, IIA형에서 IIC형으로, IIX형에서 IIA형으로).[24]

저항 트레이닝의 효과

근육들은 각각 크기와 섬유 분포도가 다른데, 크기와 분포도는 각각 해당 근육의 기능(글상자 3-10)에 관련이 있다. 그러나 모든 근육은 섬유 종류나 구성 요소나 기능에 관계없이 저항 트레이닝 프로그램을 통해 크기를 키울 수 있다. 전체 근육의 크기가 커지는 것은 각각의 근섬유가 커지기 때문이다.[24,27] 하지만 근육이 섬유의 수를 늘리는 **근증식**을 통해 저항 훈련에 적응하는지에 대해서는 아직 입증되지 않았다. 이는 근섬유의 개수가 늘어나면 전체 근육의 크기도 커지기 때문일 수도 있다. 방법론적인 어려움 때문에(관찰을 위해 근육 전체를 사람으로부터 떼어낼 수는 없으므로) 사람에게 근증식의 가능성은 논란의 여지가 있지만 새나 포유류가 근육 과부하 프로토콜에 대해 보이는 반응에서는 드러난 바 있다.

근비대

근비대란 근육이나 근육을 구성하고 있는 섬유들의 크기가 커지는 것을 뜻하며, 운동 프로그램에 참가함으로써 일어난다. 근원섬유 단백질(액틴과 미오신)이 붙어서 기존의 섬유에 새로운 근원섬유가 추가로 형성되고 결국에는 섬유의 크기를 증가시킨다. 하지만 저항훈련을 통해 기존 근원섬유의 크기가 커지지는 않는다. 근원섬유 개수의 증가에도 불구하고 미오신필라멘트 간의 거리와 근절의 길이는 6주에서 6달 동안 저항훈련을 하더라도 변함이 없는 것으로 나타났다. 근원섬유의 밀도나 같은 근육조직 안에 있는 근원섬유의 개수 역시 저항훈련에 따라 근섬유가 커진다고 해서 변화하지는 않는다. 또한 저항훈련으로 근원섬유 개수가 증가하더라도 근절 속에 있는 수축성 단백질의 공간적 방위는 변하지 않는다. 근육 횡단면의 길이를 늘리려면 근절들이 평행하여 더해져야 하는데, 이는 근섬유의 근비대를 낳는다(글상자 3-11).

강한 저항훈련을 통해 근육조직을 변화시키고 수축성 단백질을 순차적으로 변화시키는 것이 프로그램의 기능이다. 모든 근섬유가 비대해지기는 하지만 같은 정도로 커지지는 않는다. 평균적인 근력 트레이닝은 사람과 동물로 하여금 I형 섬유보다 II형 섬유에서 더 큰 근비대가 나타나게 만든다. 또한 I형 섬유와 II형 섬유의 근비대는 서로 다른 방식으로 일어나는 것으로 보인다. II형 섬유에서 근비대는 단백질 합성속도의 증가와 관련이 있으며 I형 근섬유는 단백질 분해속

> **글상자 3-11 알고 있습니까?**
> ## 가장 큰 이두박근
>
> 기네스 세계기록에 따르면 가장 큰 이두박근에 대한 세계기록은 미국의 데니스 세스터가 가지고 있다. 세스터의 이두박근 둘레길이는 30 in(77.8 cm)이다. 빈번히 사용되며 팔 상단에서 팔꿈치를 굽히는 기능을 하는 이 근육은 흔히들 이두박근으로 줄여서 부르지만 본명칭은 상완이두근으로, 넓적다리 뒷부분에 있으며 무릎을 구부리는 역할을 하는 대퇴이두근과 혼동해서는 안 된다. 상완이두근은 두 개의 머리와 팔을 뜻하는 라틴어 단어가 합쳐진 데서 유래되었다. 이두근의 두 개의 머리는 각각 장두와 단두로 불린다. 단두의 건은 견갑골의 오훼돌기와 연결되어 있으며 장두의 건은 견갑골의 관절위 결절에 연결되어 있다.

도와 관련이 있다.

최근 연구는 근섬유 비대의 매커니즘을 이해하는 데 큰 도움을 주었다. 이제는 근육핵이나 근섬유에 있는 핵이 추가적으로 있어야 근섬유의 크기를 키울 수 있음을 알게 된 것이다. 추가적인 근육핵은 위성세포로부터 얻을 수 있는데, 위성세포는 근섬유의 세포막과 근섬유를 감싸고 있는 결합조직의 얇은 바깥막인 기저막 사이에 있다. 운동으로 인한 피로나 기타 이유로 인해 위성세포를 분리하고 있는 결합조직에 손상이 가면 위성세포는 미토겐에 노출된다. 그러면 위성세포들은 복제과정을 거치게 되고 새로 생성된 위성세포들은 근섬유와 융합된다. 이 과정을 통해 위성세포들은 근섬유가 필요한 추가적인 근육핵을 제공하게 된다(DNA 조직). 추가된 유전적 조직은 증가한 단백질의 부피와 기타 세포 내용 물질을 조절하기 위해 필수적이다(글상자 3-12). 한 개의

글상자 3-12 전문가 의견

유전자와 단백질, 운동, 성장

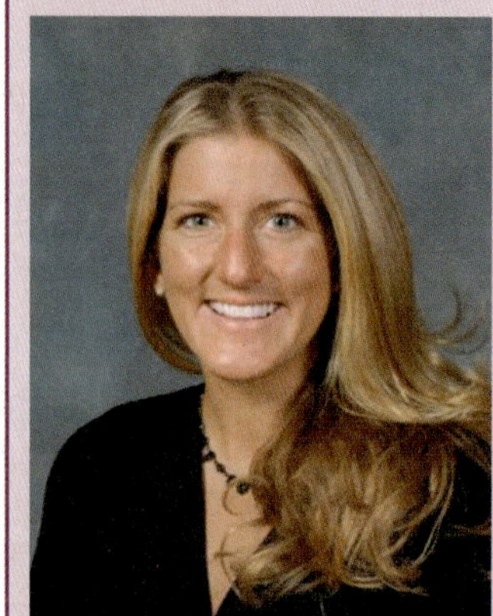

Maria L. Urso 박사
미 육군 환경의학연구소
나티크, 메사추세츠

분자 생물학의 발달은 우리로 하여금 극심하거나 수 차례의 격렬한 운동으로 인한 유전자 발현과 골격근의 변화를 평가할 수 있도록 해주었다. 이러한 발전으로 과학자들은 골격근의 비대 현상의 분자 기초를 더 잘 이해할 수 있게 되었다. 이 정보는 비대를 촉진시키는 개입치료의 발달에 필수적이며 더 나아가 위축현상을 약화시킬 수 있을지도 모른다(자료를 참고).

비대를 촉진시키는 데에는 유전자와 단백질의 역할을 이해하는 것이 중요하다. 근본적으로 모든 근섬유(개개의 근육세포)에 있는 각각의 핵은 기본적인 네 가지 요소의 혼합으로 이루어져 있는데, 이를 뉴클레오티드라고 한다. 뉴클레오티드는 디옥시리보핵산(DNA)으로 구성되어있다.

이 기본적인 요소들은 아데닌(A), 구아닌(G), 시토신(C), 티민(T)으로, 뉴클레오티드의 독특한 조합은 메신저 리보핵산(mRNA)과 단백질을 만드는 데 필수적인 유전 암호를 제공한다. DNA 코드를 단백질로 번역하려면 두 가지 과정이 필요한데, 전사(DNA를 mRNA로)와 번역(mRNA를 단백질로)이다. 운동을 하면 유전자는 상향 조절되거나 하향 조절된다. 유전자 발현에 있어 이 변화의 정도와 타임 코스는 운동 훈련의 지속 기간과 강도, 빈도에 달려있다. 유전자 발현의 상향 혹은 하향 정도와 지속 기간에 따라 DNA에 일어나는 변화를 반영하기 위해 mRNA의 레벨도 영향을 받고, 이는 mRNA의 발현 패턴에도 상응하는 변화를 낳는다. mRNA의 양이 생성되는 단백질의 양을 좌우하기 때문에 유전자 발현의 정도는 각각의 골격근섬유가 만들어 내는 단백질의 양에 영향을 끼친다. 비록 전사와 번역의 비율이 1:1은 아니지만 자극을 조절해 근육의 비대에 중대한 영향을 끼치는 유전자와 유전자 산물에 변화를 유도할 수는 있다.

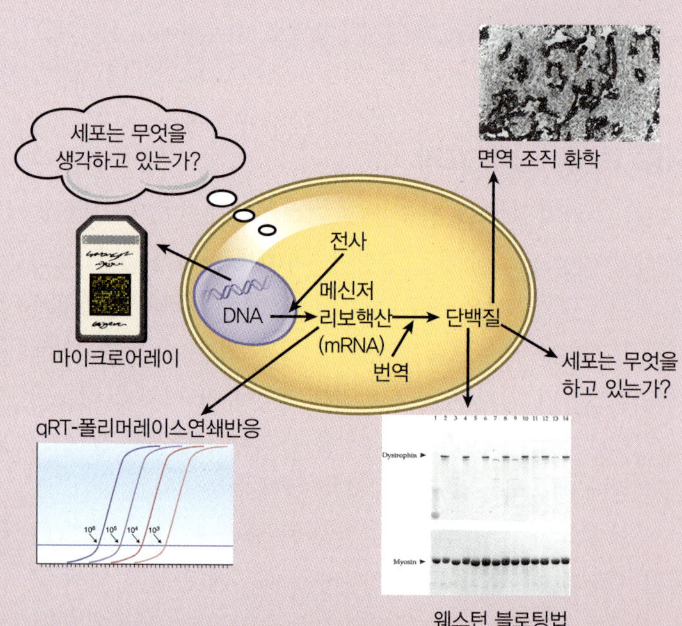

단백질의 생성과 근비대의 발달은 기본적인 유전적 매커니즘을 통해 가능하다.

비대현상의 분자적 기초를 탐구하던 이전의 연구는 mRNA의 전반적인 변화를 분석할 수 있도록 해주는 기술이 부족해 쉽지 않았다. 많은 유전자들이 한 차례의 운동에도 상향, 혹은 하향조절된다는 것은 명백했으나 모든 유전자를 동시에 관찰하는 것은 시간으로 보나 비용으로 보나 효율적으로 진행하는 것이 불가능했다. 특정한 신호전달 체계 간의 연관성이 부족했기 때문에 같은 시기의 연구원들은 비대를 자극하는 분자 사건이 자극 만큼이나 독특한 것이라는 주장을 펼치기도 했다. 즉, 골격근에서 저항 훈

련에 대한 적응을 통제하는 분자 사건이 플라이오메트릭이나 스프린트 트레이닝에 대한 적응을 통제하는 분자 사건과는 다르다는 것이다. 더 나아가 이 연구는 변화를 낳는 특정한 타임 코스를 밝혀냈는데, 이는 운동 직후 일어나는 분자 적응이 트레이닝의 시작 이후 며칠 또는 몇 주간 일어나는 분자 적응과는 다르다는 것을 의미했다.

마이크로어레이 기술과 단백질 유전 정보학을 포함해 유전자 전사와 단백질 프로파일 기술이 발달하자 과학자들은 하나의 근육 샘플 속에 있는 수천 개의 유전자와 단백질에서 일어나는 전반적인 변화를 동시에 관찰할 수 있게 되었다. 이 연구는 유전자 발현과 그에 따른 표현형 결과의 특정한 변화 간의 관계를 밝혀 냄으로써 특정한 유전자와 단백질이 비대에 있어 맡는 역할을 확인함과 동시에 단백질의 합성과 분해 사이의 균형을 조절하는 새로운 유전자와 단백질들을 찾아냈다. 예를 들어, 미토콘드리아의 발생을 촉진시키는 미토콘드리아 유전자가 뚜렷하게 증가하는 것을 알아냈다. 탄수화물과 지방 대사에 연관된 효소와 수송체를 부호화하는 신진대사 유전자인 퍼옥시솜 증식 활성화 수용체(PGC-1α)와 전초기 유전자-1(Egr-1), 핵 호흡 인자-1/2(NRF- 1/2), 그리고 근원성 조절 인자, 미오디, 미오지(미오디: 차별화, 미오지: 근육형성)와 같은 위성세포 활성체들이 확연히 증가한 것이다. 그러나 이러한 기술을 사용해서는 유전자 발현 과정에서 한 순간의 변화밖에 관찰할 수 없었으며 근육 단백질의 합성에 관련된 특정한 생물학적 과정을 구별해내기는 불가능했다.

그래서 연구자들은 운동을 통해 분자가 어떻게 변화하느냐를 이해하기 위해 다면적인 접근방식을 선택해 왔다. 최근의 조사는 DNA 레벨에서 세포가 어떤 "생각"을 하는지, 그리고 무엇을 "하고" 있는지 조사하기 위해 몇 가지 도구를 사용해 유전자 물질(단백질)의 양과 위치의 변화를 분석해 왔다. 단백질 레벨의 변화는 웨스턴 블로팅 기술을 통해 측정할 수 있다. 웨스턴 블로팅법은 젤에 전류를 흘려 보내서 분자량에 따라 젤에 단백질을 분리시키는 분석방법이다. 분리된 단백질을 막으로 옮기고 막을 목적 단백질에 반응하는 항체에 노출시키면 샘플 안에 있는 단백질의 양을 측정할 수 있다. 면역 조직 화학법은 근육 세포에서 단백질의 위치를 확인할 수 있도록 해주는 기술이다. 골격근 샘플을 절개하여 목적 단백질에 반응하는 형광색 항체, 또는 핵 등의 특정한 구조에 반응하는 염색약이 묻은 탐침으로 검사하기도 한다. 이러한 도구들을 사용해 연구가들은 세포에서 목적 단백질이 가장 활발한 곳이 어디인지 시각적으로 확인하고 그 작용 매커니즘과 다른 단백질과의 관계에 대한 단서를 얻을 수 있었습니다.

이제까지 가장 큰 도전은 비대와 관련된 주요 유전자와 단백질을 분리해 내는 것이다. 최근에 과학자들은 복잡한 기술들을 사용해 유전자의 활동을 느리게 하여 복잡한 방법으로 작용하는 유전자의 역할을 이해하려고 노력하고 있다. 세포 배양과 생체내 실험에서 단일 유전자에 대한 연구를 가능하게 하는 도구 중 하나는 RNA 간섭(RNAi)이다. 이 도구는 표적 유전자와 상호보완적인 배열로 합성되어 이후 세포나 유기체 속으로 들어가게 될 이중가닥 RNA를 사용한다. 세포나 모델 시스템이 이 외인성 물체를 받아들이고 나면 RNAi 전달 체계가 활성화되어 표적 유전자의 발현 레벨이 확연히 낮아지게 된다. 이렇게 레벨이 낮아지면 단백질 결과물의 생리적인 역할을 확인할 수 있다. 표적 유전자의 발현을 완전히 정지시키는 것이 아니기 때문에 RNAi는 결실 실험(knockout experiment)보다 생리적으로 정확한 방법이다.

우리는 비대의 분자적 기초를 이해하기 위해 큰 진보를 이루어 왔지만 그 과정에서 운동에 의한 자극으로 성장하는 골격근의 신호화 프로세스를 완전히 이해하기 위해 더 많은 과제가 있음을 발견했다. 운동을 통한 골격근의 성장을 촉진하는 데 관련된 복잡한 상호작용을 완전히 이해하려면 이 시스템을 이해하도록 도와줄 기술의 발전이 필수적이다.

근육핵이 감당할 수 있는 근육단백질의 부피는 한정되어 있기 때문에 근육핵의 개수가 증가하지 않으면 근섬유가 커지게 해주는 단백질 역시 많아지지 않을 것이다. 근섬유에서 각각의 근육핵이 담당하는 부분을 **핵 영역**이라고 부른다.

이것을 염두에 두고 Kadi와 Thornell은 10주 간의 근력운동을 통해 여성의 승모근에서 근육핵과 위성세포의 수적 변화가 나타났다는 것을 증명했다. 또한 이 연구자들은 그들의 근력운동 프로그램이 근섬유 단면적을 36% 증가시킨다는 점을 발견했다. 이러한 이상비대는 약 70% 정도의 근핵 수 증가와 46%의 위성세포 수 증가를 동반했다. 근핵 수는 위성세포 수와 정적인 상관관계를 갖고 있는데 이것은 증가된 근핵 수 농축물을 갖고 있는 근육이 상대적으로 좀 더 많은 위성세포를 함유하고 있다는 것을 증명하고 있다.

근증식

근증식은 근섬유의 개수가 늘어나는 것을 뜻하며 수년 간 골격근의 크기를 키우는 데 활용 가능한 매커니즘으로 연구되어 왔다. 그러던 중 보디빌더와 역도 선수들의 근육을 분석하던 몇몇 연구에서 보디빌더들의 단일 근섬유 횡단면이 일반인들의 근섬유 횡단면의 크기와 큰 차이가 없다는 결론이

나자 다시금 그 실행 가능성이 언급되었다.[26,41] 근증식의 가능성은 약 10년 후 맥콜 등이 자기 공명 영상법(MRI)과 생검 기술을 사용해 전형적인 격렬한 저항 훈련 프로그램 후에 이두박근의 근섬유 개수가 증가했음을 입증하여 근증식의 증거를 제시함으로써 재검토되었다. 그러나 여전히 전체 근육의 비대에는 근섬유 비대가 더 크게 작용했다. 오직 강한 집중 저항 훈련만이 근증식을 초래할 수 있으며 II형 근섬유가 이 적응 유형의 타겟이 된다. 역도 선수들에게는 근증식이나 새로운 근섬유의 형성을 나타내며 초기 근육형성의 표지가 되는 근육핵과 위성 세포, 작은 직경 섬유의 개수가 더 많았다.[19] 그 효과는 근육 증강제의 사용으로 증대된 듯 한데 어쩌면 한번의 동화성 약물 사용이 더 큰 규모의 근증식을 불러일으키는 것일지도 모른다

사람에게서 일어나는 근증식에 대해서는 한정된 데이터 밖에 없지만 저항 트레이닝의 결과로 근증식이 일어난다는 결과들이 있다. 이처럼 상반된 결과들이 있기 때문에 근증식은 여전히 논란이 되는 주제다. 역도 선수들을 통한 추가적인 연구가 진행되고 새로운 영상화 기술이 발달한다면 논란이 해결될지도 모른다. 비록 사람에게서 일어나는 근증식이 저항 훈련으로 인해 일어나는 주요한 적응 반응이 아닐지는 몰라도 특정한 근섬유들의 세포 크기가 이론적으로 존재하는 "상한치"에 도달하면 일어날 수 있는 주요한 반응이 될 수는 있다. 매우 격렬한 장기적 트레이닝이 II형 근섬유들을 이러한 적응 반응의 주요 대상으로 만들 가능성도 있다. 하지만 만약 근증식이 일어난다 하더라도 근육 크기가 커지는 데에는 아마 조금 밖에(5~10%) 기여하지 않았을 것이다.

근섬유 전환

단백질의 질은 수축 기구에 있는 단백질의 종류와 저항 훈련에 따라 근육이 표현형을 바꿀 수 있는 능력(실제 단백질 발현)과 관련이 있는데, 이는 결국 개인의 유전자 특성(유전된 DNA)에 따른 것이다.[35] 저항 훈련에 대한 많은 연구는 다양한 pH에서의 조직 화학적 미오신 ATP 분해효소(mATPase) 염색을 사용한 근육 타입의 분석과 미오신 분자에 초점을 맞추고 있다. 근육 mATPase 섬유 타입의 변화는 미오신 중쇄(MHC)에서 일어나는 관련된 변화를 암시하기도 한다.[9] 우리는 이제 I형, IIA부터 IIX 등 여러 특수형들을 포함하는 근섬유의 연속체가 존재한다는 것을 알고 있다. 또한 우리는 특정 근섬유 타입의 변화(ex. IIX형에서 IIA형으로)가 저항 훈련에 대한 일반적인 적응 반응이라는 것을 안다.[1,24,39] IIX형 근섬유가 동원되는 순간 해당 섬유는 단백질의 질을 바꾸고 mATPase의 여러 유형, 즉 동형 단백질들을 다양하게 발현시키며 IIA형으로 변화하는 과정에 돌입하는 것으로 보인다. 예를 들어, IIX형 섬유는 초기 전환과정을 거쳐 IIXA형으로 바뀌어서 두 종류의 mATPase가 근섬유에 발현되도록 한다. II형에서 I형으로의 최소한의 변화는 손상을 입거나 다른 알파 운동 뉴런으로부터 신경 재생으로 인해 중재되지 않는 한 아마 운동 훈련을 통해 일어날 것이다.[24] 예를 들어, I형 운동 뉴런의 재생은 운동으로 인해 손상을 입고 신경 연결이 끊어진 빠르게 자극을 전달하는 운동 뉴런이 조절하고 있던 II형 섬유의 운동 지배를 불러 온다. 그 섬유는 느린 I형 뉴런에 의해 재자극 받는다고도 말할 수 있다. 그러나 이러한 현상은 I형 섬유와 II형 섬유를 완전히 바꿀 만큼 충분히 빈번하게 일어나지는 않는다. 그러므로 근육의 기본적인 섬유 유형은 유전에 의해 결정되는 것이고, 근력 운동과 저항 훈련을 통해 I형 섬유와 II형 특수형 섬유간의 전환이 가능하긴 하지만 I형 섬유 대비 II형 섬유의 섬유형 분포 비율은 태어날 때부터 결정되어 있는 것이다.

트레이닝 프로그램의 양립성

운동·스포츠 과학 단체는 힉슨[14]이 한 개의 트레이닝 프로그램 안에 저항 훈련과 고강도 지구력 훈련을 같이 포함시키면 동적 강도의 발달을 방해할 수도 있다는 것을 보여주고 난 후부터 운동 양립성이라는 주제에 주목하기 시작했다. 반대로 심혈관 건강(최대산소섭취량 $\dot{V}O_{2\,max}$)의 향상과 지구력 운동능력(주어진 최대 하 강도에서 에너지 고갈까지 걸리는 시간)은 근력과 유산소 운동을 병행한 트레이닝 프로그램에도 부정적인 영향을 받지 않았다. 즉, 근력 운동과 유산소 운동을 둘 다 포함하는 트레이닝 프로그램은 근력의 증가를 제한할 수 있지만 심혈관 건강과 지구력 운동능력을 향상시키는 데에는 지구력 트레이닝만 했을 때와 다를 바 없는 효과를 보였다는 뜻이다. 이후에 이루어진 연구도 힉슨의 이러한 결과를 뒷받침하는 것처럼 보인다.[15,32]

운동 트레이닝 양립성의 이해를 위해 과학자들은 유산소 운동능력과 근력를 함께 강화시키는 동시훈련에 집중했다. 몸이 두 가지 종류의 운동 자극에 다 적응하려고 할 때 골격근의 동시 훈련이 어떤 영향을 미치는가는 선수들과 과학자들의 공통 관심사이다. 과제는 주로 두 트레이닝 스타일에서

글상자 3-13 응용 연구

실용적 활용

운동처방은 전체 프로그램이 요구하는 바를 고려해야 하며 운동량이 최적의 생리적 적응과 운동 능력에 역효과를 주지는 않는지 고려해야 한다. 그러려면 다음의 단계를 거쳐야 한다.

1. 트레이닝 프로그램과 그 목표의 우선 순위를 매겨라. 프로그램에 고강도와 많은 양의 근력 운동과 지구력 운동을 같이 넣어서는 안 된다. 기간별 트레이닝 프로그램과 휴식 단계를 사용해 트레이닝 세션 사이에 적절히 회복 기간을 두어라.
2. 당신이 근력운동 선수라면 고강도 유산소 운동의 양을 제한해라. 저강도 유산소 운동은 해도 되지만 다량의 또는 고강도의 지구력 트레이닝으로 인한 많은 산화 스트레스는 근력 강화에 부정적인 영향을 끼치는 것으로 드러났다.

공통적으로 사용되는 운동 단위에 관한 것으로 드러났다.

지구력과 근력 훈련의 훈련 빈도와 강도 둘 다, 혹은 둘 중 하나만 높은 수준으로 진행하는 동시 훈련을 분석한 연구에 따르면 다음과 같은 결론이 도출된다(글상자 3-13).

- 지구력 트레이닝을 위한 운동, 특히 빠른 근육 활동에 의한 근력 강화를 제한할 수 있다.
- 근력 운동과 지구력 운동을 병행하는 것은 근육의 힘의 향상을 더 저해한다.
- 지구력 운동은 무산소 운동 능력에 부정적인 영향을 끼칠 수 있다.
- 격렬한 저항 훈련과 유산소 트레이닝 프로그램을 실시해도 최대산소섭취량의 향상은 제한 받지 않는다.
- 근력 운동은 지구력 운동능력(주어진 최대 하 강도에서 에너지 고갈까지 걸리는 시간)에 부정적인 영향을 끼치지 않는다.

동시 훈련에 따른 근섬유 레벨의 변화에 대한 통찰력을 제공할 수 있는 자료는 많지 않다. 두 운동에 모두 동원된 근섬유들은 유산소적 능력을 강화하기 위해 산화 자극에 적응해야 하는 동시에 근력 트레이닝 자극에 따라 수축력을 강화하기 위해 수축성 단백질을 생산해야 하는 딜레마에 처하게 된다. 보통 지구력 트레이닝만 실시하면 근섬유를 가로질러 가스를 분산시키기 편하도록 하기 위해 수축성 단백질 함량과 근섬유의 크기를 줄인다는 것을 기억하라. 그러면 동시 훈련 프로그램에 노출된 근섬유 집단에는 어떤 변화가 일어날까? 크레이머 외[24]는 신체적으로 건강한 남자에게 3개월의 트레이닝 프로그램을 실시하도록 하여 근섬유 형태의 변화를 연구했다. 모든 트레이닝 집단(지구력 훈련만 실시, 근력 훈련만 실시, 지구력과 근력 훈련을 병행)의 근섬유는 IIX형에서 IIA형으로 변화했다. 이 연구에서 IIX형 근섬유의 개수는 장거리 트레이닝과 인터벌 트레이닝 모두에서 격렬한 근력 트레이닝을 했을 때가 지구력 운동을 했을 때보다 더 적었다. 동시 근력과 지구력 훈련 프로그램을 완료한 팀은 근력 운동만 실시한 집단처럼 IIX형 섬유의 비율이 급감했다. 이는 근력 운동만 실시한 집단과 두 운동을 함께 실시한 집단의 강한 저항 훈련에 IIX형 근섬유를 포함하고 있는 높은 한계값의 운동 단위가 더 많이 동원되었기 때문일 수도 있다. 근섬유의 횡단면을 보면 다른 운동 트레이닝 양식이 지속됨에 따라 집단마다 다른 변화가 일어났으며 이 변화는 근육이 노출된 트레이닝 자극의 종류와 조합에 따라 영향을 받았음을 알 수 있다. 예를 들면, 트레이닝의 목표가 근력 강화뿐이었을 경우 모든 근섬유형의 크기가 증가했다. 그러나 호흡순환기 지구력 훈련만을 했을 경우 I형 근섬유는 위축된 반면 II형 근섬유의 크기 변화는 관찰되지 않았다. 그리고 근력과 호흡 순환기 지구력의 향상을 동시에 목표로 한 트레이

속성 검토

- 운동에 동원된 근섬유만이 운동으로 인한 자극에 적응한다.
- 지구력 트레이닝에 대한 적응은 근육의 지구력을 강화하기 위해 산소를 더 잘 전달하고 사용하는 것과 관련되어 있다.
- 저항 훈련으로 인한 근육의 절대 크기의 증가는 근섬유 개수의 증가보다는 주로 개별 근섬유 크기의 증가와 관련이 있다.
- 지구력과 근력 트레이닝 프로그램을 동시에 진행하면 몸은 두 가지 종류의 자극에 다 적응하려고 노력하지만, 연구 결과에 따르면 근력보다는 지구력에서 더 큰 향상을 보인다.

닝의 경우 I형 근섬유의 크기는 변화하지 않았으나 II형 근섬유의 크기는 증가했다. 그러므로 근력과 호습 순환기 지구력을 동시에 최대치로 훈련하면 한 가지 트레이닝만 했을 때에 비해 I형과 II형 근섬유가 다른 크기로 적응한다는 것을 알 수 있다.

다양한 요소들이(운동 처방, 운동 전 신체 단련 정도, 운동 양식 등) 운동 자극과 그에 따른 적응 반응에 영향을 줄 수 있다. 이러한 요소들은 근육 세포가 위축하거나 비대해지도록 하는 신호 전달 체계에 영향을 미친다.[5] 대부분의 연구 문헌에서는 근력과 지구력 훈련을 동시에 실행했을 때의 생리적인 영향을 관찰하기 위해 비교적 훈련을 거치지 않은 사람을 대상으로 삼았다. 기존에 운동을 하던 사람이나 운동으로 몸이 건강한 사람처럼 더 고강도의 운동 트레이닝 프로그램을 해낼 수 있는 사람이 동시 훈련을 했을 때 어떤 영향을 받는지에 대한 자료는 거의 없다.[13] 최대한의 동시 훈련은 고강도와 많은 운동량에 따른 오버트레이닝으로 최적의 근육 크기와 힘, 능력을 위한 적응에 특히 더 해로울 수도 있다. 흥미롭게도 유산소적 능력은 동시 훈련의 영향을 가장 적게

사례연구

사례

당신은 콜로라도 스프링스 회사 올림픽 트레이닝 센터의 역기실에서 일하고 있는 근력과 컨디션 조절 전문가이다. 당신은 미래의 올림픽 여자 피겨선수들을 위한 근력과 컨디셔닝 프로그램을 개선하려고 한다.

코치는 점프를 했을 때 더 잘 착지하기 위해 평소에 무슨 운동을 하면 좋겠냐고 문의했다. 새로운 점수체계로 인해 더 높은 점수를 받으려면 3단 뛰기와 4단 뛰기를 해야 하기 때문에 파워 트레이닝이 더 필요하다.

현재 선수들은 개별적인 저항 트레이닝 프로그램을 따르고 있다. 이 프로그램은 개별 선수들의 빙판 위 훈련을 보완할 수 있도록 기간 별로 구분되어 있다.

의문점

- 선수들이 점프를 뛰기 위해 필요한 힘을 내려면 어떤 종류의 근육 활동이 필요한가?
- 점프의 준비 동작으로 선수가 무릎을 구부리면 근육에는 무엇이 형성되는가?
- 점프에서 위로 뛰는 동작을 하기 위한 힘을 제공하는 것은 무엇인가?
- 착지할 때 다리에 가해지는 하중을 흡수하는 제동장치를 제공하는 것은 어떤 종류의 근력인가?
- 어떤 종류의 운동이 웨이트 트레이닝 프로그램에 추가되어야 하는가?

선택

점프는 주로 복합적인 근육 활동의 집합체로 스트레치 쇼트닝 사이클을 통해 힘을 낸다. 수직으로 점프하는 과정의 단축성 수축은 스트레치 쇼트닝 사이클로 인해 향상시킬 수 있으며 스케이트 선수를 위로 밀어 올린다. 근육의 힘은 스케이트 선수를 공중으로 띄우기 위해 필요한 가장 주요한 근육 활동이며 근육의 최대 신장력은 선수가 빙판에 착지할 때 제동을 걸 수 있는 능력을 결정한다. 그러므로 트레이닝 프로그램에는 점프 높이를 향상시킬 수 있는 스트레치 쇼트닝 사이클이나 플라이오메트릭 트레이닝과 착지를 돕는 신장성 훈련이 포함되어야 한다.

사례

당신은 철인 3종 경기에 도전하려는 선수의 개인 트레이너이다. 그녀는 과거에 피로 골절을 겪은 적 있으며 당신은 그녀의 결합 조직을 강화하고 부상을 방지하기 위해 전체 컨디셔닝 프로그램에 강한 저항 훈련 프로그램을 추가했다. 며칠 전 그녀는 친구로부터 역기를 들면 지구력이 저해된다는 말을 들었다고 한다.

의문점

- 역기를 들면 지구력이 저해된다는 것이 사실인가?
- 역기를 들고 많은 지구력 운동을 하면 근육에서 어떤 적응이 예상되는가?
- 두 종류의 트레이닝 프로토콜을 혼합하면 이 선수는 어떤 효과를 볼 수 있는가?

선택

비록 고강도의 지구력 훈련이 근육의 힘과 능력 강화를 방해할 수도 있다는 연구 결과가 있지만 그로 인해 지구력이 저해될 것이라고 주장하는 자료는 거의 없다. 이 선수는 실제로 결합 조직에 부상을 입을 위험에 처해 있기 때문에 결합 조직을 강화시켜서 철인 3종 경기를 위해 훈련하고 경기에 참가하는 데 필요한 다량의 지구력 트레이닝을 견뎌낼 수 있도록 해주는 저항 훈련이 필요하다. 그 결과로 수축성 조직과 결합 조직에는 더 많은 단백질이 형성될 것이며 I형 섬유는 크기에는 변화가 없되 단백 소실에는 저항력을 가지게 될 것이다. 종합적으로 보면 저항 훈련을 한다고 해서 지구력이 떨어지지 않으며 부상의 확률이 낮아지게 된다.

받는 것으로 보인다. 만약 동시 운동 트레이닝이 적절히 설계된다면 생리적 적응의 가중이 일어날 때까지 더 긴 시간이 필요할지도 모른다. 지금까지 이루어진 대부분의 연구들은 2달이나 3달을 넘어가지 않는 트레이닝 프로그램을 분석해 왔다. 자료에 따르면 두 종류의 트레이닝 모두에 대한 최적의 적응을 하는 것은 불가능해 보인다. 더 긴 트레이닝 프로그램 외에 다른 요소들도 근력과 유산소적 능력의 성공적인 동시 향상에 있어 중요할 것이다. 예를 들어, 두 프로그램의 **기간별 구분**(트레이닝의 양과 강도를 다양하게 하는 것)과 **순위 매김**(트레이닝 프로그램에 있어 가장 우선시할 목표를 결정)을 통해 개인이 성공적으로 적응할 수 있도록 도울 수 있다.

요약

물리력을 생성하고 인체가 움직이도록 하는 것은 골격근의 신경 동원이다. 몸의 다른 시스템이(골격, 신경, 면역) 골격근과 상호작용해 건강을 유지하고 물리력의 생성과 몸의 움직임을 돕는다. 골격근은 전체 근육을 감싸고 있는 결합 조직에서부터 최적의 근원 섬유 활동을 위해 근절에 있는 수축성 단백질을 제자리에 잡아두는 결합 조직에 이르기까지 고도로 조직화되어 있다. 결합 조직에는 근육이 물리력과 힘을 내는 데 필요한 탄성이 있으며 늘어나고 수축하는 특성이 근수축에 힘을 더해준다. 골격근의 유연성은 플라이오메트릭 트레이닝이나 스트레치 쇼트닝 사이클을 사용한 트레이닝을 수행하기 위한 기반을 제공한다. 골격근은 스포츠 능력을 위한 프로그램이든 건강과 신체 단련을 위한 프로그램이든 모든 트레이닝 프로그램의 대상이며 운동 자극에 매우 유연하게 반응하고 적응한다. 골격근은 여러 다른 근섬유 타입으로 이루어져 있는데, 각각의 유형은 저강도의 장기적 활동(ex. 마라톤을 뛰는 데 사용되는 I형 섬유)부터 짧고 폭발적인 힘을 요하는 단기적 활동(ex. 스프린트에 사용되는 II형 섬유)까지 각자 다른 종류의 역할을 가지고 있다.

저항 운동은 보통 근육 비대를 일으키며 지구력 운동은 근섬유의 크기에 영향을 주지 않거나 오히려 크기를 감소시키기도 한다. 저항 훈련과 지구력 훈련을 혼합하는 것은 I형 섬유의 비대 정도를 제한하며 주로 II형 섬유의 크기를 증가시킨다. 골격근의 구조와 역할을 이해하면 기능과 능력, 건강을 향상시키는 데 사용되는 여러 트레이닝과 치료법을 더 잘 이해하게 될 것이다. 다음 장에서는 신경계가 어떻게 근육의 기능을 통제하고 운동에 적응하는지를 살펴볼 것이다.

용어정리

A대(A band): 근절에서 액틴과 미오신이 교차하는 부분으로 미오신 필라멘트의 길이를 나타낸다.

DHP 수용체(DHP receptors): T관에서 찾아볼 수 있으며 T관을 따라 전기 자극이 이동할 때 전압센서로 작용하는 단백질

H사슬(heavy chains): 미오신 분자의 꼬리 부분과 미오신 머리를 구성하는 단백질 성분

H역(H zone): 근절의 중간에 있으며 미오신만 존재하는 구간

I대(I bands): 액틴만을 함유하는 근절의 밝은 부분

L사슬(light chains): 미오신 분자의 경첩 부분을 구성하는 미오신 필라멘트의 단백질 성분

M선(M line): H역의 중간에서 미오신 필라멘트들을 제자리에 잡아두는 단백질

T관(T-tubules): 전기 자극이 근섬유를 따라 퍼지도록 해주는, 막으로 닫힌 터널

Z선(Z line): 근절의 끝부분을 표시하는 선

I형 근섬유(지근섬유)[type I muscle fibers(slow-twitch fibers)]: 산화효소를 다량으로 함유하고 있으며 피로 저항능력이 높으나 II형 섬유만큼 빠르게 힘을 생산하지는 못한다.

II형 근섬유(속근섬유)[type II muscle fibers(fast-twitch fibers)]: 빠르게 힘을 생산하며 강력한 힘을 낼 수 있으나 지근섬유보다 피로 저항력이 약하며 비교적 미토콘드리아 개수가 적고 유산소성 대사능력이 제한되어 있다.

가로무늬근(striated muscle): 근절에 근원섬유의 배열로 인해 근육에 나타나는 줄무늬

가변 저항(variable resistance): 강도 곡선에 더 적합하도록 움직임의 범위에 따라 다양한 저항력을 보이는 근력 트레이닝 도구

강도 곡선(strength curve): 움직임의 범위에 따라 생산되는 힘의 양의 그래프

건(tendons): 근육을 뼈와 연결해주는 튼튼한 비탄력적 섬유형 조직 다발

경피적 근육생검술(percutaneous muscle biopsy technique): 빈 바늘을 피부를 통해 삽입해 근육 샘플을 채취하는 기술

골격근(skeletal muscle): 양끝이 뼈에 연결되어있는 근육

골지건기(Golgi tendon organ): 골격근의 건 안에 있는 장력 수용체

교차다리(crossbridges): 액틴과 반응하여 근육을 수축시키고 힘을 내는 미오신 필라멘트의 작은 돌출부

근내막(endomysium): 개별 근섬유를 감싸고 있는 결합 조직

근력 및 지구력 동시 훈련(concurrent strength and endurance training): 근력과 지구력 훈련을 동시에 하는 훈련

근방추(muscle spindle): 근섬유와 나란히 존재하는 신장 수용체로 근육의 신장과 길이를 조절

근상막(epimysium): 전체 근육을 감싸고 있는 결합 조직의 외막

근섬유(muscle fibers): 자극을 받으면 수축하는 근원세포를 포함하는 긴 다핵세포

근소포체(sarcoplasmic reticulum): 근력 향상을 위해 필요한 칼슘을 저장하는 근섬유 안의 막성 소기관

근원섬유(myofibril): 가는 수축 필라멘트와 굵은 필라멘트를 포함하는 근육의 일부

근육핵(myonuclei): 근섬유의 근초 아래 위치해 있는 핵

근절(sarcomere): 골격근을 수축할 수 있도록 하는 가장 작고 가장 기초적인 수축성 단위

근증식(hyperplasia): 조직 내에 있는 세포 개수의 증가

근초(perimysium): 골격근 섬유 다발을 감싸고 있는 섬유로 된 결합 조직

기간별 구분(periodization): 계획에 따라 트레이닝의 양과 강도를 다양하게 하는 것

길항근(antagonistic muscle): 작용근의 움직임에 대하여 그와 반대되는 수축하며 작용하는 근육

네뷸린(nebulin): 액틴을 안정화시키는 비수축형 단백질로 I대에 국한되어 있으며 Z선으로부터 뻗어나간다.

다발[fasciculus(*pl.* fasciculi)]: 근섬유의 작은 묶음

단축성(수축)[concentric(contraction)]: 근육이 짧아지는 근육 활성 작용

등관성(isoinertial): (등장성) 고정된 저항과 가변적인 속도의 운동

등속성(isokinetic): 근력이 일정한 속도로 가해지는 특징을 갖는 움직임

등장성(isotonic): 바벨을 들 때처럼 일정한 외부하중으로 근육이 짧아지는 근수축

등척성(isometric): 근섬유의 길이에는 변화가 없지만 근육은 긴장하는 근수축

래칫 운동(ratchet movement): 미오신 머리가 경첩이 달린 중심점으로부터 다른 각도로 돌면서 미오신 필라멘트 쪽으로 액틴을 끌어당겨 근절이 짧아지도록 하는 것

리아노딘 수용체(ryanodine receptors): 근소포체의 세포막에 있는 칼슘 통로로 T관의 전압센서의 자극을 받으면 열린다.

미오신 ATP아제 염색법(myosin ATPase staining): ATP를 가수분해하는 효소를 염색하여 I형과 II형 근섬유와 특수형을 구별하는 방법

미오신 ATP아제(myosin ATPase): 미오신 가수분해효소. 미오신 교차다리의 구형 돌출부에서 찾아볼 수 있는 효소로 ATP를 분해하여 근수축에 필요한 에너지를 발산한다.

미오신(myosin): 근원섬유 속의 수축성 단백질로 교차다리를 통해 액틴과 결합하여 장력발달을 일으킬 수 있다.

방추속근섬유(intrafusal fibers): 근방추를 포함하는 일반 근섬유와 나란히 존재하는 특수한 근섬유

속근섬유(fast-twitch fibers): 신속하게 큰 힘을 낼 수 있고 해당 용량이 크며 산화용량이 낮은 특징을 갖는 근섬유

속도-힘(speed-strength): 빠른 속도와 가벼운 저항 상태에서 힘을 냄으로써 힘을 향상시키는데 집중하는 트레이닝

순위 매김(prioritization): 트레이닝 프로그램에서 어떤 목표를 가장 우선순위에 둘 지 결정하는 원칙

스트레치 쇼트닝 사이클(stretch-shortening cycle): 근육이 급격히 짧아짐에 따른 근육의 신장

슬라이딩 필라멘트 학설(sliding filament theory): 가는 필라멘트(액틴)가 미오신 분자의 머리에 액틴 필라멘트를 떼었다 붙였다 하는 과정을 통해 굵은 필라멘트(미오신)을 지나쳐 활주하여 근절의 양 끝을 가까이 모은다는 근수축 관련 학설

시토졸(cytosol): 근섬유를 포함한 세포질의 액상 부분

신경운동계(neuromuscular system): 신경과 골격근 사이의 밀접한 기능적 관계

신장성(eccentric): 근육이 힘을 낼 때 늘어나는 움직임

액틴(actin): 얇은 근필라멘트로 미오신 단백질과 반응해 근력을 생성하는 활성 부위가 있다.

운동 감각(kinesthetic sense): 공간 속에서 몸의 위치를 의식하는 것

위성 세포(satellite cells): 성숙한 근섬유의 기저판막 아래서 발견할 수 있는 세포로 새 근육핵을 얻을 수 있는 원천

일정장력 외부저항(dynamic constant external resistance): 등장성 근수축. 역기운동처럼 외부저항이 가해지는 근육활동의 유형을 설명할 때 쓰인다.

입체 차단 모델(steric blocking model): 액틴 필라멘트의 활성 범위를 트로포미오신으로 감싸 미오신 필라멘트와 반응하는 것을 막아서 근섬유를 비활성 상태로 유지하는 것

자가 수용기(proprioceptors): 근육과 건, 관절에 위치해 있는 감각 수용체로 근육의 길이와 근육이 생산하는 힘, 관절의 위치 등을 관찰하여 몸의 자세 및 위치에 대한 정보 제공

점진적 과대부하(progressive overload): 운동의 양과 강도를 점진적으로 향상시키는 것

지연발생 근육통(DOMS)[delayed onset muscle soreness (DOMS)]: 근육 손상의 증상이며 운동 후 몇 시간에서 며칠 후 발생하는 통증

코넥틴(티틴)[connectin (titin)]: 근절에 있는 비수축성 단백질로 Z선에서 M선을 이으며 세로축의 미오신을 유지시킨다. 또한 근섬유의 탄성 구조를 담당하고 있으며 근절의 운동 범위를 제한한다.

탄력 성분(elastic component): 근육의 비수축성 부분으로 인해 근육이 늘어나고 난 이후의 반동력

트로포닌(troponin): 액틴과 트로포미오신과 관련된 단백질로 Ca^{++}와 결합해 액틴 위의 트로포미오신을 움직여서 미오신 교차범위가 액틴의 활성 범위와 접촉해 근육이 수축할 수 있도록 한다.

트로포미오신(tropomyosin): 근육이 휴식을 취할때 액틴의 결합 부위를 감싸 미오신 교차다리가 액틴의 활성 범위와 결합하는 것을 막아주는 단백질. 근육이 수축하라는 자극을 받으면 미오신과 액틴이 반응하여 근육이 수축할 수 있도록 활성 범위를 드러낸다.

티틴(코넥틴)[titin(connectin)]: Z선과 M선을 이어주는 근절의 비수축성 단백질로 세로축의 미오신을 안정화시키고 근섬유에 탄력성을 부여하며 근절의 동작 범위를 제한한다.

플라이오메트릭 운동(plyometric exercise): 근력의 향상을 위해 스트레치 쇼트닝 사이클을 사용하는 운동 종류

학습 효과(learning effect): 특정한 기술이나 움직임에 대한 반복적 실행으로 해당 움직임의 운동 단위 동원 패턴에 숙달되는 것

핵 영역(nuclear domain): 근섬유에서 각각의 근육핵이 통제하는 범위

활성 부위(active site): 액틴 필라멘트에서 미오신 헤드가 연결될 수 있는 부분

힘(power): 근육이 내는 물리력의 생산물이자 하중이 옮겨진 수직거리/시간 또는 힘×속도

힘-속도 곡선(force-velocity curve): 움직임의 속도를 변화시키면 근력 생성 능력에 어떤 영향을 끼치는지 보여주는 그래프

힘-시간 곡선(force-time curve): 시간의 흐름에 따른 힘의 생성을 보여주는 그래프

참고문헌

1. Adams GR, Hather BM, Baldwin KM, et al. Skeletal muscle myosin heavy chain composition and resistance training. J Appl Physiol. 1993;74:911–915.
2. Allen TJ, Proske U. Effect of muscle fatigue on the sense of limb position and movement. Exp Brain Res. 2006;170:30–38.
3. Alway SE, Winchester PK, Davis ME, et al. Regionalized adaptations and muscle fiber proliferation in stretch-induced enlargement. J Appl Physiol. 1989;66:771–781.
4. Antonio J, Gonyea WJ. Muscle fiber splitting in stretch-enlarged avian muscle. Med Sci Sports Exerc. 1994;26:973–977.
5. Coffey VG, Zhong Z, Shield A, et al. Early signaling responses to divergent exercise stimuli in skeletal muscle from well-trained humans. Faseb J. 2006;20:190–192.
6. Cramer JT, Housh TJ, Weir JP, et al. The acute effects of static stretching on peak torque, mean power output, electromyography, and mechanomyography. Eur J Appl Physiol. 2005;93:530–539.
7. Dudley GA, Djamil R. Incompatibility of endurance- and strength-training modes of exercise. J Appl Physiol. 1985;59:1446–1451.
8. Fleck SJ, Kraemer WJ. Designing Resistance Training Programs. 3rd ed. Champaign, IL: Human Kinetics Publishers Inc., 2004.
9. Fry AC, Allemeier CA, Staron RS. Correlation between percentage fiber type area and myosin heavy chain content in human skeletal muscle. Eur J Appl Physiol Occup Physiol. 1994;68: 246–251.
10. Fry AC, Staron RS, James CB, et al. Differential titin isoform expression in human skeletal muscle. Acta Physiol Scand. 1997;161: 473–479.
11. Gonyea WJ, Sale DG, Gonyea FB, et al. Exercise induced increases in muscle fiber number. Eur J Appl Physiol Occup Physiol. 1986;55:137–141.
12. Hawley JA. Adaptations of skeletal muscle to prolonged, intense endurance training. Clin Exp Pharmacol Physiol. 2002;29:218–222.
13. Hennessy LC, Watson AWS. The interference effects of training for strength and endurance simultaneously. J Strength Cond Res. 1994;8:12–19.
14. Hickson RC. Interference of strength development by simultaneously training for strength and endurance. Eur J Appl Physiol Occup Physiol. 1980;45:255–263.
15. Huxley AF, Niedergerke R. Structural changes in muscle during contraction. Nature. 1954;173:971–972.
16. Huxley AF. Cross-bridge action: present views, prospects, and unknowns. J Biomech. 2000;33:1189–1195.
17. Huxley HE, Hanson J. Changes in cross-striations of muscle during contraction and stretch and their structural interpretation. Nature. 1954;173:973–976.
18. Issurin VB. Vibrations and their applications in sport. A review. J Sports Med Phys Fitness. 2005;45:324–336.
19. Kadi F, Eriksson A, Holmner S, et al. Effects of anabolic steroids on the muscle cells of strength-trained athletes. Med Sci Sports Exerc. 1999;31:1528–1534.
20. Kadi F, Thornell LE. Concomitant increases in myonuclear and satellite cell content in female trapezius muscle following strength training. Histochem Cell Biol. 2000;113:99–103.
21. Kjaer M, Magnusson P, Krogsgaard M, et al. Extracellular matrix adaptation of tendon and skeletal muscle to exercise. J Anat. 2006;208:445–450.
22. Knuttgen HG, Kraemer WJ. Terminology and measurement in exercise performance. J Appl Sport Sci Res. 1987;1:1–10.
23. Komi PV. Stretch-shortening cycle: A powerful model to study normal and fatigued muscle. J Biomech. 2000;33:1197–1206.
24. Kraemer WJ, Patton JF, Gordon SE, et al. Compatibility of high-intensity strength and endurance training on hormonal and skeletal muscle adaptations. J Appl Physiol. 1995;78:976–989.
25. Kraft T, Mahlmann E, Mattei T, et al. Initiation of the power stroke in muscle: Insights from the phosphate analog AlF_4. Proc Natl Acad Sci U S A. 2005;102:13861–13866.
26. MacDougall JD, Sale DG, Elder GC, et al. Muscle ultrastructural characteristics of elite powerlifters and bodybuilders. Eur J Appl Physiol Occup Physiol. 1982;48:117–126.
27. MacDougall JD, Sale DG, Moroz JR, et al. Mitochondrial volume density in human skeletal muscle following heavy resistance training. Med Sci Sports. 1979;11:164–166.
28. MacDougall JD, Tarnopolsky MA, Chesley A, et al. Changes in muscle protein synthesis following heavy resistance exercise in humans: A pilot study. Acta Physiol Scand. 1992;146:403–404.
29. Malisoux L, Francaux M, Nielens H, et al. Stretch-shortening cycle exercises: An effective training paradigm to enhance power output of human single muscle fibers. J Appl Physiol. 2006;100:771–779.
30. Marek SM, Cramer JT, Fincher AL, et al. Acute effects of static and proprioceptive neuromuscular facilitation stretching on muscle strength and power output. J Athl Train. 2005;40:94–103.
31. McCall GE, Byrnes WC, Dickinson A, et al. Muscle fiber hypertrophy, hyperplasia, and capillary density in college men after resistance training. J Appl Physiol. 1996;81:2004–2012.
32. McCarthy JP, Agre JC, Graf BK, et al. Compatibility of adaptive responses with combining strength and endurance training. Med Sci Sports Exerc. 1995;27:429–436.
33. Mileusnic MP, Loeb GE. Mathematical models of proprioceptors: II. Structure and function of the Golgi tendon organ. J Neurophysiol. 2006;96:1789–1802.
34. Pette D, Staron RS. Myosin isoforms, muscle fiber types, and transitions. Microsc Res Tech. 2000;50:500–509.
35. Pette D, Staron RS. Transitions of muscle fiber phenotypic profiles. Histochem Cell Biol. 2001;115:359–372.
36. Pirani A, Vinogradova MV, Curmi PM, et al. An atomic model of the thin filament in the relaxed and Ca2+–activated states. J Mol Biol. 2006;357:707–717.
37. Potts JT. Inhibitory neurotransmission in the nucleus tractus solitarii: Implications for baroreflex resetting during exercise. Exp Physiol. 2006;91:59–72.
38. Staron RS, Johnson P. Myosin polymorphism and differential expression in adult human skeletal muscle. Comp Biochem Physiol B. 1993;106:463–475.
39. Staron RS, Leonardi MJ, Karapondo DL, et al. Strength and skeletal muscle adaptations in heavy-resistance-trained women after detraining and retraining. J Appl Physiol. 1991;70:631–640.
40. Staron RS. Human skeletal muscle fiber types: Delineation, development, and distribution. Can J Appl Physiol. 1997;22:307–327.
41. Tesch PA, Larsson L. Muscle hypertrophy in bodybuilders. Eur J Appl Physiol Occup Physiol. 1982;49:301–306.
42. Trappe S, Harber M, Creer A, et al. Single muscle fiber adaptations with marathon training. J Appl Physiol. 2006.
43. Young WB, Behm DG. Effects of running, static stretching and practice jumps on explosive force production and jumping performance. J Sports Med Phys Fitness. 2003;43:21–27.

4장

신경계

학습목표

1. 항상성과 피드백 시스템에 대해 설명할 수 있다.
2. 신경계의 구조를 설명할 수 있다.
3. 뉴런 구조를 도식화할 수 있다.
4. 중추 신경계와 말초 신경계, 자율 신경계, 교감 신경계, 부교감 신경계, 체성 신경계의 기능을 구별할 수 있다.
5. 운동 단위를 정의할 수 있다.
6. 신경 임펄스의 전도를 설명할 수 있다.
7. 근섬유 동원의 크기 원리를 적용할 수 있다.
8. 활성화된 신경계를 묘사할 수 있다.
9. 신경계에 대한 내용을 응용할 수 있다.
10. 운동 시 일어나는 신경의 적응에 대해 설명할 수 있다.

신경계는 체내에서 일어나는 대부분의 의사소통의 기본이다. 신경계는 신경근, 신경 내분비, 신경 혈관 등의 명칭에서 볼 수 있듯이 다른 생리계와 밀접한 관계를 맺고 있다. 신경계의 기본적인 기능은 정보를 받아서 처리하여 통합시키고 반응하는 것이다. 더 구체적으로 설명하자면, 신경계는 내부와 외부 환경 양쪽에서 들어오는 정보를 받아 들인다. 받아 들인 정보를 처리하고 통합하여 다양한 자극에 대한 적절한 반응을 하여 효과적인 결과를 내놓는 것이 신경계의 역할이다. 신경계는 운동 수행에 꼭 필요한 다양한 생리적 기능 간의 신속한 의사소통과 조정에 있어 필수적이다. 따라서 이번 장에서는 신경계의 주요 기능과 구조, 신경계의 조직, 운동 단위와 크기 원칙, 운동을 할 때 신경계에 대한 내용을 응용하는 방법에 대해 소개하도록 하겠다.

신경계의 기능

원시동물과 고차원적인 척추동물을 구분하는 특성을 대부분 가능하게 하는 것은 뇌를 포함한 신경계이다. 신경계는 의식의 자각과 기억, 감각의 지각, 생각, 통찰, 무의식적 반사작용을 가능하게 하고 신체운동을 유발시킨다. 즉, 신경계는 신체의 주요한 커뮤니케이션 네트워크로써 몸의 내부 및 외부 환경의 변화를 감지하고 이에 대한 적절한 반응을 통해 변화를 일으키는 기능을 한다. 그러므로 몸의 항상성, 곧 생명을 유지해 주는 것이 바로 신경계이다.

항상성 유지

1932년 하버드 대학의 유명한 생리학자 월터 B. 캐논(Walter B. Cannon)이 만든 용어를 사용하자면, 신경계는 생리계의 **항상성**을 유지하는 것과 밀접한 연관이 있다. 항상성은 유기체나 세포가 움직이지 않을 때나 운동을 할 때 생리학적 제한선 내에서 계속 제 기능을 다하도록 생리학적 처리과정을 조정해 내적 균형을 유지할 수 있는 능력이다.[2] 운동을 하면서 일어나는 격심한 육체적인 활동은 체온의 상승, 산염기 균형, 탈수증, 혈압의 변화, 혈당의 변화 등의 큰 생리학적 변화를 가져오기 때문에 운동을 하는 것은 항상성 메커니즘에서는 커다란 도전이 아닐 수 없다. 이때 신경계가 적절하게 작용하지 않으면 운동과 관련된 이러한 변화들을 감지하고 적절히 반응할 수 없다.

신경계와 신체 내 대다수 기관계 사이의 의사소통에는 다양한 피드백 시스템이 사용된다. 가장 일반적인 피드백 시스템은 "정적/부적 피드백 루프"다. 간단하게 설명하자면, 정적 피드백 루프는 처리과정을 촉진시키거나 심화시킬 수 있다. 예를 들어, 운동 중에 활성화된 근육으로 인해 산성도가 상승하면 영향을 받는 조직의 혈류량이 증가한다. 근육의 활동 수준이 증가할수록 산성도 역시 점점 높아지고, 그에 따라 혈류량도 증가하게 된다. 반대로 부적 피드백 루프는 진행 중인 과정의 강도를 낮추거나 과정 자체를 중지시킴으로써 기존의 상태로 돌아가고자 한다. 정적 피드백 루프보다도 더 흔히 일어나는 것이 이 부적 피드백 루프이다. 부적 피드백 루프의 좋은 예로는 운동 중 활성화되는 발한 메커니즘이다. 장기적인 근육활동은 골격근이 발산하는 열의 온도를 높여 체온을 상승시킨다. 이에 반하여 몸을 과열로부터 막기 위해 땀이 나게 되고, 땀의 증발에 따른 열의 손실로 냉각효과가 발생한다. 움직이지 않을 때에도 운동 중에도 다양한 피드백 시스템이 생리적 기능을 조절하기 위해 작용하면서 몸을 회복시키고 있다.

신경계를 구성하는 세포와 세포 내 구성물질

신경계는 특수한 구조와 생리를 갖는 여러 종류의 세포로 이루어져있다. 이 특수화된 세포들은 신경계가 몸과 생리계를 조절하기 위해 제 기능을 다할 수 있도록 돕는다.

뉴런

신경계가 기능하는 데 있어 가장 필수적인 종류의 세포는 아마 **뉴런**일 것이다. 뉴런은 전기 신호로 활성화가 가능한 세포로 몸 전체를 통틀어 정보를 만들고, 받고, 보낼 수 있다. 일반적인 뉴런은 1) **수상돌기(덴드리테스)** 2) **세포체** 3) **축색돌기**(그림 4.1A)의 세 가지 요소로 구성된다. 뉴런의 세포체는 핵과 미토콘드리아, 리보솜 외 다른 세포 내용 물질로 이루어져 있다. 수상돌기는 정보(자극)를 받아들여서 수신된 신호를 처리하는 세포체(체세포)로 보낸다. 처리과정을 거치고 나면 신호들은 축색돌기를 통해 세포체에서 다른 뉴런이나 표적 조직 수용체(ex. 근육)로 전달된다. 축색돌기를 통해 세포체에서 자극을 전달하기 위해서는 수상돌기로부터 자극의 임계치에 대한 정보를 받아야 한다. 세포체와 결합되어 있는 축색돌기의 끝부분에는 들어오는 전기 신호의 총량을 계산하는 **축삭원추**가 있다. 자극의 임계치는 언제든 축적되어서 뉴런으로 하여금 축색돌기를 통해 세포체에서 전하, 또는 활동 전위를 방출하여 다음 뉴런이나 표적 조직으로 이어지는 정보의 흐름을 잇도록 한다. 특정한 뉴런에 수상돌기를 통해 자극을 전달하는 모든 뉴런들의 집합적인 영향이 축삭원추에서 활동 전위가 방출되어 다음 뉴런이나 표적 조직에 전달될 것이냐 아니냐를 결정한다.[30]

구조적으로 뉴런은 다양한 형태와 크기를 갖고 있다(표 4.1B). 세 가지 기본적인 형태는 다극성과 위단극성, 양극성이다. 다극성 뉴런의 세포체와 여러 수상돌기, 하나의 축색돌기에는 다수의 돌기가 뻗어 나와 있다. 위단극성 뉴런은 주로 지각뉴런이다. 발달 초기에 축색돌기와 수상돌기는 결합하여 매우 짧은 수상돌기와 중추 신경계에 자극을 전달하

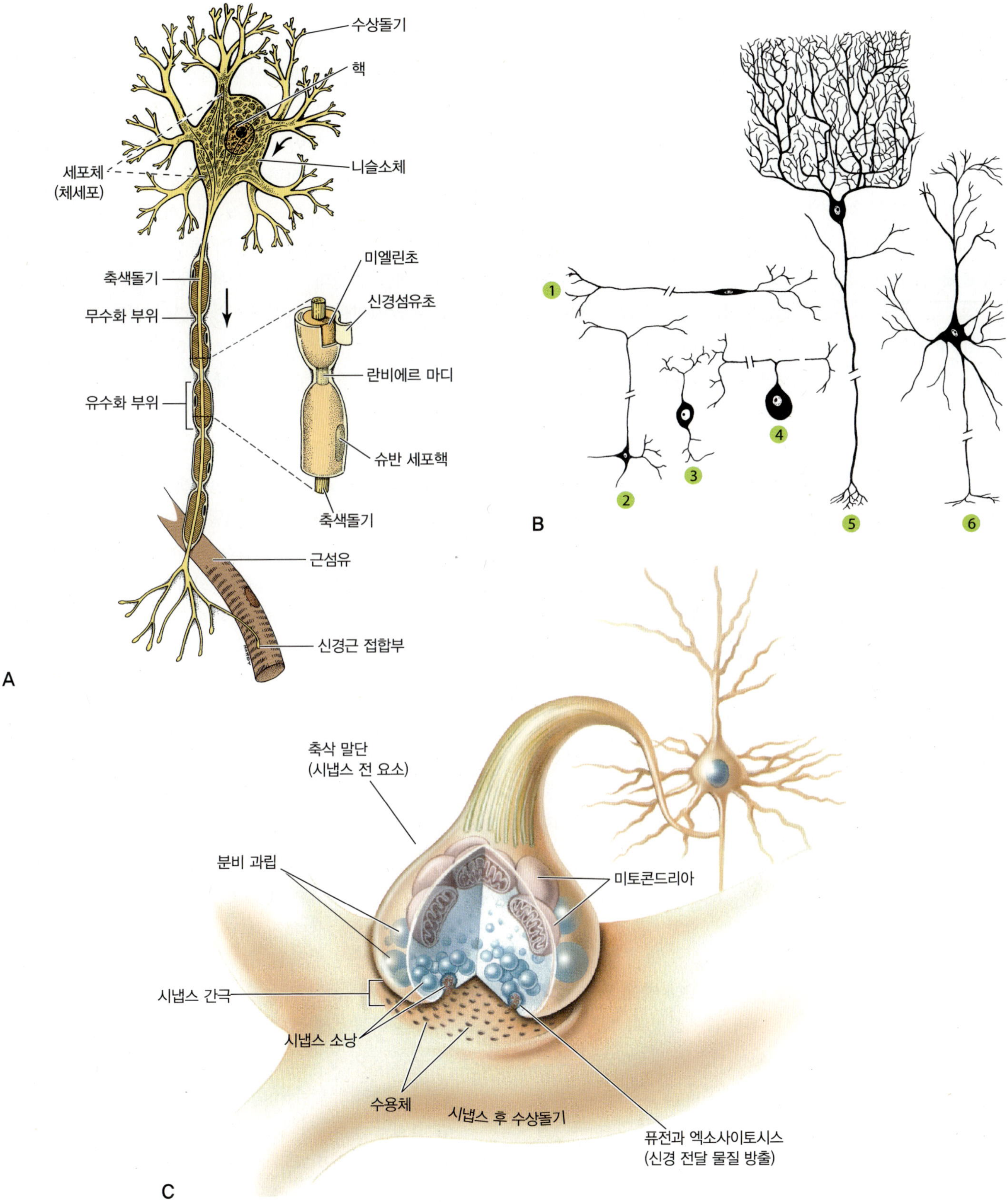

그림 4.1 몸 속에서 찾아볼 수 있는 여러 가지 종류의 뉴런. 뉴런은 다양한 형태와 크기로 존재하지만 모든 뉴런은 축색돌기와 수상돌기를 필수로 가지고 있어야 한다. **(A)**는 일반적인 뉴런이며 **(B)**는 신경계를 구성하는 다양한 뉴런들이다. 1. 대뇌 피질에 있는 수평 세포(카잘의) 2. 말티노티 세포 3. 양극성 세포 4. 단극성 세포(신경절 후근) 5. 푸르킨예 뉴런 6. 대뇌 피질의 운동령에 있는 추상 세포. **(C)**는 시냅스 전과 시냅스 후 부분으로 이루어진 일반적인 시냅스이다.

는 긴 축색돌기로 이루어진 하나의 돌기를 형성한다. 눈의 망막에서 찾아볼 수 있는 다극성 뉴런은 한 개의 축색돌기와 한 개의 수상돌기가 있으며 주로 지각뉴런이다.

축색돌기의 길이는 척수에서 표적 세포까지의 거리에 따라 다양하게 존재한다. 축색돌기의 길이는 몇 밀리미터부터 1미터가 넘기도 하는데, 이를 테면 신장이 7피트(약 2 m)에 달하는 농구선수의 척수에서 발에 있는 근육까지 이어져 있는 축색돌기의 길이가 얼마나 될지 생각해보라. 몸에는 여러 가지 종류의 뉴런이 있지만, 모두 동일하게 전기 자극의 형태로 정보를 생산하고 전달하는 능력을 가지고 있다. 지각뉴런(구심 뉴런)은 보통 후근 신경절의 척수 바로 바깥에서 찾아볼 수 있으며 긴 수상돌기로 말초 세포(ex. 코, 눈, 손 끝)로부터 들어오는 정보를 세포체와 짧은 축색돌기를 통해 중추 신경계에 전달한다. 따라서 **지각뉴런**은 신체의 주변부에 있는 감각 수용기로부터 중추 신경계로 메시지를 전달하는 뉴런이라고 설명할 수 있다. **운동뉴런**(원심성 뉴런)은 척수 안에 세포체가 있으며 근섬유를 자극하는 긴 축색돌기와 다른 뉴런들로부터 자극을 전달 받는 짧은 수상돌기가 있다. **중간뉴런**은 중추 신경계에서만 볼 수 있는 특별한 뉴런으로 전체 뉴런의 99%를 차지한다. 중간뉴런의 기능은 주로 지각뉴런과 운동뉴런을 연결하는 것으로 서로 간의 상호작용을 통해 근육의 운동을 미세하게 조절한다. 스포츠에 있어 중간뉴런들은 야구공이 날아올 때 공의 속도와 위치를 판단하게 해주는 등의 감각 입력을 연결해 주는 중요한 뉴런으로, 운동뉴런으로 하여금 날아온 공을 배트로 치는 것처럼 목표하는 반응을 할 수 있도록 돕는다.

신경교

중추 신경계에 있는 세포들 중 뉴런은 10% 밖에 되지 않으며(구심성, 원심성, 중간뉴런) 나머지는 신경교, 또는 교질세포라고 불린다. 이 세포들은 전기 신호를 생성하거나 옮기지는 못하지만 뉴런을 유지시키고 영양을 공급하는 등 필수적인 역할을 맡고 있다. 신경교는 또한 일부 뉴런의 축색돌기 주변에 수초(미엘린초)를 형성하기도 하는데, 이 수초는 신경계를 통해 신호를 전달하는 속도를 높이기 때문에 스포츠와 운동 선수들에게 중요한 요소이다. 아이스 하키의 골키퍼가 100 $m \cdot h^{-1}$이 넘는 속도로 미끄러져 오는 퍽을 멈추기 위해서는 빠르게 정보를 처리해야 만 하기 때문이다.

시냅스

시냅스라는 용어는 두 흥분성 세포가 소통하는 연결지점을 가리킨다(뉴런과 근섬유는 흥분성 세포로 간주된다). 이 소통의 연결고리에서 첫 번째 뉴런, 즉 "시냅스 전 뉴런"은 **신경 전달 물질**로 알려진 화학물질을 방출하는데, 좁은 간극을 가로질러 분사된 이 물질은 표적 세포에 있는 **수용체**, 또는 "시냅스 후 세포"라고도 불리는 이 특정한 특수 부위와 결합하여 수용체를 활성화시킨다.[20] 이렇듯 시냅스 전후의 막이 붙어 있지 않기 때문에 시냅스 전 뉴런이 전달하던 전기 자극은 변환되어 상대 뉴런을 표적으로 하는 신경 전달 물질의 분사를 통해 하나의 흥분성 세포에서 다른 흥분성 세포로 전달된다. 표적 세포는 다른 뉴런일 수도 있고 근육세포의 특정한 부위일 수도 있으며 분비세포(화학 물질을 만들고 분비하는 세포)일 수도 있다. 위에서 설명했듯이 흥분성 세포 간에 정보를 전달하기 위해 신경 전달 물질을 사용하는 유형의 시냅스는 **화학 시냅스**라고 불린다. 또한 비록 포유류의 신경계에서는 매우 드물게 나타나지만 심장근육(심근)에 있는 흥분성 세포와 샘이나 위장기관의 평활근 세포를 연결해 주는 두 번째 유형의 시냅스도 존재한다. 이 유형은 **전기 시냅스**라고 불리며 이온이나 전하를 띈 분자들을 간극 결합이라고 불리는 세포막의 특수화된 부위를 통해 직접적으로 전달하여 정보를 주고받으며 소통한다.

화학 시냅스에서 시냅스 후 세포에서 전기적 자극을 유발시켜 한 뉴런에서 다른 뉴런으로, 또는 근섬유로 정보를 전달하는 것은 신경 전달 물질이다. 시냅스 간극, 또는 시냅스 전후 뉴런 사이의 틈을 건너고 나면 신경 전달 물질은 시냅스 후 뉴런에 있는 수용체와 결합한다. 뒤이어 시냅스 후 세포막을 건너 이온이 전달될 수 있도록 채널이 개방된다. 만약 적절한 양의 이온이 막을 건너면 시냅스 후 세포막의 반응을 일으킬 만큼 강력한 전하가 발생할 것이다. 만약 시냅스가 두 뉴런 사이에 있다면 시냅스 후 세포막은 수상돌기의 세포막이 될 것이며 자극을 전달하는 것은 시냅스 전 축색돌기가 될 것이다. 만약 시냅스가 뉴런과 표적 세포, 이를 테면 근섬유 사이에 있다면 표적 세포의 반응이 촉발되며 근섬유가 수축하는 결과를 낳는다. 신경 전달 물질은 시냅스 간극에 있는 효소들로 인해 빠르게 파괴된다. 따라서 신경 전달 물질이 활성화되어 존재하는 것은 시냅스에 분사되는 짧은 순간뿐이다. 소통이 계속해서 이어지려면 신경 전달 물질이 시냅스 후 세포의 수용체에 다시 결합할 수 있도록 시냅스 전 뉴런으로부터 더 많은 신경 전달 물질이 간극으로 유리되어야 하며, 이 과정에서 더 많은 이온이 시냅스 후 세포로 전달된다. 지금까지 50가지가 넘는 신경 전달 물질이 발견되었으며 대표적인 물질은 아세틸콜린, 히스타민, 노르에피네프린, 도파민, 세로토닌, 글루타메이트, 감마 아미노낙산(GABA), 글리신, P물질, 엔케팔린, 엔돌핀 등이다.

수용체

몸에는 여러 종류의 수용체들이 있는데, 모든 수용체들은 소통과 관련되어 있다. 수용체는 신경 전달 물질이나 호르몬, **리간드**라고 불리는 다른 화학물질 같은 특정한 물질과 결합하도록 설계된 단백질이다. 이 절에서 우리는 신경 전달 물질과 결합하는 수용체에 대해 살펴볼 것이다. 이 수용체들은 호르몬이나 다른 화학 물질이 아닌 신경 전달 물질에 국한되어 반응할 뿐만 아니라 각각의 신경 전달 물질에 맞는 독특한 수용체가 따로 존재한다. 그로 인해 다양한 뉴런들 사이의 소통이 정확하고 정밀하게 유지될 수 있으며 표적 세포가 받아들이는 정보가 올바른 시냅스 전 세포에서 전달 받은 것임을 확신할 수 있다. 만약 여러 가지 종류의 신경 전달 물질들이 같은 수용체에 결합할 수 있었다면 소통 네트워크에 혼란이 올 것이며 시냅스 후 표적 세포는 "잘못된" 시냅스 전 세포로부터 의도하지 않은 정보를 전달 받게 될 것이다. 위에서 설명한 대로 신경 전달 물질과 결합한 후 수용체는 뉴런의 막을 건너 이온 유동 또는 흐름을 가능하게 하는 채널을 열어서 전하를 발생시킨다. 수용체의 특수성에 대해 예를 들어 설명하자면, 각각의 수용체는 Na^+든 K^+든 Ca^{++}든 지 간에 오직 한 가지 종류 만의 이온을 채널에 받아 들인다. 이 규칙의 유일한 예외는 신경근 접합부(NMJ)에 있는 아세틸콜린 수용체이다. 이 유형의 수용체에 내장되어 있는 채널은 Na^+와 K^+를 둘 다 받아 들이며 비록 보내는 방향은 다를지라도(Na^+는 안으로, K^+는 밖으로) 두 종류의 이온이 동시에 근섬유막을 통과하도록 한다. 요약하자면, 수용체는 신경 전달 물질과 결합하여 시냅스 전 뉴런으로부터 후 뉴런으로 전달된 화학적 메시지를 전하로 변환하고 시냅스 후 세포막을 건너 이온을 들여보내기 때문에 한 뉴런이 다른 뉴런과 소통하는 데 필수적인 부위이다. 일반적인 시냅스의 구조는 그림 4.2에 나타나 있다. 다음으로 우리는 뉴런이 어떻게 신경계의 여러 부분을 형성하는지 살펴볼 것이다.

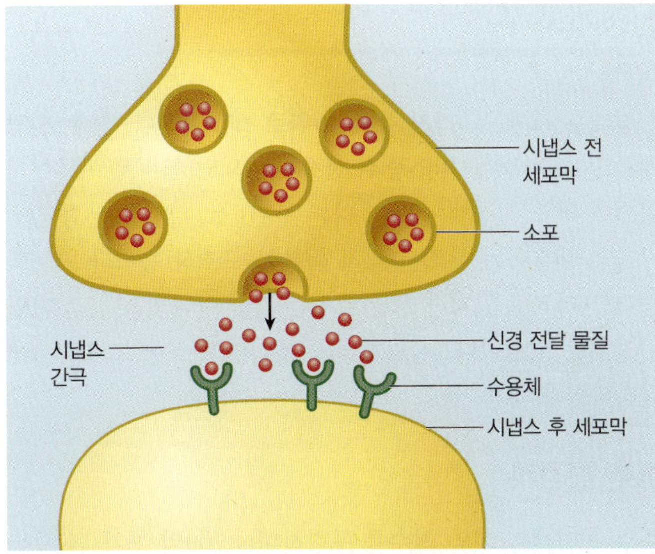

그림 4.2 신경 전달 물질의 화학 신호를 읽어내는 수용체 단백질을 비롯해 시냅스의 다양한 요소들을 포함하는 기본적인 시냅스의 구조. 시냅스 전 말단에 활동 전위가 도착하고 시냅스 전 말단의 탈분극이 이온 채널을 열어 세포에 Ca^{2+}를 들여보낸다. Ca^{2+}는 소포로부터 신경 전달 물질의 분사를 촉발시켜서 신경 전달 물질이 시냅스 후 세포막의 수용체와 결합하여 이온 채널을 열고 닫게 하는데, 이는 시냅스 후 세포막 전위에 변화를 가져온다. 그 결과, 임계점에 도달하면 활동 전위가 생성되어 다음 세포로 전달된다. (Bear M, Connors B, Paradiso M. Neuroscience, Exploring the Brain. 3rd ed. Baltimore: Lippincott Williams and Wilkins, 2000의 내용에서 수정했음)

속성 검토

- 신경계는 생리계가 "항상성"을 유지하도록 돕는다.
- 정적/부적 피드백 시스템이 휴식과 운동 중, 회복의 생리적 기능을 조절한다.
- 일반적인 뉴런은 1) 수상돌기, 2) 세포체, 3) 축색돌기의 세 가지 기본적인 요소들을 포함한다.
- 지각뉴런은 감각 수용기로부터 중추 신경계로 메시지를 전달한다.
- 운동뉴런은 긴 축색돌기를 가지고 있어 중추 신경계에서 근육으로 자극을 보낼 수 있게 되어 있으며 짧은 수상돌기를 가지고 있다.
- 중간뉴런은 중추 신경계에서 만 찾아볼 수 있는 특수한 뉴런으로 한 뉴런에서 다른 뉴런을 연결한다.
- 시냅스는 두 흥분성 세포 사이를 연결하는 지점이다.
- 뉴런은 신경 전달 물질을 방출하는데, 이 물질은 좁은 간극을 건너 분사되어 표적 세포의 수용체를 활성화시킨다.
- 수용체는 이전 뉴런으로부터 화학적 신호를 받는다.

신경계의 구조

신경계는 크게 두 가지 주요 부위로 세분화된다. 중추 신경계와 말초 신경계이다. 중추 신경계는 뇌와 척수로 이루어져 있으며 말초 신경계는 여러 다른 부위들로 다시 세분화된다. 각각의 세분화된 부위는 각자 독특한 구조상 능력과 기능적 능력을 가지고 있지만 모든 부위는 결국 하나의 고집적 단일 신경계를 형성한다. 신경계의 기본적인 구조는 그림 4.3에 나타나있다.

중추 신경계

중추 신경계는 뇌와 척수를 포함하며 1,200억 개가 넘는 뉴론들이 정보를 처리하고 골격근이 수축하거나 움직이도록 자극하거나 활성화하는 등의 다양한 생리학적 기능(ex. 통증 감지, 뇌 기능, 발한 등)을 통제하고 있다. 뇌는 두개골에 의해 보호되며 척수는 척추골에 의해 보호받는다. 척수와 뇌는 둘 다 뇌척수액(CSF) 속에 잠겨있어 민감한 신경 조직을 보호하고 일정한 내부환경을 제공한다(그림 4.4).

뇌

뇌는 별개의 구역으로 조직된 천억 개 이상의 뉴런을 포함하며 각각의 구역은 구역에 따른 특정한 기능을 수행한다(그림 4.4). **대뇌**는 "의식의 중심지"라고도 알려져 있으며 인간 두뇌에서 가장 큰 부분을 차지한다. 대뇌는 좌반구와 우반구로 나누어져있는데 두 반구는 뇌량으로 연결되어있다. 두 반구는 대뇌 피질이라고 불리는 얇은 회백질로 덮여 있다. 대뇌 피질은 후두엽, 측두엽, 두정엽, 전두엽의 네 부분으로 나뉘어져 있다. 각각의 부위가 담당하는 기능은 표 4.1에 정리되어있다. 운동이나 스포츠 활동을 할 때처럼 의식적으로 조종

표 4.1 두뇌의 각 엽이 담당하는 기능

엽	기능
후두엽	시각적 정보 입력 및 처리
측두엽	청각 신호, 언어 입력 및 처리
두정엽	촉각, 미각, 열, 냉기, 통증, 압력과 관련된 정보의 입력 및 처리
전두엽	근육 활동, 운동 통제, 언어능력, 사고의 입력 및 처리

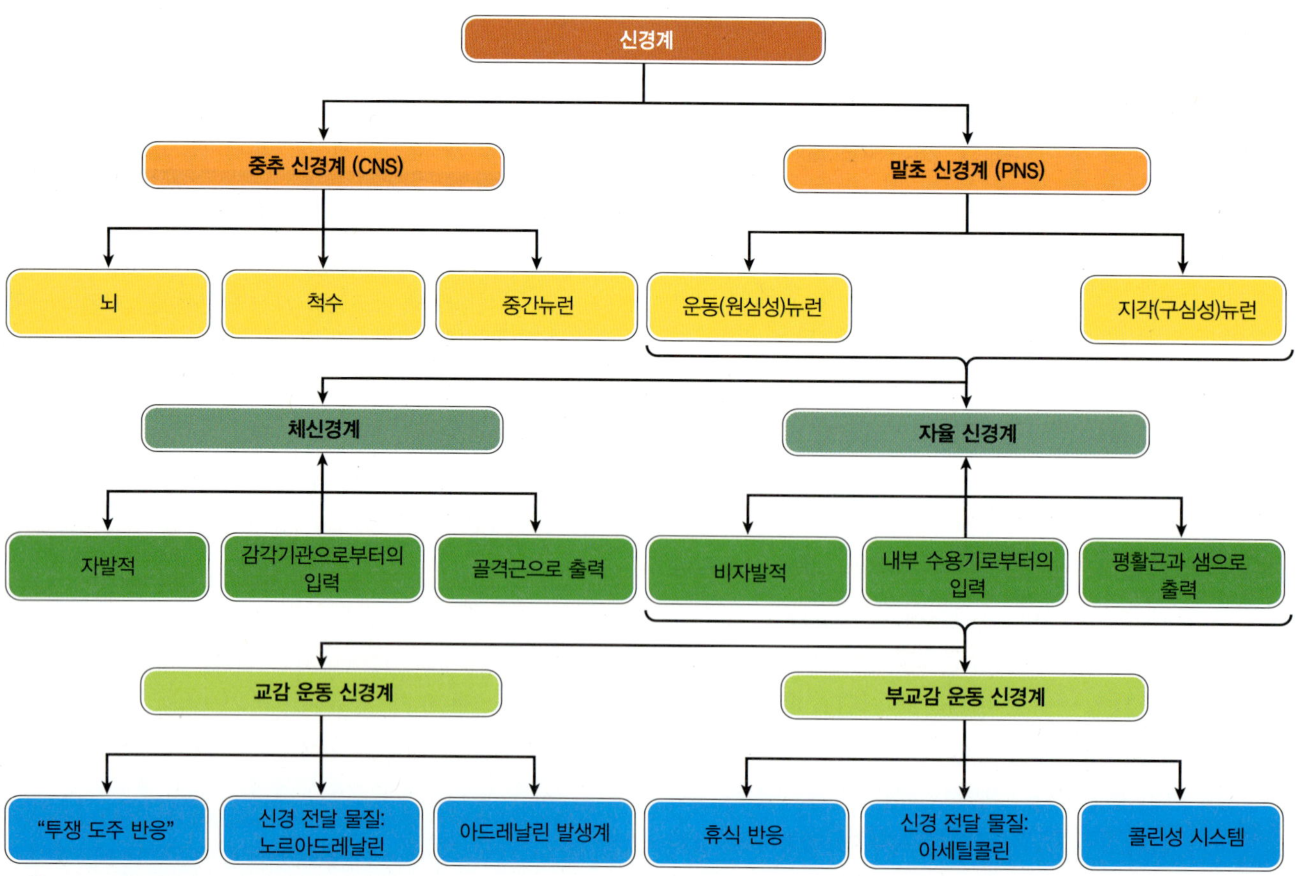

그림 4.3 신경계의 해부학적 부위에 따른 기초 개요.

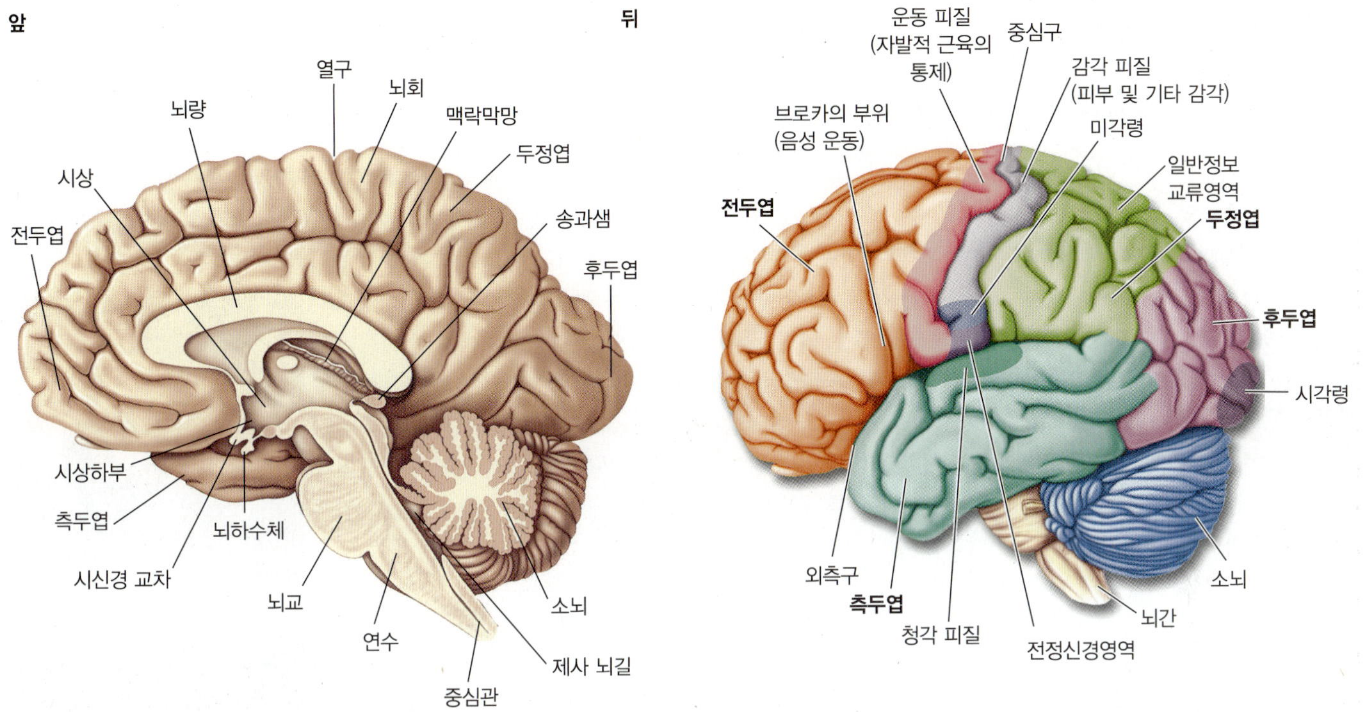

그림 4.4 뇌의 여러 부분과 각 부분에 해당하는 기능.

되는 움직임들은 대뇌의 전두엽에 있는 운동 피질에서 촉발된다.

소뇌와 **연수**는 두뇌에서 무의식적인 부분을 담당한다고 알려져 있는데, 이 중뇌와 뇌교 역시 이 유형에 포함된다. 연수와 뇌교는 심장의 움직임과 호흡, 혈압과 삼키기나 딸꾹질, 재채기, 구토와 같은 반사작용을 통제한다. 소뇌는 두뇌에서 두 번째로 큰 부분이다. 소뇌는 운동이나 스포츠 활동을 할 때 매우 중요한데, 운동을 할 때 근육을 조화롭게 움직이도록 조절하고 밸런스와 평상시 자세를 조정하는데 관여하기 때문이다.

시상하부는 몸을 통제하는 뇌의 부위 중에서도 갈증이나 체온, 혈압, 수분 평형, 내분비기능 등을 포함하여 운동에 필수적인 여러 생리적인 기능들을 담당하는 기관에 영향을 끼치는 가장 중요한 부위 중 한 곳이다. 그렇기 때문에 시상하부는 뇌의 항상성 담당 부서라는 이름이 붙어있다. 시상하부는 뉴런 신호를 전달하는 중계소의 역할을 하기 때문에 생명의 유지에 꼭 필요하다. 두뇌는 몸의 기능을 통제하기 때문에 운동 중 뇌진탕을 일으키는 등 뇌에 타격을 입는 것은 몸에 매우 심각한 영향을 끼칠 수 있다(글상자 4-1). 마찬가지로 다운 증후군과 같은 발달 장애도 정신적 능력과 운동 능력에 영향을 끼친다(글상자 4-2).

척수

척수는 관으로 된 신경다발로 뇌와 연결되어있는 중추 신경계의 일부분이다. 척수는 척추를 형성하는 척추골 안에 감싸여 보호받는데, 각각의 틈마다 각기 다른 표적 기관에 연결되어 있는 신경이 뻗어 나와 있다. 그림 4.5에서 근육의 기능과 관련된 신경을 볼 수 있다. 정보는 더 상위의 제어부로부터 근육과 같은 주변 표적 조직으로 전달된다. 또한 특정 척수에서 주변부나 등으로 뻗어 나온 국부 회로는 감각 운동(ex. 열에 대한 반사작용)이나 일부 반복 운동 등의 활동도 통제할 수 있다.

척수는 반사 작용을 통제하기도 한다. 반사 작용은 자극에 대한 비자발적인 반응이다. 보통 반사 작용은 척수로 정보를 전달하는 지각 뉴런에 자극이 가해져 일어난다. 척수에서 이 정보들은 원심성 뉴런으로 전달되어 주변부에 반응을 일으킨다. 반사 작용은 단순하기도 하고 복잡하기도 하다. 가장 간단한 반사 작용은 단시냅스 반사로, 힘줄의 반사작용이 여기 속한다. 그림 4.6은 슬개골에 직접적으로 물리적인 충격이 가해졌을 때 일어나는 보편적인 무릎 반사작용을 그리고 있다. 우리는 일상생활에서뿐만 아니라 스포츠를 할 때나 잘 때마저도 주변 환경에 반응할 수 있도록 반사 작용에 의존하고 있다. 예를 들어, 뜨거운 스토브에 손을 가져다 댔

글상자 4-1 알고 있습니까?

뇌진탕과 스포츠

머리를 얻어맞는 것은 부상뿐만 아니라 뇌진탕을 일으킨다. 스포츠에서 접촉으로 인한 머리 외상은 매우 가능성 있는 일이다. 두뇌의 기능에 뇌진탕이 주는 영향은 다양하다. 기억력, 반사 작용, 언어 능력, 움직임의 조화나 균형 유지 등의 기능들이 영향을 받을 수 있다. 흥미롭게도 머리를 얻어맞게 되면 주로 뇌진탕을 일으키는 것은 맞지만 모든 뇌진탕이 의식을 잃게(기억 상실) 만들지는 않으며 많은 사람들이 뇌진탕을 일으키고도 그 사실을 알지 못한다. 스포츠 활동으로 인해 여러 번 뇌진탕을 일으키면 장기적으로 건강상의 문제가 발생할 수 있으며 죽음에 이를 수도 있다.

뇌진탕의 증상과 징후는 뒤늦게 나타날 수도 있으며 몇 시간, 몇 일, 몇 달, 혹은 더 길게 지속될 수도 있다. 뇌진탕의 증상에는 두통, 현기증, 이명, 구토, 메스꺼움, 언어 능력 장애, 수면 장애, 기분의 변동과 인지 문제 등이 있다.

뇌진탕은 접촉이 잦고 충돌이 일어나는 스포츠에서 주로 걱정거리의 원인이 되고 있는데, 특히 뇌진탕 문제가 두드러지는 운동은 미식축구이다. 지난 50년간 헬멧 등 미식축구 장비들의 발전은 오히려 접촉으로 인한 부상을 심화시켜왔다.

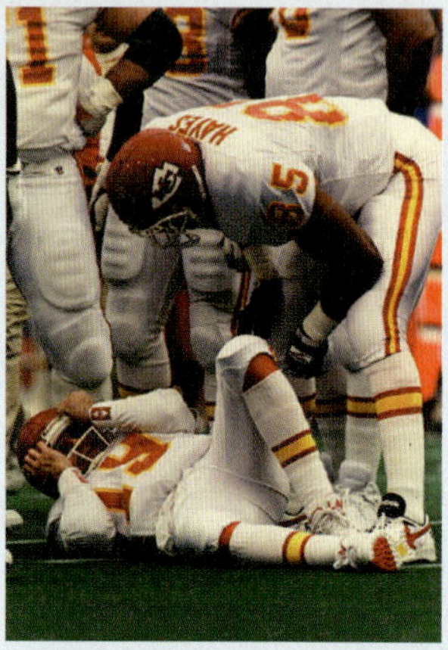

이 장에서 설명했듯 뇌척수액(CSF)은 매일 일어나는 충돌과 그 여파로부터 뇌를 지켜주는 쿠션 효과를 갖고 있는데, 머리에 강렬한 충격을 입으면 두개골의 내벽에 두뇌가 부딪혀 손상을 입게 된다(그림 참고). 선수들을 보호하기 위해 규칙이 변화해왔음에도 불구하고 뇌진탕은 복싱이나 무술, 유도, 미식축구, 레슬링처럼 선수들간에 광범위하고 직접적인 접촉이 일어나는 스포츠에서 가장 흔하게 일어난다. 한번 뇌진탕이 일어난 선수는 다시 뇌진탕을 일으키기 쉽다. 충격을 받고 얼마 지나지 않아 다시 경기에 참가해 추가적인 충격을 받으면 합병증이 발생할 수도 있다. 뇌진탕이 일어났을 경우 각 선수들을 위한 베이스라인을 제공하는 여러 진단검사가 발달해 있다. 뇌진탕 후 증후군이라고도 불리는 뇌진탕에 수반되는 합병증들에 대해서는 아직 정리되거나 자세히 알려진 바 없다. 뇌진탕이 일어나면 부상 후 몇 년간 간질이나 우울증(NFL 선수들의 일화적 증거에 기반), 알츠하이머병, 파킨슨병 등 건강상 문제가 일어날 가능성이 증가한다. 뇌진탕을 방지하는 것은 스포츠 관련 주체나 의료 위원회가 가볍게 보아 넘겨서는 안될 문제다.

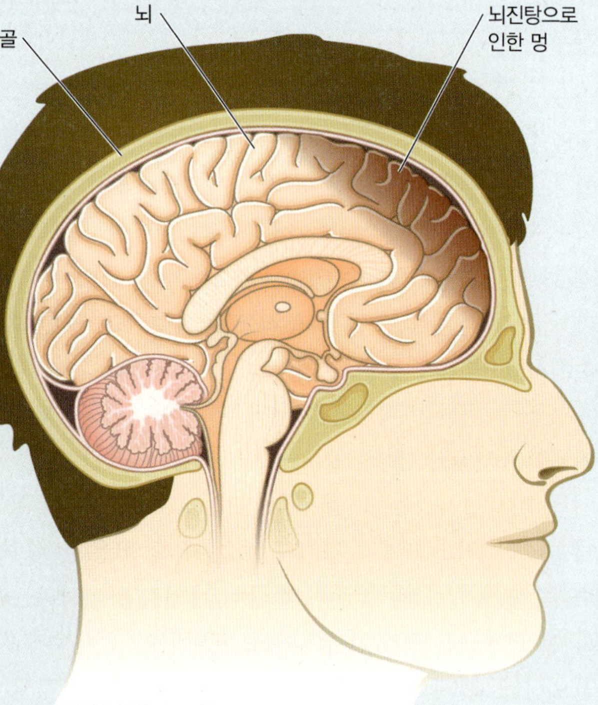

추가 참고 도서 목록

Boden BP, Tacchetti RL, Cantu RC, et al. Catastrophic head injuries in high school and college football players. Am J Sports Med. 2007;9: 1075–1081.

Omalu BI, DeKosky ST, Hamilton RL, et al. Chronic traumatic encephalopathy in a national football league player: Part II. Neurosurgery. 2006;59(5):1086–1092.

Omalu BI, DeKosky ST, Minster RL, et al. Chronic traumatic encephalopathy in a National Football League player. Neurosurgery. 2005;57(1):128–134.

을 때 반사적으로 손을 떼는 것이 아니라 주어진 자극을 고려하고 의식적인 결론을 내려 손을 떼게 되면 큰 상처를 입게 될 것이다.

슬개골 반사 작용은 다른 반사 작용들과는 조금 다른데, 중간뉴런으로 연결되는 것이 아니라 단시냅스 반사라고 불리는 반사 작용의 영향을 받기 때문이다. 대부분의 반사 작용은 척수에서 있을지 모르는 반사 작용의 변화를 고려하여 구심성 시스템과 원심성 시스템을 연결하는 중간뉴런들을

글상자 4-2 응용 연구

신경학과 운동기능: 다운 증후군 환자들의 운동 행동

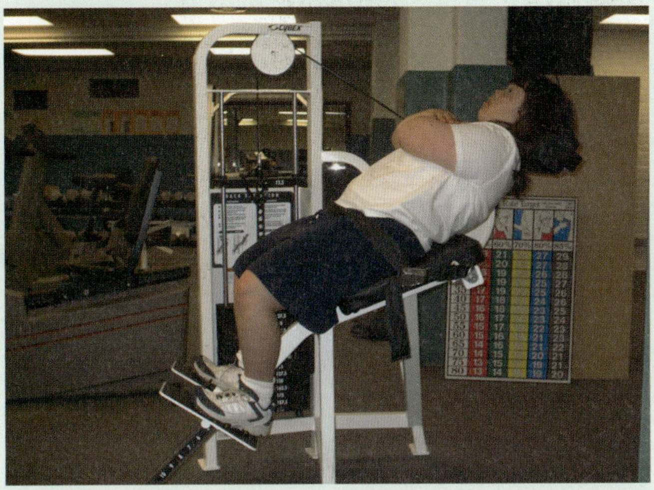

다운 증후군, 혹은 3염색체성 21은 21번째 인간 염색체가 하나 더 존재하기 때문에 일어나는 유전적 변화이다. 다운 증후군은 1866년 다운 증후군에 대해 연구한 영국인 의사의 이름을 따서 붙여졌다. 다운 증후군 환자들은 세 번째 염색체가 미치는 영향에 따라 다양한 체형과 골격 등의 표현형 특징을 갖는다. 따라서 다운 증후군 환자들 사이에도 다양한 차이가 있을 수 있다.

경직된 운동 능력과 조심스런 움직임, 또는 일반 운동뉴런의 기능 간섭이 다운 증후군의 증상이라고 수년간 여겨져 왔다는 것은 흥미로운 일이다. 1994년 라타시(Latash)의 연구팀은 다음과 같은 결론을 내렸다.

이 연구는 다운 증후군을 앓고 있는 실험 대상자들이 신경학상 정상적인 개인과 비교해 구분할 수 없을 정도로 정상적인 근육 활동을 할 수 있다는 주장을 뒷받침한다. 적절한 훈련을 거치면 다운 증후군 환자들도 신경학적으로 정상적인 사람에 대한 문헌에서 나타나는 근육 활동을 해낼 수 있다.

대다수의 운동 억제는 부상을 피하기 위해 섬세하게 보강된 방위행동(ex. 일상생활 속에서 팔을 휘둘렀을 때 사물에 부딪혀 고통을 경험했기 때문에 팔을 크게 휘두르지 않게 된다)에 따른 것이다. '스페셜 올림픽'에 참가하는 다운 증후군 환자들을 보면 알 수 있듯, 다운 증후군 환자들이 새로운 운동을 연습하고 스포츠 기술을 익힘으로써 고통을 느끼거나 다치지 않고도 새로운 범위의 움직임을 취할 수 있다는 인식을 강화시키는 것은 굉장히 중요하다. 또한 운동을 할 때뿐만이 아니라 일상 생활에서도 비슷한 인식을 심어주는 것이 중요할 것이다. 결국 신경학적 장애라고 생각했던 다운 증후군 환자들의 행동이 사실은 부상을 피하고 생존 확률을 높이기 위한 방위행동이었던 셈이다.

추가 참고 도서 목록

Almeida GL, Corcos DM, Latash ML. Practice and transfer effects during fast single-joint elbow movements in individuals with Down syndrome. Phys Ther. 1994;74(11):1000–1012.

Latash ML, Anson JG. Synergies in health and disease: Relations to adaptive changes in motor coordination. Phys Ther. 2006;86(8):1151–1160.

거쳐 일어난다. 슬개골 반사 작용은 보통 임상 평가에서 사용되며 슬개골 반사 작용에 어떻게 반응하는가에 따라 등급이 매겨진다(글상자 4-3).

스포츠를 할 때 학습된 반응과 운동 패턴에 대한 자극이 주어졌을 때 반사 작용에 대한 반응만큼이나 즉각적인 반응이 일어나기도 한다. 신경근의 움직임이 수없이 반복되면 감각 자극에 대한 반사적인 반응을 불러일으킨다. 야구공을 잡거나 맞추기 위해서는 어마어마한 기술과 반사신경을 필요로 한다. 어느 정도 반사신경에 기대는 동시에 뛰어난 선수들은 1000분의 1~2초 정도의 오차밖에 나지 않는 거의 완벽한 포즈의 운동 패턴을 유지한다.[28]

그림 4.7은 트레이닝으로 향상시킬 수 있는 반사 작용의 종류를 보여준다. 이러한 유형의 반사 작용은 상호 신경 지배라고 불리는데, 이 경우 구심성 신경 섬유는 움직임을 촉발시키기 위해 1차 근육을 수축시키는데 필요한 촉진성 중간뉴런과 연결될 뿐만 아니라 반대되는 힘을 생성하는 것을 막는 길항제 근육의 억제성 중간뉴런과도 연결된다. 이 반사 작용은 운동 훈련에 따른 신경 적용의 여러 유형 중 하나다.[10] 척수가 관련되어있기 때문에 부상을 입는 것은 몸의 기능을 통제하는데 심각한 영향을 끼칠 수 있다(글상자 4-4).

말초 신경계

말초 신경계는 뉴런과 신경절(신경세포의 집단)로 이루어져 있다. 이 뉴런들은 중추 신경계로부터 주변부로 뻗어 나와 근육과 같은 다른 조직이나 장기, 샘과 연결된다. 말초 신경계는 자율 신경계와 체신경계로 나뉜다.

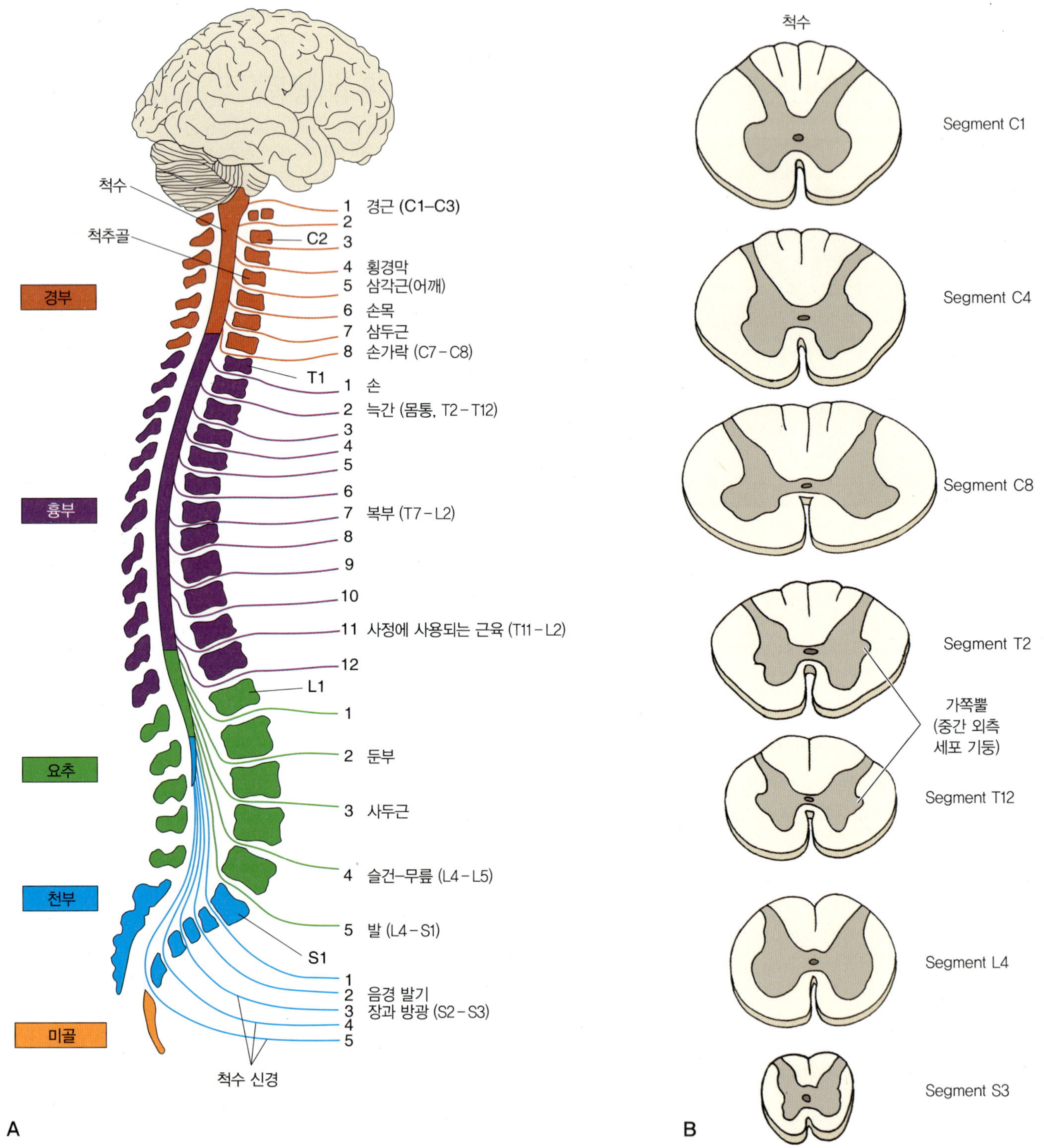

그림 4.5 척수에서 뻗어 나오는 신경의 예. (A)는 각각의 신경들이 몸의 어느 각기 다른 부위에 있는 근육을 조종하는지 보여준다. (B)에 나타나 있는 그림은 척수가 뻗어 내려감에 따라 각 층의 단면이 각각 어떤 모습을 띄고 있는지 보여준다. 경추(C1∼C7)는 일곱 개로 이루어져 있다는 점을 이해하는 것이 중요한데, 다만 경신경은 이 그림에 나타나있는 대로 8개가 있다. C7밑에 존재하는 C8 신경을 제외한 모든 경신경은 해당하는 척추골 위에서 뻗어 나온다는 점에 유의하라. 흥미롭게도 척추의 나머지 부분에서는 각각의 척추골에 대응하는 신경이 척추골 아래에서 뻗어 나온다.

자율 신경계

자율 신경계는 선천적으로 무의식중에 작용하는 생리 작용을 담당한다. 또한 심박동수, 혈압, 소화와 호흡을 포함한 다양한 분야의 생리 작용의 통제를 책임진다. 일반적으로 자율

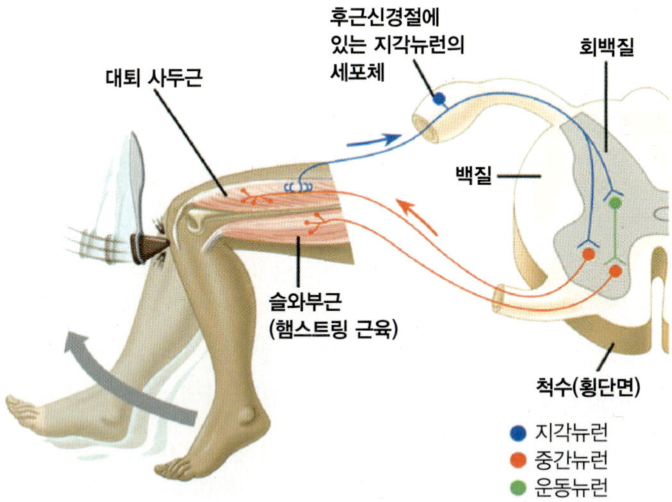

그림 4.6 일반적인 무릎 반사는 슬개골 힘줄에 가해진 자극에 대해 지각뉴런과 운동뉴런간의 상호작용으로 일어난다. 반사 작용은 대퇴 사두근의 수축과 슬와부근의 이완을 일으킨다.

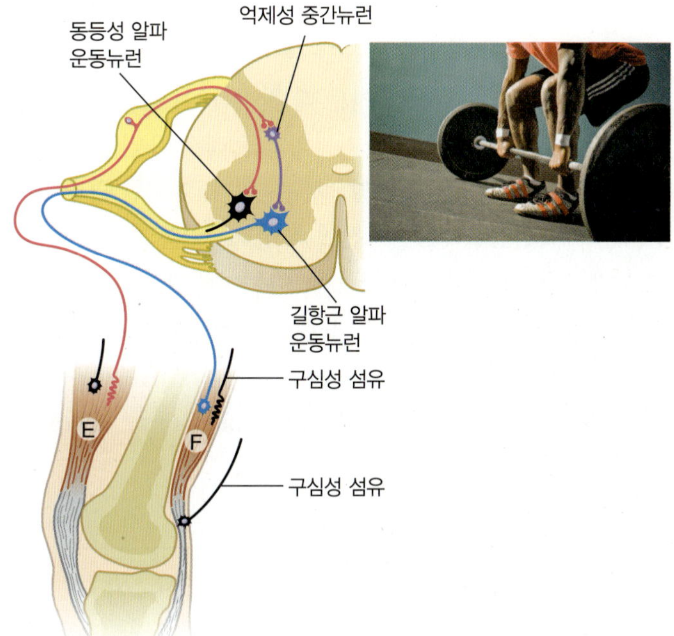

그림 4.7 상호 신경 지배가 그림에 나타나 있다. 이 종류의 반사 작용은 반복된 훈련으로 향상될 수 있다. 구심성 섬유는 길항근의 운동뉴런과 연결된 억제성 중간뉴런과 연결된다. F와 E는 각각 굴근과 신근에 해당한다. (Schadé JP, Ford DH: Basic Neurology. Amsterdam: Elsevier, 1965.)

신경계가 신체 기능의 무의식적 작용이라고 생각되어지지만, 의식적 제어가 가능한 부분이 있을 수 있다(글상자 4-5). 자율 신경계는 두 가지 기본적인 요소인 교감신경계와 부교감신경계로 세분화되어있다(그림 4.8).

교감신경계

교감신경계는 종종 "투쟁도주" 신경계로 불리는데, 이는 이 신경계가 생존 및 스트레스와 관련된 생리 체계의 많은 부분을 활성화시키기 때문이다. 이러한 교감신경계의 활성화에 반응하여 심박동수와 혈압이 상승하고, 더 많은 양의 혈액이 골격근에 전달되며, 간이 글루코젠을 생성해내 혈액에 내보내고, 움직이는 근육에 풍부한 에너지 자원을 제공하기 위해 골격근 내의 글리코젠 농도가 감소한다. 이런 다양한 반응은 교감신경계로 하여금 투쟁도주 반응을 이끌어낼 수 있도록 한다. 그 예로는 미국골프선수권 대회나 윔블던테니스선수권 대회의 결승전에서 센터 코트로 걸어 나갈 때(그림 4.9),

글상자 4-3 학생들의 실제 질문

무릎 반사 작용 검사의 결과는 어떻게 분석할 수 있을까요?

무릎 반사 작용 검사는 임상검사에서 주로 진행된다. 무릎 힘줄 반사 작용은 심부 반사 작용에 속한다. 이 검사의 결과는 아래와 같은 점수체계에 따라 점수를 매길 수 있다.

- 0점 = 반응하지 않는다
- 1+ = 저활성(불충분)
- 2+ = '평균'
- 3+ = 간헐성 경련(추가적인 경련) 없는 활동 과잉(과민성)
- 4+ = 지속되지 않는 간헐성 경련이 동반되는 활동 과잉(한두 번의 경련)
- 5+ = 지속적인 간헐성 경련이 일어나는 활동 과잉(경련 지속)

일반적으로 2점의 범위 내에 속하는 반응을 보이는 것은 신경학적으로 정상이라는 뜻이다. 하지만 일반적인 무릎 반사 반응도 활동 과잉(1+)에서 활발(3+)까지 다양하게 나타날 수 있다.

두 다리에서 각각 다른 반응이 나타나는 것을 비대칭 반사라고 한다. 반사궁에 문제가 있으면 무릎 반사 작용이 일어나지 않을 수도 있다. 뇌졸중이나 마비가 온 환자들의 경우 당장은 무릎 반사가 일어나지 않거나 저활성 상태일 수도 있으나 회복 단계를 거치면서 하루 이틀 사이에 활동 과잉 상태가 될 수도 있다. 의학적으로 무릎 반사는 슬개골 반사라고도 불린다. 또한 슬개골 힘줄 반사나 사두근 반사라고 불리기도 한다.

보스턴 마라톤에서 최후의 "하트브레이크 힐"을 낼 때, 올림픽 역도 경기에서 마지막 역도를 들어 올릴 때와 NCAA 토너먼트에서 레슬링 결승을 치룰 때 찾아볼 수 있다. 위험, 스릴, 흥분, 운동과 다른 여러 가지의 스트레스 요인들은 교감신경계의 극적 반응을 불러일으킬 수 있다. 이러한 환경에서 우리는 체육활동을 하기 이전에 각성 및 흥분과 연관 있는 "아드레날린 러쉬"를 경험하는데, 이는 선수들로 하여금 경기를 진행하고 극도의 운동 스트레스를 견딜 수 있도록 한다(글상자 4-6).[9, 14, 22]

표 4.2는 교감신경계의 일반적인 기능 일부를 나열하고 있다.

부교감신경계

자율신경계의 부교감부는 교감부와 반대로 신체 생체항상성 상태의 지속성과 휴식성을 담당하며, "휴식 소화" 시스템으로 불리기도 한다. 자율신경계 표적조직의 대부분은 흥미롭게도 교감부와 부교감부 신경계 양쪽으로부터 자극을 전달받는다. 예를 들어 교감부신경은 심박동수를 상승하도록 자극하지만, 부교감부신경은 반대로 감소시키려 한다. 첫 번째 상황의 섭리는 스트레스를 받는 상황이든 아니든 어느 자율신경계가 그 순간에 우위를 점하고 있는지에 대한 결정에 따른다.

부교감신경계 신경섬유의 약 75%가 미주신경에 들어가

글상자 4-4 알고 있습니까?

척추외상

매년 10,000명이 넘는 미국인들이 교통사고(37%), 폭력(28%)이나 추락사고(20%)로 척추외상을 경험한다. 또한 스포츠(6%)도 척추외상을 초래하기도 한다. 이러한 부상은 골격근을 제어하는 능력과 같은 신체 기능에 심각한 영향을 미칠 수 있다.

아래 그림을 보면 사고나 스포츠로 인해 척추에 가해지는 부상이 상처나 부상의 위치에 따라 다양한 정도의 마비를 가져올 수 있음을 쉽게 확인할 수 있다. 이는 척추골의 각 부분에 숫자로 표시되어 있다(예시. C-1에서 C-7까지나 T-1에서 T-12까지).

척추외상은 사고로 척추골이 골절되거나 탈골될 때 발생한다. 또한 척추가 압력을 받거나, 척추골이 제자리에서 이탈하거나 미끌어질 때(일명 염좌)도 발생할 수 있다. 척추로 공급되는 혈액이 중단될 때에도 일어난다.

부상의 심각도와 골 손상 정도가 얼마나 신체 기능이 손실될지를 결정한다. 비록 대부분의 부상은 척추를 절단시키지 않지만, 척추골의 부서진 조각들이 신경조직을 건드려 골의 위아래로 전달되는 신경자극을 감소시키거나 중단시킨다. 마비는 일반적으로 부상보다 작은 정도로 발생한다. 일부 척추외상은 척추부상 정도에 따라 부분적으로 움직이고 감각을 느낄 수도 있다. 하지만 척추부상이 심해질수록, 그 증상과 고통은 더욱 더 심각하고 오래 지속될 것이다.

척추의 흉부 부분에 완전한 손상이 발생하면 다리에 마비를 일으킬 수 있으며 이는 양측하지마비라고 정의된다. C-4와 C-7(C = 경부)에 완전한 손상이 발생하여 팔 기능이 약화되고 다리 기능이 손실되는 것을 사지마비라고 한다. 또한 C-1과 C-3 사이에 부상을 입으면 사지를 전혀 움직일 수 없으며 호흡하기 위해 보조 장치를 착용해야만 한다. 또다른 유형의 척추외상으로는 척추에서 나가 근육을 자극하는 운동신경과 같은 말초신경의 절단이 있다. 말초신경이 절단되면, 종종 다시 봉합되거나 다시 자라나 운동기능과 감각기능이 다시 재생된다.

이러한 부상에서 회복하는 과정으로는 추후 부상을 예방하기 위한 물리적이고 전문적인 테라피가 있다. 비록 활동 근육을 강화하고 환자가 재활하는 것을 스스로 노력하도록 유도하는 것이 회복에 있어 가장 중요하지만, 상담과 협력 단체 또한 환자가 부상의 영향으로부터 극복하는 데에 중요한 역할을 한다.

척추외상에는 치료법이 없기 때문에 사전에 예방하는 것이 가장 중요하다. 스포츠에서의 예방법을 예로 들자면, 제대로 된 기술과 안전 장비를 사용하고 사전에 연습 장소나 경기 장소에 장애물이 없도록 꼼꼼히 확인하는 것이다.

추가 참고 도서 목록

Gorgey AS, Dudley GA. Skeletal muscle atrophy and increased intramuscular fat after incomplete spinal cord injury. Spinal Cord. 2007;45(4):304–309.

Olive JL, Dudley GA, McCully KK. Vascular remodeling after spinal cord injury. Med Sci Sports Exerc. 2003;35(6):901–907.

Shah PK, Stevens JE, Gregory CM, et al. Lower-extremity muscle cross-sectional area after incomplete spinal cord injury. Arch Phys Med Rehabil. 2006;87(6):772–778.

Slade JM, Bickel CS, Modlesky CM, et al. Trabecular bone is more deteriorated in spinal cord injured versus estrogen-free postmenopausal women. Osteoporos Int. 2005;16(3):263–272.

Stoner L, Sabatier MJ, Mahoney ET, et al. Electrical stimulation-evoked resistance exercise therapy improves arterial health after chronic spinal cord injury. Spinal Cord. 2007;45(1):49–56.

(계속)

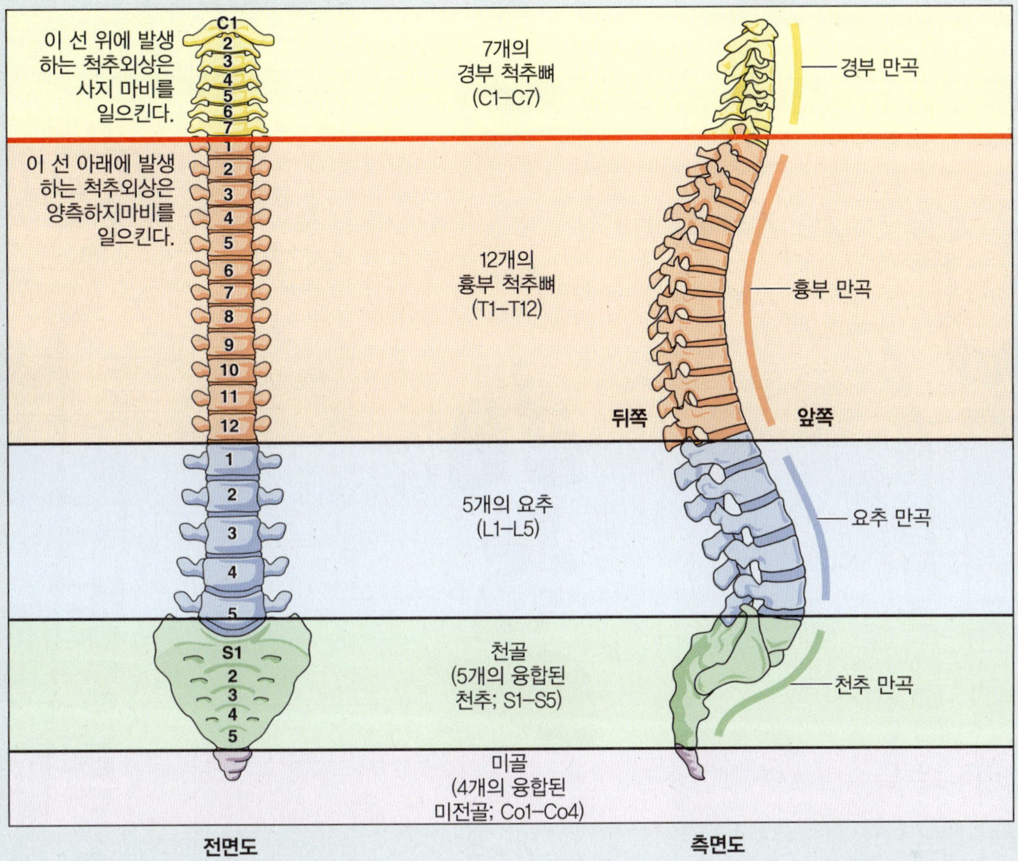

글상자 4-5 알고 있습니까?

명상과 요가

자율신경계가 무의식적으로 기능한다는 흔한 통념에도 불구하고, 요가를 하거나 선종을 수행함으로써 이 신경계의 특정 부분에 대한 제어가 가능할 수도 있다는 가능성이 나왔다. 여러 연구결과에서 사람들이 심박동수, 혈액산소화, 혈압, 그리고 호흡율을 기능의 기저수준 아래로 변화시킬 수 있음을 보였다. 또한 요가를 하면서 스트레스와 불안감을 줄일 수 있다는 것이 밝혀졌다. 요가의 근본기초는 스스로의 몸에 대한 관심과 의식을 높이는 데에 있다.

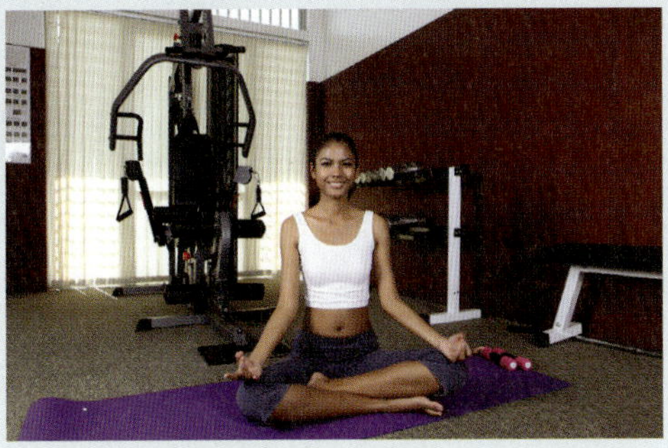

이러한 기술들이 건강을 위해 어떻게 쓰이는지에 대한 연구는 고혈압을 다루는 것부터 불안장애를 감소시키는 것까지 다양한 "대안 약물"로써 받아들여지고 있다. 실제로 많은 운동선수들이 요가를 하며 신체회복을 돕고 경쟁 스트레스로 생기는 불안감을 완화한다.

추가 참고 도서 목록

Bernardi L, Passino C, Spadacini G, et al. Reduced hypoxic ventilatory response with preserved blood oxygenation in yoga trainees and Himalayan Buddhist monks at altitude: Evidence of a different adaptive strategy? Eur J Appl Physiol. 2007;99(5):511–518.

Donohue B, Miller A, Beisecker M, et al. Effects of brief yoga exercises and motivational preparatory interventions in distance runners: Results of a controlled trial. Br J Sports Med. 2006;40(1):60–63.

Ernst E. Complementary or alternative therapies for osteoarthritis. Nat Clin Pract Rheumatol. 2006;2(2):74–80.

Telles S, Joshi M, Dash M, et al. An evaluation of the ability to voluntarily reduce the heart rate after a month of yoga practice. Integr Physiol Behav Sci. 2004;39(2):119–125.

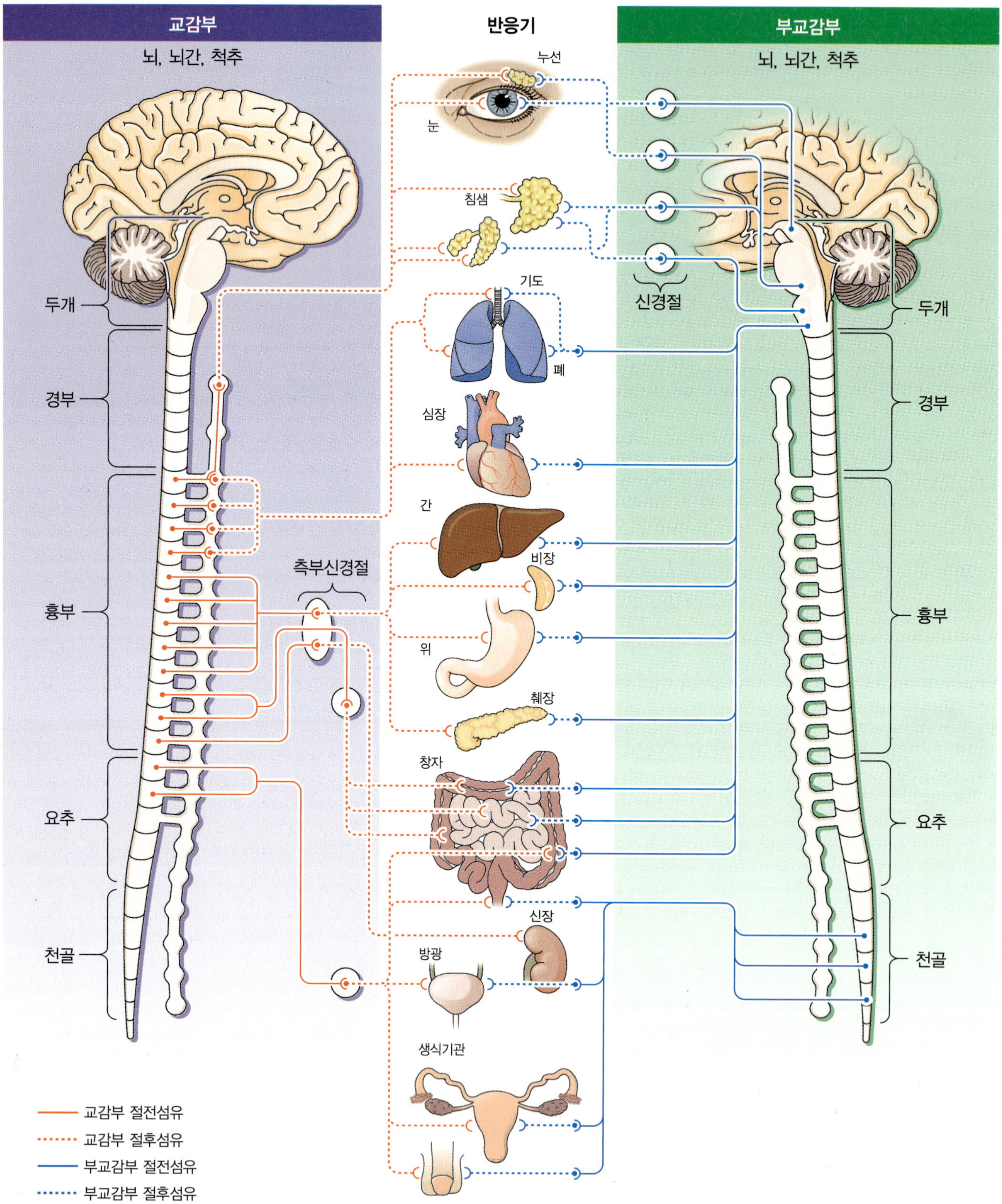

그림 4.8 교감신경계와 부교감신경계는 많고 다양한 표적조직과 상호작용하며 그만큼 다양한 생리 기능에 영향을 미친다. 신경절은 신경조직 덩어리로, 신경섬유를 주고받는 부수적인 신경중추를 형성한다.

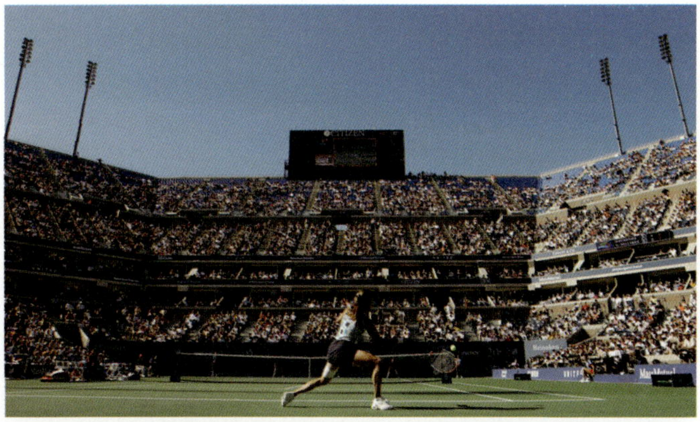

그림 4.9 메이저 세계 테니스 토너먼트의 "센터 코트"에서 경기를 하는 것에 대한 흥분은 최적의 실력을 위해 때로는 제어되어야 할 교감신경자극제 덩어리를 만들어낼 것이다.

있는데, 이는 신체의 흉부와 복부로 향한다. 부교감적 자극은 교감자극이 일어난 후(표 4.2) 신체가 정상적인 휴식 기능을 유지하거나 회복시킬 수 있도록 돕는다. 이러한 부교감신경계의 기본 역할은 소화관과 분비의 정상 기능인 배뇨, 배변 등을 촉진시키며 신체로 하여금 휴식하고 소화할 수 있도록 돕는 것이며, 특히 아래의 생리 기능을 유도한다.

- 혈압을 낮춘다.
- 심박동수를 늦춘다.
- 동공을 조인다.
- 피부와 내장으로 흐르는 혈압량을 증가시킨다.
- 위장관의 연동운동을 돕는다.
- 침의 흐름을 활성화시킨다.
- 정상적인 방광 기능을 돕는다.

부교감신경계는 운동 스트레스가 일어난 이후 회복 기간 동안 핵심 역할을 한다. 운동할 때부터 회복할 때까지 발생하는 교감적 반응을 변환시키며 반응하는 부교감신경계의 능력은 후천적으로 발달시킬 수 있는 신경계의 특성중 하나다(예시: 재빨리 혈압과 심박동수를 정상 회복 수치로 줄이는 것). 이 능력은 최적의 건강상태와 신체 단련, 그리고 특

글상자 4-6 응용 연구

피부 수용기와 레슬링 경기

우리의 신체에는 통증수용기, 체온수용기, 화학수용체, 그리고 많은 스포츠에 중요하게 작용하는 기계적 수용기가 있다. 이 중 촉각, 압력과 상태에 민감한 수용기 중 대다수가 "기계적 수용기"라고 불린다. 자극 하나가 이 기계적 수용기의 막구조를 비틀면, 중추신경계로 신호가 보내진다. 촉각, 압각, 자기수용기가 기계적 수용기의 기본 세 종류이다. 이렇게 피부에 있는 여섯 가지의 서로 다른 촉각 수용기는 촉감, 압력, 그리고 진동에 민감하다.

스포츠에 있어서 피부 수용기가 종종 성공적인 실력 발휘에 있어 필요한 후천적 반사작용으로써 한 몫을 한다. 하지만 그 중에서도 미세한 터치와 민감한 촉각 수용기는 큰 압력과 맥박, 혹은 고주파 진동에 민감한 거대 수용기인 파치니소체만큼의 역할은 하지 못할 수 있다. 비슷한 비중으로, 피부의 진피에 위치한 루피니소체는 약한 압력과 피부의 비틀림에 민감하다.

레슬링에 있어서 움직임과 압력에 대한 반응은 경기에서 성공하기 위해 중요하다. 만일 상대 선수가 당신을 매트에 내리치기 위해 발목을 잡는다면, 당신은 재빠르게 그 촉각에 반응하여 100만분의 1초만에 순간적으로 등으로 뻗어 발목을 잡은 손을 떼내야 한다. 그렇지 않으면 상대 선수가 경기를 유리하게 가져갈 것이기 때문이다. 이제껏 올림픽 수준의 엘리트 레슬러들은 그들의 힘이나 근력이 아니라, 오히려 그들의 움직이는 속도와 적절히 훈련된 반격 혹은 상대 선수가 가한 터치나 압력에 어떻게 반응하는지로 그 급이 분류되어 왔다. 일부 레슬링 코치들은 선수들이 연습할 때 눈가리개를 이용한다. 이는 레슬러가 시각보다 몸에 가해지는 촉각과 압력에 의지하여 상대 선수의 공격에 카운터 방어로써 적절히 반응할 수 있도록 훈련시키기 위해서다. 코치 일부는 이 기술을 "촉각 반응 트레이닝"으로 기술한다. 촉각과 압력에 작용하는 신경감각은 레슬링 기술의 이러한 기본적인 연습에서 중요한 역할을 한다.

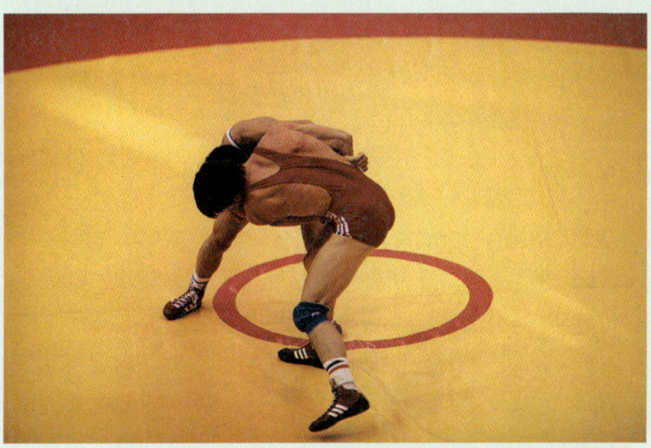

표 4.2 교감신경계와 부교감신경계의 일반적인 기능

표적기관	교감신경자극	부교감신경자극
홍채(안구 근육)	동공확장	동공수축
침샘	침 생산 감소	침 생산 증가
구강/비강 점막	점액분비 감소	점액분비 증가
심장	심박동수, 심력 증가	심박동수, 심력 감소
폐	기관지근 이완	기관지근 수축
복부	연동운동 감소	위액 분비, 운동성 증가
소장	운동성 감소	소화력 증가
대장	운동성 감소	분비, 운동성 증가
간	글리코젠 → 글루코즈 전환증가	혈관의 민무늬괄약근의 이완에 영향
신장	소변 분비량 감소	소변 분비량 증가
부신수질	노르에피네프린, 에피네프린 분비 증가	영향 없음
방광	벽 이완, 괄약근 수축	벽 수축, 괄약근 이완

히 노화에 있어 상당히 중요한 역할을 한다.

속성 검토

- 신경계는 두 가지의 주요 세부요소인 중추신경계와 말초신경계로 나뉘어져 있다.
- 중추신경계는 뇌와 척추로 이루어져 있다.
- 말초신경계는 중추신경계에서 말초신경계로 뻗어 근육, 기관과 분비샘 등 다른 조직과 상호작용하는 신경절과 뉴런으로 이루어져 있다.
- 말초신경계는 자율신경계와 감각 체성(sensory-somatic) 신경계로 세분화되어 있다.
- 자율신경계는 선천적으로 무의식으로 작용하는 생리 기능을 제어한다(심박동수, 혈압, 소화, 호흡).
- 자율신경계는 기본 구성요소인 교감신경계와 부교감신경계 두 가지로 세분화되어있다.
- 교감신경계는 생리적이거나 정신적인 스트레스가 일어날 때 활발히 작용한다.
- 부교감신경계는 교감자극 이후 정상 회복 기능으로 신체가 유지 및 회복되는 것을 돕는다.
- 감각(sensory-somatic) 신경계는 외부 환경(피부 압력, 기온)과 관련된 정보를 제공하고 신체가 환경에 일어난 변화에 반응하도록 하는 말초신경계의 일부분이다.
- 외부 환경에 대한 우리의 모든 의식적 인지와 그에 대처하기 위한 움직임은 말초신경계의 감각 체성(sensory-somatic)부를 통해 작용한다.

감각 체성(Sensory-Somatic) 신경계

자율 체계에 더해서 말초신경계는 **감각 체성 신경계**로 구성되어 있다. 감각 신경계의 서로 다른 구성요소 간의 상호작용은 외부 환경에 대한 공동작용 동작과 반응을 감안하는데, 예로서 풋볼 공을 던지기 직전에 분 돌풍 때문에 순간적으로 동작을 트는 것(글상자 4-7)이나, 물을 마시고 몸에서 땀을 닦아내는 등 극심한 환경적 열기에 반응하는 것 등이 있다.

감각부는 종종 구심성부로 불리우며, 힘줄, 관절, 피부, 골격근, 눈, 코, 귀, 혀, 그리고 다른 많은 조직과 기관으로부터 신호를 받는 뉴런이 이에 포함된다. 운동부는 또한 원심성부로 불리우며, 뇌관과 척추에서 나와 두개와 척추신경의 운동뉴런 아랫부분으로 향하는 통로가 그에 포함된다. 이러한 신경들이 활성화되면 골격근과 사지운동의 수축을 일으킨다. 감각과 운동뉴런 사이의 상호작용은 그림 4.10에서 묘사되어 있다.

운동단위

그 어떤 운동이든 그 핵심은 **운동단위**의 활성화이다. 운동단위란 직접적인 신경성조절로 일어나는 근육운동의 기능적 구성요소이다. 운동을 할 때 어려운 점 하나는 하고자 하는 움직임에 필요한 양 만큼 정확하게 힘을 만들어 내는 아주

글상자 4-7 학생들의 실제 질문

신경계도 피로해질 수 있을까요?

피로는 여러 위치에서 일어날 수 있고 그 원인도 다양하다(그림 참고). 그리고 피로를 유발시키는 원인은 활동이 고강도에서 단시간동안 진행되었는지, 아니면 저강도에서 장시간동안 진행되었는지에 따라 달라질 수 있다. **중추성피로**는 중추신경계가 운동근육을 활성화하는 운동뉴런을 자극시키는 역할을 하지 못하게 되면서 발생하는 힘 생산 감소와 연관이 있다. 이는 운동섬유를 활성화하는 능력을 감소시키며 결국 힘 생산을 제대로 하지 못하는 결과를 낳는다. **말초성피로**는 충분치 않은 ATP와 산도 증가 등 근육 자체에 위치한 요소에 인한 피로이며, 근육 활성화를 위한 자극을 운동뉴런에서 운동섬유로(NMJ) 전달하지 못하게 되는 것과 관련이 있다.

중추성피로는 혐기성 에너지에 크게 의존하는 고강도-단시간 운동이나, 호기성 에너지에 크게 의존하는 저강도-장시간 운동이 진행될 때 일어날 수 있다. 이 중추성피로에 관련하여 여러 상반되는 실험결과가 나왔는데, 한 연구에서는 피로감을 느낀 후의 전력자극이 전처럼 전력개발을 최대치로 회복시킬 수 없다고 밝혔다. 이는 중추신경계가 근육을 활성화시키는 역할을 제대로 발휘하지 못하는 것보다, 그 피로의 발생지가 말초부근이나 근육 자체일 때와 관련이 있음을 나타내며 그 주장을 뒷받침했다. 반면 또 다른 연구는 정반대의 결론을 냈는데, 그것은 피로를 느낀 근육의 전력자극이 전기개발량을 증가시킨다는 것이었다. 또한 중추신경이 근육의 힘 생산량을 제한시켰다고 덧붙였다.

이전에 진행된 이러한 연구들은 일명 'twitch interpolation' 기술로 정의되는 다양한 변화들을 이용했다. 이 기술은 수의근 근력의 최대치와 근육의 전력자극으로 인해 생성되는 근력의 최대치를 비교하는 작업을 동반하기도 한다. 만약 피로한 근육이 수의근 근력보다 전력자극으로써 생성하는 최대치를 더 크게 낼 수 있다면, 그것은 중추피로와 연결된다. 만일 그 반대라면 그것은 중추피로라고 할 수 없다. 이렇게 중추피로가 일어나는지 그렇지 않는지는 근육운동의 유형에 따라 달라진다. Twitch interpolation 기술을 이용함으로써 근력운동을 축소시키는 것이(동심원적) 중추성피로 다음으로 말초성피로가 따라오도록 하는 결과를 가져왔다. 반면에 정적근 근력운동(정적수축)은 그 반대의 피로패턴을 가져왔다. 정적근운동을 할 때 근육의 길이가 짧으면 말초성피로보다 중추성피로가 훨씬 크게 작용하며, 반대로 근육의 길이가 길면 말초성피로가 중추성피로를 압도해 나타났다. 따라서 중추성피로가 시행되는 근력운동의 유형에 따라 발생할 수도 있고, 발생하지 않을 수 있다는 것을 알 수 있다.

지구력 훈련을 할 때 중추성피로가 발생하는지도 불확실하다. 저강도-장시간 운동을 할 때 뇌의 신경전달물질인 세로토닌이 증가하며 피로를 지연시킬 수 있다. 하지만 설사 세로토닌과 피로도 사이에 연관이 있다고 하더라도 정확히 밝혀지지 않아 그 또한 불확실하게 남아있다.

중추성피로나 말초성피로가 운동을 하는 도중에 일어나는지, 혹은 둘 중 하나가 운동 도중에 우위를 점하는지는 운동강도, 지속시간, 그리고 운동의 규칙성 등의 타 요소들과 함께 운동을 하는 동안 주로 어떤 근육운동을 사용하는지에 따라 달려있다. 또한 비록 정확히 중추성피로를 설명하는 메카니즘은 불분명하지만, 그것이 운동유형의 일부에서 실제 일어난다는 것만은 확실하다.

피로가 발생할 수 있는 위치

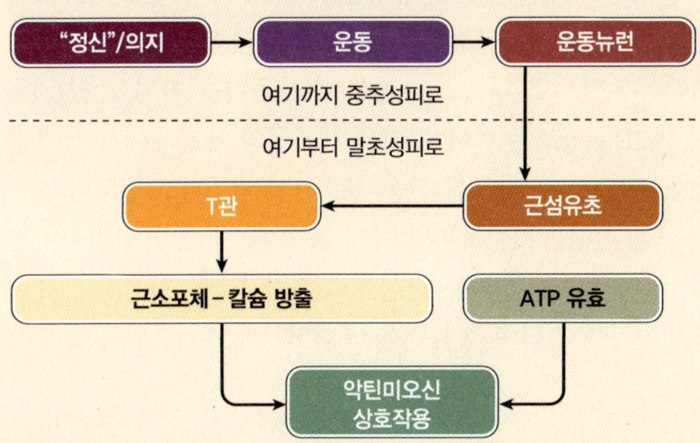

참고문헌

1. Babault N, Desbrosses K, Fabre MS, et al. Neuromuscular fatigue development during maximal concentric and isometric knee extensions. J Appl Physiol. 2006;100:780–785.
2. Davis JM, Bailey SP. Possible mechanisms of central nervous system fatigue during exercise. Med Sci Sports Exerc. 1997;29:45–57.
3. Desbrosses K, Babault N, Scaglioni G, et al. Neural activation after maximal isometric contractions at different muscle lengths. Med Sci Sports Exerc. 2006;38:937–944.
4. Ikai M, Steinhaus AH. Some factors modifying the expression of human strength. J Appl Physiol. 1961;16:157–163.
5. Merton PA. Voluntary strength and fatigue. J Physiol. 1954;123:553–564.
6. Struder HK, Weicker H. Physiology and pathophysiology of the serotonergic system and its implications on mental and physical performance. Part I. Int J Sports Med. 2001;22:467–481.
7. Struder HK, Weicker H. Physiology and pathophysiology of the serotonergic system and its implications on mental and physical performance. Part II. Int J Sports Med. 2001;22:482–497.

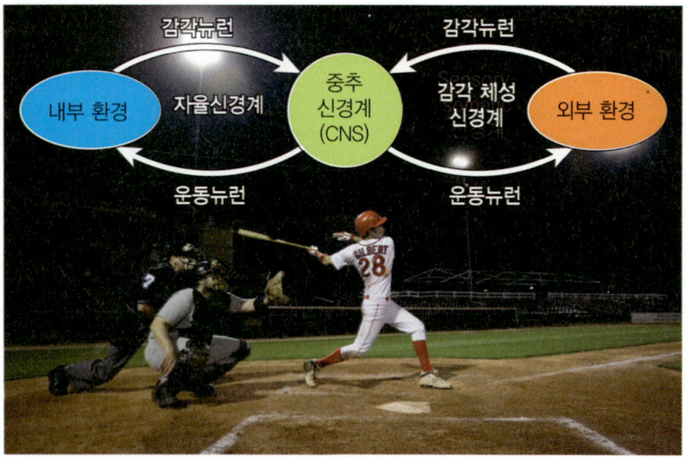

그림 4.10 **신경계의 감각적 구성요소와 운동적 구성요소 간의 관계는 운동과 스포츠를 할 때 중요한 역할을 한다.**

구체적인 운동단위를 활성화시키는 것이다(연필을 들어 올리거나, 계단을 오르거나, 역도를 들어 올리거나 등을 예로 들 수 있다).

운동단위에는 **알파운동뉴런**이 포함되어 있으며, 그림 4.11과 같이 모든 근섬유는 이 뉴런에 의해 활성화 된다. 알파운동뉴런은 상대적으로 짧은 수상돌기를 가지고 있는데, 이 돌기는 정보를 받아 그것을 세포체와 세포체에서 심경근 접합부(NMJ)로 자극을 전송하는 긴 축색돌기로 전달한다.

모든 운동단위는 이 세 가지 유형 중 하나와 연결되어진다. 느린 운동단위(S)는 근섬유로 전력자극을 천천히 가하는 축색돌기를 지닌 운동뉴런을 포함하는데, 이 단위는 연축하

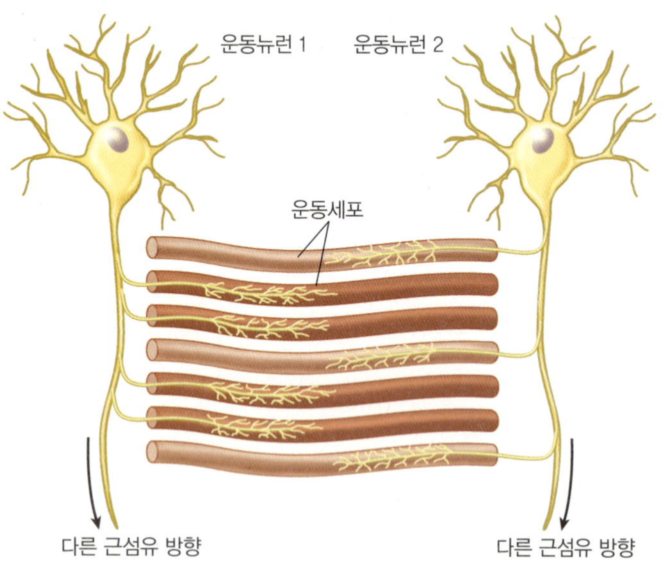

그림 4.11 **기본적인 운동단위는 알파운동뉴런으로 구성되어 있고 근섬유와 관련이 있다.** 한 운동단위로 인해 활성화된 근섬유는 다른 운동단위로 인해 활성화된 근섬유와 나란히 발견될 수 있음을 알고 있어야 한다. 이는 균일한 근육활성도와 힘 생산에 있어 단계적 변화를 가능케 한다.

거나 천천히 피크하중에 가까워지는 역할을 한다. 느린 운동단위와 연관 있는 I형 근섬유는 작은 크기로 적은 힘을 생산해내지만 엄청난 유산소능력으로 쉽게 피로해지지 않는다. 빠른피로저항단위(Fast-fatigue resistant)로 불리는 운동단위는 더 큰 축색돌기를 갖고 있고 근섬유로의 전력자극을 더 빠르게 전파한다. 이러한 축색돌기로 인해 자극받은 근섬유들은 IIA형으로 취급되며 상당한 양의 힘을 생산하는 것이 가능하기 때문에 I형 섬유보다 크고, 또한 크게 피로해지지 않는다. 세 번째 운동단위는 빠른-피로가능단위(Fast-fatigable)로 불린다. 이 운동단위는 관련된 근섬유로 빠르게 전력자극을 내보내는 커다란 운동 축색돌기를 갖고 있으며 이는 빠르게 긴축하며 많은 양의 힘을 생산한다. 하지만 이 운동단위를 구성하는 근섬유가 IIX형(이거나 만일 IIX형을 트레이닝시켜 모두 IIA형으로 변환된다면 IIA형)이기 때문에, 세 가지 운동단위 유형 중 가장 많은 양임에도 불구하고 아주 짧은 시간이지만 그대로 유지시킬 수 있다.

느리거나 빠른 운동단위를 만들어내는 근섬유 종류뿐만 아니라 운동단위 하나하나가 갖는 근섬유량에도 차이점이 있다. 미세하게 힘을 조절해야하는 근육은 운동단위당 더 적은 양의 근섬유를 갖고 있다. 반면에 힘 조절이 비교적 덜 필요한 근육에는 운동단위당 더 많은 근섬유가 들어있다. 예를 들어 안구의 수정체를 늘리는 근육의 운동단위에는 오직 5개에서 10개의 근섬유가 들어있을 수 있지만, 반면에 비복근에서는 한 운동단위당 1000개의 근섬유를 발견할 수 있다. 신체의 모든 근육의 평균을 내보면 한 운동단위당 100개 남짓의 근섬유가 들어있다고 볼 수 있다.

운동 기능은 특정 운동단위를 활성화하는 신경계에 의해 제어된다. 운동단위 보충에 대해 이해하는 것은 신체적 움직임과 극심한 운동 스트레스의 특이성 및 습관적 운동 훈련의 효과를 이해하기에 앞서 가장 중요하다. 운동피질은 서로 다른 운동단위로 하여금 그 어떠한 움직임을 할 때마다 그것이 각 관절 주위의 근육으로 인해 생기는 각각 다른 양의 힘을 만들어낼 수 있도록 자극시킨다.

자극전도

위에서 언급되었듯이, 운동단위를 활성화시키려면, 근섬유로 하여금 수축하도록 하기 위해 뉴런에서 발생한 자극이 축

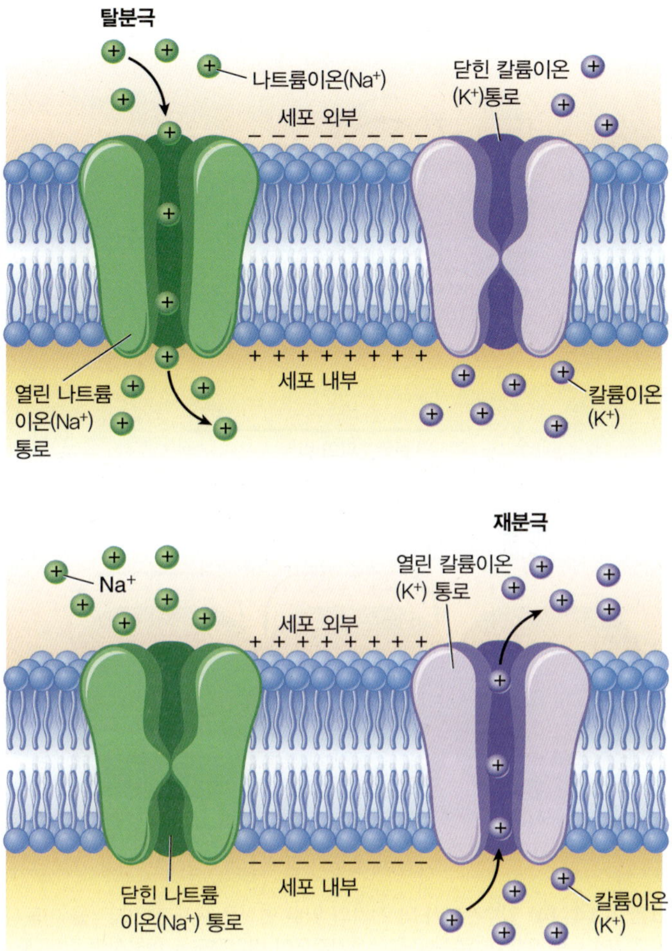

그림 4.12 활동전위는 탈분극과 재분극으로 구성되어 있다. 이 두 과정에서 모두 막에 형성된 이온통로를 통해 이온이 움직인다.

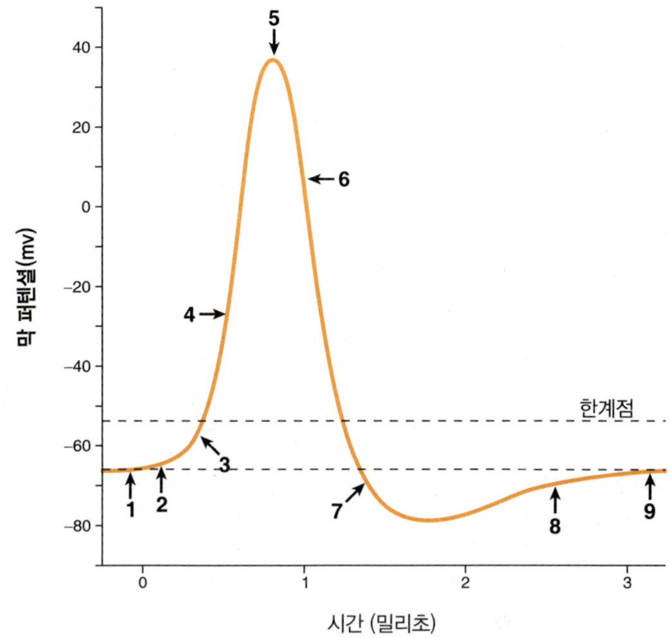

그림 4.13 탈분극과 재분극은 막을 가로지르는 이온의 움직임을 포함한다. 1) 안정막진위 2) 탈분극 자극제 3) 한계점에 다다르면 나르륨이온 통로가 열리고 나트륨이온이 세포에 들어간다 4) 세포에 들어가는 나트륨이온이 탈분극을 일으킨다 5) 나트륨이온 통로가 닫히고 칼륨이온 통로가 열린다 6) 칼륨이온이 세포의 내부에서 외부로 이동한다 7) 칼륨이온 통로가 열린채로 유지되며 극분화를 일으킨다 8) 칼륨이온 통로가 닫히고 세포를 떠나는 칼륨이온양이 줄어든다 9) 세포가 안정막진위로 돌아온다.

색돌기를 타고 전달되어야 한다. 전기에너지 형태의 **신경충동**(즉, **활동전위**)은 근섬유 수축을 유발하는 자극제이다. 자극이 전도되지 않을 때 뉴런의 안쪽은 음전하를 띠며 바깥쪽은 양전하를 띤다. 이런 양전하와 음전하(이온)의 구성은 안정막전위를 설명한다. 이 안정막전위의 발생 원인은 뉴런의 막을 가로지르는 대전이온의 분리뿐만 아니라 휴식상태의 이온의 움직임을 막아주는 막의 불투수성에서 찾을 수 있다.

나트륨이온(Na^+)과 칼륨이온(K^+)은 막퍼텐셜을 책임지는 주요 분자이다. 나트륨이온이 주로 뉴런의 세포막 바깥에 위치하고 있는 반면에 칼륨이온은 대게 뉴런의 안쪽에 위치하고 있다. 하지만 뉴런 바깥쪽에 있는 나트륨이온이 안쪽에 있는 칼륨이온보다 그 양이 더 많다. 따라서 이는 인산염 풀과 같이 뉴런 내부에서 우세를 띄는 다른 음전하입자와 함께 음전하를 띠는 세포내 순 휴식전하를 만들어낸다. 이 전하는 뉴런의 바깥과 비교했을 때 약 −65에서 −75 mV를 띤다.

수상돌기나 축색돌기를 따라 자극이 전도될 때, 뉴런의 세포막은 나트륨이온과 칼륨이온 모두에게 투과성을 띠게 된다(그림 4.12). 각 이온은 저마다 전기화학기울기를 가지고 있는데 이는 막의 통로가 열릴 때 막을 가로지르는 동력으로써 이용된다. 만약 안정막전위가 수상돌기를 통해 뉴런에 도달하고자 하는 자극의 가중으로 한계점에 다다르면, 신경충동이 일어난다(그림 4.13). 축삭원축이 자극을 가중시킨다는 점을 떠올리며, 만일 안정막전위가 한계점에 다다르게 되면 나머지 자극은 축색돌기를 통해 전달될 것이다. 신경충동이 일어나면 나트륨이온막의 통로가 열리며 세포로 들어갈 것이다. 이는 막의 **탈분극**을 일으키거나 안정막전위를 +30 mV로 변화시킬 것이다. 짧은 지연에 이어 칼륨이온 통로가 열리면 칼륨양전하가 축색돌기의 내부에서 떨어져 닫혀가는 나트륨이온 통로와 결합하고, 이는 막퍼텐셜로 하여금 **재분극**이라는 과정동안 다시 음전하로 변화하도록 한다. 이렇게 탈분극과 재분극을 일으키는 짧지만(통로는 오로지 몇1000분의 1초 동안만 열린다) 재빠른 나트륨이온과 칼륨이온의 움직임은 **활동전위**라고 불리는데, 때때로 하나의 신경충동으로도 연관지어진다.

재분극이 일어나는 동안, 막은 안정막전위보다 살짝 더 음전하를 띠게 되거나 과분극화 될 것이다. 활동전위의 재분극 구간이 지나고 에너지 의존적인(기능하기 위해 ATP를 필요로 한다) 나트륨이온-칼륨이온 펌프가 뉴런막 대대로 일어난 전하 분리를 재생시키는데, 이 재생은 뉴런의 내부로 돌아온 칼륨이온 두 개당 세 나트륨이온을 빼내며 이루어진다. 이 과정은 매 신경충동이 발생하거나 활동전위가 일어날 때마다 반복된다. 축색돌기를 타고 이동하는 활동전위는 반드시 또 다른 뉴런의 수상돌기나 NMJ(운동뉴런을 근섬유와 연결하는 시냅스)에 자극을 일으켜 근섬유가 수축하도록 해야 한다. 이 과정이 일어나기 위해서 축색돌기의 종말부에서 에너지 전환이 일어난다. 더 구체적으로 설명하자면, 활동전위로 인해 생성된 전기에너지가 활동전위의 도착과 함께 신경전달물질이 신경말단에서 나와 시냅스로 이동할 때 화학에너지로 전환된다는 것이다. 시냅스를 통과하고 표적세포의 수용기와 결합함과 동시에(또 다른 뉴런이든 근섬유든), 신경전달물질에 의해 열린 통로로 이온이 표적세포막을 건너 또다른 전기자극을 일으킨다.

신경전달물질에는 두 가지의 넓은 유형이 있다. 첫 번째는 흥분성인데, 이 물질은 막퍼텐셜이 음전하를 덜 띠게 하거나 나트륨이온에 대한 막의 투과성을 증가시키며 후시냅시스막의 자극을 유발한다. 그리고 두 번째는 억제성이며, 이 물질은 그 정반대로 하며 칼륨이온이나 염소이온이 막을 더 투과하기 쉽도록 하며 그것이 음전하를 더욱 띠게 하고 따라서 자극의 생성을 억제한다. 일부 경우에서 이러한 억제는 실제 실력발휘를 도울 수 있는데, 그 예로는 야구경기 시 타자가 공을 칠 때 체크스윙을 하는 것에서 찾아볼 수 있다.

유수화 역할

축색돌기를 따른 신경계의 전도율은 크게 신경이 유수화 되었는지 안 되었는지에 따라 받는 영향이 달라진다. 축색돌기는 **수초(미엘린초)**로 불리는 지방질(지방)이 높게 함유되어 있는 흰 물질로 덮혀 있을 수 있으며 이 물질은 슈반세포에서 분비된다. 수초는 때때로 축색돌기 자체보다 더 두꺼울 수도 있으며, 이 지방질 물질이 겹겹이 집중된 층으로 구성되어있다. 수초를 갖고 있는 신경섬유나 축색돌기는 **유수신경**섬유와 연관되는데, 반대로 수초를 갖고 있지 않는 것들은 무수신경섬유라고 이야기한다.

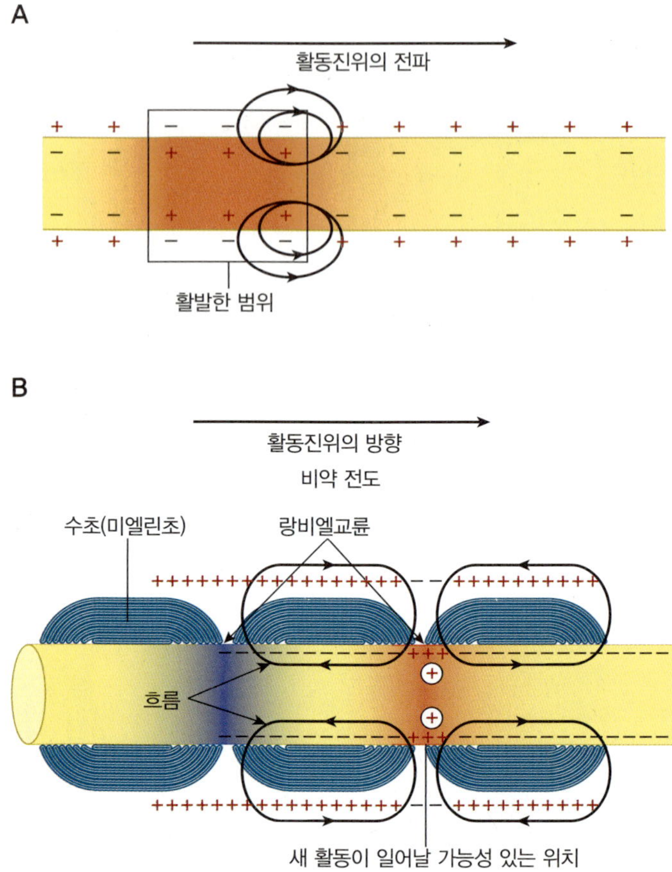

그림 4.14 (A) 일부전도가 막 전하의 일부 변화를 통해 전기자극을 이동시킨다. (B) 뉴런 몇몇이 유수화되고, 전기자극이 비약전도를 이용하여 랑비에교륜 마디에서 마디로 이동한다. (From Bear M, Connors B, Paradiso M. Neuroscience, Exploring the Brain. 3rd ed. Baltimore: Lippincott Williams and Wilkins, 2000).

유수신경은 **비약전도**를 이용하여 자극을 전달하고, 무수신경은 **일부전도**를 이용한다(그림 4.14). 활동전위를 생성하는 이온의 움직임은 위에서 묘사된 것처럼 어떤 전도가 일어나든 그대로 남는다. 유수신경에서 수초는 축색돌기의 길이를 따라 지속적으로 움직이지 않고 축색돌기의 길이를 매 1에서 3밀리미터 마디로 나누어 세분화하여 움직인다. 이런 작은 마디를 **랑비에교륜**이라고 한다. 이러한 마디들은 활동전위가 축색돌기를 따라 마디에서 마디로 이동할 수 있도록 하는데(그래서 비약이라는 단어가 이동한다는 뜻이 된다), 이는 비록 이온이 순조롭게 수초를 건널 수는 없지만 막에 형성된 나트륨이온과 칼륨이온 통로 덕분에 마디마다 있는 막을 쉽게 건널 수 있기 때문이다. 본질적으로 활동진위는 각 마디의 막을 가로지르는 나트륨이온과 칼륨이온의 움직임으로 인해 랑비에교륜마다 재충전된다.

비약전도에는 두 가지 이점이 있다. 첫째로, 비약전도는 활동진위가 축색돌기를 따라 이동해 내려갈 수 있게 하며 뉴런이 전도되는 속도를 최대 5-에서 50-배까지, 혹은 최대 100 $m \cdot s^{-1}$까지 증가시킨다. 둘째로, 비약전도는 에너지를 보존하며 오로지 마디들만 탈분극하게하며 나트륨이온-칼륨이온 펌프로 하여금 자극 사이사이에서 안정막진위를 재생성하는데 필요한 에너지 양을 줄여준다.

반대로, 무수신경섬유는 이온흐름의 국부회로를 이용하여 단계적으로 신경섬유의 전체 길이를 따라 활동전위를 전도시킨다. 따라서 신경섬유막의 작은 부분이 탈분극화하며, 국부회로이온흐름의 지속성이 신경막 탈분극화로 하여금 계속하게 만들어 활동섬유가 신경섬유 전체 길이를 따라 아래로 이동하도록 한다. 이런 유형의 신경충동전도의 속력은 유수신경섬유보다 훨씬 느린데, 0.5에서 10 $m \cdot s^{-1}$ 사이를 기록한다.

유수화의 존재뿐만 아니라 뉴런의 축색돌기의 지름도 충동전도 속력에 영향을 미친다. 일반적으로 신경섬유가 유수화되었는지 무수화되었는지와 무관하게 지름이 클수록 충동전도의 속도가 빠르다. 또한 활동진위가 축색돌기를 따라 얼마나 빠르게 이동하는지에 대한 측정과 함께, 운동뉴런의 크기 또한 이전 단원에서 언급된 것처럼 축삭원추에서 축색돌기의 초기 활동전위를 시작하기 위해 필요한 보충 한계값을 결정한다. Type II의 근섬유나 백색근섬유는 더 큰 운동뉴런에 의해 신경이 통하기 때문에 더욱 더 동원하는 것이 힘들다(즉 높은 한계값을 갖고 있다는 것). 반대로 느린 운동단위는 작은 Type I 근섬유뿐만 아니라 더 보충되기 쉬운 작은 운동뉴런(낮은 한계값)으로 구성되어 있다. 따라서 Type I의 섬유로 구성된 운동단위는 일반적으로 뉴런의 보충 한계값이 낮기 때문에 먼저 채워진다. Type II로 구성된 운동단위는 빠른 운동뉴런의 큰 세포크기(축색돌기와 체세포)로 인해 Type I 섬유(IIX 섬유 유형에 이은 IIA 섬유 유형) 다음으로 동원되는데, 이는 그것의 더 높은 보충 한계값 때문이다. 이는 "동원의 크기 원리"라고 정의된다.

속성 검토

- 알파운동뉴런은 골격근 운동을 제어한다.
- 일부 축색돌기의 수초는 절연하며 전력신호의 강도를 유지시킨다.
- 운동단위는 알파운동뉴런과 그와 관련된 골격근섬유로 이루어져 있다.
- 운동피질은 서로 다른 운동단위를 자극시켜 서로 다른 양의 힘을 생산한다.
- 신경충동은 전기에너지의 형태로 전도된다.
- 안정막진위는 세포막의 양 측에서 양전하분자의 분배로 주로 생성된다.
- 신경충동이나 활동진위의 전도도는 탈분극화와 재분극화의 과정을 통해 발생하는데, 이때 전하이온이 뉴런의 안팎으로 이동한다.
- 에너지는 시냅스나 NMJ를 건너기 위해 전기에서 화학적(신경전달물질) 형태로 전환된다.
- 신경계 전도의 유형은 그 신경이 유수화되었는지 무수화되었는지와 관련있다.
- 유수화된 신경은 자극을 비약전도를 이용하여 전달하며, 무수화된 신경은 일부전도를 이용한다.
- 더 큰 지름을 가진 축색돌기는 작은 지름을 가진 축색돌기보다 더 빠른 속력으로 자극을 전도한다.

크기원리와 운동단위보충

신경근 기능 및 운동수요와 가장 연관성 있는 개념은 **크기원리**라고 불린다.[13,15-19] 헨멘 교수와 하버드 약대의 생물학과 동료들이 제시한 실험에 따르면, 이 원리는 골격근이 어떻게 보충되고 또한 근력의 단계적 증가가 운동이나 움직임 도중에 어떻게 생산될 수 있는지에 대한 설명을 보충한다. 헨멘 교수의 조사는 신체가 각 근육이 갖고 있는 동원가능한 운동단위 풀로부터 개별적인 운동단위를 가져오는 데 있어 서로 다른 크기 기준을 사용한다는 것을 밝혀냈다. 이러한 선택적 동원은 개별적 운동단위를 활성화하기 위해 필요한 전기자극의 강도를 다양화시키며 진행된다(서로 다른 크기의 운동단위는 각각 다른 보충 한계값을 갖고 있음을 기억하자). 전기자극은 또한 동원된 운동단위의 수나 동원된 운동단위를 이루는 근섬유의 크기에 따라 달라지기도 한다. 이는 모두 효율적으로 움직이는 데 있어 정확히 필요한 힘의 양을 생산하는 것을 도와주는 크기효과의 한 유형이다.

크기원리는 운동단위가 해당 운동단위의 뉴런 크기와 그 운동단위에 포함된 근섬유의 양에 따라 가장 작은 양부터 가장 큰 양까지 동원된다고 점을 제시한다(큰 뉴런은 더 많은 근섬유에 자극을 전달하기 위해 더 많은 축삭돌기 가지를 갖고 있다). 따라서 근육이 필요로 하는 힘 수요량과 실제 생산되는 힘을 맞추기 위해서 신경계가 동원된 운동단위의 크기와 수를 조정해야 한다.[11] 단 하나의 운동단위에 내재된 근섬

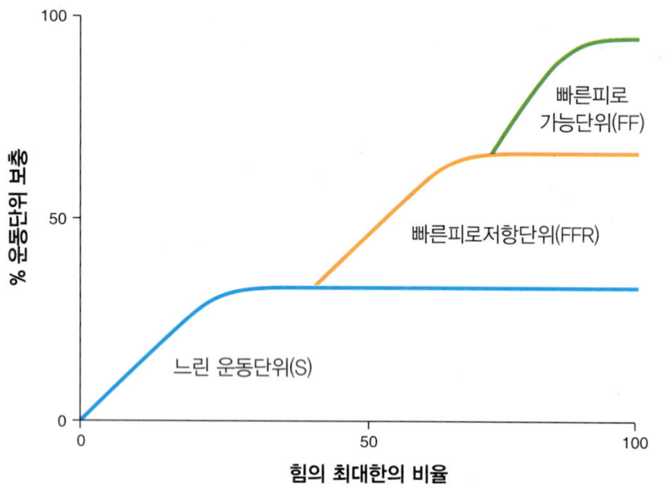

그림 4.15 크기원리의 일반적인 방식. 힘 생산 수요량 과정이 최대치를 향할수록 더 많은 운동단위가 동원된다. 힘 생산의 주로 낮은 단계에서는 느린 운동단위가 주로 동원되며, 수요되는 힘이 더 많아질수록 더욱 더 많은 운동단위가 동원되는데 이 과정에서 더 큰 빠른 운동단위를 포함한다.

유 전체는 모두 같은 유형인데, 이는 이들이 자극을 전달하는 근섬유의 긴축적 특성을 결정하는 운동단위이기 때문이다. 느린 운동단위는 더 적은 근섬유로 이루어져있고 보통 빠른 운동단위보다 자극을 전달해 주는 축색돌기가 더 작다. 따라서 느린 운동단위와 그것들의 Type I 근섬유는 일반적으로 근육운동이 일어날 때 가장 먼저 동원되는데, 그 다음에 빠른-피로저항단위(Fast-fatigue resistant)과 IIA형 근섬유가 동원된다. 이는 힘 수요량이 증가하고 빠른-피로가능단위(Fast-fatigable) 운동단위와 그와 관련된 IIX형 근섬유(만일 모든 IIX형 동형 단백질이 트레이닝으로 인해 전환되었다면 모든 IIA형으로 바꾼다)가 오직 최대에 가까운 노력에 인해서만 동원되기 때문이다. 그림 4.15는 이 과정이 어떻게 일어날지를 보여준다. 더욱 더 큰 힘 생산이 필요하게 되면, 더 많은 양의 Type II 운동단위가 동원되는데 이는 이러한 빠른 긴축성을 갖는 단위들이 더 많은 근섬유를 갖고 있을 뿐 만 아니라 더 크고 더 강하기 때문이다. 절대적인 힘의 최대값은 움직임에 기여하는 운동단위의 유형과 그 수에 따라 달라진다. 예를 들어, 한 사람이 가벼운 무게를 들면, 필요한 힘의 양이 가장 큰 비대 가능성을 지닌 Type II 근섬유를 갖고 있는 더 큰 운동단위를 동원하기에는 충분히 크지 않기 때문에 모든 근육이 이용되지는 않을 것이다. 이것이 바로 왜 오로지 가벼운 무게를 드는 것이 무거운 무게를 드는 것 만큼 근육의 힘과 크기를 향상시키지 않으며, 또한 왜 주로 Type I 근섬유를 동원하는 운동인 조깅이 근비대에 실패하는지를 보여준다.

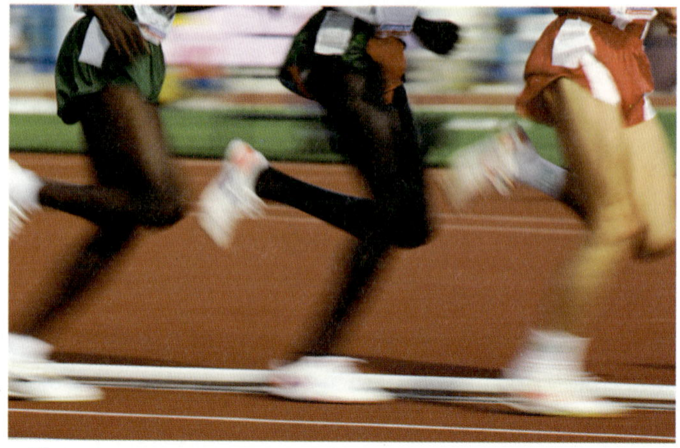

그림 4.16 **Type I 운동단위는 엘리트 장거리 주자의 허벅지와 다리 근육에서 우세하게 활동한다.**

운동단위의 서로 다른 유형의 상대적인 구성뿐만 아니라 특정 근육이 내재하고 있는 총 운동단위의 수는 유전학으로 결정된다. 따라서 유전학은 사람이 뛰어넘을 수 있는 신경근육 성능의 유형에 엄청난 영향을 미친다. 예를 들자면, 마라톤 선수는 허벅지 근육에 Type I 섬유를 가진 채 태어났을 수도 있다. 느린 운동단위와 Type I 섬유가 차지하는 큰 비율은 이 선수로 하여금 지구력이 강한 엘리트 선수로 만드는데 도움을 줄 것이다(그림 4.16). 이것은 또한 부분적으로 운동단위가 동원될 때 Type I 근섬유를 생산하는 느린 운동단위가 가장 먼저 동원되고, 이 단위가 빠른 운동단위에 내재된 Type II 근섬유보다 유산소운동에 더 적합하다는 사실로 설명될 수 있다. 무산소운동에 더 적합한 Type II 근섬유의 반복된 활성화는 더 많은 산성을 생산하는데, 이는 피로를 일으켜 원하는 만큼의 속력을 유지하는 능력을 감소시킨다. 따라서 개개인의 유전학은 서로 다른 운동 요구를 충족시키기 위한 운동단위보충에 무엇이 가능한지와 함께 발휘할 수 있는 능력치의 수준을 좌우할 것이다. 그럼 과연 아무나 마라톤 경기에서 금메달리스트가 될 수 있을까? 아니다. 운동단위의 제대로 된 보안이 전제조건으로써 필요하다.

정반대로 단거리주자에게는 허벅지 근육에 Type II 근섬유와 관련된 빠른 운동단위가 많이 내재되어 있는 것이 단기간에 폭발적이고 고강도의 근육운동과 속도를 높이기 위해 필요하다(그림 4.17). 주로 혐기성 에너지 생산에 의존하는 Type II 근섬유의 동원은 단거리를 질주하는데 큰 힘을 출력해낼 수 있지만 그 만큼 Type II 운동단위는 쉽게 피로해질 것이다(2장 참고). 동원의 크기원리 때문에 단거리 주자는

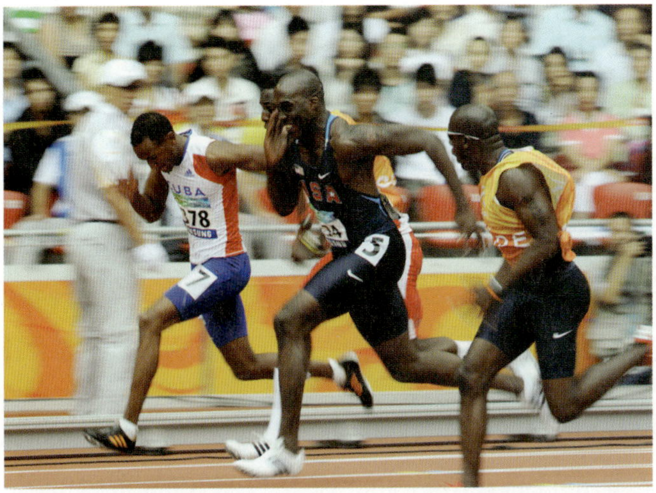

그림 4.17 Type II 운동단위는 엘리트 단거리 주자의 허벅지와 다리 근육에서 우세하게 활동한다.

그럼에도 불구하고 그녀의 느린 운동단위를 그들의 빠른 운동단위에 앞서 먼저 동원할 것이다. 그렇기 때문에 심지어 느린 운동단위와 Type I 근섬유가 단거리 경기 동안 발생하는 고속력 근육수축 동안 동원될 것이다. 이렇게 마라톤과 단거리 경기는 운동단위동원 스펙트럼의 양극단을 보여주는 두 대표적인 예시이다.

크기원리 동원순서의 생리적 이점은, 그것이 피로 저항적이고 유산소 물질대사에 적합하게 설계된 Type I 근섬유로 구성된 낮은 임계치 운동단위나 쉽게 동원된 운동단위가 하여금 주로 일반적인 일상 운동뿐만 아니라 저강도-장시간(지구력) 운동을 수행하기 위해 동원될 수 있도록 한다는 것이다. 오로지 고강도의 힘을 필요로할 때에만 동원되는 높은 한계값을 가진 빠른 운동단위는 무산소 물질대사에 크게 의존하기 때문에 쉽게 피로해진다. 결론적으로 크기원리 동원순서는 준최대의 근육운동이 일어나는 동안 발생하는 피로를 지연시키는 데 도움을 주는데, 이는 높은 한계값과 쉽게 피로를 느끼는 빠른 운동단위가 과정에 동원되지 않기 때문이다(그림 4.18). 그러나 높은 한계값을 가진 운동단위의 좋은 점은 낮은 한계값을 가진 운동단위보다 더 빨리 회복한다는 것인데, 이는 인터벌 트레이닝이나 축구와 같이 반복적인 단거리 질주가 필요한 고강도-단시간 유형의 활동에 있어 중요한 역할을 한다.

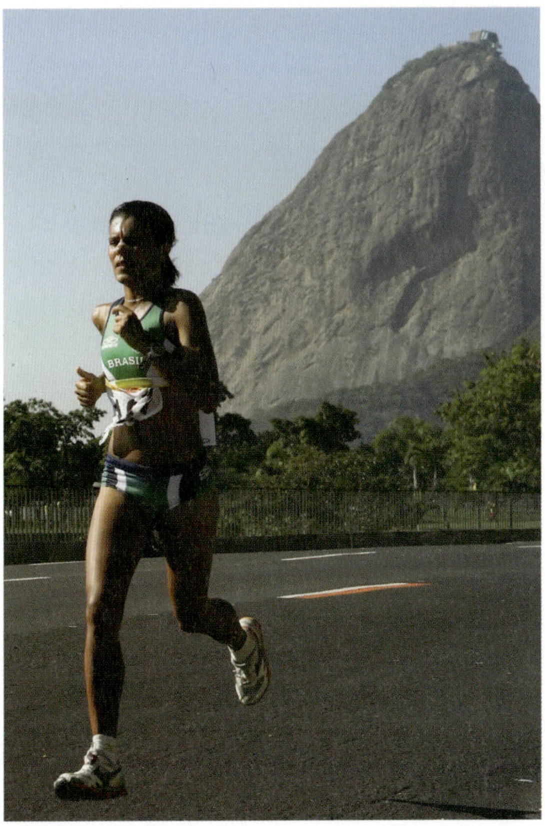

A

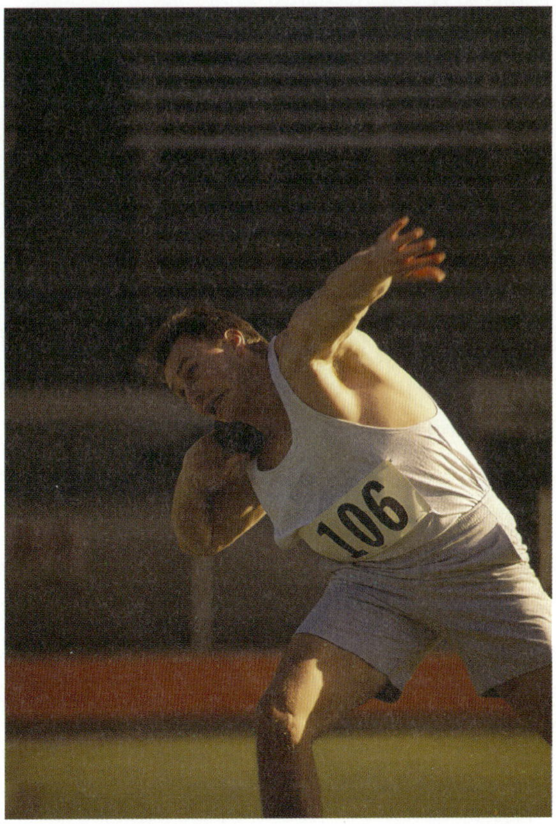

B

그림 4.18 (A) 크기원리 동원순서의 양상은 그것이 낮은 한계값을 가진 운동단위로 하여금 저강도-장시간(지구력) 활동을 수행하는 데 있어 우세하게 동원되도록 하는 것이다. (B) 높은 한계값을 가진 운동단위는 오직 강한 힘/출력이 필요할 때만 동원된다.

지구력 운동 시 좋은 유산소 물질 용량을 가진 운동 단위들은 활동근육의 힘 수요량을 맞추기 위해 교대로 동원된다(**비동시동원**). 이는 운동근육에 위치한 느린 운동단위군이나 Type I 운동단위군 내에서 개별적인 운동단위들이 다른 운동단위가 활동하고 있을 때 휴식을 취할 수 있도록 동원의 순환과정이 일어난다는 뜻이다. 이렇게 준최대의 힘이 필요할 때 운동단위들을 휴식하게 하는 능력은 또한 피로를 지연시키는데 도움을 준다. 낮은 한계값을 가진 운동단위를 순환적으로 동원하는 이 전략은 장거리 달리기든 반복적으로 장시간 가벼운 무게를 들어 올리는 운동이든 상관없이 지구력 운동이 일어나는 동안 우세하게 나타난다. 활동을 하는 데에 더 많은 힘이 필요할수록 이 비동시동원이 더 적게 일어난다. 더 많은 비율의 총 운동단위량이 요구되는 힘을 생산하기 위해 필요하기 때문이다. 크기원리와 동원순서는 높은 한계값을 가진 운동단위의 동원을 막으며, 준최대치의 힘생산을 필요로하는 활동 동안 발생하는 피로를 지연시킨다. 하지만 누군가는 이렇게 질문할 수도 있다. 피로가 신경계 내에서 일어날 수 있을까? (글상자 4-7)

크기원리와 동적상호작용의 예외

크기원리에 예외가 있다. 이 예외는 우선적으로 고강도 운동을 수행하는 데 오로지 적은 양의 힘에만 기여할 수 있는 작은 운동단위를 동원함으로서 발생한 시간 지연이 해롭게 작용할 때 발생한다. 이 크기원리의 예외는, 작은 운동단위에서 큰 운동단위로 가는 동원순서에서 발생하는 순간의 시간 지연이 생과 사를 가를 수 있는 어류와 포유류의 빠른탈출운동(물고기가 천적으로부터 달아날 때 방향을 바꾸기 위해 하는 꼬리치기라든가)이나 포획운동(먹이를 잡기 위한 고양이의 앞발공격)에 대한 연구를 하며 처음 발견되었다.

이러한 예외적인 상황에서는 더 빠른 속도로 움직이기 위해 낮은 한계값을 가진 느린 운동단위의 동원보다는 높은 한계값을 가진 빠른 운동단위가 우선적으로 동원된다. 이 과정은 곧장 빠른 운동단위로 더 쉽게 이동할 수 있도록 느린 운동단위의 활성화를 억제함으로써 가능하다. 사람의 경우에 이런 상황은 잘 훈련된 운동선수 사이에서 높은 수준으로 훈련된 움직임을 내야하는 몹시 고속이고(탄도적이고) 강력한 출력을 요구하는 운동에서 일어날 수 있다(그 예로는 올림픽 역도 선수, 야구 투수, 단거리주자나 단거리 수영선수를 들 수 있다).

실무율과 힘의 단계적 차이

근력생산의 통제에서 또다른 중요한 개념은 **실무율**이다. 이 법칙은 활성화를 위한 한계값이 특정한 운동단위의 운동뉴런에 의해 달성되었을 때 그 운동단위에 내재된 모든 근섬유가 활성화된다고 설명한다. 만일 한계값이 달성되지 않았을 경우에는 그 운동단위 내에 있는 근섬유는 활성화되지 않는다. 하지만 이 법칙이 오직 근육 내의 개별적인 운동단위에만 해당되고 이두박근과 같은 전체근에는 해당되지 않음을 숙지해야 한다. 더 많은 운동단위가 자극받을수록, 더 많은 양의 힘이 생산된다. 다른 말로 하자면, 만약 운동단위 하나만 활성화된다면 오직 매우 적은 양의 힘이 생산될 것이라는 것이다. 그래서 만약 운동단위 여러 개가 활성화된다면 더 많은 힘이 생산될 것이다. 또 만일 근육 내에 있는 운동단위 전체가 활성화된다면 근육은 최대치의 힘을 생산할 것이다. 이렇게 근육이 힘을 다양화 하는 방법은 **다중 운동단위의 중합**이라고 불린다.

속성 검토

- 운동뉴런은 근육에 가해진 힘 수요량에 따라 가장 작은 단위부터 가장 큰 단위까지 동원된다.
- 개개인의 유전학이 다양한 유형의 운동을 수행하기 위해 동원될 서로 다른 유형의 운동단위(즉, 느린 운동단위, FFR, FF) 양을 결정한다.
- 빠른 운동단위는 운동 축색돌기의 지름뿐만 아니라 자극을 전달하는 근섬유의 양과 크기도 느린 운동단위보다 많고 크다.
- 낮은 한계값을 가진 운동단위를 동원하는 것은 우선적으로 강한 힘이나 출력이 필요치 않을 때 피로감을 지연시키는 데에 도움을 준다.
- 운동단위의 비동시동원은 힘 생산 수요가 낮을 때 나타나며, 따라서 피로감을 더 늦게 느끼게 한다.
- 빠른 운동단위가 우선적으로 동원된다는 크기원리의 예외는 빠른 속력을 요하는 활동에서 나타날 수 있다.
- 실무율은 한 운동단위의 모든 근섬유가 해당 운동단위의 동원 시 수축할 것이라고 서술한다.
- 근육에 의해 생산된 힘은 서로 다른 운동단위량을 활성화시킴에 따라 변화한다.
- 운동단위의 선택적 활성화 및 운동단위의 크기와 각 운동단위의 비율부호화의 차이는 단계적인 힘 생산을 가능케 한다.
- 운동단위는 경련을 일으키며 단 하나의 신경충동에 반응한다.
- 신경충동 경련 단 하나의 완전한 총체가 파상풍을 일으킨다.

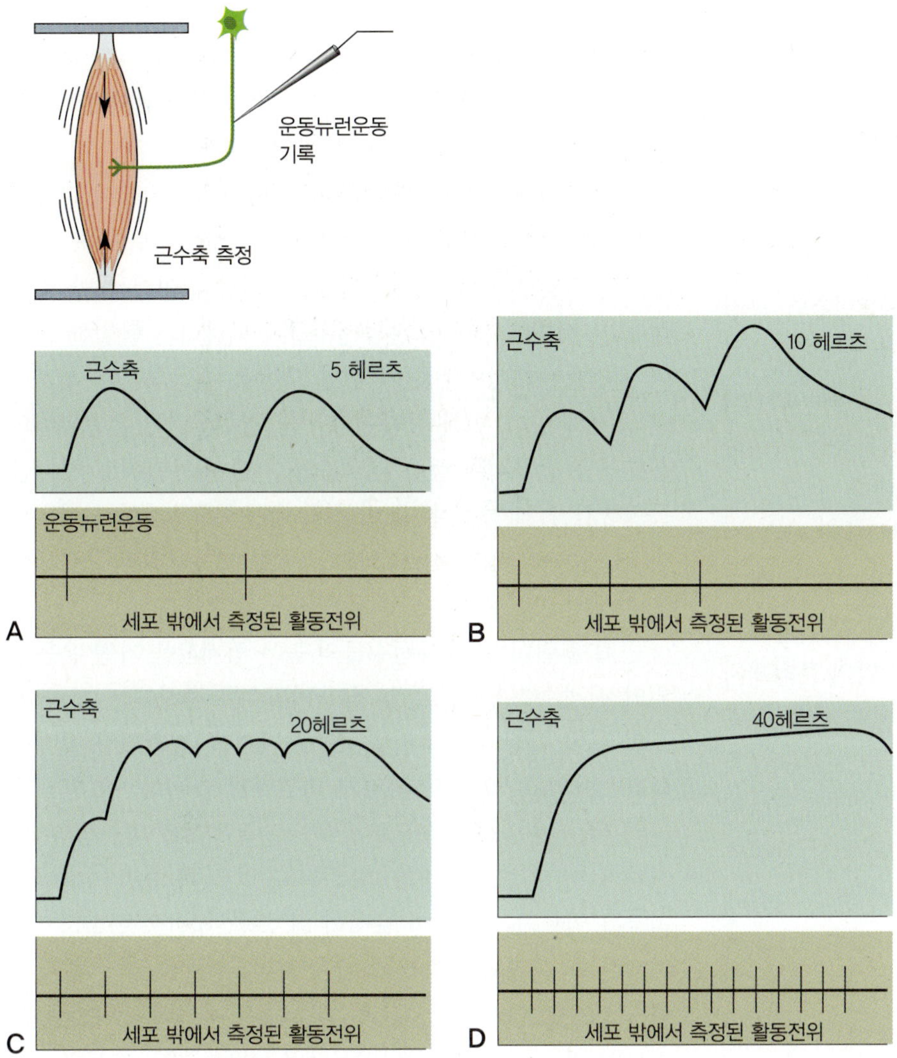

그림 4.19 파형의 중합(frequency summation으로 알려져 있기도 하다)은 주어진 운동단위 세트가 파상풍성 근수축에서 최대치의 힘이 생산될 때까지 반복적으로 자극받을 때 일어난다. (A) 활동전위 사이의 완전한 휴식 (B) 파형의 중합 (C) 융합되지 않은 파상풍 (D) 파상풍 (From Bear M, Connors B, Paradiso M. Neuroscience, Exploring the Brain. 3rd ed. Baltimore, MD: Lippincott Williams and Wilkins, 2000.)

힘에 있어서 근육이 생산하는 단계적 차이는 또한 그것의 개별적인 운동 단위가 생산해내는 힘을 제어하는 데에서 볼 수 있다. 이것은 **파형의 중합**이라고 불리며 급속생산으로 정의되고, 이때 운동단위의 근섬유를 활성화시키기 위해 알파 운동뉴런이 활동전위를 발생시킨다. 운동단위 하나가 단 하나의 **근육경련(연축)**을 일으키며 하나의 신경충동(활동전위)에 반응한다. 경련(연축)이란 근육운동이 힘을 생산시키는 짧은 시간을 말한다. 이다음 순서로 해당 운동단위의 휴식기가 따라온다. 축색돌기로 인해 전도된 두 자극이 짧은 분리가 일어난 이후 근섬유에 닿을 때, 첫 번째 경련(긴축)을 이어 완전한 휴식기가 찾아오기 전에 두 번째 경련이 일어난다. 결론적으로 두 번째 경련이 첫 번째 경련의 힘과 더해지며 전체적인 힘의 양을 증가시킨다는 것이다. 뉴런이 활동전위 생산율을 변화하게 하는 능력을 **비율부호화**라고 일컫는다. 활동전위를 점진적으로 많은 비율로 사용하면서, 파형(경련)의 중합은 충분히 높은 빈도로 일어난 자극으로 인해 그에 따른 근육경련이 완전히 더해지거나 융합되어 경련 사이에 휴식기를 찾아볼 수 없을 때까지 증가한다(그림 4.19). 이 완전한 경련 총체는 **파상풍**이라고 불리며 한 운동단위가 생산해낼 수 있는 힘의 최대치이다. 근육이 다중 운동단위의 중합과 비율부호화로 생산해내는 힘을 다양화하는 능력은 근육으로 하여금 만들어내는 힘이 거의 무한한 변화를 할 수 있도록 한다. 힘 생산을 다양화하는 능력은 높이뛰기와 같이 힘을 순간적으로 내야하는 운동부터 테니스에서 네트를 간신히 넘기는 드롭샷과 같이 최소한의 힘을 요하는 운동까지 운동 스킬을 제대로 수행하는데 필수적이다.

운동에 대한 신경의 적응

신경계가 적응을 할 수 있도록 훈련하는 것이 신체능력을 발전시킬 수 있다. 신경드라이브는 혼합된 운동단위동원과 근육 내부의 활동적 운동단위의 비율부호화를 측정하는 훈련적응의 한 양상이다. 중추신경계 내에서 생성되어 말초신경계로 전달되는 이 신경드라이브는 통합적인 표면전극 근전도검사(EMG) 기술을 이용하여 수량화될 수 있다(글상자 4-8). 근점도검사 기술은 신경과 근섬유 모두의 내부에서 일어나는 활동을 포함한 근육 내의 전체 전기적활동을 측정하여 근육에 전달되는 신경드라이브 양을 나타낸다.

몇 개의 고전연구에서 8주의 웨이트 트레이닝이 낮은 수준의 근전도활동을 근육질의 역비로 향상시켰다.[24-26] 실제로, 이렇게 훈련된 근육은 더 낮은 양의 근전도 활동으로 주어진 준최대치의 힘양을 생산해내며 그 어떤 양의 준최대치 신경 드라이브이든 증가된 수축성 반응을 보였다. 이렇게 주어진 전기자극보다 더 큰 반응을 내는 결과는, 그 준최대치의 노력 동안 근육이 더 향상되어 활성화되었거나 운동단위가 더 효율적인 동원 패턴을 가지게 되었다는 것을 보여준다. 하지만 몇 연구는 근육의 향상된 활성화가 훈련 다음에 일어나지는 않는다고 입증하며,[23] 더 효율적인 동원순서가 아마 증가된 힘의 대부분을 뒷받침한 것이라고 주장했다.

이렇게 준최대의 노력에서 관찰된 신경적응에 더해서, 근육에 전달되는 신경드라이브의 최대량이 증가됨을 주장하며 저항훈련이 최대의 노력동안 더 높은 근전도 기록을 나타낸다고 밝혔다. 실제로 계산시스템이 훈련유도로 인한 비대를 감안하여 단 9%의 근력 증가를 예측했지만, 실제로 근력은 30%나 증가했다. 이와 또다른 조사결과는 신경드라이브 최대치의 증가가 근력도 증가시킨다는 가정을 뒷받침한다.8 또한 그러한 신경적응이 빠른 속도로 일어나는 것처럼 보이고, 첫 몇 주의 저항훈련프로그램에서 분명하게 나타난 근력의 큰 증가가 근육비대와 거의 연관 없이 일어나며, 오히려 훈련된 근육의 더 큰 신경활성화로 인해 주로 나타난다고 밝혀졌다.[12] 근력 증가에 대한 신경계의 이러한 초기 영향은 그림 4.20에서 확인할 수 있다. 흥미롭게도, 근육 폐기를 가져오는 근력의 초기 및 확연한 감퇴는 크게 감소된 신경드라이브에서 최대로 수축하는 근육 때문에 일어난다는 것을 인정받았다.[6]

근육기능을 향상시킬 수 있는 또 다른 신경적응은 운동단위발화의 증가이다.[21] 동기화가 더 크게 나타날수록 한시에 발화하는 운동단위량이 증가한다. 이 운동단위발화의 증가된 동기화는 근력훈련을 한 후 발견되는데, 근육이 힘 생산의 최고치에 도달할 때까지 걸리는 시간을 줄이면서 근력을 향상시키는데 가장 큰 영향을 미치는 것으로 보인다. 이는 투포환이나 투창과 같은 파워스포츠에서 없어서는 안 되는 점이다. 제대로 훈련된 운동선수들이 타나내는 탁월한 근력이 신경동원패턴의 전환과 관련 있음을 뒷받침하는 추가적인 증거가 있다. 예를 들자면, 단거리경주훈련이 운동뉴런의 흥분성을 증가시켜 높은 임계값을 가진 운동단위로 하여금 동원하기 쉽게 해줄 뿐만 아니라, 운동축색돌기의 신경수축속도를 증가시켜 비율부호화와 그러한 운동단위의 근력생산을 향상시킨다는 것은 익히 증명되어 왔다.[29]

근력 훈련이 된 운동선수들의 높은 임계값을 가진 운동단위의 신경수축속도와 흥분성이 커질수록 생산되는 힘과 최고의 힘이 발생하는 부위를 증가시키지만, 신진대사 설계에 따라 그 운동단위들은 빠르게 피로해질 것이다. 잘 훈련된 근력운동선수와 지구력운동선수의 근육능력을 비교했을 때, 전자가 더 큰 초기근력과 대퇴사두근력을 나타냈다. 하지만 피로를 일으키는 최대한 노력의 레그익스텐션을 연속적으로 진행한 후 근력과 힘출력에 있어 근력운동선수들이 더 극심한 감퇴를 보였다. 이는 근력운동선수들 사이에서 나타난 근전도의 더 큰 감퇴와 함께 일어나며 높은 한계값 운동단위의 저조한 참여를 나타냈다. 이러한 발견은 고강도 근력운동이

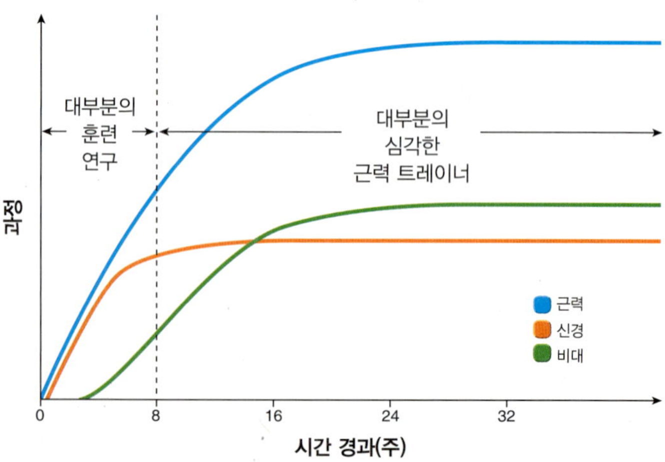

그림 4.20 훈련의 첫 몇 주 동안 일어나는 근력 향상은 초반의 신경적응 때문이다. 훈련이 지속되면 근력 향상의 다른 원인으로 골격근 비대의 증가가 나타난다.

글상자 4-8 전문가 의견

근전도 검사

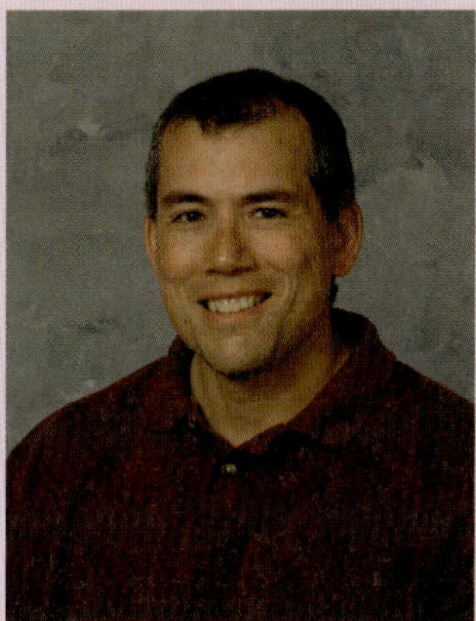

Joseph P. Weir, PhD, FACSM
교수
물리테라피 프로그램
아이오아 주 디모인 대학교
정골의학센터

근전기록장치(EMG)는 근육이 수축하도록 자극받을 때 발생하는 전기신호를 측정하는 장치이다. 구체적으로 이 장치는 근육세포막(근섬유막)에서 발생하는 활동전위를 기록하기도 한다. 신경계가 운동단위 수준으로 골격근을 활성화시키고, 또 그 운동단위 내의 근섬유가 서로 수축할 것이기 때문에 근전도검사자들은 이 근전기록장치를 운동단위활동전위(MUAPs)의 측면에서 논의한다.

일반적으로 두 가지 방법으로 이 장치를 이용하여 근전도를 기록할 수 있다. 첫 번째 방법은, 표면전극을 힘살 위로 가져오는 것이다. 이 방법은 비록 많은 시스템이 피부에 직접적으로 연결되어야 하는 작은 바이오앰프를 요하긴 해도, 심장의 전기적활동량(심전도[ECG])을 측정하는 방법과 비슷하다. 표면전극을 측정하기 전에 측정부위 피부에 어떠한 사전준비를 해야 하는데, 이는 보통 알코올로 피부를 꼼꼼히 닦는 것을 포함한다. 일부 경우에서는 전기 임피던스가 최소화될 수 있도록 제모를 하거나 피부를 벗기는 작업을 필요로 하기도 한다. 기존에 쓰이던 표면근전도 측정방식으로는 개별적인 운동단위활동전위(MUAPs)를 눈으로 확인할 수 없었다. 그 대신 그 많은 운동단위활동전위가 측정된 부위 아래에 존재하며 간섭무늬라고 불리는 결과를 가져오는데, 이 간섭무늬는 지질학의 음향신호나 지진신호와 비슷한 무늬이다. 두 번째 방법은 침근전도로, 바늘전극을 힘살에 삽입하는 방법이다. 운동학에서 이 바늘전극은 주로 표면전극으로 접근할 수 없는 심부근육을 측정하기 위해 쓰인다. 침근전도는 또한 개별적인 운동단위활동전위를 측정할 수 있기 때문에 임상 전기진단에서도 쓰인다. 다방면의 근육장애나 신경장애는 운동단위활동전위의 모양이나 침근전도 검사로 확인된 다른 특징들로 발견될 수 있다. 최근에 상대적으로 작은 공간에 투입되어 다수의 작은 표면근전도전극을 이용하는 새로운 표면근전도 기술이 개발되었다. 덕분에 침을 사용하지 않으며 개별 운동단위활동전위를 기록할 수 있는 가능성이 열렸고, 근전도 조사의 새로운 개척 중 하나로 떠올랐다.

운동학에서 표면근전도는 일반적으로 세 가지 수량화 접근으로 연구된다. 우선, 근전기록장치는 근육활성화 타이밍을 조사하는 데 쓰인다. 여기서 근전도 폭발의 시작과 끝이 측량된다. 만약 다양한 근육이 동시에 측정되면, 걷기, 달리기 및 리프팅 등의 활동에서 근육 활성화가 어떠한 패턴으로 진행되는지 연구하는데 있어 주동근, 길항근과 공력근의 활성화 타이밍이 길을 제시해줄 수 있다. 이러한 정보는 임상학적으로 사용될 수도 있다. 예를 들어 임상 보조 실험실에서는 운동학적, 운동역학적 연구와 함께 뇌성마비와 같은 상태를 겪고 있는 사람의 기능장애를 특징화하는데 도움을 주기 위해 표면근전도를 이용한다. 여기서 그 정보는 정형외과수술 집도의 가이드가 되어줄 수 있다. 둘째로, 근전도 신호의 진폭이 수량화될 수 있다. 일반적으로 다른 것이 모두 변함없다고 가정했을 때 전압변화가 시간단위당 커질수록 운동단위 활성화의 범위도 커진다. 그래서 이렇게 근전도신호의 진폭을 수량화하는 것이 연구원이나 임상의로 하여금 수축강도를 측정할 수 있도록 한다. 근전도신호의 진폭은 또한 근육피로가 일어나는 동안에도 다양하게 나타나는데, 따라서 근전도 진폭의 변화는 종종 근육피로에 대해 연구하기 위해 쓰이기도 한다. 마지막으로, 주파수영역분석은 연구원이 다양한 주파수대에서 얼마나 많은 양의 신호 에너지가 나타나는지를 중심으로 근전도를 특징지을 수 있도록 한다. 일반적으로 표면근전도는 측정시스템에 따라 모든 신호 에너지를 초당 500회전 이하와 10에서 20헤르츠 사이의 주파수로 나타난다. 주파수영역분석은 종종 근육피로를 연구하는데 쓰인다. 근육이 피로를 느끼면서 발생하는 여러 가지 변화 중에 하나로 근섬유막을 따라 일어나는 활동전위의 수축속도가 느려지는 경향이 있다. 이 경향은 표면극전도신호의 주파수특징을 변화시키고, 주파수영역분석으로 인해 수량화될 수 있다.

높은 한계값의 빠른 운동단위를 동원할 수 있는 능력을 증명할 수 있을지는 몰라도 낮은 한계값의 느린 운동단위보다 피로를 더 잘 느끼는 것은 변함없음을 보여준다.

조정과 같이 최적의 실력 발휘를 위해 무수한 근육군의 섬세한 조화가 필수인 종목에서 일어나는 더 복잡한 운동노력에서는, 훈련이 선천적으로 근육 간에 일어나는 신경동원의 적응 방식 중 하나를 이끌어 낸다. 최근의 한 연구에 따르면, 높은 수준으로 훈련되고 그만큼 성취한 조정선수들이 조

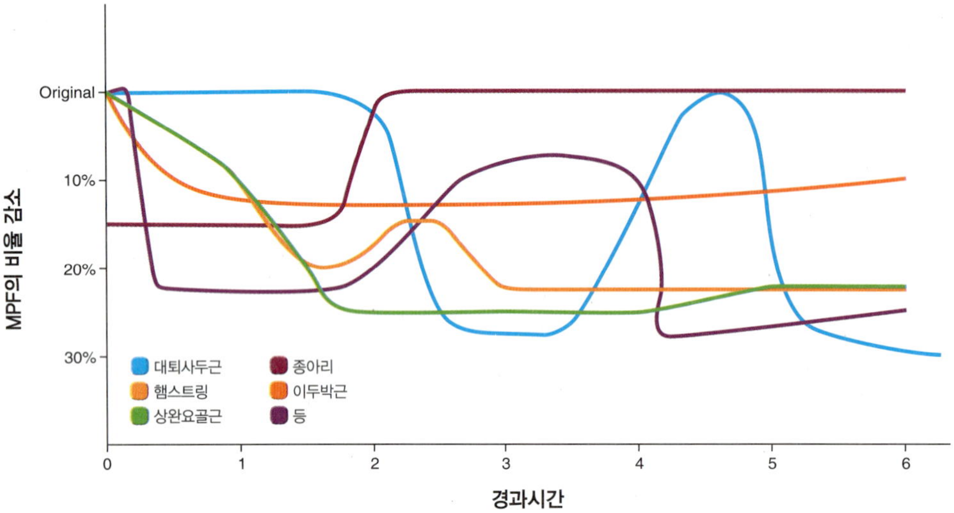

그림 4.21 6분의 조정 동안 나타난 엘리트 조정선수들의 서로 다른 근육군의 상대적인 평균 파워 주파수(MPF). MPF의 감소는 적은 근육군 사용과 피로를 나타낸다. (미국체력관리학회의 허가를 받음)

정에서 그들만큼의 결과를 성취하지 못한 덜 훈련된 운동선수들에 비해, 노를 젓는 데에 요구되는 복잡한 동력 출력에 이용되는 다양한 근육을 동원하는 것을 더 능숙하게 수행한다고 밝혔다(그림 4.21).[27] 엘리트 운동선수들은 6분의 조정 동안에 노를 젓는 동력을 출력할 때 이용되는 근육 군을 균일하게 순환하며 동원했다. 예를 들어 그들은 첫 2분 동안에는 좀 더 대퇴사두근에 의존하고, 그 다음 2분 동안에는 좀 더 등쪽에, 그리고 그 다음에는 다시 대퇴사두근에 의존했다. 반대로, 성적이 저조한 조정선수들은 이 6분의 조정동안 서로 다른 근육 군을 변환하며 이용하는 능력을 지니지 않고 있었다.

비록 근력과 힘출력 훈련이 신경계 조정을 더 많이 이끌어내는 것처럼 보이지만, 지구력 훈련을 잇는 것은 낮은 한계값을 가진 운동단위의 향상된 비동시동원이다. 이는 개별적인 운동단위에 휴식간격을 주기위해 장기적이고 준최대치로 진행된 운동 동안, 같은 근육 내에서 이루어지는 낮은 한계값을 가진 운동단위의 순환동원을 향상시켰다. 그럼으로써 그 운동단위들의 스트레스를 낮추고 피로감을 줄이며, 더 높은 한계값을 가져 더 빨리 피로해지는 운동단위를 동원할 필요를 없앴다.

운동단위의 중요한 구성요소는 신경근접합부로, 이는 운동뉴런에서부터 그것이 자극을 전달해주는 근섬유까지 소통이 이루어질 수 있도록 하는 시냅스이다. 신경계와 근육계 둘 다에 속해있으며, 이것은 또한 운동훈련에 대한 적응을 입증한다(글상자 4-9). 신경근접합부의 주요 특징은 운동 축색돌기의 말단 끝부분에 위치하여 아세틸콜린을 내포하고 있는 소낭과, 근섬유막의 종말판에 위치한 신경전달물질 아세틸콜린 수용기이다(그림 4.22). 이 신경근접합부는 오랫동안 신경근피로가 일어나는 부위로 알려져왔다.[31] 하지만 이제는 이것이 운동훈련 동안 신경근피로의 시작을 늦추는 정적적인 적응력을 제공하는 것으로 알려지고 있다. 예를 들어 지구력훈련을 통해 아세틸콜린을 소낭에 내포하고 있는 시냅스 앞부분과 시냅스후수용체의 수가 약 30% 가량 증가했으며 따라서 지연된 피로와 향상된 지구력능력을 가져왔음을 보면 알 수 있다.[5,7] 연구결과는 또한 지구력훈련처럼 저항훈련도 신경근접합부의 크기를 증가시킬 수 있지만, 그 증가율은 오직 약 15% 가량 뿐이라고 밝혔다.[4] 따라서, 여러 가지 유형의 훈련유도 적응이 향상된 스포츠 능력에서 나타남을 알 수 있다.

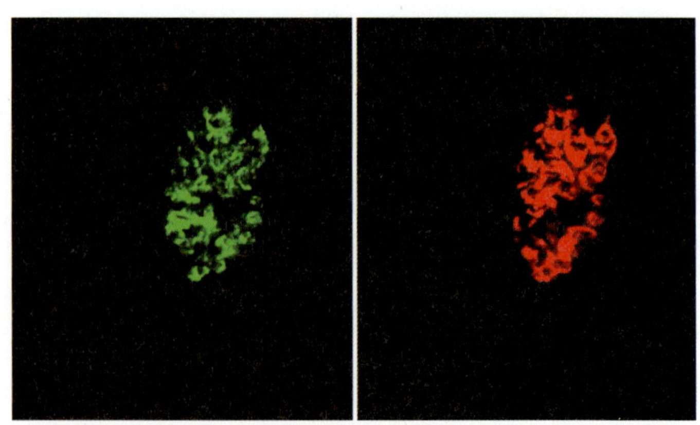

그림 4.22 형광색 얼룩의 신경근접합부 현미경 사진. 초록 얼룩은 아세틸콜린을 내포하는 시냅스 앞부분의 소낭이다. 빨강 얼룩은 아세틸콜린 시냅스후 수용체이다. (Courtesy Dr. Michael Deschenes, The College of William and Mary, Williamsburg, VA.).

글상자 4-9 알고 있습니까?

신경근접합부(NMJ)와 운동

신경근접합부는 축색돌기와 근섬유사이에 위치하여, 운동뉴런으로 인해 발생한 흥분성 신호를 근섬유 표면에 전달하며 결론적으로 해당 섬유의 수축을 유발하는 간격을 가리킨다. 흥미롭게도 연구결과들은 이 신경근접합부가 골격근의 감소한 수축력을 불러일으키는 신경근육피로의 발생 가능한 부위 중 하나라고 밝혔다.

활성화를 조정하는 신경근접합부의 구조와 신경전달물질의 집중이 근섬유와 관련해서 규칙적인 운동훈련에 탁월한 적응력을 보인다. 예를 들어 몇 주간 진행된 트레드밀 트레이닝은 신경근접합부를 이루는 시냅스 앞부분(신경종말)과 뒷부분(근섬유종말판)이 눈에 띄게 커지는 결과를 가져왔다. 이러한 적응은 신경전달물질을 내포하고 있는 시냅스 앞부분의 소낭 양의 증가와 또 신경전달물질이 방포된 후 그것을 묶는 시냅스후수용체와 관련이 있다. 이러한 구조적 조정은 조금 더 효율적인 신경-근육 소통을 가져오며, 따라서 장시간 지속되는 신경근육계의 활성화가 이루어지는 동안 피로를 덜 느끼게 한다. 물론 지속적인 신경자극을 훈련시키면서 자연스럽게 일어나는 신경종말에서의 방출과 근섬유종말판에서의 묶임을 겪는 신경전달물질 양의 감소가 지구력 훈련이 된 동물들에게 매우 적게 나타난다고 밝혀졌다. 이 결과는 신경근전달의 실패 확률과 신경자극에 동원되는 근섬유의 반응의 감소를 가져온다.

신경근접합부에 영향을 미치는 것은 지구력 훈련뿐만이 아니다. 몇 주간 진행된 저항훈련도 비슷하지만 덜 분명한 신경근접합부 재구성을 일으킨다고 밝혀졌다. 지구력 훈련이 신경근접합부의 시냅스 앞, 뒷부분 크기를 약 30% 가량 증가시켰다는 점과 비교해서, 저항훈련은 이러한 시냅스 앞, 뒷부분의 크기를 약 15% 가량 넓혔다. 선천적으로 간헐적인 빈도로 운동이 일어나는 저항운동보다 지속적인 움직임이 특징인 지구력운동 동안 총 신경근육 활동량이 더 크게 일어난다는 사실에 의해 이러한 차이점이 나타날 가능성이 크다. 하지만 이 두 가지 운동훈련 둘 다에서 제대로된 신경전달물질의 방출/바인딩 운동학과 근섬유 수축의 확률을 유지하기 위해 시냅스 앞, 뒷부분의 적응이 서로 강하게 연관 있음이 주목되어 왔다.

운동훈련에 의해 유도된 신경근계의 증가한 용량을 고려할 때면 그러한 발전에 신경근접합부가 기여한 중요한 역할을 절대 잊어서는 안 된다. 신경근접합부의 재구성은 더 향상된 신경근육 성능과 불가분하게 이어져 있기 때문이다.

추가 참고 도서 목록

Deschenes M, Judelson DA, Kraemer WJ, et al. Effects of resistance training on neuromuscular junction morphology. Muscle Nerve. 2000;23:1576.

속성 검토

- EMG 기술은 근육에 전달되는 신경드라이브의 양을 나타내며 근육과 신경에 내에서 일어나는 전기활동을 측정한다.
- 근육에 전달되는 신경드라이브 최대치의 증가는 근력의 증가를 가져온다.
- 훈련이 끝나고, 운동단위의 향상된 활성화 혹은 운동단위의 더 효율적인 동원패턴에 덕분에 주어진 준최대치의 힘을 생산해내는데 신경드라이브가 이전의 기준보다 덜 필요하다.
- 동기화가 더 커질수록, 한시에 발화되는 운동단위량도 커진다.
- 운동훈련은 근육 내 운동단위의 발화 패턴의 동기화를 발전시킬 수 있다.
- 운동단위 발화의 증가된 동기화는 힘 생산의 최고치에 닿는 데까지 걸리는 시간을 단축시키고 근력도 향상시킨다.
- 훈련은 주어진 움직임에서 쓰이는 근육을 순환동원하는 능력을 가져오며 피로를 예방하고 실력을 향상시키는 데에 도움을 준다.
- 신경근접합부는 아세틸콜린 시냅스전 소낭과 시냅스후수용체 수를 둘 다 증가시키며 훈련에 적응한다.

실제 적용과 신경계

그래서, 신경계에 대해 앞에 제시된 정보를 우리가 실제로 어떻게 운동에 적용시킬 수 있을까? 염두에 두고 있어야 할 점은, 훈련세션에서 당신이 이용할 운동타입이 활성화될 근섬유의 양과 유형을 결정할 것이라는 것이다. 신경계로 인해 활성화된 근섬유만이 특수성의 원리에 따라 훈련프로그램에서 이득을 줄 것이다.

고려해야 하는 또다른 점은, 근육에 동원된 운동단위가 요구되는 운동과 운동에서 이용되는 생체역학적 자세에 따라 달라질 것이라는 점이다. 예를 들자면, 만약 당신이 스쿼트운동을 할 때 오른쪽, 왼쪽으로 다르게 발을 움직이면, 운동을 할 때 오른쪽과 왼쪽 발에서 이루어지는 생체 역학적 움직임이 다르기 때문에 허벅지 근육계의 활성화가 다르게 나타날 것이다(그림 4.23). 또한 대퇴사두근의 다른 부분에서 일어나는 동원의 크기는 몸의 같은 부위를 운동한다고 하

사례연구

사례

당신은 새롭게 부임한 헤드트랙 코치이다. 이전에 있던 헤드코치는 필드 선수들에게 실제 경기를 위한 스킬을 훈련하기 전에 웨이트 트레이닝과 인터벌 트레이닝을 시켰다. 당신은 그 두 트레이닝을 세션의 마지막에 넣으며 워밍업 다음에 기술적인 훈련이 이어지도록 세션을 구성하기로 했다. 선수 몇 명이 당신에게 왜 이전 코치의 훈련 세션 순서를 바꾸는지 물었다. 연습과 훈련 프로그램을 바꾸는 이유가 되는 생물학적 기본이 무엇인가? 다른 연습과 훈련 방식을 쓴다면 무엇을 쓸 것이며, 그 이유는 무엇인가?

선택

당신은 선수들에게 기술 훈련 전에 웨이트와 인터벌 트레이닝을 했던 이전 코치의 훈련 방식보다 당신의 훈련 세션이 더 좋은 질의 기술 훈련을 이끌어 낼 것이라고 설명한다. 그리고 선수들에게 필드 선수로서 피로감을 느낄 때 뛰고 던지는 활동을 하는 데에 최대한의 힘과 출력을 내지 않아도 된다고 덧붙인다. 필드에서 일어나는 모든 활동에 대한 기술은 최대한의 힘을 발생시키기 위해 특정한 근육 내 근섬유의 조화뿐만 아니라 체내의 많은 근육들의 조화가 이루어져야 한다. 만약 기술 훈련전에 웨이트와 인터벌 트레이닝을 한다면, 기술 훈련을 할 때 즈음이면 지쳐 있을 것이다. 이것은 막상 경기를 할 때 활용되는 다양한 근육의 조화와 근육 내 근섬유의 동원을 바꿀 것이다. 즉, 이것은 만약 선수들이 필드에 이용될 기술을 훈련하기 전에 지치게 만드는 다른 훈련을 하게 될 경우, 지쳐 있을 때 어떻게 경기에 임해야 하는지를 터득할 것이고, 따라서 지치지 않았을 때와 비교했을 때 사뭇 다른 방식으로 활용되는 근육과 근육 내 근섬유를 동원할 것이다. 이것은 그들이 경기에 있어 살짝 다르거나 제대로 되지 않은 기술을 스스로에게 가르칠 것이라는 뜻이다. 당신은 그들에게 당신의 훈련 세션이 스스로 증명할 때까지 몇 주만 기다려 보자고 하며, 경기에서 쓰일 기술에 있어 발전을 볼 것임에 확신을 가진다.

사례

당신은 초급 웨이트 트레이닝반의 담당자이다. 당신은 일반적인 피트니스에서 한 운동을 1세트에서 3세트까지 진행한다는 것을 알고 있다(12장 참조). 하지만 당신이 그렇게 가르치기에는 수업 시간이 부족하다. 그렇다면 당신의 반이 몇 세트를 하도록 할 것인가? 그렇게 하려는 이유를 뒷받침하는 생물학적 근거는 무엇인가?

선택

신경적응은 웨이트 트레이닝 프로그램의 첫 몇 주간 근력을 키우는 데에 있어서 가장 큰 이유이다. 이러한 적응에는 정해진 시간에 정해진 순서로 특정한 근육을 동원시키는 것과 하고자 하는 움직임을 하는 데 길항근을 최소한으로 동원하는 것을 포함한다. 이러한 신경적응은 1, 2, 3세트 중 몇 세트를 하든 큰 정도로 일어난다. 당신이 고른 운동법을 학생들이 제대로 하는지 바로잡기 위해 트레이닝 세션 초반에 시간을 갖고 싶다면, 각 운동을 오직 한 세트만 하도록 시켜라. 신경적응 덕분에 학생들은 트레이닝을 하는 첫 몇 주 동안 눈에 띄는 근력 강화를 체험할 수 있을 것이다. 이렇게 일반적이지 않게 반복하는 운동법은 저항훈련 프로그램 초기에 빠르게 얻은 근력을 중재할 것이다. 학생들이 제대로된 운동법을 터득한 다음에, 당신은 한 세트만 하던 것을 두 세트로 늘릴 것이고 학생들이 훈련에 적응하고 견뎌 나갈수록 점차 3세트로 늘려 나갈 것이다. 또한 웨이트 트레이닝 운동을 할 때 개개인은 자신이 그 운동량에 얼마나 견딜 수 있는지를 세세히 확인해야 한다.

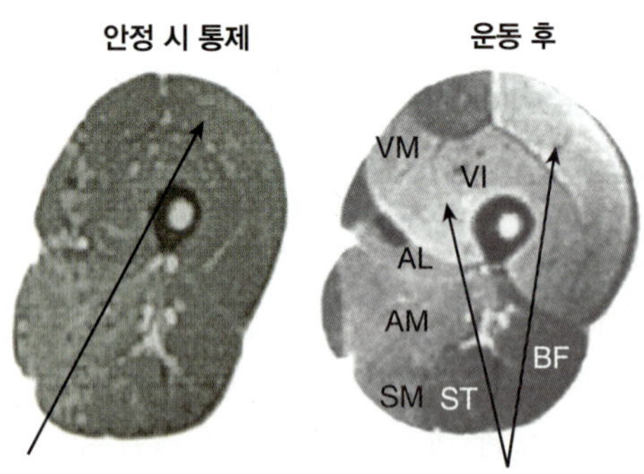

어두운 부분은 근육이 안정 시 수준을 넘어 아직 활성화되지 않았다는 것을 의미한다.

밝은 부분은 활성화된 근육조직을 나타낸다. 안정 시 통제 상태의 색상 변화의 범위에서 나타나고 있는 것처럼 아직 모든 근육들이 같은 수준으로 활성화되지 못했다.

그림 4.23 5세트, 10회 반복의 고강도 스쿼트 운동 전·후의 허벅지 근육에 대한 MRI. 안정 시 이미지는 왼쪽에, 그리고 운동 후의 이미지는 오른쪽에 각각 제시되고 있다. 허벅지 부분이 스쿼트 운동으로 활성화되었으므로 밝은 부분일수록 근육조직이 더 많다는 것을 의미한다. 허벅지의 서로 다른 근육 간에 활성화면에서 큰 차이가 나타났는데 그것은 다리 위치 및 움직임에 대한 스쿼트 역학 차이에서 기인할 수 있다(RF-대퇴직근, VM-내측광근, VL-외측광근, VI-중간광근, BF-대퇴이두근, ST-반힘줄근, SM-반만근, AM-큰모음근, AL-긴모음근)

더라도 생체 역학적으로 다르기 때문에 운동마다 다르게 나타날 것이다(ex. 레그프레스 vs. 스쿼트). 동원순서와 서로 다른 근육에서 나타나는 동원의 크기의 다양성은 특정한 웨이트트레이닝을 할 때 얻을 수 있는 근력 및 힘 출력과, 같은 근육을 활용하는 스킬들에 뒷받침되는 요인들 중 하나이다. 예를 들어 한 명의 운동선수가 뛰어난 단거리경기 선수이고 동시에 높이뛰기도 잘 할 수 있지만, 다른 한 명의 운동선수는 더 높게 높이뛰기를 할 수 있을지언정 단거리경기에서는 좋은 결과를 내지 못할 수 있다. 어쩌면 가장 중요한 교훈이, 바로 인간의 신경근육시스템 디자인이 오로지 근육으로 하여금 운동신경계에 의해서 활성화될 때에만 비로소 근육을 수축시키고 운동에 적응할 수 있도록 하는 것일 수 있다. 또한 비록 우리가 양만큼 조절하기 위해 의식적으로 운동신경계와 우리의 사지를 움직이는 골격근이 발달시키는 근력 유형을 조절할 수는 있다고 해도, 심근이 수축하는 속력과 힘을 제어하는 자율신경계는 우리가 의식적으로 제어할 수 있는 능력 밖에 있다.

요약

신경계는 체내의 각 생리학적 시스템과 상호교류한다. 전기활동의 형태로 나타나는 신경신호는 체내의 내외부 환경에 대한 정보를 전달한다. 이런 신호들은 신체의 쉬려고 하는 일반적인 항상성 기능뿐만 아니라 신체로 하여금 생리학적 스트레스를 겪는 동안이나 격한 운동을 할 때 흥분한 상태에 다다르게 하거나 "투쟁도피" 반응을 내도록 한다. 두뇌와 척추는 중추신경계를 이루며 모든 신체의 움직임의 기본적인 컨트롤을 담당한다. 말초신경계는 두뇌와 척추에 포함되지 않은 신경을 포함하며 신체의 모든 부분을 중추신경계와 연결한다. 말초(감각)신경계가 자극을 인지하면, 중추신경계가 그것을 해석하여 말초(운동)신경계가 그에 대한 반응을 일으킨다. 체성신경계는 골격근과 같이 의식적으로 제어할 수 있는 기능을 담당한다. 자율신경계는 주로 운동신경으로 이루어져있으며 평활근, 심근과 분비샘과 같이 불수의 기능을 담당한다. 자율신경계는 거의 대부분의 기관에 한 세트의 신경을 제공하는데, 바로 교감신경계와 부교감신경계이다. 이러한 시스템은 항상 그러지는 않지만 거의 일반적으로 서로 반대로 작용한다(ex. 교감신경계는 심박동수를 증가시키고 부교감신경계는 그것을 감소시킨다). 교감신경계는 신체가 격렬하고, 근육적이며, 스트레스를 받거나 비상시에 일어나는 움직임을 위해 준비를 할 때, 부교감신경계는 흥분을 낮추고, 평소나 휴식을 취하는 상황일 때 우세하게 나타난다. 신경계는 근육활동을 제어하며 움직임을 조종한다. 근육이 만들어내는 힘을 제어하기 위해서 동원되는 운동단위와 각 운동단위의 비율부호화가 달라진다. 사실상 모든 운동과 스포츠 스킬을 수행하기 위해서는 운동단위의 제대로된 동원을 요하는데, 정확한 순서로 정해진 시간에 필요한 힘을 기르기 위해서이다. 신경계의 훈련유도 적응은 그 어떤 신체적 운동에 있어 스킬훈련의 기본이며, 신체능력을 향상시키는 데 기여한다. 다음 장에서 우리는 또한 신경계가 순환기능에 있어서도 중요함을 배울 것이다.

용어정리

감각(들신경)뉴런[sensory(afferent) neurons]: 말초신경에서 나와 척추로 들어가는 뉴런. 감각적 수용체의 메시지를 중구친경계로 전달한다.

국부전도(local conduction): 무수화 신경 내 신경충동의 전달. 이온 흐름이 축색돌기 전체 길이를 따라 이동한다.

나트륨이온-칼륨이온 펌프(Na^+-K^+ pump): 활발하게 나트륨이온을 뉴런의 내부에서부터 떼내고 칼륨이온을 뉴런의 바깥에서 안쪽으로 이동시키며 안정막전위를 유지하는 에너지 의존적 펌핑시스템

뉴런(neuron): 전기신호를 전달하기 위해 특성화된 세포

다중 운동단위 총체(multiple motor unit summation): 한 근육에 의해 생산된 힘을 같은 근육 내의 운동단위 량을 다르게 활성화시키며 다양화하는 방법.

대뇌(cerebrum): 의식적인 움직임을 제어하는데 중요한 역할을 하는 좌반구와 우반구로 구성된 두뇌 부위.

랑비에교륜(nodes of Ranvier): 축색돌기를 따라 일정한 간격으로 일어나는 수초에 있는 좁은 틈. 활동전위가 마디에서 마디로 이동하는 것을 도우며 더 빠른 자극전도를 도우며 에너지를 보존한다.

리간드(ligand): 수용체 단백질과 상호작용하는 신경전달물질, 호르몬이나 다른 화학적 물질

말초신경계(peripheral nervous system): 중추신경계와 자극을 주고받는 신경

비동시 동원(asynchronous recruitment): 힘 생산 수요량이 적을 때 운동단위 동원을 전환시키는 것

비약전도(saltatory conduction): 유수화 신경 내 신경충동의 전도. 랑비에교륜 마디에서 마디로 활동전위가 "넘어"가는 것.

세포체(체세포)[cell body(soma)]: 세포핵, 미토콘드리아, 리보솜과 다른 세포 구성요소를 포함하는 뉴런의 일부

소뇌(cerebellum): 두뇌에서 무의식을 담당하는 부분. 근육공동작용을 조정하고 균형과 정상적으로 자세를 잡을 수 있게 한다.

수상돌기(dendrite): 정보(자극)를 받아 세포체에 전달하는 뉴런의 일부

수용체(receptor): 신경전달물질에 의해 활성화된 표적세포의 특정한 부

위. 리간드로 묶인 세포질이나 세포핵 내에서나 세포막에서 발견되는 단백질.

수초(미엘린초)[myelin sheath]: 축색돌기를 감싸는 지방질(지방) 함유량이 높은 흰 물질. 축색돌기를 타고 내려갈 때 활동전위의 전기신호 힘을 유지시키고 절연 기능을 제공한다.

슈반세포(Schwann cells): 수초를 생성하고 유지하는 세포

시냅스(synapse): 두 흥분성 세포 사이에서 연결과 소통을 담당하는 부분

시상하부(hypothalamus): 두뇌의 항상성 센터. 신진대사율, 신체온도, 탈수증, 혈압, 수분, 그리고 내분비기능을 담당한다.

신경전달물질(neurotransmitter): 좁은 틈을 가로질러 확산하는 뉴런에 의해 발생된 화학적 물질. 표적세포의 수용체를 활성화시킨다.

신경충동(활동전위)[nervous impulse(action potential)]: 축색돌기의 안팎으로 이동하는 전하 충전된 이온의 움직임에 의해 축색돌기를 타고 내려가는 전기에너지 형태의 자극

실무율(all-or-none law): 활성화의 한계값에 다다랐을 때 해당 운동단위 내 모든 근섬유가 활성화된다. 만약 다다르지 못했을 경우에는 근섬유가 일절 활성화되지 않는다.

아세티콜린(acetylcholine): 신경전달 전달이 활발한 운동 시냅스와 신경근접합부에서 생성된 신경전달물질

알파운동뉴런(alpha(α) motor neuron): 골격근운동을 제어하는 뉴런. 정보를 받는 상대적으로 짧은 수상돌기와 세포체, 그리고 세포체에서 받은 자극을 근섬유와 접속하는 신경근접합부로 전달하는 긴 축색돌기로 구성되어 있다.

에너지 전환(energy transformation): 에너지가 한 형태에서 다른 형태로 전환하는 것. 활동전위의 전달이 일어날 때 전기에너지는 시냅스나 신경근접합부를 건너기 위한 화학적 에너지 형태로 전환된다.

연수(medulla oblongata): 두뇌의 무의식적 기능을 담당하는 부위 중 하나. 심장, 호흡과 혈압을 조정하며 삼키는 것, 딸꾹질, 재채기와 구토와 같은 반사작용을 담당한다.

연축(twitch): 하나의 신경 자극에 반응하기 위해 근육이 일으키는 짧은 근육활동

운동(날신경)뉴런[motor (efferent) neurons]: 중추신경계에서 자극을 전달받아 근육에 전달하는 뉴런

운동단위(motor unit): 알파운동뉴런이며 근섬유와 관련 있다.

운동피질(motor cortex): 기초적인 운동제어를 담당하는 두뇌의 전두엽 부분

유수화(myelinated): 수초를 동반하는 신경 축색돌기

자율신경(운동뉴런)[autonomic nerves(motor neurons)]: 중추신경계 외부에 있는 자율신경계의 신경

재분극화(repolarization): 탈분극화(+30 mV)가 일어난 다음에 원래 안정막전위(−70 mV)로 돌아오게 하는 막 재생.

중간뉴런(interneurons): 중추신경계 내에만 위치하는 특별한 뉴런으로 한 뉴런을 다른 뉴런과 연결하는 역할을 한다.

중추신경계(central nervous system): 두뇌와 척추

체세포(세포체)[soma(cell body)]: 세포핵, 미토콘드리아, 리보솜, 그리고 다른 세포적 구성요소를 포함하는 뉴런의 일부

축삭원축(axon hillock): 들어오는 정보가 처리되어 총체가 일어나는 뉴런의 일부. 만약 한계값에 다다르면 자극이 축색돌기를 타고 내려간다.

축색돌기(axon): 세포체에서 세포체로 자극을 전달하는 뉴런의 일부 혹은 표적조직 수용체(ex. 근육). 종종 신경섬유로 일컬어진다.

크기원리(size principle): 어떻게 신경계가 작은 단위에서 큰 운동단위로 순서대로, 예정된 방식으로 개별적 운동단위를 동원하는지 설명하는 원리

탈분극화(depolarization): 안정막전위의 양극성이 뉴런의 막에서 −70 mV에서 더 양극인 +30 mV까지 줄어드는 현상

파상풍(tetanus): 신경충동연축의 총체. 한 운동단위가 생성할 수 있는 힘의 최대치를 가져온다.

항상성(homeostasis): 유기체나 세포가 휴식을 하거나 운동을 할 때 생리학적 한계 내에서 기능할 수 있도록 그것의 생리학적 과정을 적용하며 내적균형을 이루는 것

활동전위(신경충동)[action potential(nerve impulse)]: 세포 안팎으로 이동하는 전하 충전된 이온 때문에 −70 mV에서 +30 mV까지 늘어났다가 다시 −70 mV로 막이 변하면서 전기 에너지의 자극형태가 뉴런을 타고 내려가는 것

흥분성(excitability): 전기자극에 반응하기 위한 뉴런이나 근섬유의 능력

Sensory-somatic 신경계(sensory-somatic nervous system): 말초신경계의 일부로 외부 환경에 대한 인지와 운동 반응을 제어한다.

참고문헌

1. Anderson T, Kearney JT. Effects of three resistance training programs on muscular strength and absolute and relative endurance. Res Q Exerc Sport. 1982;53:1.
2. Blessing WW. The Lower Brainstem and Bodily Homeostasis. New York, NY: Oxford University Press, 1997.
3. Burke RE, Levine DN, Zajac FE, et al. Mammalian motor units: Physiological–histochemical correlations of three types in cat gastrocnemius. Science. 1971;174:709.
4. Deschenes M, Judelson DA, Kraemer WJ, et al. Effects of resistance training on neuromuscular junction morphology. Muscle and Nerve. 2000;23:1576.
5. Deschenes M, Maresh CM, Crivello JF, et al. The effects of exercise training of different intensities on neuromuscular junction morphology. J Neurocytol. 1993;22:603.
6. Deschenes MR, Giles JA, McCoy RW, et al. Neural factors account for strength decrements observed following short-term muscle unloading. Am J Physiol, Regul Integr Comp Physiol. 2002;282:R578–R583.
7. Dorlochter M, Irintchev A, Brinkers M, et al. Effects of enhanced activity on synaptic transmission in mouse extensor digitorum longus muscle. J Physiol. 1991;436:283.
8. Duchateau J, Semmler JG, Enoka RM. Training adaptations in the behavior of human motor units. J Appl Physiol. 2006;101:1766.
9. French DN, Kraemer WJ, Volek JS, et al. Anticipatory responses of catecholamines on muscle force production. J Appl Physiol. 2007;102:94.
10. Gabriel DA, Kamen G, Frost G. Neural adaptations to resistive exercise: Mechanisms and recommendations for training practices. Sports Med. 2006;36:133.
11. Gordon T, Thomas CK, Munson JB, et al. The resilience of the size principle in the organization of motor unit properties in normal and reinnervated adult skeletal muscles. Can J Physiol Pharmacol. 2004;82:645.
12. Hakkinen K, Kallinen M, Izquierdo M, et al. Changes in agonist–antagonist EMG, muscle CSA, and force during strength training in middle-aged and older people. J Appl Physiol. 1998;84:1341.
13. Harris DA, Henneman E. Identification of two species of alpha motoneurons in cat's plantaris pool. J Neurophysiol. 1977;40:16.
14. Harte JL, Eifert GH. The effects of running, environment, and attentional focus on athletes' catecholamine and cortisol levels and mood. Psychophysiology. 1995;32:49.

15. Henneman E, Clamann HP, Gillies JD, et al. Rank order of motoneurons within a pool: Law of combination. J Neurophysiol. 1974;37:1338.
16. Henneman E, Harris D. Identification of fast and slow firing types of motoneurons in the same pool. Prog Brain Res. 1976;44:377.
17. Henneman E, Olson CB. Relations between structure and function in the design of skeletal muscles. J Neurophysiol. 1965;28:581.
18. Henneman E, Somjen G, Carpenter DO. Excitability and inhibitability of motoneurons of different sizes. J Neurophysiol. 1965;28:599.
19. Henneman E, Somjen G, Carpenter DO. Functional significance of cell size in spinal motoneurons. J Neurophysiol. 1965;28:560.
20. Hucho F, ed. Neurotransmitter Receptors. Elsevier, 1993:3.
21. Kamen G, Roy A. Motor unit synchronization in young and elderly adults. Eur J Appl Physiol. 2000;81:403.
22. Krahenbuhl GS. Adrenaline, arousal and sport. J Sports Med. 1975;3:117.
23. McDonagh MJ, Hayward CM, Davies CT. Isometric training in human elbow flexor muscles. The effects on voluntary and electrically evoked forces. J Bone Joint Surg Br. 1983;65:355.
24. Moritani T, deVries HA. Neural factors versus hypertrophy in the time course of muscle strength gain. Am J Phys Med. 1979;58:115.
25. Moritani T, deVries HA. Potential for gross muscle hypertrophy in older men. J Gerontol. 1980;35:672.
26. Moritani T, deVries HA. Reexamination of the relationship between the surface integrated electromyogram (IEMG) and force of isometric contraction. Am J Phys Med. 1978;57:263.
27. Raymond CH, Tse MA, Wong SCW. Application of surface electromyography in assessing muscle recruitment patterns in a six-minute continuous rowing effort. J Strength Cond Res. 2007;21:724.
28. Regan D. Visual factors in hitting and catching. J Sports Sci. 1997;15:533.
29. Ross A, Leveritt M, Riek S. Neural influences on sprint running: Training adaptations and acute responses. Sports Med. 2001;31:409.
30. Scalettar B. How neurosecretory vesicles release their cargo. Neuroscientist. 2006;12:164.
31. Stephens JA, Taylor A. Fatigue of maintained voluntary muscle contraction in man. J Physiol. 1972;220:1.

5장 심혈관계

학습목표

1. 심혈관계의 기본 구조와 기능을 요약할 수 있다.
2. 심장주기가 어떻게 조절되는지 서술할 수 있다.
3. 심전도를 설명하고 해석할 수 있다.
4. 심박출량에 영향을 미치는 요인을 확인할 수 있다.
5. 혈압 조절에 대하여 설명할 수 있다.
6. 혈액의 성분에 대하여 서술할 수 있다.
7. 지구성 트레이닝과 근력 훈련에 의한 심혈기관계의 적응을 이해할 수 있다.
8. 조직으로의 산소공급을 서술할 수 있다.
9. 운동 중 혈류의 재분배에 대하여 설명할 수 있다.
10. 운동 중 정맥회귀와 산소운반이 증가되는 기전을 설명할 수 있다.

안정 시 또는 최대운동 시 심혈관계는 산소, 호르몬 및 영양소를 신체의 모든 세포에 제공하고 세포에서 생산된 이산화탄소와 같은 부산물을 제거하는 역할을 수행한다. 또한 심혈관계는 체온을 조절하고(10장 참조), 산성 성분의 완충작용(2장 참조)을 수행하며, 혈소판과 백혈구를 운반하여 면역 반응의 역할도 책임지고 있다. 대기 및 심혈관계와 산소 및 이산화탄소를 교환하는 것을 책임지는 호흡계(6장 참조)와 이러한 산소 및 이산화탄소를 인체에 운반하는 심혈관계를 통틀어서 심호흡계라 한다.

심혈관계는 펌프의 역할을 수행하는 심장과 혈액을 인체와 폐로 이동시키는 2가지 종류의 혈관으로 구성되어 있다. 심혈관계의 구조와 조직은 운동의 장단기적인 스트레스에 적응할 수 있기에 심혈관계는 기능을 현저히 증가시킬 수 있다. 예를 들어, 고강도의 운동 중 활동 중인 근육조직이 필요로 하는 산소의 양은 안정 시보다 약 25배 정도 증가한다. 심혈관계의 조직, 구조, 기능 및 운동 스트레스에 적응하는 능력은 활동 중인 근육으로 산소를 어떻게 공급하는지에 대한 이해를 한다면, 국제적인 수준의 마라토너들이 2시간을 약간 넘는 시간에 42.195 km를 완주하는 것이 가능하다는 것을 파악할 수 있게 된다. 반면에, 심혈관계는 스프린트 형태의 경기와 같이 무산소성 경기력 향상을 위한 또 다른 형태의 트레이닝에도 적응이 가능하다. 그러므로 이번 장의 목표는 심혈관계의 기본적인 기능뿐만 아니라 운동에 대한 적응을 어떻게 하는지 학습하는 데 있다.

심혈관계의 구조, 기능 및 조직

심혈관계는 심장, 혈액 그리고 말초 및 폐 순환계로 구성되어 있다(그림 5.1).

폐 순환계 및 말초 순환계

폐 순환계는 심장에서 폐 그리고 다시 심장으로 혈액을 운반한다. **말초 순환계**는 심장에서 인체로 혈액을 보내고 다시 심장으로 운반하는 역할을 한다. 심장의 펌핑 또는 수축은 압력을 형성하기에 혈액을 폐 또는 말초 순환계로 이동시킨다. **동맥(artery)**이라고 일컫는 커다란 혈관은 심장에서 폐 또는 말초 기관으로 혈액을 이동시킨다. 동맥은 크기가 작은 **소동맥(arteriole)**으로 가지를 넓게 뻗어 나가면서 가장 작고 많은 수가 존재하는 **모세혈관(capillary)**으로 구성되어 있다. 모세혈관은 폐와 말초 순환계 사이에서 산소와 이산화탄소를 교환하고, 말초 혈관계 내에서는 조직과 혈관 사이에서 여러 가지 영양소를 교환하는 장소이다. 모든 조직 내에서 세포는 가장 가까운 혈관까지의 거리가 0.1 mm의 거리 내로 존재하기 때문에 산소, 이산화탄소 및 영양소의 교환이 발생한다. 모세혈관을 통과한 이후에 혈액은 가장 작은 정맥인 **세정맥(venule)**으로 들어가서 혈액을 다시 심장으로 이동시킨다. **세정맥** 내의 혈액은 다시 대정맥으로 이동하여 심장으로 회귀하게 된다.

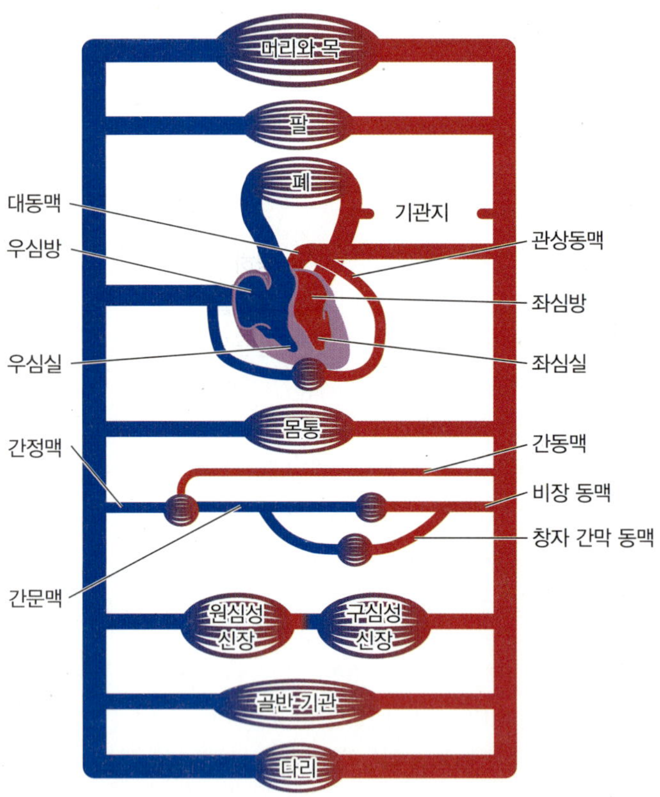

그림 5.1 혈관계를 수평관계로 보여주는 심혈관계의 구조. 인체 및 조직으로 이동하는 순환계는 산소, 이산화탄소 및 영양분의 교환이 발생하는 모세혈관계(capillary bed)를 가지고 있다. 실제로 순환계는 특수화된 기능으로 인하여 그림에서 보는 것과는 달리 좌우 수평적인 방법으로 배열되어 있지는 않다. 빨간색은 산소가 풍부한 혈액(동맥혈)을, 파란색은 산소가 부족한 혈액(정맥혈)을 뜻한다.

정맥혈(venous blood)은 심장으로 복귀하는 혈액이며 **동맥혈(arterial blood)**은 심장을 떠나서 조직으로 이동하는 혈액이다. 말초 순환계에서 산소는 인체 조직으로 이동되며 대사 작용의 부산물인 이산화탄소는 인체 조직을 떠나서 혈액으로 이동된다. 결국 말초 순환계의 정맥혈은 산소가 해리되어 이산화탄소가 많이 존재한다. 폐로 이동하는 동맥혈은 폐순환에서 심장으로 회귀하기에 폐 순환계에 있는 동맥혈은 산소가 해리된 상태이며 이산화탄소가 풍부한 상태이다. 폐에서 산소는 혈액으로 이동하며 이산화탄소는 혈액을 떠나서 폐로 이동하여 다시 대기 중으로 이동한다. 그러므로 폐에서 심장으로 이동하는 폐정맥의 혈액은 산소를 공급받아서 이산화탄소의 함량이 낮은 상태이다. 폐에서 심장으로 바로 회귀한 혈액은 다시 말초 순환계로 펌핑이 되어서 이동하며 조직, 혈액 및 폐에서 산소 및 이산화탄소의 기체 교환이 주기적으로 발생한다. 말초 동맥혈과 폐 정맥혈은 모두 산소가 풍부하고 이산화탄소의 함량이 낮은 반면에 말초 정맥혈과 폐동맥혈은 산소 함량이 낮고 이산화탄소의 함량이 높게 나타난다.

산소가 풍부한 혈액과 산소가 부족한 혈액을 분리시키기 위하여 심장은 2개의 펌프로 구성되어 있다. 지금부터는 이러한 내용을 다루기로 한다.

심장

혈액 펌프 역할을 하는 심장은 심혈관계에서 두 번째로 중요

속성 검토

- 폐 순환은 심장에서 폐로 혈액이 이동하여 다시 심장으로 이동한다.
- 말초 순환은 심장에서 인체의 조직으로 이동한 후 다시 심장으로 혈액이 이동한다.
- 동맥은 심장에서 말초와 폐 순환으로 혈액을 이동시킨다.
- 정맥은 폐와 말초 순환에서 심장으로 혈액을 운반한다.

한 요인이다. 심장의 구조, 혈액 공급, 심장 주기, 심근 그리고 심박출량에 대하여 알아보기로 한다.

심장의 구조

산소가 풍부한 혈액을 폐에서 심장으로 보내고 산소가 부족한 혈액을 말초혈관계에서 심장으로 보내는 과정을 서로 구분하기 위하여 심장은 2개의 분리된 구조를 하고 있다. 심장의 오른쪽 부분은 말초 순환계에서 혈액을 공급 받아서 다시 혈액을 폐순환계로 운반하며, 심장의 왼쪽 부분은 폐 순환계에서 혈액을 공급 받아서 말초 순환계로 운반한다.

말초 순환계에서 심장으로 복귀하는 혈액은 우심방으로 들어가고, 폐 순환계에서 나오는 혈액은 좌심실로 들어가게 된다(그림 5.2). 심방 지역에서 혈액은 한쪽 방향으로만 열리는 밸브를 통하여 심장에서 강력한 펌핑 역할을 하는 심실로 이동한다. 심실 구역을 떠난 혈액은 역시 한쪽 방향으로만 열리는 밸브를 통하여 좌심실에서 이동하는 큰 동맥인 대동맥 그리고 우심실로 이동하는 큰 동맥인 폐 동맥으로 이동한다. 일방 통행식의 밸브는 혈류가 원하는 방향으로만 이동하기 때문에 혈액이 잘못된 방향으로 역류하는 현상을 방지한다. 만약 혈액이 역류하게 된다면, 원하는 양의 혈액이 원하는 방향으로 이동하지 못하며, 결국 심장이 더 많은 양의 혈액을 펌핑하기 위한 과정을 수행하게 된다. 심장의 또 다른 중요한 구조는 심장을 둘러싸면서 두껍게 막을 형성하고 있는 **심막(pericardium)**이다. 심막과 심장의 외부에서 형성되는 공간은 심막액(Pericardial Fluid)으로 채워져 있다. 이러한 액체는 심막과 심장의 마찰을 감소시키는 데 필요하다.

다른 조직과 마찬가지로 심장은 산소와 영양소를 공급 받아야 하며, 에너지 대사에 의하여 생성된 이산화탄소를 제거해 주어야 한다. 심장은 폐 순환 및 말초 순환을 통하여 모든 혈액을 펌핑하지만, 펌핑하는 혈액을 통하여 산소를 얻거나 이산화탄소를 배출하지는 못한다. 그 대신에 혈액 공급을 위한 심장의 순환기능을 소유하고 있다.

심장의 혈액 공급

심장에 혈액을 공급하는 관상동맥은 대동맥 밸브(aortic valve)을 바로 지나서 위치해 있는 동맥에 연결되어 있다. 이것은 심장이 폐 순환을 거치면서 산소를 채운 혈액을 공급받는다는 것을 의미한다. 말초 혈압은 대동맥에서 가장 높은

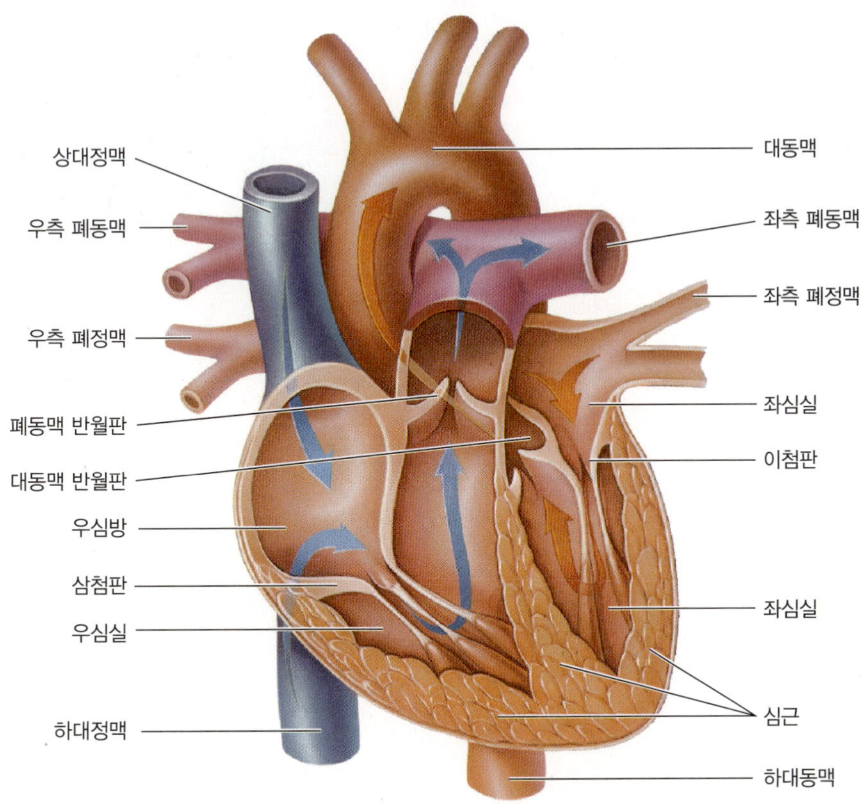

그림 5.2 폐 그리고 말초 순환을 통한 심장의 혈액 순환. 심장 및 순환계는 심장뿐만 아니라 폐 및 말초 순환의 산소가 풍부한 혈액과 산소가 부족한 혈액을 분리시킨다. 빨간색은 산소가 풍부한 혈액을 뜻하며, 파란색은 산소가 부족한 혈액을 의미한다.

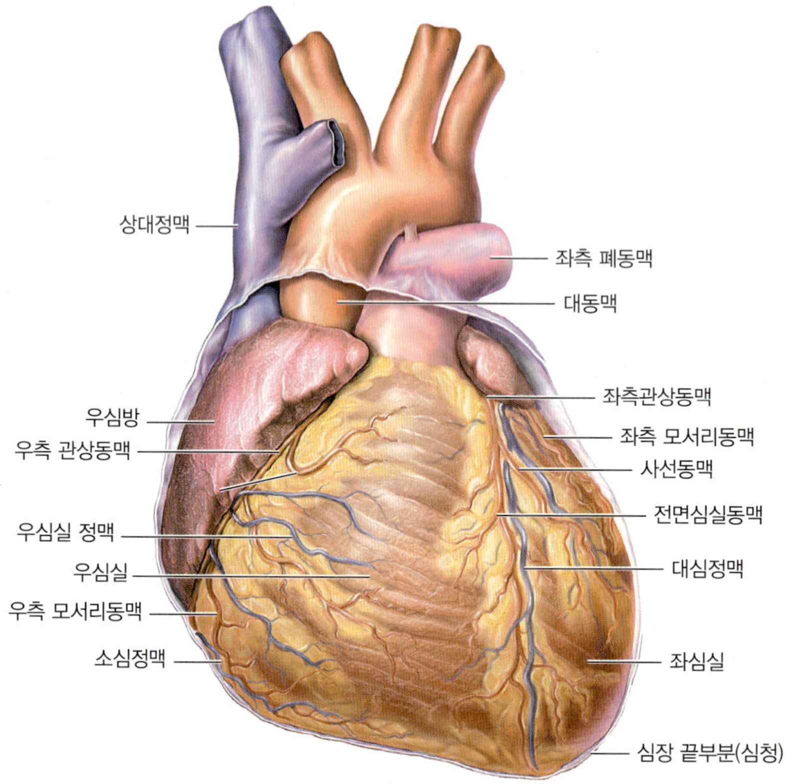

전면부

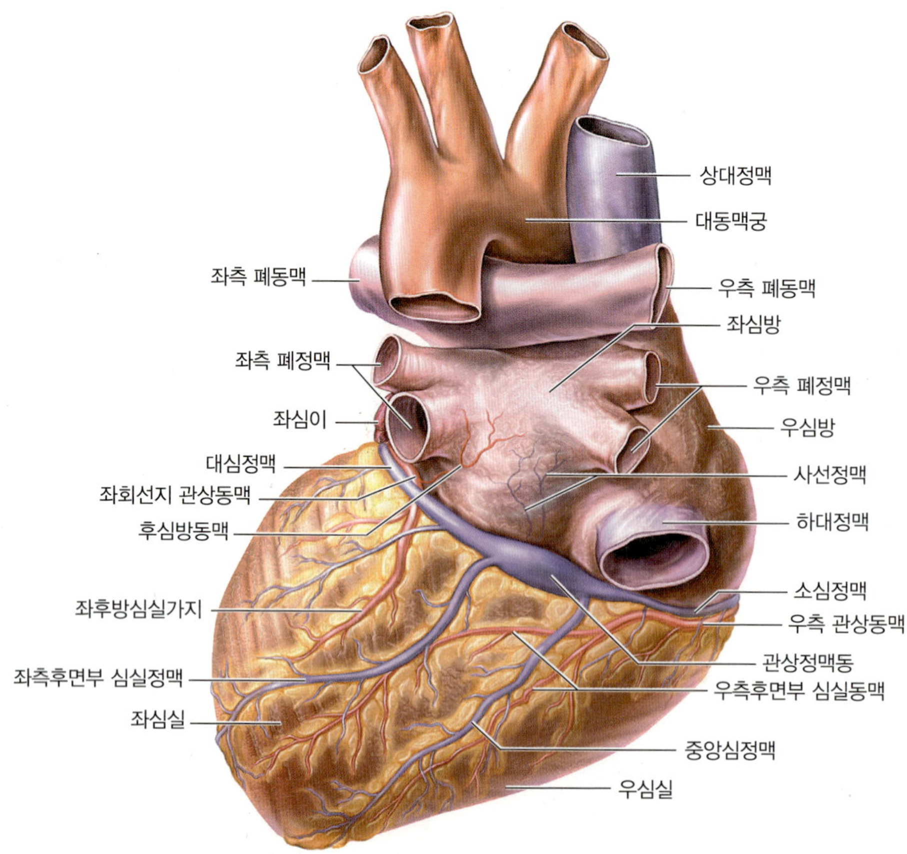

후면부

그림 5.3 관상동맥과 관상정맥은 심장의 외측부에 위치해 있다. 심장의 외측부에 혈관이 존재하는 것은 심장 조직의 수축으로 인한 혈관 압박을 방지해 준다.

혈압을 나타낸다("혈압" 참조). 그러므로 심근 조직으로 공급하는 동맥혈의 혈압도 역시 상당히 높다.

심장의 우측과 좌측 부위에 혈액을 공급해 주는 주요 동맥은 각각 우측 관상동맥과 좌측 관상동맥이다. 심장으로 혈액 공급을 보장해 주는 몇가지 요인이 있다. **동정맥문합(anastomosis)**은 동맥이 부분적으로 또는 완전히 막혔을 때에도 심장으로 혈액을 공급해 주는 동맥끼리의 소통 역할을 수행한다. 예를 들어 전면 심실동맥과 후면 심실동맥 사이의 동정맥문합이 있는데 이것은 전면부의 심실동맥이 막혀도 혈류를 공급해 준다. 주요한 동맥과 정맥은 심장을 감싸면서 심장의 외부에 위치해 있다. 이러한 구조는 심근 수축 시 동맥과 정맥이 압박을 받는 것을 방지해 주며, 결국 심장 주기를 통하여 혈액을 확실히 공급해 주도록 해준다.

심장주기

심장의 4개의 방(chamber)은 각각 심장 주기를 위한 특별한 기능을 가지고 있다. **수축기(systole)**는 심장주기에서 수축기간을 뜻하며, 심장주기에서 심장이 이완을 하는 주기를 **이완기(diastole)**라고 한다. 심장의 4개의 방이 수축을 할 때 혈액은 방출되고, 심장주기의 다음 수축시기에 혈액을 방출시키기 위하여 이완 시에는 혈액을 채우게 된다. 이완기 중에 우측 및 좌측 심방은 각각 말초 및 폐 순환계의 정맥혈로 채워지게 된다. 혈액을 채운 후 심실이 수축하기 전에 심방은 약 1/10초 내에 수축을 실시한다. 심방의 수축은 심방과 심실을 구분하는 밸브를 통하여 혈액을 이동하게 해주며, 이완기에 있는 동안 심실을 채우도록 해준다. 심방은 또한 심실이 수축하는 동안 심장으로 정맥혈이 회귀하도록 도와주므로, 심장의 우측 및 좌측으로 지속적인 정맥회귀가 이루어진다. 그러므로 심방은 몇 가지 기능을 가지고 있다.

우측 및 좌측 심실이 채워지면, 수축이 이루어지면서 혈액을 각각 폐 순환과 말초 순환으로 보내게 된다. 이후의 심장주기는 심장이 박동을 할 때마다 반복적으로 이루어진다. 정상적인 기능을 소유한 심장의 4개의 방은 심장의 맥박마다 수축기를 거치게 된다. 이것은 심근에게 지속적으로 혈액을 공급하게 해주고, 유산소 대사를 위하여 산소로 포화된 혈액을 제공함으로써 이루어진다. 이미 언급했듯이 심장의 외부에 위치하고 있는 관상혈관은 심장주기를 이루는 동안에 혈류를 지속적으로 공급해 준다. 심장의 방이 수축기를 거치고 나면, 다른 근육과 마찬가지로 심근도 모든 방향으로 이완을 이루게 되지만, 이때 조직 내에서는 혈관이 수축되면서 혈류를 제한한다. 그래서 심장조직은 대부분의 혈액을 이완기 때 공급 받는다. 유산소성 또는 심혈관 트레이닝의 주요한 적응은 안정 시와 최대하 운동 시의 심박수가 낮아지는 것이다. 심박수가 천천히 지속되면, 심장주기의 이완기가 증가되면서 최대하 운동 시의 심박수도 천천히 지속되기에 심근에게 혈액을 공급할 수 있는 충분한 시간을 제공해 준다. 심장이 천천히 뛰게 되는 것은 유산소성 또는 심혈관계 트레이닝에 대한 긍정적인 적응으로 사료된다. 다음에서는 심장주기의 조절에 대하여 알아보기로 하자.

속성 검토

- 우심실은 혈액을 폐 순환으로 보내고, 좌심실은 혈액을 말초 순환으로 운반한다.
- 심방과 심실 사이 그리고 심실을 지나서 있는 동맥혈관에 일방 통행식의 밸브들은 혈류를 한쪽 방향으로만 유지하는 역할을 수행한다.
- 관상동맥은 대동맥을 떠나서 있는 첫 번째 동맥이며 심장에게 혈액을 공급해 준다.
- 관상동맥과 관상정맥은 심장의 외부에 위치하기에 심장이 수축할 때 압축되지 않는다.

심장주기의 내재적 조절

심장의 구조는 4개의 방이 순서 대로 수축할 수 있도록 해주고, 심장을 통하여 혈액이 폐 및 말초 혈관계로 이동할 수 있도록 해준다. 특히 심실 수축기가 발생하기 이전에 심방의 수축기가 일어나도록 해주는 해부학적 및 생리학적 기전이 존재한다. 심장 근육을 자극하는 특수화된 신경 조직과 더불어 심근조직은 수축을 위하여 신경자극을 자발적으로 발생시킨다. 이러한 수축을 위하여 신경자극을 일정한 시간 간격으로 자기 자신이 발생시키는 현상을 **자율박동(autorhythmaticity)**이라고 한다. **동방결절(sinoatrial node, SA node)**은 자율박동을 빠른 속도로 지속시키는 우심방 윗부분에 위치한 특수화된 신경세포이다(그림 5.4). 그래서 동방결절은 정상적인 심장에서는 심근수축을 위한 심박조율기(pacemaker)라고 한다. 수축을 위한 자극은 심방 전체를 거쳐서 퍼지고 결국 심방이 수축하도록 해준다. 신경자극 또한 우심방 하부에 위치한 특수화된 다른 신경조직, 즉 **방실결절**

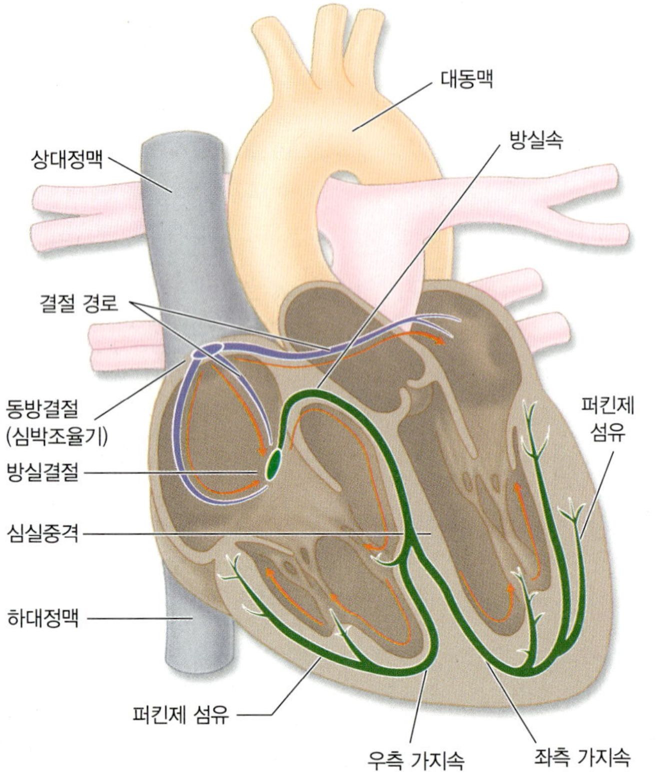

그림 5.4 심장의 특수화된 신경조직은 심방과 심실의 수축을 순서 대로 발생시킨다. 동방결절은 심박조율기로서 역할을 한다. 방실결절은 동방결절의 신경자극의 전도를 1/10초 정도 늦추기에 심방의 수축이 종료된 후 심실이 수축될 수 있도록 해준다.

(atrioventricular node, AV node)로 퍼져나간다. 방실결절은 신경 자극을 약 1/10초 정도 느리게 심실로 전달하여 심실이 수축하기 전에 심방의 수축이 완료되도록 해준다. 방실결절으로부터의 신경자극은 다시 심실로 퍼져나가서 방실속(atrioventricular bundle)을 통과하여 우측 및 좌측 가지속(bundle branches)으로 퍼지고 결국 **퍼킨제 섬유(Purkinje fibers)**까지 이어진다. 이러한 특수한 신경조직은 신경자극을 빠르게 전도하여 심실 전체적으로 수축하도록 해주며 심장이 박동을 이룰 때마다 빠른 속도로 그리고 동일화된 방식으로 심근조직이 수축하도록 해준다. 이러한 현상은 심실에서 혈액이 매우 효과적인 방법으로 방출되도록 해준다(즉, 가능한한 최소한의 에너지를 사용하여).

심장주기의 외재적 조절

심장주기의 내재적인 조절과 더불어 외재적인 조절, 즉 심장 외적인 부위에서도 심장주기의 조절이 가능하며, 이러한 외재적인 조절은 훈련 적응에 의한 안정 시 **심박수의 조절**(예: 서맥, **bradycardia**) 또는 분당 60 bpm 이하로 심박수가 낮아지는 경우 그리고 신체활동 시 심박수의 증가 등을 책임진다. 그러므로 심박수에 영향을 미치는 두 가지 주요한 요인은 자율신경계의 교감 및 부교감신경계이다(그림 5.5).

동방결절과 방실결절을 자극하는 부교감신경섬유는 뇌의 연수에 위치한 심폐조절중추에 의하여 통제를 받으며, 미주신경을 통하여 심장을 통제한다. 동방결절과 방실결절에서 부교감신경섬유는 방실결절과 동방결절의 활동성을 감소시키는 아세틸콜린을 분비하며 결국 심박수를 감소시키는 역할을 한다. 그러므로 부교감신경의 자극이 증가할수록 심박수는 감소되며, 부교감신경계의 자극을 제거하면 심박수가 증가하게 된다.

교감신경섬유는 동방결절, 방실결절 그리고 심근에 심박을 가속시키는 영향을 역할을 한다. 동방결절과 방실결절에서의 교감신경섬유는 동방결절과 방실결절의 활동성을 증가시키는 노르에피네프린을 분비하여 심박수를 증가시킨다. 노르에피네프린은 또한 심근의 수축력을 증가시키기에 1회 박동의 혈액 방출량이 상승된다. 그리고 직접적인 신경 자극과 더불어 내분비적인 변화가 심박수의 변화를 유도한다. 특히 부신에서 분비되는 에피네프린도 심박수를 증가시키는 역할을 한다. 교감신경계에 의하여 자극을 받은 부신이 에피네프린을 분비시킨다. 그래서 교감신경계의 자극은 심박수를 증가시키며 교감신경계의 활동이 약해지면 심박수가 감소된다. 그러므로 심박수는 부교감신경계와 교감신경계 사이의 균형에 지배를 받는다.

뇌의 연수는 혈압, 혈액(화학수용체, 심박수의 조절 그리고 호흡빈도는 6장에서 다룰 예정) 내의 산소 농도와 같은 순환계(화학수용체 및 압수용기)의 기능과 관련된 다양한 정보를 제공받는다. 예를 들면, 안정 시 동맥의 혈압이 정상치보다 높게 설정되면, 부교감신경의 자극이 증가되고 교감신경의 자극이 감소되어 결국 심박수와 심근의 수축력이 감소된다. 이러한 현상은 1회의 박동에서 방출되는 혈액의 양과 혈압이 감소되는 결과를 가져온다.

유산소성 활동에 의한 안정시 심박수의 감소는 부교감신경계의 증가 그리고 교감신경계의 감소에 의하여 야기된다는 가설이 가능하다. 그러나 지구성 훈련으로 단련된 운동선수의 교감 및 부교감신경의 자극과 관련된 정보는 교감 및 부교감 자극이 둘 다 감소되거나 증가되는 현상에 의한다는 것은 논리적 근거가 없는 것으로 판단된다.[44] 운동을 바로 시작하게 되면 부교감신경 자극의 지속적인 감소로 인하여 심

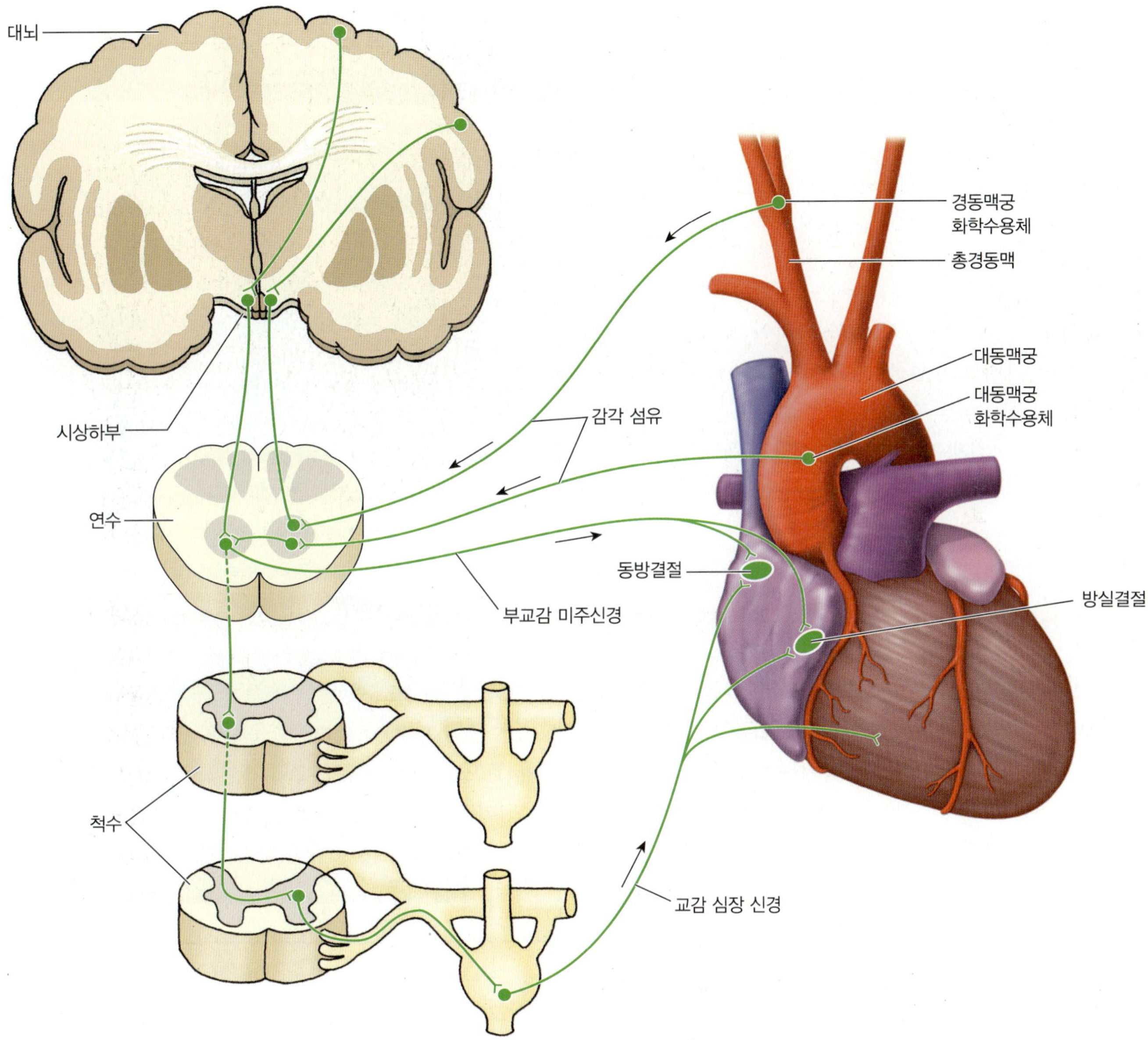

그림 5.5 부교감 및 교감신경의 자극은 심박수 및 심근의 수축력을 조절한다. 부교감신경과 교감신경계의 자극은 심박수를 각각 감소 및 증가시킨다.

박수가 증가하게 된다.[44] 운동을 바로 시작하게 되면 교감신경과 관련된 정보는 비교적 일정하지 않은 수준으로 유지되더라도 심장으로 향한 교감신경의 자극은 증가하기에 심박수 및 심근의 수축력을 증가시킨다. 결국 안정 시 또는 운동 중에 심박수는 대부분 교감 및 부교감신경의 균형에 의하여 조절된다.

심장 근육

골격근과 마찬가지로 **심근(myocardium)**은 수축에 의한 장력을 발생시킬 수 있다. 골격근과 심근은 수축을 할 수 있음에도 불구하고, 몇 가지 다른 점이 존재한다. 앞서 언급했듯

속성 검토

- 심장의 효율적 기능을 위하여 심장의 수축기 및 이완기는 조절되어야 한다.
- 모든 심장 조직은 자율박동 기능을 가지고 있으며, 특히 동방결절은 심장의 심박조율기로서 가장 빠른 자율박동을 수행한다.
- 심실이 약 1/10초 정도 늦게 수축하기 위하여 방실결절의 신경자극전도가 약간 늦게 전달되며, 결국 심방이 수축한 이후에 심실이 수축하게 된다.
- 심장주기의 외재적 요인은 심박수를 감소시키는 부교감신경 그리고 심박수를 증가시키는 교감신경으로 구성되어 있다.

이 자율심박조절기능은 심근과 골격근의 차이를 가장 잘 설명해 주는 요인이다.

또한 심근과 골격근의 주요한 차이점은 심근에는 게재판(intercalated disc)이 있다는 점이다. 골격근에서는 수축을 위한 자극은 하나의 근섬유에서 다른 근섬유로 전달이 되지 않기에 개별적인 근섬유와 모든 근섬유를 보다 적절하게 통제할 수 있다. 그러나 심근에서는 수축을 위한 자극이 게재판을 통하여 하나의 근섬유에서 다른 근섬유로 전달되기에 게재판은 개별적인 근섬유를 분리하는 막이 서로 연결되는 결과를 낳는다. 그러므로 심근섬유가 수축을 위하여 신경자극을 받지 않더라도 심장 수축기 동안에는 수축할 수 있다. 이러한 게재판과 퍼킨제 섬유 때문에 심근은 동시에 수축할 수 있는 능력, 즉 융합 수축(syncytial contraction)을 수행할 수 있다. 개별적인 심장의 근섬유는 매우 적은 양의 근수축력을 발생시키기에 심장의 근육이 동시에 수축하게 되면서 효율적으로 근력을 발생시켜서 심장의 펌핑 능력을 향상시킬 수 있다. 그러나 심방의 수축이 심실로 직접적으로 전달되는 현상을 방지하기 위하여 심방과 심실을 분리시키는 연결조직의 막으로 인하여 심방에서 심실로 가는 전기적 자극은 약간의 지연이 발생한다는 점을 상기해야 한다.

인간의 심근은 속근과 지근으로 구성된 골격근과 달리 서로 다른 근섬유의 형태로 구성되어 있지 않다. 그 대신에 심장근육은 미토콘드리아가 풍부하고 모세혈관의 밀도가 높고 수축을 위하여 유산소성 기능이 좋은 오직 한 종류의 근섬유로 구성되어 있다. 더불어 심근은 하루 24시간 그리고 평생 동안 효과적으로 혈액을 방출할 수 있는 기능을 가지고 있다.

심근벽의 두께

심근벽의 두께가 두꺼울수록 심장이 혈액을 방출하기 위한 수축력은 더 커지게 된다. 동맥에서 발생하는 압력(혈류에 대한 저항)을 이기면서 좌심실이 혈액을 몸 전체로 보내기 때문에 좌심실의 두께는 폐순환으로 혈액을 보내는 우심실보다 더욱 두껍게 된다.

신체활동 시 말초 혈압은 증가된다. 정기적인 신체활동을 지속하면서 트레이닝이 될수록 좌심실의 두께가 더욱 두꺼워지기에 높은 혈압을 더욱 쉽게 극복할 수 있게 된다(글상자 5-1 참조).

다수의 관련 연구에 의하면 신체활동이 항상 좌심실의 두께를 두껍게 하지는 않다고 하지만, 지구성 훈련, 스프린트 훈련 그리고 웨이트 트레이닝의 결과로는 가능하다. 좌심실의 두께 증가는 또한 만성 고혈압에 의해서도 가능하다. 그러나 신체활동 트레이닝으로 인한 좌심실 두께의 증가는 정상치, 즉 13 mm를 초과하지는 못하는 반면에 만성적인 고혈압에 의한 좌심실의 두께는 이러한 정상치를 초과할 수 있다. 그러므로 신체활동과 만성적인 고혈압은 좌심실의 두께를 두껍게 해주지만 반응의 정도에는 차이가 존재한다.

신체활동 트레이닝 또는 만성적인 고혈압에 의한 좌심실 두께의 증가는 **좌심실의 무게** 또는 좌심실을 둘러싸고 있는 모든 심근의 양을 크게 해준다. 그러나 좌심실 두께와 마찬가지로 신체활동 트레이닝과 고혈압 사이에서 발생하는 좌심실의 무게에는 차이가 있다. 예를 들어 올림픽 역도선수의 좌심실의 무게는 체중 대비 또는 제지방 무게(또는 근육량) 대비 정상범위에서 존재한다.[11-13] 올림픽 역도선수가 가지는

글상자 5-1 알고 있습니까?
심근벽 두께의 측정

심장관련 변인을 측정하는 방법은 자기공명촬영(MRI)를 이용하는 것이다. MRI의 기술을 이용하여 심장을 포함하여 해부학적 구조의 횡단면 길이를 구할 수 있다. 아래에 나와 있는 그림은 근력훈련으로 단련이 된 운동선수의 좌심실, 우심실 및 우심방의 횡단면을 보여주고 있다. 좌심실의 두께가 우심실 또는 우심방보다 현저히 두껍다는 것을 알 수 있다. 우심방의 두께가 우심실의 그것과 비교하여 비슷한 두께를 보이고 있는 부분은 심실중벽 부위이다; 그러나 심실중벽은 2개의 심실 사이에 존재하는 공존하는 부위이다. 그러므로 심실중벽의 두께가 증가한다는 것은 높은 말초 혈압에 대항하여 혈액을 방출하기 위하여 필요한 것이며, 우심실이 높은 혈압을 이겨가면서 폐순환으로 혈액을 보내기 위함은 아니다.

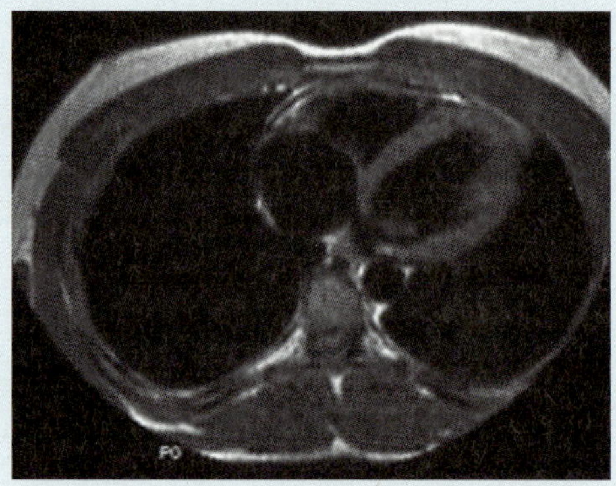

좌심실 무게의 증가는 만성적인 고혈압에 의한 병리학적 적응과 비교하여 장기간에 걸친 생리학적인 트레이닝의 적응이라고 할 수 있다. 좌심실 무게의 증가가 생리학적인 적응이라는 또 다른 근거는 바로 근력훈련 또는 지구성 훈련이 된 선수의 최대산소섭취량과 상관관계가 높다는 것이다.[12,42] 이러한 상관관계는 아마도 운동 시 발생하는 높은 말초 혈압을 극복하기 위하여 혈액을 방출시켜야 하는 것과 관련이 있을 것이다.

신체활동 중에 말초혈압이 높은 저항성 트레이닝으로 단련된 사람들의 경우와 같이 심근벽 두께의 증가를 이루는 신체활동에 심방과 우심실은 트레이닝 반응이 거의 없는 것으로 사료된다.[11,13,24] 이러한 현상은 심방과 우심실은 신체활동 중에도 높은 말초혈압을 극복하면서 혈액을 방출시킬 필요가 없기 때문인 것으로 사료된다. 우심실은 심장과 가까운 폐순환으로 혈액을 보내게 된다. 그래서 좌심실은 심실벽의 두께와 무게를 신체활동에 적응하여 증가시킬 수 있는 유일한 심장의 방으로 여겨진다.

좌심실의 무게는 관상동맥의 혈관 밀도의 증가와 관계없이 증가한 것이라면, 심근으로의 산소공급은 불충분할 수 있다. 심장의 생리학적 근비대를 유도하는 운동 트레이닝을 실시한다면,[37] 관상동맥의 혈관은 또한 혈관의 크기 및 심근의 혈관밀도를 증가시킬 수 있는 적응력을 가지고 있다. 다음에서는 심장주기 중에 발생하는 심장의 전기적인 활동에 대하여 알아보기로 하자.

심전도

동방결절, 방실결절 및 심장근육의 수축을 통제하는 심장 내의 신경조직으로 인하여 일정한 방식으로 심방과 심실의 수축이 일어난다. 정상적으로 기능을 수행하는 심장에서 심장의 4개의 방의 순서적인 수축을 유도하는 전기적인 활동을 **심전도(Electromyogram, ECG,** 근수축과 이완 중에 발생하는 이온의 움직임을 표식함)라는 그래프로 표현할 수 있다. ECG 내에서 파장의 높이는 이온활동의 양을 나타내고 간접적으로는 심장 근육의 수축과 이완의 정도를 뜻한다. 파장의 수평길이는 시간을 뜻하기에 파장의 길이가 짧을수록 그 파장이 일어나는 시간이 짧다는 것을 뜻한다. 첫 번째 굴곡점은 P파이며 방실의 수축을 뜻한다(그림 5.6). 그리고 나서는 전기적인 활동이 감지가 안 되는 시간 간격(약 1/10초)이 지나고 나서 심실의 수축을 의미하는 QRS파가 나타난다. P파와 QRS파 사이에서 존재하는 간격은 동방결절이 방실결절, 퍼킨제 섬유로 보내는 파장을 심실의 수축을 위하여 잠시 지연되고 있기에 발생한다. QRS파가 지나고 나면 T파가 나타나면 이것은 방실의 이완과 재분극을 의미한다. 심방의 이완은 QRS파와 동시에 발생하기에 심방의 이완은 흔히 ECG 상의 그래프로는 보이지 않는다.

P파와 더불어 QRS파, T파 그리고 ECG 상의 다른 정보는 파장을 의미하는 문자로 나타난다. 그래서 ST분절은 방

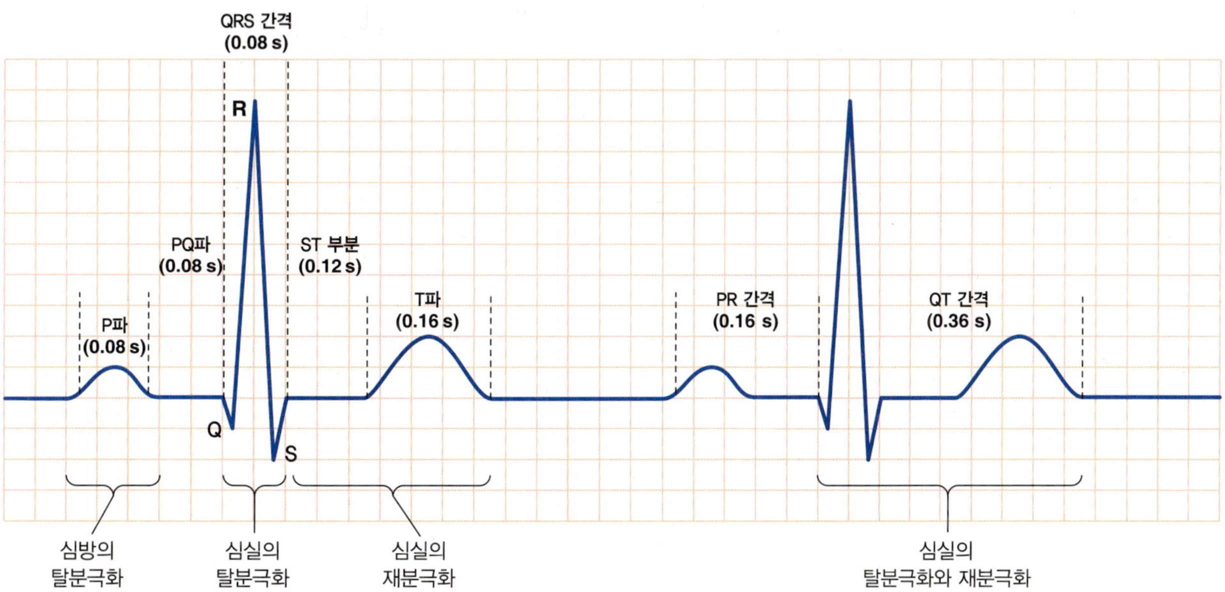

그림 5.6 심전도 상에서 파장의 길이는 근수축의 시간을 뜻하며, 파장의 높이는 심장 근육의 수축력의 정도를 반영한다. 심전도의 다양한 신호들은 문자로 표시되었는데, P파는 심방의 수축력, QRS파는 심실의 수축력 그리고 T파는 심실의 이완을 뜻한다.

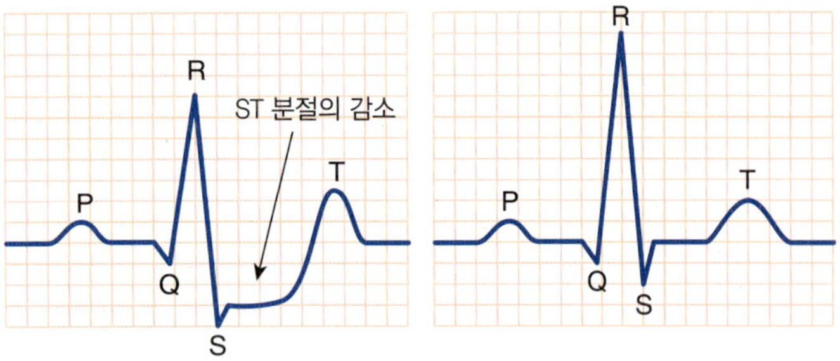

그림 5.7 ST 분절의 감소(ST Segment Depression)는 심장의 허혈성 반응을 의미한다(좌측). 정상적인 심전도에서 ST 분절은 심전도의 기저 부분과 동일 선상에 놓여 있게 된다**(우측)**.

실의 수축 이후에 방실의 이완이 시작할 때까지의 시간을 뜻한다. 이와 같이 PR 간격은 심방의 수축이 시작되고 심실 수축의 시작이 종료되는 시간을 뜻한다.

ECG는 심박수를 결정하기 위하여 사용될 수 있다. 그러나, 심장이 정상적으로 기능을 수행하거나 비정상적으로 기능을 수행하는지에 대한 결정을 하기 위하여 사용되기도 한다. 예를 들어 운동부하 검사 시 ST 분절의 저하는 심근허혈증(혈류의 감소로 심근에 산소공급이 충분히 안 되는 경우)을 뜻한다(그림 5.7). 심근허혈의 가장 흔한 이유는 지방반(Fatty Plaque, 죽상동맥경화증)이 관상동맥의 혈관벽에 축적되어 관상동맥을 통하여 혈류가 감소되는 것이다. 만약 ST 분절의 저하가 운동부하 검사 중에 현저히 나타난다면, 추가적인 진료를 실시해야 한다. 심장에서 발생할 수 있는 비정상적인 현상은 ECG 상에서 나타난다. 예를 들어 PR 분절의 증가 및 감소는 동방결절의 비정상적인 기능을 나타낸다. 또한 ECG를 이용하면 심박수 외에도 다른 요인들을 평가할 수 있다.

속성 검토

- 개재판은 하나의 심근의 근섬유에서 다른 근섬유로 전기자극을 이동시킴으로서 수축이 동시에 발생하게 된다.
- 좌심실은 심장근육의 두께가 가장 두꺼운데 이것은 가장 높은 혈압을 이겨 내면서 말초순환계로 혈액을 방출시켜야 하기 때문이다.
- 지구성 트레이닝과 저항성 트레이닝은 좌심실의 두께를 두껍게 하기 때문에 좌심실의 크기가 커지게 된다.
- 심전도는 하나의 심장주기 동안에 발생하는 이온의 움직임을 기록하며 심장이 정상적인 기능을 수행하는지 또는 심장주기가 비정상적으로 움직이고 있는지를 확인한다.

심박출량

심장의 기능은 심혈관계의 폐순환 그리고 말초순환계로 혈액을 방출시키는 것이다. 심장에 의하여 분당 박출되는 혈액의 양을 **심박출량(cardiac outpur, CO)**이라고 하며, 흔히 $L \cdot min^{-1}$ 또는 $mL \cdot min^{-1}$를 단위로 사용한다. 심박출량은 심박수와 1회 박동에 방출되는 혈액의 양인 일회심박출량(mL)에 의하여 결정된다. 결국 심박출량은 다음과 같은 공식에 의하여 결정된다:

$$\dot{Q} = HR\ (bpm) \times SV\ (mL) \qquad (1)$$

여기서 $\dot{Q}$는 $mL \cdot min^{-1}$ 단위의 심박출량(1,000 mL = 1 L이기에 심박출량을 $L \cdot min^{-1}$로 구하려면 1,000으로 나눠야 함)을 의미하고, HR($beat \cdot min^{-1}$)은 분당 심박수 그리고 안정 시 일회심박출량(mL)은 SV로 표기된다.

훈련이 안 된 일반 남성(70 kg) 및 여성(50 kg)의 안정 시 심박수와 일회심박출량의 정상적인 수치는 각각 약 72 $beat \cdot min^{-1}$ 및 70 mL 그리고 75 $beat \cdot min^{-1}$ 및 60 mL 등이다. 그러므로 안정 시 훈련이 안 된 남성 및 여성은 각각 약 5 $L \cdot min^{-1}$ 및 4.5 $L \cdot min^{-1}$ 등의 심박출량을 가진다. 훈련이 된 남성 그리고 여성의 심박출량은 안정 시에는 비훈련자와 거의 동일하다. 그러나 지구성 운동으로 트레이닝이 된 선수의 안정 시 심박수는 낮고, 동일한 심박출량을 유지하기 위하여 훈련이된 선수는 안정 시 일회심박출량이 높게 나타날 수 밖에 없다. 위에서 언급한 공식에서 알 수 있듯이 심박수가 감소되었을 때 감소된 심박수를 유지하는 상태에서는 일회심박출량의 증가 만이 심박출량을 유지할 수 있는 유일한 방법이라는 것을 알 수 있다. 위에 언급된 공식은 또한 안정 시 또는 신체활동 중에 심박수와 일회심박출량의 변화가 심박출량에 영향을 미친다는 것을 알 수 있다. 신체활동 중 일회심박출량 및 심박수의 증가는 지구성 훈련이 된 피험자의 경우처럼 최대심박출량을 약 35 $L \cdot min^{-1}$까지 증가시킬 수 있다. 그러나 지구성 훈련이 된 피험자와 그렇지 못한 경우 심박출량을 증가시키는 방법(글상자 5-2) 또는 수영과 러닝을 할 경우의 일회심박출량을 증가시키는 방법(글상자 5-3)은 서로 약간의 차이점은 존재할 수 있다. 심박수와 마찬가지로 일회심박출량은 몇 가지 기전에 의하여 조절된다. 심박수와 일회심박출량을 조절함으로써 심박출량은 산소가 필요한 조직으로 혈액량을 증가하거나 감소하는 조절을 실시할 수 있다. 이제부터는 이러한 조절에 대하여 알아보기로 하자.

글상자 5-2 응용 연구

일회심박출량 고원현상(Plateau)

심박출량은 운동강도 40~50% $\dot{V}O_{2max}$까지는 서로 비례적으로 상승하게 된다. 그러나 이러한 운동강도보다 높은 상태에서 지구성 운동으로 훈련이 된 선수의 일회심박출량은 증가할 수도 있다. 사이클 에르고미터를 사용하여 일회심박출량의 반응을 연구한 많은 논문에서 일회심박출량의 안정기에 접어드는 것을 보고하였다. 달리기 운동과 비교하여 사이클 운동은 더욱 더 많은 양의 혈액이 하체에 집중된다. 이러한 이유로 인하여 심장으로 향하는 정맥회귀량이 제한되고 이완기말 혈액량(EDV)이 고원상태(Plateau)에 이르고 결국 일회심박출량도 이러한 안정상태에 이르게 된다. 운동강도가 증가하면서 심박수도 증가하며 결국 이완기말 용적을 유지하기 위한 충분한 시간이 없기 때문이기도 하다. 그러나 이러한 근거는 매우 훈련이 잘된 사이클 선수가 사이클 에르고미터 운동에서 운동강도가 증가할수록 일회심박출량이 고원상태를 보이지 않는 이유에 대한 설명을 해줄 수는 없다. 그러므로 지구성 훈련이 되어 있는 운동선수의 일회심박출량의 고원현상이 부족한 것은 혈액량 증가 그리고 심근의 수축력 증가와 같은 훈련 적응에 의한 이유일 수 있다. 운동강도가 증가하면서 일회심박출량을 증가시킬 수 있는 능력은 훈련이 안된 일반인과 비교하여 지구성 운동 종목의 선수들에게 심박출량을 증가시켜서 근육으로 산소의 공급을 증가시킬 수 있는 상당한 혜택을 줄 수 있다.

추가 참고 도서 목록

Gledhill N, Cox D, Jamnik R. Endurance athletes' stroke volume does not plateau: major advantage is diastolic function. Med Sci Sports Exerc. 1994; 26:1116–1121.

글상자 5-3 알고 있습니까?

신체 위치와 심박출량

신체 위치는 일회심박출량에 많은 영향을 미친다. 이러한 현상은 중력을 받고 있는 상태 그리고 기립 자세에서 하체에 혈액이 몰려 있는 이유이기도 하다. 그러므로 기립 자세를 유지한다는 것은 정맥회귀량을 감소시키기에 이완기말 용적을 감소기키고 결국 일회심박출량(SV = EDV − ESV)도 감소시키게 된다. 달리기 또는 사이클링과 같은 기립 자세에서 지구성 훈련이 된 운동선수의 안정 시 일회심박출량은 80~110 mL 정도이며 최대운동 시에는 160~ 200 mL까지 증가될 수 있다. 훈련이 안 된 일반인의 경우, 일회심박출량은 안정 시 기립 자세에서 50~60 mL의 2배 이상, 즉 160~200 mL까지 증가할 수 있다. 그러나 수영과 같은 누워 있는 자세에서의 일회심박출량은 안정 시에서 최대운동강도까지는 20~40% 정도 증가할 수 있다. 이러한 현상은 누워 있는 자세의 안정 시에는 정맥회귀량의 증가에 의하여 이완기말 용적이 증가하기 때문인 것으로 생각된다. 이완기말 용적의 증가에 의하여 안정 시 일회심박출량이 동반 상승한다. 인체의 위치와 관계 없이 이완기말 용적은 최대치까지 증가할 수 있다. 그러므로 이완기말 용적과 일회심박출량은 누워 있는 자세에서 이미 높은 수준에 있으며, 최대치까지 증가할 경우에는 안정 시에서 약간의 증가로 이루어질 수 있다. 그러므로 안정 시의 이완기말 용적과 일회심박출량의 차이는 안정 시에서 수영과 비교했을 때의 달리기와 사이클링 운동 시의 최대치 일회심박출량 증가의 차이를 설명해 줄 수 있다.

심박출량의 조절

일회심박출량이 변하지 않는다면 심박수의 증가 및 감소가 심박출량의 증가 및 감소를 조절하게 된다. 그러므로 심박수의 조절은 심박출량이 안정 시 또는 운동 시에 변화하도록 해주는 하나의 기전이 된다. 이와 동일하게 심박수가 변하지 않는 상태라면 일회심박출량의 증가 및 감소가 심박출량의 증가 및 감소를 각각 조절하게 된다.

일회심박출량은 몇 가지 요인에 의하여 영향을 받는다. 수축이 이루어지기 전에 심실에 남아 있는 혈액의 양 그리고 수축 이후에 심실에 남아 있는 혈액의 양이 일회심박출량에 영향을 미치는 첫 번째 요인이다(그림 5.8). **확장기말 용적(End-diastolic Volume, EDV)**은 확장기 또는 이완기를 종료한 이후에 심실에 남아 있는 혈액의 양이다. **수축기말 용적(End-Systolic Volume, ESV)**은 수축기가 종료된 이후에 심실에 남아 있는 혈액의 양이다. 다음의 공식은 일회심박출량(SV), ESV 및 EDV와의 관계를 보여주고 있다.

$$\text{SV (mL)} = \text{EDV (mL)} - \text{ESV (mL)} \quad (2)$$

일반인이 안정 시에는 다음과 같은 수치를 보여 준다.

$$\text{SV 70 mL} = \text{EDV 110 mL} - \text{ESV 40 mL} \quad (3)$$

위에서 밝힌 공식에서 EDV가 증가하고 ESV가 일정하게 남아 있거나 감소한다면, SV는 증가한다는 것을 알 수 있다.

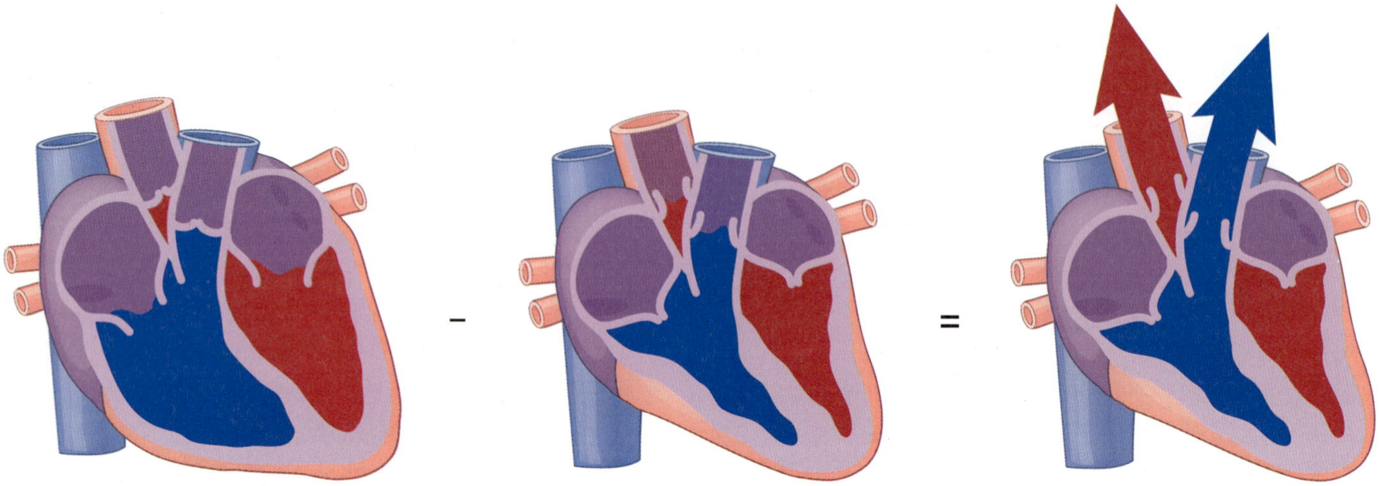

그림 5.8 일회심박출량은 이완기말 용적에서 수축기말 용적을 뺀 수치이다(SV = EDV - ESV). 이완기말 용적을 증가시키거나 수축기말 용적을 감소시키는 것으로 일회심박출량을 증가시킬 수 있다.

운동을 바로 시작한 경우에는 정맥회귀량은 증가하게 된다. 정맥회귀량이 증가하게 되면 EDV가 증가하게 되고 심실을 확장시키거나 또는 심실의 하중이 증가하게 된다. 심실이 이완하게 되면 수축력이 증가하게 되어 심실은 ESV가 낮게 성취된다. EDV가 증가하는 것에 대한 반응으로 수축력이 증가하는 것은 프랭크-스탈링 기전(frank-starling mechanism)이라고 하며, 심실 근육의 길이-장력의 관계를 설명해 준다. 이러한 관계는 안정 시보다 길이가 긴 경우 근섬유는 수축력이 증가하게 되어 ESV가 낮아지게 된다. 그러므로 EDV의 증가 그리고 ESV의 감소는 일회심박출량을 증가시키게 된다. 그리고 근섬유의 길이가 증가된 경우 심근은 칼슘 농도의 변화에 더욱 예민하게 반응하게 되어,[28] 더욱 더 많은 칼슘이 근소포체(SR)로부터 방출되게 된다. 이러한 두 가지 요인은 심근의 수축력을 증가시키게 된다.[3] 심실의 수축력을 증가시키는 또 다른 요인은 심근의 교감신경자극을 증가시키는 것이다.[37] 이것은 심박수를 증가시킬 뿐만 아니라 심근의 수축력을 증가시키게 된다(그림 5.5 참조). 이러한 모든 요인들이 심실의 수축력을 증가시키게 되고, 결국 ESV는 감소하게 되어 일회심박출량을 증가시키게 된다. 결국 이러한 몇가지 요인들이 신체활동 중에 필요한 심박출량을 증가시키게 된다.

혈압은 혈류에 대한 저항을 반영하기에, 심실에서 동맥으로 박출되는 혈액에 의하여 형성되는 혈압도 심박출량의 양에 영향을 미친다. 좌심실의 경우 대동맥의 평균 혈압이 증가하고 심실의 수축력이 변함이 없다면 일회심박출량은 감소할 것이다. 심실의 수축력이 혈액이 박출되는 동맥의 평균 혈압을 초과해야 하기 때문에 이러한 현상이 발생한다. 결국 평균 혈압 또는 후부하(afterload)가 증가하면 심실의 수축력이 증가하지 않는 이상 일회심박출량은 감소하게 된다. 운동 중 동맥의 혈관확장으로 인하여 좌심실에 미치는 후부하의 효과가 부분적으로 감소한다면, 동맥의 혈압, 정맥회귀량 및 확장기말 용적이 증가하게 된다는 것을 인지해야 한다. 위에서 언급했듯이 확장기말 용적이 증가할수록 프랭크-스탈링 법칙에 의하여 심실의 수축력이 증가하게 된다. 신체활동 중에 혈압을 이길 수 있을 만큼 좌심실의 수축력이 충분히 강하다면, 일회심박출량이 증가하는 기전이 발생한다.

박출계수(Ejection Fraction)는 심실에 의하여 박출이 될 수 있는 혈액의 양, 즉 확장기말 용적(EDV)과 실질적으로 좌심실에서 박출되는 혈액의 양, 즉 일회심박출량(SV)과의 비율이다. 그러므로 다음의 공식은 박출계수 그리고 안정 시 정상적인 박출계수의 계산(안정 시 EF = 100 mL/60 mL이므로 EF는 0.60 또는 60%)을 의미한다.

$$\text{박출계수 (EF)} = \text{EDV/SV} \qquad (4)$$

EF는 안정 시에 100 mL/60 mL이므로, 안정 시 EF는 0.60 또는 60%이다.

박출계수가 60% 이상 증가하는 것은 심실의 기능이 증가했음을 의미하며, 60% 이하로 감소하는 것은 심실 기능이 축소되었음을 뜻한다. 심장 기능이 변함이 없는 상태(예: 심근 수축의 증가가 없는 상태)에서 박출계수가 감소하는 이유는 심실이 혈액을 박출시키는 혈관(예: 후부하의 증가)에서의 혈압이 증가하기 때문이다. 이것은 안정 시 혈압의 증가가 심실의 기능에 해로운 이유 중의 하나이다. 혈압의 증가와 더불어 심실의 수축이 증가하지 않는다면 박출계수는 감소하게 되기에 심실은 더욱 더 많은 일을 하면서 산소를 소비하게 된다. 안정 시 또는 운동 시 혈압이 너무 높게 증가한다면, 심장의 혈액 공급은 대사작용을 위한 산소를 충분히 공급할 수 없게 되기에 허혈성 반응을 나타내게 된다. 혈관의 직경을 감소시키는 플라그의 축적이 없는 건강한 심장과 순환계는 산소 공급과 요구량과의 불균형이 발생하지 않는다. 또한 지구성 또는 심혈관계 훈련의 적응 중 하나인 안정 시 혈압의 감소는 후부하를 극복하기 위하여 심실이 수행해야 되는 일의 양을 감소시키므로 매우 중요하다. 마지막으로, 훈련 또한 심실의 크기를 증가시키는 역할을 한다.

심실의 용적과 훈련

지구성 훈련의 결과 심실의 이완기말 용적은 안정 시 그리고 운동 시에 증가된다고 한다. 이러한 이완기말 용적 그리고 일회심박출량의 증가는 지구성 훈련이 되어 있는 운동선수들에서 흔히 발견되는 안정 시 심박수의 감소에 기인한다. 지구성 훈련이 된 경우의 이러한 이완기말 용적의 증가는 또한 부분적으로는 최대하 그리고 최대 운동강도에서 일회심박출량의 증가에 기인하기도 한다(그림 5.9). 안정 시 좌심실의 이완기말 용적 그리고 수축기말 용적은 지구성 운동 경기력 그리고 최대산소섭취량과 상관관계가 높은데,[39,48] 이것은 좌심실의 용적이 지구성 경주력에 영향을 미친다는 것을 의미한다. 이완기말 용적의 증가는 부분적으로 혈액량의 증가와 관련이 있으며,[19] 이것은 수축을 수행하기 전에 심실을 더욱 더 많이 채우는 결과를 가져 오며 프랭크-스탈링 법칙에 의하여 수축력을 증가시키게 된다. 지구성 훈련 이후에는 심실 수축력의 증가로 안정 시 그리고 운동 시 일회심박출량이 증가하면서 수축기말 용적의 감소로 이어진다.[37] 그러므로, 지구성 훈련 이후의 안정 시 그리고 운동 시 일회심박출량의 증가는 위에서 언급한 몇 가지 요인에 의하여 이루어진다.

비교적 약하게 훈련이 되었거나, 또는 비훈련자의 경우 일회심박출량은 운동강도가 증가하면서 최대산소섭취량의 40~50% 수준까지는 동반되어 증가한다. 이러한 운동강도

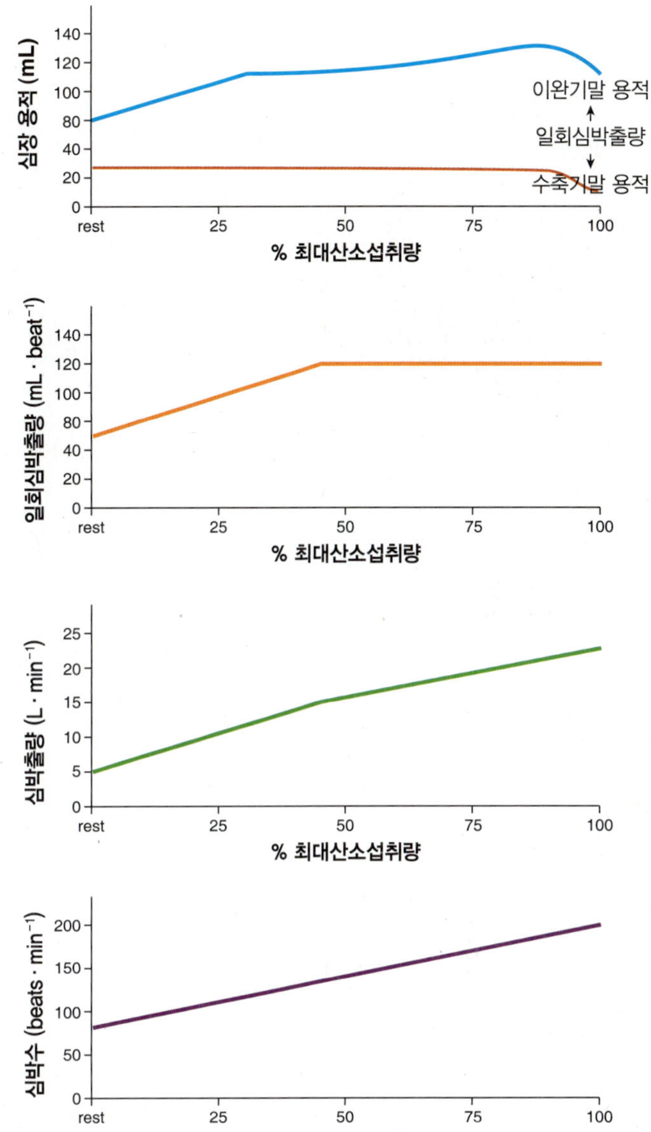

그림 5.9 이완기말 용적의 증가 및 수축기말 용적의 감소는 신체활동 중의 일회심박출량 및 심박출량의 증가에 영향을 미친다. 훈련이 안 되어 있거나 약하게 훈련이 되어 있는 사람은 40~50% $\dot{V}o_{2max}$의 운동 강도 이후에는 일회심박출량이 고원상태에 이르게 된다. 그러므로 이러한 운동 강도 이후에 심박출량을 증가시키는 유일한 방법은 심박수를 증가시키는 것이다.

를 초과한 상태에서의 일회심박출량은 더 이상 증가하지 않는다. 그러나 심박수는 심박출량 및 최대산소섭취량과 최대 운동강도에 이를 때까지 매우 좋은 비례관계에 있다. 심박출량과 최대산소섭취량과의 비례관계는 심박수가 지구성 운동 또는 심혈기관계 훈련을 위한 운동강도의 척도로써 좋은 지표가 될 수 있음을 뜻한다. 우심실의 일회심박출량은 쉽게 측정이 되지는 않지만, 좌심실의 일회심박출량이 증가하게 되면, 심실이 동일한 심박출량을 유지하기 위하여 우심실의 일회심박출량도 증가되어야 한다. 저항성 트레이닝 이후에

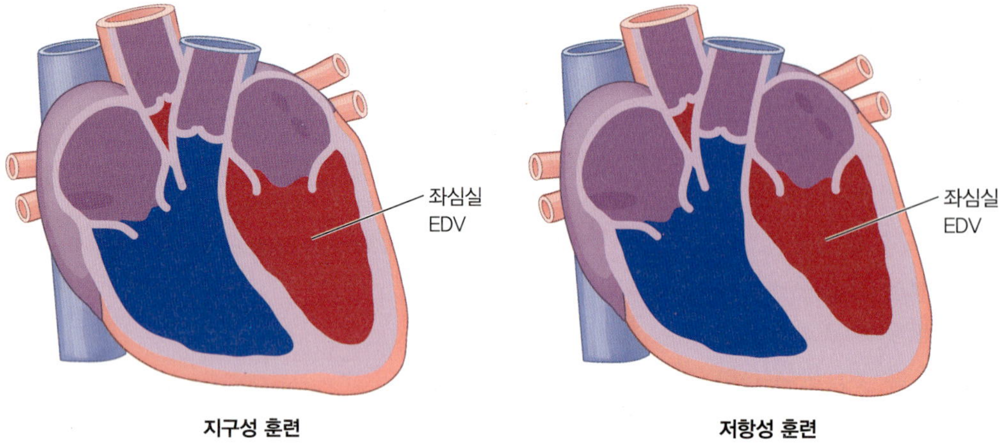

그림 5.10 지구성 훈련 그리고 저항성 훈련 이후의 좌심실 용적은 증가하게 된다. 지구성 훈련 이후 좌심실 용적의 증가는 이완기말 용적과 좌심실 벽의 두께가 증가하기 때문이다. 저항성 훈련 이후의 좌심실 용적의 증가는 주로 좌심실 벽의 두께 증가에 의해서 이루어진다.

안정 시 좌심실의 이완기말 용적은 거의 변화가 없다.[14] 심박수, 일회심박출량 그리고 심박출량과의 관계로 인하여 이완기말 용적의 변화가 거의 없다는 것은 안정 시 심박수가 근력 훈련(높은 부하로 적은 반복횟수를 수행하는 경우)의 결과로 거의 변화가 없는 이유를 부분적으로 설명해 줄 수 있다. 지구성 훈련과 저항성 훈련은 좌심실 벽의 두께를 증가시킬 수 있다. 그러나 지구성 트레이닝은 이완기말 용적과 심실 벽의 두께를 두껍게 하여 좌심실의 크기를 크게 할 수 있다. 근력 트레이닝에 의한 좌심실 질량의 증가는 좌심실 두께의 증가에 기인하는 것으로 알려졌다(그림 5.10). 저항성 훈련에 의한 좌심실 무게의 증가는 저항성 훈련을 위하여 일회심박출량과 심박출량을 유지하기 위한 능력이 향상되기 때문이다. 그러므로 이러한 현상은 저항성 훈련 중에 발생할 수 있는 말초 부위 혈압의 증가를 극복하면서 혈액을 박출시킬 수 있는 좌심실의 근력을 증가시키도록 해준다. 그러므로 지구성 그리고 저항성 훈련 모두 좌심실의 훈련 적응을 유도할 수 있다.

속성 검토

- 심박출량은 심박수와 일회심박출량의 결과로서 정해진다.
- 심박출량의 증가 또는 감소는 심박수 또는 일회심박수를 증가 또는 감소시킴으로써 가능하다.
- 일회심박출량은 이완기말 용적과 수축기말 용적의 차이로서 계산된다.
- 유산소 훈련은 이완기말 용적을 증가시켜 일회심박출량의 증가를 유도하지만, 저항성 훈련은 이완기말 용적에 영향을 미치지 않는다.
- 유산소성 훈련은 심실의 이완기 기능을 증가시키지만, 훈련에 의한 심실 수축기 기능의 변화는 일정하지 않다.
- 저항성 훈련은 심실의 수축기 또는 이완기 기능을 거의 변화시키지 못한다.

수축기 그리고 이완기 기능

박출계수는 수축기 기능만을 판단하는 수단이다. 심장에서 흘러나오는 평균 및 최대치 혈류 그리고 심근섬유의 수축 속도는 수축기 기능을 판단하는 또 다른 수단이며, 이러한 수단은 모두 수축하는 심실로부터 방출되는 혈류를 많게 그리고 빠르게 해준다. 이완기 기능을 판단하는 수단은 심장주기의 이완기에 있을 때 혈액이 심장을 채우는 비율을 제외하고는 기본적으로 동일한 방법으로 실시된다. 웨이트 트레이닝은 안정 시 좌심실의 수축기 또는 이완기 기능에 거의 영향을 미치지 못하지만,[14] 일관된 연구 결과는 아님에도 불구하고 지구성 훈련은 수축기 기능과 이완기 기능의 증가를 꾸준히 보여주고 있다.[30] 지금부터는 심혈기관계의 중요한 요인인 혈액에 대해 살펴보기로 한다.

혈액

혈액은 심혈기관계의 중요한 요인이며 심혈기관계의 모든 기능을 수행하는 데 중요한 역할을 한다. 이번 절에서는 심혈관계를 통하여 혈액이 이동하는 데 있어서 중요하며, 심혈관계의 전반적인 기능에 영향에 미치는 혈압 그리고 혈액의 구성 요소를 다루기로 한다.

혈압

높은 압력을 가진 지역에서 낮은 압력을 가진 부분으로 혈액이 이동하기에 특정 혈관 내의 혈압은 심혈기관계의 역할을 수행하는 데 필수적이다. 이러한 원리는 혈액이 좌심실에서 가장 가깝고 압력이 가장 높은 대동맥에서 동맥 그리고 모세혈관을 지나 마지막으로 정맥을 통과하면서 혈압이 점진적으로 감소하는 혈류의 순환적 특징을 뜻한다. 좌우측 심실에서 혈액을 박출시키면서 일회심박출량과 박출계수를 결정하는 것이 혈관 내의 혈압이므로, 혈압의 영향은 분명히 중요하다. 심혈관계의 기능에 혈압이 미치는 영향을 이해하는 것은 액체, 즉 혈액이 움직이는 법칙을 먼저 파악해야 한다.

혈류와 관련된 법칙

모든 액체가 흐르듯이 순환계의 혈류는 물리학적 법칙에 의하여 움직인다. 먼저, 혈액은 압력이 높은 곳에서 낮은 곳으로 이동한다. 즉, 혈액은 압력이 낮은 곳으로 이동할 뿐만 아니라 이동 속도는 혈관 내에서 발생한 두 지역의 압력의 차이 또는 심혈기관계 내의 두 지역 내에서 발생한 압력의 차이에 비례한다. 그러므로 순환계 내의 혈류의 속도를 빠르게 하는 방법 중의 하나는 심실이 수축하는 압력을 증가시키는 것처럼 두 지역 간의 압력 차이를 크게 하는 것이다.

혈류를 증가시키는 또 다른 방법은 혈류에 대한 저항을 감소시키는 것이다. 그러나 압력의 차이는 혈류의 증가와 비례 관계에 있지만, 저항은 혈류의 변화에 대해서는 반비례의 관계에 놓여 있다. 그러므로 다음의 공식은 혈류에 영향을 미치는 압력과 저항과의 관계를 설명할 때 사용된다.

$$\text{혈류} = \text{압력의 차이} / \text{혈류에 대한 저항} \quad (5)$$

이 공식은 혈류에 대한 저항은 감소시키고 압력의 차이를 증가시킬 때 혈류가 증가될 수 있다는 것을 설명해 준다. 그러나 압력 차이에서 2배의 증가가 있는 경우에는 혈류도 2배 증가시키지만, 저항이 2배 증가하면 혈류는 2배 감소하게 된다. 그로므로 압력과 혈류에 대한 저항을 동시에 조절함으로써 혈류의 변화에 대한 조절을 가능하게 해준다. 이러한 현상은 실질적으로 운동 중에 발생하는 현상이다.

혈류의 저항을 바꿀 수 있는 방법은 몇 가지가 존재한다. 혈관이 길수록 혈류에 대한 저항은 커진다. 그러나 혈관의 길이는 정상적인 성장을 이루는 동안을 제외하고 일정하게 남아 있다. 그러므로 혈관의 길이를 변화시키는 것은 혈류에 대한 저항을 변화시킬 수 있는 방법이 될 수는 없다. 두 번째는 혈액의 점도가 증가할수록 혈류에 대한 저항이 증가하게 된다. 정상적인 조건에서 혈액의 점도는 안정 시 또는 운동 시에는 약간의 변화가 발생한다. 예를 들어, 탈수 현상은 혈액의 점도를 증가시킨다. 그러나 혈액의 점도를 인위적으로 조절하는 것은 인체가 혈류의 저항을 조절하는 기전은 될 수 없다. 혈류를 조절하는 또 다른 방법은 혈관의 직경을 변화시키서 혈류에 대한 저항에 영향을 미치는 것이다.

혈관의 직경을 2배 감소시킬 경우, 혈류에 대한 저항이 16배 증가하기 때문에 혈관 직경의 조그마한 변화는 혈류에 상당한 영향을 미칠 수 있다. 혈관 직경을 조절하는 것은 안정 시 또는 운동 시 혈액을 인체의 다른 지역으로 이동시키는 중요한 방법이 된다. 혈관벽 안에 플라그가 조금만 축적이 되더라도 혈류에 대한 저항이 상당히 증가하며 혈압은 혈류를 유지시키기 위하여 높게 증가되어야 한다. 심장주기의 혈압 변화 그리고 순환계의 다양한 지역에서 발생하는 압력의 차이를 알아보기로 하자.

수축기 및 이완기 혈압

수축기 및 이완기 혈압은 각각 심장 수축 시 발생하는 가장 높은 혈압 및 심장의 이완 주기에서 발생하는 가장 낮은 혈압을 의미한다. 흔히 동맥 혈압은 상완동맥에서 혈압 측정계와 청진기를 이용하여 측정한다. 정상적인 상완 동맥의 안정 시 수축기 및 이완기 혈압은 각각 120 mmHg 및 80 mmHg 이다. 그러나 말초 심혈관계의 특정 부위의 혈압은 상완동맥의 혈압과 상당히 다르다(그림 5.11). 가장 높은 혈압은 좌심

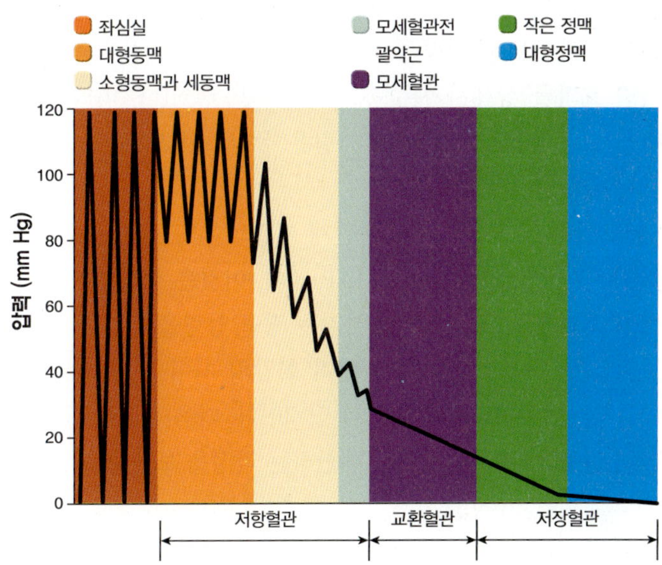

그림 5.11 말초 순환계의 수축기 및 이완기 혈압의 변화. 대동맥에서 대정맥으로 이동하면서 압력은 큰 폭으로 떨어지는데 이러한 압력의 차이가 혈류를 이동하게 한다.

실 내에서 발생하며, 혈관 직경의 지속적인 감소로 인한 혈류 저항의 증가로 인하여 혈액이 대동맥에서 동맥 그리고 모세혈관으로 이동할수록 혈압이 감소하게 된다. 모세혈관의 직경이 적혈구 정도의 수준이기에 매우 작은 직경으로 인하여 가장 혈압이 많이 감소하는 부분은 모세혈관이다. 정맥에서의 혈압은 동맥에 비해 상당히 낮은데 이는 혈액이 모세혈관을 지난 후에 압력의 손실이 커지기 때문이다.

압력은 또한 혈관의 직경 외에도 다른 요인에 의하여 영향을 받는다. 심박출량이 증가하면 많은 양의 혈액이 동맥으로 이동하면서 동맥계의 혈압은 증가한다. 이것은 용기 안의 물의 양이 많게 되면 압력이 높아지는 원리와 유사하다. 그러므로 신체활동 중에 심박출량이 증가하면 혈압도 증가하게 된다. 그러나 신체활동 중에 증가되는 혈압은 순응도(Compliance)라는 특성으로 인한 건강한 혈관의 탄력성으로 인하여 어느 정도 상쇄가 이루어지면서, 많은 양의 혈액이 좌심실에서 박출되면서 혈관이 확장되도록 해준다. 많은 양의 혈액이 통과할 때 동맥 직경의 확장은 동맥 혈압의 감소를 어느 정도 유도할 수 있다.

혈관의 순응도는 유산소성 훈련에 의하여 증가되는 반면에,[16] 저항성 트레이닝이 순응도를 증가, 감소 또는 변화를 유도하는지에 대한 결론은 아직까지는 명확하게 밝혀지지 못하였다.[4,16,22,34] 트레이닝에 의한 순응도의 증가는 동맥경화와 같은 심혈관계 질환을 예방할 수 있다. 그러나 저항성 트레이닝과 유산소성 트레이닝을 혼합하는 크로스 트레이닝을 실시하는 경우에도 순응도의 증가가 관찰되므로,[16] 유산소성 트레이닝은 저항성 트레이닝만에 의한 순응도의 부정적인 효과를 상쇄시키는 것으로 예측할 수 있다. 따라서 저항성 트레이닝을 실시하는 사람은 유산소성 트레이닝을 반드시 실시해야 한다.

또 다른 측면에서의 심혈관계 기관의 척도는 평균동맥압(Mean Arterial Pressure, MAP)인데, 이것은 심장주기를 통하여 조직으로 혈액을 박출시키는 평균 압력을 뜻한다. 평균동맥압은 수축기 혈압과 이완기 혈압의 차이를 3등분한 수치를 다시 이완기 혈압과 합한 압력이다. 다음의 공식은 전형적인 안정 시 평균동맥압을 계산하는 과정을 보여주고 있다.

$$\text{평균동맥압 (MAP)} = \text{이완기 혈압} + (0.33 \times (\text{수축기 혈압} - \text{이완기 혈압}))$$
$$\text{MAP} = 80\ \text{mmHg} + (0.33 \times (120 - 80\ \text{mmHg}))$$
$$\text{MAP} = 93.2\ \text{mmHg} \qquad (7)$$

이 공식은 왜 평균동맥압이 단순히 수축기 혈압과 이완기 혈압을 합한 값, 즉 100 mmHg가 아니라는 것을 보여주고 있다. 심장주기에서 이완기에 필요한 시간이 수축기보다는 많이 필요하기에 평균동맥압은 수축기과 이완기 혈압의 평균보다는 적게 나타난다.

메타분석에 의하면 유산소성 트레이닝과 저항성 트레이닝은 **정상적인 혈압**과 **고혈압**(12장 참조)을 가지고 있는 피험자의 안정 시 수축기 혈압과 이완기 혈압을 현저히 낮추는 것으로 알려졌다.[8,21,27] 이러한 안정 시 혈압의 변화는 유의하게 나타나지만 유산소성 트레이닝과 저항성 트레이닝에 의한 혈압의 감소는 각각 3~7 mmHg 및 3~4 mmHg 등과 같이 미미하게 나타난다. 이러한 두 가지 유형의 트레이닝은 정상혈압과 고혈압 환자의 안정 시 혈압을 낮추기에 혈압 강하 효과를 위한 운동으로 권장되어 왔다.

유산소 및 저항성 운동(글상자 5-4) 그리고 상체 또는 하체 만(글상자 5-5)을 이용한 운동 시 말초 혈관의 혈압은 상당히 증가하게 된다.[32] 그러나 장기간 유산소성 트레이닝을 실시하면 최대하 운동부하에서 혈압은 감소하며 또한 최대 운동부하가 증가하는 이유로 인하여 최대 수축기 혈압은 증가할 수도 있다.[1] 장기간의 저항성 트레이닝을 통하여 최대하 운동부하, 즉 트레드밀 걷기 또는 사이클링과 같은 운동과 저항성 운동과 같은 신체활동 시의 혈압은 또한 감소하게 된다.[10,14] 일반적으로 유산소 및 저항성 트레이닝은 안정 시 말초 혈관의 혈압 그리고 최대하 운동부하에서의 혈압을 감

속성 검토

- 혈압의 차이에 의하여 순환계 내의 혈액의 이동이 발생한다.
- 혈압의 차이는 혈류 증가에 비례한다.
- 혈압은 심실의 수축기에 가장 높으며 이완기 때에는 가장 낮게 관찰된다.
- 혈관의 확장 능력은 수축기 혈압을 낮게 유지하는 데 도움이 된다.
- 유산소 그리고 웨이트 트레이닝은 안정 시 그리고 최대하 운동 시의 혈압을 낮춘다.
- 유산소성 트레이닝을 장기간 실시하면 안정 시 그리고 최대하 운동 중의 혈압을 낮춘다.
- 웨이트 트레이닝을 장기간 실시할 경우 안정 시 혈압을 낮추고 걷기 운동, 사이클 운동 그리고 저항성 운동 중의 혈압을 낮춘다.

글상자 5-4 학생들의 실제 질문

신체활동 중에는 혈압이 얼마나 높게 형성되며, 혈압이 높게 측정된다면, 그것은 위험한 것인가요?

유산소성 운동 시 운동강도가 증가하면서, 수축기 혈압은 정상인에 한하여 250 mmHg까지 증가하고 이완기 혈압은 약간의 증가를 보이게 된다(그림 A). 저항성 운동 시에는 수축기 그리고 이완기 혈압은 레그 프레스와 같은 하체 운동 시에는 320/250 mmHg(그림 B) 그리고 니 익스텐션 운동 시에는 198/160 mmHg까지 상승하게 된다. 저항성 트레이닝을 실시할 때 반복횟수를 지칠때까지 실시하게 되면 혈압은 지속적으로 상승하게 된다. 이러한 혈압의 증가는 부분적으로 장기간의 트레이닝에 의하여 좌심실의 두께가 두꺼워지면서 발생하는 현상이며 훈련과 관련된 긍정적인 적응으로 생각된다. 신체활동 중의 높은 혈압은 심장마비를 촉발시킬 수 있지만, 운동 시 그리고 최대하 운동 부하에서의 혈압 감소 그리고 혈중 저밀도지단백질(LDL)의 감소 등과 같은 긍정적인 효과로 인하여 심장마비와 같은 위험을 전반적으로 감소시키는 긍정적인 결과가 있다(12장 참조).

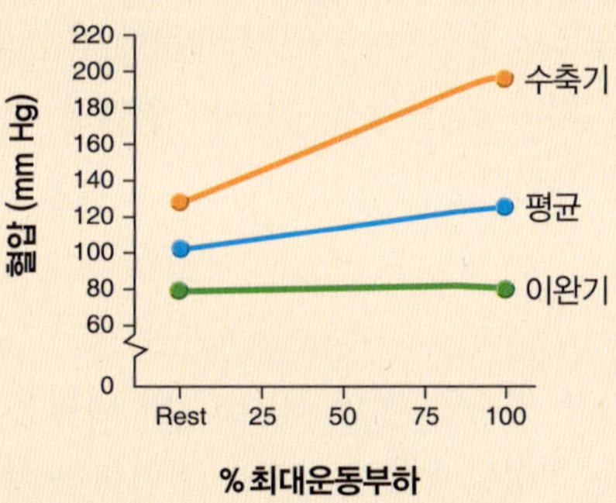

그림 A 유산소성 운동 중의 수축기 및 평균동맥압은 증가하게 된다. 이완기 혈압은 약간의 증가를 보여준다.

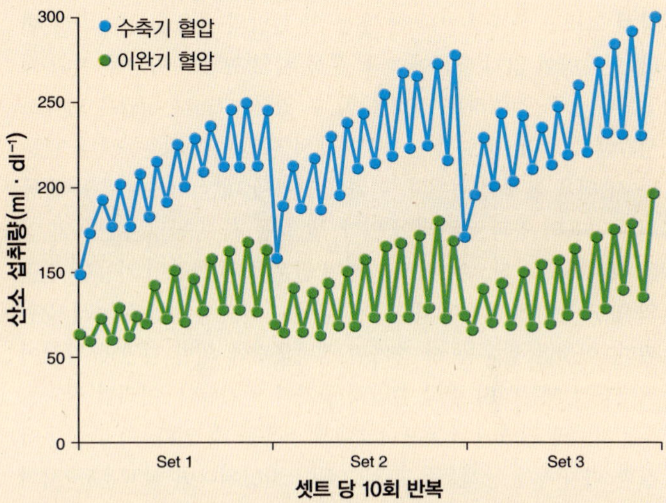

그림 B. 저항성 훈련 중의 혈압은 정해진 세트가 종료될 때 그리고 반복횟수를 지칠 때까지 실시한 이후에 측정된 혈압은 증가한다. 여기서의 그래프는 레그 프레시 운동의 연속적인 세트를 지칠 때까지 실시하게 될 경우의 혈압 변화를 보여준다(Gotshall RW, Gootman J, Byrnes WC, et al. Noninvasive characterization of the blood pressure response to the double-leg press exercise. J Exerc Physiol. online 2, www.css.edu/users/tboone2, 1999)

참고문헌

1. ACSM's Guidelines for Exercise Testing and Prescription. Philadelphia, PA: Lippincott Williams & Wilkins, 2006.
2. MacDougall JD, Tuxen D, Sale DG, et al. Arterial blood pressure response to heavy resistance exercise. J Appl Physiol. 1985;58:785–790.
3. Fleck SJ, Dean LS. Resistance-training experience and the pressor response during resistance exercise. J Appl Physiol. 1987;63:116–120.

소시키게 된다. 혈압에 미치는 신체활동의 긍정적인 효과에 근거한 고혈압 환자를 위한 운동처방 관련 지침이 글상자 5-6에서와 같이 서술되었다. 다음 장부터는 혈액과 관련하여 논의하기로 한다.

혈액의 구성 요소

혈액은 크게 두 가지, 즉 혈장과 구성요소로 분류된다(그림 5.12). **혈장**은 혈액의 액체로 구성된 부분이며 혈액의 약 55~60%로 구성되어 있다. 혈장의 부피는 덥고 습한 날씨에서 약 10%까지 감소할 수 있다. 그러나 안정 시 혈장의 부피는 유산소성 트레이닝 또는 더위 순응훈련에 의하여 10%까지 증가할 수 있다. 혈장은 90%가 수분이며 7%는 혈장 단백질 그리고 3%는 전해질, 호르몬, 효소, 항체 그리고 다른 요소들로 구성되어 있다.

구성요소는 혈액의 40~45%를 차지하고 있다. 이것들 중에서 적혈구가 약 99% 그리고 백혈구 및 혈소판이 나머지 1%의 구성요소에 해당된다. 혈소판은 혈액응고에 중요한 역할을 하기에 상처에 의한 출혈 방지에 중요한 역할을 한다. 혈소판은 또한 심장마비 또는 뇌출혈 그리고 혈관의 내부에 플라그 형성를 형성하는 요인 중 하나로 알려져 있다. 구성요소에 해당되는 혈액의 부피를 헤마토크릿이라고 한다.

글상자 5-5 학생들의 실제 질문

의사가 심장마비로 돌아가신 할아버지에게 제한된 팔운동을 권장한 이유는 무엇인가요?

상체 그리고 하체를 이용한 운동 시 혈압의 반응을 살펴봐야 한다. 근육량이 많기 때문에 하체 운동 시의 혈압은 팔운동 시의 혈압보다 높을 것이라는 가정을 할 수 있다. 그러나 정답은 반대로 생각해야 한다. 동일한 운동부하에서 혈압은 하체운동보다 팔운동 시 더욱 높게 발견된다. 이러한 결과에 대한 이유는 운동에 동원된 근육의 양과 관련되어 있다. 팔 운동 시 동원되는 근육의 양은 상대적으로 작으며 이로 인하여 팔운동 시 확장이 가능한 혈관의 양도 작기에 혈류에 대한 저항은 증가하면서 혈압이 높게 발견된다. 이것은 팔운동 시 증가된 심박출량에 의한 혈관의 확장이 적게되기 때문이며 결국 혈압의 증가가 발견된다. 이러한 결과는 운동처방과 관련된 운동프로그램에 적용될 수 있다. 즉 관상동맥 질환 환자에게 상체운동 프로그램이 처방된다면 상체운동 시의 혈압 반응에 근거해야 하며, 결국 러닝과 사이클 운동과 같은 하체운동에 대한 반응에 근거하여 운동처방을 개발하면 안된다. 하체운동에 대한 반응에 근거한 상체운동프로그램은 심장마비와 같은 심혈관계 질환의 위험성을 높이는 혈압반응을 유도하게 된다.

상지 및 하지 운동 중의 수축기 및 이완기 혈압의 변화

	수축기 혈압 (mm Hg)		이완기 혈압 (mm Hg)	
% 최대산소섭취량	팔운동	다리운동	팔운동	다리운동
25	150	132	90	70
40	165	138	93	71
50	175	144	96	73
75	205	160	103	75

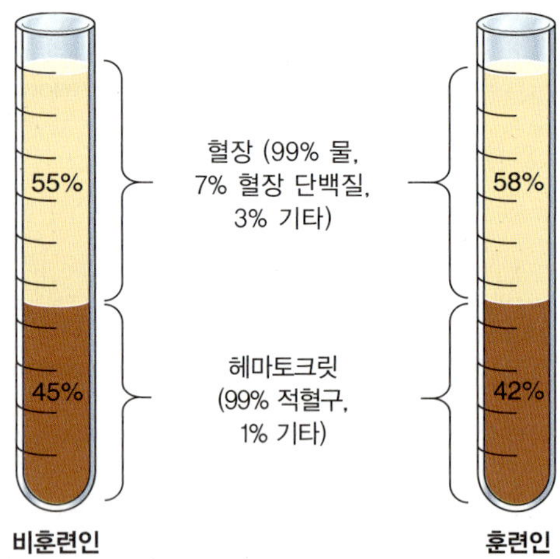

그림 5.12 헤마토크릿은 혈액 내 액체 대비 고체의 비율을 뜻한다. 유산소성 트레이닝의 결과, 혈장의 부피보다 적혈구 증가가 더욱 클 수 있기에 헤마토크릿의 증가가 가능하다.

유산소성 트레이닝의 적응으로 적혈구의 양은 증가하며 결국 헤마토크릿의 부피도 증가한다. 그러나 혈장의 증가가 더욱 크게 되어 헤마트크릿의 부피가 적어지는 경우가 종종 발견된다. 결국 트레이닝에 의하여 적혈구와 혈장의 증가가 가능하기에 지구성 트레이닝이 되어 있는 운동선수에서는 일반 남자의 5~6 Liter 그리고 일반 여자의 4~5 Liter의 혈액 부피보다 많게 형성된다. 대사활동에 필요한 산소를 더욱 더 많이 근육으로 공급할 수 있기 때문에 유산소성 트레이닝으로 적응이 되어 있는 운동 선수의 혈액량 증가는 매우 중요한 의미를 가진다.

적혈구

우리에게 가장 익숙한 적혈구(RBC)의 역할은 산소 운반이다. 적혈구는 원형단백질과 산소를 결합하는 데 필수적인 철분성분의 힘(Heme)으로 구성되어 있는 **헤모글로빈**을 포함하고 있기에 산소를 운반할 수 있다. 1 gram의 헤모글로빈은 1.33 mL의 산소를 운반하며 결국 헤모글로빈의 양이 많을수록 산소 운반능력이 우수하게 된다.

성인의 적혈구는 인체의 장골에 존재하는 골수에서 생산된다. 혈액으로 이동하기 전에 적혈구 생성의 마지막 단계로서 핵이 제거된다. 적혈구는 인체의 다른 조직처럼 재생산되거나 자기 자신을 고치거나 할 수 없기에 비교적 짧은 4개월의 수명을 가지고 있다. 일반적으로 적혈구의 파괴 및 생성은 균형이 맞는 한 헤마토크릿 또는 산소운반 능력에 변화가 없다.

혈장량

유산소 또는 웨이트 운동을 실시하면서 혈장량은 상당히 감소하게 된다. 이것은 혈장을 이동시키는 혈압이 증가하기 때

글상자 5-6 전문가 의견

운동과 고혈압

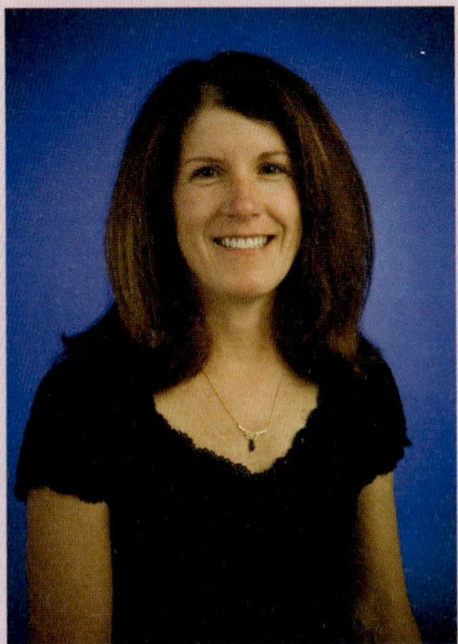

Linda S. Pescatello, PhD, FACSM
교수
인간운동수행능력연구소
운동학과
닉 사범대학
커네티컷 대학교 스토르, 커네티컷

고혈압은 중요한 건강상의 문제점이 가지고 있다. 미국 내 고혈압 환자는 성인의 약 31.3% 즉 약 6,500만 명 정도를 차지하고 있다. 이러한 미국 내 고혈압 환자는 다음과 같은 조건에 해당된다. 수축기 혈압 140 mmHg 이상 그리고/또는 이완기 혈압 90 mmHg 이상, 혈압강하제 복용, 그리고 최소한 두 가지를 소유하고 있는 것으로 의사 또는 이와 유사한 전문직 건강상담사에 의하여 진단받고 있다(NHLBI 2004). 약 30% 정도의 미국 성인은 고혈압 전단계 (수축기 혈압 120 mmHg 이상에서 140 mmHg 미만 그리고/또는 이완기 혈압 80 mmHg 이상에서 90 mmHg 미만)에 속하는 상태에 있으며, 60% 이상의 미국 성인은 정상 혈압보다 높은 혈압을 소유하고 있으며, 노인에 접어들어서는 거의 모든 노인 인구에서는 고혈압이 관찰된다. 유산소성 운동은 혈압을 약 5~7 mmHg 정도 낮추는 역할을 한다(Pescatello, 2004). 이러한 이유로 인하여 그리고 심혈관계 질환에미치는 긍정적인 효과에 의하여 습관적인 신체활동은 고혈압의 예방, 처치 및 조절하는 좋은 방법으로 권장되고 있다(NHLBI, 2004).

고혈압을 가지고 있는 환자를 위한 효과적인 운동처방을 내리기 위하여, FITT에 근거하여 운동빈도(Frequency), 운동강도(Intensity), 운동시간(Time) 및 운동형태(Type) 등과 같은 요인이 고려되어야 한다.

운동 빈도 : 사실상 일주일에 거의 매일 실시할 것

주당 3~7회의 유산소성 운동 트레이닝을 실시하게 되면 혈압을 낮출 수 있다. 운동 후 혈압강하효과라고 하는 것으로 우리가 1회성 운동을 실시하게 되면 하루 정도는 충분히 혈압이 떨어지는 강하 효과를 유지할 수 있다. 운동 후 혈압 강하효과는 장기간 유산소성 운동을 실시하게 될 경우에 더욱 더 많은 이점을 누릴 수 있다. 고혈압을 가지고 있는 많은 사람들은 흔히 비만 또는 과체중 현상을 가지고 있다. 체중 감소를 위한 운동 지침으로는 흔히 주당 1,000 kcal에서 2,000 kcal 정도의 열량을 소비해야 하는데 중강도로 운동강도를 설정했을 때 적어도 2.5시간에서 5시간 이상 에너지를 소비해야 되는 운동량을 뜻한다(Jakicic 2001). 이러한 운동량을 만족시키기 위해서는 거의 매일 운동을 실시하야 한다. 이러한 이유로 인하여 고혈압을 가진 사람들은 신체활동을 일주일 내내 거의 매일 실시해야 한다.

운동 강도 : 중강도의 신체활동

혈압을 강하시키는 효과에 있어서 중강도의 운동강도(40~60% $\dot{V}O_{2max}$)의 유산소성 운동은 60% $\dot{V}O_{2max}$ 이상되는 운동과 거의 유사한 효과를 누릴 수 있다. 결과적으로 추천되는 운동강도는 40~60% $\dot{V}O_{2max}$이며, 이것은 나이로 예측하는 최대심박수의 64~84% 또는 6~20의 범위에 있는 Borg Scale의 운동자각도(RPE)의 11~14에 해당된다.

운동 시간: 지속적인 또는 간헐적인 운동으로 하루에 30분 이상

하루에 실시하는 1회 운동에 길게는 30~60분 또는 짧게는 10~15분 정도의 유산소성 운동은 혈압을 낮출 수 있다. 결국 일일 지속적인 또는 간헐적인 유산소성 운동을 30~60분 정도로 실시하는 것이 권장된다(예: 간헐적으로 실시할 경우 10분씩 실시하여 전체 운동시간을 30~60분으로 맞추는 경우). 과체중 또는 비만 환자는 주당 최소 1,000 kcal에서 2,000 kcal 이상을 소비하거나 또는 중강도의 운동강도로 5시간 이상을 실시해주면 된다.

운동 형태: 주로 유산소성 운동으로 실시하되 저상성 운동으로 보충

걷기, 조깅, 러닝 또는 사이클링과 같은 유산소성은 혈압 강하에 효과적이다. 저항성 트레이닝은 혈압을 낮추지만 강하의 정도는 유산소 운동 보다는 효과적이지 못하다. 그러므로 운동의 형태는 유산소성 운동으로 실시하되 저항성 운동과 유연성 운동으로 보충을 해주어야 한다.

위에서 언급한 내용과 관련된 추가적인 정보를 얻기위해서는 다음의 참고문헌을 찾아보기를 바란다.

Jakicic JM, Clark K, Coleman E, et al. American College of Sports Medicine position stand. Appropriate intervention strategies for weight loss and prevention of weight regain for adults. Med Sci Sports Exerc. 2001;33:2145–2156.

National Heart Lung and Blood Institute. Seventh Report of the Joint National Committee on Prevention, Detection, Evaluation and Treatment of High Blood Pressure-JNC VII Bethesda, MD: U.S. Department of Health and Human Services, 2004:04–52302003.

Nelson ME, Rejeski WJ, Blair SN, et al. Physical activity and public health in older adults: recommendation from the American College of Sports Medicine and the American Heart Association. Circulation. 2007;1094 – 1105.

Pescatello LS, Franklin BA, Fagard R, et al. American College of Sports Medicine position stand. Exercise and hypertension. Med Sci Sports Exerc. 2004;25:533–553.

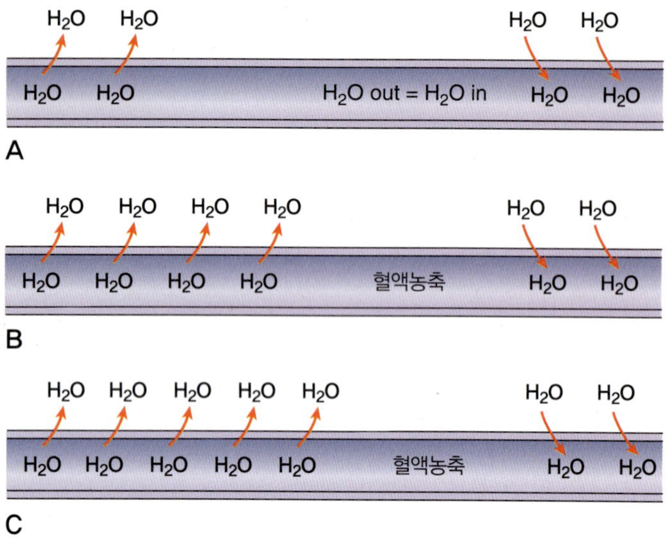

그림 5.13 운동 시 혈액 농축은 몇 가지 요인에 의하여 영향을 받는다. (A) 안정 시 혈관을 떠나는 수분은 혈관으로 유입되는 수분의 양과 동일하기에 혈액 농축의 변화가 없다. (B) 운동을 시작하는 순간, 혈압의 상승과 대사성 부산물의 유입으로 혈액 농축이 시작된다. (C) 장기간의 운동 중 발한으로 인하여 혈액 농축의 증가가 이루어진다.

글상자 5-7 알고 있습니까?
빈혈의 원인

헤모글로빈의 수치가 낮으면 혈액의 산소운반능력이 정상치보다 감소하게 되는데 이러한 현상은 빈혈이라 한다. 남성의 경우는 13 g/dL, 여성의 경우는 12 g/dL 이하로 헤모글로빈의 농도가 떨어지면 빈혈로 판단한다. 빈혈은 헌혈과 같은 일시적인 혈액의 손실 그리고 비타민과 전해질의 부족에 의하여 발생한다. 특히, 철분이 부족한 음식의 섭취는 빈혈과 직결되어 있다. 철분은 헤모글로빈 내의 Heme을 구성하는 중요한 성분이다. Folate는 이러한 헤모글로빈 단백질을 분화시키고 합성시키는 중요한 역할을 한다. Folate 결핍은 적혈구 생성을 하지 못하므로 빈혈로 이어진다. 또한 Folate 결핍은 DNA 합성 그리고 세포를 분화시키는 능력을 감소시킨다. 이것은 결국 핵을 포함하고 있는 커다랗고 미성숙한 타원형의 적혈구를 생성한다. 이러한 비정상적인 적혈구는 산소를 운반하지 못하며, 정상적인 적혈구와 같이 혈관을 효율적으로 통과하지도 못한다. Folate의 섭취는 채소 그리고 곡물과 같은 음식으로 이루어질 수 있다. 일시적으로 발생하는 빈혈의 또 다른 현상은 스포츠 빈혈이다. 유산소 운동 초기에는 혈장량이 일시적으로 증가하기에 헤모글로빈의 농도가 감소하게 된다. 또한 유산소성 트레이닝은 적혈구의 수명을 단축시킨다. 그러나 이러한 요인들은 일시적이며 헤모글로빈의 농도는 몇 주 안에 정상으로 다시 복원되어진다.

문이지, 혈액 내 각종 성분이 혈액을 떠나기 때문은 아니다. 혈장량의 감소는 **혈액 농축**으로 이어지며 혈액 내의 수분이 감소하게 되기에 혈액의 구성요소의 증가로 이어진다. 그러므로 상대적인 적혈구의 증가가 이루어지기에 헤마토크릿도 동반되어 상승한다. 결국 단위 혈액량 대비 적혈구 및 헤모글로빈의 증가가 발생한다(그림 5.13). 이러한 현상은 혈액의 산소 운반 능력을 증가시키므로 유산소성 운동 중, 안정 시 그리고 고지대에서 최대하 운동 시에 유리할 수 있다. 헤마토크릿의 증가는 혈액의 점도를 높이지만, 일반적인 운동 시 점도의 증가는 혈류의 저항을 증가시켜서 혈액 공급 능력을 감소시키는 것으로 생각되지는 않는다.

장기간의 유산소 운동 시 혈장의 부피는 10~20% 정도 감소한다.[45] 저항성 운동은 혈장량을 0%에서 22%의 범위까지 감소시키는 것으로 알려졌다. 이러한 넓은 범위의 혈장량의 변화는 운동강도 및 양의 차이와 관련이 있는 것으로 생각된다.[6] 운동 시간이 길게 진행된다면 발한률 또한 혈장량 변화에 영향을 미치는 것으로 판단된다.

장기간에 걸친 유산소성 트레이닝은 12~20% 정도 혈장량을 증가시킨다. 혈장량의 증가는 유산소성 트레이닝 1일차에 바로 관찰되며 몇 주가 지날 때까지 지속적으로 증가한다.[36,43,49] 트레이닝 초기의 혈장량의 변화는 빈혈을 유발할 수 있지만, 건강에 해로운 것은 아닌 것으로 판단된다(글상자 5-7). 혈장량의 증가는 심실의 이완기말 용적, 일회심박출량 그리고 심박출량의 증가에 도움을 주기에 산소 운반능력을 증가시켜서 유산소성 기능을 향상시킬 수 있다.[17,20] 혈장량의 증가는 또한 운동 중 체온 조절 능력에 도움을 줄 수 있다. 레닌, 앤지오텐신 II 등과 같은 체수분 조절에 영향을 미치는 호르몬은 저항성 운동 후에 증가하는 것으로 알려졌지

속성 검토

- 적혈구는 헤모글로빈의 영향으로 산소를 결합할 수 있다.
- 장기간에 걸친 유산소성 트레이닝은 적혈구 숫자를 증가시키지만 혈장량의 증가를 더욱 더 많이 이룰 수 있기에 헤마토크릿의 감소가 조금은 이루어 진다.
- 유산소성 그리고 저항성 운동 중에는 혈액 농축이 이루어진다.
- 유산소성 트레이닝에 의한 혈장량의 증가는 이완기말 용적이 증가하여 일회심박출량, 심박출량 그리고 산소운반능력을 증가시킬 수 있다.

만 장기간에 걸친 저항성 트레이닝은 전체 혈장량 부피에 영향을 미치지 않는 것으로 알려졌다.[29] 유산소성 운동 그리고 저항성 트레이닝은 일시적으로 혈장량의 감소를 이루지만, 장기간에 걸친 유산소성 트레이닝 만이 혈장량의 부피를 증가시킬 수 있다.

지구성 트레이닝과 근력 트레이닝의 비교

지구성 그리고 근력 트레이닝에 의한 안정 시 심혈관계의 변화는 서로 다르게 나타난다(표 5.1). 지구성 트레이닝에 의한 적응은 심박출량의 증가가 이루어지며, 이것은 곧 근육으로 산소공급을 증가시킴으로써 유산소성 경기력을 향상시킬 수 있다. 다른 한편으로 근력 트레이닝에 의한 적응은 근력 운동을 실시할 때 발생하는 혈압 증가에 대항하여 심박출량을 유지하기 위한 능력이 향상된다.

심혈관계 기능의 변화가 지구성 또는 저항성 트레이닝에 의하여 이루어지는 것과는 관계없이, 트레이닝에 의한 안정 시 관찰되는 심혈관계의 변화는 서로 관련성이 있다. 예를 들면, 안정 시 심박출량은 평균 남성이 약 5 Liter이지만, 안정 시 혈압의 감소로 인하여 일회심박출량은 증가하며 심박수는 감소한다. 지구성 트레이닝에 의한 혈장량의 증가는 이완기말 용적을 증가시키며 프랭크-스탈링법칙에 의하여 일회심박출량의 증가로 이어지면서 동시에 안정 시 심박수의 감소로 이어진다. 안정 시에 발견되는 몇몇의 변화는 운동시의 변화에 영향을 미친다. 예를 들면, 안정 시 혈압의 감소는 최대하 운동에서의 혈압도 감소시킨다. 또한 운동 중 혈압이 낮게 되면 혈류의 저항도 감소되며 결국 심박출량이 증가하면서 산소 공급 능력도 좋아진다. 결국 안정 시의 변화는 운동 시 발견되는 몇몇의 변화와 관련이 있다.

표 5.1 지구성 그리고 근력 트레이닝에 의한 안정 시의 변화

적응	지구성 트레이닝	근력 트레이닝
좌심실 무게	증가	증가
좌심실 벽의 두께	증가	증가
좌심실 이완기말 용적	증가	거의 변화 없음
일회심박출량	증가	거의 변화 없음
심박출량	거의 변화 없음	거의 변화 없음
수축기혈압	감소	감소
이완기혈압	감소	감소
혈장량	증가	거의 변화 없음
적혈구 수치	증가	거의 변화 없음
헤마토크릿	약간의 감소	거의 변화 없음
혈액량	증가	거의 변화 없음
대동맥 순응도	증가	불확실

속성 검토

- 안정 시 심혈기관계의 변화는 많은 상호 작용을 이룰 수 있다.
- 트레이닝에 의하여 발견되는 안정 시 심혈기관계의 변화는 신체활동 시 발견되는 심혈기능의 향상을 유도할 수 있다.

운동 중 심혈기관계의 변화

운동 중 활동 중인 근육으로 혈류를 증가시키기 위하여 몇가지 변화가 발생한다. 근육으로 혈류가 증가하는 것은 산소, 혈당 그리고 중성지방과 같은 대사물질 등을 더욱 더 많이 이동시킬 수 있으며, 대사활동 중에 생성된 이산화탄소와 같은 부산물을 원활하게 제거시킬 수 있다. 활동 중인 근육으로 혈류를 증가시키게 해주는 요인을 살펴보기로 하자.

조직으로의 산소 공급

산소를 조직으로 공급시킨다는 것은 두 가지 요인, 즉 조직에 산소를 공급하는 능력과 조직이 산소를 사용하는 능력 등에 의존한다(글상자 5-8). 안정 시 이러한 두 가지 요인은 근육 조직에서 비교적 일정하다. 그러나 운동 중에는 이러한 두 가지 요인에 많은 양의 혈액이 이동하여 많은 양의 산소를 혈액으로부터 공급을 받게 된다. 그 결과 조직으로 산소의 공급이 증가하게 된다. 다음에서는 조직으로 이동되는 산소와 관련하여 살펴보기로 하자.

동정맥산소차이

동정맥산소차이(a-v O_2 diff)는 조직으로 이동하는 혈액 100 ml에 존재하는 산소와 조직에서 정맥으로 이동하는 혈액 100 mL에 존재하는 산소의 산술적인 차이를 뜻한다(그림 5.14). 운동 중에는 혈액에 존재하는 산소가 활동 중인 근육으로 이동하기에 동정맥산소차이를 증가시키게 된다.[46]

글상자 5-8 응용 연구

픽의 원리

픽의 원리 및 픽의 공식(Fick Equation)은 1870년대 심혈기관계의 원리를 확립한 심장 생리학자인 A. Fick의 이름을 붙여서 만들어진 개념이다. 픽의 원리는 혈액이 단위 시간당 특정 조직을 통과하는 혈액에서 사용되는 물질의 양은(조직을 통과하는 혈류 × 동맥혈 내의 농도 − 그 물질의 정맥혈 내의 농도)로 계산되어진다는 것을 의미한다. 그러므로 픽의 원리는 인체 또는 특정 조직의 산소섭취량을 계산하는 데 사용될 수 있으며, 다음과 같이 표현될 수 있다.

$$\dot{V}O_2 = \dot{Q} \times \text{a−v } O_2 \text{ diff}$$

($\dot{Q}$: 심박출량, a−v O_2 diff: 동정맥산소차이)

이 공식은 안정 시, 최대하 운동시 그리고 최대 운동 시 산소섭취량을 계산하는 데 사용된다. 또한 픽의 공식은 특정 조직의 대사작용에서 당분과 같은 물질의 흡수율을 계산하는 데에도 유용하게 사용될 수 있다. 혈액 내 물질(예: 산소)의 농도가 정맥보다 동맥에서 더욱 크다면 그 조직은 혈액에서 그 물질을 사용했다는 것을 의미한다. 반대로 정맥혈에서의 물질(예: 이산화탄소)의 농도가 높다면, 그 조직은 그 물질을 혈액으로 방출했다는 것을 의미한다.

동정맥산소차이는 좌심실을 떠나는 동맥혈과 우심방으로 들어가는 정맥혈에 존재하는 산소의 차이로 설명된다. 그러므로 동정맥산소차이는 활동 중이거나 또는 비활동 중인 인체 조직의 모든 동맥과 정맥의 산소 차이를 뜻한다. 안정 시 동정맥산소차이는 100 mL의 혈액에 약 8 mL 정도로 측정된다(그림 5.14). 운동 시에 이러한 동정맥산소차이는 더욱 크게 벌어져서 100 mL의 혈액에 약 15 mL까지 증가된다. 활동 중인 근육 조직 내의 동정맥산소차이는 19 mL까지 증가하듯이 동정맥산소차이는 모든 산소가 혈액에서 추출되는 것을 의미하지 않는다. 동정맥산소차이는 좌심실을 떠나는 동맥혈과 우심방으로 들어오는 혈액 내의 산소의 차이를 의미한다. 그러므로 동정맥산소차이가 100 mL 혈액에 16 mL 정도 있는 상태라면 인체의 모든 활동 중인 그리고 비활동 중인 조직의 혈관에서 혼합된 결과를 뜻한다. 조직으로의 산소공급은 혈류에 의해서도 영향을 받기에 동정맥산소차이는 조직으로의 산소공급의 한 가지 양상을 보여주는 것이다.

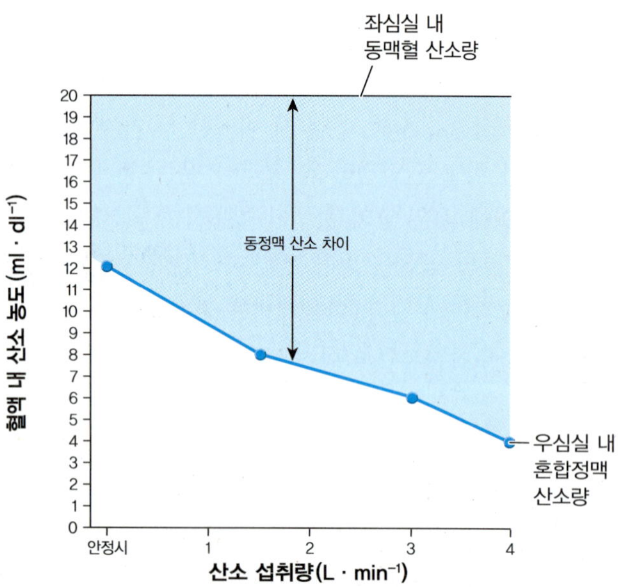

그림 5.14 동정맥산소차이는 산소섭취량이 증가하면서 동반되어 증가한다. 활동 중이거나 비활동 중인 조직으로 혼합된 정맥혈로 인하여 혼합된 정맥혈의 산소는 "0"이 될 수가 없다.

산소공급 = 혈류 × 동정맥산소차이

산소공급 또는 산소섭취량은 혈류 × 동정맥산소차이로 계산되어진다. 이러한 공식을 픽 공식(fick equation)이라고 한다. 픽 공식을 이용하면 인체의 산소섭취량을 구할 수 있는데 심박출량은 결국 혈류를 뜻하게 된다. 그러므로 픽 공식은 심박출량 × 동정맥산소차이로 계산될 수 있다.

$$\text{산소섭취량} = \text{심박출량} \times \text{동정맥산소차이} \quad (8)$$

픽 공식은 심박출량 또는 동정맥산소차이 또는 이 두가지 요인 모두가 인체의 산소섭취량을 증가시킨다는 것을 알려준다. 운동 중 혈류 또는 동정맥산소차이의 증가는 산소섭취량을 증가시키게 된다. 활동 중인 조직으로의 혈류는 심박출량 또는 심박출량의 재분배를 통하여 증가되기 때문에 심박출량의 대부분은 활동 근육으로 다시 이동하게 된다. 이러한 심박출량의 재분배에 대하여 논의하기로 하자.

속성 검토

- 조직으로 공급되는 산소는 조직을 통과하는 혈류와 동정맥 산소차이에 의존한다.
- 신체활동 중에 동정맥산소차이 및 혈류가 증가하며 결국 산소공급이 증가하게 된다.

운동 중 혈류의 재분배

안정 시 심박출량의 15~20%는 근육으로 이동하지만, 최대부하 운동 중에는 심박출량의 80~85%가 활동 중인 근육으로 이동한다.[15] 운동강도가 증가할수록 신장, 복부 내 조직 그리고 내장 조직은 혈류의 감소를 감당할 수 있기에[38], 활동 중인 근육으로 혈류가 재분배된다(그림 5.15).[35] 이러한 심박출량의 증가와 혈류의 재분배가 합해져서 근육으로 혈액이 많이 이동하며 결국 산소섭취량이 증가하게 된다.

운동 중 조직의 혈류를 관찰하게 되면 몇 가지 특이한 상황을 발견할 수 있다. 저 및 중정도 운동강도의 운동 중 피부로 향하는 혈류는 체온 조절을 위하여 증가하게 된다.[23,50] 그러나 최대운동부하에서의 혈류는 활동 중인 근육으로 혈액을 이동시키기 위하여 피부로 혈류를 감소시키게 된다.[41] 운동 중 심장은 골격근과 유사하게 안정 시보다 더욱 많은 일을 수행하기에 혈액도 많은 양을 요구하게 된다. 그러므로 최대 운동 중의 심장은 안정 시보다 4~5배 많은 양의 혈액이 공급된다. 그러나 심근으로 이동하는 혈액의 증가는 혈류의 재분배라기보다는 심박출량의 증가가 원인인데, 안정 시 그리고 운동 시 심장은 전체 심박출량의 약 4%를 받게 되기 때문이다. 뇌는 혈액을 단 몇 초라도 공급 받지 못하면 의식에 문제가 발생한다. 그러나 뇌로 이동하는 혈액이 많을수록 뇌압이 높아질 뿐이다. 따라서 운동 중 뇌로 향하는 혈류가 증가하지만 약 300 mL 또는 25% 정도 증가할 뿐이다.[47]

운동 중 혈류의 재분배는 몇 가지 요인에 의하여 이루어지지만, 순환계와 혈관계가 서로 평행되는 기능을 가지고 있지 않다면, 이러한 재분재의 능력은 불가능하다(그림 5.1). 이러한 병렬회로는 혈액이 대동맥에서 인체 조직 및 기관으로 혈액을 분배시키는 역할을 수행한다. 또한 병렬회로는 상황에 따라서 조직 또는 기관으로 혈류를 감소 또는 증가시킴으로써 혈류의 재분배를 이루도록 해준다. 특정 조직으로 혈류를 분배하는 능력은 조직 내의 혈관 직경이 증가 또는 감소되기에 가능하다. **혈관확장(vasodilation)**은 혈관의 직경이 증가하는 것인데 혈액의 저항을 감소시키며 결국 조직으로 혈류를 증가시키게 된다. **혈관수축(vasoconstriction)**은 혈관의 직경이 감소하는 것이며 혈류의 저항을 증가시킴으로써 조직으로 혈류가 감소하게 되며, 혈액이 많이 필요로

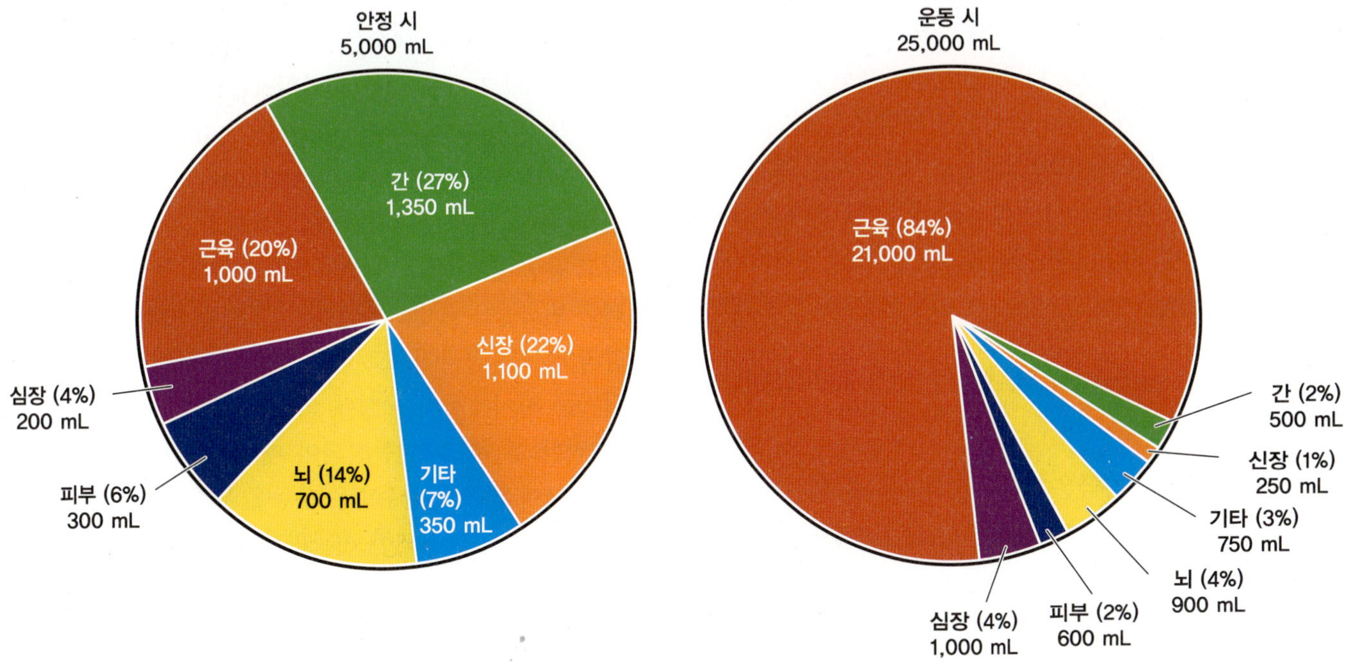

그림 5.15 안정 시 그리고 최대 운동 시의 심박출량의 절대량(mL) 그리고 상대량(%). 최대부하 운동 시 대부분의 심박출량은 골격근으로 이동하며, 신장 그리고 간 등과 같은 다른 조직들은 절대 그리고 상대적으로 심박출량이 감소된다.

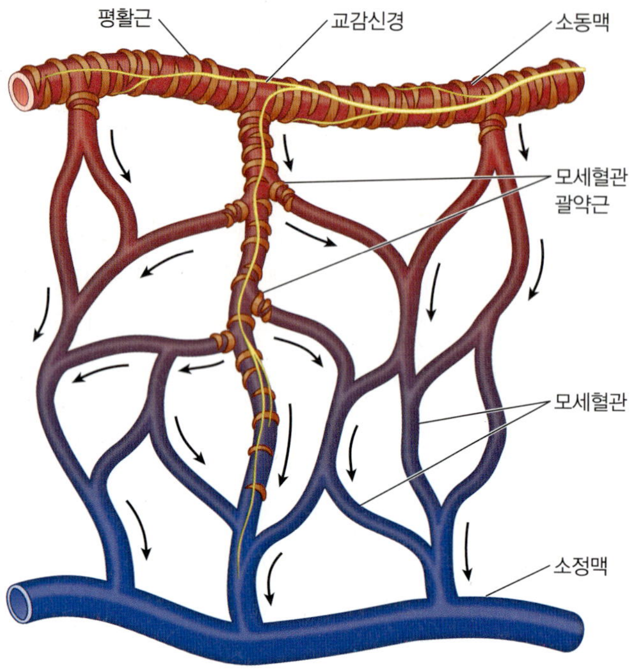

그림 5.16 모세혈관상으로 이동하는 혈류는 모세혈관상과 모세혈관괄약근에 공급하는 소동맥의 혈관수축 그리고 혈관확장에 의존한다. 소동맥은 교감신경계의 자극을 받는다.

하는 조직으로 혈액을 이동시키는 결과를 가져 온다. 조직의 모세혈관상은 혈액을 공급하는 모세혈관 그리고 모세혈관괄약근의 혈관수축상태 그리고 혈관확장에 의존한다(그림 5.16). **모세혈관괄약근(precapillary sphincters)**는 모세혈관상 입구의 근육 고리들로 이루어져 있는데 혈관 직경을 증가 또는 감소시키는 역할을 한다. 결국 모세혈관상으로 이동하는 혈류를 조절하게 된다. 모세혈관 괄약근은 혈압, 혈액 내 산소 농도 그리고 이산화탄소 농도 등과 같은 내재적인 변화와 신경 조절 등에 의하여 반응하게 된다. 외재적 요인과 내재적 요인에 의한 혈관수축 및 혈관확장을 논의하기로 하자.

혈관수축(Vasoconstriction)과 혈관확장(Vasodilation)을 위한 외재적요인

아드레날린 교감신경자극은 혈관확장과 수축을 위한 기본적인 외재적 요인(Extrinsic Factor)이다. 교감신경계는 노르에피네프린과 에피네프린을 분비한다. 노르에피네프린은 말초혈관을 자극하는 교감신경계에 의하여 분비되는 주된 신경전달물질이며, 알파 수용체에 영향을 미침으로써 혈관수축의 원인이 된다. 다른 한편으로 에피네프린은 혈관수축과 혈관확장을 유도하는 베타 2 수용체에 영향을 미친다. 그러므로 혈관확장과 혈관수축의 정도는 이러한 두 가지 자극에서의 균형으로 이루어진다. 안정 시 골격근 내에서는 혈관수축이 높은 상태로 유지되며, 운동 시에는 간, 신장 및 기타 내장 등과 같은 비활동 조직에서는 혈관수축이 증가하는데 이것은 교감신경계에 의한 영향을 받기 때문이다.[44] 운동을 시작하게 되면 노르에피네프린의 자극이 감소하고 활동 중인 골격근 내의 혈관에 교감신경계의 자극이 증가하게 된다. 이러한 변화에 대한 궁극적인 결과는 활동 중인 골격근으로 혈류가 이동하며 비활동 조직으로는 혈류가 감소하게 된다. 활동 그리고 비활동 조직으로 향하는 교감신경자극은 운동 강도가 25~50% 정도에서 증가하기 시작하며, 운동강도가 최대치를 향하면서 점진적으로 증가하게 된다.

부신수질에서 호르몬으로써 혈액으로 분비되는 에피네프린과 노르에피네프린은 혈관확장과 혈관수축에 많은 영향을 미친다. 그러나 이러한 혈관확장과 혈관수축을 위한 내분비계의 영향은 비교적 높은 운동강도 또는 싸움 또는 회피(fight-or-flight response) 반응에서 중요하다. 활동 중인 조직으로 혈류를 증가시키기 위하여 외재적 요인에 의한 혈관확장과 혈관수축의 조절은 내재적 요인과의 균형에 의하여 이루어진다.

혈관수축과 혈관확장을 위한 내재적 요인

운동 중 골격근 내의 변화는 근육의 화학수용기를 자극하여 교감신경계의 자극에 의한 혈관확장을 유도한다. 이러한 혈관수축 및 혈관확장을 위한 내재적 요인(intrinsic factors)의 조절을 **자기조절작용(autoregulation)**이라고 한다. 완전하게 밝혀진 사실은 아니지만, 이산화탄소, 수소, 젖산, 칼륨 그리고 운동 중인 근육에서 생성된 물질의 농도가 증가하면 이러한 변화들을 촉발하게 된다.[33,44] 활동 중인 근육의 혈관확장의 정도는 궁극적으로 아드레날린 교감신경자극과 자기조절기능 사이에서의 균형에 의하여 결정된다. 자기조절작용에 의한 혈관확장이 동반되어 대응작용하기에, 교감신경계의 자극에 의한 혈관수축은 운동을 위한 필수적인 요인이다.[7] 자기조절작용에 의한 혈관확장이 아드레날린 교감신경계자극에 의하여 제한되지 않는다면, 활동 중인 근육으로 혈류가 상당히 흐르기 때문에 동맥혈압이 감소하게 된다. 그렇지 않다면, 이러한 상황은 뇌와 심장과 같은 필수 조직으로 흘러가는 혈류의 감소로 인하여 위험한 상황이 발생할 수 있

속성 검토

- 운동 중 혈액의 재분배가 이루어지는데, 활동 중인 골격근은 많은 양의 심박출량을 받음으로써 산소의 공급을 증가시킬 수 있다.
- 운동 중 혈관 수축, 혈관 확장 그리고 모세혈관의 괄약근은 활동 중인 골격근으로 혈류를 증가시키거나 또는 비활동 중인 골격근으로는 혈류를 감소시키는 데 사용된다.
- 혈관 수축 및 혈관 확장은 외재적 그리고 내재적 요인으로 조절된다.

다. 결국 혈류의 재분배 뿐만 아니라 필수조직으로의 혈압과 혈류를 유지하기 위하여 외재적 요인과 내재적 요인의 균형에 의한 혈류가 중요하다.

정맥회귀량의 증가

안정 시 그리고 운동 중 심장으로 돌아오지 못하는 혈액은 폐 또는 말초 순환계로 박출될 수 없다. 혈액이 조직의 모세혈관상을 통과한 이후의 평균혈압은 매우 낮으며(10~20 mmHg), 심장으로 혈액을 보내기 위한 압력 차이가 충분함에도 불구하고 이러한 압력 차이는 매우 적으며 또한 혈류가 매우 느리게 된다. 일회박출량과 심박출량 그리고 조직으로의 혈류를 증가시키기 위하여, 안정 시 그리고 운동 시 이러한 동맥회귀를 원활하게 해주는 몇 가지 요인들이 있다.

정맥수축

안정 시 정맥혈관은 인체 내 혈액의 약 65%를 보유하고 있다. 그래서 정맥혈관은 상대적으로 낮은 혈압으로 많은 양의 혈액을 가지고 있는 **저장혈관(capicitance blood vessels)**으로 여겨진다. 정맥혈관 내에 있는 혈액을 이동시키는 방법 중의 하나는 정맥수축 또는 정맥혈관의 수축을 유도하는 교감신경계자극을 통한 방법이다. 그러나 골격근의 정맥은 정맥회귀량을 증가시키기 위하여 충분한 교감신경계의 자극을 받지 못한다. 골격근 내에서 정맥회귀량 증가의 대부분은 근육 펌프라고 하는 작용에 의하여 이루어진다. 다음에서는 이러한 근육펌프에 대하여 알아보기로 한다.

근육펌프

근육펌프(Muscle Pump)는 정맥회귀를 위한 혈액을 심장으로 보내기 위하여 근육 수축을 이용하는 방법이다. 대정맥은 일방통행의 밸브를 가지고 있어서 심장으로 혈류를 이동시키게 되어 있다(그림 5.17). 근육이 활동 중일 때 근육의 수축을 통하여 정맥을 압박하게 된다. 심장쪽으로 만 일방통행하도록 하는 밸브의 존재로 인하여 이러한 근수축 압박이 혈액을 다시 심장으로 이동시키게 해준다. 근육이 이완을 할 경우에는 이러한 일방통행의 밸브는 혈액이 다시 심장에서 멀어지는 현상을 예방해 준다. 이러한 정맥의 압박과 근육의 이완 과정이 반복되므로 심장으로 향하는 정맥회귀량을 증가시키게 된다. 근육펌프는 신체활동이 시작함과 동시에 그 역할을 수행하게 되며 신체활동이 지속되는 한 근육펌프의 수행은 계속된다. 그러므로 근육에서 나오는 정맥회귀량은 신체활동이 시작되면 증가되며, 신체활동이 지속되는 동안에는 심박출량의 증가를 돕기 위해 근육펌프이 계속해서 움직이게 된다.

호흡펌프

호기(Expiration) 중의 흉부 내 압력 증가와 흡기(Inspiration) 중의 흉부 내 압력을 감소시켜 심장으로 향하는 정맥회귀량을 돕는 것을 **호흡펌프(respiratory pump)**라고 한다. 흡기를 실시할 때 흉부 내의 압력은 감소하며 복부 내의 압력은 증가하게 되므로 혈액이 복부에서 흉부로 향하도록 해주는 압력 요인이 발생한다. 반대로 호기를 실시할 때 흉부 내의 압력은 증가하고 대동맥을 압박하여 혈액을 심장으로 이동하도록 해주며, 복부 내의 압력은 감소하여 복부정맥(abodominal veins)이 혈액으로 채워지도록 해준다. 이러한 과정이 흡기와 호기를 실시하는 동안 반복되어서 이루어진다. 호흡펌프는 정맥휘귀량을 안정 시에 도와주지만 운동 중에는 호흡의 빈도와 깊이의 증가로 인하여 호흡펌프의 활동

속성 검토

- 교감신경계의 자극에 의한 대동맥의 혈관 수축은 심장으로 향하는 정맥회귀량을 증가시킬 수 있으나, 이러한 기전이 골격근에서는 적용되지 않을 수 있다.
- 근육펌프는 근수축에 의한 정맥 압착과 일방통행식의 대동맥 밸브로 인하여 정맥회귀량을 증가시킬 수 있다.
- 호기와 흡기 시 흉곽 내의 압력 증감의 효과로 인하여 호흡펌프는 정맥회귀량을 증가시킬 수 있다.

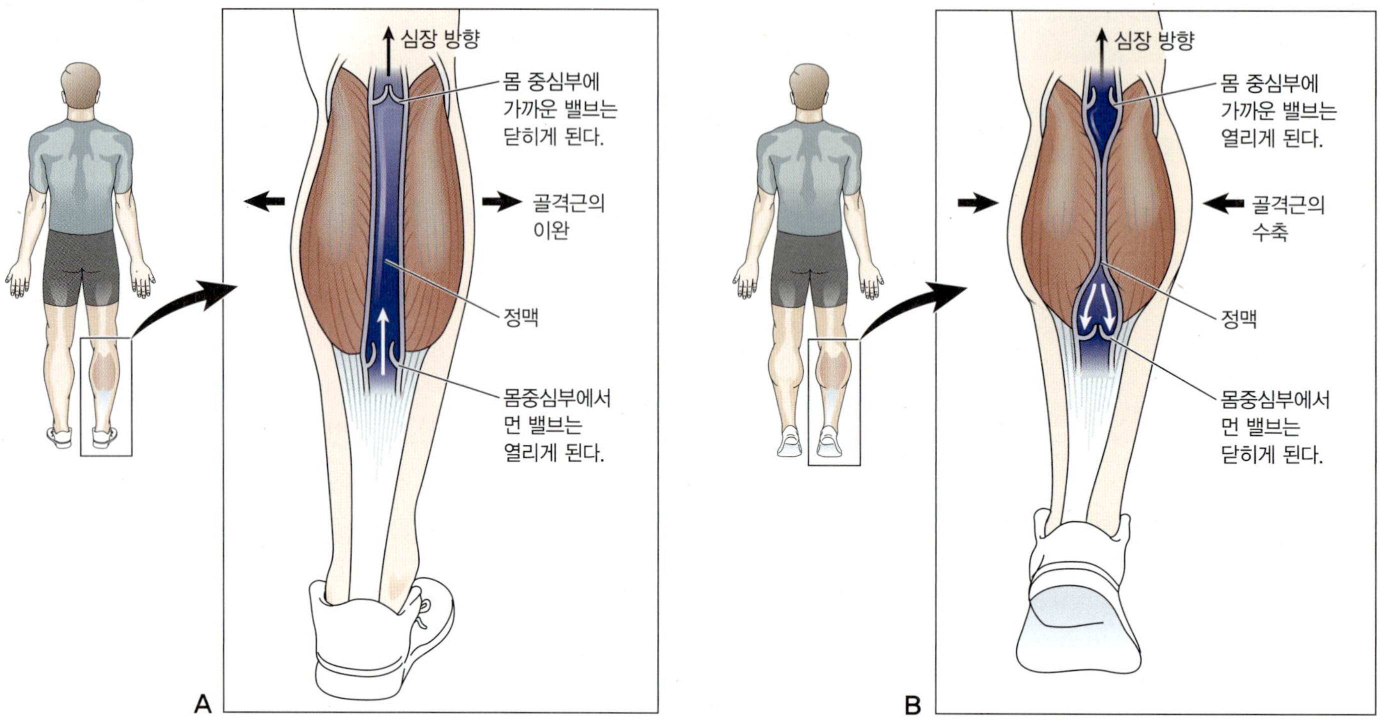

그림 5.17 정맥회귀량은 정맥에 있는 일방통행식의 밸브에 의한 근육 펌프로 작동된다. (A) 근육이 이완 중일 때 일방통행식의 밸브는 혈액을 심장방향에서 근육으로 보내지 않는다. (B) 근육이 수축할 경우 대동맥은 압착이 이루어진 후 일방통행의 밸브로 인하여 혈류를 심장으로 보내게 된다.

도 증가하게 된다.

운동 중 산소 이동을 증가시키기 위한 모든 반응

운동 중에 활동하는 근육 조직으로 산소를 공급하기 위해서는 심박출량의 증가, 혈류의 재분배 그리고 동정맥산소차이의 증가 등과 같은 여러 가지 요인들이 작용해야 한다. 장기간의 유산소성 트레이닝에 적응을 하는 경우, 이러한 요인들의 증가를 예상할 수 있다. 운동 중 트레이닝의 유무와 관계없이 혈류를 각각의 조직으로 보내기 위한 충분한 혈압을 유지하기 위한 여러 가지 요인들이 존재하기에 혈류를 조직으로 이동시키고, 특히 활동 중인 근육으로 혈류를 증가시킬 수 있다. 이러한 요인들은 심박출량의 증가로 인한 인체 내 모든 동맥의 혈압 증가, 활동 중인 근육 내 혈관 확장으로 인한 혈류의 증가 및 활동 근육 내 동맥혈압의 감소 그리고 비활동 중인 근육 내 혈관수축으로 인한 비활동 근육 내 동맥혈압의 증가 등으로 생각할 수 있다. 여기서 우리는 심혈관계의 변화에 초점을 맞추어야 한다. 운동 그리고 장기간의 트레이닝에 의한 심혈관계 변화에 의하여 산소 공급량을 증가시키기 위하여 유산소성 효소의 증가 그리고 모세혈관의 밀도 증가와 같은 유산소성 트레이닝의 적응들은 우리가 예상할 수 있는 결과들이다.

운동강도가 증가하면서 심박수와 일회심박출량이 증가하며 결국 심박출량이 증가하게 된다(그림 5.18). 운동강도의 증가와 함께 발생하는 심박출량의 증가는 활동 중인 근육으로 혈류를 재분배시키며 결국 혈액공급과 산소공급이 증가하게 된다. 훈련자 그리고 비훈련자 모두에게서 운동강도가 증가하면 심박출량은 동반하여 증가된다. 그러나 장기간에 걸친 유산소성 트레이닝에 의한 적응으로 최대심박수의 변화는 거의 없으나 일회심박출량의 증가를 기대할 수 있다. 결국 지구력 트레이닝이 되어 있는 사람은 일회심박출량의 증가로 심박출량을 증가시킬 수 있다.

지구성 트레이닝이 되어 있는 피험자의 최대심박출량의 증가는 활동 중인 근육 조직으로 더욱 더 많은 양의 혈액을 이동시킴으로써 최대산소섭취량을 증가시킬 수 있다. 유산소성 훈련에 대한 적응으로 안정 시 심박수의 감소 그리고 일회심박출량의 증가는 최대하 운동에서도 뚜렷히 관찰할 수 있다. 이러한 현상의 원인은 훈련이 안 된 피실험자보다 훈련이 되어 있는 피실험자의 낮은 심박수와 높은 일회심박출량에 의하여 이루어진다고 할 수 있다.

심박수, 일회심박출량 그리고 심박출량의 관계는 지구성

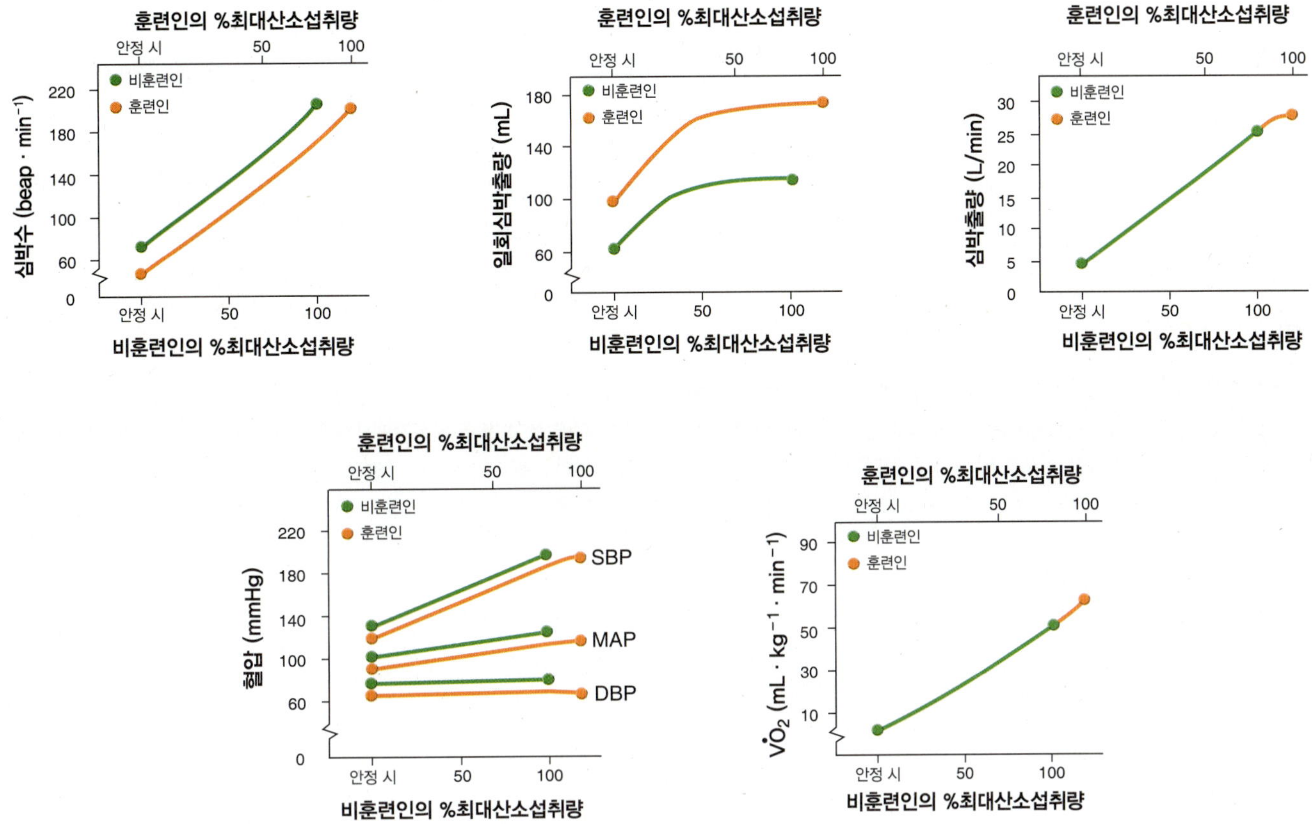

그림 5.18 비훈련자 및 지구성 훈련자의 주요 심혈관계 반응의 비교. 초록색 실선은 트레이닝에 의한 심박수, 일회심박출량 및 혈압 등과 같은 변인의 안정 시 그리고 신체활동 중의 변화를 가리킨다. 훈련이 된 상태를 의미하는 주황색 실선에서, 안정 시 그리고 최대하 운동상태에서는 비훈련자와 차이가 거의 없으나 최대운동부하에서는 심박출량 그리고 최대산소섭취량에서 연장된 부분 만큼 높은 수행이 관찰된다.

훈련이 된 훈련자에게 낮은 심박수에서도 충분한 양의 혈액을 근육으로 이동시키도록 해주는 데 필요한 심박출량을 유지하도록 해준다. 그러므로 지구성 훈련이 된 사람의 지표는 낮은 안정 시 심박수 뿐만 아니라 최대하 운동에서도 심박수가 낮게 한다.

지구성 훈련은 또한 안정 시 그리고 최대하 운동에서도 정상혈압을 가진 사람에게도 말초 순환계의 혈압을 낮게 해주지만, 이러한 말초순환계의 혈압은 상대적으로 낮다.[1] 말초순환계의 낮은 혈압은 안정 시 그리고 최대하 운동에서 운동 중의 일회심박출량이 훈련이 되어 있는 사람에게 높게 나타나는 이유가 된다. 혈압은 혈류에 대한 저항이 될 수 있다는 점을 기억해야 한다. 그러나 훈련이 되어 있는 사람은 유산소성 기능이 더욱 좋기에 최대운동부하에서의 혈압, 특히 수축기 혈압은 비훈련자보다 훈련자에게서 약간 높게 발생할지도 모른다. 낮은 혈압 뿐만 아니라 높아진 일회심박출량에 대해 설명을 해주는 지구성 훈련에 대한 적응은 이완기말 용적의 증가, 혈액부피의 증가, 좌심실 근육량의 증가이며, 항상 일관된 결과를 주는 것은 아니지만 수축기 기능의 증가도 가능하다. 사실, 유산소성 트레이닝의 결과 최대혈압이

속성 검토

- 신체활동 중에는 혈압을 높이기 위한 심박출량의 증가, 혈압을 낮추기 위한 활동 중인 근육 내의 혈관확장 그리고 비활동 중인 조직 내의 혈관수축 사이에서의 균형을 통해 혈압이 조절된다.
- 운동강도가 증가할수록 심박수의 증가와 일회심박출량의 증가가 발생하므로 심박출량이 궁극적으로 높아지게 된다.
- 이완기말 용적이 높아지면, 안정 시 그리고 최대하 운동에서의 일회심박출량이 증가하게 된다.
- 유산소성 훈련의 결과, 최대심박수는 거의 변화가 없지만 좌심실의 이완기말 용적이 증가하여 일회심박출량이 높아지고 결국에는 최대심박출량도 높아지게 된다.
- 지구성 훈련으로 안정 시 그리고 최대하 운동에서 혈압이 낮아지게 되며, 이것은 일회심박출량을 높이는 요인이 된다.

사례연구

사례

개인 트레이너로써, 고객이 고혈압을 가지고 있을 경우에 유산소성 운동을 하는 것이 심장에 무리가 없다는 것을 어떻게 설명할 수 있을 것인가?

선택

장기간의 유산소성 트레이닝은 안정 시 혈압을 낮춘다. 감소된 안정 시 혈압은 혈액을 말초순환계로 박출하기 위한 힘을 적게 들이도록 하므로 좌심실이 혈액을 보다 쉽게 박출할 수 있도록 해준다. 간단한 조깅과 같은 최대하 운동부하를 적용한 장기간의 유산소성 훈련을 하면 혈압 또한 낮아진다. 그러므로 심장은 최대하 운동강도에서 많은 양의 일을 하지 않아도 된다. 최대운동강도에서의 운동 중 혈압은 동일하거나 약간 높아질 수 있기에 좌심실이 더 많은 일을 할 수는 있다. 그러나 운동선수를 제외하고 대부분의 사람들에게 유산소성 운동 중 최대운동부하를 적용하지는 않으므로 좌심실이 최대운동부하에서 일을 더 많이 하는 상황이 발생되기 힘들다.

사례

육상 트랙 코치가 장거리 육상선수의 혈액을 검사했을 때 헤마토크릿이 38% 나왔다. 이것은 우려할 만한 수준의 헤마토크릿 수치인가?

선택

헤마토크릿의 수치가 낮다면 빈혈을 의심해야 한다. 그러나 혈액 검사를 하기 전에 몇 주 동안 운동강도가 높은 훈련을 실시했다면, 훈련에 의하여 혈장의 부피가 빠르게 증가한 반면에 적혈구의 합성은 느리게 작용하여 정상치보다 낮은 수치의 헤마토크릿의 수치가 나올 수 있다. 이러한 결과에 대해 너무 우려할 필요는 없지만, 운동선수가 훈련을 할 때 피로를 쉽게 느끼는 상태가 지속된다면 빈혈을 의미할 수도 있다. 따라서, 몇 주 간의 훈련을 지속한 이후에 헤마토크릿을 다시 측정해야 할 수도 있다.

영향을 받지 않거나 또는 약간 높아지기 때문에 훈련이 되어 있는 사람에게 발견이 되는 일회심박출량의 증가는 이완기말 용적의 증가에 의한 훈련의 적응의 결과로 생각할 수 있다. 그러므로 일회심박출량 그리고 심박출량의 증가는 최대하 그리고 최대운동부하에서도 발견이 되지만, 이러한 일회심박출량의 증가 그리고 심박출량의 증가를 설명해 주는 다른 여러 가지 요인들이 존재한다.

요약

심혈관계는 말초 및 폐순환계로 구성된다. 말초순환계는 심장에서 혈액을 인체의 각 조직으로 이동시키며, 폐순환계는 심장으로 이동하기 전의 혈액을 폐로 이동시켜서 혈액에 산소로 채우고 이산화탄소를 제거하도록 하는 역할을 수행한다. 이와 유사하게 심장은 좌심실과 우심실에서 혈액을 각각 말초순환계 그리고 폐순환계로 이동시키는 역할을 한다.

심장주기는 심근이 수축하여 혈압이 최대치가 되는 수축기 그리고 심장근육이 이완을 실시하여 혈압이 가장 낮게 기록되는 이완기 등으로 구분된다. 혈류는 폐 그리고 말초순환계의 혈압 차이에 의하여 발생한다. 혈류가 효과적으로 발생하기 위해서는 심장주기가 특정 순서 대로 발생해야 하며, 이것은 심장 내에 존재하는 동방결절, 방실결절, 방실속, 좌우측방실다발 그리고 퍼킨제 섬유 등과 같은 특정 신경조직에 의하여 조절된다. 또한, 심장주기는 교감신경 그리고 부교감신경계와 같은 외재적 요인에 의해서도 조절이 된다. 심장주기의 다양한 활동에서는 전기적 활동 또는 전해질의 이동 등이 관찰되며 심방과 심실의 수축과 이완을 나타내는 심전도의 파형도 발견된다.

혈액은 두 가지 성분인 혈장과 구성요소로 구성된다. 구성요소의 대부분은 산소를 운반하는 적혈구로 이루어져 있다.

혈류를 활동 중인 조직으로 이동시킴으로써 조직으로의 산소공급이 증가하도록 해준다. 조직으로 혈류를 이동시키는 것은 활동 중인 조직의 혈관확장 그리고 비활동 중인 조직의 혈관수축에 의한 심박출량의 변화와 혈류의 재분배에 의하여 이루어진다.

안정 시 또는 신체활동 시 심장으로 향하는 정맥회귀량은 순환펌프 및 근육펌프에 의하여 도움을 받는다. 훈련을 실시한 이후 활동 중인 근육으로 이동하는 혈류는 높아진 심박출량 및 혈류 재분배의 효율성 뿐만 아니라 심혈관계의 적응에 의한 것이기도 하다. 이러한 훈련적응은 활동 중인 근육으로 혈류의 증가를 이끌고 결국 최대하 그리고 최대운동부하에서의 운동수행을 증가시킨다.

용어정리

회심박출량(stroke volume): 심장의 일회박출량으로서, mL의 단위로 측정되는 혈액의 부피

고혈압(hypertension): 정상보다 높은 혈압

교감신경(sympathetic): 심박수 및 일회박출량을 증가시키는 신경전달물질인 노르에피네프린을 이용하는 신경섬유

근육펌프(muscle pump): 정맥의 밸브와 근육 수축에 의하여 정맥회귀량을 높이는 시스템

동맥(arteries): 심장에서 박출되어 조직으로 이동하는 혈액을 위한 혈관

동맥혈(arterial blood): 심장에서 말초순환계 또는 폐순환계로 이동하는 혈액

동방결절(sinoatrial node, SA node): 우심방의 상부에 위치하여 가장 빠른 신경전달을 통하여 심장의 페이스메이커의 역할을 하는 심장근육의 마디

동정맥산소차이(arterial-venous oxygen difference, a-v O_2 diff): 조직으로 이동하는 동맥혈 100 mL에 존재하는 산소 농도와 조직을 떠나는 정맥혈 100 mL에 들어 있는 산소 농도의 차이

말초순환계(peripheral circulation): 심장과 폐를 제외한 인체 내 다른 조직으로 혈액을 심장에서 이동시키는 순환계

모세혈관(capillaries): 혈관 중에서 가장 작은 혈관으로 산소, 기타 영양소 및 대사작용의 부산물이 혈액과 조직 사이에서 교환되는 장소

모세혈관 괄약근(precapillary sphincers): 모세혈관 입구에 위치하며 혈관 직경을 조절하는 근육으로 이루어진 고리

문합(anastomosis): 특정 지역으로 혈액을 공급하는 동맥이 부분적으로 또는 완전히 막혔을 때 2개의 동맥이 조직으로 혈액을 공급하기 위하여 실시하는 교차 연락

방실결절(atrioventricular node, AV node): 우심방 아랫 부분에 위치한 심근섬유의 교점으로써 전기 자극을 1/10초 늦게 전달하여 심실이 수축하기 전에 심방의 수축이 이루어짐

부교감신경(parasympathetic): 심박수를 감소시키는 신경전달물질인 아세틸콜린을 이용하는 신경섬유

서맥(bradycardia): 정상 심박수(60 beats/min) 보다 낮은 안정 시 심박수

소동맥(arterioles): 동맥 중에서 가장 작은 혈관

소정맥(venules): 정맥 중에서 가장 작은 혈관

수축기(systole): 심장주기에서 심장이 수축하는 경우

수축기말 용적(end-systolic volume, ESV): 수축 이후에 심실에 남아 있는 혈액의 부피

심근(myocardium): 심장을 구성하고 있는 근육

심막(pericardium): 심장의 외곽을 구상하고 있는 막

심박출량(cardiac output): L/min으로 표현되는 심장에서 분당 박출되는 혈액의 부피

심전도(electrocardiogram, ECG): 심장주기에서 발생하는 심장의 전기적 활동의 내용

용량혈관(capacitance blood vessel): 정맥과 같이 낮은 혈압에서 많은 양의 혈액을 담을 수 있는 혈관

이완기(diastole): 심장주기의 휴식기

이완기말 용적(end-diastolic volume, EDV): 수축하기 전에 심실에 남아 있는 혈액의 부피

자기조절(autoregulation): 혈관확장과 혈관수축을 위한 내재적 조절

정맥(veins): 심장으로 향하는 혈액을 이동하는 커다란 혈관

정맥혈(venous blood): 말초 그리고 폐순환계에서 심장으로 복귀하는 혈액

정상혈압(normotensive): 정상치 범위의 혈압

좌심실질량(left ventricular mass): 좌심실을 둘러싼 심장근육

퍼킨제 섬유(Purkinje fibers): 수축을 위하여 심실을 통과하는 전기신호를 전달하는 신경섬유의 네트워크

폐순환계(pulmonary circulation): 심장에서 폐 그리고 다시 심장으로 혈액을 이동시키는 순환시스템

헤마토크릿(hematocrit): 대부분이 적혈구인 세포 또는 구성요소에 의하여 구성되는 전체 혈액의 부피에 대한 비율

헤모글로빈(hemoglobin): 단백질과 산소를 결합할 수 있는 철분으로 구성된 혈액 내 물질

혈관수축(vasoconstriction): 혈관 직경이 감소하는 현상

혈관확장(vasodilation): 혈관 직경이 증가하는 현상

혈액농축(hemoconcentration): 세포 또는 구성요소와 비교하여 혈액의 혈장 부분이 감소된 경우

혈장(plasma): 혈액에서 액체로 구성된 부분

호흡펌프(respiratory pump): 호흡을 이용하여 흉부의 압력조절을 변화시킴으로써 정맥회귀량을 증가시키는 시스템

참고문헌

1. ACSM's Guidelines for Exercise Testing and Prescription. Philadelphia, PA: Lippincott Williams & Wilkins, 2006.
2. Allen DG, Jewell BR, Murray JW. The contribution of activation processes to the length–tension relation of cardiac muscle. Nature. 1974;248:606–607.
3. Allen DG, Kurihara S. The effects of muscle length on intracellular calcium transients in mammalian cardiac muscle. J Physiol. 1982;327:79–94.
4. Arce Esquivel AA, Welsch MA. High and low volume resistance training and vascular function. Int J Sports Med. 2007;28:217–221.
5. Cornelissen VA, Fagard RH. Effect of resistance training on resting blood pressure: a meta-analysis of randomized controlled trials. J Hypertens. 2005;23:251–259.
6. Craig SK, Byrnes WC, Fleck SJ. Plasma volume responses during and after two distinct weight lifting protocols. Int J Sport Med. 2008;29:89–95.
7. Esler M, Jennings G, Lambert G, et al. Overflow of catecholamine neurotransmitters to the circulation: source, fate, and functions. Physiol Rev. 1990;70:963–985.
8. Fagard RH. Physical fitness and blood pressure. J Hypertens Suppl. 1993;11:S47–S52.
9. Falkel JE, Fleck SJ, Murray TF. Comparison of central hemodynamics between power lifters and body builders during resistance exercise. J Appl Sport Sci Res. 1992;6:24–35.
10. Fleck SJ, Dean LS. Resistance-training experience and the pressor response during resistance exercise. J Appl Physiol. 1987;63:116–120.
11. Fleck SJ, Henke C, Wilson W. Cardiac MRI of elite junior Olympic weight lifters. Int J Sports Med. 1989;10:329–333.
12. Fleck SJ, Pattany PM, Stone MH, et al. Magnetic resonance imaging determination of left ventricular mass: junior Olympic weightlifters. Med Sci Sports Exerc. 1993;25:522–527.
13. Fleck SJ. Cardiovascular adaptations to resistance training. Med Sci Sports Exerc. 1988;20:S146–S151.
14. Fleck SJ. Cardiovascular responses to strength training. In: PVK, ed.

Strength and Power in Sport. Blackwell Science, 2003.
15. Fox S. Human Physiology. New York: McGraw-Hill Companies, 2002.
16. Gates P, Seals DR. Decline in large elastic artery compliance with age: a therapeutic target for habitual exercise. Br J Sports Med. 2006;40:879–899.
17. Goodman JM, Liu PP, Green HJ. Left ventricular adaptations following short-term endurance training. J Appl Physiol. 2005;98: 454–460.
18. Goodman JM. The athletes heart. In: Shephard RJ, Astrand PO, eds. Endurance in Sport. Blackwell Publishing, Malden, MA. 2000.
19. Green HJ, Jones LL, Painter DC. Effects of short-term training on cardiac function during prolonged exercise. Med Sci Sports Exerc. 1990;22:488–493.
20. Hagberg JM, Goldberg AP, Lakatta L, et al. Expanded blood volumes contribute to the increased cardiovascular performance of endurance-trained older men. J Appl Physiol. 1998;85:484–489.
21. Halbert JA, Silagy CA, Finucane P, et al. The effectiveness of exercise training in lowering blood pressure: a meta-analysis of randomised controlled trials of 4 weeks or longer. J Hum Hypertens. 1997;11:641–649.
22. Heffernan KS, Rossow L, Jae SY, et al. Effect of single-leg resistance exercise on regional arterial stiffness. Eur J Appl Physiol. 2006;98:185–190.
23. Johnson JM. Physical training and the control of skin blood flow. Med Sci Sports Exerc. 1998;30:382–386.
24. Kasikcioglu E, Oflaz H, Akhan H, et al. Left atrial geometric and functional remodeling in athletes. Int J Sports Med. 2006;27: 267–271.
25. Kelly G. Dynamic resistance exercise and resting blood pressure in adults: a meta-analysis. J Appl Physiol. 1997;82:1559–1565.
26. Kelly GA, Kelly KA. Progressive resistance exercise and resting blood pressure: a meta-analysis of randomized controlled trials. Hypertension. 2000;35:838–843.
27. Kelly M. Clinical snapshot: transient ischemic attack. Am J Nurs. 1995;95:42–43.
28. Kentish JC, ter Keurs HE, Ricciardi L, et al. Comparison between the sarcomere length–force relations of intact and skinned trabeculae from rat right ventricle. Influence of calcium concentrations on these relations. Circ Res. 1986;58:755–768.
29. Kraemer WJ, Fleck SJ, Maresh CM, et al. Acute hormonal responses to a single bout of heavy resistance exercise in trained power lifters and untrained men. Can J Appl Physiol. 1999;240:524–537.
30. Krieg A, Scharhag J, Kindermann W, et al. Cardiac tissue Doppler imaging in sports medicine. Sports Med. 2007;37:15–30.
31. Legaz-Arrese A, Gonzalez-Carretero M, Lacambra-Blasco I. Adaptation of left ventricular morphology to long-term training in sprint- and endurance-trained elite runners. Eur J Appl Physiol. 2006;96:740–746.
32. MacDougall JD, Tuxen D, Sale DG, et al. Arterial blood pressure response to heavy resistance exercise. J Appl Physiol. 1985;58: 785–790.
33. MacLean DA, Vickery LM, Sinoway LI. Elevated interstitial adenosine concentrations do not activate the muscle reflex. Am J Physiol Heart Circ Physiol. 2001;280:H546–H553.
34. Maeda S, Otsuki T, Iemitsu M, et al. Effects of leg resistance training on arterial function in older men. Br J Sports Med. 2006;40: 867–869.
35. McAllister RM. Adaptations in control of blood flow with training: splanchnic and renal blood flows. Med Sci Sports Exerc. 1998;30: 375–381.
36. Mischler I, Boirie Y, Gachon P, et al. Human albumin synthesis is increased by an ultra-endurance trial. Med Sci Sports Exerc. 2003;35:75–81.
37. Moore L. The cardiovascular system: cardiac function. In: Tipton CM, ed. ACSM's Advanced Exercise Physiology. Philadelphia, PA: Lippincott Williams & Wilkins, 2006.
38. Mueller PJ, O'Hagan KP, Skogg KA, et al. Renal hemodynamic responses to dynamic exercise in rabbits. J Appl Physiol. 1998;85: 1605–1614.
39. Nagashima J, Musha H, Takada H, et al. Left ventricular chamber size predicts the race time of Japanese participants in a 100 km ultramarathon. Br J Sports Med. 2006;40:331–333; discussion 333.
40. Ploutz-Snyder LL, Convertino VA, Dudley GA. Resistance exercise-induced fluid shifts: change in active muscle size and plasma volume. Am J Physiol. 1995;269:R536–R543.
41. Robergs RA, Icenogle MV, Hudson TL, et al. Temporal inhomogeneity in brachial artery blood flow during forearm exercise. Med Sci Sports Exerc. 1997;29:1021–1027.
42. Saito K, Matushita M. The contribution of left ventricular mass to maximal oxygen uptake in female college rowers. Int J Sports Med. 2004;25:27–31.
43. Sawka MN, Convertino VA, Eichner ER, et al. Blood volume: importance and adaptations to exercise training, environmental stresses, and trauma/sickness. Med Sci Sports Exerc. 2000;32:332–348.
44. Seals D. The autonomic nervous system. In: Tipton CM, ed. ACSM's Advanced Exercise Physiology. Philadelphia, PA: Lippincott Williams & Wilkins, 2006;197–245.
45. Senay LC Jr, Pivarnik JM. Fluid shifts during exercise. Exerc Sport Sci Rev. 1985;13:335–387.
46. Severinghaus JW. Exercise O_2 transport model assuming zero cytochrome PO_2 at VO_2 max. J Appl Physiol. 1994;77:671–678.
47. Thomas SN, Schroeder T, Secher NH, et al. Cerebral blood flow during submaximal and maximal dynamic exercise in humans. J Appl Physiol. 1989;67:744–748.
48. Wernstedt P, Sjostedt C, Ekman I, et al. Adaptation of cardiac morphology and function to endurance and strength training. A comparative study using MR imaging and echocardiography in males and females. Scand J Med Sci Sports. 2002;12:17–25.
49. Yang RC, Mack GW, Wolfe RR, et al. Albumin synthesis after intense intermittent exercise in human subjects. J Appl Physiol. 1998;84:584–592.
50. Yoshida T, Nagashima K, Nose H, et al. Relationship between aerobic power, blood volume, and thermoregulatory responses to exercise-heat stress. Med Sci Sports Exerc. 1997;29:867–873.
Shephard RJ. For exercise testing, please. A review of procedures available to the clinician. Bull Physiopathol Respir. 1970;6(2):425–474.

6장

호흡계

학습목표

1. 호흡계 구성 요소의 구조와 기능에 대하여 설명할 수 있다.
2. 환기의 원리에 대하여 설명할 수 있다.
3. 폐와 조직 수준에서의 가스 확산에 대하여 논할 수 있다.
4. 가스 이동의 원리를 서술할 수 있다.
5. 산화헤모글로빈 해리곡선과 곡선의 변화를 유도하는 요인들을 설명할 수 있다.
6. 안정 시 그리고 운동 시 환기의 조정에 대하여 서술할 수 있다.
7. 환기를 조정하는 수용체들을 확인하고 서술할 수 있다.
8. 환기를 조절하는 대사 요인들을 논의할 수 있다.
9. 운동 트레이닝에 대한 환기의 적응에 대하여 서술할 수 있다.

호흡계와 순환계는 유산소성 대사를 위하여 산소를 조직으로 이동시키고 이산화탄소(무산소성 대사의 부산물)를 조직으로부터 제거하여 궁극적으로 체외로 배출하는 데 필요하다. 숨을 쉬는 이유는 대기로부터 산소를 얻고 조직에서 생산된 이산화탄소를 제거하기 위함이다. 호흡계와 순환계는 이러한 기능들을 모두 수행하기 위하여 통합되어 있으며, 다음과 같은 분리된 과정들을 포함하고 있다.

- 흔히, 호흡이라고 하는 **폐 환기** 또는 공기가 폐를 통하여 이동하는 과정
- 산소가 폐를 통하여 혈액으로 이동하고, 이산화탄소가 폐를 통하여 혈액에서 대기 중으로 이동하는 **폐 확산**
- 산소 및 이산화탄소가 혈액으로 이동하는 과정
- 산소 및 이산화탄소가 혈액과 조직에서 서로 교환되는 과정인 **모세혈관의 기체 교환**

호흡은 두 가지 형태로 분류될 수 있다. 폐 환기 및 폐 확산은 폐에서 발생하기에 **폐 호흡**이라고 한다. **세포 호흡**은 유산소성 대사에서 산소를 소비하고 이산화탄소를 생산하는 과정을 말한다. 이 장에서 호흡은 폐 호흡을 뜻하는 것이다. 세포 호흡 또는 대사는 2장에서 이미 다루었다. 폐 호흡, 산소 및 이산화탄소의 이동 그리고 모세혈관의 기체 교환을 이해하는 것은 안정 시 인체의 기능 뿐만 아니라 운동 중 인체의 기능을 이해하는 데 필요하다. 이 장에서는 안정 시 그리고 운동 중 호흡계의 구조와 기능에 대하여 논의할 것이다.

호흡계의 구조와 기능

폐의 기능은 대기와 혈액 사이의 기체 교환이다. 이것을 실행하기 위하여 폐를 통해 공기가 배출되고 들어오는 구조와 모세혈관의 기체 교환이 일어나는 장소가 필요하다. 들이마신 공기는 먼저 콧구멍을 통하여 비강으로 들어 간다(그림 6.1). 흡입된 공기는 인두, 후두 및 2개의 기관지(1개의 기관지는 1개의 폐로 연결됨)로 나누어지는 기도로 이동하며, 여기서 각각의 기관지는 다시 여러 갈래의 세기관지와 마지막으로는 종말 세기관지에 도달한다. 여기까지의 과정에서는 기체 교환이 발생하지 않는다. 종말 세기관지가 공기를 호흡계의 세기관지로 이동시키며, 다시 공기는 **폐포**(기체 교환이 발생하는 모세혈관으로 둘러 쌓인 동그란 배낭처럼 생긴 구조)로 이동한다. 기체 교환은 또한 호흡세기관지에서도 발생한다. 따라서 호흡계 내의 일부는 공기가 이동하는 통로의 역할을 주로 하며, 다른 구조들은 기체 교환의 역할을 수행한다.

공기의 가습, 보온 및 여과

기체가 통과하는 관의 역할을 수행하는 것 이외에도, 기도에서 호흡세기관지까지의 구조는 공기를 가습, 가열 및 여과하는 역할을 하고 있다. 이러한 세 가지 과정은 호흡세기관지와 모세혈관의 기체 교환이 발생하는 폐포의 얇고 예민한 막을 보호하는 데 필요하다. 공기의 가습은 기관지의 막이 건조해져서 발생하는 손상을 예방한다. 공기에 습기를 제공하는 것은 습도가 낮고 건조한 날씨에서는 특히 중요하다. 차가운 공기는 건조하기에 겨울과 같은 추운 날씨에 적절히 보습을 하는 것은 차가운 공기가 폐를 통과할 때 매우 중요하다.

공기를 따듯하게 하는 것은 폐 주위의 체온뿐만 아니라 기체 교환이 발생하는 모세혈관의 체온을 유지하는 데 도움을 준다. 공기를 따듯하게 하는 것은 추운 환경에서 가장 중요한 것일 수 있다.

공기를 여과하는 것은 콧구멍에서 세기관지에서 분비되는 점액이 그 역할을 한다. 점액은 콧구멍을 통하여 배출되거나, 삼켜지거나 또는 가래에 의하여 뱉어지게 된다. 외부로 뱉어지게 되는 점액의 이동은 파도치듯이 움직이는 형태이며, 솜털같이 생긴 섬모(ciliary)에 의하여 체외로 배출된다. 기관지와 세기관지 내에서는 점액을 구강으로 이동시킴으로써 점액을 외부로 배출시키게 된다. 공기 내의 미세 입자는 실질적으로 모든 공기 내에 존재하지만, 특히 오염된 환경에서 공기의 여과는 매우 중요하다. 미세 입자가 점액 내에 갇혀 폐포로 이동하면 면역세포의 일종인 대식세포에 의하여 포위된다. 공기를 가습, 보온 및 여과하는 것은 폐포의 손상을 예방하기 위하여 필수적인 과정들이다.

속성 검토

- 폐호흡계의 주된 기능은 폐 내에 있는 공기와 혈액 사이에서 이산화탄소와 산소가 교환되게 끔 해주는 것이다.
- 폐포는 모세혈관에 의해 둘러 쌓인 조그마한 주머니와 같은 구조를 하고 있는데 여기서 기체 교환이 발생한다.
- 콧구멍과 세기관지까지의 다른 해부학적 구조들은 공기가 통과하는 통로의 역할과 더불어 폐포의 손상을 예방하기 위하여 공기를 가습, 보온 및 여과하는 역할을 한다.
- 폐 확산은 많은 수의 폐포와 모세혈관에 의해 포장된 폐포의 넓은 표면적에 의하여 수행된다.

폐포

산소와 이산화탄소의 교환은 폐포 내에서 발생한다. 폐포의 대부분은 호흡세기관지를 지나서 존재한다. 그러나 호흡세기관지는 조그마한 덩어리의 폐포를 가지고 있는데, 바로 여기서 기체 교환의 일부분이 일어난다. 폐 속에는 약 3억 개의 폐포가 존재한다. 상당수의 폐포는 대략 테니스 코트 1면에 해당되는 표면적(70 m^2)이 넓게 형성되어 폐 확산이 이루어진다. 이러한 이유로 인해 1개의 폐를 제거해도 비교적 정상적인 생명을 유지하도록 해준다. 폐포 세포의 막과 모세혈관의 막 등과 같이 2개로 구성된 세포막은 **호흡막(respiratory membrane)**을 구성하고 있다. 이러한 호흡막을 통하여 가스가 혈관과 폐포 내의 공기를 통과하게 되어 있다(그림 6.2). 각각의 폐포는 모세혈관으로 둘러쌓여 있으며, 이러한 모세혈관은 폐 확산을 위하여 표면적을 넓히는 역할을 하고 있다. 결국 상당수의 폐포 그리고 폐포의 구조는 폐 확산을 위하여 필요한 표면적을 넓게 만드는 결과를 가져 온다.

환기 역학

공기를 폐의 안과 밖으로 이동시키기 위하여 폐의 용적이 변

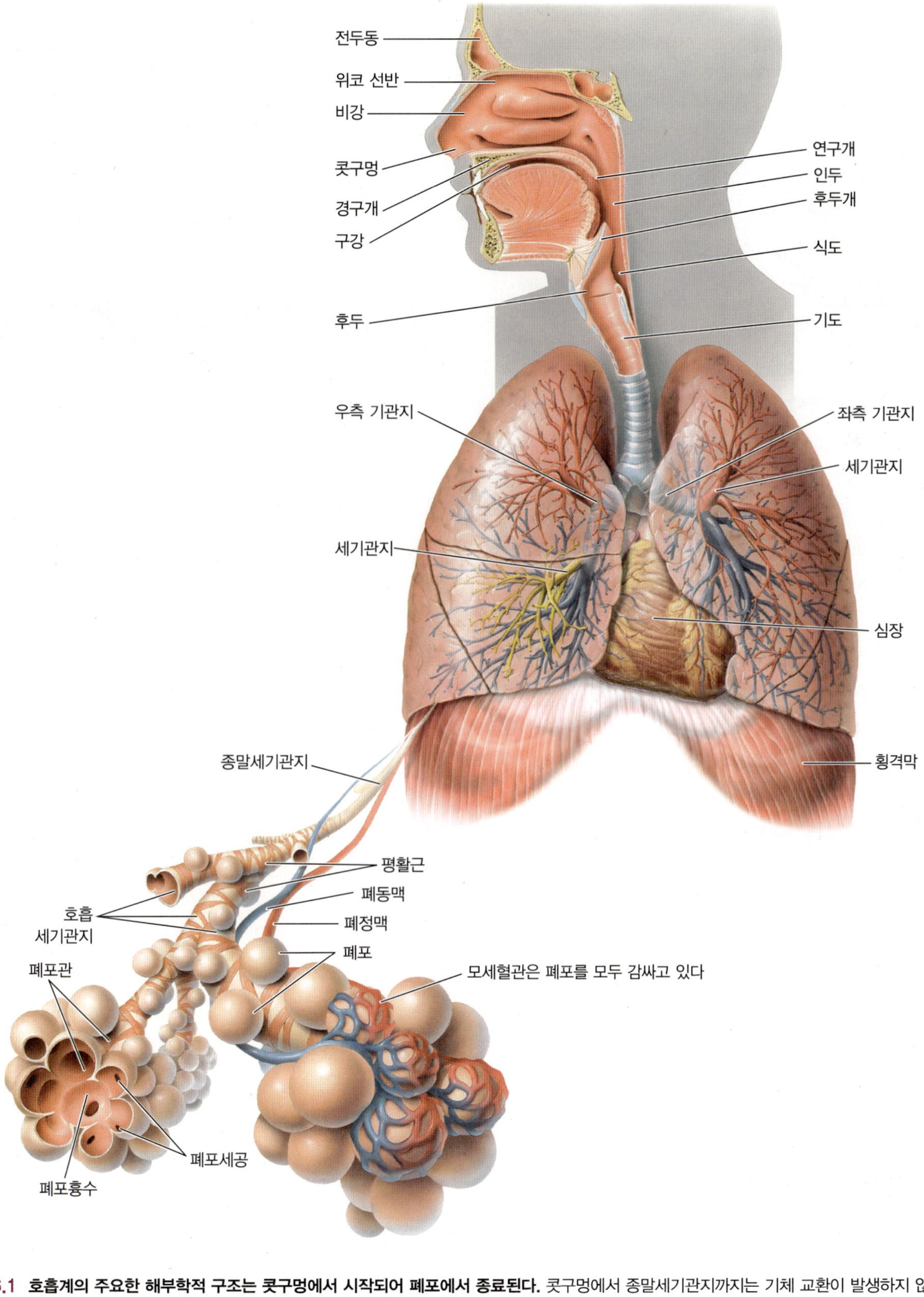

그림 6.1 호흡계의 주요한 해부학적 구조는 콧구멍에서 시작되어 폐포에서 종료된다. 콧구멍에서 종말세기관지까지는 기체 교환이 발생하지 않는다. 호흡세기관지에서도 약간의 기체 교환이 일어나지만 대부분의 기체 교환은 폐포에서 발생한다.

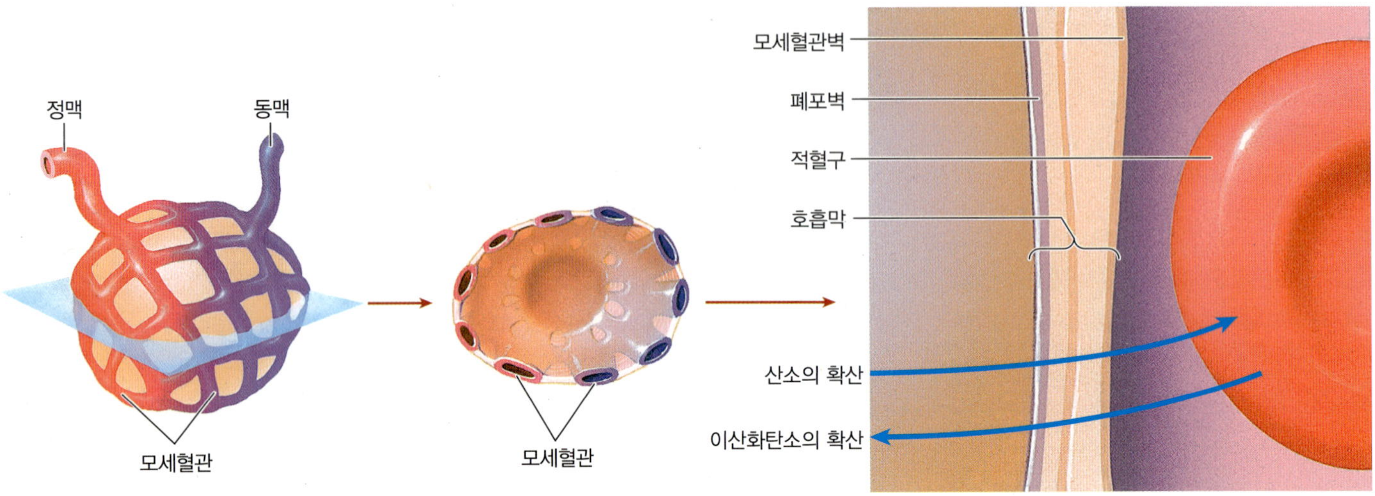

그림 6.2 호흡막은 모세혈관벽과 폐포벽으로 구성되어 있다. 각각의 폐포를 감싸고 있는 모세혈관에 의하여 기체 교환이 가능한 표면적이 증가된다.

하는 방법은 근육과 유사하게 수축할 수 있는 폐 조직을 소유하는 것이다. 그러나 폐 조직은 수축을 할 수 없기에, 폐의 용적을 변하게 할 수 있는 다른 방법이 필요하다. 각각의 폐는 이중 구조의 흉막낭에 의하여 둘러 쌓여 있다. 이러한 낭이 가지고 있는 2개의 막을 **늑막(pleura)**이라고 한다. 장측 늑막 또는 폐 늑막은 폐의 외측에 있으며, 흉곽과 횡격막의 내측에는 벽측 흉막이 존재하고 있다. 이러한 2개의 막 사이에 필름처럼 존재하는 얇은 액체는 호흡을 하기 위해 폐의 용적이 증감이 될 때마다 폐와 내측의 흉곽과 횡격막 사이에서 윤활유의 역할을 수행한다.

또한, 이러한 액체는 흉막 내의 압력 또는 내장막과 측막 사이의 공간에서 발생하는 압력을 대기보다 낮게 만들어 준다. 흉막낭 또는 흉부 내의 압력이 폐포 내의 압력보다 낮게 형성된다면, 폐는 흉부 공간과 횡격막에 붙어 있게 된다. 갈비뼈 또는 횡격막이 움직여서 흉부의 부피가 커지면 폐는 흉부와 횡격막의 안쪽 벽에 접촉된 상태로 남아 있게 된다. 다음에서는 폐의 외측에 존재하는 근육과 폐의 안팎으로 이동하는 공기의 움직임과 관련되어 있는 다른 요인들을 알아보도록 한다.

환기 상태에서의 압력의 변화

압력의 차이로 인하여 폐 안과 밖으로 공기가 들어갔다가 나가게 되어 있다. 폐 공기압이 대기압보다 큰 경우 폐 안의 공기는 대기로 이동하게 되는데, 이것을 호기라고 한다. 만약 폐 안의 공기압이 대기압보다 작다면 공기는 대기에서 폐 안으로 이동하게 되며, 이러한 현상을 흡기라고 한다. 호기에서 흡기 또는 흡기에서 호기로 전환되는 순간에 폐 안의 압력과 대기압이 동일하게 된다면 공기의 이동은 발생하지 않는다(그림 6.3). 호기일 때는 폐 안의 부피가 상승하게 된다. 폐의 부피가 커지면서, 폐 안의 압력은 감소하며 대기 중의 공기는 폐 안으로 이동하게 된다. 호기의 경우에는 폐의 부피가 감소하면서 폐의 부피도 동반되어 감소한다. 폐의 부피가 감소하면서 폐 안의 압력이 증가하고 공기는 폐에서 대기로 이동하게 된다. 결국 호기와 흡기 상태에서는 폐의 부피가 변함에 따라 대기와 폐의 압력 차이가 발생하며, 이러한 압력의 차이가 공기를 폐 안으로 또는 바깥으로 이동시키게 된다. 다음에서 폐의 부피 변화를 유도하는 근육에 대하여 알아보기로 한다.

흡기

폐 용적을 증가시키는 데 사용되는 근육을 호흡근이라고 한다. 횡격막은 가장 중요한 호흡근이다. **횡격막**이 수축하면서 편평해지고(그림 6.3), 그 결과 폐 용적을 크게 하면서 흡기를 유도하는 폐의 압력에 변화가 발생한다. 횡격막의 수축은 또한 복부를 앞뒤로 이동하게 끔 해준다. 안정 시 횡격막은 흡기에 필요한 대부분의 일을 수행한다. 폐 용적의 변화가 많은 운동 시에는 많은 양의 공기를 환기시키기 위한 추가적은 근육의 수축이 발생한다(그림 6.4). 이러한 근육들은 갈비뼈 사이에 있는 바깥갈비사이근(external intercostal muscles)이며, 이 근육은 수축과 동시에 갈비뼈를 위로 올리는 데 사용된다. 갈비뼈를 위로 올리는 역할을 수행하는 또 다른 근육은 목갈비근육(scalene), 흉쇄유돌근(sternocleido-

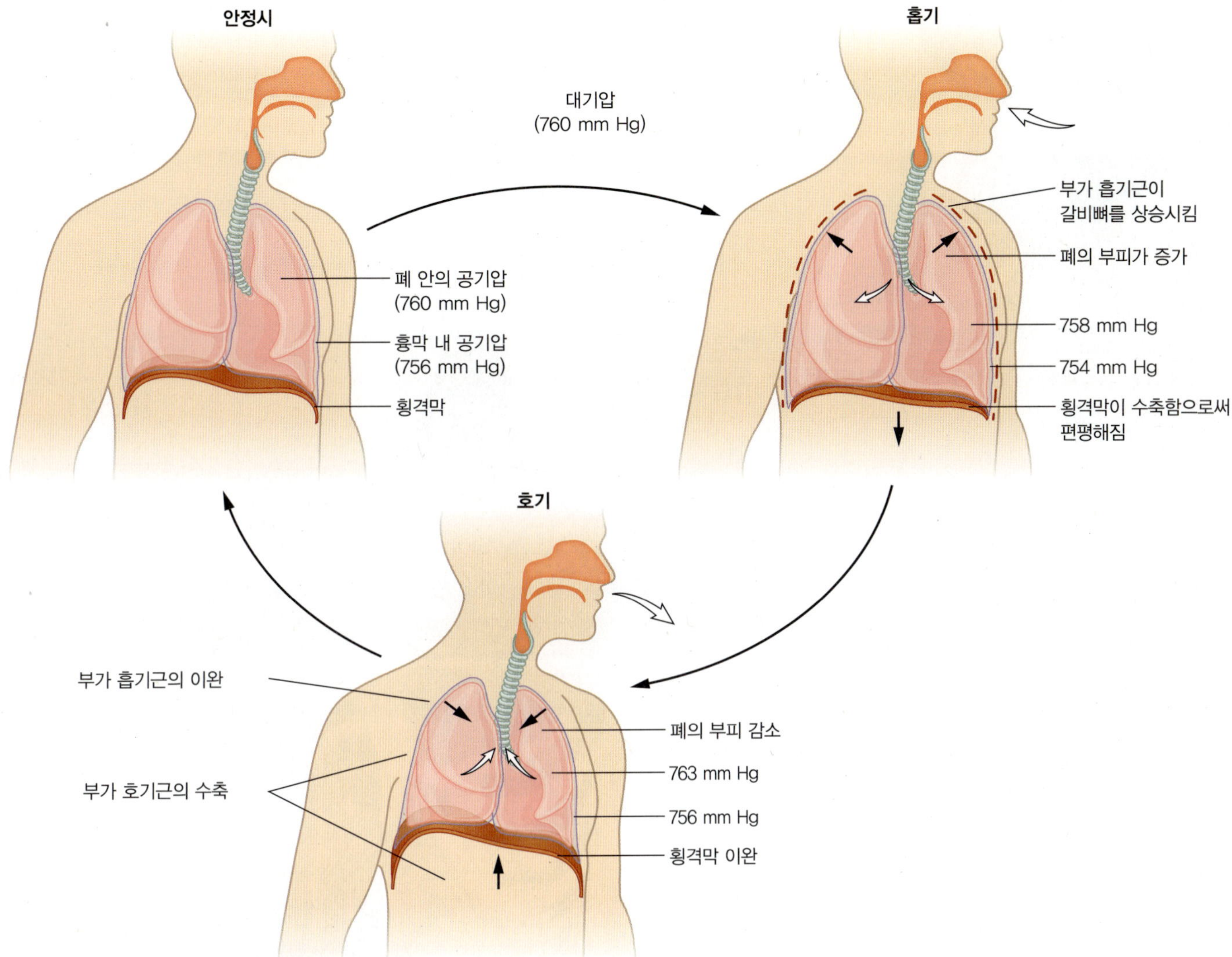

그림 6.3 호흡은 폐 안의 압력의 변화에 의하여 발생한다. 흡기 시에는 폐 안의 압력이 대기압보다 낮아지고, 호기시에는 폐 안의 압력이 대기압보다 커지게 된다.

mastoid) 및 소흉근(pectoralis minor) 등이며, 이러한 근육은 폐의 부피를 크게 하는 역할을 한다.

호기

안정 시 호기는 근육의 동원이 없이 발생한다. 횡격막과 흉곽은 탄력성이 있는 특성을 가지고 있으며, 횡격막과 다른 흡기근이 이완되면서, 근육의 능동적인 복원으로 인하여 폐의 부피가 감소한다. 폐 용적의 감소는 폐 내부의 압력의 변화를 유도하여 호기의 원인이 된다. 그러나 운동 시 또는 강제적으로 호기를 실시할 때는 보조 근육들이 동원된다. 이러한 보조 근육은 복벽의 안쪽갈비사이근(internal intercostal), 배곧은근(rectus abdominis) 및 내복사근(internal oblique) 등이며, 갈비뼈를 아래로 끌어 내린다(그림 6.4). 다른 호기 근육들의 수축은 폐의 부피를 감소시키면서 폐 내부의 압력을 증가시켜 호기를 발생시킨다. 그러므로, 보조 근육들의 수축은 호흡 중에 이동하는 공기의 부피를 증가시킬 수 있다.

공기 흐름에 대한 저항

혈류와 마찬가지로 공기 이동에 대한 저항 및 호흡계 내의 압력의 차이가 공기 흐름(Airflow)에 영향을 미친다. 이러한 관계는 다음의 공식에 의하여 표현된다.

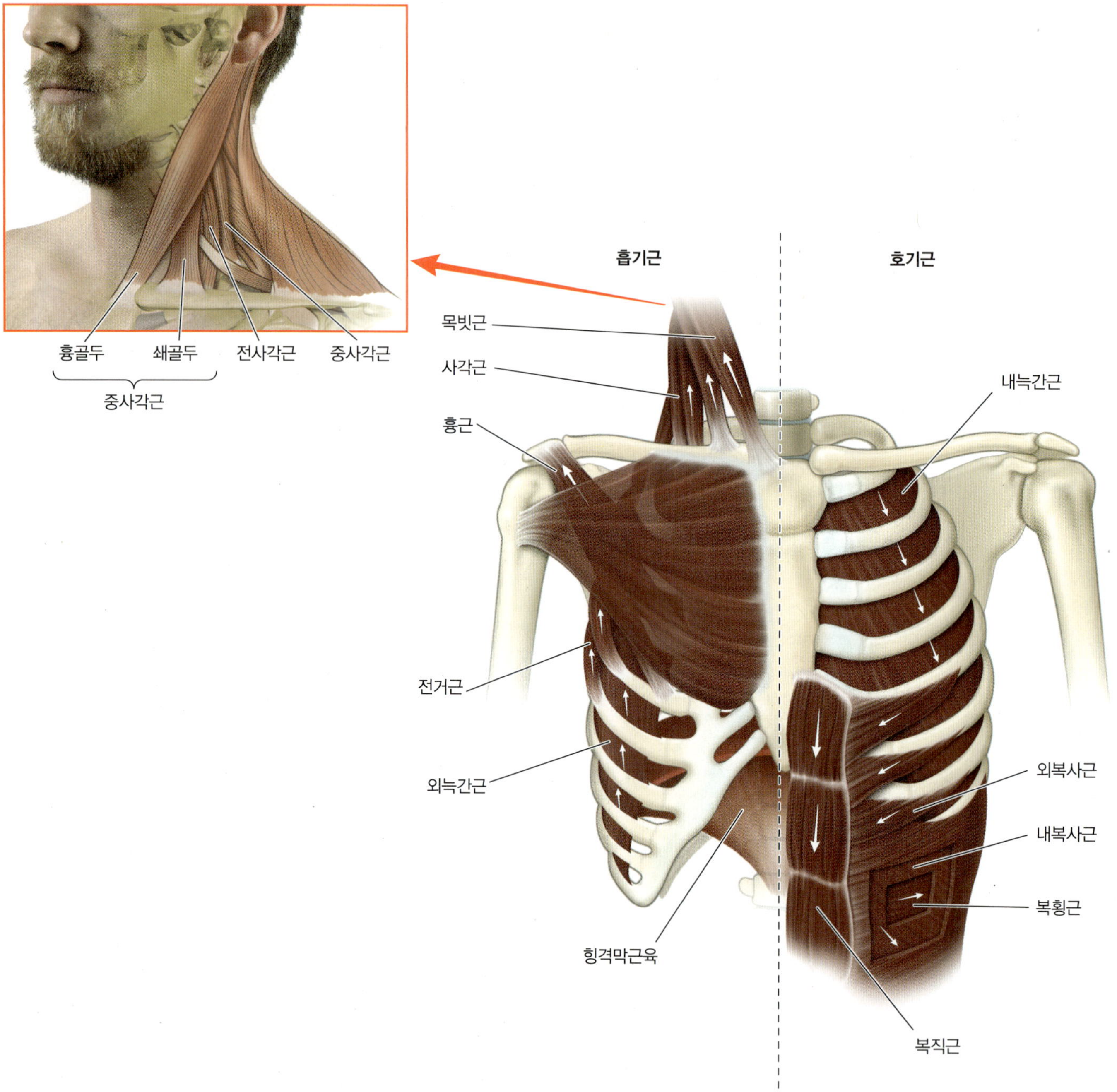

그림 6.4 호기와 흡기를 하기 위해서 다양한 근육이 수축하게 된다. 횡격막은 호기를 위한 중요한 근육이다. 그러나 호흡을 위하여 이동하는 공기의 부피를 증가시키기 위하여 다른 부속 근육들도 수축하게 된다.

$$\text{공기 흐름} = P_1 - P_2 / \text{저항} \tag{1}$$

여기서 $P_1 - P_2$는 두 지역 간의 압력 차이며, 저항은 두 지역을 이동할 때 발생하는 공기 흐름에 대한 저항이다. 그러므로, 공기 흐름은 두 지역의 압력 차이를 크게 할수록 증가할 수 있다. 안정 상태에서는 기도의 직경이 공기 흐름에 영향을 미치는 가장 중요한 요인이다. 혈류와 마찬가지로 기도의 직경이 2배 감소한다면, 공기 흐름에 대한 저항은 16배 증가하게 된다. 이러한 공기 흐름과 저항과의 관계는 천식과 폐쇄성 폐질환(COPD, 천식, 폐기종, 만성기관지염)에서 호흡근이 상당한 에너지를 소비하는지에 대한 이유를 설명해 준다. 이러한 관계는 운동 시 폐환기가 20배까지 증가하며 입(콧구멍과 비교했을 때 더욱 큰 직경을 가지고 있음)으로 숨을 쉴 뿐만 아니라 콧구멍으로도 숨을 쉬는 이유를 설명해

글상자 6-1 응용 연구

기도의 공기 저항을 증가시키는 질병

기도의 직경이 조금 감소하더라도 공기의 저항은 상당히 증가하게 된다. 이러한 공기 저항의 증가는 호흡을 어렵게 하고 숨이 짧아지거나 호흡 곤란을 일으키게 된다. 이러한 기도 내 공기 저항의 증가를 발생시키는 질병이 있다. 만성폐쇄성폐질환(COPD)는 공기의 흐름을 방해하는 질병(천식, 폐기종 및 만성기관지염)을 나타내는 호흡기 질환이다. 천식은 기관지경련의 증상인 좁아진 호흡기의 공기통로가 원상태로 복귀가 가능한 질병이다. 만약 운동이 기관지경련의 원인이 된다면 이러한 천식은 운동유발성천식으로 명명된다. 천식이 발생했을 때 공기에 대한 저항이 증가하기에 호흡 자체가 상당히 어렵게 된다. 천식은 공기통로의 평활근을 이완시키거나 공기통로의 직경을 증가시키는 또는 기관지경련을 방지하는 기관지확장제로 치료될 수 있다. 만성폐쇄성폐질환을 가진 경우는 항상 기관지의 공기통로가 좁아져 있는 상태이다. 만성기관지염은 콧물과 같은 점액이 지속적으로 과도하게 생산되어 기도를 폐쇄하기 때문에 발생하는 질병이다. 폐기종은 폐포의 벽이 파괴되어 폐포의 탄력성이 감소되면서 공기의 저항이 증가되어 발생하는 질병이다. 만성폐쇄성폐질환은 기도 공기저항의 증가로 인하여 호흡근이 과도하게 에너지를 소비하여 호흡이 어려워지게 된다. 기도의 직경이 감소하게 되는 것은 또한 공기를 기도 및 폐포 안에 가두게 되어 폐잔기량이 증가하게 된다. 이러한 모든 경우에는 호흡근이 사용하는 산소의 양이 증가하고 결국 운동을 위한 다른 근육에 공급되는 산소의 양이 감소하게 되어 운동 기능이 감소하게 된다.

준다. 또한 운동 시작과 함께 교감신경계가 자극을 받게되면, 기도가 확장되면서 기도 내의 공기에 대한 저항을 감소시킨다. 질병과 후두분무기 또는 공기 저항을 감소시키는 인위적인 수단에 의한 공기 흐름의 저항은 다음의 글상자 6-1 및 6-2에서 다루기로 한다.

폐환기

폐환기는 1분이라는 특정 시간 동안 공기가 폐를 통하여 이동하는 공기의 양을 의미한다. 분당 폐환기는 심박출량(5장)과 유사하게 분당 호흡수와 1회 호흡에 의하여 이동하는 공기의 양을 곱한 수치이며, **1회 호흡량(Tidal Volume)**으로

글상자 6-2 학생들의 실제 질문

코 밴드(Nasal Strip)는 경기력에 도움이 되는가요?

지도자와 선수들은 항상 시합 또는 훈련에서 도움이 되는 방법을 찾는다. 많은 사람들은 코 밴드를 이러한 방법 중의 하나로 생각해왔다. 코 밴드는 탄력성이 있는 밴드를 콧등에 붙이게 되어 있는데, 코 밴드가 콧구멍의 직경을 넓혀 주므로 결국 공기 움직임의 저항을 낮추어 준다. 공기에 대한 저항이 감소되면 많은 양의 공기가 이동하면서 운동 중 호흡을 위한 근육의 일량을 감소시키므로 지구력 또는 신체활동에 도움을 주는 것으로 알려졌다. 그러나 이러한 코 밴드를 훈련자 또는 비훈련자들에게 적용한 결과 경기력 또는 운동수행능력과 관련된 지표(특정 운동강도에서의 산소섭취량, 최대산소섭취량, 최대 그리고 최대하 폐환기량, 최대 그리고 최대하 호흡빈도수, 최대 그리고 최대하 1회 호흡량, 최대 운동강도 그리고 운동자각도)에 거의 도움이 안 되는 것으로 알려졌다. 코 밴드는 또한 유산소성 운동 이후의 회복, 즉 회복 심박수, 산소섭취량 그리고 환기량 등과 같은 지표에도 효과가 없는 것으로 알려졌다. 이러한 결과는 코 밴드가 운동 중 또는 운동 후 생리학적인 이점이 없다는 것을 의미한다. 그러나 코 밴드는 위약 효과 또는 심리학적인 효과를 기대할 수 있는 가능성이 있기에 많은 운동선수들이 시합 중에 어떠한 이점을 기대하면서 사용하고 있다.

참고문헌

1. Baker KM, Behm DG. The effectiveness of nasal dilator strips under aerobic exercise and recovery conditions. J Strength Cond Res. 1999;13:206–209.
2. O'Kroy JA. Oxygen uptake and ventilatory effects of an external nasal dilator during ergometry. Med Sci Sports Exerc. 2000;32:1491–1495.
3. O'Kroy JA, James T, Miller JM, et al. Effects of an external nasal dilator on the work of breathing during exercise. Med Sci Sports Exerc. 2001;33:454–458.
4. Thomas DQ, Larson BM, Rahija MR, et al. Nasal strips do not affect cardiorespiratory measures during recovery from anaerobic exercise. J Strength Cond Res. 2001;15:341–343.

표 6.1 폐 환기량과 기타 관련 변인의 일반적인 수치

안정 시		약한 운동	중강도 운동	고강도 운동	최대운동	중장거리 선수의 최대운동
$\dot{V}_E$ (L·min^{-1})	8.0	22	51	90	113	183
V_A (L·min^{-1})	5	18	41	74	93	150
V_T (L·min^{-1})	0.6	1.2	2.2	2.7	2.7	3.1
f per min	12	18	23	33	42	59

$\dot{V}_E$ = 분당 환기량; V_A = 폐포 환기량; V_T = 1회 호흡량, f = 호흡수

Data adapted from Dempsey JA, Miller JD, Romer LM. The respiratory system. In: ACSMs Advanced Exercise Physiology. Philadelphia, PA: Lippincott, Williams & Williams, 2006.

불리운다.

$$\dot{V}_E = V_T \times f \qquad (2)$$

$\dot{V}_E$ = 분당 호기량 또는 폐환기량 (여기서 의미하는 V는 1분마다 이루어지는 부피를 뜻함)

V_T = 호흡량으로 표기되며, 호흡마다 이동하는 공기의 양

f = 분당 호흡수

체중이 약 70 kg인 훈련이 안 된 젊은 성인의 안정 시 $\dot{V}_E$ = 8.0 L·min^{-1}, V_T = 0.65 L이며, f = 12 min^{-1}이다(표 6.1). 운동 시 $\dot{V}_E$는 113 L·min^{-1}이며, V_T와 f 역시 동반되어 증가한다. 매우 훈련이 잘되어 있는 지구성 종목의 선수들이 최대운동 또는 최대치에 가깝게 운동을 실시하게 되면, $\dot{V}_E$ = 183 L·min^{-1}, V_T = 3.1 L 및 f = 59 min^{-1}으로 증가하게 된다. 지구성 종목의 선수들이 이렇게 높은 수치를 나타내는 것은 유전적인 요인과 훈련에 의한 것으로 생각된다.

비강, 후두, 기관 및 기관지에는 항상 일정량의 공기가 남아 있기에, 흡입되는 모든 공기가 기체 교환이 발생하는 폐포에 도달하지는 않는다. 폐포에 도달하지 않는 공기를 **해부학적 사강**이라고 하며, 폐포에 도달하여 기체 교환이 일어나는 공기를 **폐포 환기**라고 한다.[4] 그러므로 환기량, $\dot{V}_E$는 다음과 같은 두 가지 요인으로 분류된다.

$$\dot{V}_E = V_A + V_D \qquad (3)$$

V_D = 해부학적 사강, V_A = 폐포환기량

폐 내에서의 기체 교환이 일어나는 표면적은 상당히 넓기 때문에 안정 시 기체 교환을 위하여 폐의 모든 공간이 사용될 필요는 없다. 폐의 아랫 부분 또는 기저 부분은 안정 시 폐의 윗부분보다는 많은 양의 공기를 받을 수 있다. 운동 시에는 폐의 윗부분에서 특히 많은 양의 공기를 받게 된다.[4] 다음에서는 폐 안에서의 환기량에 대하여 알아보기로 한다.

폐용량과 폐용적

폐용량과 폐용적은 폐활량계(그림 6.5)를 이용하여 측정할 수 있다. 폐용적을 결정하는 요인 중의 하나는 1회 흡기량이다. 폐용량과 폐용적을 나타내는 모든 변인들은 다양한 질병 및 상황과 관련하여 의학적으로 의미가 있다. 이 장에서는 운동생리학에서 중요한 폐용량과 폐용적을 나타내는 요인에 대해서만 설명하고자 한다.

안정 시의 1회 흡기량(V_T)에는 상당 부분의 예비용적이 존재한다. 이러한 예비용적은 운동 시 흡기 및 호기량의 예비용적을 증가시킴으로서 V_T가 증가하도록 해준다. 자발적인 호흡상태에서는 최대치의 V_T 및 폐활량에 도달하는 것이 가능하다. V_T의 예비용적이 없을 경우에는 $\dot{V}_E$를 증가시키는 유일한 방법은 호흡수를 증가시키는 것이기에 최대 운동 시에 필요한 만큼의 $\dot{V}_E$을 증가시키는 것이 불가능하다. **예비용**

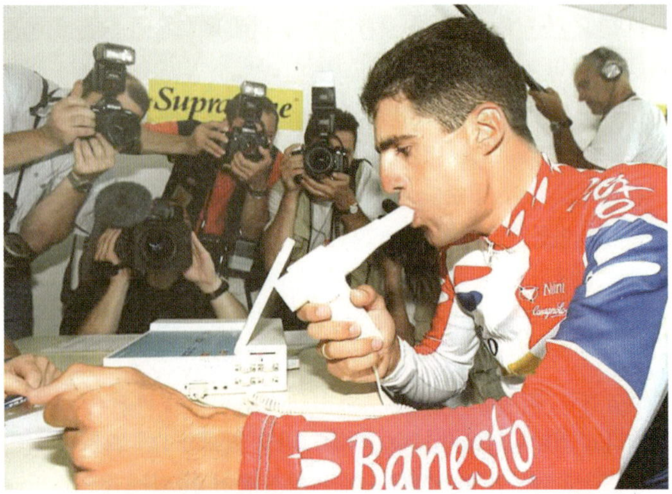

그림 6.5 폐활량계는 폐용량과 폐용적을 결정해준다. 컴퓨터를 이용한 폐활량계는 폐용량과 폐용적을 결정하게 해주는 가장 흔히 사용되는 방법이다.

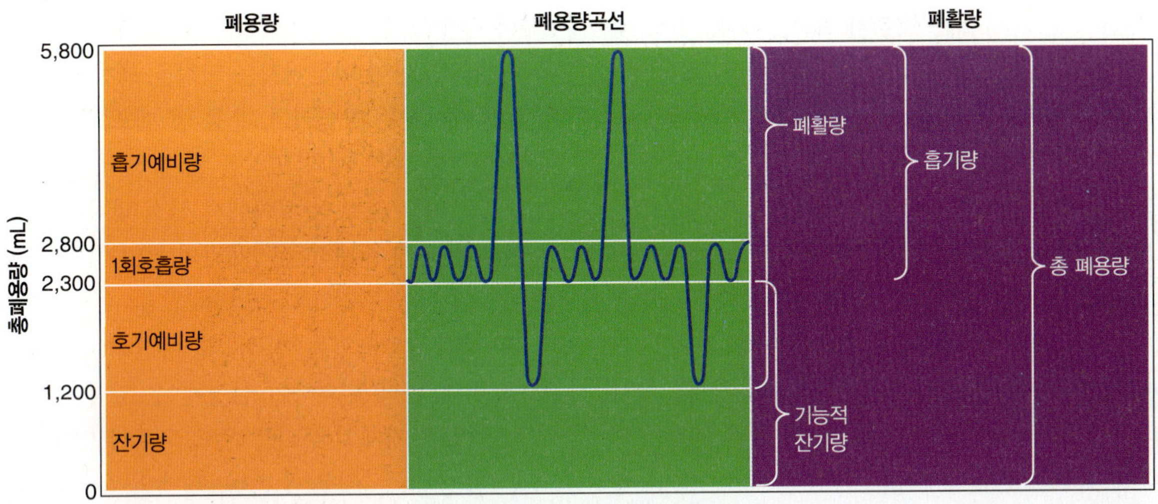

그림 6.6 폐용량 및 폐용적은 호흡계의 기능을 위한 중요한 수단이다. 폐용량 및 폐용적은 서로 관련이 있다. 예를 들면, 1회 호흡량이 증가하면 기능적 잔기량(functional residual capacity, FRC)이 감소한다. 흡기예비량(inspiratory reserve volume, IRV)은 안정 시 흡기상태의 종료단계에서 최대한 들이 마실 수 있는 공기의 가장 큰 용량을 뜻한다. 흡기용량(inspiratory capacity, IC)은 안정시 정상적인 호흡 시 들이 마실 수 있는 최대의 흡기량을 뜻한다(IC = IRV + V_T). 1회 호흡량(Tidal Volume, V_T)은 안정 시 정상적인 호흡 상태에서 들이마시고 내뱉는 공기의 양을 뜻한다. 호기예비량(expiratory reserve volume, ERV)은 정상적인 호기를 종료한 후 최대한 뱉어낼 수 있는 공기의 최대치를 뜻한다. 잔기량(residual volume, RV)은 최대 호기 후에도 폐에 남아 있는 공기의 양을 뜻한다. 폐활량(vital capacity, VC)은 최대로 최대로 흡기한 이후에 최대로 호기할 수 있는 공기의 양을 뜻한다(VC = IRV + V_T + ERV). 기능적잔기량(functional residual volume, FRV)은 정상적인 안정 상태에서 숨을 내 쉰 이후에 폐에 남아 있는 공기의 양을 뜻한다(FRC = ERV + RV). 폐용량(lung capacity, LC)는 폐 안에 저장될 수 있는 공기의 최대치를 뜻한다.

적(**residual volume**)은 최대 호기 후에 폐에 남아 있는 공기의 양을 뜻한다. 최대 호기 후에도 폐는 완전히 비워지지 않고 폐에 공기가 남아 있기에 호흡 중에도 폐포에서 지속적으로 기체 교환이 일어나게 해준다.

호흡수와 호흡의 깊이

운동 중 V_T 및 호흡수가 증가하더라도 V_T를 먼저 증가시키는 것은 에너지 측면에서 그다지 효율적이지 못하다. 그러므로 안정상태에서 운동상태로 전환될 때 먼저 발생하는 호흡계의 반응은 호흡의 깊이를 증가시키는 것이다. 이러한 조정 단계가 폐활량의 요구를 충족시키지 못한다면, 호흡수가 증가하게 된다. 사실 약한 운동에서 중강도의 운동으로 전환할 때, V_T 및 호흡수의 증가에 의하여 $\dot{V}_E$가 증가하게 된다. 그러나 운동강도가 높을 경우에는 V_T는 항정상태에 도달하는 경향이 있으며, 폐활량을 증가시키는 유일한 방법은 호흡수를 증가시키는 것이다. 운동 시 V_T가 증가하는 것은 횡격막과 부가적 근육 모두 호흡에 활발하게 참여하기 때문이다. 추가적으로 V_T가 증가하는 것은 호흡수를 증가시키는 것과 비교했을 때 폐포 환기량을 증가시킴과 동시에 해부학적 사강의 공간을 최소화시킨다는 것을 의미한다.

속성 검토

- 호기 및 흡기 근육은 호기 및 흡기를 발생시키기 위하여 폐용량을 증가시키고 감소시킨다.
- 대기와 폐 사이의 대기 압력의 차이에 의하여 공기는 폐 안으로 들어갔다가 나가게 된다.
- 횡격막 근육은 호기 및 흡기를 위하여 가장 중요한 근육이다.
- 환기 경로에서 공기의 흐름은 압력의 차이 및 공기 흐름의 저항 차이에 의하여 이루어진다.
- 1회 호흡량 또는 호흡수의 변화에 의하여 폐 환기가 변하게 된다.

폐 확산

폐 또는 모세혈관에서 이루어지는 기체의 확산은 폐포가 가지고 있는 넓은 확산면적 그리고 호흡막의 얇은 두께에 의하여 이루어진다. 모세혈관의 기체 교환을 위하여 필요한 이러한 요인들 때문에 공기에 존재하는 산소는 혈액 속으로 들어가며, 혈중 이산화탄소는 공기 중으로 이동하게 된다. 이러한 기체 교환을 위한 원동력은 혈액과 폐포 사이의 산소 및 이산화탄소의 압력의 차이에 의하여 발생한다. 호흡막은 산소 및 이산화탄소에게는 투과성이 있기에 막을 사이에 두고 이러한 기체들은 압력이 높은 곳에서 낮은 곳으로 기체의 이동이 발생한다. 폐포와 혈액 사이의 공기에서 산소 및 이산화탄소의 기체 압력 차이는 **분압(partial pressure)** 또는 혈액과 폐포의 혼합기체에서 특정한 기체가 가지는 압력을 통해 계산할 수 있다. **달튼(Dalton)의 법칙**은 혼합 기체의 전체 압력은 혼합 기체를 구성하는 모든 기체들의 압력을 합한 것과 동일하다는 것을 의미한다. 결국 혼합기체의 분압은 혼합기체의 전체 압력과 혼합기체 내의 특정 기체의 비율을 곱하면 혼합기체의 분압을 구할 수 있다. 예를 들어, 해수면에서 표준기압 또는 혼합기체의 전체 압력은 760 mm Hg이며, 질소, 산소 및 이산화탄소는 대기 중에서 특정한 비율로 존재한다. 결국 이러한 기체들의 대기 중의 분압은 다음과 같이 계산될 수 있다.

$$\text{질소}: 760\text{ mm Hg} \times 0.7904 = 600.7\text{ mm Hg} \quad (4)$$

$$\text{산소}: 760\text{ mm Hg} \times 0.2093 = 159.1\text{ mm Hg} \quad (5)$$

$$\text{이산화탄소}: 760\text{ mm Hg} \times 0.0003 = 0.2\text{ mm Hg} \quad (6)$$

따라서 달튼(Dalton)의 법칙은 혼합기체가 하나의 덩어리로 움직이는 것이 아니라, 혼합기체 내의 특정 기체가 압력의 차이에 의해 이동한다는 것도 의미한다. 호흡막은 산소 및 이산화탄소 모두에서 투과성이 있기에 호흡막을 사이에 두고 이동하는 기체는 픽(Fick)의 법칙에 의하여 이동하게 된다. 이 법칙은 확산하는 기체의 부피는 확산을 위한 표면적, 기체의 확산계수 및 막의 반대쪽에 존재하는 기체의 분압 차이에 비례하고, 호흡막의 두께에 반비례한다.

$$V_{\text{gas diffused}} = \frac{A \times D \times (P_1 - P_2)}{T} \quad (7)$$

A = 표면적

T = 막의 두께

D = 기체의 확산 계수

$P_1 - P_2$ = 반대쪽 막에 존재하는 기체와의 분압 차이

호흡막이 얇거나 폐포의 많은 개수에 의해 표면적이 넓은 폐는 기체 교환의 이상적인 조건이 될 수 있다. 호흡막의 두께 그리고 산소 및 이산화탄소의 기체확산계수는 쉽게 바뀔 수 있는 것이 아니다. 그러므로 강한 강도의 운동 중 안정 시보다 약 30배 높게 기체의 확산을 증가시키는 유일한 방법은 기체의 교환이 이루어지는 면적을 크게 하거나 기체의 분압을 증가시키는 방법이다. 운동 중 폐포의 표면적은 호흡막에서 환기를 받는 폐의 면적을 넓게 해서 증가시킬 수 있음에도 불구하고, 호흡막 사이에서 산소 및 이산화탄소의 이동은 반대쪽 막에 존재하는 기체와의 분압 차이에 의하여 대부분 이루어진다.

혈액에 녹아 있는 산소 및 이산화탄소의 양은 **헨리(Henry)의 법칙**에 의하여 설명될 수 있다. 이 법칙은 용액에 녹아 있는 기체의 부피는 온도, 기체 분압 및 기체의 용해도에 의존한다는 것을 뜻한다. 혈액의 온도는 운동 중에는 약간 상승하지만 일반적으로는 일정하기에 혈액 내의 산소 및 이산화탄소의 용해도 역시 일정하다. 결국 호흡막을 통하여 이동하는 기체의 양과 비슷하게 혈액에 녹는 기체의 양은 기체의 분압과 직접적으로 관련이 있다. 이러한 기체의 분압이 높을수록 혈액에 녹아 있는 기체의 양이 증가하게 된다. 다음에서는 호흡막 및 세포막을 통하여 이루어지는 산소 및 이산화탄소의 기체 확산에 대하여 자세하게 알아보기로 한다.

산소의 확산

산소가 혈액으로 이동하는 것은 혈액보다 폐포의 산소분압(PO_2)이 높기에 이루어지는 현상이다. 해수면에서의 PO_2는 159.1 mm Hg이지만, 폐포 내에서는 105 mm Hg로 감소된다(그림 6.7). 이렇게 산소 분압이 감소하는 높은 산소 분압(20.9%)을 가지고 있는 대기가 호기 이후에 폐에 남아 있는 낮은 산소 분압(14.5%)의 공기와 혼합되기 때문이며, 이러한 산소가 혼합되는 것은 산소는 공기 중에서 폐포를 통하여 혈액으로 이동하기 때문이다.

위에서 언급했듯이, 호흡계의 기능 중의 하나는 폐로 들어가는 공기에 습기를 제공해 주는 것이다. 공기의 습도가 높아질수록 기체의 수증기의 비율 및 압력이 증가하게 된다. 달튼의 법칙에 의하면, 혼합기체의 전체 압력은 혼합기체를 구성하고 있는 모든 기체의 합한 압력과 동일하다. 그로므로 수증기 분압이 증가할수록 모든 다른 기체의 분압은 감소하게 된다. 이러한 요인들은 폐포 내의 산소 분압이 105 mm Hg으로 감소하게 만든다.

폐로 들어 가는 동맥혈의 산소분압은 40 mm Hg이며, 기체 확산을 위하여 폐포 내의 공기와 동맥혈과의 압력 차이로

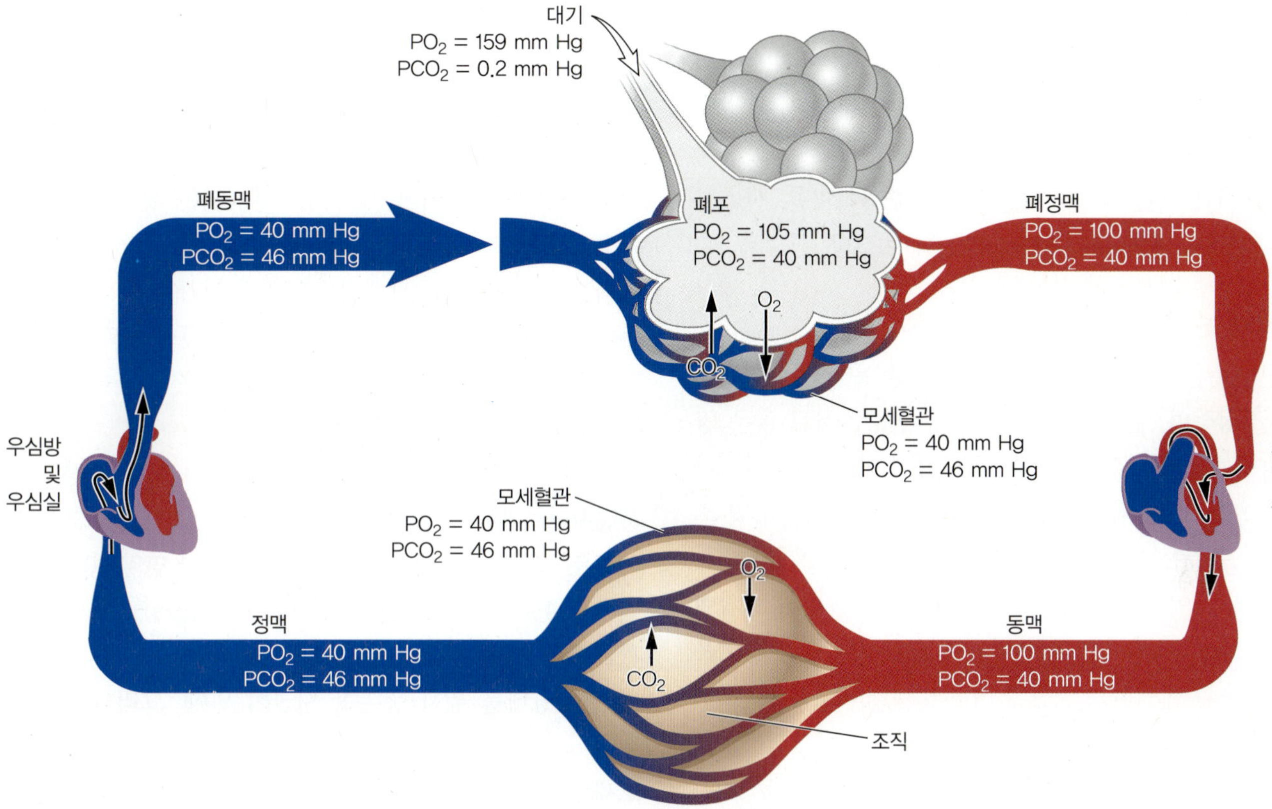

그림 6.7 폐 그리고 조직 내 모세혈관에서 발생하는 기체 교환은 산소 및 이산화탄소의 압력의 차이에 기인한다. 이산화탄소는 기체교환이 발생하는 막에 대한 투과가 더욱 높기에 반대쪽 막에 존재하는 이산화탄소 분압의 차이가 산소분압 차이보다 다욱 낮게 된다.

인하여 65 mm Hg의 기체 확산 원동력을 가지게 된다. 혈액이 폐의 모세혈관을 통해 지나가게 되면 폐포 내의 산소분압과 빠르게 분압이 일치하여 산소로 포화되게 된다. 이러한 현상은 폐를 떠나는 정맥혈의 산소분압을 105 mm Hg로 만들게 된다.

폐를 순환하는 어느 정도의 혈액은 환기가 빈약하게 이루어지는 폐포를 통과하며(안정 시 폐의 기저 부분은 윗부분보다 환기를 더욱 많이 받음), 폐와 심장 순환계에 산소와 필요한 영양분을 공급하는 혈액은 폐정맥 내의 폐를 떠나는 정맥혈에 추가된다. 그러므로 추가된 혈액은 산소가 바로 공급된 폐정맥 내의 혈액과 비교하여 낮은 산소분압을 가지게 된다. 이러한 요인들은 폐를 떠나는 혈액의 산소분압을 100 mm Hg로 맞추게 해주며, 따라서 분압은 폐포 내의 분압보다 낮은 상태가 된다.

폐정맥 내의 혈액은 심장으로 복귀하게 되고, 좌심실에 의하여 조직순환계로 보내지게 된다. 조직의 산소분압은 40 mm Hg이기에 산소가 혈액에서 조직으로 이동하게 되는 원동력이 발생하게 된다. 혈액은 빠르게 산소분압이 40 mm Hg로 균형이 맞춰지거나 산소가 유리된다. 산소가 유리된 혈액은 다시 심장의 우측, 즉 우심방으로 복귀하게 되며 폐동맥으로 이동하여 폐로 들어오게 된다. 결국 혈액은 산소 포화와 유리 과정이 반복되는 순환을 거치게 된다.

이산화탄소의 확산

산소의 확산과 유사하게 폐 그리고 조직내 이산화탄소의 확산은 이산화탄소의 분압(P_{CO_2})의 차이에 의하여 이루어진다. 대기 중의 P_{CO_2}는 0.2 mm Hg이며, 폐포에서는 40 mm Hg이다(그림 6.7). 대기와 폐포 내의 공기에서 P_{CO_2}의 차이는 대기와 폐포의 P_{O_2} 차이가 발생하는 이유와 동일하게 발생한다. 이러한 경우에 폐포의 공기는 이산화탄소의 농도가 높기 때문에 P_{CO_2}의 증가가 이루어진다. 혈액이 조직에서 폐로 복귀하게 되면서 P_{CO_2}가 46 mm Hg에서 40 mm Hg로 빠르게 변하는데, 이 과정은 혈액이 좌심실로 들어가 조직으로 이동하기 전에 빠르게 발생한다. 조직의 P_{CO_2}는 46 mm Hg이며, 혈액은 P_{CO_2}가 46 mm Hg으로 균형을 빠르게 맞추게 된 후 심장의 우측으로 이동한 다음 폐로 다시 이동하게 된다. 이산화탄소가 호기를 위하여 폐로 이동하는 일련의 과정이 반복된다. 흔히 인체에 존재하는 막은 산소보다는 이산화탄소에 대한 투과성이 더욱 높기에, 이산화탄소의 확산을 위해 필요한, 호흡막과 세포막 사이에 존재하는, P_{CO_2}의 차이는 산소분압의 차이보다 매우 적음에도 충분한 기체 교환이 발생한다. 예를 들어, 호흡막에서 이산화탄소을 확산시키기 위한 원동력은 6 mm Hg 정도에 불과하지만, 산소를 이동시키기 위한 원동력은 65 mm Hg에 이른다.

폐의 혈액 순환

폐의 혈액 순환은 혈액이 폐의 모세혈관을 통과하는 혈액의 속도를 결정하며, 운동할 때 처럼 혈류가 증가하고 많은 양의 혈액이 폐로 들어갈수록 기체의 확산이 더욱 많이 발생한다. 안정 시 성인의 심박출량은 약 5 L · min^{-1}이다. 폐 및 조직을 통한 혈류는 동일하지만(5장 참조), 이러한 2개의 순환 과정에서의 차이점은 조직 순환보다 낮은 폐 순환의 혈압이다(25/10 mm Hg 수축기/이완기). 폐 순환계의 혈압이 낮은 이유는 폐순환 내에서는 혈관의 저항이 낮기 때문인데, 이러한 요인으로 인해 높은 혈압에 의해 발생할 지 모르는 얇은 호흡막의 손상을 보호해 준다.

폐포와 폐의 모세혈관 사이에서 산소의 평형상태는 약 0.25초가 걸린다. 운동 중 심박출량이 증가하면서 폐포를 감싸고 있는 모세혈관의 혈액 이동 시간은 이와 유사한 시간대에 혈액으로의 산소 확산을 감소시키게 된다. 그러나 몇 가지 요인들이 혈액으로의 산소 이동을 최적의 상태에 가깝게 유지할 수 있도록 해준다. 안정 시와 비교하여 운동 중 폐에서의 확산은 폐포의 많은 면적을 이용하게 되는데(폐 환기 참조), 이에 따라 많은 면적을 필요로 하게 된다. 운동 중에도 항상 호흡막은 얇게 유지되며, 결국 확산을 위한 거리를 짧게 해준다. 폐 환기가 증가하면서 폐포 내 그리고 혈액의 산소 분압은 증가하게 되고 결국 공기와 폐포 사이의 산소 분압의 차이를 크게 해준다. 운동의 강도가 증가하면서 심박출량이 증가하게 되어 폐의 윗부분에서는 특히 모세혈관이 확장할수록 그리고 모세혈관이 동원될수록 폐의 모세혈관의 혈액량은 증가한다. 모세혈관으로 흘러가는 혈액량이 증가하면 폐포를 둘러싸고 있는 모세혈관을 통한 혈액의 이동 시간이 감소하므로, 기체의 평형상태를 위한 시간이 증가함과 동시에 폐 순환의 혈압을 낮게 해준다.

위에서 언급한 여러 요인들은 비훈련자 또는 적정 수준의 훈련자들에게는 최적 또는 최적에 가까운 기체의 교환을 유지하도록 해준다. 예를 들면, 최대심박출량이 만약 20 L · min^{-1}이라면(혈류 = 폐 모세혈관 부피 ÷ 심박출량), 폐의 모세혈관을 통한 평균 이동 시간은 0.5~0.6초가 되며, 이것은 기체의 평형상태를 위한 충분한 시간이 된다. 그러나 유산소성 트레이닝은 폐의 모세혈관의 증가를 유도하지 못하기에 폐 모세혈관의 혈액량을 증가시키지 못하게 된다. 이러한 사실은 심박출량이 30 L · min^{-1}이 넘는 유산소 트레이닝이 아주 잘된 훈련자의 폐 모세혈관에서의 혈액 이동 시간은 기체 확산을 위하여 필요한 시간보다 적은 시간이 존재하게 된다. 이러한 사실은 다른 잠재적인 요인들과 더불어 유산소 훈련이 매우 잘된 훈련자에게서 운동 중 과환기 반응이 없는 경우와 마찬가지로, 폐를 통해 이동하는 혈액량에 비해 기체 이동이 감소하게 되는 결과를 낳는다. 그러므로 트레이닝이 매우 잘되어 있는 훈련자의 경우에, 최대에 가까운 운동 상태에서는 폐에서의 기체 교환이 비효율적으로 변하게 된다.

속성 검토

- 폐의 모세혈관 내 기체 교환은 폐포와 혈액 사이에 존재하는 공기의 부분압 차이에 의하여 발생한다.
- 혈액에 용해되어 있는 산소와 이산화탄소의 양은 가스 분압에 의하여 결정된다.
- 호흡막 및 세포막은 산소보다는 이산화탄소에서 더욱 투과성이 높으며, 이러한 막 사이에 있는 분압의 차이는 이산화탄소에서 적게 나타난다.
- 최대운동부하에서, 폐의 기체 교환은 비훈련자 또는 중간 정도로 훈련된 사람에게서도 최적의 상태로 유지된다. 그러나 매우 높은 수준의 유산소 운동으로 훈련된 운동선수들의 폐에서는 기체 교환이 충분히 이루어지지 못할 수도 있다.

혈액 내 기체의 이동

폐에서 기체의 교환이 모세혈관에서 일단 발생하면, 산소는 혈액을 통하여 인체의 조직으로 이동하게 된다. 이와 유사하게 이산화탄소 역시 인체의 조직에서 폐로 이동하게 된다. 산소의 약 3 mL 정도 만이 혈액에서 용해될 수 있다. 혈액량이 약 3~5 L 정도된다고 가정했을 때 9~15 mL 정도의 산소가 혈액에 녹은 상태로 이동되지만, 이는 안정 시 인체의 조직이 필요로 하는 산소의 양을 충족시키지 못한다. 그러므로 다른 방법을 통해 혈액 내의 산소를 이동시켜야 된

글상자 6-3 알고 있습니까?

빈혈의 일반적인 형태

빈혈은 적혈구 또는 헤모글로빈 또는 이러한 두 가지 요인이 모두 결핍되는 현상이다. 빈혈은 산소운반 능력의 감소로 이어지고 결국 지구력 및 유산소성 능력에도 영향을 미친다. 빈혈의 증상은 안면 창백, 만성 피로, 숨이 가쁜 현상, 심장이 두근거리는 현상 및 식욕부진 등이 있다. 철분의 결핍은 빈혈로 이어지며, 가장 흔한 형태는 빈혈이다. 철분의 섭취를 적게 하거나 철분 흡수에 문제가 발생하는 경우가 가장 흔한 형태의 원인이다. 그러나 철분 부족에 의한 빈혈은 출혈 또는 임신 중 철분의 요구량이 증가하는 경우에도 발생한다.

심한 체력 훈련 및 피로로 인하여 발생하는 스포츠 빈혈은 임상적인 빈혈에 근접하게 헤모글로빈의 농도가 감소되는 것을 의미한다(여성 및 남성 각각 헤모글리빈의 농도는 혈액 100 mL 당 12 및 14 g). 체력 훈련은 땀으로 철분이 배출시키거나, 적혈구의 파괴로 인한 헤모글로빈의 손실 그리고 장거리 달리기에 의한 위장 출혈에 의하여 철분의 손실로 이어지지만, 빈혈은 일반적으로 이러한 요인에 의하여 발생하지는 않는다. 유산소 및 웨이트 트레이닝을 포함한 체력 훈련은 혈액량의 20% 정도를 체력 훈련을 시작한 며칠 사이에 증가시킨다. 이러한 혈액량의 증가는 헤모글로빈 농도의 감소를 상쇄시킨다.[1,2] 혈액 내 헤모글로빈의 양은 헤모글로빈의 양이 감소해도 혈액량이 증가하기에 전체적인 헤모글로빈의 양은 크게 변하지 않는다. 트레이닝을 몇 주 정도 지속하면 헤모글로빈의 양과 혈장 혈구 비율이 정상으로 복귀하게 된다. 그로므로 스포츠 빈혈은 일반적으로 만연되지 않은 일시적인 현상이다.[3]

참고문헌

1. Deruisseau KC, Roberts LM, Kushnick MR, et al. Iron status of young males and females performing weight training exercise. Med Sci Spots Exerc. 2004; 36:241–248.
2. Schumacher YO, Schmid A, Grathwohl D, et al. Hematological indices of iron status of athletes in various sports and performances. Med Sci Spots Exerc. 2002;34:869–875.
3. Wright LM, Klein M, Noakes TD, et al. Sports anemia: a real or apparent phenomenon in endurance trained athletes. Int J Sports Med. 1992;13:344–347.

다. 산소와 결합할 수 있는 철분을 포함하고 있는 혈액 내의 적혈구가 혈액의 산소 운반 능력을 향상시킬 수 있다.

비슷한 방법으로 혈액 내에서 발견되는 이산화탄소의 약 7~10% 정도는 혈액 내에서 용해된 형태로 운반된다. 나머지 이산화탄소는 이온형태의 중탄산염 그리고 헤모글로빈에 결합되어 혈액 내에서 운반된다. 지금부터는 기체가 운반되는 방법에 대하여 알아보기로 하자.

산소 운반

98% 이상되는 산소는 혈액 내에서 화학적으로 헤모글로빈에 결합이 되어 이동된다. 헤모글로빈은 원형 형태의 단백질과 헴(heme)이라는 철분으로 구성되어 있다. 1개의 헤모글로빈 분자에 존재하는 철분은 4개의 산소를 결합할 수 있다. 산소가 헤모글로빈에 결합될 때에는 **산화헤모글로빈(oxyhemoglobin)**이 형성되며, 헤모글로빈에 산소가 결합되지 않을 때에는 **탈산소헤모글로빈(deoxyhemoglobin)**이 형성된다. 대부분의 산소가 헤모글로빈에 결합된 형태로 혈액 내에서 이동되기에 산소의 농도는 혈액 내에서 이동될 수 있는 산소의 양을 결정한다. 남성 및 여성에서 헤모글로빈의 농도는 100 mL의 혈액당 각각 14~18 g 및 12~16 g 정도 존재한다. 1 g의 헤모글로빈은 1.34 mL의 산소를 결합할 수 있기에 헤모글로빈의 산소 포화도가 100%일 경우에는 남성과 여성에서 산소 운반 능력은 100 mL의 혈액에서 16~24 mL의 산소를 운반할 수 있다. 헤모글로빈의 농도 만을 생각한다면 최대 산소 운반 능력은 남성이 여성보다 높게 나타난다. 그러나 헤모글로빈의 농도의 범위가 남성 및 여성에서 중첩되며, 산소 운반 능력 역시 중첩되어 나타난다. 산소 운반을 위한 헤모글로빈의 중요도로 인하여 헤모글로빈 농도의 감소는 산소 운반에 치명적인 영향을 미친다(글상자 6-3, "빈혈의 일반적인 형태"를 참조).

산소해리곡선

폐에서 산소와 결합한 헤모글로빈이 조직으로 이동하여 산소를 방출하기 위한 자극이 필요하다. 헤모글로빈이 인체 내 원하는 장소에서 산소를 결합하고 방출하는 능력은 산소해리곡선에 의해 설명되어진다(그림 6.8). 산소 분압이 높은 폐에서는 산소를 결합하여 산화 헤모글로빈을 형성하고 산소로 100% 포화를 이루게 된다. 헤모글로빈이 산소로 100%

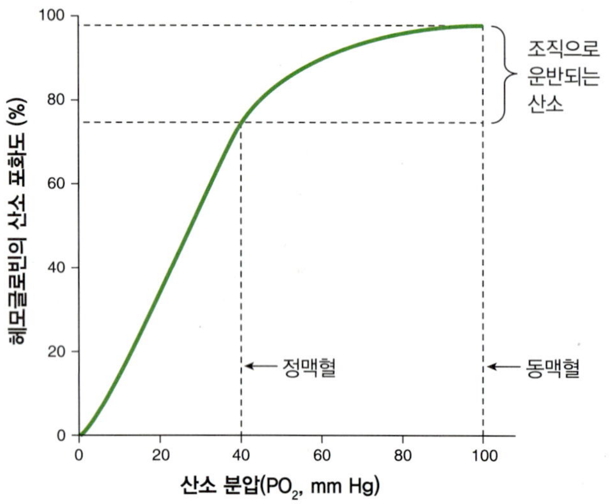

그림 6.8 산소해리곡선은 산소로 포화를 이룬 헤모글로빈과 산소 분압과의 관계를 알려준다. 폐와 조직 사이에서 산소 포화도의 차이점은 조직으로 이동되는 산소의 양으로 생각할 수 있다.

포화된 상태를 이루게 되면, 산소를 가능한한 최대치로 운반하게 되는 환경이 조성된다. 유산소성 대사를 위하여 산소가 사용되는 조직에서는 산소분압이 낮으므로 산소가 헤모글로빈에서 조직으로 방출되며, 이에 100% 미만으로 산소 포화가 이루어지게 됨에 따라 산화 헤모글로빈이 탈산소 헤모글로빈으로 변하게 된다.

산소해리곡선은 S자 형태의 띠고 있다. 이러한 형태는 폐에서는 산화 헤모글로빈이, 그리고 조직에서는 탈산소 헤모글로빈이 되는 이점이 있다. 먼저, Po_2의 범위가 90~100 mm Hg에서는 산소 포화도가 97% 이상이 되며, 곡선도 거의 편평한 형태를 유지하고 있는데, 이것은 Po_2의 변화가 있더라도 산소 포화도에는 거의 변화가 없음을 뜻한다. 폐의 Po_2는 약 105 mm Hg인데, 이는 산소가 100% 포화가 되었다는 것을 의미하지만, 만약 Po_2가 90 mm Hg로 감소한다면 산소 포화도에 변화가 거의 없음을 뜻한다. 고산지대를 등반할 때처럼 폐에서의 Po_2가 감소하더라도, 폐에서의 산소포화도를 100% 가깝게 해주기에 산소해리곡선의 이러한 특성은 생리학적으로 매우 중요하다.

산소해리곡선은 Po_2가 0~40 mm Hg일 때는 매우 급경사를 이루게 된다. 근육 활동이 있는 조직에서는 Po_2가 낮게 형성되며 산소해리곡선이 급경사를 이루는 부분에서는 Po_2가 조금만 변해도 산소 포화도에 매우 커다란 변화를 유도하게 되는데, 이러한 현상은 산소가 더욱 쉽게 헤모글로빈에서 방출되어 조직으로 운반되도록 해준다. 곡선의 급경사를 이루는 부분은 운동 중 조직에서 Po_2가 낮게 형성되기에 산소를 조직으로 공급해 줄 때 매우 중요하다. 안정 시 조직은 산소를 거의 필요로 하지 않으며 약 75%의 산소가 헤모글로빈에 결합된 상태로 있는데, 이것은 25%의 산소가 조직으로 운반된다는 것을 의미한다. 운동 중에는 약 10% 정도의 산소가 헤모글로빈에 결합된 상태로 남아 있으며, 헤모글로빈에 의하여 운반되는 산소의 90%가 조직으로 이동된다. 산소해리곡선이 S자 형태인 것과 더불어 다른 요인들도 운동 중에 충분한 산소를 조직으로 이동하게 끔 해준다.

체온 효과

혈액 온도의 증가 그리고 감소는 산소해리곡선을 각각 오른쪽 그리고 왼쪽으로 이동시킨다(그림 6.9). 이러한 현상은 다

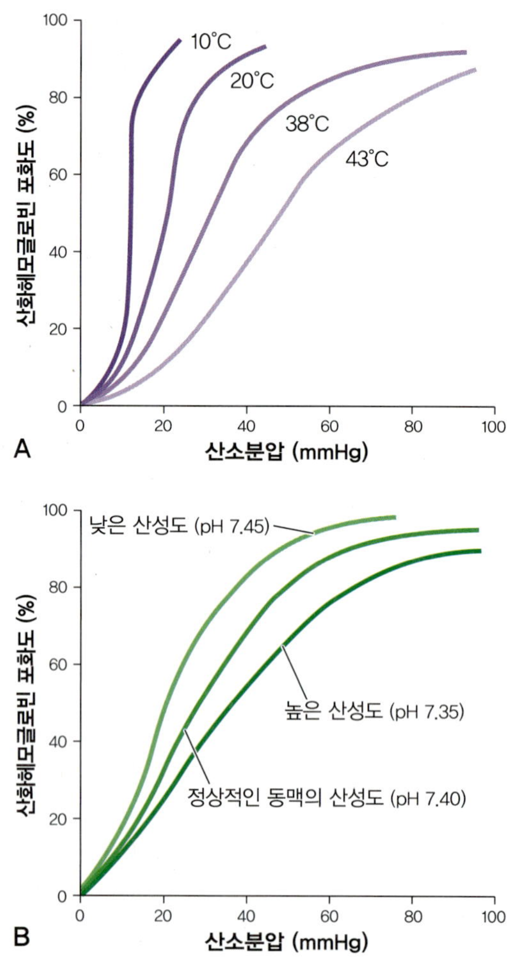

그림 6.9 산소해리곡선이 오른쪽 그리고 왼쪽으로 이동하게 되면 산소포화도가 각각 감소 그리고 증가하게 된다. 체온의 증가 그리고 산성도가 증가하게 되면 산소해리곡선이 오른쪽으로 이동한다. 체온과 산성도가 감소하게 되면 산소해리곡선이 왼쪽으로 이동하게 된다.

른 모든 조건이 일정할 때 혈액의 온도가 증가하면 산소를 위한 헤모글로빈의 친화도가 감소하게 되고 주어진 Po_2에서 산소포화도가 감소한다는 것을 뜻한다. 반대로 혈액의 온도가 감소되면 산소에 대한 친화도가 증가되어 산소해리곡선을 좌측으로 이동시키게 된다. 운동 중 체온이 산소해리곡선에 미치는 효과를 근거로 했을 때 산소가 조직으로 운반되는 것을 용이하게 해준다. 이것은 운동 중 체온의 증가가 혈액의 온도를 증가시키기 때문에 산소해리곡선을 우측으로 이동시키게 되며, 결국 많은 양의 산소를 활동 중인 조직으로 운반되도록 해준다.

pH 효과

pH 또는 산성도가 산소해리곡선에 미치는 효과를 **보어(Bohr) 효과**라고 한다. 산성도의 증가(또는 pH의 감소)는 산소해리곡선을 우측으로 이동시키는 반면에 산성도의 감소(또는 pH의 증가)는 산소해리곡선을 좌측으로 이동시킨다(그림 6.9). 높은 강도의 운동 중, 특히 무산소성 운동은 활동 중인 근육 또는 근육을 순환하는 혈액의 산성도 또는 H^+ 이온의 농도를 증가시킨다(2장 참조). 결국 H^+ 이온은 헤모글로빈에 결합하여 산소에 대한 헤모글로빈의 친화도를 낮추고 산소해리곡선을 우측으로 이동시키게 된다. 활동 중인 근육의 온도가 증가할 경우에도 동일한 효과를 가지는데, 이는 산소를 활동 중인 조직으로 산소 운반을 증가시키는 효과를 불러 온다. 그러므로 활동 중인 근육조직은 체온의 증가 또는 H^+ 이온의 증가로 인하여 산소해리곡선을 오른쪽으로 이동시키게 되며, 이로 인해 활동 중인 조직으로 산소의 운반을 원활하게 증가시키게 된다.

2,3-Diphosphoglycerate 효과

적혈구는 미토콘드리아를 포함하지 않기에 무산소성 해당작용에 의해서만 에너지를 제공받는다. 이러한 반응의 부산물이 바로 2,3-Diphosphoglycerate(2,3 DPG)이다. 2,3 DPG는 헤모글로빈에 약하게 결합할 수 있으며, 그 결과 산소 친화도를 낮추므로 산소해리곡선을 우측으로 이동시켜 산소가 조직으로 이동할 수 있도록 해준다. 그러나 지속적인 운동 트레이닝과 일회성 운동이 2,3 DPG에 미치는 효과는 동일하다. 예를 들면, 안정 시 2,3 DPG의 농도는 비훈련자보다는 훈련 집단에서 높게 나타나기에 단기간의 중강도 운동은 2,3 DPG에 영향을 거의 미치지 않지만, 높은 강도 및 장기간 중강도의 운동은 혈중 2,3 DPG의 농도를 높인다. 결국 일회성 운동과 훈련이 2,3 DPG의 농도에 미치는 효과 그리고 산소해리곡선에 미치는 효과는 불확실하다. 2,3 DPG의 농도는 고산지대에서 생활하는 사람들에게서 더욱 높게 나타나는데, 이러한 현상은 유전적 요인 또는 고산지대에 장기간 노출에 대한 적응의 결과로 생각할 수 있다. 그러므로 2,3 DPG가 산소해리곡선에 영향을 미칠 수 있지만, 훈련에 의한 생리학적 효과는 불확실하다.

이산화탄소의 운반

혈액에서 이산화탄소가 운반되는 방법은 세 가지가 있다: (1) 7~10%의 이산화탄소는 혈액에 용해되며, (2) 약 20%의 이산화탄소는 헤모글로빈에 결합되고, (3) 대략 70%의 이산화탄소는 중탄산염에 결합되어 운반된다. 운반에 이용되는 이러한 세 가지 방법은 대사활동 중에 만들어진 이산화탄소이며, 결국 Pco_2가 조직 내에서 높아지면서 혈액으로 이산화탄소가 확산된다. 혈액 내 이산화탄소의 일부는 용해된 상태로 남아 있고 폐로 이동하게 된다. 적혈구는 산소뿐만 아니라 이산화탄소도 운반한다. 헤모글로빈에 결합되거나 중탄산염에 결합되어 운반되는 이산화탄소는 산소의 운반과 서로 연관이 있기에 이에 대한 추가적인 설명이 필요하다. 이산화탄소가 운반되는 세가지 방법과 어떻게 산소의 운반과 관련이 있는지에 대한 내용은 그림 6.10에 나타나 있다.

카르바미노헤모글로빈에 의한 이산화탄소의 운반

Pco_2가 높은 조직에서 이산화탄소는 헤모글로빈에 결합된 형태인 **카르바미노헤모글로빈**의 형태로 발견된다. 이산화탄소는 헤모글로빈의 동그랗게 생긴 부분의 아미노산에 결합된다. 이산화탄소는 원형 단백질에 그리고 산소는 헴(Heme) 부분에 결합이 되기에 산소 및 이산화탄소의 결합은 서로 경쟁이 이루어지지 않는다. 그러나 헤모글로빈이 폐에서 산소로 포화될 때 헤모글로빈의 형태학적 변화로 인하여 헤모글로빈이 이산화탄소를 결합하는 기능이 감소하게 된다. 결국 폐에서 산소로 포화되는 경우와 Pco_2가 낮은 상태가 동시에 발생해도 헤모글로빈에서 이산화탄소가 방출되도록 해준다. 일단 헤모글로빈에서 방출이 되면 이산화탄소는 혈액에서 용해가 되며 폐에서 공기로 이동하여 대기 중으로 방출된다.

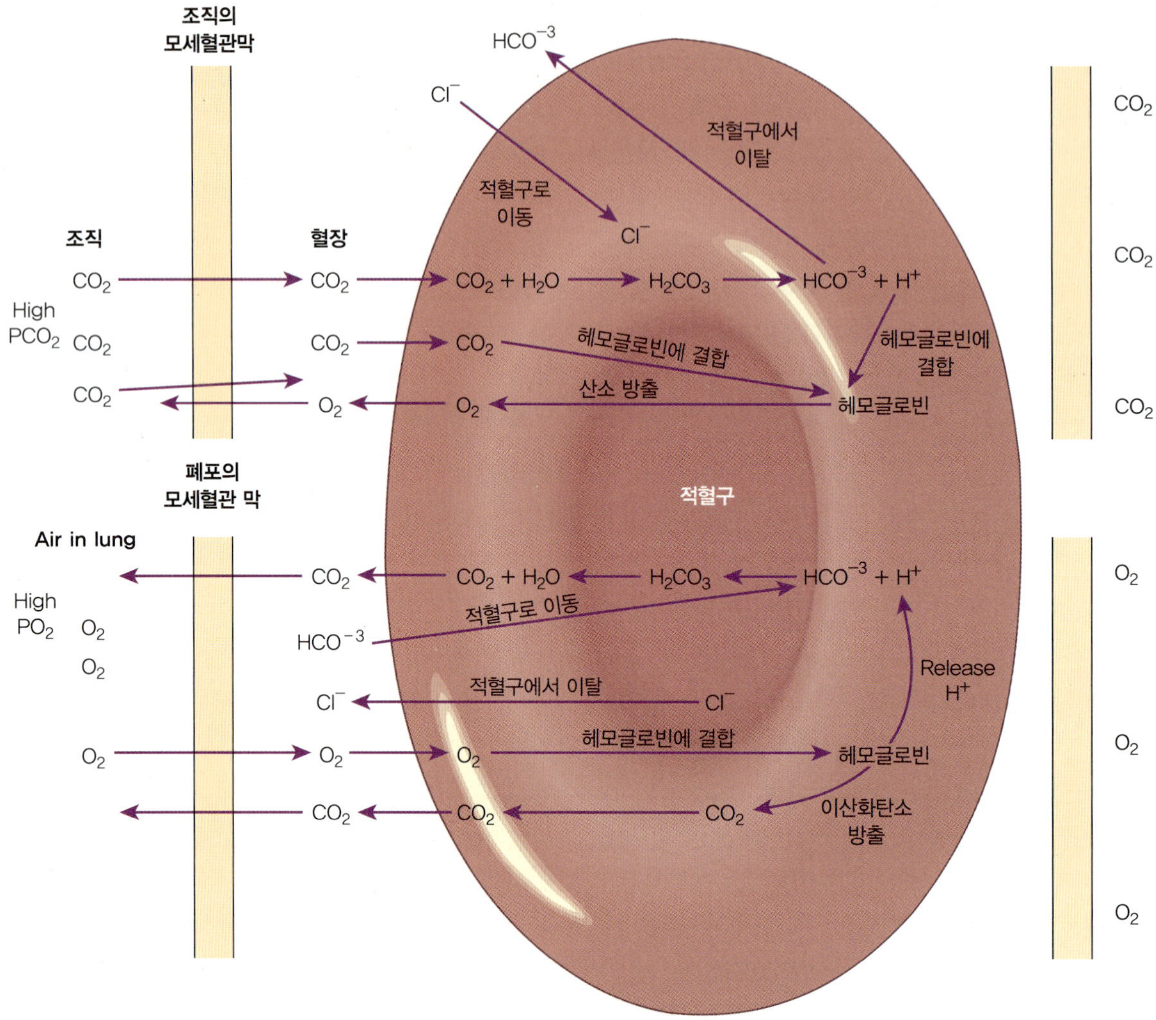

그림 6.10 헤모글로빈이 산소와 이산화탄소에 결합하는 능력은 산소분압과 더불어 여러 가지 요인에 영향을 받는다. 산성도의 변화, 염화물의 이동과 헤모글로빈과 이산화탄소 및 산소의 비경쟁적인 결합 등이 산소에 대한 헤모글로빈의 친화도에 영향을 미친다.

중탄산염에 의한 이산화탄소의 운반

P_{CO_2}가 높은 조직에서 이산화탄소는 적혈구에서 중탄산염의 형태로 바뀐다.

$$CO_2 + H_2O \rightleftarrows H_2CO_2 \rightleftarrows H^+ + HCO^{-3} \qquad (8)$$

탄산(Carbonic Acid, H_2CO_3)의 형성은 적혈구에서 발견되는 탄산 탈수 효소(Carbonic Anhydrase)에 의하여 이루어진다. 일단 형성되기만 하면, 탄산은 분리되어서 수소이온(H^+)과 탄산염(HCO^{-3})의 형태로 나누어진다. 중탄산염이온은 적혈구에서 분리되어서 혈액으로 이동한다. 중탄산염 이온은 (−)극을 소유하고 있으며, 적혈구를 포함하여 세포 내에서 (−)극이 없어지면 세포막을 통한 전기적인 불균형을 유도하게 된다. 이러한 전기적인 불균형을 방지하기 위해서는 염

속성 검토

- 헤모글로빈에 결합된 산소는 혈액 내에서 운반되는 산소의 98%를 차지한다.
- 산소해리곡선의 "S"자 모양은 대기 중 산소의 분압이 낮아져도 최대에 가깝게 폐에서 산화 헤모글로빈의 형성을 유도한다. 또한 조그마한 산소분압의 차이가 발생해도 활동 중인 조직으로 산소의 방출을 확실하게 해준다.
- 온도와 산성도의 변화는 산소해리곡선을 이동시키며 결국 운동 중 많은 양의 산소를 근육 조직으로 이동시킨다.
- 이산화탄소를 이동시키는 방법에는 세 가지가 있지만, 70%의 이산화탄소는 탄산염의 형태로 운반된다.
- 산소 및 이산화탄소의 이동에는 산소를 위한 헤모글로빈의 친화도를 감소시키는 카르바민 헤모글로빈의 형성과 헤모글로빈에 의한 수소이온의 완충화가 서로 관련되어 있다.

화물(Cl^-)이 세포 내로 확산되어야 한다. 탄산염과 염화물의 교환을 **염화이동(Chloride Shift)**이라고 한다.

수소이온은 헤모글로빈의 원형단백질 부분에 결합을 한다. 그러므로 헤모글로빈은 완충제의 역할을 하며 적혈구 내에서 정상적인 산성도(pH)를 유지하도록 도와준다. 헤모글로빈이 수소이온을 완충역할을 하는 것은 산소에 대한 친화도를 감소시킨다. 결국 수소이온을 완충시키는 것은 보어 효과를 유발하거나 산소해리곡선을 우측으로 이동시키게 된다. 조직에서는 이러한 현상이 헤모글로빈에서 산소가 방출되어 대사작용에 이용되도록 해준다.

근육에서의 기체 교환

근육 또는 어떠한 조직에서의 기체 교환은 조직과 모세혈관 내의 혈액 사이에서 발생하는 P_{O_2} 및 P_{CO_2}의 차이에 의하여 발생한다(그림 6.7). 분압 차이 및 혈액 내에서의 산소 및 이산화탄소의 운반과 관련하여 이전에 서술된 모든 요인들은 조직 수준에서 발생하는 모세혈관의 기체 교환에서도 동일하게 적용된다. 조직으로 이동되는 산소의 양은 Fick의 원리 및 동정맥 산소 차이에 의하여 계산될 수 있다(5장의 "산소 운반"을 참조).

미오글로빈은 근육과 심근에서 발견된다는 점을 제외하고는 헤모글로빈과 유사한 산소 운반 단백질이다. 미오글로빈은 산소와 결합할 수 있으며, 역할은 수동 확산으로 산소가 세포막을 통과하여 미토콘드리아까지 운반되도록 해주는 것이다. 확산의 비율은 거리가 증가할수록 기하급수적으로 증가하기 때문에 세포막과 미토콘드리아 사이에 존재하는 미오글로빈이 산소의 확산 거리를 좁혀 주는 역할을 한다. 그 결과 산소가 근섬유로 들어가서 미토콘드리아까지 도달하는 시간이 현저히 줄어든다.

4개의 철분을 가지고 있는 헤모글로빈과는 다르게 미오글로빈은 오직 하나의 철분 분자를 소유하고 있다. 흰색을 띠는 근섬유는 미오글로빈의 양이 적은 반면, 적색을 띠는 근섬유는 많은 양의 미오글로빈을 함유하고 있다. 근섬유 내의 미오글로빈의 농도는 근섬유 형태에 따라소 다르게 나타난다(3장 참조). 미오글로빈의 농도는 타입 IIa 또는 속근섬유 그리고 또 다른 형태의 속근섬유인 타입 IIx 근섬유는 각각 중간 및 소량의 농도의 미오글로빈을 함유하고 있는 반면

속성 검토

- 조직에서 기체의 교환은 조직과 혈액 사이에 존재하는 산소 및 이산화탄소의 분압 차이에 의한 것이다.
- 헤모글로빈와 유사한 구조의 미오글로빈은 유산소성 대사를 위하여 산소가 세포막을 통과하여 미토콘드리아까지 이동시키는 역할을 수행한다.

에, 유산소성 기능이 우수한 지근섬유 또는 타입 I 근섬유가 높게 나타난다.

근섬유 내에서 산소의 확산속도를 빠르게 하는 역할과 더불어 미오글로빈은 운동 시작을 위한 산소 저장소의 역할도 수행한다. 운동 시작 전에 기대 심리에 의하여 호흡률이 증가하면("폐 환기에 미치는 운동의 영향" 참조), 산소가 근육까지 도착하기 전까지 시간적인 간격이 있다. 이 시간 동안 미오글로빈에 결합되어 있는 산소는 근수축을 위하여 준비중인 근섬유의 산소 요구를 충족시켜 주는 역할도 한다. 운동이 종료된 이후에 미오글로빈은 다시 충분히 보충되고 산소 부족분이 매우 미세하게 존재하게 된다(2장 참조).

미오글로빈과 헤모글로빈은 화학적인 구조는 유사하지만, 이 두 가지 분자에 존재하는 차이점은 미오글로빈의 산소해리곡선이 보다 더 가파른 곡선을 하고 있기에 매우 낮은 P_{O_2} 수준(30 mm Hg)에도 산소포화도가 100%에 도달한다는 것이다. 이러한 요인들 때문에 미오글로빈은 낮은 수준의 P_{O_2}에서도 산소를 해리시킬 수 있으며, 이러한 미오글로빈의 특성은 활동 중인 근육의 미토콘드리아 내에서의 P_{O_2}가 2 mm Hg 정도로 낮기에 매우 중요하다. 그러므로 미오글로빈의 산소해리곡선은 미오글로빈으로 하여금 근섬유 내에서 발견되는 낮은 수준의 P_{O_2}(40 mm Hg)에서 산소를 운반하게 끔 해준다.

호흡 조절

호흡 및 폐의 기체 교환을 위한 조절은 안정 시 항상성을 유지하고 운동 중에는 산소를 조직에 공급하고 이산화탄소를 제거하기 위해 필요하다. 이러한 필수적인 조절의 대부분은 폐 호흡의 불수의적인 조절에 의하여 충족된다. 폐 호흡의 조절은 수년 동안 많은 생리학자에 의하여 연구되었지만, 아

직도 많은 부분들이 알려지지 않은 채로 남아 있다. 그러나 우리가 현재 알고 있는 영역은 P_{O_2}, P_{CO_2} 및 혈액 및 뇌척수액의 H^+ 이온의 농도를 감시하는 호흡 조절에 기인하는 인체 내의 중추신경계이다. 운동 중 발생하는 현상으로 생각되는 P_{O_2}의 감소, P_{CO_2}의 증가 그리고 H^+ 이온의 증가는 폐 호흡을 증가시킨다. 이와 반대로 P_{O_2}의 증가, P_{CO_2}의 감소 그리고 H^+ 이온의 감소는 폐 호흡을 감소시킨다. 다음에서는 폐 호흡을 조절하는 요인에 대하여 알아보기로 한다.

호흡 조절 중추

확실하게 밝혀지지는 않았지만, 연수 및 뇌교의 일부분이 호흡조절중추로 구성되어 있고, 주기적인 호흡 형태를 만들어 내는 조율기(Pacemaker)의 역할을 하는 것으로 판단된다. 호흡의 빈도와 깊이는 중추신경계, 연수에 있는 화학수용체 및 다른 말초 신호에 의하여 수정될 수 있기에 안정 시 그리고 운동 중 기체 교환을 충족시킬 수 있다(그림 6.11). 호흡 조절 중추에 의하여 발생된 호흡의 형태는 척수를 통하여 호흡근으로 전달된다. 폐환기의 조절은 불수의적이다. 그러나 의도적으로 호흡을 참는 것처럼 폐 환기를 자발적으로 조절할 수는 있지만, 이러한 상황에서도 폐 환기를 조절하기 위해 불수의적인 조절이 자발적인 신호를 약하게 할 수도 있다. 다음에서 호흡을 조절하기 위한 다양한 신호에 관하여 알아보기로 한다.

중추 화학수용체

화학수용체(chemoreceptor)는 화학적인 변화에 반응하는 수용체이다. **중추성 화학수용체**는 뇌의 연수부분에 존재하지만 호흡 조절 중추와 해부학적으로는 분리되어 있다. 이러

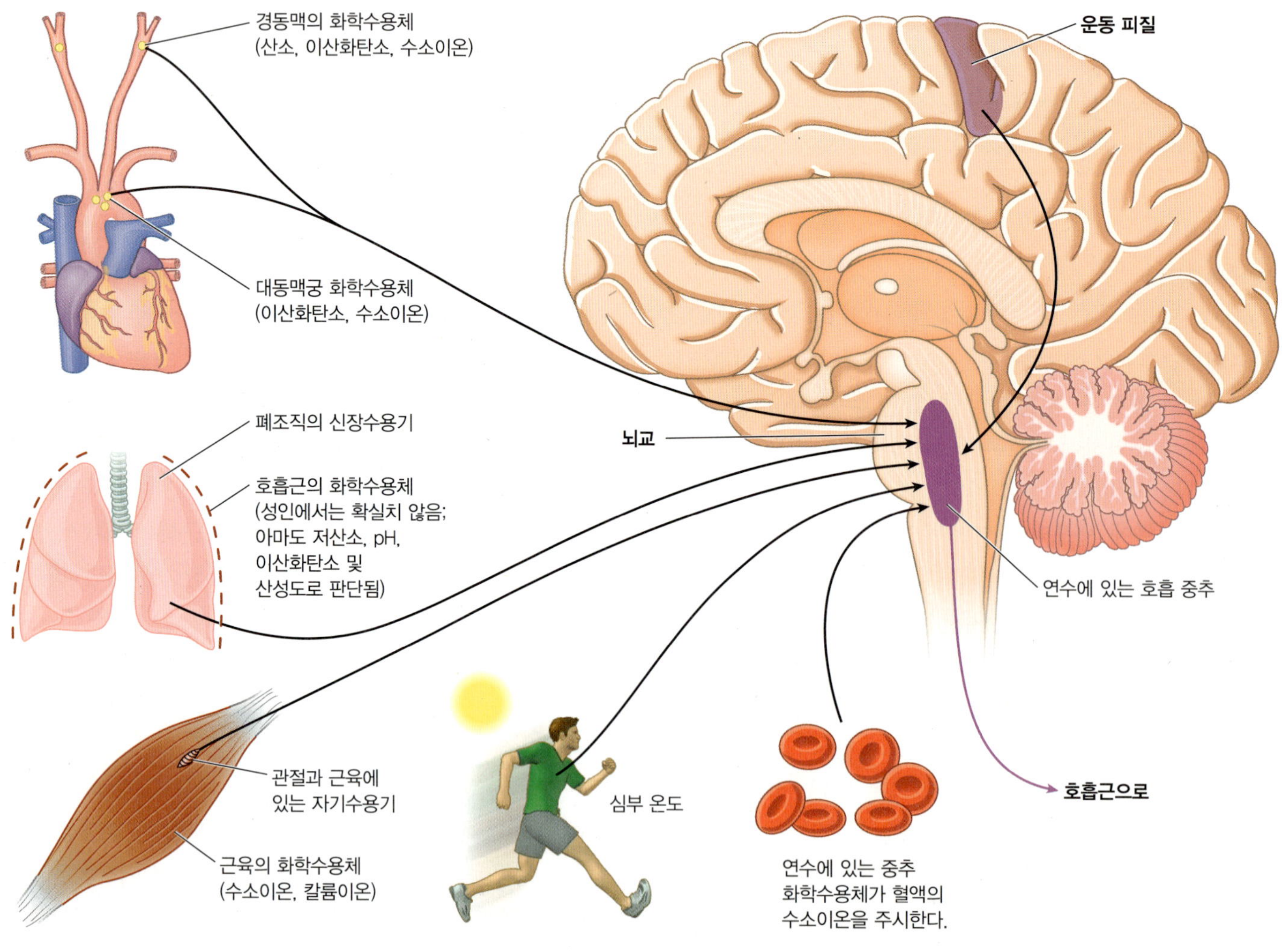

그림 6.11 호흡 조절 중추는 연수에 위치하고 있다. 화학수용체 및 자기수용기에 기인한 인체의 요구를 충족시키기 위하여 호흡 조절 중추는 폐 환기를 조절하는 기능이 있다.

한 화학수용체는 뇌척수액의 변화에 반응하며, 특히 수소 이온 및 pH의 변화에 상당히 민감하다. 뇌 혈관의 모세혈관 막은 이산화탄소에 매우 투과성이 높기에 운동 할 때와 같이 P_{CO_2}가 증가하면 이산화탄소는 뇌척수액으로 빠르게 침투할 수 있다. 뇌 척수액의 이산화탄소의 농도가 증가하면 위에서 언급했듯이 탄산염 반응에 의하여 수소이온의 농도가 빠르게 증가하게 된다. 뇌 척수액에서 H^+ 이온의 농도가 증가하면 인체에서 이산화탄소를 제거하기 위하여 폐환기를 증가시키게 된다. 그러므로 P_{CO_2}의 변화가 아닌 수소 이온 농도의 변화가 폐 환기를 변화시키는 화학수용기의 주요 자극이 된다. 운동 중에는 혈중 수소이온의 농도가 이산화탄소, 무산소성 에너지 대사 및 젖산의 생성에 의하여 간접적으로 증가하게 된다(2장 참조). 그러나 수소 이온은 뇌 혈관의 모세혈관 막에 침투성이 낮기에 혈액에서 뇌 척수액으로 천천이 이동하게 된다. 이산화탄소 또는 수소 이온이 혈액에서 뇌 척수액으로 침투하여 수소 이온과 폐 환기량을 증가시킴에도 불구하고, 이산화탄소와 탄산염 반응의 증가에 반응하는 속도는 매우 빠르다.

말초 화학수용기

말초성 화학수용기(peripheral chemoreceptor)는 경동맥 및 대동맥 내에 존재한다. 대동맥 내에 존재하는 수용체는 대동맥체라고 하며 경동맥 내에 존재하는 수용체는 경동맥체라고 한다. 경동맥체는 혈중 P_{O_2}의 변화에도 반응하지만, 대동맥체 그리고 경동맥체는 혈중 P_{CO_2} 및 수소 이온 농도의 변화에 반응한다. 그러나 이러한 수용체는 P_{O_2}의 심각한 감소에 의해서만 자극을 받으며, 이러한 수용체는 폐질환(천식, COPD 등)을 가진 사람들에게만 호흡에 영향을 미친다. 운동 중 무산소성 대사, 탄산염 반응에 의한 P_{CO_2}의 증가에 의하여 산성도가 증가되기에 혈중 수소 이온이 증가할 수 있다. 말초 화학수용체는 P_{O_2}와 P_{CO_2}에 민감하고, P_{CO_2}의 변화는 폐 환기에 영향을 주는 매우 강력한 자극이 된다.

기타 신경 입력(신호)

다른 종류의 신경 입력 또한 폐 환기에 영향을 미친다. 폐는 신장 수용기를 주로 세기관지에 가지고 있는데, 자극을 받을 경우 흡기를 종료시키고 폐의 흡기말 용적을 제한한다. 횡격막과 복부근을 포함한 호흡근은 또한 신장수용기 및 근육 내

속성 검토

- 호흡 중추는 비자발적으로 호흡을 조절하고 뇌간의 두 가지 영역인 연수 및 뇌교에 위치하고 있다.
- 호흡 중추는 뇌의 호흡을 제어하는 부위와 말초에서 파생되는 신호에 의하여 수정될 수 있는 흡기와 호기의 반복적인 형태를 발생시킨다.
- 뇌의 화학수용기는 뇌의 연수에 위치하고 있으며, 산성도의 변화에 예민하게 반응한다.
- 말초성 화학수용기는 대동맥 및 경동맥에 위치하고 있으며, 혈액의 산성도 및 P_{CO_2}의 변화에 예민하게 반응한다. 그러나 경동맥의 화학수용기만이 P_{O_2}에 예민하게 반응한다.
- 신장수용기는 골격근의 화학수용기뿐만 아니라 횡격막 및 복부 근육에 위치하고 있으며 폐 환기에 영향을 미친다.

글상자 1-8 학생들의 실제 질문

수영선수들이 왜 시합 전에 과환기를 하나요?

수영선수들은 시합 전에 과환기를 하게 되면 혈중 이산화탄소를 제거하게 되고 따라서 시합 중에 숨을 오랫동안 참을 수 있게 된다. 이산화탄소는 호흡을 위한 주된 자극이 된다. 자발적 과환기를 통하여 이산화탄소가 적게 함유된 대기 중의 공기를 마시고 폐포 내의 이산화탄소 분압을 낮출 수 있다. 이것은 많은 양의 이산화탄소가 혈액에서 제거되는 효과를 노릴 수 있기에 혈중 이산화탄소 분압을 낮출 수 있다. 시합이 시작되면 레이스 도중에는 숨을 참으면서 시합을 하게 되며, 호흡을 시도하도록 하는 데에 자극이 되는 이산화탄소 분압까지 걸리는 시간을 길게 만든다. 자발적 과환기는 정상적인 자유형 스프린트 선수에 의해서 사용되지만, 수영선수가 호흡을 하기 위해 물 바깥으로 고개는 내미는 순간 물에 대한 저항이 증가되므로 물 바깥으로 고개는 내미는 빈도수를 가능한한 줄여야 된다. 이에 따라 수영선수는 호흡을 위해 숨을 쉬는 빈도수를 최대한으로 줄이기 위해 시합 전에 과환기를 수행하기도 한다.

대사작용의 변화를 감지하는 수용체를 포함하고 있다. 비슷하게 골격근(근방추, 골지건조직; 3장 참조)은 인체의 위치 및 칼륨 이온(운동 중 근육 내 칼륨 이온은 증가)은 그리고 수소이온의 농도에 민감한 자기수용체 및 화학수용체를 가지고 있다. 관절은 압력에 민감한 자기수용체를 포함하고 있다. 이러한 수용체의 자극은 폐 환기에 영향을 미친다. 예를 들면, 근육 내에서 수소 이온이 증가하거나 근육의 활동이 증가되면 폐 환기가 증가하게 된다. 추가적으로 운동 피질의 신경 활동이 폐 환기의 증가를 유도한다. 운동 시작 전에 폐 환기가 증가되는 것은 일반적으로 운동피질의 활동성이 증가하기 때문이다. 결국, 많은 종류의 입력 신호가 폐 환기 및 기체 교환에 영향을 미치고, 안정 시 그리고 운동 중 인체의 요구를 충족시키게 된다. 다음에서 운동 중 폐 환기의 조절을 알아보도록 한다.

운동이 폐환기에 미치는 영향

운동 중 산소의 공급과 이산화탄소의 제거를 위하여 모세혈관과 근육조직의 기체 교환이 증가된다. 모세혈관의 기체 교환을 증가시키기 위하여 여러 가지 요인들의 통제하에 폐 환기가 증가된다. 모세혈관과 활동 중인 근육에서의 기체 교환을 증가시키기 위하여 순환계와 관련된 요인들, 즉 심박출량의 증가 그리고 비활동 중인 근육에서 활동 중인 근육으로 혈액 재분배가 이루어진다(5장 참조). 그러므로 운동이 폐환기에 미치는 영향을 학습하려면, 일회성 운동이 순환계에 미치는 영향에 의한 혈류의 증가도 동반되어 발생한다는 점을 이해해야 된다.

최대하 운동과 폐환기

안정 시 폐 환기는 다른 요인에 의해서도 영향을 받지만, 주로 혈액의 P_{CO_2}에 의하여 조절된다. 어떠한 요인이 운동 중 폐 환기에 가장 많은 영향을 미치는지에 대해서는 확실하게 알려진 것은 없다. 즉, 최대하 운동 중 혈액의 P_{CO_2}은 상당히 좁은 범위 내에서 조절이 되는데, 다른 요인들도 운동에 필요한 폐 환기를 예민하게 조절하지만, P_{CO_2}가 폐 환기에 주로 영향을 미치는 요인으로 생각할 수 있다. 그러나 P_{CO_2}가 좁은 범위 내에서 조절이 되는 것은 아마도 혈액 내의 P_{CO_2} 증가에 기인한 산성도(탄산염 반응)의 증가에 원인이

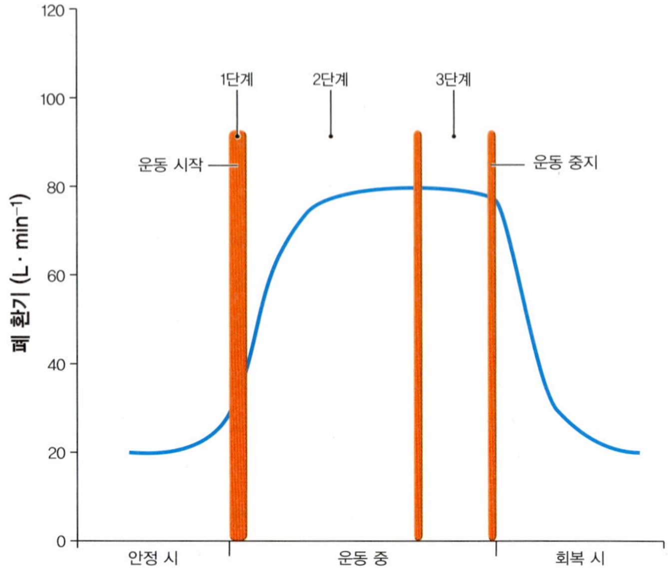

그림 6.12 운동 시작 시, 폐 환기는 인체의 요구에 맞게 증가된다. 운동 시작에서 종료시까지 3단계로 폐 환기의 변화가 발생한다.

있는 것으로 생각된다.

최대하 운동 중 폐포 환기를 증가시키는 폐 환기의 조절은 3단계로 구성되어 있는 것으로 사료된다. 운동을 시작할 때 또는 운동 시작 전에도 운동피질이 호흡 중추에 영향을 미치기 때문에 폐 환기가 증가하게 된다. 운동을 시작할 때에 활동 중인 근육의 자기수용기로부터의 피드백과 더불어 이러한 요인이 폐 환기의 갑작스런 증가를 유도한다. 운동 시작 시 발생하는 이러한 급격한 폐 환기의 증가는 폐 환기의 조절 1단계에 해당된다(그림 6.12). 약 20초 정도 폐 환기의 증가 없이 지속되다가 기하급수적으로 증가하여 항정상태(대부분의 대사성 에너지가 유산소성 에너지 대사에 의하여 충족되는 운동강도)에 이르게 된다. 이어서 폐 환기는 빠르게 상승하게 되며, 이러한 폐 환기의 2단계는 운동피질의 활동성, 활동 중인 근육에서의 피드백 그리고 말초성 화학수용기로부터 발생하는 피드백 등과 같은 요인에 기인한다. 폐 환기의 조절을 위한 마지막 단계인 3단계에서 항정 상태의 운동 중 폐 환기의 미세 조정은 말초성 화학수용기 및 중추 화학수용기로부터의 피드백에 의하여 발생하며 결국 최대하 운동에 요구되는 만큼 폐 환기가 맞춰지게 된다. 극단적인 고체온증을 제외한 상태에서, 체온의 증가 역시 미세하게 나마 폐 환기에 영향을 미칠 수는 있다.

운동 종료 시 운동피질의 활동성과 활동 중인 근육의 자기수용체로부터 발생하는 피드백이 제거되기에 폐 환기의 급격한 감소가 발생한다. 이러한 갑작스런 폐 환기의 감소에

이어서 운동 중 발생하는 대사적인 스트레스로부터 회복함에 따라 안정 시 폐 환기로 천천히 복귀하게 된다(2장 "운동 후 산소 섭취" 참조).

최대운동강도에 근접한 운동과 폐환기

운동의 강도가 안정 시에서 최대에 근접하거나 최대운동강도에 도달함에 따라, 폐환기는 앞서 언급한 3단계에 의하여 발생한다. 그러나 높은 운동강도(50~60% $\dot{V}O_{2max}$를 초과하는 운동강도)의 운동 시에는 운동강도의 증가와 비교했을 때 불균형적(1 L의 산소를 얻기 위하여 더욱 더 많은 양의 공기를 호흡하는 것)으로 폐환기가 증가하는 것을 발견할 수 있다. 이러한 폐환기의 불균형적인 증가를 설명하는 주된 요인은 운동강도가 젖산역치점보다 높게 증가할 때의 혈중 젖산 및 H^+ 이온의 증가이다(2장 참조). H^+ 이온의 증가는 말초성 화학수용기가 폐 환기를 증가하도록 자극한다. 뇌 혈관의 모세혈관의 막은 많은 양은 아니지만 H^+에만 투과성이 있고 결국 중추성 화학수용기는 말초성 화학수용기보다 H^+ 이온의 변화에 더욱 천천히 반응한다는 점을 상기해야 된다(중추성 화학수용기 참조). 산성도의 상승은 높은 운동강도에서 폐 환기를 불균형적으로 증가시키는 요인이 된다. 그러나 최대에 가까운 운동 상태에서는 다른 요인들도 폐 환기의 불균형적인 증가에 영향을 미치게 된다. 노르에피네프린(싸움 또는 회피 반응 및 대사성 연료의 이동과 관련된 호르몬)과 혈액 내 칼륨 농도의 증가는 또한 폐 환기를 상승시키는 요인이 된다. 이와 유사하게 체온의 증가 역시 폐 환기를 증가시킨다. 최대에 가까운 운동 중에 발생하는 이러한 불균형적인 폐 환기의 증가는 산성도의 증가와 관련이 있음에도 불구하고 다른 요인 역시 폐 환기에 영향을 미친다.[5] 산성도의 증가 및 젖산역치와의 관련성은 비침투적으로 젖산역치를 측정하는 방법으로써 폐환기의 불균형적인 증가를 유도한다.

속성 검토

- 운동 중 심박출량의 증가 및 혈액의 재분배는 산소 공급과 활동 중인 근육에서 이산화탄소가 제거되도록 도와준다.
- 안정 시 혈액 내 이산화탄소의 분압은 좁은 범위 내에서 조절된다; 이러한 조절은 이산화탄소의 분압과 비교하여 H^+ 이온의 변화 때문인 것으로 사료된다.
- 최대하 운동 중의 환기는 3단계로 진행된다: 1단계, 뇌의 호흡 중추 및 근육에서 내려 오는 신호에 의하여 환기의 증가. 2단계, 운동피질의 활동성, 활동중인 근육의 피드백 그리고 말초성 화학수용기에 의하여 증가되는 환기의 증가. 3단계, 말초 화학수용기 그리고 중추 화학수용기로부터의 신호에 의하여 환기 반응이 항정상태에 도달.
- 최대산소섭취량의 50~60% 이상되는 시점부터는 산성도의 증가뿐만 아니라 다른 요인들에 의하여 환기의 반응이 불균형적으로 증가하게 된다.

폐 환기와 대사작용과의 관련성

산소섭취량은 운동강도와 비례관계에 있다(5장 참조). 폐 환기의 조절 기능으로 인하여 폐 환기도 운동부하와 비례적인 관계가 있는 것으로 가정할 수 있다. 대부분의 폐 환기는 운동대사와 관련이 있는 P_{CO_2}, P_{O_2} 및 H^+ 이온의 농도에 통제를 받지만, 폐 환기의 조절과 운동부하 또는 산소섭취량과의 관계는 완벽하게 직선적인 비례관계는 아니다. 다음에서는 폐 환기와 산소섭취량 그리고 이산화탄소의 배출과의 관련성에 대하여 토론하기로 하자.

환기 등가

산소의 환기 등가는 폐환기와 산소섭취량의 비율 또는 $\dot{V}_E/\dot{V}O_2$로써 표기된다. 유사하게 이산화탄소의 환기 등가 역시 폐 환기와 이산화탄소의 생산량의 비율 또는 $\dot{V}_E/\dot{V}CO_2$로 표기된다. 따라서, 폐 환기 등가는 산소 1 L를 섭취하거나 또는 이산화탄소 1 L를 배출하기 위해 필요한 환기량을 뜻하는 것이다. 안정 시 건강한 성인의 $\dot{V}_E/\dot{V}O_2$는 26인데, 이것은 1 L의 산소를 섭취하기 위해서는 26 L의 환기량이 필요하다는 뜻이다. 반면에 안정 시 건강한 성인의 이산화탄소 환기 등가는 33인데, 이 또한 마찬가지로 1 L의 이산화탄소를 인체에서 배출시키기 위해서는 33 L의 환기량이 필요하다는 뜻이다. 환기 등가는 젖산 역치를 예측하는 데 사용되며 어떠한 요인이 폐 환기를 조절하는 데 도움이 되는지를 알려준다.

환기 역치

환기 역치는 $\dot{V}_E/\dot{V}O_2$와 $\dot{V}_E/\dot{V}CO_2$를 이용하여 젖산역치를 예측하는 방법을 뜻한다. 지구성 트레이닝의 유무와 관계없이 증가하는 운동강도의 초기 반응은 $\dot{V}_E/\dot{V}O_2$와 $\dot{V}_E/\dot{V}CO_2$의 감

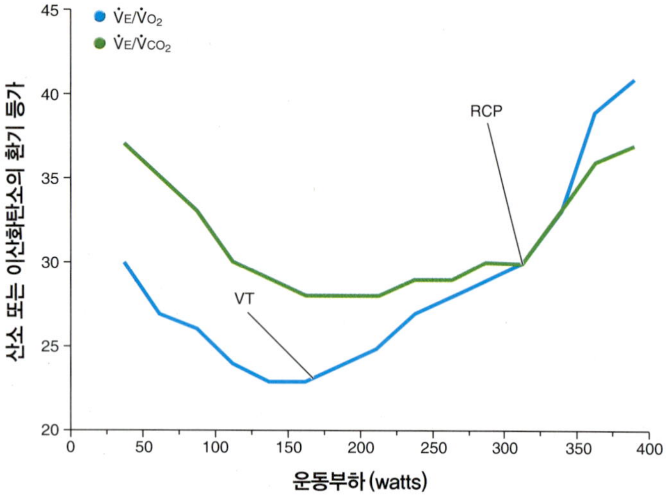

그림 6.13 환기 역치(VT) 및 호흡보상시점(RCP)은 산소 및 이산화탄소 환기 등가를 이용하여 확인이 가능하다. 이 책에서 서술한 산소 및 이산화탄소의 환기 등가에 대한 설명을 참고한다. 여기서 나타난 그래프는 최대환기량 159.4 $L \cdot min^{-1}$ 이며, 최대심박수 202 bpm의 23세의 철인 3종 선수의 자료이다.

소이다(그림 6.13). 그러나 운동부하가 증가할수록 결국 $\dot{V}_E/\dot{V}O_2$ 증가한다. 이러한 $\dot{V}_E/\dot{V}O_2$의 증가는 비훈련자의 경우는 최대산소섭취량($\dot{V}O_{2peak}$)의 50~55% 수준에서 발생하며, 훈련자의 경우는 더욱 높은 운동강도에서 발생한다. 비훈련자의 약 50~60% $\dot{V}O_{2peak}$ 수준에서 젖산역치가 발생하는 반면, 훈련자는 더욱 높은 수준의 운동강도에서 젖산역치가 발생한다. 운동 초기 $\dot{V}_E/\dot{V}CO_2$의 감소 이후에는 운동부하가 증가해도 비교적 변함없이 일정하게 유지되지만, 결국에는 증가하게 된다. 어떻게 이러한 다른 형태의 환기 등가의 변화가 젖산역치를 예측하게 해주는가?

먼저 환기를 조절하는 가장 중요한 변인은 혈액의 P_{CO_2}이다. 운동 초기에 운동강도가 증가해도 $\dot{V}_E/\dot{V}CO_2$는 비교적 안정되게 유지된다. 운동강도가 증가하여 이산화탄소가 많이 생산되어도 1 L의 이산화탄소를 제거하기 위해 필요로 하는 환기를 통한 공기의 부피는 동일하다는 것을 의미한다. 반대로 $\dot{V}_E/\dot{V}O_2$는 운동강도가 증가해도 초기에는 감소하지만, 미세한 운동강도의 증가에 변화가 거의 없다가 운동을 지속하면서 나중에 증가하게 된다. 운동강도의 커다란 증가에도 $\dot{V}_E/\dot{V}CO_2$는 안정되게 유지되지만 운동강도의 증가에 따른 $\dot{V}_E/\dot{V}O_2$의 불안정한 변화는 혈액의 P_{CO_2}는 P_{O_2}보다 폐환기량을 조절하는 데 더욱 중요하다는 것을 의미한다.

VT는 $\dot{V}_E/\dot{V}O_2$의 증가 그리고 $\dot{V}_E/\dot{V}CO_2$는 변동사항이 없는 운동부하로 정의된다(그림 6.13). VT의 개념은 또한 호기를 종료한 후의 산소분압 증가를 또한 포함하고 있다.[14] $\dot{V}_E/\dot{V}O_2$의 증가 및 $\dot{V}_E/\dot{V}CO_2$가 변동이 없는 것은 젖산역치가 발생하는 운동강도에서 발생하는 대사의 변화와 관련이 있다.

일단 젖산역치가 발생하는 운동강도를 초과하게 되면, 무산소성 에너지 대사에 의존하기에 혈액의 산성도가 증가하게 되고, 결국 단기간에 ATP의 생산이 증가하게 된다. 그 결과 ATP 생산량과 필요량 사이의 불균형이 발생하고 근육 그리고 혈액 내의 H^+ 이온의 농도가 증가하게 된다(2장 참조). 또한 무산소성 해당작용에 의하여 생성된 젖산은 탄산염에 의해 완충이 되고 결국 유산소성 대사로부터 생성이 안 되는 이산화탄소를 생성하게 된다.

$$\text{젖산} + NaHCO_3 \rightleftarrows$$
$$\text{Na Lactate} + H_2CO_3 \rightleftarrows H_2O + CO_2 \qquad (9)$$

젖산의 완충작용에 의하여 생성된 이산화탄소 및 ATP의 요구량과 ATP의 생산량과의 불균형에서 발생한 H^+는 말초화학수용기를 자극하여 환기를 증가시킨다. 그러나 P_{CO_2}가 대부분의 폐환기를 조절하기에 $\dot{V}_E$와 $\dot{V}CO_2$의 일정한 비율을 유지하게 된다. 운동부하가 증가해도 $\dot{V}_E/\dot{V}CO_2$는 일정하게 유지된다. 이와는 반대로 P_{O_2}는 폐 환기를 보다 적게 조절하지 않으므로에 $\dot{V}_E$는 운동강도가 증가해도 $\dot{V}O_2$와의 비율(또는 $\dot{V}_E/\dot{V}O_2$)은 일정하게 유지되지 않는다. VT는 젖산역치를 예측하기 위하여 사용될 수 있음을 메타 분석 결과에서 말해 주지만,[20] 젖산역치 수준에서 대사적인 변화와 VT가 관련이 있다는 생각은 아직도 결론이 나지 않은 상태이다. 그러나 환기 등가의 변화는 젖산 역치를 예측하기 위하여 사

속성 검토

- 환기는 부분적으로 이산화탄소 및 산소 분압 그리고 산성도에 의하여 조절되는데, 이러한 모든 요인은 대사작용과 관련이 있다. 그 결과, 환기는 완벽하게 산소섭취량과 관련이 있지는 않다.
- 이산화탄소의 환기 등가는 운동강도가 증가해도 비교적 안정적인 수치이기에 이산화탄소의 분압은 환기를 조절하는 주된 요인이 된다.
- 산소의 환기 등가는 이산화탄소의 환기 등가와 비교해서 안정적인 수치를 보여주지 않기에, 산소의 분압은 이산화탄소 분압과 비교했을 때 환기 조절에 적은 영향을 미친다.
- 이산화탄소와 산소의 환기 등가의 변화는 젖산역치의 간접적인 예측 수단인 환기 역치를 결정하는 데 사용될 수 있다.

글상자 6-5 전문가 의견

경기력 향상을 위한 환기 정보의 이용

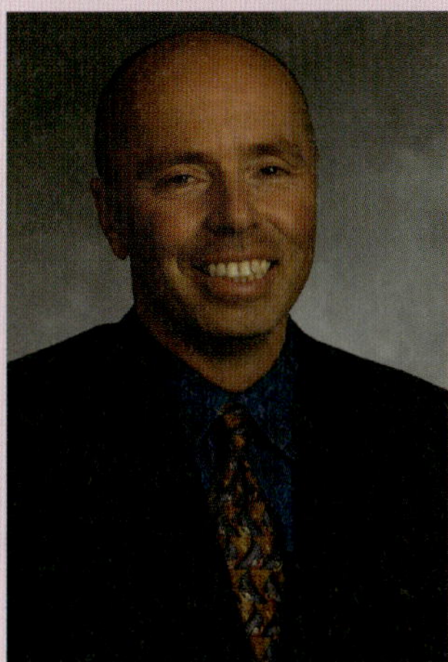

Conrad Earnest, PhD
운동검사실장
루이지애나 주립 대학,
페닝톤 생물의학 연구센터
임상영양학부

최대산소섭취량($\dot{V}O_{2max}$)는 운동부하검사에서 결정될 수 있으며, 심혈기능에 의존하는 종목의 성공을 예측할 수 있도록 해준다. 그러나 $\dot{V}O_{2max}$는 최대로 수행할 수 있는 수준의 운동강도를 확인하도록 해준다고 생각할 수도 있다. 예를 들면, $\dot{V}O_{2max}$를 향상시킬 수 있는 적은 양의 여유가 존재한다면, 모든 다른 조건이 동일하다면, 최대 2.5 L·min^{-1}의 유산소성 기능을 가진 운동 선수는 5.0 L·min^{-1}의 기능을 가진 선수를 절대로 이길 수 없다고 쉽게 이야기 할 수 있다.

시합의 수준과는 별도로, 운동부하검사와 관련된 몇몇 최대하 운동강도는 운동산소의 경기력 향상과 운동기능을 검사하기 위하여 이용될 수 있다. 이러한 요인은 혈액 젖산 농도, 환기 역치(VT) 및 호흡보상점(RCP)의 평가를 포함하고 있다. RCP를 평가하는 것은 다음과 같은 몇 가지 이점이 있다. RCP는 젖산의 생성과 제거 사이에서 발생하는 전환점을 의미하는 2차적인 수단이 되기에

보그 스케일 : 6~20 포인트

		강도	연료의 근원	기능적 페이스
6		매우 약한 강도	지방	준비운동/정리운동
7		↓	↓	
8	1단계			
9				
10				기준치/회복
11		약한 강도의 유산소성 운동	지방/탄수화물	가벼운 유산소운동
12		중간 강도의 유산소성 운동	탄수화물/지방	
13		↓	↓	시합 페이스
14	2단계		혼합연료	(높은 강도의 유산소성 운동)
15				
16		높은 강도의 유산소성 운동	탄수화물(당/글리코겐)	역치
17		무산소성 운동	근육글리코겐	(기록 경기 페이스)
18	3단계	인터벌/유산소성 트레이닝	(젖산 축적)	
19				추월을 위한 페이스
20				

보그 스케일 : 1~10 포인트

		강도	연료의 근원	기능적 페이스
1		매우 약한 강도	지	준비운동/정리운동
2	1단계	↓	방 ↓	
3				기준치/회복
4		약한 강도의 유산소성 운동	지방/탄수화물	약한 강도의 유산소성 운동
5		중강도의 유산소성 운동	탄수화물/지방	
6	2단계	↓	↓	시합 페이스
7				(높은 강도의 유산소성 운동)
8		고강도의 유산소성 운동	탄수화물(당/글리코겐)	무산소성 역치
9	3단계	무산소성	근육글리코겐	기록 경기 페이스
10		인터벌/유산소성 트레이닝	(젖산 축적)	추월을 위한 페이스

운동 트레이닝을 처방하고 트레이닝과 관련된 경기력의 변화를 평가하는 유용한 정보를 제공할 수 있다.

환기 역치(VT)

환기 역치는 젖산 및 1 mmol·L^{-1} 혈중 젖산 농도의 증가와 거의 동일하게 발생한다. 일반적으로 이러한 범위의 젖산은 일반인에게는 2 mM의 혈중 젖산 농도에 해당된다. Meyer는 이러한 현상을 무산소성 역치라고 정의를 내렸다. VT는 x축 선상에는 $\dot{V}O_2$ (L·min^{-1}) 그리고 y축은 $\dot{V}CO_2$(L·min^{-1})를 설정하는 V-Slope 방법에 의하여 구할 수 있다. 운동강도가 증가할수록 혈중 젖산의 증가는 CO_2의 증가보다 더욱 가파르게 증가하게 되며, 결국 젖산 해리와 관련이 있는 탄산염의 완충작용에 의한 산소섭취량과 관련이 있다. 이러한 현상이 발생할 때 그래프 선상에서 직선이 꺽이는 굴곡점이 존재한다. 이것은 이산화탄소의 환기 등가($\dot{V}_E/\dot{V}CO_2$)의 상승 없이 산소 환기($\dot{V}_E/\dot{V}O_2$)가 상승하는 첫 번째 포인트이다.

호흡보상점(RCP)

호흡보상점은 혈중 젖산 농도가 축적되는 시점(OBLA)과 거의 동일하게 일치한다. 이러한 것은 특히 10 km 러닝 페이스와 40 km 사이클링 타임 트라이얼의 페이스와 관련이 있다. 이것은 인터벌 트레이닝을 위한 운동강도를 설정할 때 사용되기도 한다. 이러한 배경은 바로 4 m·molL^{-1}과 동일하거나 더욱 높은 젖산 농도의 축적과 관련이 있다. RCP는 불충분한 젖산염의 완충작용의 결과 $\dot{V}CO_2$와 관련하여 $\dot{V}_E$가 급격하게 증가하여 운동으로 유발되는 과환기를 뜻한다. 유사한 용어로는 환기 역치 2(VT_2)로 서술된다.

요약

VT와 RCP의 이점은 훈련에 적용할 때에 매우 유용하다. 동시에 수집되었을 때, 이 두 가지는 심박수, 러닝 페이스 및 사이클링 파워와 관련이 있는 기본적인 훈련강도를 설정하는 데 사용될 수 있다. 이러한 훈련 강도 설정은 아래에 묘사되어 있다.

Zone 1: VT 이내에서 운동의 시작
- 운동강도: 매우 낮거나 낮음
- 운동자각도: 보그 스케일 6~20 기준으로는 6~11 또는 보그 스케일 1~10 기준으로는 1~4의 범위
- 에너지 근원: 지방 및 지방/탄수화물
- 기능적인 페이스: 준비운동, 정리운동, 회복 및 가벼운 유산소성 활동

Zone 2: VT에서 RCP 사이의 운동
- 운동강도: 중강도의 운동강도에서 고강도의 운동강도
- 운동자각도: 보그 스케일 6~20 기준으로는 12~16 또는 보그 스케일 1~10 기준으로는 5~8의 범위
- 에너지 근원: 해당작용에 의한 탄수화물/지방
- 기능적인 페이스: 레이스에 사용되는 페이스

Zone 3: RCP 또는 RCP를 초과하는 운동
- 운동강도: 높은 운동강도 또는 매우 높은 운동강도
- 운동자각도: 보그 스케일 6~20 기준으로는 17~20 또는 보그 스케일 1~10 기준으로는 9~10의 범위
- 에너지 근원: 근육 글리코겐
- 기능적인 페이스: 무산소성 역치, 인터벌 트레이닝 그리고 최대치를 넘기는 페이스

참고문헌

1. Meyer T, Lucia A, Earnest CP, et al. A conceptual framework for performance diagnosis and training prescription from submaximal gas exchange parameters–theory and application. Int J Sports Med. 2005;26(Suppl 1):S38–S48.
2. Lucia A, Earnest C, Arribas C. The Tour de France: a physiological review. Scand J Med Sci Sports. 2003;13(5):275–283.

용될 수 있다.[20]

호흡보상점

VT가 발생하는 운동부하보다 높은 강도에서 운동을 수행하게 된다면, 환기 등가의 변화가 발생한다. **호흡보상점(Respiratory Compensation Point, RCP)**은 $\dot{V}_E/\dot{V}O_2$ 그리고 $\dot{V}_E/\dot{V}CO_2$ 모두 다 증가하는 운동강도로써 정의를 내릴 수 있다. RCP의 정의는 또한 호흡 종말 산소 분압의 감소를 포함하고 있다. 이러한 변화들은 혈액의 P_{CO_2}의 변화에 의한 폐 환기와 분리되어 조절을 받는 것을 의미하며, 높은 운동강도에서 산성도가 높아지기 때문인 것으로 사료된다.

VT와 RCP는 운동강도를 설정하기 위하여 젖산 역치와 심박수를 이용하는 것과 유사하게 심박수를 기준으로 훈련을 위한 세 가지 서로 다른 운동강도를 설정하는 데 사용될 수 있다. 가벼운 운동강도는 VT 밑에 존재하며 지구력 트레이닝이 되어 있는 운동선수는 70% $\dot{V}O_{2peak}$ 이하로 설정되는 운동강도이다. 중강도의 운동강도는 VT와 RCP 사이에 존재하거나 또는 유산소성 트레이닝이 되어 있는 운동 선수에게는 70%에서 90% $\dot{V}O_{2peak}$ 사이에 있는 운동강도이다. 고강도의 운동강도는 RCP를 초과하는 운동강도이다(글상자

6-5, "경기력 향상을 위한 환기 정보의 이용" 참조).

환기의 제한적 요인

운동강도가 증가할수록, 1회 호흡량과 호흡수의 증가로 $\dot{V}_E$ 역시 증가하게 된다. 높은 운동강도에서 1회 호흡량은 항정상태를 보이는 경향이 있기에 $\dot{V}_E$를 증가시키는 유일한 방법은 호흡수를 증가시키는 것이다. 이와 동반되어 환기를 위한 활동성이 증가되며 호흡근의 활동을 위한 산소섭취량의 증가로 이어진다. 훈련이 안 된 건강한 성인에게 환기를 위한 산소섭취량은 중강도의 운동강도에서는 전체 산소섭취량의 약 3~5% 정도이며, $\dot{V}O_{2peak}$ 상태에서는 8~9%로 산소섭취량이 증가하게 된다.[1] 운동강도가 증가할수록 다른 근육과 더불어 호흡근을 떠난 정맥혈은 산소 해리가 증가된 상태이며, 이것은 동정맥산소차이(a-v O_2 differece)를 증가시키는 것을 의미한다.[11]

횡격막 근육은 상당히 유산소화된 근육이기에 피로에 저항력이 좋다. 건강한 성인이 해수면에서 저강도에서 중강도의 운동강도에서 운동을 실시할 경우에 횡격막 근육은 피로에 대한 저항력이 상당히 좋기에 호흡근의 피로는 운동 수행능력에 제한적인 요인이 될 수 없다. 그러나 호흡근의 피로는 폐질환을 가지는 병적인 상태에서는 발생할 수 있으며, 건강한 사람들의 경우에는 높은 운동강도에서 발생할 수 있다.[7]

훈련자 그리고 비훈련자의 횡격막 근육의 근력은 80% $\dot{V}O_{2peak}$보다 낮은 탈진 상태의 운동강도에서는 감소하지 않는다. 그러나 80~85% $\dot{V}O_{2peak}$보다 높은 고강도의 운동에서 횡격막 근육의 근력은 유의하게 감소할 수 있다.[3,10] 횡격막 근육 피로는 환기 기능의 대부분을 수행하지 못한다는 것을 의미하지 않기에, 횡격막 근육의 피로는 폐 환기량의 기능이 감소한다는 것을 의미하지는 않는다. 추가적으로 횡격막 근육의 피로는 존재하더라도 환기를 위한 대부분의 근육의 활동은 다른 부속 근육이 동원될 수 있으며, 1회 호흡량의 감소를 보상하기 위하여 부분적으로 호흡수가 증가될 수 있다. 만약 호흡근의 피로가 발생한다면, 호흡근이 훈련에 적응할 수 있는지에 대한 의문이 생길 수 있다.

이와 관련된 연구에 의하면 호흡근은 체력 훈련에 적응할 수 있다고 한다. 예를 들면, 호흡근의 유산소성 기능은 지구성 훈련에 기인하여 증가될 수 있다. 기도저항을 소유하고 있는 COPD 환자가 호흡을 위한 추가적인 근육활동을 실시

글상자 6-6 알고 있습니까?

비호흡적인 활동에 의한 횡격막 근육의 트레이닝

신체활동은 폐환기를 증가시키고 COPD와 같은 질환은 호흡에 많은 에너지가 소비된다는 사실로봐서는 폐환기량을 증가시켜야 된다면 횡격막 근육은 트레이닝에 의한 적응이 가능하다. 그러나 횡격막 근육은 또한 신체노동 그리고 웨이트 트레이닝과 같은 비호흡적인 조정에 의해서도 트레이닝에 의한 적응이 가능하다. 싯업, 바이셉컬, 벤치프레스 및 데드리프트와 같은 웨이트트레이닝은 횡격막과 복부근육이 동원되도록 해주기에 요추부위의 안정성을 증가시킨다. 웨이트트레이닝에 의한 복부근육의 수축은 복부내의 압력을 증가시켜서 척추에 가해지는 압박을 감소시키고 척추를 안정화시킨다. 복부내의 압력의 증가는 또한 횡격막을 흉곽으로 밀어내기에 흉부 내의 압력을 증가시킨다. 흉곽의 압력 증가로 인하여 성문(Glottis)가 열리는 경우 공기가 폐를 쉽게 떠나게 된다. 그러나 성문이 닫히게 된다면, 발살바법(Valsalva Manuever)이 적용되기에 혈압이 증가되고 결국 순환계로 혈액을 보내기 위하여 좌심실이 만들어내는 수축력이 증가된다. 이러한 요인은 웨이트트레이너가 발살바법을 적용하지 말 것을 요구하거나 또는 그 효과를 최소화시킬 것을 요구하고 있다. 발살바법을 적용할 때 흉부내의 압력을 감소시키기 위하여 횡격막 근육을 동원시켜야 한다. 수축이 될 경우 횡격막은 편평하게 되고 그 결과 복부내의 압력이 증가하고 흉부내의 압력은 감소하게 된다. 발살바법이 적용되면서 횡격막이 동원될 경우 흉부의 압력은 감소되고 결국 발살바법의 효과를 최소화시킬 수 있다. 16주 간의 웨이트트레이닝은 횡격막의 두께가 증가되는 근비대와 횡격막 근육의 근력이 증가되어서 입에서의 흡기를 위한 최대압력을 증가시킬 수 있다. 결국 횡격막 근육은 흡기를 위한 동원과 웨이트트레이닝에 의한 동원능력 향상으로 훈련에 의한 적응이 가능한 근육이다.

참고문헌

1. DePalo VA, Parker AL, Al-Bilbesi F, et al. Respiratory muscle strength training with nonrespiratory maneuvers. J Appl Physiol. 2004;96:731–734.

글상자 6-7 응용 연구

수영선수의 호흡근 트레이닝

호흡근을 트레이닝시킨다는 것이 폐활량과 총폐용량을 증가시킬 수 있는지는 아직도 확실하지 않은 사실로 남아 있다. 그러나 이러한 폐기능을 증가시키는 것이 가능하다면 수영선수에게는 상당히 유리한 점이 있다. 폐활량 및 총폐용량이 증가한다면 수영선수에게는 부력이 증가할 수 있다. 폐의 용량이 증가한다면, 수영 영법을 실시할 경우의 수동적 항력이 감소한다. 그러므로 총폐용량이 증가할 경우 수영선수에게 유리하다는 점을 부분적으로 설명해준다.

혀인두호흡법(Glossopharyngeal Breathing, GPB)은 적은 양의 공기(200 mL)를 폐로 밀어내기 위하여 혀인두 근육을 사용하는 호흡법이다. 이러한 형태의 환기 트레이닝은 호흡근에 영향을 미치는 근신경 질환자가 사용하며 1회호흡량을 정상화시킬 수 있다.

6주간의 GPB 트레이닝은 건강한 좌식생활 여성의 폐활량을 약 3% 정도 증가시킨다고 하며,[1] 여성 수영선수가 GPB 트레이닝을 5주간 실시할 경우 총폐용량의 미세한 증가는 가능하지만 폐활량을 약 2% 정도 증가시킨다고 한다. 폐활량을 증가시킨다면 남성과 여성의 부력을 각각 0.17 kg 및 0.37 kg 장도 증가 시킨다고 한다. 또한 GPB 트레이닝은 수영선수의 폐활량을 증가시키고 수영선수의 물속의 수영속도를 증가시킨다고 사료된다.

참고문헌

1. Nygren-Bonnier M, Lindholm P, Markstrom A, et al. Effects of glossopharyngeal pistoning for lung insufflation on the vital capacity in healthy women. Am J Phys Med Rehabil. 2007a;86:290–294.
2. Nygren-Bonnier M, Gullstrand L, Klefbeck B, et al. Effects of glossopharyngeal pistoning for lung insufflation in elite swimmers. Med Sci Sports Exerc. 2007b;39:836–841.

하는 경우 또한 호흡근의 유산소성 기능을 증가시킬 수 있다. 그러나 호흡근 내에 존재하는 해당작용 효소의 농도는 체력 훈련에 의하여 거의 변하지 않는다. 지구성 운동선수의 횡격막 근육 내 유산소성 기능의 향상은 $\dot{V}_E$가 건강인 좌식

사 례 연 구

사례

Division I의 남자 대학부 크로스컨트리팀의 지도자로서 팀을 해수면에서 훈련시키고 있다고 가정하자. 그런데 시합을 위하여 2,300미터의 고지대로 이동을 하였다.

의문점

운동선수의 경기력이 어떻게 되는지 예상을 하여라.

선택

2분 이상되는 지구성 종목은 조직으로 산소를 이동시키는 능력에 상당히 의존한다. 해수면보다 높은 지대에서는 산소의 분압이 낮아진다. 이것은 헤모글로빈의 산소포화도 및 산소운반에 직접적인 영향을 미친다. 산소분압이 낮아질수록 헤모글로빈에 결합하는 산소의 양도 낮아진다. 결국 운동을 하는 근육으로 이동하는 산소의 능력도 감소되어 최대산소섭취량도 감소된다. 고지대 순응 훈련을 통하여 적응이 되었다하더라도 지구력은 감소하게 되어 있다.

인체가 고지대의 낮은 산소분압에 노출하게 되면 헤모글로빈의 산소포화도의 감소를 보상하기 위하여 적혈구가 증가하게 된다. 그러므로 운동선수에게 고지대를 적응할 수 있는 충분한 시간을 제공한다면 경기력에 도움이 될 수도 있다. 그러나 고지트레이닝의 운동강도에 문제가 발생할 수 있다. 이러한 경우 Live High Train Low의 원칙에 의하여 훈련은 산소가 풍부한 해수면에서 실시하고 훈련 이외의 모든 활동은 고지대에서 실시하여 적혈구의 생산량을 증가시키는 방법을 선택할 수 있다. 추가로 저산소 마스크를 사용하여 해수면에서의 경기력을 향상시키는 방법도 선택할 수 있다.

사례

사이클 지도자로서 호흡근을 트레이닝 시키는 도구를 광고하려고 한다. 사이클 선수가 이러한 호흡근 트레이닝이 경기력에 영향이 있는지에 대한 질문을 하였다.

선택

호흡근 훈련을 실시한 선행연구를 찾아보았더니, 이러한 도구는 흡기과정이 어렵게 한다는 것을 파악하였다. 이러한 호흡근 트레이닝을 장기간 실

시한 경우 호흡근의 근력과 지구력이 좋아지고 지구성 종목에서 피로감을 덜 느끼는 것으로 파악되었다. 이것은 환기량을 증가시킬 수 있고 또한 산소를 활동중인 근육으로 많이 보내는 결과를 예상할 수 있다.

이러한 호흡근 트레이닝을 통하여 몇몇 선행연구에서는 운동선수의 흡기 근육 훈련을 통하여 경기력이 향상된 것을 보여 주었다. 조정선수의 6분 동안의 평균파워가 약 2.7% 정도 증가하였으며,[1] 20 km, 25 km 그리고 40 km 경기력의 2.7%~4.6% 정도 증가한 것으로 관찰되었다.[2,3] 그러나 다른 선행연구에서는 경기력에 유의한 향상을 보여주지 못한 경우도 있었다. 그러므로 호흡근 트레이닝은 호흡근의 근력과 지구력을 향상시키는 것으로 예상된다. 예를 들어, 호흡근 훈련을 통하여 호흡근의 압력은 조정선수에게서는 약 26% 정도 향상되었다.[1] 또한 호흡근 트레이닝은 4~6주간 실시하였을 때 경기력이 향상되는 것으로 관찰되었다. 이러한 연구결과와 부정적인 영향이 없는 관계로 운동선수에게 단기간에 걸친 호흡근 트레이닝을 권장할 만한 것으로 판단된다.

참고문헌

1. Griffiths LA, McConnell AK. The influence of inspiratory and expiratory muscle training upon rowing performance. Eur J Appl Physiol. 2007;99:457–466.
2. Johnson MA, Sharpe GR, Brown PI. Inspiratory muscle training improves cycling time-trial performance and anaerobic work capacity but not critical power. Eur J Appl Physiol. 2007;101:761–770.
3. Rommer LM, McConnell AK, Jones DA. Effects of inspiratory muscle training on time-trial performance in train cyclists. J Sports Sci. 2002;20:547–562.

속성 검토

- 최대하 운동을 실시하는 건강한 성인은 호흡근 피로가 발생하지 않지만, 80% $\dot{V}O_{2peak}$ 이상되는 운동강도에서 횡격막 근육은 약간의 피로를 나타나게 된다.
- 횡격막 근육을 포함한 호흡근은 트레이닝에 적응하게 된다.

생활자보다 높은 수준에 도달할 때까지 횡격막 근육의 피로를 피하기 위한 방편이다. 지구성 운동선수의 횡격막 근육의 유산소성 기능의 향상은 건강인 좌식 생활자의 $\dot{V}_E$보다 높은 $\dot{V}_E$의 주준에 도달할 때까지 횡격막 근육의 피로를 피하도록 해주는 역할을 수행한다. 횡격막은 호흡근이지만, 노동 또는 웨이트 트레이닝과 같은 비호흡적인 활동을 위해서도 동원이 된다(글상자 6-6). 비호흡적 활동을 위한 동원에 대한 반응으로 횡격막의 두께 및 근력이 증가된다는 점에서 횡격막은 근비대를 이루게 된다. 결국 호흡근은 다른 근육과 마찬가지로 체력 훈련에 적응하게 된다. 호흡근 훈련의 특이적인 적응은 수영선수에게 적용될 수 있으며, 글상자 6-7에 서술되어 있다.

요약

호흡과 순환계는 조직에게 산소를 공급하고 이산화탄소를 제거하기 위하여 서로 같이 활동하게 된다. 폐 환기와 폐 확산은 폐의 폐포 내에서 같이 발생하기에 폐 호흡으로 언급된다. 세포 호흡은 유산소성 대사를 위한 산소의 사용 그리고 조직 내 이산화탄소의 생성을 뜻한다. 대기와 혈액 사이(폐 호흡)의 분압 그리고 혈액과 조직 사이(세포 호흡)의 분압은 호흡 중의 산소 및 이산화탄소의 교환을 위한 방향과 비율을 결정한다. 폐에서의 기체 교환과 더불어 폐포 및 호흡막을 보호하기 위하여 우리의 폐는 공기를 가습, 여과 및 보온을 해준다. 흡기 중 횡격막 근육과 같이 중요한 흡기근의 수축은 폐 내의 압력을 감소시키기에 공기가 폐 안으로 들어오도록 해준다. 호흡근의 이완은 폐 안의 압력을 증가시키기에 호기가 가능하게 된다. 신체활동 중의 호기를 위한 근육은 수축하기에 호기가 발생하도록 해준다.

가벼운 운동에서 중강도의 운동을 실시할 때, 1회 호흡량과 호흡수의 증가에 의하여 폐환기는 증가한다. 높은 운동강도에서는 1회 호흡량의 증가가 더 이상 이루어지지 않기에 호흡수의 증가에 의하여 폐 환기량을 보상해 주어야 한다. 산소의 대부분은 헤모글로빈에 결합되어 이동하며 이산화탄소의 대부분은 탄산염에 결합되어 운반이 이루어지게 된다. 산성도, 체온 및 분압이 증가하면서 산소 및 이산화탄소의 운반이 영향을 받게 되며 결국 더욱 많은 산소가 조직으로 이동하게 된다. 이것은 산소해리곡선의 이동하면서 활동 중인 근육의 헤모글로빈의 산소 친화도가 감소하기 때문이다.

인체의 요구를 충족시키기 위하여 안정 시 그리고 운동 중의 폐 환기는 연수 및 뇌교에 위치한 호흡중추에 의하여 조절이 이루어진다. 호흡 중추는 말초 화학수용기, 중추 화학수용기, 근육 자기수용기 및 근육의 화학수용기와 같이 다양한 장소로부터 신호를 받는다. 이러한 신호는 조직으로 산소 공급 및 이산화탄소의 제거와 같이 인체의 요구를 충족시키기 위하여 폐 환기를 변화시킬 수 있다. 그러나 운동강도가 증가할수록 산소 및 이산화탄소가 폐에서 교환되는 양과 비교하여 폐 환기가 변경되는 몇 가지 요인이 존재한다. 이러한 폐 환기의 변화는 젖산 역치보다 높은 수준의 운동강도와 관련이 있다.

호흡근은 체력 훈련에 적응을 하며, 그 결과 신체활동 중에 호흡근의 피로를 최소화할 수 있다. 만약 호흡근의 기능이 안정 시, 운동 시 그리고 체력 훈련 중의 대사작용을 위한 폐 환기와 맞춰지지 못한다면, 인체의 유산소 및 무산소성 운동에 문제가 발생하게 된다.

용어정리

1회 호흡량(tidal volume): 한번의 숨을 통하여 이동하는 공기의 양
늑간막 압력(intrapleural pressure): 늑간막 내에 존재하는 압력
달튼의 법칙(Dalton's law): 혼합가스를 구성하고 있는 부분 압력의 합은 전체 압력의 합과 동일하는 것을 의미하는 법칙
디옥시헤모글로빈(deoxyhemoglobin): 산소가 분리된 헤모글로빈
말초화학수용기(peripheral chemoreceptors): 호흡교환을 자극하는 경동맥과 대동맥궁에 위치한 화학수용기
모세혈관 기체 교환(capillary gas exchange): 산소 및 이산화탄소가 혈액과 인체 내 조직 사이에서 발생하는 현상
미오글로빈(myoglobin): 헤모글로빈과 유사한 근육 또는 심근 내 산소 운반 단백질
보어 효과(Bohr effect): 산소해리곡선이 산성도 증가에 의하여 오른쪽으로 그리고 산성도 감소에 의하여 왼쪽으로 이동하는 현상
분압(partial pressure): 혼합가스 내 특정 가스의 압력
산소 환기등가(ventilatory equivalent of oxygen): 환기량 대비 산소섭취량의 비율($\dot{V}_E/\dot{V}O_2$)
산화헤모글로빈(oxyhemoglobin): 산소를 결합한 헤모글로빈
세포 호흡(cellular respiration): 유산소성 대사에 의하여 산소를 사용하고 이산화탄소를 생성하는 과정
염화이동(chloride shift): 적혈구 내 전기적 불균형을 방지하기 위한 염소가 중탄산으로 이동하는 현상
이산화탄소 환기등가(ventilatory equivalent of carbon dioxide): 환기량 대비 이산화탄소 생산량의 비율($\dot{V}_E/\dot{V}O_2$)
잔기량(residual volume): 최대 호기 후에도 폐에 남아 있는 공기의 양
중추 화학수용기(central chemoreceptor): 호흡교환을 자극하는 뇌의 수질에 있는 화학수용기
카바미노헤모글로빈(carbaminohemoglobin): 이산화탄소가 결합되어 있는 헤모글로빈
폐압(intrapulmonic pressure): 폐 안의 압력
폐포(alveoli): 폐 내에서 기체 교환이 발생하는 모세혈관으로 둘러싸인 주머니 모양의 구조
폐포 환기(alveolar ventilation): 폐 환기를 위하여 폐포에 도착하는 공기
폐 호흡(pulmonary respiration): 폐에서 발생하는 폐 환기 및 폐 확산의 과정
폐 확산(pulmonary diffusion): 폐 내에 존재하는 산소가 혈액으로 이동하고 혈액 내 이산화탄소가 폐로 이동하는 현상
폐 환기(pulmonary ventilation): 폐에서 발생하는 호흡이라고 일컫는 공기의 이동으로써, 1분 동안 이동한 공기의 양으로 표현
해부학적 사강(anatomical dead space): 폐 환기에서 기체 교환이 발생하는 폐포에 도달하지 못하는 공기
헤모글로빈(hemoglobin): 산소를 결합할 수 있는 적혈구 내에 철분을 함유하고 있는 단백질
헨리의 법칙(Henry's law): 액체에 용해될 수 있는 가스는 온도, 분압 그리고 가스의 용해 정도에 의존한다는 법칙
호흡막(respiratory membrane): 폐포의 막 그리고 폐포를 둘러싼 모세혈관 벽을 구성하는 세포로써 호흡막을 통하여 혈액과 폐포 사이를 이동할 수 있음
호흡보상점(respiratory compensation point): 환기량/산소섭취량 그리고 환기량/이산화탄소 생산량이 모두 증가하는 운동강도로서 환기 역치보다 높은 운동강도에서 발생하는 순간을 뜻함
환기 역치(ventilatory threshold): 젖산 역치가 발생하는 운동강도를 예측하기 위하여 이산화탄소 환기등가($\dot{V}_E/\dot{V}CO_2$) 및 산소 환기등가($\dot{V}_E/\dot{V}O_2$)를 이용하여 환기량이 갑자기 증가하는 시점을 예상하는 방법
횡격막(diaphram): 흉부와 복부 사이에 위치한 가장 중요한 호흡근
흉막(pleura): 폐를 둘러싼 2개의 막

참고문헌

1. Aaron EA, Johnson BD, Seow CK, et al. Oxygen cost of exercise hyperpnea: measurement. J Appl Physiol. 1992;72:1810–1817.
2. Babcock MA, Pegelow DF, Johnson BD, et al. Aerobic fitness effects on exercise-induced low-frequency diaphragm fatigue. J Appl Physiol. 1996;81:2156–2164.
3. Babcock MA, Pegelow DF, McClaran SR, et al. Contribution of diaphragmatic power output to exercise-induced diaphragm fatigue. J Appl Physiol. 1995;78:1710–1719.
4. Cloutier MM, Thrall RS. The respiratory system. In: Levy MN, Koeppen BM, Stanton BA, eds. Berne and Levy Principles of Physiology. Saint Louis, MO, CV Mosby Company, 2005.
5. Dempsey JA, Miller JD, Romer LM. The respiratory system. In: ACSMs Advanced Exercise Physiology. Philadelphia, PA: Lippincott, Williams & Williams, 2006.
6. DePalo VA, Parker AL, Al-Bilbeisi F, et al. Respiratory muscle strength training with nonrespiratory maneuvers. J Appl Physiol. 2004;96:731–734.
7. Dodd SL, Powers SK, Thompson D, et al. Exercise performance following intense, short-term ventilatory work. Int J Sports Med. 1989;10:48–52.
8. Eldridge FL. Central integration of mechanisms in exercise hyperpnea. Med Sci Sports Exerc. 1994;26:319–327.
9. Fang TY, Zou M, Simplaceanu V, et al. Assessment of roles of surface histidyl residues in the molecular basis of the Bohr effect and of beta 143 histidine in the binding of 2,3-bisphosphoglycerate in human normal adult hemoglobin. Biochemistry. 1999;38:13423–13432.
10. Johnson BD, Babcock MA, Suman OE, et al. Exercise-induced

diaphragmatic fatigue in healthy humans. J Physiol. 1993;460: 385–405.

11. Legrand R, Prieur F, Marles A, et al. Respiratory muscle oxygenation kinetics: relationships with breathing pattern during exercise. Int J Sports Med. 2007;28:91–99.
12. Levitzky M. Pulmonary Physiology. New York: McGraw-Hill Companies, 1999.
13. Lijnen P, Hespel P, Van Oppens S, et al. Erythrocyte 2,3-diphosphoglycerate and serum enzyme concentrations in trained and sedentary men. Med Sci Sports Exerc. 1986;18:174–179.
14. Lucia A, Hoyos J, Santalla A, et al. Tour de France versus Vuelta a Espana: which is harder? Med Sci Sports Exerc. 2003;35:872–878.
15. Mairbaurl H, Schobersberger W, Hasibeder W, et al. Regulation of red cell 2,3-DPG and Hb-O_2-affinity during acute exercise. Eur J Appl Physiol Occup Physiol. 1986;55:174–180.
16. Powers SK, Coombes J, Demirel H. Exercise training-induced changes in respiratory muscles. Sports Med. 1997;24:120–131.
17. Rand PW, Norton JM, Barker N, et al. Influence of athletic training on hemoglobin-oxygen affinity. Am J Physiol. 1973;224:1334–1337.
18. Taunton JE, Taunton CA, Banister EW. Alterations in 2,3-DPG and P50 with maximal and submaximal exercise. Med Sci Sports. 1974;6:238–241.
19. Whipp BJ. Peripheral chemoreceptor control of exercise hyperpnea in humans. Med Sci Sports Exerc. 1994;26:337–347.
20. Wyatt FB. Comparison of lactate and ventilatory threshold to maximal oxygen consumption: a meta-analysis. J Strength Cond Res. 1999;13:67–71.

7장

내분비계통

학습목표

1. 호르몬의 역할을 정의하고 설명할 수 있다.
2. 내분비계의 구성을 설명할 수 있다.
3. 호르몬의 구조와 합성, 분비, 운반, 그리고 감소를 설명할 수 있다.
4. 운동선수들이 이용하는 동화작용 약물들과 그 부작용을 설명할 수 있다.
5. 각기 다른 호르몬들의 되먹임 과정들 간의 차이점을 설명할 수 있다.
6. 내분비(endocrine), 자가분비(autocrine), 측분비(paracrine)에 대하여 기술하고 운동에 따른 호르몬 반응의 중요성에 대하여 설명할 수 있다.
7. 호르몬의 일주기(circadian rhythms)와 계절변화(seasonal changes)를 설명하고 그러한 것들이 트레이닝과 경기력에 어떻게 관련하는지 설명할 수 있다.
8. 펩티드(peptide) 및 스테로이드(steroid) 호르몬들과 수용체들 간의 상호작용을 구분하고 설명할 수 있다.
9. 시상하부(hypothalamus)와 뇌하수체 분비선(pituitary gland)의 상호작용을 설명할 수 있다.
10. 성장 호르몬(growth hormone)의 형태와 운동에 의한 호르몬의 반응을 논의할 수 있다.
11. 이 장에서 제시된 호르몬들의 운동에서의 역할과 조절, 상호작용, 그리고 적응을 설명할 수 있다.
12. 경기(competition)가 내분비계에 미치는 영향을 설명할 수 있다.

내분비계(endocrine system)와 신경계(nervous system)는 신체에서 생리적 반응과 적응에 영향을 미치는 신호와 정보를 전달하는 주된 신호전달 체계이다. 내분비계는 **호르몬**의 형태로 신호를 보내는데, 이것은 분비샘에서부터 혈류 속으로 방출되는 화학적인 물질이다. **분비샘**은 화학 물질을 분비하는 기관으로써 분비 기능이 있는 세포들로 구성되어 있다. 분비샘에서 방출되는 각각의 호르몬은 특정 세포의 수용체를 표적대상으로 한다. 그러므로 "표적 수용체(targeted receptor)"라는 것은 분비샘에서 보내어진 신호(signal) 호르몬에 대하여 반응할 수 있는 특정 세포의 막 부위라고 할 수 있으며, 열쇠와 자물쇠의 관계와 같다. 호르몬은 다른 많은 종류의 세포들에 영향을 미칠 수는 있지만, 그 호르몬에 대한 특정의 수용체를 지니고 있는 세포들에서만이 그 효력을 발생하게 된다. 내분비계는 세포기능 조절에서부터 대사, 생식과정, 조직성장, 체액조절, 단백질 합성과 분해, 기분 상태에 이르는 인체의 다양한 활동과 기능을 조절한다.

운동에 의한 호르몬의 증가는 생리학적 기능을 조절할 뿐만 아니라 인체조직을 수선하고 재구성하는 데 중요하다. 그림 7.1은 호르몬을 분비하는 주된 내분비샘과 내분비샘으로 여겨지는 기타 분비 기관들을 나타낸 것이다.

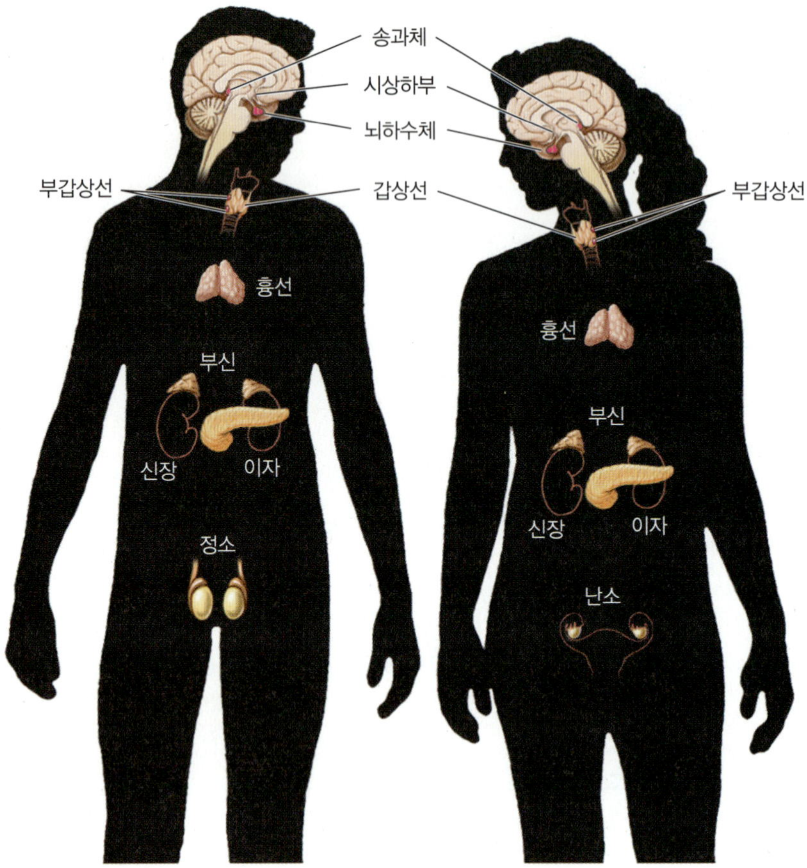

그림 7.1 인체의 주요 내분비샘. (From Cohen BJ, Taylor JJ. Memmler's The Human Body in Health and Disease. 10th ed. Baltimore, MD: Lippincott Williams & Wilkins, 2005.)

운동생리학 분야에서 내분비계통의 중요성

운동전문가들이 내분비계통을 이해하는 것이 왜 중요한가? 내분비계통과 관련이 있고 호르몬에 의해 조절되는 많은 다른 주제들을 살펴보도록 한다.

- 스포츠에서의 동화작용 약물의 남용
- 인슐린 저항성(Insulin resistance)
- 대사 증후군(Metabolic syndrome)
- 여성의 폐경(Menopause)
- 남성의 갱년기(Andropause)
- 당뇨(Diabetes)

속성 검토

- 내분비계통은 인체에서 생리적 반응과 적응에 영향을 주는 정보들을 전달한다.
- 운동을 하면 생리적 기능을 조절하기 위하여 호르몬 농도가 급격하게 변한다.

운동전문가로서 위와 같은 주제들을 자주 접할 것이다. 내분비계통이 어떻게 작용하는지 그리고 어떤 호르몬들이 각기 다른 과정에 관련하고 있는지에 대한 기초적인 내분비계통의 지식을 이해하면, 우리의 인체가 어떻게 작용하는지를 이해하는 데 요구되는 통찰력을 갖게 될 것이다.[66] 운동에 따른 급성 반응은 운동 중에 몸의 기능을 돕고, 에너지 대사 과정을 조절하는 것이다. 운동 스트레스로부터의 회복, 이어진 조직의 수선과 리모델링 역시 호르몬 반응과 관련이 있다. 결국, 호르몬과 호르몬 수용체들은 트레이닝에 대한 적응을 유도한다. 적응(adaptation)은 생리학적 반응(예를 들면, 심박수, 혈압); 구조 해부학적; 또는 형태적(예를 들면, 근섬유의 크기, 골밀도)으로 만성적인 변화들을 의미한다.

내분비학(Endocrinology)은 100년 전에 Bayliss와 Starling에 의해 정의된 세포 간 및 세포내 소통에 대한 과학이다.[3,25] 운동의 요구사항들은 매우 특이적이다. 운동과 관련된 신체적인 스트레스는 10배 또는 그 이상의 에너지 대사 증가를 초래할 수 있으며, 요구되는 근 장력은 최대 한계치에 이를 수 있다. 즉, 2시간 5분 이하로 뛰는 마라톤과 같은 지구성 경기들에서부터 1,000파운드 넘게 스쿼트를 해야 하

표 7.1 인체 내의 다양한 분비샘들에 의하여 분비되는 주요 호르몬들과 그 작용들

내분비기관	호르몬	주요 작용들
정소	테스토스테론	남성의 2차 성징발달, 성장 및 단백질 합성을 촉진시킨다.
난소	에스트로겐	여성의 2차 성징 발달; 긴 뼈의 골단을 성숙시킨다.
	프로게스테론	여성의 성징발달: 유선을 발달시킨다.
뇌하수체 전엽	성장호르몬(GH)	IGF-I과 IGF-II의 합성촉진, 단백질합성, 성장 및 중간 대사작용 촉진
	부신피질자극호르몬(ACTH)	부신피질에서 글루코코티코이드 분비를 촉진시킨다.
	갑상선자극호르몬(TSH)	갑상선호르몬 합성과 분비를 촉진시킨다.
	여포자극호르몬(FSH)	난소에서 여포 성장과 정세관에서 정자 생성을 촉진시킨다.
	황체형성 호르몬(LH)	난소와 정소에서 성 호르몬의 생성과 분비를 촉진시킨다.
	프로락틴(Prl)	유선에서 유즙 생성을 촉진시킨다.
뇌하수체 후엽	항이뇨호르몬(ADH)	신장에서 물의 재흡수를 촉진시키고, 내장근의 수축력을 높인다.
	옥시토신	자궁근수축과 유즙분비를 촉진시킨다.
부신피질	글루코코티코이드(코티졸)	아미노산을 단백질로의 합성을 억제시킨다. 단백질을 혈당으로 전환을 촉진시킨다(당신생; gluconeogenesis); 정상 혈당을 유지시키며, 지방대사를 촉진시킨다.
	미네랄로코티코이드(알도스테론)	Na^+-K^+ 대사를 조절하며, 체수분을 증가시킨다.
부신수질	에피네프린	심박출량을 증가시키며, 혈당, 글리코겐 및 지방대사를 촉진시킨다.
	노-에프네프린(일부)	에프네프린과 유사한 작용으로 혈관을 수축시킨다.
	프로엔케팔린(예, 펩타이드 F, E)	진통(analgesia), 면역기능을 증강시킨다.
갑상선	싸이록신(T_4)	미토콘드리아의 산화능력과 세포성장을 촉진시킨다.
	칼시토닌	혈중 칼슘농도를 저하시키며, 파골세포(osteoclast)의 기능을 억제한다.
심장(심근세포; cardiocytes)	심방나트륨이소펩티드(ANT)호르몬	Na^+와 물의 배출을 촉진시키며, 혈압과 체액량을 조절한다. 레닌-안지오텐신계의 작용을 억제시킨다.
이자	인슐린	글루코스를 흡수하고 글리코겐으로의 저장을 촉진시킨다.
	글루카곤	혈당의 수준을 증가시킨다.
부갑상선	부갑상선호르몬(PTH)	혈중 칼슘농도를 증가시키며, 혈중 인산을 낮춘다.
피부	비타민 D	7-디하이드로콜레스테롤과 햇빛으로부터 비타민 D를 합성시킨다.
지방조직	렙틴	식욕과 에너지 소비를 조절한다.

는 역도경기에 이르기까지 도전적인 운동경기들은 상당히 넓은 범위의 물리적 스트레스가 요구된다. 호르몬들은 각종 운동의 경기력과 회복에 부분적으로 관여하고 있다.

신경내분비계통의 구성

본질적으로 신경내분비계는 분비샘들의 네트워크이며, 이러한 분비샘들로부터 방출되는 물질들은 세포수준에서 생리적 기능을 조절한다.

호르몬

표 7.1은 인체의 다양한 분비샘들, 기관들, 조직들 그리고 세포들에서 분비되는 주요 호르몬들을 제시한 것이다. 가장 특징적인 호르몬은 내분비샘에서 분비되는 것들이다. 그러나 호르몬의 기본적인 기능은 인체의 다른 기관들, 조직들, 그리고 세포들에 적용될 수 있다. 호르몬의 생산과 분비에 있어서 생리적 체계의 상호작용을 나타내기 때문에 이것은 **신**

경내분비(**neuroendocrine**), 신경내분비면역(neuro-endocrine-immune) 등과 같이 불린다.

혈중 농도

호르몬들은 내분비샘에서 혈액 내로 분비된다. 혈액은 호르몬들이 표적세포로 이동하는 데 주된 운반역할을 한다. 혈액 샘플은 운동 스트레스 또는 훈련 후에 혈중 호르몬 농도 변화를 관찰하고, 급성 또는 만성적인 운동 시 일어나는 호르몬들의 농도 조절에 대한 기초지식을 얻기 위해 채취한다. 그림 7.2와 같이, 호르몬들은 **혈장**[**plasma**; 즉, 응고되지 않는 혈액성분이며, **혈청(serum)**; 응고가 일어나는 성분], 백혈구(leukocytes), 혈소판(platelets) 그리고 적혈구(erythrocytes)와 같은 다양한 혈액 내의 구성 성분들과 같이 발견된다. 호르몬 외에도 산소와 같은 가스에서부터 콜레스테롤과 같은 지방에 이르기까지 많은 물질들이 혈액에 의해 운반된다. 이 놀라운 매개체는 심혈관계의 일부분이다.

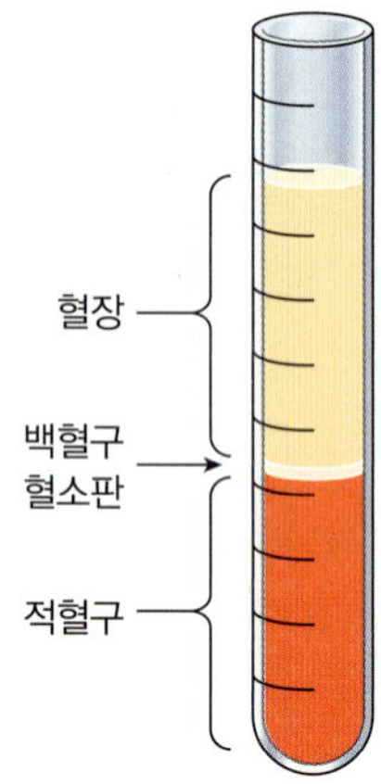

그림 7.2 혈액성분: 혈장, 백혈구, 혈소판, 적혈구. 혈액은 인체 내에서 주요 운반 수단이다.

호르몬의 구조와 합성

호르몬은 주로 3가지 종류가 있다. 스테로이드(steroid), 펩티드(peptide) 그리고 아민(amine)이라고 불리는 변형된 아미노산(modified amino acid)의 형태이다. 각각은 표적 세포에 존재하고 있는 수용체와 어떻게 상호작용 하는지를 결정하게 되는 특이적인 화학적 구조를 하고 있다. 이들 3종류의 호르몬은 그림 7.3에 제시된 바와 같다.

스테로이드 호르몬은 콜레스테롤에서 유래되었고, 콜레스테롤과 동일한 고리구조를 이루고 있다. 원자번호를 붙이는 방식도 콜레스테롤과 동일하다. 모든 스테로이드성 호르몬이 동일한 역할을 하는 것은 아니다. 즉, 어떤 스테로이드

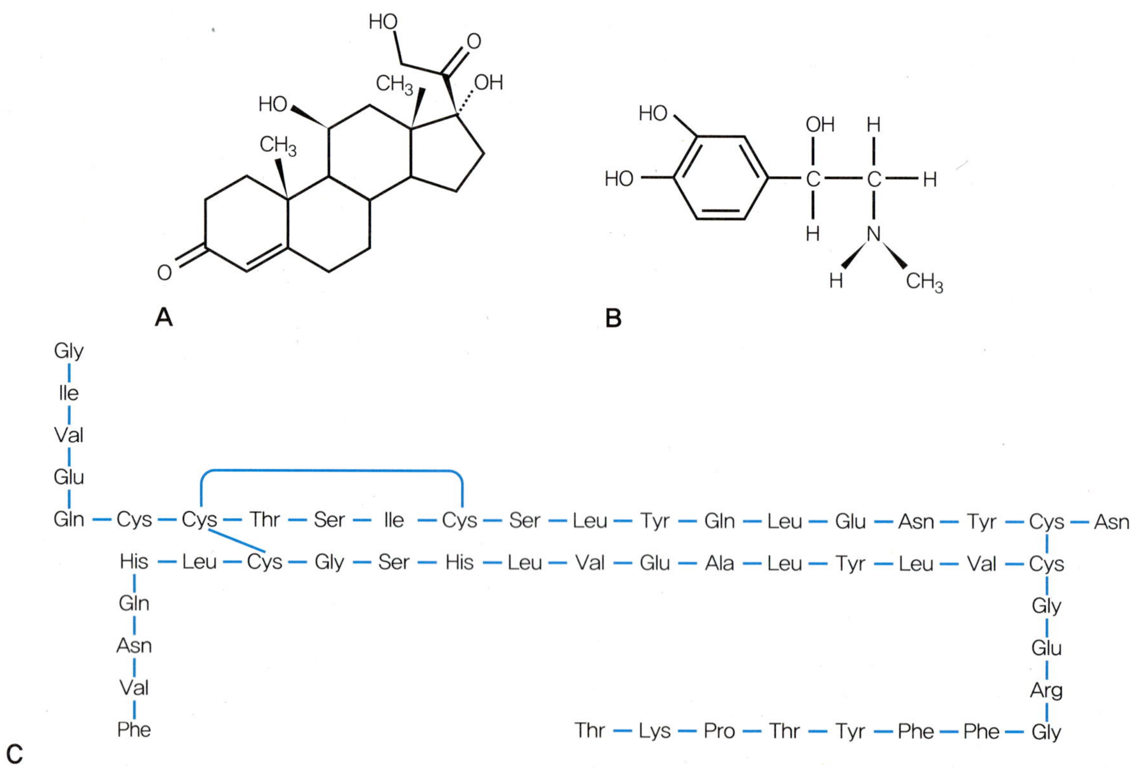

그림 7.3 주요 3가지 호르몬의 구조. **(A)** 코티졸은 4가지 방향족 고리 구조로 이루어진 콜레스테롤 염기로, 대표적인 스테로이드 호르몬이다. **(B)** 에피네프린은 대표적인 아민 형태의 호르몬이다. **(C)** 인슐린은 일련의 아미노산으로 구성된 대표적인 펩타이드 호르몬이다.

글상자 7-1 전문가 의견

선수들의 동화작용 스테로이드와 성장호르몬의 사용

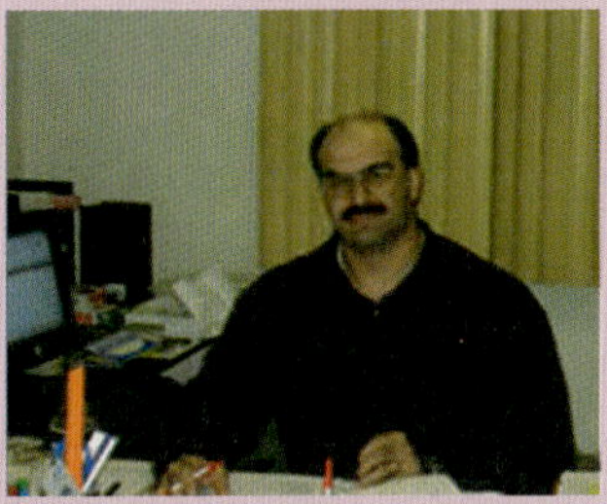

Nicholas A. Ratamess, PhD.
뉴저지대학교 건강운동과학과

많은 운동선수들이 경기력을 증가시키기 위해서 흔하게 아나볼릭 안드로제닉 스테로이드(AAS)와 많지는 않지만 성장호르몬(HGH)을 사용한다.[5] 이 약물들은 처방전이 필요하지만 불법적으로 사용되고 있으며, 많은 운동선수들에서 남용되고 있다. 오래 전부터 근력과 파워 종목의 운동선수들이 이 약물을 주로 복용하였었다. 이러한 약물의 사용은 저항성 트레이닝이 인기가 오르면서 확대되어졌는데, 대부분의 스포츠 종목 선수들이 경험했던 것으로 알려져 왔다.

AASs는 **테스토스테론**에서 파생된 합성 물질들이다. 안드로제닉 효과는 이차 성징과 생식계의 발달에 있어서 테스토스테론의 작용과 관련이 있다. 그러나 대부분의 운동선수들은 그러한 효과들을 줄이기 위하여, 안드로제닉 효과를 줄인 화학적으로 변형된 스테로이드, 주사 형태의 스테로이드 또는 기타 약물 사용을 시도하고 있다. 동화작용 스테로이드는 대부분이 경기력 향상 특성을 지니고 있으며, 다음과 같은 것들을 증가시킨다.: (1) 근육 비대, 지구력, 파워 및 근력; (2) 지질분해; (3) 심근조직 비대; (4) 운동 세션 간의 회복력; (5) 골밀도; (6) 글리코겐 저장; (7) 신경전도; (8) 적혈구 생성; (9) 통증 내성; (10) 공격성 등이다. 그러나 다음과 같은 많은 잠재적인 부작용들이 존재한다.[1,5] 생식변화, 여성형 유방증, 여드름, 탈모, 체액부종, 성욕증가, 기분 변화, 장기 손상/기형, 결합조직 약화, 혈압과 LDLs의 증가, HDLs 감소, 우울, 스테로이드 분노(rage), 에스트로겐 농도 증가, 목소리의 깊이 증가, 심혈관의 기형 등이다.

AAS의 검사는 가스 및 액체 크로마토그래피-질량 형광측정기와 고해상-질량 형광측정기를 이용한 소변 분석을 통하여 수행된다. 소변에서 발견되는 AAS 대사물질은 약물 검사의 실패를 의미한다. 테스토스테론 복용을 검출하기 위해서는 그것의 대사물질인 에피테스토스테론과 소변에서 발견되는 테스토스테론의 비율(T:E비율, 테스토스테론: 에피테스토스테론)이 일반적인 마커다. 오래 전에는 6:1 비율이 이용되었으나, 요즘은 4:1 비율로 낮아졌다(평균 비율은 1:1). 이 비율보다 높은 비율을 보이는 검체는 테스토스테론의 사용을 의미한다. 운동선수들은 소변을 희석, 소변 샘플을 오염, 위조성분들을 사용하거나, 또는 검사 날짜가 알려졌을 때 AAS의 사용을 점차적으로 줄이거나 중단하는 것으로 알려졌다. 또한 T:E 비율의 균형을 맞추기 위하여 에피테스토스테론을 이용한다거나 다른 사람의 소변 샘플을 제출하는 등의 방법들을 이용해서 약물검사를 회피한다. 문서적으로 증명되지 않았지만 많은 선수들이 이러한 방법들을 잘 알고 있기 때문에 약물검사에서 양성을 띄는 AAS를 사용한 운동선수들을 발견하는 수는 많지 않다.[3,4]

성장호르몬(HGH)은 뇌하수체 전엽에서 분비되며 테스토스테론과 같이 여러 동화작용, 지방연소 및 경기력 향상기능을 지니고 있다. 동화작용 특성은 뼈와 근육의 성장을 촉진하지만, 또한 잠재적인 부작용으로 다른 주요 기관들에 영향을 미치기도 한다. 재조합된 HGH는 임상적으로 몇몇 질병을 치료하는 데 이용되기도 한다. 그러나 운동선수들은 HGH의 동화작용 능력을 인지하고, 1980년 후반 이래로 HGH는 운동선수들에서 지금까지 이용되고 남용되고 있다. HGH는 결합 조직의 힘을 강화하는데, 그것은 부상 가능성을 줄여줄 수 있다고 인식된다.

일부 임상연구들에 따르면 골격근에 미치는 HGH 자체의 효과는 그렇게 강력하지 않은 것으로 밝혀졌다. 그러나 HGH를 (임상적 권장량 이상) 사용하는 대부분의 선수들은 크게 효과를 보아왔다. HGH 그 자체가 경기력 증가물질이지만, AAS나 다른 동화작용 약물들과 함께 HGH가 결합될 경우에는 가장 큰 시너지 효과를 내는 것으로 믿어 왔다. 이 두 가지에 의한 상승효과는 각기 단일로 제공될 때 보다 더 강력한 동화작용을 제공하는 것으로 생각되었다.

HGH는 값이 비싸고, 단백질 분자이며, 항상 저온에서 보관되어져야 한다. 그리고 구강 섭취를 할 경우에는 감가되기 때문에 주사로 주입된다. 이것은 소변으로 검출되지 않는다. 그렇기 때문에 약물검사로는 감별해 낼 수 없다. 대부분의 운동선수들은 HGH를 이용하고, 그 적발을 피하려고 한다. HGH를 검출하는 여러 가지 방법들이 제안되고 적용되어 왔는데, 그 방법은 혈액 검사를 포함하여, IGF-1와 기타 단백질을 측정하는 방법들이 해당된다. 다음과 같은 HGH 도핑 검사는 세계반도핑연맹에 의해서 운동선수들의 HGH 사용을 적발하는 데 적용되고 있다.[2]

HGH의 사용은 저혈당, 고혈압, 변형된 호르몬들과 갑상선 기능, 확장된 장기기관, 신장과 간의 손상, 두통, 그리고 기분 변화와 같이 유의한 부작용들을 유발할 수 있다. 뼈의 두드러진 성장(말단비대증; *acromegaly*) 또한 발생할 수 있다. 즉, 이마, 턱, 손 그리고 발에 있는 뼈들의 성장은 HGH를 사용하는 운동선수들에게서 확실히 나타나는 특징들이다.

참고문헌

1. Hoffman JR, Ratamess NA. Medical issues of anabolic steroids: are they over-exaggerated? J Sports Sci Med. 2006;5:182–193.
2. Kraemer WJ, Dunn-Lewis C, Comstock BA, Thomas GA, Clark JE, Nindl BC. Growth hormone, exercise, and athletic performance: a continued evolution of complexity. Curr Sports Med Rep. 2010;9(4):242–252.
3. Parkinson AB, Evans NA. Anabolic androgenic steroids: a survey of 500 users. Med Sci Sports Exerc. 2006;38:644–651.
4. Perry PJ, Lund BC, Deninger MJ, et al. Anabolic steroid use in weightlifters and bodybuilders: an internet survey of drug utilization. Clin J Sport Med. 2005;15:326–330.
5. Ratamess NA. Coaches Guide to Performance-Enhancing Supplements. Monterey, CA: Coaches Choice Books, 2006.

글상자 7-2 알고 있습니까? 여성형 유방증

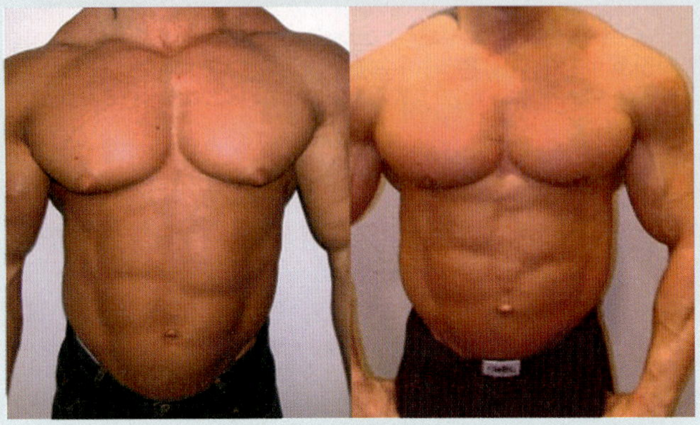

(Courtesy of Dr. Mordcai Blau MD, PC, Westchester New York Aesthetic Plastic Surgery, White Plains, NY.)

남성의 유방 조직이 발달하는 것을 여성유방증(gynecomastia)이라고 한다. 이것에 대한 원인은 완벽히 밝혀지지 않았지만 청소년이나 나이 든 남성들에서 발생할 수 있다. 이것은 특히 남자 아이들에게 매우 고통스러운 것인데 비만에 의해서 발병한다기 보다는 성호르몬의 불균형에 의해서 발생한다. 과량의 에스트로겐(에스트라디올)은 가슴에 있는 지방세포에 영향을 미칠 수 있다. 동화작용 스테로이드를 남용하면 과량의 동화작용 스테로이드(테스토스테론의 합성 형태)가 에스트로겐과 에스트라디올과 같은 여성호르몬으로 전환이 되는데, 이것이 남성의 가슴 조직의 발달을 자극시킨다. 이것은 남성들의 동화작용 스테로이드 남용에 따른 여러 부작용 중의 하나이다.

호르몬은 천식 치료에 이용되고; 또 다른 호르몬은 근육을 강화하는 **동화작용(anabolic)** 약물로 쓰인다(글상자 7-1과 7-2). 그러므로 스테로이드라는 용어는 화학적으로 비슷한 고리구조를 하고 있지만, 서로 다른 기능을 하는 여러 호르몬들이 포함된다. 스테로이드 호르몬들은 DNA 조절 인자들과 직접적으로 상호작용한다. 스테로이드와 DNA의 상호작용은 신호를 받은 세포의 유전자를 활성화시켜서 단백질을 합성할 수 있도록 전사(transcription)과정을 유도시킨다. 예를 들면, 테스토스테론(testosterone)은 단백질 합성을 촉진시키는 동화작용(anabolic) 신호를 보낸다. 반면에 코티졸(cortisol)은 근육의 글리코겐을 보존하기 위해서 단백질을 분해시키거나 감소시키는 **이화작용(catabolic)** 신호를 보낸다. 펩티드 호르몬은 아미노산으로 이루어져 있다. 이것들은 대부분이 내분비샘에서 만들어진다(예를 들면, 뇌하수체 전엽은 성장 호르몬을 분비). 그리고 이것들은 복잡한 구조를 하고 있기도 하는데, 수백 가지의 아미노산으로 이루어지기도 한다(ex. 22 kD의 성장 호르몬은 아미노산 191개의 서열로 구성되었다). 펩티드 호르몬은 세포내 2차 신호전달체계를 통해 간접적으로 신호를 보낸다. 아민 화합물은 3번째 유형의 호르몬을 구성한다. 이런 유기 화합물은 질소와 알킬기(alkyl group)를 가지고 있는 아민기를 포함하고 있다. 작용기의 1개 또는 2개 모두가 수소로 대체되어도 아민으로서의 특성은 유지된다. 운동생리학에서 가장 잘 연구가 되는 아민은 카테콜아민(catecholamine)이다. 이것은 티로신(tyrosine)에서 유래되었고 카테콜과 아민 작용기를 가지고 있다. 에피네프린(epinephrine; 아드레날린으로도 불림)은 가장 잘 알려진 카테콜아민이고, 이것은 '응징과 도피(fight-or-flight)' 반응과 관련이 있다.

호르몬의 분비

호르몬의 분비는 호르몬을 생산하는 각 기관이나 분비샘에 있는 특정 세포의 부위에서 일어난다. 일반적으로 이것들은 화학 반응을 통해 만들어지고 저장되며, 기계적인, 신경적인, 혹은 호르몬성 신호들에 의해 저장소에서 분비된다. 이 자극 신호들이 얼마나 많은 양의 호르몬을 분비할지를 조절한다. 이전에 살펴봤듯이, **내분비(endocrine)**는 혈류 속으로 직접 분비되어 작용하는 것을 의미하고, **주변분비(paracrine)**는 혈액에 의한 운반 없이 호르몬이 분비되어 그 주변 가까이에 있는 세포들과 상호작용하는 것을 의미한다. **자가분비(autocrine)**는 호르몬을 분비하는 세포 자신이 자극을 받는 것을 말한다. 그러므로 모든 호르몬이 내분비와 같은 형태로 방출되는 것은 아니다.

호르몬의 운반, 감소, 그리고 반감기

각각의 호르몬은 농도가 혈중 최대치에서 그 절반으로 줄어드는 데 걸리는 시간을 의미하는 특정의 **반감기**를 가지고 있으며, 바로 이것이 표적세포에 신호를 보내는 호르몬의 능력을 결정하게 되는 것이다. 대부분의 호르몬들은 반감기를 연장시키기 위해서 혈중에 있는 단백질이나 다른 분자들 또는 세포들에 접착한다. 특정 시간이 경과하면, 호르몬은 체내에서 자신의 신호를 끝 마치기 위해서 분해되거나 감쇄되게 된다. 일단 호르몬이 수용체와 상호작용을 하고 나면, 호르몬

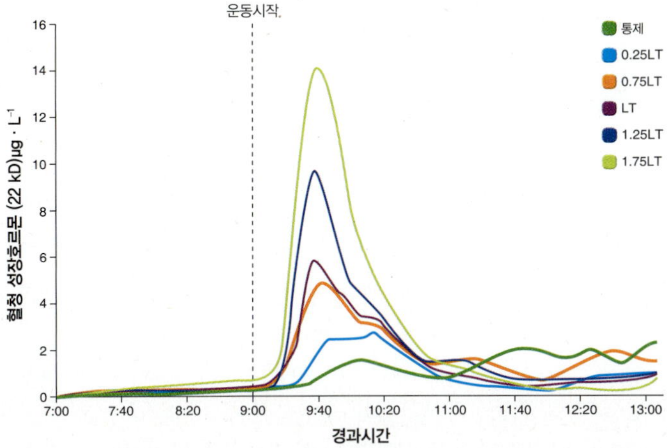

그림 7.4 운동에 따른 호르몬의 파동성은 더 큰 크기의 반응을 나타낼 수 있다. 6시간 동안 통제하에 10분 간격으로 혈액을 채취하였을 때 평균 혈청 성장호르몬(GH)의 농도 변화; 젖산역치(LT) 수준에서의 $\dot{V}O_2$와 안정시에서의 $\dot{V}O_2$간의 차이는 25%와 75%(0.25 LT와 0.75 LT, 각각)이었으며, 젖산역치 수준에서 $\dot{V}O_2$와 피크 $\dot{V}O_2$ 상태에서의 차이는 25%와 75%(1.25 LT와 1.75 LT, 각각)로 나타났다. 이러한 결과는 평균±표준편차 값이며, 사례수는 10명이었음. (Pritzlaff, Wideman, Weltman 등의 문헌 Impact of acute exercise intensity on pulsatile growth hormone release in men. J Appl Physiol. 1999; 87(2):498–504.)

은 감쇄되거나 그 구조와 기능을 잃게 된다. 이것은 수용체에 또 다른 호르몬이 부착될 수 있게 하며, 한 호르몬의 자극 시간을 제한시키게 하는 것이다.

파동성

일부 호르몬들(예를 들어, 인슐린, 성장호르몬, 황체형성호르몬)은 많은 양이 폭발적으로 또는 주기적으로 분비된다. "파동형태(pulsatile)의 호르몬 분비는 호르몬의 신호전달을 보다 효과적으로 촉진하는 것으로 여겨진다. 이것은 표적세포에서 호르몬의 효과를 증폭시키게 되는데, 이것이 주어진 시간에 호르몬의 반응과 적응을 보다 더 크게 만든다. 호르몬의 파동형태는 운동강도, 약물, 영양섭취 그리고 환경에 따라 영향을 받는다.[64] 운동의 강도는 성장호르몬과 같은 몇몇 호르몬의 파동형태 증가에 영향을 미친다(그림 7.4).

되먹임 시스템

호르몬 분비는 분비샘에서 분비되는 호르몬의 양을 부분적으로 조절하는 각기 다른 되먹임(feedback)작용에 의해 조절된다. 대부분의 고전적인 되먹임 고리(feedback loop)는 호르몬의 되먹임 고리(루프)를 의미한다.

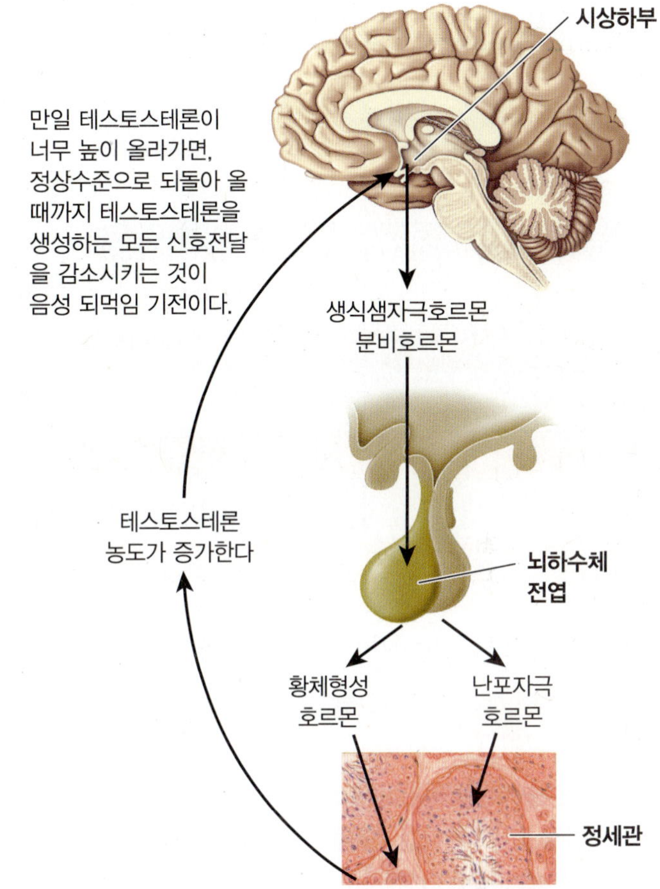

그림 7.5 자극분비샘에 대한 피드백으로 주요 내분비샘에 의해서 방출된 호르몬량을 조절하는 음성 되먹임 고리. 이것은 혈중 테스토스테론의 농도와 그것의 표적조직에 대한 신호를 조절하는 음성 되먹임 루프의 한 실례이다. 호르몬 신호의 적절한 조절은 표적조직의 세포활동에 적절한 신호를 위하여 필수적이다.

음성 되먹임 작용

음성 되먹임 고리는 어떤 자극에 의해 발생된 생성물(변화)이 주요 기관들에 의하여 호르몬 분비량을 줄이도록 피드백을 수행하는 형태이다. 그림 7.5에 나타난 테스토스테론의 경우를 살펴보면, 증가된 테스토스테론은 시상하부에 피드백을 주어 생식샘자극호르몬분비호르몬(gonadotropin-releasing hormone)의 분비량을 줄이도록 하는 것이다. 이것은 뇌하수체 전엽에서 분비되는 황체형성호르몬(luteinizing hormone)과 여포자극호르몬(follicular-stimulating hormone)의 양을 감소시킨다. 그리고 이것은 부분적으로 정소(testis)에서 분비되는 테스토스테론의 분비를 줄인다.

양성 되먹임

양성 되먹임 고리는 분비샘에서 분비되는 호르몬의 분비량

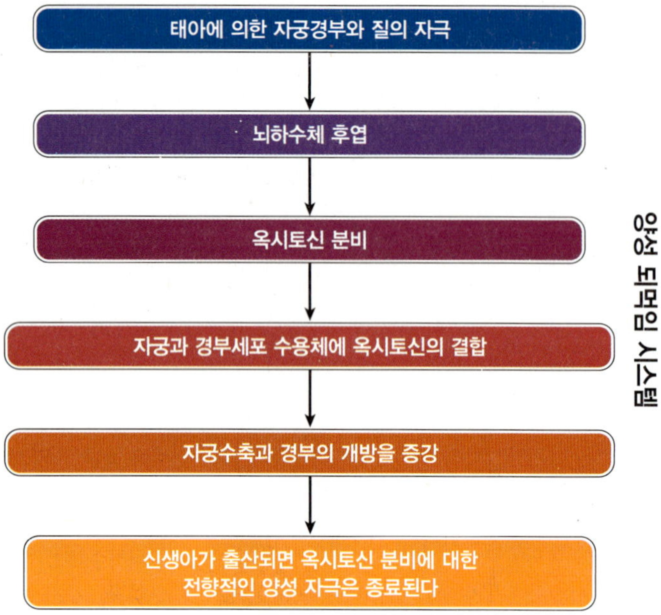

그림 7.6 양성 되먹임 루프는 호르몬 분비를 촉진시킨다.

을 더 증가시킨다. 옥시토신(Oxytocin)은 이러한 메커니즘의 예가 될 수 있다(그림 7.6). 임신 말기에, 아기를 출산하기 위하여 자궁은 오랜 시간 격렬하게 수축을 해야 한다. 이 시간 동안에는 태아에 의한 자궁경부와 질의 자극은 옥시토신의 분비를 더욱 촉진시킨다. 이것은 출산이 끝날 때까지 자궁의 평활근이 더욱더 격렬하게 수축하도록 작용한다. 자궁의 근수축이 불가능한 상황인 경우에 의사들은 자궁을 수축시키기 위해서 옥시토신을 주사한다. 옥시토신은 출산을 하는 데 필요한 평활근의 자궁 수축력을 높이기 위하여 양성 되먹임 작용을 돕는다.

다중 되먹임의 효과

여러 각기 다른 되먹임 고리들은 호르몬과 신진대사의 항상성 조절에 이용된다. 내분비계통의 또 다른 특징은 생존에 필수적인 조절 사항일 경우에 중복될 수 있다는 것이다. 예를 들면, 동화작용(anabolic) 신호들은 단 하나의 호르몬성 신호에 의존하지 않고, 여러 호르몬 시스템들에 의존하게 되는데, 그것은 생존에 가장 중요한 측면 중의 하나인 동화작용—특히 가장 중요한 근골격계에서 조직의 수선과 재구성—을 보호하려는 것이다. 다수의 동화작용 호르몬들은 테스토스테론, 성장호르몬, 인슐린유사 성장인자(IGF-1) 및 인슐린을 포함한 일부 단백질의 합성을 신호한다. 동화작용 신호는 트레이닝 적응에 있어 매우 중요하다(글상자 7-3).

> **글상자 7-3 알고 있습니까?**
>
> **남성호르몬**
>
> 테스토스테론은 남성의 주된 동화작용 호르몬이다.[79] 그러나 젊은 남성의 근력 발달에 있어서의 그 중요성은 Kvorning 등[48]에 의해서 최근에 입증되었다. 이 연구에서는 건강한 젊은 남성들을 무작위로 약물에 의한 테스토스테론 억제 그룹(deprivation therapy라고 불림)과 테스토스테론의 기능이 원래의 상태로 유지되는 위약(플라세보) 그룹으로 구분했다. 두 그룹 모두 3개월간의 저항성 운동프로그램을 수행하였다. 테스토스테론 억제 그룹은 근력의 증가가 없었으나, 위약 그룹은 증가하였다. 그러므로 젊은 남성에게 있어서 테스토스테론은 근력을 증가시키는 데 필수적인 호르몬이다. 흥미롭게도 Galvao 등[21]에 따르면 테스토스테론 억제 약물 치료를 받고 있는 나이든 전립선 암환자 실험 그룹에서는 저항성 훈련 시 성장 호르몬과 DHEA가 근력 증가에 관여하는 것으로 인식되었다. 이것은 남성의 테스토스테론이 결핍된 경우 장기간 저항성 훈련을 하게 되면 다른 동화작용 시스템(예를 들어, 성장 호르몬, IGF)으로 교체되는 것으로 나타났다. 그리고 이것은 프로호르몬이 근력을 증가시키는 데 잠재적으로 더 크게 작용한다는 것을 의미한다. 이러한 주요 동화작용 신호전달체계의 변화는 다른 "정상적인" 호르몬들에서 저항성 훈련의 효과를 유도하는 내분비계통의 가변성을 입증하는 것이다.

자가분비와 주변분비 작용

위에서 언급 했듯이, 모든 호르몬성 분비물들이 혈류로 직접 분비되고 표적세포로 운반되는 전형적인 내분비 기능에 의해 작동하는 것은 아니다. 표적조직으로 혈액을 통해 운반되지 않으면서 호르몬성 신호를 표적세포들에 전달하는 다른 중요한 두 가지-자가분비(autocrine)와 주변 분비(paracrine) 신호체계가 있다.

근육과 자가분비 신호

운동생리학에서 가장 흥미로운 자가분비는 근육에서 분비되는 인슐린유사 성장인자(IGF-1)이다. 운동단위(motor unit)의 일부 근섬유가 자극되면, 장력을 발생시키는 기계적 자극은 근육 자체에서 IGF-1와 IGF에서 파생된 유전적 변이 형태인 MGF(mechano-growth factor)가 분비되도록 한다. 근섬유로부터 분비될 때, 이 호르몬들은 동일 근섬유에 존재하는 IGF-1의 수용체에 결합하고 신호 단백질의 합성을 일으킨다. 그러므로 3회 반복 가능한 스쿼트와 같은 힘든 운동은 내분비샘에서 호르몬이 분비되는 것을 매개하지는 않지만, 자가분비가 단백질 합성을 촉진시키기 위하여 근섬유 수준에서 일어날 수 있다.

주변 분비 신호

앞에서도 언급 했듯이, 주변 분비 작용은 어떤 호르몬이 한 세포에서 분비되고, 그 호르몬의 표적이 주변에 있는 세포에서 일어난다. 신경호르몬(Neurohormones; 예를 들어, gonadotropin-releasing hormone) 또는 신경전달물질(neurotransmitters; 예를 들어, norepinephrine)들은 주변 분비 작용의 한 예이다. 그리고 지방조직세포(adipocyte)들은 이웃하고 있는 지방세포들의 대사를 촉진시키기 위하여 렙틴(leptin)을 분비하는 방식으로 주변 분비를 일으킨다. 백혈구는 주변 분비 방식으로 주위의 세포들에 국소적으로 영향을 미치는 다양한 사이토카인(cytokine)과 심지어 호르몬도 분비한다.

일주기 리듬

대부분의 호르몬들은 일주기 리듬을 가지고 있다. 그리고 이 리듬은 하루 중 각기 다른 시간에 운동을 할 때 그 반응의 크기에 영향을 미친다. 일부 호르몬들은 아침에는 적은 양이 분비되었다가 오후 그리고 밤에 최고로 분비된다(예를 들어, 성장호르몬). 또 다른 호르몬은 아침에 많이 분비되었다가 점점 감소하기도 한다(예를 들어, 테스토스테론, 코티졸). (그림 7.7은 코티졸의 주기적 반응의 패턴을 보여준다). 일주기 반응 패턴은 낮과 밤 주기, 수면패턴, 그리고 계절 변화에 민감하다. 또한 일부 호르몬들은 하루 동안 아무런 변화가 없다가 운동과 같은 격렬한 스트레스 인자에만 반응하기도 한다(예를 들어, IGFs와 카테콜아민). 실제적인 측면에서, 각성/수면의 사이클이 피곤한 느낌이나 피로를 유발하여 운동의 질에 영향을 미치지 않는다면, 하루 중 가장 효과적인 트레이닝 시간대에 대하여 제시한 연구는 없었다.

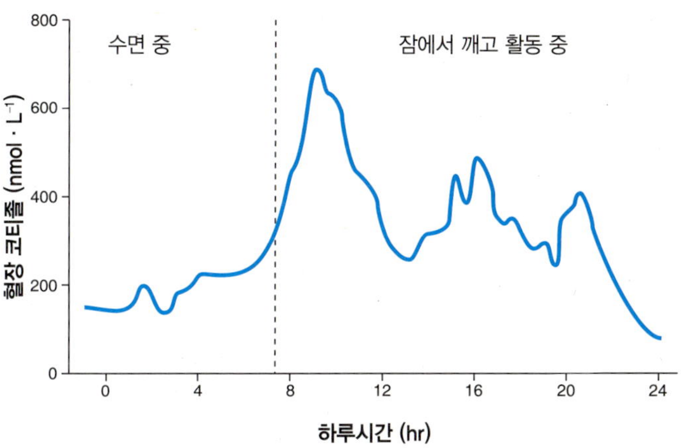

그림 7.7 코티졸 호르몬의 일주 패턴.

운동을 하면 호르몬 농도는 급격히 증가한다. 그러나 운동에 의해 유발된 그러한 증가는 안정시 일주기 리듬(circadian rhythms)에 따라 나타나는 증가량보다는 적다. 하여간 이러한 차이 때문에 대부분의 코치들이나 트레이너들은 하루 중 훈련하기에 가장 좋은 시간이 있다고 생각하게 된다. 그러나 이것이 사실이다라고 확실히 입증할 만한 데이터는 없으며, 아직도 논란이 되고 있다. 호르몬의 변화에 기초해서 결론을 내린다면 그것은 너무 단순하다. 더구나 각성상태를 유도하는 에피네프린의 역할이 고려되어져야 한다.

나아가서 운동하는 데 가장 최적의 시간이 있다고 하더라도, 반드시 경기에 반영될 수도 없다. 각각의 스포츠들은 각기 다른 시간, 조건들, 회복 요소들, 경기 횟수 및 환경이 다르기 때문에, 각 경기마다 가장 최적의 시간을 표준화 하는 것은 매우 어렵다. 그러나 조건들이 조절될 수 있는 수영의 경우, Kline 등[34]에 따르면, 수영의 경기력은 환경적 및 행동적인 마스킹 효과(masking effects)로부터 자유로웠으나, 경기력은 확실히 11시, 14시, 17시, 20시, 23시일 때보다 새벽 2시, 5시, 8시일 때가 더 나쁘게 나타났다. 그래서 하루 중 최적의 시간대에서의 수영 경기력은 다른 시간대에 비해서 2분에서 4분의 차이가 날 수도 있다는 일부 데이터도 존재하게 된다.

호르몬의 계절적 변화

호르몬의 농도가 계절 변화에 따라 다른지 역시 논란이 있다. 다른 요소들이 호르몬 반응에 영향을 미칠 가능성이 있기 때문에 이 관계 역시 단정하는 것이 쉽지 않다. 운동에 의해 유발되는 적응현상 이상으로, 환경적 요인들이 호르몬 반응 패턴에 상당히 영향을 미친다. Svartberg 등[73]은 노르웨이 북쪽에 거주하고 있는 1,548명의 남성을 대상으로 한 연구에서 기온이 가장 높고, 낮 시간이 가장 길었을 때 테스토스테론의 농도가 가장 낮았다고 보고하였다. 조건들이 일정한 경우라면, 변화는 거의 없었다.[68] Gravholt 등[24]은 건강한 남성을 대상으로 15개월 동안 한 연구에서 계절 변화에 따라 인슐린의 민감도는 거의 나타나지 않았다고 하였다. Plasqui

등[63]은 건강한 남성과 여성을 대상으로 한 연구에서 수면 시 대사율이 계절에 따라 나타났다고 보고하였으나, 이러한 변화들은 신체조성, 갑상샘(thyroid) 활성화 혹은 렙틴의 변화에 의한 것으로 설명될 수 없다. 수면 시 대사율에 있어 피검자들 간의 변동 차이는 제지방 체중과 렙틴으로 설명되었다. 계절적 변화는 환경적 조건들과 관련되는 것 같다고 연구자들은 시사하고 있다. 그러나 신체활동 수준에 대한 계절적 변화 또한 호르몬성 반응 패턴에 따른 잠재적인 변화로 설명될 수도 있다는 것을 고려하여야 한다.[63] 그러므로 호르몬의 계절적 변화들은 다음과 같은 요소들에 의해 영향을 받게 될 수 있다.

- 환경적 조건들의 차이(기온, 햇빛)
- 신체활동 수준의 차이 (훈련과 비훈련)
- 결과로 인한 행동적 반응들 (수면 패턴, 영양섭취)

수용체

수용체들은 호르몬 신호와 DNA간의 매개체들이다. 수용체에 대한 호르몬의 결합은 복합적이며, 각각의 호르몬의 종류에 따라서 또 다르다. 여기서는 주요 두 종류의 호르몬 수용체에 대하여 간략히 서술한다: 하나는 세포막에서 DNA로 호르몬 신호를 중간 전달하는 세포내 2차 전령 시스템에 의존적인 펩티드성 호르몬 수용체이며, 다른 하나는 호르몬과

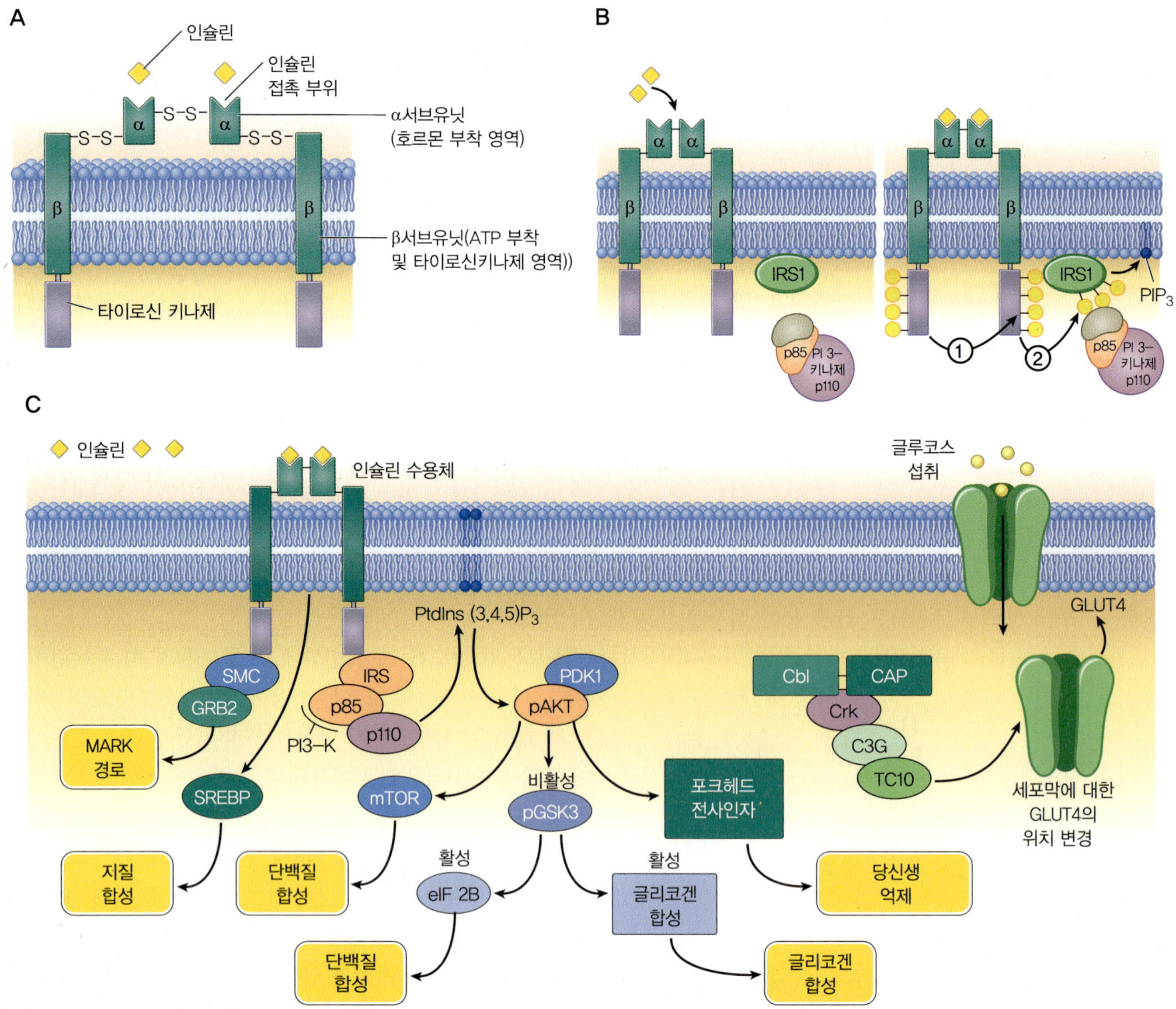

그림 7.8 인슐린 수용체. **(A)** 각기 다른 부위에 위치하고 있는 전형적인 인슐린 수용체. **(B)** 인슐린 수용체 기질(IRS) 단백질 요소들과 인산화의 상호작용. **(C)** 인슐린 수용체 신호전달체계와 당 섭취조절과 관련된 일련의 과정들.

속성 검토

- 호르몬은 혈액을 통해 표적세포로 운반된다.
- 혈중 호르몬 농도는 생리적 기능에 대한 이해를 제공한다.
- 호르몬의 주요 3가지 형태는 스테로이드, 펩티드 그리고 아민들이다. 각각의 표적세포의 수용체들과 특이적 상호작용을 한다.
- 양성 혹은 음성 되먹임으로 호르몬 분비가 조절된다.
- 호르몬의 분비와 표적세포에서의 상호작용은 내분비, 주변분비, 자가분비로 구분될 수 있다.
- 혈중 호르몬들은 24시간 주기와 계절별 주기 요소들에 의하여 영향을 받는다.
- 수용체는 호르몬의 DNA에 대한 신호 전달 매개체들이다.
- 펩티드 호르몬 수용체는 DNA에 신호를 전달하기 위해 2차 신호전달시스템을 이용한다.
- 스테로이드 수용체들은 DNA와 직접 상호작용한다.

결합한 후에, DNA와 직접적인 상호작용을 일으킬 수 있는 스테로이드성 수용체이다.

펩티드 호르몬과 수용체의 상호작용

펩티드 호르몬은 아미노산으로 구성되어 있으며, DNA와의 상호작용은 호르몬에 따라 다양하고 복잡하다. 보통 펩티드성 수용체는 세포외 영역, 세포막에 박혀 있는 내재성 단백질 영역, 그리고 DNA에 영향을 주는 다양한 신호전달 메커니즘으로 구성된 내부 영역으로 구성되어 있다(그림 7.8). 세포내 2차 신호전달자 시스템은 특정 호르몬에 대한 신호전달 과정을 마무리한다. 당 대사의 조절, 대사증후군, 당뇨와 관련이 있는 인슐린은 펩티드 호르몬이 그 일례이다. 수용체와의 상호작용을 면밀히 살펴보면, 수용체 결합과 펩티드 호르몬의 2차 신호전달 시스템에 대한 이해를 높일 수 있다.

스테로이드 호르몬과 수용체의 상호작용

앞에서 살펴봤듯이, 스테로이드 호르몬은 DNA 자체의 조절요소들과 상호작용하고, 2차 신호전달 체계에 의존적이지 않은 것이다. 이것은 스테로이드 호르몬이 지질로 구성된 표적세포의 세포막을 가로질러 확산되어 들어갈 수 있기 때문이다. 세포 안에 위치한 수용체들은 DNA가 지니고 있는 특정의 염기서열을 포함하고 있으며, 이러한 서열을 호르몬 반응 요소들(hormone response elements; HREs)이라고 부른

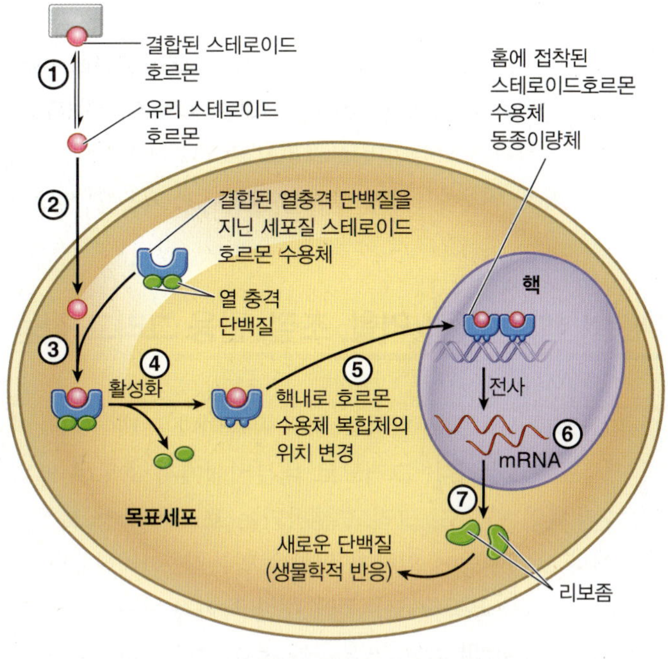

그림 7.9 DNA와 접착에 관련한 스테로이드 수용체 작용의 모델. (1) 접착 단백질로부터 스테로이드의 분리작용으로 다음의 과정들이 포함된다. (2) 세포내로 스테로이드의 운반, 접착 스테로이드 형성, 그리고 (3) 결합된 열충격 단백질을 지닌 세포질 수용체에 스테로이드(테스토스테론, 프로제스테론, 에스트로젠)의 접착. (4) 열충격 단백질의 손실이 '활성화된' 수용체를 형성한다. (5) 활성화된 세포질 수용체는 핵으로 진입하여, 동종이량체(homodimers)로서 DNA 반응요소와 결합한다. (6) DNA 정보는 메신저 RNA에 전사되고, 메신저 RNA는 핵을 떠나서 세포질의 리보좀에서 단백질로 해독된다. (7) 최종적으로 새로이 만들어진 단백질이 생성된다(예를 들어, 골격근 단백질들).

다. 그럼에도 불구하고, 수용체의 상호작용에는 호르몬이 세포 밖에서 세포의 핵내로 이동할 때, 세포의 요소들과 일련의 각기 다른 다양한 상호작용들이 관여된다.

스테로이드 호르몬에 대한 수용체는 서로 다르지만, DNA에 대한 결합과 조절 단백질들이 그들의 작용에 관련되기 때문에 유사한 구조적 및 기능적 특성을 지니게 된다(그림 7.9). 에스트라디올(estradiol), 코티졸, 테스토스테론, 프로게스테론(progesterone), 알도스테론(aldosterone), 싸이로이드(thyroid) 호르몬들과 비타민 D3(지용성 비타민)와 같은 스테로이드 호르몬들에 대한 수용체는 각기 다른 변이, 친화성, DNA 결합 부위 그리고 조절단백질들을 가지고 있다. 스테로이드 호르몬의 효과는 단지 하나의 단백질 수용체에 접착함으로써 발휘되지 않고, 그 수용체가 또 다른 수용체나 DNA에 접착되는 것에 의해서 나타날 것이다(예를 들면, 수용체 접착을 위해서 호모다이머(homodimers)와 헤테로다이머(heterodimers)를 만들어 내는 것이다). 이러한 관찰이 실제적으로 중요한 이유는 특정 호르몬 수용체의 작용제

(agonist) 또는 길항제(antagonists)로써 작용하도록 고안된 약품들이 단백질 합성에 따라 각기 다른 효력과 효과를 나타나게 하기 때문이다. 이들 효능은 어떤 수용체가 어떤 단백질의 HREs에는 호모다이머로 그리고 또 다른 HREs에는 헤테로다이머로 부착하느냐에 따라서 달라지게 되는 것이다.

내분비샘과 운동: 역할, 조절, 반응 그리고 적응

다른 조직과 같이 내분비샘들 역시 운동이나 트레이닝에 따라 적응을 할 것이다. 그러므로 내분비샘에서 호르몬의 합성, 수용체의 민감도, 그리고 분비되는 호르몬의 양 모두가 운동이나 트레이닝에 의하여 영향을 받는다. 이러한 호르몬의 적응은 급성 운동 프로토콜에 대한 특이적 반응의 일부이기도 하고, 운동의 강도 및 운동의 적응 정도에 따라서 매우 다르게 나타난다. 내분비계통은 항상성과 필요한 기능들을 유지하는 데 요구되는 스트레스에 대하여 인체가 적응하도록 돕는다는 것을 기억해야 한다.

시상하부와 뇌하수체

우리 몸에서 가장 중요한 호르몬 축은 시상하부-뇌하수체(hypothalamus-to-pituitary) 축이다. 뇌하수체는 인체 내에서 아주 다양하고 많은 생리적 기능에 영향을 미치기 때문에 "내분비 사령부(master gland)"로 불린다. 내분비 호르몬의 분비를 주관하며 거의 모든 인체조직과 시스템에 영향을 미치는 이 두 호르몬 체계는 서로 밀접한 기능과 협력관계를 이룬다. 흥미롭게도 이 연계 축에서 시상하부는 뇌하수체를 조절하기 때문에 실질적인 "사령관(master)"이다. 시상하부에서 분비되는 호르몬들이 뇌하수체에서 분비되는 호르몬들의 분비를 촉진시키거나 억제시킬 수 있는 것이다.

시상하부의 분비 및 억제 호르몬들

시상하부는 **분비성(releasing) 호르몬**과 **억제성(inhibiting) 호르몬**의 분비를 통하여 뇌하수체에 영향력을 미친다. 시상하부는 분비성 호르몬을 분비함으로써 뇌하수체에서 분비되는 호르몬의 분비를 촉진시키거나 또는 역으로 억제성 호르몬을 분비함으로써 그 분비를 억제할 수 도 있다. 그러므로 뇌하수체와 여러 호르몬들의 조절은 실제로 시상하부가 담당하는 것이다.

예를 들면, 갑상샘 분비호르몬(thyroid-releasing hormone)은 시상하부에서 분비되어 뇌하수체 전엽(anterior)에 있는 펩티드 수용체에 접착되고, 갑상샘자극호르몬(thyroid-stimulating hormone; TSH) 분비를 자극시킨다. 뇌하수체 전엽은 간뇌 밑에 위치하고 있는 작은 내분비샘이다. 갑상샘자극호르몬은 결국 체순환 과정에 들어가서, 최종 목적지인 갑상선의 표적세포의 수용체에 접착한 후 갑상선 호르몬의 분비를 촉진시킨다. 이에 대한 조절은 시상하부에서 자극호르몬을 그만 분비하도록 자극함으로써 이러한 과정을 뒤집는 음성 되먹임 작용에 의해 이루어진다. 이 과정에서는 갑상샘호르몬이 갑상샘자극호르몬의 생산을 중단 시킨다(글상자 7-4).

뇌하수체 전엽

뇌하수체 전엽은 생리적 기능과 운동에 대한 반응에 있어서 중요한 호르몬들을 분비한다. 그림 7.10은 시상하부와 뇌하수체 전엽과의 관계이다.

성장호르몬

운동은 뇌하수체 전엽에서 성장호르몬(GH)의 분비를 촉진

글상자 7-4 알고 있습니까?

갑상선기능저하증에 대한 치료로서의 운동

식단과 약물 그리고 운동은 갑상선이 충분한 싸이로이드 호르몬을 생산하지 못하는 갑상선기능저하증을 치료하는 데 중요한 요소이다. 싸이로이드 호르몬이 충분하지 못한 사람은 피부 건조, 탈모, 목이 쉼, 과다 생리, 피로, 무기력, 우울, 추위를 못 견디며, 또한 변비, 체중 증가와 같은 여러 증상들을 보인다. 운동이 이러한 현상을 개선시킬 수 있다. 운동은 분비되는 호르몬이 효과적으로 이용될 수 있도록 생산되는 싸이로이드 호르몬 수용체의 민감도를 증가시킨다. 식이 조절시 특히 적절하지 않게 행해질 경우 대사율의 감소가 관찰되는데, 운동은 갑상선 기능저하증을 악화시키는 이러한 대사율 감소를 막을 수 있다. 결핍된 호르몬 합성을 대체하기 위한 약물 요법(예를 들어, Synthroid 약물)을 받는 경우에도 운동은 여러 건강요인들을 위해서도 중요하며, 또한 갑상선호르몬과 수용체들이 더 효과적으로 상호작용하는 데 있어서도 중요하다.

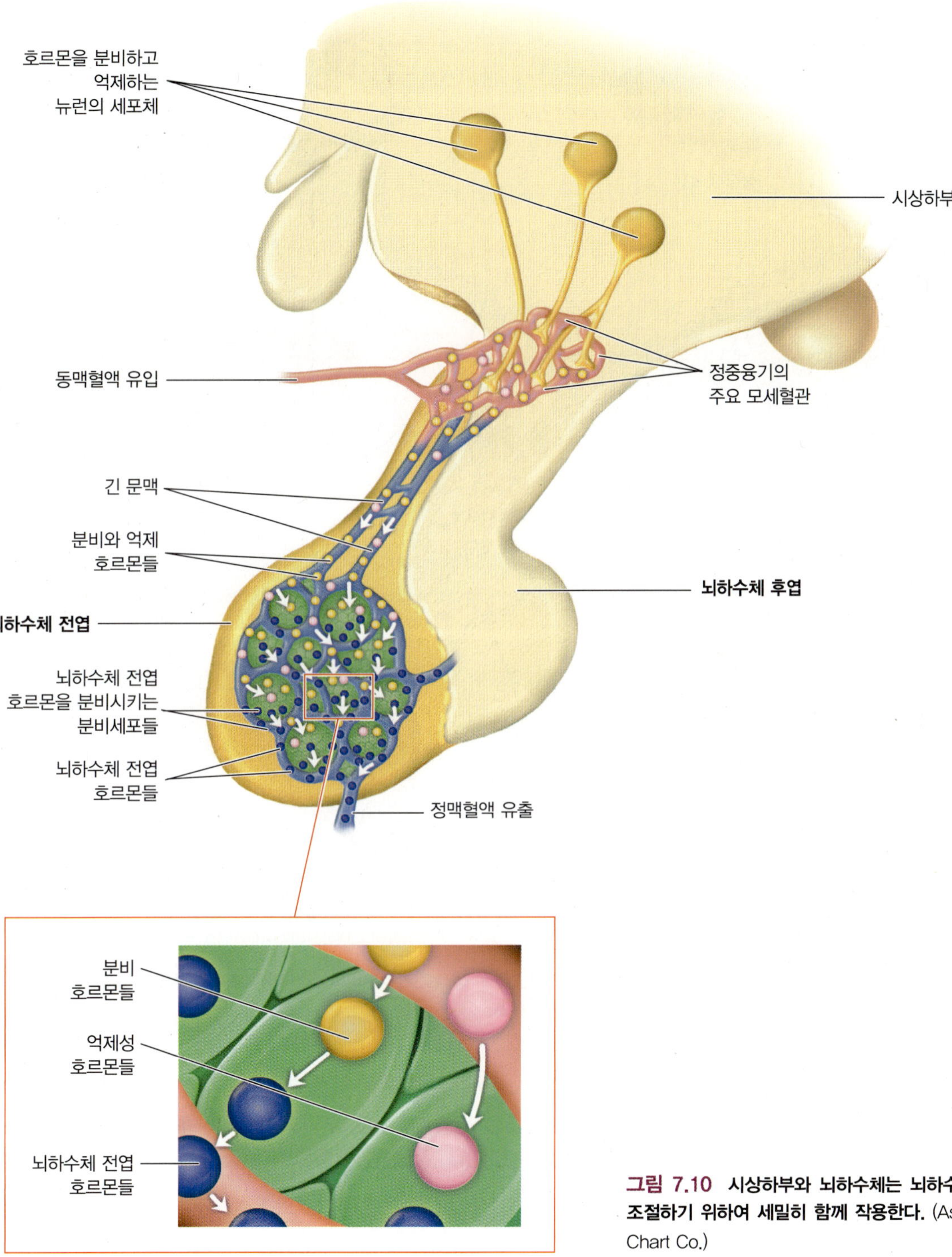

그림 7.10 시상하부와 뇌하수체는 뇌하수체 분비샘에서 호르몬 분비를 조절하기 위하여 세밀히 함께 작용한다. (Asset provided by Anatomical Chart Co.)

한다. 성장호르몬은 191개의 아미노산으로 구성된 폴리펩티드 호르몬이다(그림 7.11). 이것은 뇌하수체 전엽에 있는 **신체친화성세포(성장촉진세포, somatotroph)**라고 불리는 세포들로부터 분비된다. 성장호르몬(GH)은 세포조직의 성장과 대사를 포함한 많은 생리적 과정의 조절에서 여러 가지 역할들을 한다. 흥미롭게도 이것은 수년 간 약물 검사에서 검출되지 않았기 때문에 스포츠에서 경기력을 향상시키는 아나볼릭 약제로 사용되어 왔었다(글상자 7-1과 Kraemer 등, 2010 문헌을 보라).

성장호르몬(GH)은 생리적 기능에 직접적인 효과와 영향력을 다양하게 미칠 수 있다. 즉, 근조직이나 뼈의 단백질 합성을 촉진하는 것에서부터, 지방세포에서 중성지방을 분해

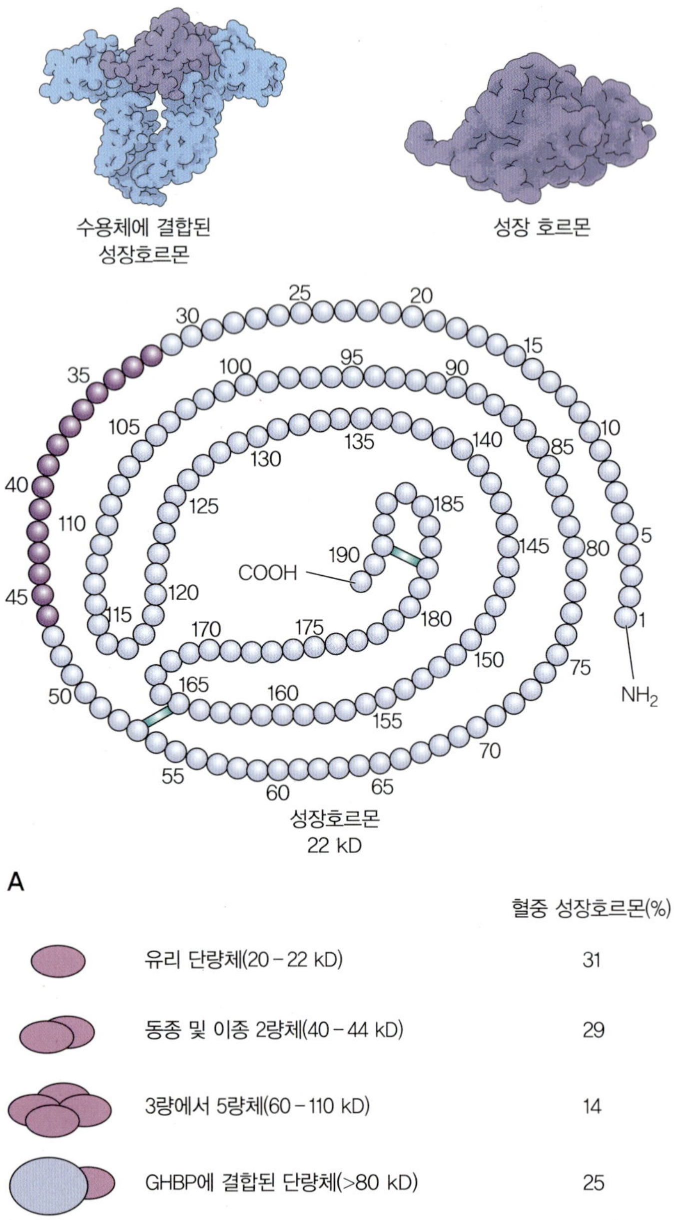

그림 7.11 성장호르몬. (A) 성장호르몬의 191-아미노산(22 kD) 단량체는 각기 다른 접착기전들로 연결된 일련의 아미노산들이다. **(B)** 성장호르몬의 또 다른 형태는 작은 5 kD, 17 kD, 20 kD로부터 더 큰 집합체 및 접착 단백질까지 존재한다.

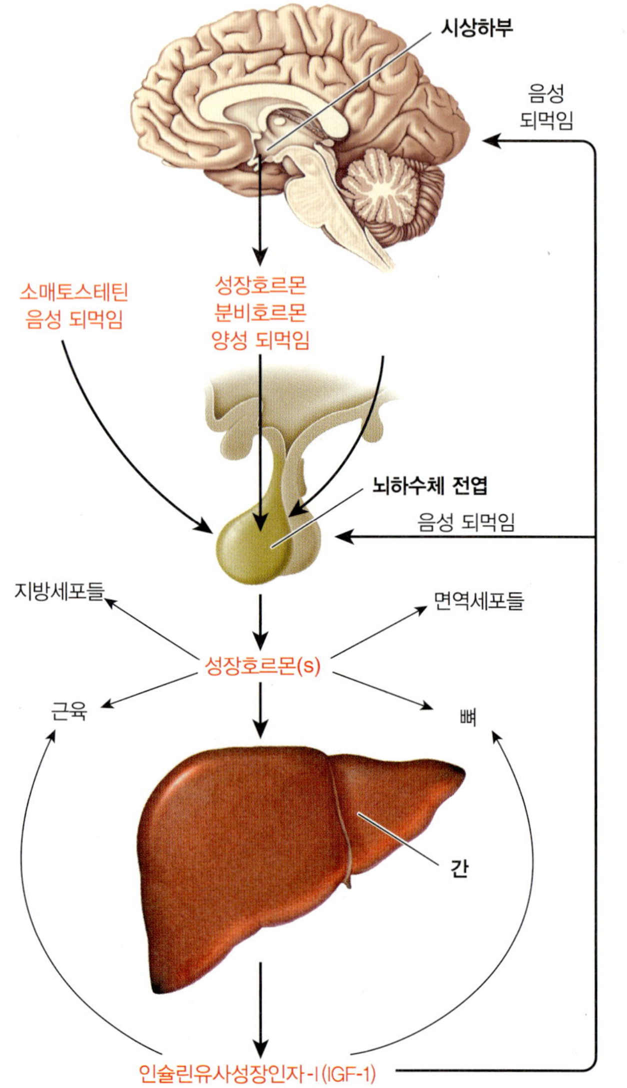

그림 7.12 성장호르몬 분비와 각기 다른 조직의 주요 표적들에 대한 조절 되먹임 루프.

시키고, 순환 혈액내의 지질들이 조직으로 흡수 또는 축적되지 않도록 하는 것에까지 작용한다(그림 7.12). 왜 보디빌더와 운동선수들이 이 성장호르몬을 약물로 사용하려고 하는지 이해할 수 있다. 그러나 GH의 효과는 예측하기 쉽지 않으며, 부작용 효과들(예를 들어, 말단비대증: 턱의 납작뼈, 손, 발, 복부 장기들, 코, 입, 혀의 비대)도 다양하게 나타난다.

22 kD 형태의 GH가 뇌하수체 소마토트로프에 있는 DNA 상에 존재하는 유전자로부터 생성되는 주요 분자이다. 이것은 파동성 형태로 분비되고, 운동과 수면과 같은 요소들에 의해 영향을 받는다. 시상하부에서 GH의 합성과 방출을 자극하는 성장호르몬분비호르몬이 분비된다. 반대로 성장호르몬억제호르몬(somatostatin)은— 시상하부에서 분비되는 펩티드 호르몬— GH의 분비를 억제시킨다. 최근에 발견된 위장에서 분비되는 그렐린(Ghrelin) 호르몬은 소마토트로프의 수용체에 직접 접착하여 GH의 방출을 자극시킨다. 간에서 IGF의 분비에 대한 GH의 역할 때문에, 순환계에서 고농도의 IGF는 시상하부에 음성 되먹임 작용을 통하여 소마토스타틴을 분비하게 하고 GH의 분비를 억제시킨다. 하루 중, GH는 파동성 형태로 분비되는데, 수면 중에 가장 고농도의

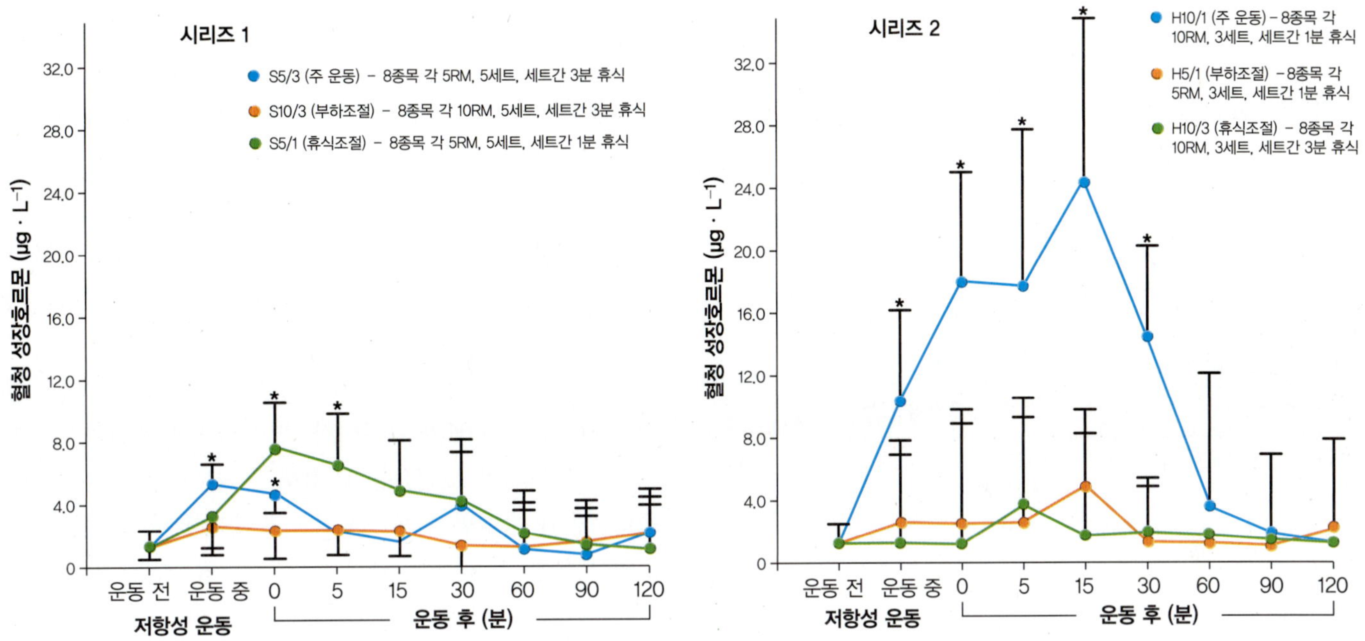

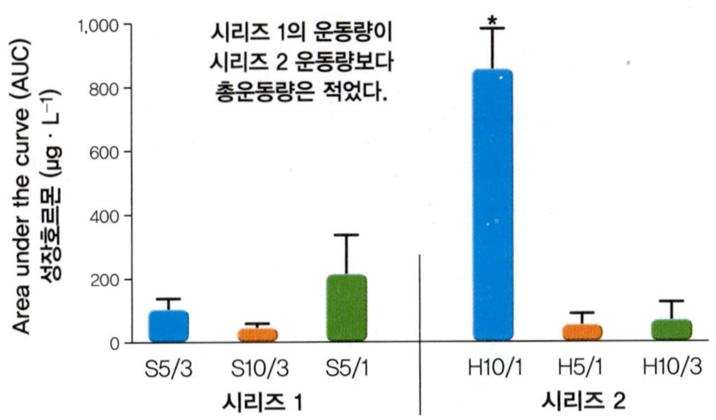

그림 7.13 **남성을 대상으로 크고 작은 8부위의 근육군에 저항성 운동을 강도(5 RM 또는 10 RM), 휴식시간 (1분 또는 3분) 및 운동량(시리즈1; 낮은 운동량, 시리즈2; 높은 운동량)에 따라 각기 달리해서 본 22-kD 성장호르몬의 반응.** *안정시 성장호르몬 값과 유의한 차이가 인식됨(Kraemer, Marchitelli, Gordon 등의 'Hormonal and growth factor responses to heavy resistance exercise protocols'. J Appl Physiol. 1990;69:1442–1450. 연구 참조)

양상을 나타낸다.[60] 더구나 저항성 운동은 수면 중 GH 파동성 형태의 반응에 영향을 줄 수 있다.[76] 그러므로 운동 후에 손상된 조직의 수선과 회복 과정에 있어서 수면의 중요성은 강조되지 않을 수 없다. 또한 노화는 일일 분비되는 GH의 양과 일회성 운동 스트레스로 분비되는 양을 감소시킨다.[71]. 이러한 감소 효과는 10년씩 가령될 때마다 더욱더 두드러질 것이다. 즉, 20대에서 GH의 농도 변화는 60대에서 보다 훨씬 더 높을 것이다. 운동과 트레이닝은 고령자들의 운동에 대한 일회성 반응을 개선시킬 수 있으나, 젊은 사람들만큼 반응이 향상되지는 않는다. 특히나 연령대가 20년 이상의 차이가 나는 경우 더욱 그렇다.[40,41]

운동에 대한 반응과 적응

운동은 GH 분비에 대한 강한 자극제이며, 운동 프로토콜의 종류와 운동 형태에 따라 매우 민감하다(그림 7.13과 7.14). 더구나, 그 성장호르몬의 농도가 순환하는 혈중에서 증가하였더라도, GH가 미치는 효과에 대하여 엄정하게 평가되려면 운동프로그램에 의하여 특정의 적응을 촉진시키기 위하여 분비된 성장호르몬들이 세포조직들과 실제로 접착할 수 있는 충분한 수용체들을 지니고 있는지가 고려되어야 한다. 예를 들면, 혈중 GH 농도는 빠르게 걷기운동으로 증가할 수 있다. 그러나 단백질 합성을 증가시킬 수 있는 근육과의 상호작용은 운동으로 활성화되었거나, 또는 운동 중이나 운동 후에 대사물질 및 근조직의 수선을 필요로 하는 근육의 세포들에서만 발생할 것이다. 이것이 트레이닝에 있어 특이성의 원리와 저항성(그림 7.13) 및 지구성(그림 7.14) 트레이닝에 있어서 프로토콜이나 프로그램에 대한 운동처방의 중요성을 시사하는 것이다(글상자 7-5).

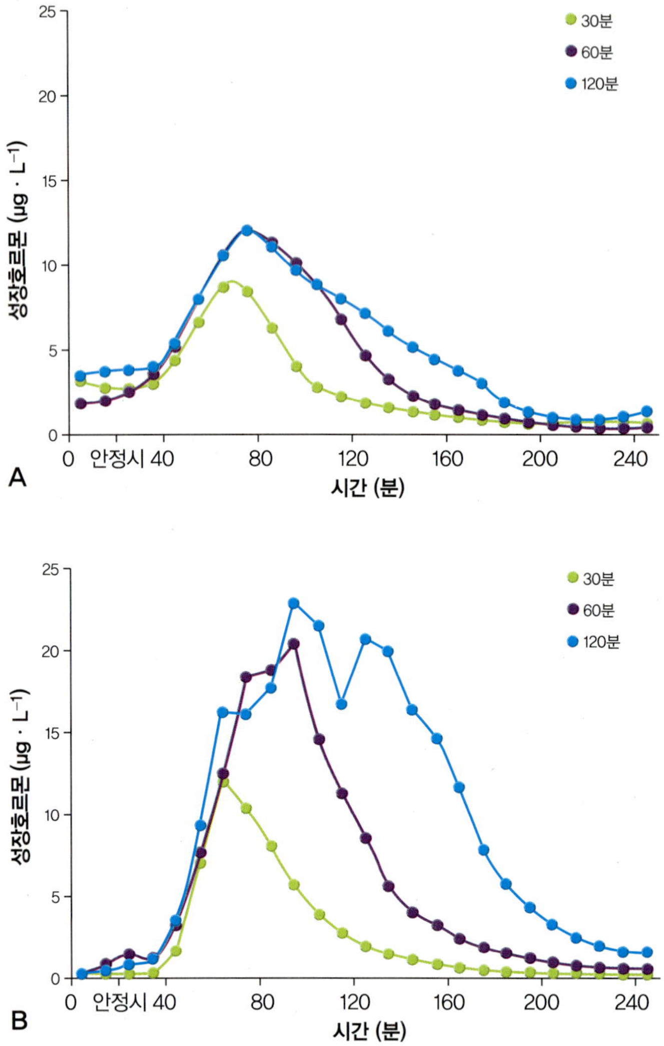

그림 7.14 최고산소섭취량의 70% 수준에서 각기 다른 지속시간으로 유산소 운동 중과 후에 남녀의 성장호르몬 최고치 반응들. (A) 여성 결과 Data for women and **(B)** 남성 결과 (Wideman, Consitt, Patrie 등의 'The impact of sex and exercise duration on growth hormone secretion.' J Appl Physiol. 2006;101:1641-1647. 연구참조)

프로오피오멜라노코르틴 펩티드

프로오피오멜라노코르틴(POMC)은 뇌하수체 전엽에서 분비되는 주요 생동성 펩티드를 포함하고 있다(그림 7.15). 이것은 "베타엔돌핀(beta-endorphin)"인 오피오이드(opioid) 펩티드의 전구체이다. 오피오이드 펩티드(인체의 자가생성 모르핀 유사물질)를 찾고 있던 초기의 연구들은 POMC 펩티드가 오피오이드 펩티드의 원료가 된다고 생각했으나, 현재는 2개의 서로 다른 오피오이드 펩티드 패밀리군이 서로 다른 오피오이드 펩티드를 포함하고 있으며 생합성하는 것으로 알려졌다. 코르티코트로핀 분비인자(CRF)를 분비하도록 시상하부를 자극하면, POMC가 자극되어지고, 그에 따라 각기 다른 활성 펩티드와 베타엔돌핀으로 나누어진다. 베타엔돌핀은 통증과 스트레스 반응을 억제시킨다. 또 다른 펩티드들로는 부신피질자극호르몬(ACTH; 코티졸 생산을 자극), 멜라닌 세포를 자극하는 호르몬(MSH)이 포함된다.

스트레스 요소로서 운동은 혈중으로 POMC의 분비를 자극시킨다. 운동으로 유발된 증가는 지구성 운동이나 저항성 운동 모두에서 나타났다. 적절한 운동 강도로 운동할 때 보다 고강도 형태의 운동에서 더 높은 수치가 관측된다는 점에서 POMC는 GH와 유사하다. 그리고 또한 GH와 유사하게 베타엔돌핀과 ACTH는 10 RM 근력운동과 짧은 휴식의 프로토콜을 수행할 때 더 큰 폭으로 증가한다. 그것은 고강도의 운동은 더 높은 대사가 요구되고, 통증망각이 더 필요로 하게 되기 때문이다.[37] 더구나 고강도의 싸이클링[44]과 스프린트 및 지구성 운동은 이 두 호르몬들의 혈장 증가를 유발한다.

초기의 연구자들은 베타엔돌핀과 달리기 후에 긍정적 기분 상태는 관련이 있다고 생각했다.[81] 그러나 이러한 반응은 일관성이 없었는데, 또 다른 연구에서는 오래달리기 후에 베타엔돌핀 농도와 관련한 긍정적 기분 변화가 나타나지 않았기 때문이다.[36] 엔돌핀을 언급할 때 또 다른 용어를 듣게 되는데, 런너들이 종종 경험하는 느낌 혹은 런닝 중의 행복감으로 느끼는 상태로 "런너스하이(runner's high)"라고 한다. 달리는 사람마다 "런너스하이"가 다르기 때문에 정확하게 말하자면 이것은 불확실하다. 그러므로 혈중 베타엔돌핀 농도와 "기분 상태"를 연관시키는 것은 곤란하다. 그러나 독일의 Boecker 등[5]은 "오피오이드 이론"에 행복감을 연결 짓는 것을 제안하였다. 이 연구팀은 10명의 장거리 선수들을 대상으로 안정시와 2시간(21.5 +/−4.7 km) 달린 후에 뇌의 각기 다른 부위를 검사하였다. 그들은 뇌를 이미지화하는 PET scans 장비와 오피오이드 리간드의 활성도를 측정할 수 있는 화학적 표지기술을 이용하여, 지구성 운동과 오피오이드에 의해 매개되는 "런너스하이" 이론을 뒷받침할 수 있는 최초의 직접적인 증거를 제시하였다.[5] 우리는 운동선수들이 "그 구역"에 있을 때를 안다고 말하는 것을 들어본 적 있다. 그러나 그것이 기분이 고조된 상태를 말하는 것인지, 그것이 베타엔돌핀과 관련된 것인지에 대해 확실히 더 많은 연구들이 요구되지만, 런너스하이 또는 그 구역에의 실존은 단순한 현상이 아니다. 그것은 아마도 훨씬 더 커진 호르몬성 및 신

글상자 7-5 전문가 의견

비만인의 운동 중 성장호르몬의 반응

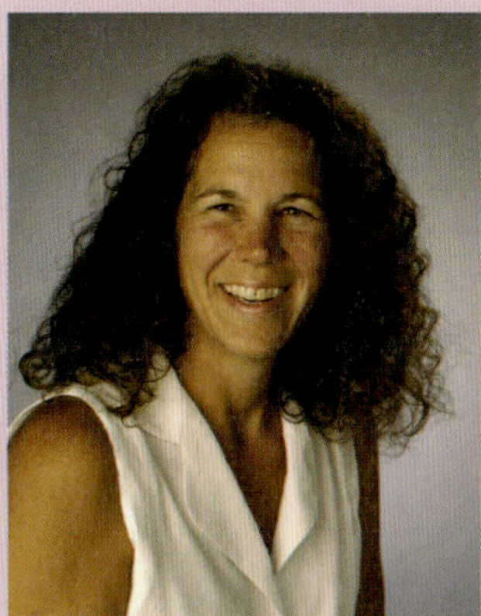

Jill A. Kanaley, PhD, FACSM
교수
영양운동생리학과
미조리대학교, 콜롬비아

성장호르몬은 유년기에 신체의 성장과 발달에 필수적이며, 성인기에는 에너지원의 항상성을 유지하는 데 매우 중요하다. 식단, 수면, 약물 등의 많은 요소들이 GH의 분비를 조절하지만 가장 강력한 자극 요인은 운동이다. 운동은 10분 이내에 GH의 급격한 증가를 유발시키는데,[5] 지속적이든 간헐적인 운동이든 24시간 동안 GH의 농도를 증가시키는 것은 거의 동일하다.[7] GH에 의해 유도되는 반응은 용량-반응 곡선 패턴과 같이 운동의 강도와 관련이 있다. 그리고 GH의 수준은 운동후 몇 시간 동안 증가한 상태가 유지된다. 더구나 반복적인 운동(각 30분씩)으로 인해 GH 반응은 점증적으로 증가가 일어난다.[2] 아이들에게도 역시 운동으로 인한 GH의 반응이 관찰된다. 그리고 대체적으로 운동에 대한 GH의 반응은 어린이들보다 사춘기 후반에 더 두드러진다.[3]

GH의 반응을 방해하고 건강에 부정적 영향을 미칠 수 있는 것 중의 하나는 비만이다. 안정 시 GH 분비는 체지방의 수준이 높을 경우 현저하게 저하된다. 특히 복부지방의 축적, 내장 지방은 GH의 분비를 억제한다.[6] 강력한 자극요소임에도 불구하고, 운동으로 유발되는 GH 반응은 고령이 되거나 비만일수록 감소한다.[6] 충분한 운동기간과 강도에도 불구하고 비만 여성의 경우에 있어서 GH 농도는 약간 증가할 뿐이다. 이것은 정상 여성과 비교할 때 GH의 반응은 아주 미약하다. 더구나 비만 정도가 심한 여성일수록 운동에 대한 GH의 반응은 더 감소하는 경향이 나타나는 반면에 운동에 따른 GH가 체지방분포에 주는 영향은 비만 그 자체에 주는 영향보다는 더 약하게 나타난다.[1] 게다가 16주 동안의 유산소성 운동은 비록 유산소성 운동 능력이 유의하게 증가했을지라도 운동에 대한 GH의 반응을 변화시키지는 못하였다. 비만인의 체중이 감소하거나 특히 지방이 감소했을 경우 안정 시와 운동 시 GH의 수준은 상당히 증가되었다.

비슷하게 비만 아동에서 운동에 대한 GH의 반응저하는 비만의 정도가 심각할수록 증가되었다.[3] 운동에 대한 GH로 유도되는 반응의 이 같은 감소는 사춘기 초기와 후기의 아동들 모두에서 관측되었다. 그러므로 비만인들의 경우 상대적으로 고강도의 운동이 GH가 충분하게 분비되는 데 필수적이다. 또한 GH 수준이 상당한 수준으로 향상되기 위해서는 충분한 시간이 필요하다.[6]

참고문헌

1. Kanaley JA, Weatherup-Dentes MM, Jaynes EB, et al. Obesity attenuates the growth hormone response to exercise. J Clin Endocrinol Metab. 1999;84:3156–3161.
2. Kanaley JA, Weltman JY, Veldhuis JD, et al. Human growth hormone response to repeated bouts of aerobic exercise. J Appl Physiol. 1997;79:1756–1761.
3. Oliver SR, Rosa JS, Minh TD, et al. Dose-dependent relationship between severity of pediatric obesity and blunting of the growth hormone response to exercise. J Appl Physiol. 2010;108:21–27.
4. Pritzlaff CJ, Wideman L, Weltman JY, et al. Impact of acute exercise intensity on pulsatile growth hormone release in men. J Appl Physiol. 1999;87:498–504.
5. Sauro LM, Kanaley JA. The effect of exercise duration and mode on the growth hormone responses in young women on oral contraceptives. Eur J Appl Physiol. 2003;90:69–76.
6. Weltman A, Weltman JY, Veldhuis JD, et al. Body composition, physical exercise, growth hormone and obesity. Eat Weight Disord. 2001;6:28–37.
7. Weltman A, Weltman JY, Watson Winfield DD, et al. Effects of continuous versus intermittent exercise, obesity, and gender on growth hormone secretion. J Clin Endocrinol Metab. 2008;93:4711–4720.

경성 요인들의 조합과 관련이 있을지도 모른다.

베타엔돌핀의 진통 특성 때문에 인체의 통증경감에 대한 베타 엔돌핀 증가와의 관련성은 명확하지 않다. 보통 이러한 증가는 뇌하수체 전엽에서 분비되는 다른 호르몬들과 함께 스트레스에 반응하여 발생한다. 그렇기 때문에 해당 호르몬의 한 특성을 타겟으로 하여 어떤 증상을 실험적으로 밝히는 것은 어렵다. 우리는 동물 실험을 통해서 베타 엔돌핀이 고통을 경감시키는 진통제 역할을 한다는 것을 알 수 있다. 그러나 물리 치료에서 사용되는 다양한 치료법과 함께 혈중 베타 엔돌핀의 증가가 통증의 감소와 제거에 어떻게 관련이 있는지는 불분명하고 확실히 입증되지도 않았다.[4] 놀랍게도 통증의 감소는 뇌하수체에서의 베타엔돌핀의 내분비에 의한 것보다도 더 많은 국소부위의 주변 분비(pracrine)에 의해 이루어질지도 모른다. 예를 들어, 통증 수용기의 부위에 백혈구들로부터 베타엔돌핀의 분비의 경우와 같다.[53]

베타엔돌핀과 ACTH에 대한 트레이닝에 따른 적응들이

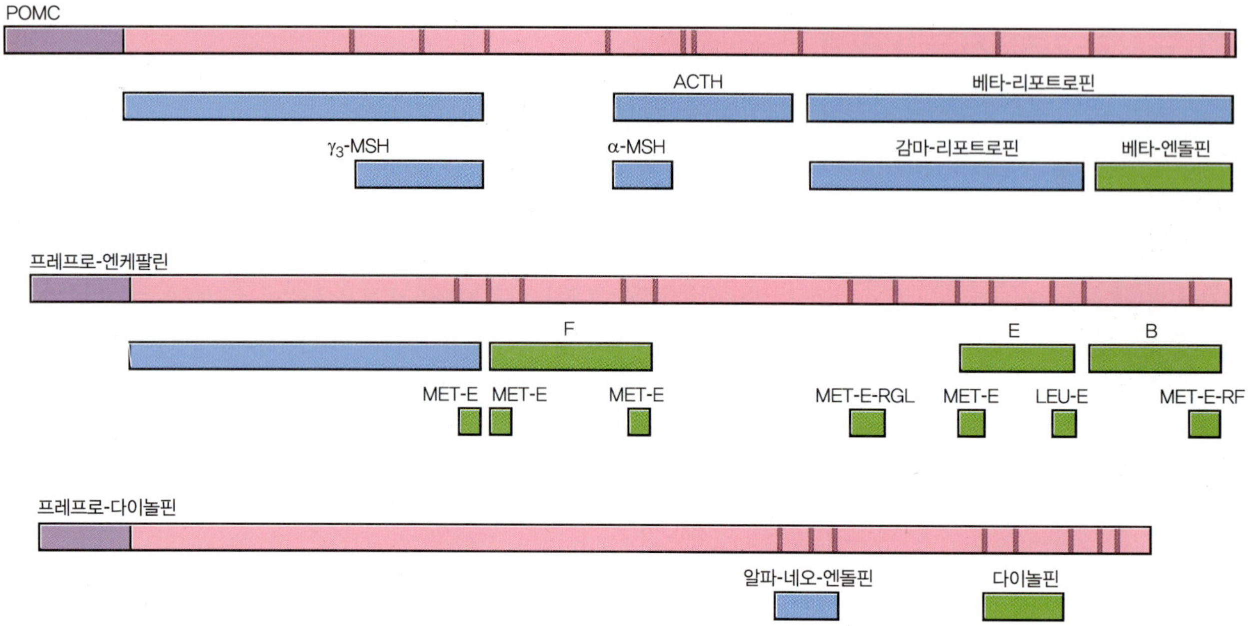

A

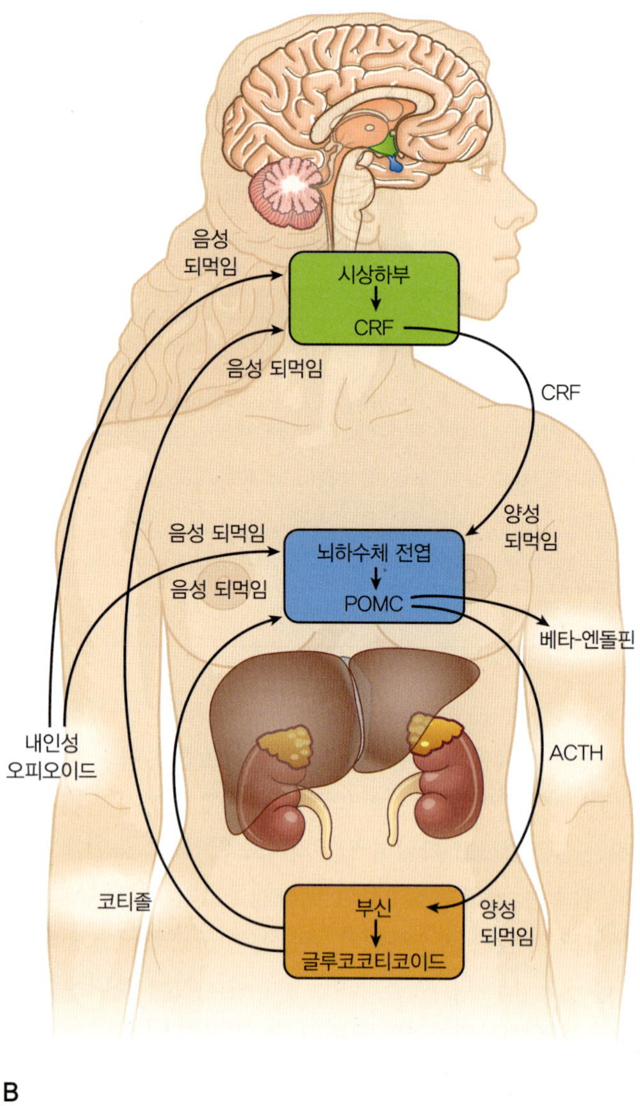

B

그림 7.15 오피오이드 폴리펩타이드와 POMC 조절 되먹임 루프. (A) 3개의 오피오이드 군이 있다. 그들 각각은 전구체 물질로부터 최종적인 물질로까지 쪼개지는 생동성 최종 산물들을 지니고 있다. POMC는 ACTH를 포함하여 여러 가지로 잘 알려진 생동성 펩타이드의 전구체이다. ACTH는 코티졸, 멜라닌세포를 자극하는 호르몬, 베타엔돌핀 및 베타 리포트로핀을 생성하는 부신피질을 자극시킨다. 두 번째는 프레프로엔케팔린(Prepro-enk) 오피오이드 펩타이드 군인데, 이들은 met-와 leu-엔케팔린 생동성 펩타이드의 전구체일 뿐만 아니라 뇌와 부신수질에서 발견되는 중요한 오피오이드 분획 펩타이드 F, E, 및 B의 전구체이다. 마지막 오피오이드 펩타이드 군은 프레프로다이놀핀(Prepro-dyn)인데, 이것은 중추신경계를 통하여 발견되며, 알파 네오엔돌핀(neoendorphin)과 다이놀핀(dynorphins)의 전구체이다. 마지막 2개의 오피오이드 계열들의 생리학적 기능은 잘 알려져 있지 않지만, 그들은 무통증, 면역조절(Prepro-enk), 체온조절, 식욕(Prepro-dyn), 그리고 분비장소와 관련된 많은 다른 기능들을 중재하는 것을 돕는 여러 가지 기전들과 관련성이 있는 것으로 언급되어 왔다. **(B)** 기본적인 조절 기전은 시상하부-뇌하수체 분비와 유사하다. CRF는 POMC 펩타이드의 분비를 촉진시키며, POMC는 순환계로 들어가기 전에 효소 반응을 통하여 다양한 생동성 펩타이드로 쪼개진다.

스프린트 인터벌 트레이닝에서는 나타나지만, 단기간의 지구성 트레이닝에서는 일어나지 않았다.[35] 이 같은 결과는 또 다른 연구에서 입증되었다. 즉, 최대산소섭취량의 80 % 수준에서 30분간 런닝은 베타엔돌핀, ACTH, 코티졸의 농도에 아무런 영향을 미치지 않았다.[35] 저항성 트레이닝에 따른 베타엔돌핀과 ACTH의 적응에 대해서는 거의 알려진 것이 없다. 그러나 30세와 62세 남성을 대상으로 10주간 저항성 운동 후 안정시와 운동에 따른 ACTH 농도의 변화는 없었다.[41] 코티졸은 노인 남성들에서 감소되었는데, 이것은 ACTH의 양이 비슷하게 있다 해도, 저항성 트레이닝으로 글루코코티코이드 수용체의 민감도가 감소하였다는 것을 나타내는 것이다. 그러므로 더 높은 고강도에서 트레이닝을 하면 POMC 펩티드의 더 큰 반응 패턴을 일으킬 수 있다.

갑상샘자극호르몬, 멜라토닌자극호르몬 및 베타엔돌핀

갑상샘자극호르몬은 POMC 펩티드 군에서 나온 중요한 신호성 폴리펩티드이다. 이것(TSH)은 정상적인 생리적 기능에 필수적인 티록신(thyroxine; T-4)과 3-아이오도티로닌(triiodothyronine;T-3) 호르몬을 분비하도록 갑상샘을 자극시킨다. 이 호르몬의 부족은 "갑상샘 기능저하증(hypothyroidism)"이라고 하는 병리적 결과를 유발하고, 과다하면 "갑상샘 기능 항진증(hyperthyroidism)"을 초래하게 된다. 이 두 가지 질환은 다른 부정적인 결과들을 초래하는 것과 함께 대사기능 이상을 유발하는 것이 특징이다. 그러므로 갑상선 호르몬의 조절은 정상적인 생리적 기능 유지에 필수적이다.

무기력감, 체중 감소 또는 무기력 상태는 갑상샘의 기능저하(hypothyroidism) 신호가 될 수 있다. 갑상샘 호르몬의 생산을 위해 요오드는 필수적이다. 요오드(예를 들어, 요오드화 소금)의 충분한 섭취가 없다면, 갑상샘 호르몬은 합성되지 못한다. 반대로 갑상샘 호르몬 과다는 불안, 불면, 높은 심박수, 눈병, 불안감 그리고 그레이브스(Graves)병—전형적인 갑상샘 질병—과 같은 증상들을 일으킬 것이다.

갑상샘 호르몬의 생산은 갑상샘분비호르몬에 의해 자극되는 갑상샘자극호르몬에 의해 정밀하게 조절된다. 갑상샘분비호르몬은 시상하부에서 분비되고, 갑상샘자극호르몬을 분비시키기 위하여 뇌하수체 전엽을 자극한다. 반대로 시상하부에서 분비되는 또 다른 호르몬인 성장호르몬억제호르몬(somatostatin)은 갑상샘자극호르몬의 분비를 억제한다. 뇌하수체가 갑상샘 호르몬이 혈중에 충분히 있다는 것을 알게 되면, 고농도의 갑상샘 호르몬은 음성 되먹임 작용으로 낮추어진다. 양성 및 음성 되먹임 루프 모두가 안정시 또는 운동 중에 요구되는 갑상샘 호르몬의 농도를 조절하기 위하여 적절히 작동된다.

갑상샘 호르몬은 인체의 거의 모든 화학 반응에서 필수적이다. 갑상샘 호르몬의 존재는 다양한 방법으로 기초대사율, 성장과 발달 그리고 지방, 단백질 및 탄수화물의 대사를 포함한 여러 다른 생리적 반응과정에 영향을 미친다. 즉, 갑상샘 호르몬은 다양한 대사적 반응이 일어나도록 하지만, 결핍 또는 부족시에는 그러한 반응들이 억제된다.

POMC 펩티드에서 쪼개져 만들어지는 멜라닌세포자극호르몬(MSHs)는 더 특이적인 생리적 기능을 수행한다. 이것들은 머리카락과 피부에 영향을 주는 멜라닌 세포에서 멜라닌이 분비되도록 자극한다. MSHs는 α-MSH(13개의 아미노산), β-MSH(22개의 아미노산), 그리고 γ-MSH(12개의 아미노산)으로 존재한다. MSHs의 가장 주된 생리적 기능은 색소침착(hyperpigmentation)이지만 부신에서 알도스테론 분비를 자극하기도 한다. 더구나 MSHs는 포도당, 과당 그리고 알부민을 위하여 뇌혈관 장벽(BBB)에 영향을 미치기도 하며, 또한 기억, 각성수준 및 공포와 같은 정신적 작용에도 영향을 미친다.

베타엔돌핀(31개의 아미노산)은 POMC 폴리펩티드 전구체로부터 쪼개져 나온 인체 내의 오피오이드 형태 중의 하나이다. 그러므로 POMC도 오피오이드 중 하나로 여겨진다. 이것은 뇌하수체에서 분비되지만, 뇌와 말초의 뉴런에서도 발견되기도 한다. 이것의 농도는 통증, 트라우마, 고강도의 운동 그리고 다양한 형태의 스트레스(예를 들어, 출산)에 반응하여 증가한다. 앞에서도 언급 했듯이, 오피오이드 펩티드로서 이것은 모르핀과 비슷하기 때문에 이것이 처음 발견되었을 때 일부 사람들은 "런너스하이"를 초래하는 호르몬이라고 생각하였다. 그러나 그러한 런너스하이는 다소 애매모호하며 아주 개별적인 것이다.

운동의 역할, 반응, 그리고 적응

POMC에서 파생된 펩티드 중에서 운동자극에 반응적인 것은 베타엔돌핀, 갑상선자극호르몬, 그리고 멜라닌세포자극호르몬이다. 이중 가장 반응성이 큰 것은 베타엔돌핀이며, 이것은 GH와 ACTH와 유사한 패턴을 지니고 있다. 대사과정에서 갑상선 호르몬의 중요한 역할로서, POMC 펩티드인 갑상샘자극호르몬은 저강도의 걷기와 같은 운동 스트레스에도 반응한다는 것이다.[7] 현재까지 각기 다른 MSHs 종류별 운동에 따른 반응연구들—중저강도의 걷기운동시 증가와 같이—은 거의 없다. 고차원적인 뇌 수준에서 식욕이나 각성과 관련이 있는 염증반응과 억제성 호르몬과의 상호작용 또한 가능하다. 대사과정에 있어서 그것의 역할 때문에, 운동은 중저강도일지라도 혈중 갑상샘자극호르몬의 농도를 증가시킬 것이다.[7,78] 트레이닝으로 혈중 갑상샘자극호르몬이 어떤 적응이 일어나는지 확실하지 않으며, 갑상샘자극호르몬이 장기간의 훈련에 대하여 어떻게 반응하는지도 불명확하다. 보다 복잡한 문제로, 혈중에서 측정 가능한 T3와 T4에 대한 조절은 지구성 혹은 저항성 운동 모두에서 반응적이지 않았다.[29] 식이 칼로리를 제한한 경우 안정시 혈중 농도는 감소하였다.[15]

베타엔돌핀은 운동 스트레스에 가장 반응적이며, 일회성 운동에 반응하여 증가를 나타낸다(그림 7.16). Farrel 등[14]은 통제된 운동 스트레스에 대하여 베타엔돌핀과 베타리포트로핀(beta-lipotropin)을 최초로 검토하였다. 그것들은 최대산소섭취량 60%의 강도에서 30분 달리기 후에 가장 큰 증가를 보였으나, 80%의 강도와 개인조절 운동강도에서 30분 간 달리기 한 후에는 증가하지 않았다. 이것은 전형적으로 관련된 운동 강도는 아니었다는 것을 의미하는 것이다(그림 7.16). 최대하의 지구성 운동 강도에 대한 반응 패턴은 아직 명확하지 않지만, 그것은 운동 강도와 운동 기간이 상호작용하는 것으로 인식된다. 그러나 무산소성 역치를 넘어서는 운동 또는 반복적 순발성 운동에 있어서는 혈중 증가가 관찰되었다.[34] 게다가 Kraemer 등[37]은 베타엔돌핀은 GH의 반응과 비슷하게 저항성 운동의 강도에 민감하였다는 것을 보고하였다. 즉, 8부위에 10RM 저항무게를 이용한 고강도 근력운동과 1분 휴식을 하는 프로토콜에서 가장 큰 증가가 관찰되었다. 혈중 베타엔돌핀 농도에 대한 트레이닝 관련 변화는 전체적인 스트레스와 연관이 있는 것처럼 보여진다. 특히 유산소성/무산소성 스프린트가 결합된 훈련은 더 높은 농도의 베타엔돌핀을 분비시킨다. 그리고 그것이 더 높은 절대강도에서 사람의 운동 능력을 증가시킬지도 모른다.

생식샘자극호르몬

생식샘자극호르몬은 남성과 여성 모두에서 남성의 경우에는 테스토스테론, 여성의 경우에는 에스트로겐 성호르몬의 분비를 자극한다. 융모성생식선자극호르몬(HCG; human chorionic gonadotropin)은 임신 중 태반에서 분비된다. 황체형성호르몬(LH; luteinizing hormone)과 여포자극호르몬(FSH; follicle-stimulating hormone)는 성 스테로이드 호르몬의 분비를 자극하는 첫 신호 호르몬이다. 그림 7.17은 남성과 여성에서의 LH와 FSH의 효과 그리고 생리적 표적, 그것과 관련된 되먹임 고리를 나타낸 것이다.

여성의 경우 시상하부에서 생식샘자극호르몬(GnRH)의 분비는 파동성 형태로 나타난다. LH와 FSH의 분비도 뇌하수체에서 이와 비슷한 형태로 발생된다. 게다가 매월 이들 각기 다른 분비호르몬들이 생리주기를 유지할 수 있도록 에스트로겐의 농도를 다르게 하여 일정한 생리주기를 이루게 한다.

LH는 여성의 여포(ovarian follicle)에 영향을 주어 배란(ovulation)을 유도하고 황체(corpus luteum)를 유지시킨다. 그리고 FSH는 여포의 성숙을 돕고, 에스트라디올(oestradiol)과 프로게스테론(progesterone)의 분비를 촉진한다. 여성의 경우 FSH는 억제호르몬(inhibin)의 생산을 자극한다. 그리고 그것은 시상하부와 뇌하수체 모두에 음성 되먹임 작용을 한다. 그림 7.17에 나타난 양성과 음성 되먹임 시스템은 LH와 FSH 그리고 성 스테로이드 호르몬의 분비를 조절한다.

남성에서 생식샘자극호르몬(GnRH)은 여성과 같이 뇌하수체 전엽에서 LH와 FSH의 분비가 일어나게 한다. 그러나 이것은 테스토스테론을 생산하기 위하여 정소(testes)에 존재하는 레이디히(Leydig) 세포와 같이 완전히 다른 표적조직에 작용한다. 흥미롭게도 LH는 테스토스테론을 생산하기 위해서 난소의 포막(theca) 세포를 자극하는데, 이곳은 여성에서 테스토스테론을 분비하는 곳 중의 하나이다(또 다른 분비장소는 부신 피질).

FSH의 분비는 정자 생성을 돕는 정소의 서톨리(Sertoli) 세포를 자극하고, 테스토스테론에 접착하는 주요 접착단백질인 성호르몬 접착 글로불린(SHBG; sex-hormone binding globulin)의 분비를 자극시키며, 그것의 혈중 반감기를 유지토록 한다.

안드로겐

안드로겐 또는 남성과 여성의 성 스테로이드 호르몬들은 성과 관련된 생리적 작용의 가장 강력한 조절인자들이다. 남성에서의 안드로겐과 여성에서의 에스트로겐은 각각 성의 중요한 조절요소이다.

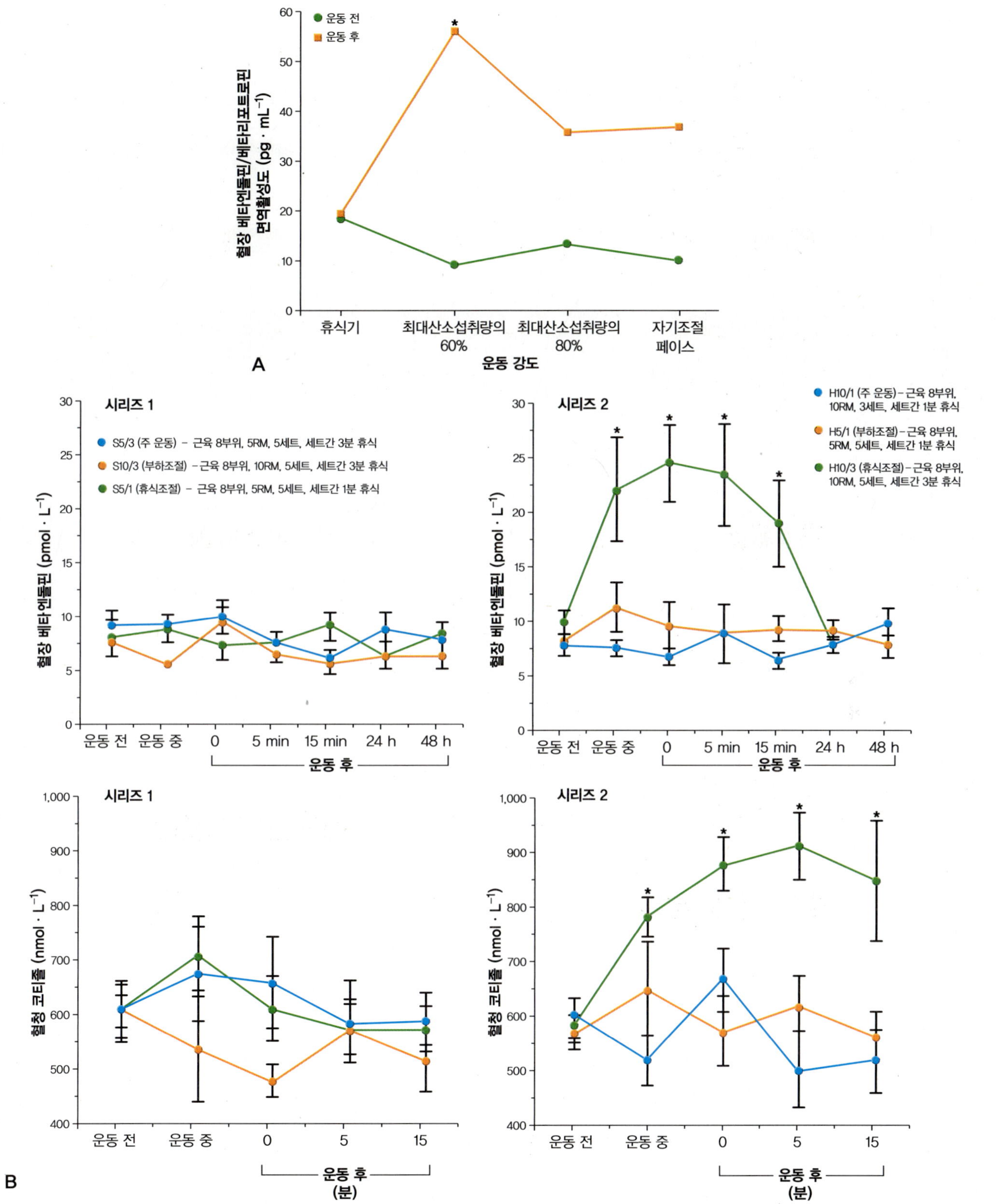

그림 7.16 지구성 운동과 저항성 운동에 대한 베타엔돌핀의 반응. **(A)** 각기 다른 운동 강도의 트레드밀 달리기 전과 후 30분경의 베타엔돌핀/베타리포트로핀의 반응. **(B)** 저항성 운동에 대한 베타엔돌핀과 코티졸 반응은 10 RM의 운동부하와 1분간의 짧은 휴식형태인 경우 혈장농도가 가장 높게 나타났다. 두 가지 운동 사례들은 젖산 반응과 관련이 있는 것으로 인식되었는데, 그것은 대사강도가 더 클수록 더 높은 농도를 촉진시키기 때문이다. (Farrell, Gates, Maksud, Morgan의 "Increases in plasma beta-endorphin/beta-lipotropin immunoreactivity after treadmill running in humans." J Appl Physiol. 1982;52:1245–1249;연구와 Kraemer, Dziados, Marchitelli 등의"Effects of different heavyresistance exercise protocols on plasma beta-endorphin concentrations." J Appl Physiol. 1993;74:450–459. 연구 참조). 별표(*)는 운동 전 안정시 농도와 유의한 차이.

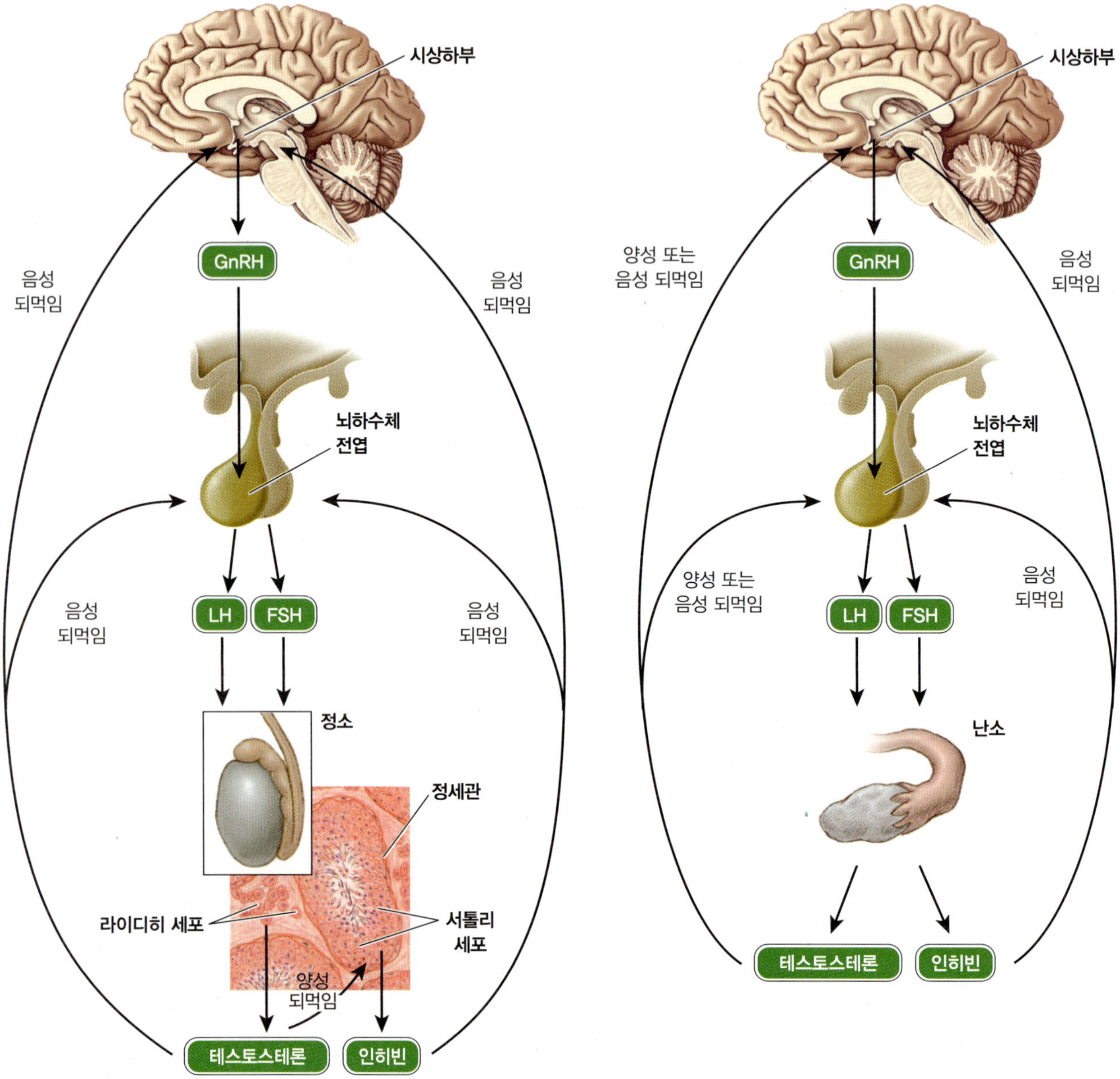

그림 7.17 남녀의 GnRH 분비는 LH와 FSH의 분비를 초래하며, 그것은 여러 인체조직에 영향을 미친다.

남성호르몬; 테스토스테론

테스토스테론은 남성에서 가장 강력한 동화작용 호르몬이다.[79] 이 호르몬은 사춘기에 남성의 특징(제 2차 성징)이 나타나도록 하며, 그 이후에는 근육을 만드는 데 필수적으로 작용한다. 테스토스테론은 유아 초기 발달단계에서 뇌의 남성화를 유도하고, 청소년들의 2차 성징발달에 영향을 미치며, 근육과 골격, 근력 그리고 성욕을 촉진시키게 된다. 젊은 남성에서 이 호르몬의 분비를 억제하는 것은 힘과 근육 사이즈의 감소를 초래할 것이다.[48] 역으로 전립선암을 앓고 있는 나이 든 남성의 경우 LH의 분비를 막는 "박탈치료(deprivation therapy)"를 하면 혈중 테스토스테론의 농도는 거의 없을 정도로 줄어든다. 이때 약 6개월 동안은 IGF와 GH계열의 호르몬들이 전립선암을 앓고 있는 남성들에 있어 주요 동화작용 기능을 담당하는 것으로 여겨지며, 여성들처럼, 이들 남성들도 저항성 트레이닝을 통하여 근 사이즈와 근력을 증강시킬 수 있다.[21]

테스토스테론의 생성은 여러 과정을 거쳐서 이루어진다. 기본적인 콜레스테릴 에스터(ester)로부터 "호르몬 전구체"의 합성이 테스토스테론의 합성을 유도한다. 아주 많은 양의

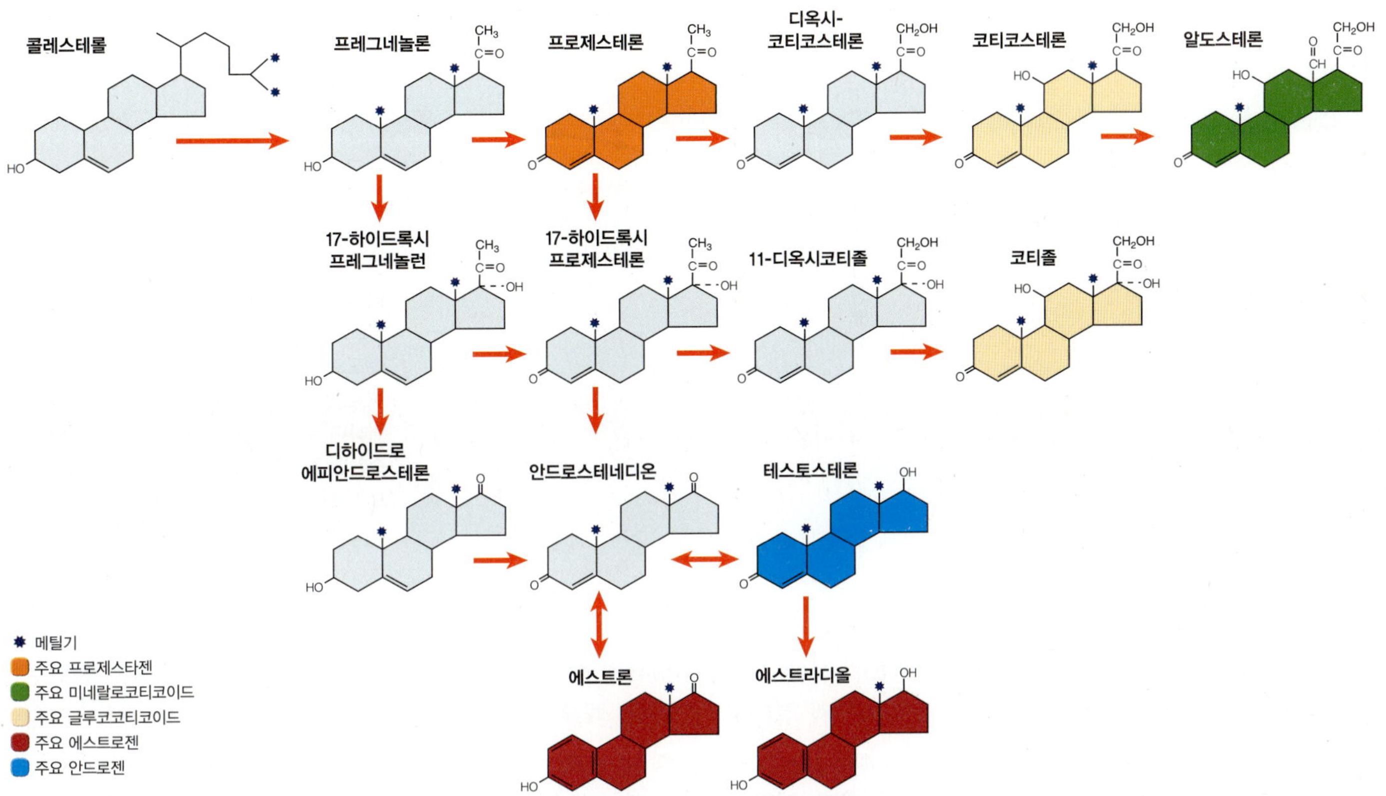

그림 7.18 **스테로이드 생성은 콜레스테롤 에스터로부터 스테로이드 호르몬을 만드는 일련의 반응들이다.**

테스토스테론이 생산되면, 그것은 이 호르몬의 상위 수준인 에스트로겐 화합물들이나 디하이드로테스토스테론(dihydrotestosterone)을 생성시키게 된다. 디하이드로테스토스테론은 남성의 전립선과 같은 성과 연관된 조직과 주로 상호작용을 일으킨다(그림 7.18).

여성에서 에스트로겐은 생리주기의 기본 바탕을 제공하며, 월경주기와 관련된 여러 가지 주요 기능들에 영향을 미치게 된다. 여성의 경우 테스토스테론의 농도는 남성과 비교하여 10~30배 정도 낮다. 여성의 테스토스테론은 난소와 부신피질에서 생산된다. 따라서 여성들은 동화작용을 위해서 남성들보다도 GH와 IGF호르몬 계통에 더 의존해야 된다.

운동의 역할, 반응, 그리고 적응

급성 유산소성 운동과 충분한 운동 강도의 저항성 운동(그림 7.19)의 경우—여성이 상당히 더 낮은 증가를 보이지만—남녀 모두 혈중 테스토스테론의 농도를 증가시킨다는 것은 잘 알려져 왔다.[31,43,45,61]

표적 조직, 특히 골격근에 대한 운동의 주된 효과는 테스토스테론의 증가와 활성화된 근섬유 수의 증가이다. 이러한 증가는 결국 더 많은 수의 수용체들을 늘리게 될 것이다. 달리기와 역도 둘 다 혈중 테스토스테론 농도를 증가시킨다 할지라도, 더 무거운 중량을 들기 위해서는 더 많은 수의 운동단위와 파워성 운동 단위의 동원이 전형적으로 요구된다. 그러므로 단백질 합성을 증가시키기 위한 테스토스테론의 신호는 더 많은 근섬유들—특히, 타입 II 섬유—의 수에 영향을 미칠 것이고, 그것이 무거운 중량을 들어 올리는 훈련을 통하여 근육 전체의 비대를 유도하게 될 것이다.

테스토스테론 분비에 대한 트레이닝의 효과는 운동선수의 체력수준, 훈련의 양과 강도, 그리고 오버트레이닝 상태인지 아닌지에 따라서 다양하다.[24,43,77] 일반적으로 남성들의 저항성 트레이닝에 따라서, 안정시 값의 증가는 트레이닝 전값의 기준으로 관찰된다. 더구나 운동에 대한 반응으로서 운동 유발성 혈중 농도는 훈련전 수준보다 더 높아질 것이며, 이것이 운동능력을 더 증가시키는 데 기여될 것이다.[43] 게다가 테스토스테론의 반응은 Moore와 Fry의 연구[59]에서 입증된 바와 같이 컨디셔닝 신체활동들에 따라 다양하게 나타날 수 있다. 이 연구에 따르면 미국의 풋볼 선수가 웨이트 트레

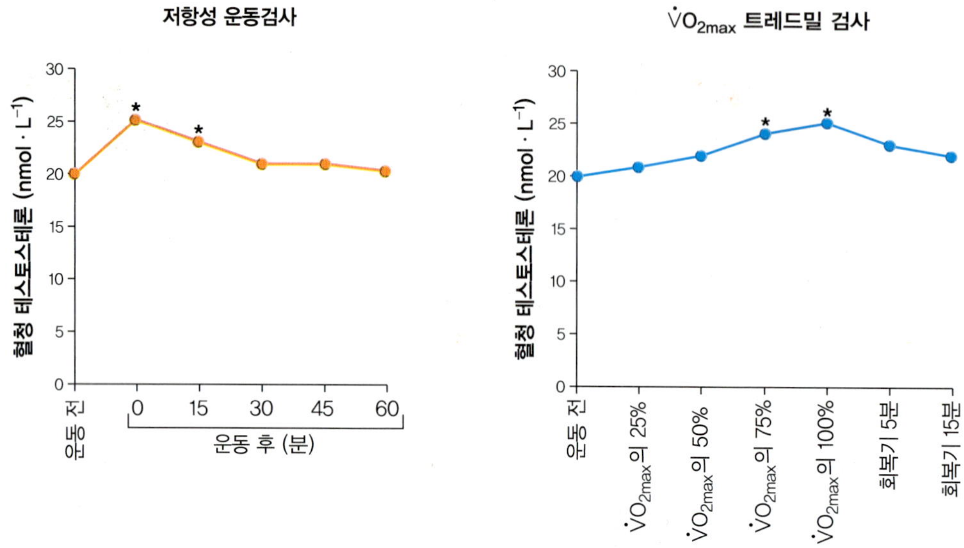

그림 7.19 10 RM 부하로 6세트, 세트간 2분 휴식으로 구성된 저항성 트레이닝 시의 테스토스테론의 반응(좌측)과 6~7 mph의 속도로 각 운동강도에서 7분간, 100% $\dot{V}O_{2max}$에서는 2~3분간, 그리고 혈액채취를 위하여 각 강도 변화 시 1분간 휴식형태로 수행한 간헐적인 트레드밀 운동에 따른 테스토스테론의 반응(우측). *표시는 운동 전과 비교하여 유의한 차이가 나타난 것.

이닝을 중단하고, 인터벌 스프린트, 민첩성 훈련, 런닝, 그리고 디펜스 기술훈련만 했을 경우 테스토스테론의 감소가 관찰되었다. 그러나 보통 때와 같이 웨이트 트레이닝과 컨디셔닝을 재개하였을 때, 혈중 농도가 다시 원래 대로 돌아왔다. 이러한 자료는 동화작용 촉진 타입의 신체활동들을 억제하고, 이화작용이나 오버트레이닝 타입의 프로토콜로 운동수행을 변경할 경우에는 그 생리적 작용이 상쇄되어질 수도 있기 때문에 주의가 필요하다는 것을 의미하는 것이다.

지구성 트레이닝은 남녀 모두 혈중 테스토스테론의 농도를 떨어뜨리거나 또는 아무런 변화도 없게 할 수 있다.[9,80] 그러나 마라톤이나 울트라 지구성 경기종목들은 생식기능 호르몬 농도를 유의하게 감퇴시킬 수도 있다.[16,17,39]

여성들은 테스토스테론 호르몬이 워낙 농도가 낮고, 또한 난소와 부신피질(부신성 남성호르몬)에서 분비되기 때문에, 테스토스테론에 대한 트레이닝 효과는 확실하지는 않다.[79] 그러나 저항성 트레이닝으로 안정시의 농도가 소량이지만 유의하게 증가한 것이 관측되었다.[57] 더구나 지구성 트레이닝을 한 여성들에게서 혈중 유리 테스토스테론(어떠한 결합 단백질에 결합되지 않고 생동성을 띄고 있는 것)이 약간 증가한 것이 관찰되었다.[31,32] 그러나 테스토스테론은 남성의 경우 정소에서 더 높은 농도로 분비 방출되기 때문에, 조직을 회복시키고, 수선하는데 있어 가장 큰 역할을 한다.[79]

여성호르몬; 에스트로겐과 생리주기

에스트로겐은 여성의 생리주기를 조절하는 데 주된 역할을 한다. 생리주기는 생리와 매월 출혈로 특징되는데, 그것은 여성의 몸에서 자궁 표면을 떼어내는 것이다. 생리혈액이 자궁경관의 작은 구멍을 따라 흘러서 질을 통해 몸에서 빠져 나간다. 대부분의 생리 기간은 3일에서 5일 정도이다. 생리는 여성의 몸이 매월 임신을 준비토록 하는 것인데, 이것은 주로 에스트라디올과 프로게스테론에 의해서 유도된다. 생리주기는 평균 28일을 주기로 하지만, 21일에서 35일에 이를 수도 있으며, 십대 연령의 경우 45일에 이르기까지도 한다.

그림 7.20은 생리주기의 각기 다른 단계를 나타낸 것이다. LH가 에스트라디올의 분비를 자극하고, 이것은 자궁벽이 성장하여 두꺼워지게 만든다. 난소에 들어 있는 난자 중의 하나가 성숙과정에 들어간다. 28일 중 약 14일 경에 난자는 난소를 떠나서(배란, ovulation), 나팔관을 지나 자궁으로 운반된다. 여성은 배란 전 3일간 혹은 배란일 동안 임신될 가능성이 높다. 만약 난자가 정자에 의해 수정이 되고, 자궁벽에 부착한다면 임신이 되는 것이다. 여성은 보통 청소년기 이후부터 나이가 들수록 보다 짧고 규칙적인 생리주기를 보인다.

생리주기에 따른 운동의 영향

운동이 생리주기에 미치는 영향은 생리불순과의 관계 때문에 아주 흥미로운 토픽이다. 기본적인 생리장애 형태는 다음과 같다.

- **생리통(Dysmenorrhea)**: 이 장애는 심한 경련을 동반하는 고통스런 시기로 특징된다. 이것은 고농도 수준의 프로스타글라딘(prostaglandin) 분비로 인하여 발생되

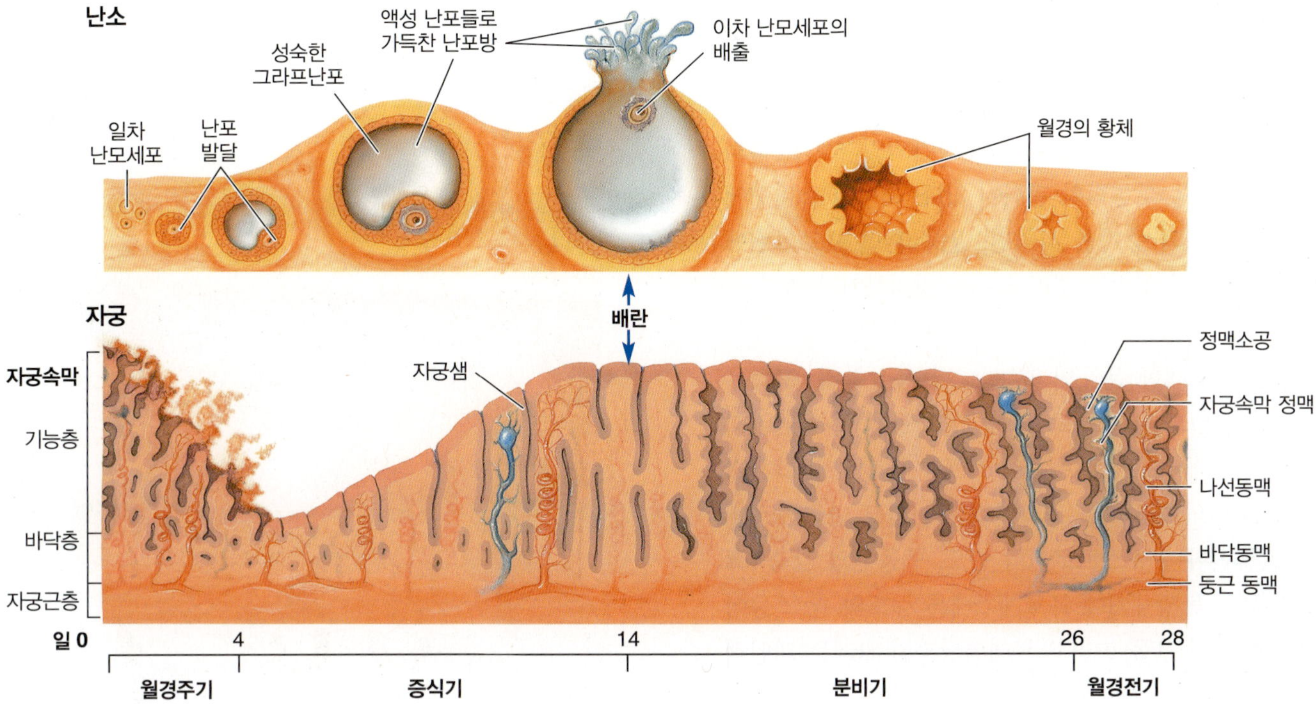

그림 7.20 **생리주기의 각기 다른 국면.** (*Top graph* from Premkumar K. The Massage Connection Anatomy and Physiology. Baltimore, MD: Lippincott Williams & Wilkins 2004. *Bottom image* provided by Anatomical Chart Co.)

는 것으로 생각된다. 젊은 여성에게 있어서 이것은 극심한 경련을 유발함에도 불구하고 심각한 질병으로 여겨지지는 않는다. 나이든 여성에게 있어서 이것은 자궁근종(uterine fibroids) 또는 자궁내막증(endometriosis)과 같은 병리학적 요인들이 통증을 유발할 수 있다.

- **무월경(Amenorrhea)**: 이 장애는 생리주기의 부재가 특징이다. 선천적, 후천적 2가지 종류의 무월경이 있다. 선천적 무월경은 여성이 단 한 번도 생리주기를 가진 적이 없는 경우이다. 반면에 후천적 무월경은 적어도 6개월 동안 생리가 없는 경우이다. 주로 임신 때문이다. 다른 요인들로는 임신, 수유, 질병으로 인한 극심한 체중감소, 식이 장애 그리고, 스트레스가 유발시킬 수 있다. 과도한 운동은 비록 무월경의 요인이라고 비난 받기도 하지만 주된 요인은 아닐 것이다; 무월경증은 식이장애로 인한 영양 부족과 같은 기타 요인들이 관련될 수도 있을 것이다.
- **월경 과다증(Menorrhagia)**: 이 경우는 단지 심한 생리주기의 출혈이 아닌 생리출혈이 오래 지속되는 것이 특징이다. 심한 출혈은 7일 이상 계속되며, 혈류에 큰 혈전을 포함하고 있다. 이것은 보통 호르몬의 불균형 또는 자궁근종 때문에 발생한다. 근종은 자궁벽의 근육에서 일어나는 증식이며, 35세 이상의 임신 경험이 많은 여성들에게서 보다 빈번하다.
- **월경전 증후군(Premenstrual syndrome, PMS)**: 이것은 생리기간 7일에서 14일 전에 생기는 증상들을 말한다. 이 증후군은 여성들마다 매우 다양하다.

생리주기 문제들은 많은 연구에서 주제가 되었는데, 주로 후천적 무월경과 관련된 것이었다. 과거에는 극심한 운동이 생리장애의 요인으로 생각되었었지만, 입증되지는 않았던 것 같다. Rogol 등[67]은 "적당한 거리와 운동 강도에 따른 점진적인 운동프로그램은 산부인과적으로 성숙한 정상적 생리를 하는 여성들의 건강한 생식계통에 영향을 끼치지는 않는다"고 결론하였다. 일반적으로 이제는 이러한 생리장애는 과도한 운동에 의해서만 이라기보다는 칼로리 섭취의 부족 때문에 발생할 수 있다고 믿어지고 있다.[84]

이러한 종류의 생리장애들은 고강도의 지구성 트레이닝(크로스컨트리 런닝)이나 바디 이미지(댄싱, 체조)를 요구하는 스포츠 종목들과 체급경기 종목들 및 체격조건(다이빙, 체조, 피겨스케이팅)이 경기력에 결정적으로 영향을 미치는 스포츠들과 관련이 있는 것으로 인식되어 왔다.[65] 후천적인 무 월경증과 대량의 섭취 칼로리가 요구되는 신체활동에 있어서 부족한 섭취 칼로리와의 연관성을 보면 칼로리 요구량에 맞는 식이섭취량의 중요성이 과소평가되었다.[82] 생리의 회복에는 식이 행동의 변화와 관련이 있다. 에너지 소비량에 맞는 칼로리 섭취의 증가를 시키면, 운동 훈련 프로그램에 대하여 어떠한 수정 없이도 생리 장애를 방지하거나 줄일 수 있을 것이다.[51]

생리증후군에 대한 운동의 효과는 더 복잡한데, 그것은 증상들이나 상태 그 자체가 모든 여성들에서 동일하지 않기 때문이다. 초기의 자료들은 운동이 호르몬 균형을 변화시키기 때문에 PMS의 증상들을 완화시킬 것이라고 언급하였다. 운동에 따른 변화는 에스트로겐의 농도, 엔돌핀의 감축, 그리고 생리주기 중 황체기에 프로게스테론 농도의 감소 등이 나타난다. PMS와 운동 그리고 트레이닝과의 관계는 개인적인 반응과 심리적인 상호작용의 문제들 때문에 명확하게 입증되지는 못하였다. 일부 여성들은 이 시기에 더 강한 공격성과 훈련 강도로 인하여 경기력이 더 증가한다고 믿기도 하는 반면, 또 다른 여성들은 경련과 통증완화 약물로 인하여 경기력이 완전히 무너지는 것처럼 느끼고 있다. 그러므로 운동선수들의 PMS의 관리는 개별화되어야 한다.[49]

인슐린유사성장인자들(IGF)

인슐린유사성장인자들(IGF)은 펩티드의 "상과(super family)"이다. IGF-I과 IGF-II는 이 호르몬의 주된 형태들이다. 이들의 조절, 생성된 변이들, 그리고 신호 시스템들은 복잡하고, 아직도 완전히 밝혀지지 않았다. 이것들은 내분비(예를 들어, 간), 주변 분비(예를 들어, 지방세포), 그리고 자가 분비(예를 들어, 골격근)의 여러 다른 세포들에서 분비된다. 초기 연구들에서 IGFs들은 소마토메딘(somatomedins)으로 일컬었다. 6개로 알려진 결합 단백질과 함께 IGFs은 근육과 뼈에 중요한 동화작용 역할을 한다. 또한 IGF-1은 GH에 어떤 영향을 미치는 강력한 조절인자이다. 6개의 IGF 결합 단백질들과 ALS(acid-labile subunit)는 IGF-I와 IGF-II에 결합을 한다. 이 결합 단백질들의 주된 작용은 혈중 IGFs의 반감기를 연장시키고, IGFs를 표적 세포에 전달하며, IGFs의 생물학적 작용들을 조절하고 돕는 것이다.[2] IGF-1은 3개의 아형으로 나뉠 수 있다. IGF-IEa, IGF-IEb 및 IGF-IEc이다. IGF-IEc은 또한 기계적 성장 인자(mechano-growth factor)

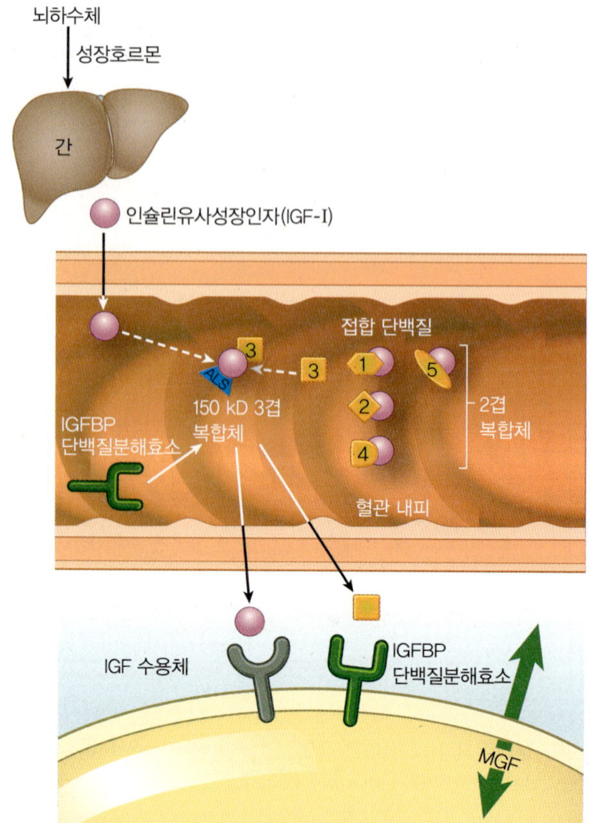

그림 7.21 성장호르몬이 간으로부터 IGF-1방출을 촉진시킬 수 있다. IGF-I은 IGF-접합 단백질과 연합하여 혈중에서 순환하면서, IGF, IGFBP 및 ALS로 구성된 3겹의 복합체를 형성한다. IGF-I은 모세혈관을 통과할 수 있어서 IGF 수용체와 결합하기 위하여 조직 사이로 이동한다. 이것이 신호전달 과정의 시작이다. (Courtesy of Dr Bradley C. Nindl, Military Performance Division, US Army Research Institute of Environmental Medicine, Natick, MA.)

로도 불리는데, 근수축을 위하여 운동단위가 활성화됨으로써, 운동의 기계적 스트레스로 인하여 근육으로부터 분비된다.[22] 그 다음 이것은 자가 분비의 형태로 근섬유 수선 또는 성장을 자극토록 작용한다.

IGF-II는 67개의 아미노산을 지니고, 분자질량이 7.4 kD인 중성 펩티드이다. 이것은 단일 유전자로 구성되어 있으며, 각기 다른 4개의 프로모터(promoter) 부위와 9개의 엑손(exon)을 가지고 있다. 이것은 엑손 7, 8, 9에 암호화되어 있다. 흥미롭게도 IGF-I과 달리, IGF-II는 GH의 조절을 받지 않는 것으로 생각된다(그림 7.21).

IGF 시스템이 복잡하고 아직도 잘 모르기 때문에 연구되어져야 할 많은 과제들이 남아 있다. 특히, IGFs는 트레이닝의 적응으로 뼈와 골격근의 수리 및 리모델링과 연관이 있기 때문에 운동 생리학에 있어서 매우 중요하다.

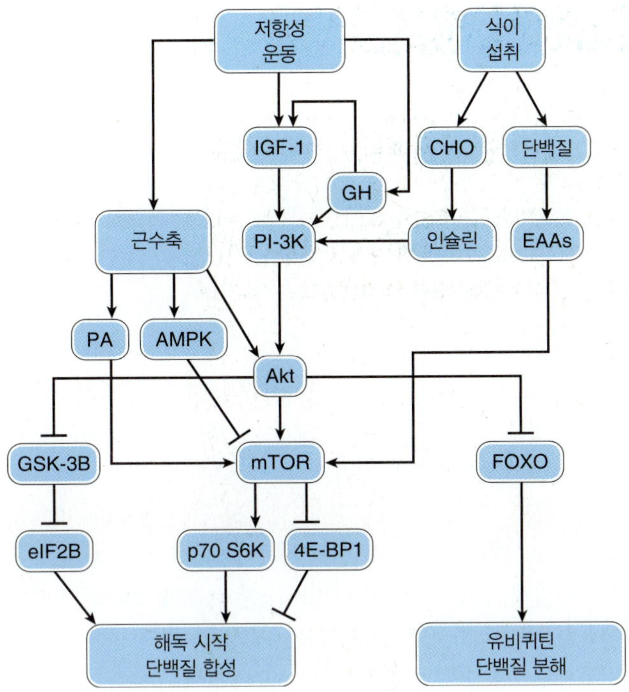

그림 7.22 IGF-I의 공통적인 신호전달 경로. IGF-I의 신호전달 경로는 단백질 합성 증가와 단백질 분해 억제 둘 다 조절한다. IGF-I = Insulin-like Growth Factor-I; GH = Growth Hormone; EAAs = Essential Amino Acids; CHO = carbohydrate; PI-3K = Phosphatidylinositol 3-kinase; AMPK= 5' adenosine monophosphate-activated protein kinase;Akt = a serine/threonine protein kinase family is involved in cellular survival pathways, by inhibiting apoptotic processes; mTOR = mammalian target of rapamycin; PA = phosphatidic acid; GSK-3B = Glycogen synthase kinase 3B; FOXO = FOX Proteins" are a family of transcription factors; eIF2B = eukaryotic initiation factor; P70 S6K = a serine/threonine kinase with its target S6 ribosomal protein; 4E-BP1=Eukaryotic translation initiation factor 4E-binding protein 1.

단백질 합성 신호

단백질 합성 신호체계는 세포핵 내 DNA에서 IGF-1에 내재된 호르몬 메시지를 번역하는 데 필요하다. 일반적으로 운동은 IGF-1 신호 메커니즘을 자극시킬 수 있다. 그림 7.22는 일반적인 신호 경로이며, 여기서 IGF-1은 단백질 합성을 촉진시키기 위하여 유전적 기구를 증가시키는 mTOR 신호의 전달 경로를 자극시키도록 수용체와 상호작용하게 된다. AKT는 단백질 분해를 감소시키기 위하여 FOXO를 차단시키는데, 이 과정에서 적절히 IGF를 이용하는 것이 필수적이다(글상자 7-6).

운동 반응과 적응

체력이 개인적으로 증가하는 것 같이, 안정 시 IGF-1의 농도도 증가한다.[13] 운동 스트레스에 의한 급격한 증가는 운동의 강도와 양, 체력 수준, 그리고 탄수화물/단백질의 섭취에 따른 작용이다.[13,45,46,61,69] 체력 수준을 더 높이고, 탄수화물과 단백질 섭취량을 늘리면, 안정시의 IGF-1 농도도 더 높아진다는 것에 주목한다. 남녀 모두에서 트레이닝을 통하여 IGF-I의 증가가 나타났다는 연구들이 보고되어 왔다.[13,45] 혈중 IGF 농도에 대한 운동의 효과는 가변적이지만, 근육을 자극하면 IGF 농도는 근수축에 대한 기계적인 신호 때문에 더 증강된다(글상자 7-7).

부신 호르몬

부신은 "응징 또는 도피(fight-or-flight)" 분비샘으로 불리어져 왔으며, 이것은 스트레스에 대한 반응을 돕도록 작용한다. 신장(kidney) 위에 위치하고 있으며, 부신 호르몬들은 고강도의 경기 또는 훈련 스트레스가 있는 경우에 분비된다. 부신샘은 2개의 기능적 부분으로 이루어져 있는데, 부신피질(adrenal cortex)과 부신수질(adrenal medulla)이다. 각각은 자극에 의해 각기 다른 호르몬들을 혈중으로 분비한다. 부신수질은 자극에 민감하게 반응하기 위하여 신경계를 통하여 자극을 받는다. 반면에 부신피질에서는 피질자극 호르몬들을 통하여 호르몬들이 분비된다(그림 7.23).

부신수질

부신수질의 자극과 카테콜아민의 분비는 운동을 포함하여 스트레스 자극에 즉각적으로 몸이 반응할 수 있는 아드레날린성의 반응체계로 구성되었다. 스트레스 반응은 아드레날린성 수용체를 가지고 있는 인체의 모든 세포에 영향을 미친다. 이것은 간에서 글리코겐이 포도당으로 분해되도록 하며, 지방조직에서는 지방산 분비를 증가시킨다. 또한 근육내 분포하고 있는 소동맥들의 혈관을 확장시키고, 혈압을 상승시켜 심박출량을 증가시킨다.

부신피질로 둘러싸인 부신수질은 부신 전체 무게의 약 10%를 차지하며, 카테콜아민들을 분비한다(그림 7.23). 부신수질에서 분비하는 전체 카테콜아민 중 에피네프린 (아드레날린이라고도 함)이 85%를 차지하며, 그 나머지 15%가 노르에피네프린과 도파민이다. 카테콜아민들은 부신의 크롬친화성 과립에서 합성된다. 이 과립은 다공성 구조로 되어 있어서 분자들이 생합성 반응을 위하여 과립막 안팎으로 이동이 아주 쉽다(그림 7.24). 노르에피네프린과 도파민은 특

글상자 7-6 전문가 의견

내분비 생리학: 신체 활동의 이로운 측면을 유도하는 바이오 마커 후보로서의 IGF-1

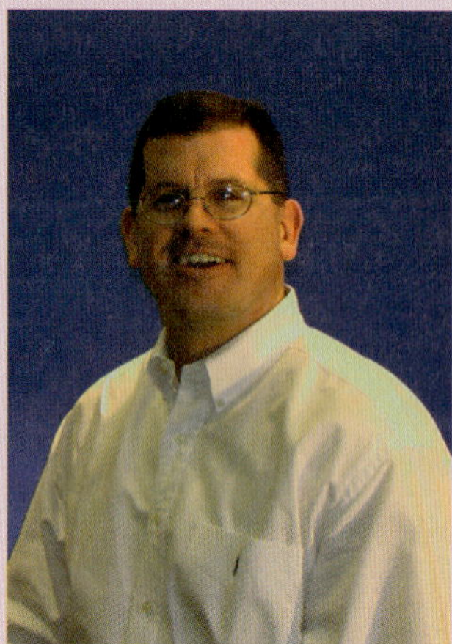

Bradley C. Nindl, PhD, FACSM
미육군 환경의학연구소
전투력 분야 전투생리학팀 연구책임자
코네티컷 스토어스 대학교
키네시올러지학과 외래 부교수
스프링필드 대학 외래 부교수

내분비계는 생물학적 의사소통 네트워크으로서 역할을 한다. 호르몬들은 인체의 여러 생리적인 시스템을 매개하고 협동하여 항상성을 유지한다. 전형적인 내분비 생리학 문헌들은 호르몬은 분비선에서 체순환계 내로 분비되어 멀리 떨어져 있는 세포나 기관에 전달되고 영향을 미친다(즉, 내분비 작용)고 설명한다. 그러나 지난 15~20년 동안 내분비 생리에 대한 최신의 연구들에서 호르몬은 다른 방식으로도 분비될 수 있다는 것이 밝혀졌다. 예를 들어, 호르몬은 한 세포에서 분비되어(즉, 주변 분비) 인접한 세포에 영향을 미칠 수도 있고, 동일한 세포에 영향(즉, 자가분비)을 미칠 수도 있다는 것이다. 또한 호르몬이 생산된 세포에서 떠나지 않고 생산한 동일한 세포에 작용하기도 한다(즉, 새롭게 이름 붙여진 방식인 "intocrine"이다). 전형적인 내분비선인 뇌하수체, 부신, 갑상선, 이자, 정소, 난소뿐만 아니라 근육, 뼈, 심장, 그리고 면역 세포와 조직 역시 다양한 방식으로 호르몬을 분비할 수 있다는 것이 연구자들에 의해 밝혀졌다. 내분비, 주변 분비, 자가분비, intocrine 방식으로 작용할 수도 있고, 여러 세포 형태에 의해 생산되는 호르몬은 인슐린유사성장인자-1(*IGF-I*)이다.

IGF-1은 간에서 주로 분비되고 성장호르몬의 직접적인 조절을 받는 작은 펩티드 호르몬(7.5 kDa)이다. IGF-1은 많은 다양한 동화적, 대사적, 그리고 세포 분열 특성을 가지고 있다. IGF-1의 동화작용 특성으로는 근육의 비대와 뼈의 성장이 포함된다. IGH-1의 대사적 특성으로는 탄수화물과 단백질 대사 모두를 조절하는 능력이 있다. IGF-1의 세포분열 특성으로는 세포 주기 성장의 개시인자이며 발달인자로서 작용하는 능력이 해당된다.

IGF-1은 가장 중요하지만, 연구하기에 까다로운 호르몬 중의 하나이다. 이것은 인체 활동의 긍정적인 측면을 매개하기 때문에 중요하게 여겨진다. 단백질 접착계열(BPs)이 IGF-1의 활동을 자극하거나 억제하기 때문에, IGF-1의 복잡성은 광범위하다. 2% 이하의 IGF-1은 혈중 유리된(즉, 결합되지 않은) 상태로 존재한다. 대부분의 IGF-1(75% 이상)은 IGF-1, IGFBP-3 그리고 산의 화학적 변화를 일으키는 하위 단위(ALS)로 구성된 3가지 형태로 순환한다. 이러한 형태는 꽤 크고(150 kDa) 반감기 역시 길다(~12-15 시간). 그리고 대부분이 체순환에 제한적이다. 약 20~30%의 IGF-1은 IGF-1과 6개의 결합 단백질 중 1개로 구성된 형태로 이루어진 이합체 형태로 혈중 순환한다. 단지 유리 형태와 이합체 형태의 IGF-1만이 "생물학적으로 이용가능"하며, 순환에서 나와 세포 수용체로 운반될 수 있다. 전신 및 국소에 존재하는 단백질 분해효소가 IGF-1이 결합 단백질로부터 분리될 수 있도록 돕고, IGF-1이 생물학적으로 이용가능할 수 있도록 만든다. IGF-1은 단백질 호르몬이기 때문에 이것의 수용체는 세포 막 표면 또는 관통 그리고 내부에 위치하고 있다. IGF-1이 수용체와 신호 전달을 시작한 후에 인산화 반응의 과정을 포함하여 일련의 세포 반응들이 일어난다.

중요하게도, IGF-1은 최상의 건강과 체력을 유지하는 데 관련이 있다. 일부 모순이 존재하기는 하지만, 이것은 운동으로 상향조절된다고 생각되어진다. 운동으로 유도된 골격근의 적응은 IGF-1의 근세포 분열 효과에 의한 것으로 생각되어진다. 혈중 IGF-1 농도의 안정 시 수준 농도와 체력 수준 및 제지방량 사이의 정비례 관계가 이를 뒷받침하는 것이다. 운동으로 인해 IGF-1의 변화가 유도 되지만, 운동에 대한 IGF-1 반응의 역할은 아직 입증되지 않았다. 그러한 이유는 급성 운동처치에 대한 반응에서 관측된 혈중 IGF-1의 정량적인 변화가 증가하거나 감소하기도 하고, 변화가 없기도 하는 등 연구들마다 각기 다르기 때문이었다. IGF-1을 연구하는 것이 중요한 이유는 이것이 건강과 체력상태를 반영하는 생물학적 표지자로 사용될 수도 있기 때문이다. 또한 전신과 국소부위 IGF-1의 관계는 아직 밝혀져 있지 않았기 때문에 향후 연구가 더 필요하다. 게다가 암의 경우를 제외하고 저농도의 IGF-1은 건강에 이상이 있음을 의미하기도 한다. 앞으로의 연구에서는 혈중 IGF-1의 근본적인 메커니즘과 세포/조직 수준에서 국소부위 변화의 관계를 규명하는 노력이 요구된다.

글상자 7-7 전문가 의견

성장과 발달

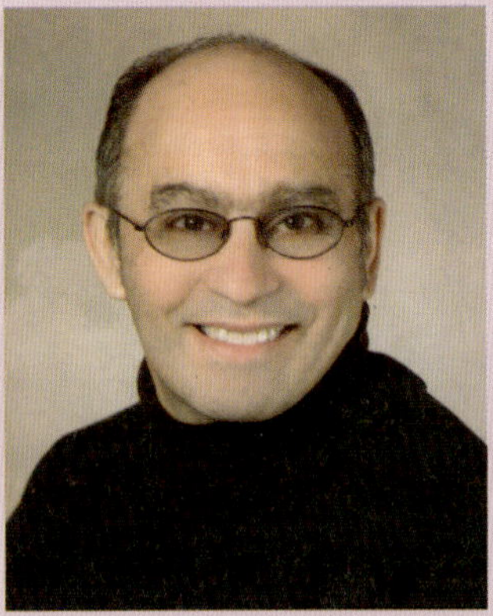

Alan D. Rogol, MD, PhD
버지니아대학교 임상소아과 교수
ODR 컨설팅 회장

정상범위 안에서의 성장과 청소년기 발달은 어린이 또는 청소년이 대체적으로 건강하다는 것을 의미한다. 같은 상태로의 유지는 어린이들에게는 퇴화하는 것이기 때문에 어린이들에게 있어서 성장하는 것은 필수적이다.

성장과 성적 발달은 유전적 청사진에 의해서 일어나지만 호르몬과 환경에 의해 변경되기도 한다. 유전적 계획은 몇몇 유전자의 총합 이상의 더 많은 것을 의미한다. 이것은 환경과 호르몬 그리고 영양에 의해 조절되는 수많은 유전자의 상호작용을 나타낸다.

출생 이후 성장에 가장 중요한 호르몬 시스템은 시상하부—뇌하수체—갑상선 축과 성장호르몬/IGF-1 축이다. 전자는 거의 모든 세포의 대사율에 영향을 미친다. 이것이 결핍되게 되면 어린이는 성장하지 않고 갑상선기능 저하증의 증상을 띄게 된다. 즉, 완만한 성장, 느린 대사과정, 그리고 생애 첫 수년 내에 지적기능 상실 등이 나타난다.

GH/IGF-1 축은 성인의 신장이라는 측면에서 유전적 잠재력을 성취하는 데 필수적이다. 시상하부는 뇌하수체에서 GH의 분비에 영향을 미치는 2가지 호르몬을 만든다. GH 분비 호르몬(GHRH)과 소마토스타틴 호르몬이다. 전자는 GH의 분비를 촉진하는 신호이고, 후자는 성장을 억제하는 신호이다. 간헐적이고, 파동적인 GH 분비는 GHRH와 소마토스타틴 분비 리듬의 총합에 따른다.

GH 그 자체로는 성장에 많은 역할을 하지 않지만, 간에 작용하여 혈중 IGF-2을 생산하도록 하고 다른 모든 기관들에서도 IGF-1이 만들어지도록 한다. 그리고 이것들은 고농도의 골 말단(성장판)과 같이, 국소적으로 특정한 장소에 작용하여 직선적인 성장이 일어나도록 한다. GH는 그 자체로 몇몇의 기능을 지니고 있다. 예를 들면 지방 분해—그러므로 지방분해가 온몸에 영향을 미침—는 신체구성(근육, 뼈 그리고 지방 조직)뿐만 아니라 국소부위의 체지방 분포에 영향을 주며, 또한 이것은 심혈관 질환의 위험성에 중요한 것이다.

인체는 생산된 호르몬들을 최대한 활용하기 위해서 여러 속임수를 이용한다. GHRH와 소마토스타틴은 상대적으로 고농도이지만 아주 제한된 양 만이 혈중에서 순환된다. 이것들의 반감기는 매우 짧아서 GH와 IGF-1 분비량을 매순간 조절하기 위해서 순간마다 신호를 켜고 끄는 것이 아주 중요하다. IGF-1은 하나의 잠재적인 인슐린유사 펩타이드이다. 이것이 만약 생물학적으로 활성화된 상태로 유리되어 순환한다면 심각한 저혈당을 유발할 것이다. 이것의 생물학적 활성은 몇 개의 커다란 운반 단백질에 의해서 억제된다. 즉, 이 잠재적인 펩티드호르몬의 활성화 부위가 "결합된" 형태인 불활성화 상태로 혈중에서 순환되게 하는 것이다. 이것은 결합 단백질로부터 떨어져 적절한 생물학적 작용이 가능한 "안전한" 장소에서 작용하게 되어, 전신의 저혈당과 같은 효과를 나타내지 못하게 한다.

사춘기에는 적어도 두 가지가 일어난다. 청소년은 급속한 성장을 경험하고, 2차 성징을 시작(그리고 완료한다)할 것이다. 그러나 시상하부-뇌하수체-고환(여성의 경우 난소, 남성의 경우 정소) 축에서는 보다 일찍 시작한다. 태어난 후부터, 특히 남자 아이들의 경우에는 이 축이 성인의 수준으로 활동한다. 남자 아이들은 생애 첫 몇 달 동안 "축소판" 사춘기를 보낸다! 그 다음 이 축은 사춘기 발달을 위해 적절한 시기에 또 다시 활성화하기 위해 활동을 멈춘다. 이것은 사춘기 전의 "중단"이라고 하고 10년~12년 정도 지속된다. 이 시기 동안 난소와 정소는 여자 아이의 경우에는 에스트라디올 그리고 남자 아이의 경우 테스토스테론과 같은 적절한 성호르몬을 아주 적은 양을 생산한다. 이 측정할 수 없을 만큼의 적은 양의 이 호르몬은 시상하부가 분비하도록 할 수 있으며, 이어서 다시 파동적 형태로 고나도트로핀 분비 호르몬(GnRH), 즉 성 스테로이드를 위한 황체화호르몬(LH)과 난자와 정자 생성을 위한 여포자극호르몬(FSH)이 분비되도록 한다. 그러므로 이 시스템은 사춘기 전 상태로 있는 것이다.

사춘기가 되면 테스토스테론과 에스트라디올의 적은 양은 더 이상 GnRH의 분비를 억제하지 못하게 된다. 또한 정소와 난소는 증가하는 LH와 FSH에 반응할 수 있게 된다. 그리고 이것은 사춘기 과정이 일어날 수 있도록 하며, 성인(생식)상태의 수준으로 작용하게 된다.

내분비 체계에서 일어나는 또 다른 흥미로운 현상은 증가한 테스토스테론과 에스트라디올이 시상하부와 뇌하수체를 상향조절하고, 일시적으로 더 많은 양의 GH/IGF-1을 분비하여 청소년기 중반의 특징인 급속한 성장을 촉진시킨다.

몇 년 경과 후 이러한 성호르몬은 긴뼈의 성장판이 합쳐지도록 하여, 급속한 성장이 멈추게 된다. 2개의 호르몬 축이 성인의 신체구성과 국소부위 체지방의 분포가 이루어지도록 한 것이다. 근육과 뼈는 30세 중반까지 축적되게 된다.

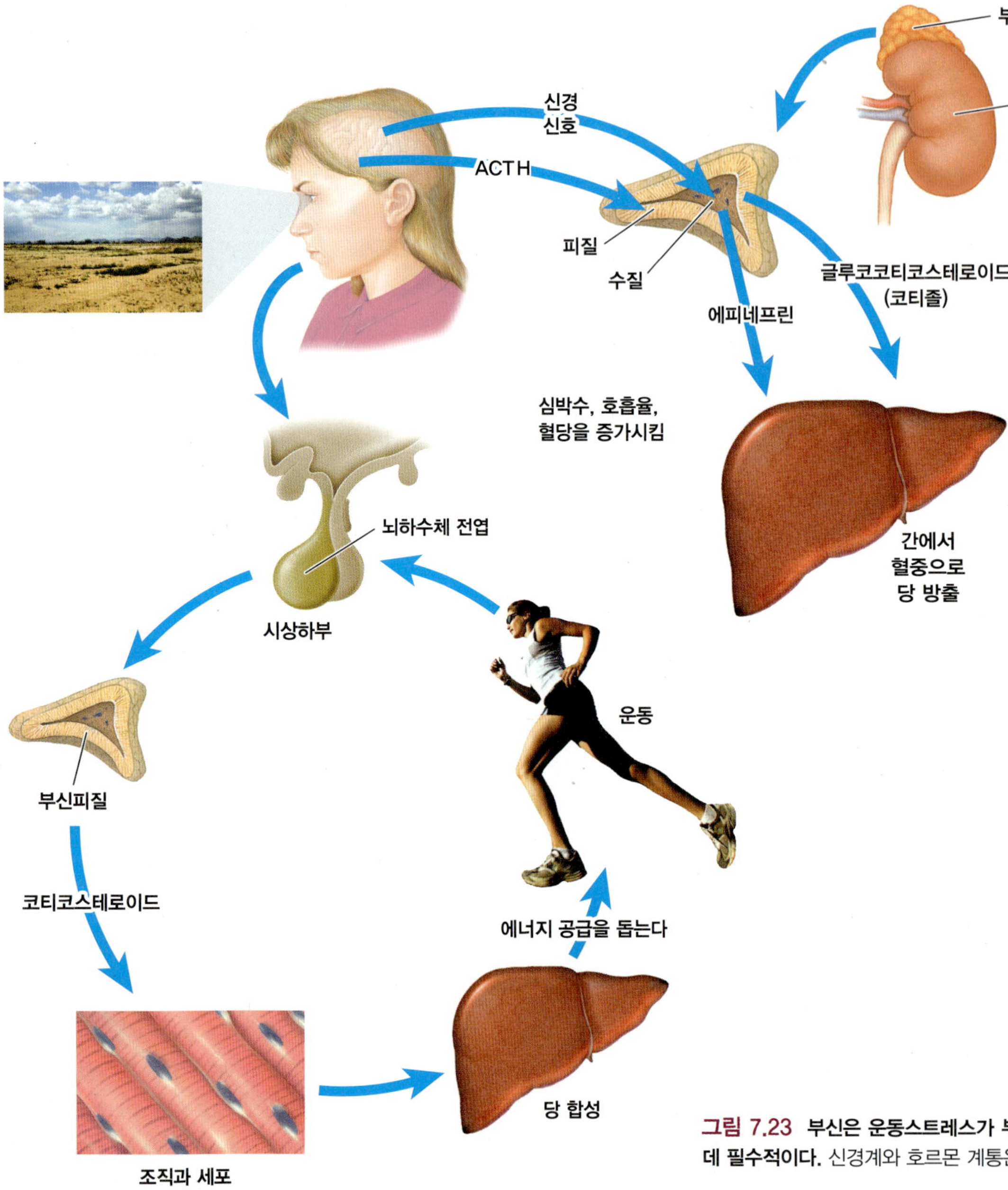

그림 7.23 부신은 운동스트레스가 부가될 때 생리적 계통들을 조절하는 데 필수적이다. 신경계와 호르몬 계통은 부신을 자극한다.

정의 신경뉴런들에서 신경전달물질(neurotransmitters)로서도 작용한다. 부신수질의 호르몬은 교감신경(내장신경; splanchnic nerve)의 자극에 의해 분비된다. 더구나, 카테콜아민뿐만 아니라 오피오이드 계열 중의 하나인 프로엔케팔린(proenkephalin) 오피오이드 펩티드 또한 부신수질에서 합성되고 분비된다. 이러한 오피오이드 펩티드는 회복기와 면역 강화에 중요한 역할을 한다.

운동준비와 장력 발생에서의 역할

카테콜아민(에피네프린과 노르에피네프린) 분비는 운동과 같은 스트레스에 대한 아드레날린성 반응의 일부인데, 이것들은 특정의 스트레스(예를 들어, 놀람, 고강도의 운동)에 반응하여 단 몇 초 만에 혈중 농도가 증가한다. 보다 흥미로운 것은, 에피네프린은 24시간에 이르기까지 고농도가 유지된다. 그러나 보통 운동시작 30분 전부터 신체활동을 위한 생리적 준비과정으로 증가한다.[18,75] 최근에 에피네프린은 장력을 발휘하는 데도 중요한 역할을 하는 것으로 밝혀졌다. 근형질소포체(SR)에서 발견되는 베타-2 아드레날린성 수용체와 카테콜라민이 결합되면, 칼슘 이온(Ca^{++})은 더 빨리 SR에서 분비되게 한다. 그리고 이 분비된 칼슘 이온들은 트로포닌(troponin) 분자와 더 빠르게 상호작용하게 된다. 이러한 신속한 상호작용은 트로포닌의 활동 부위 기능을 더 빠르게

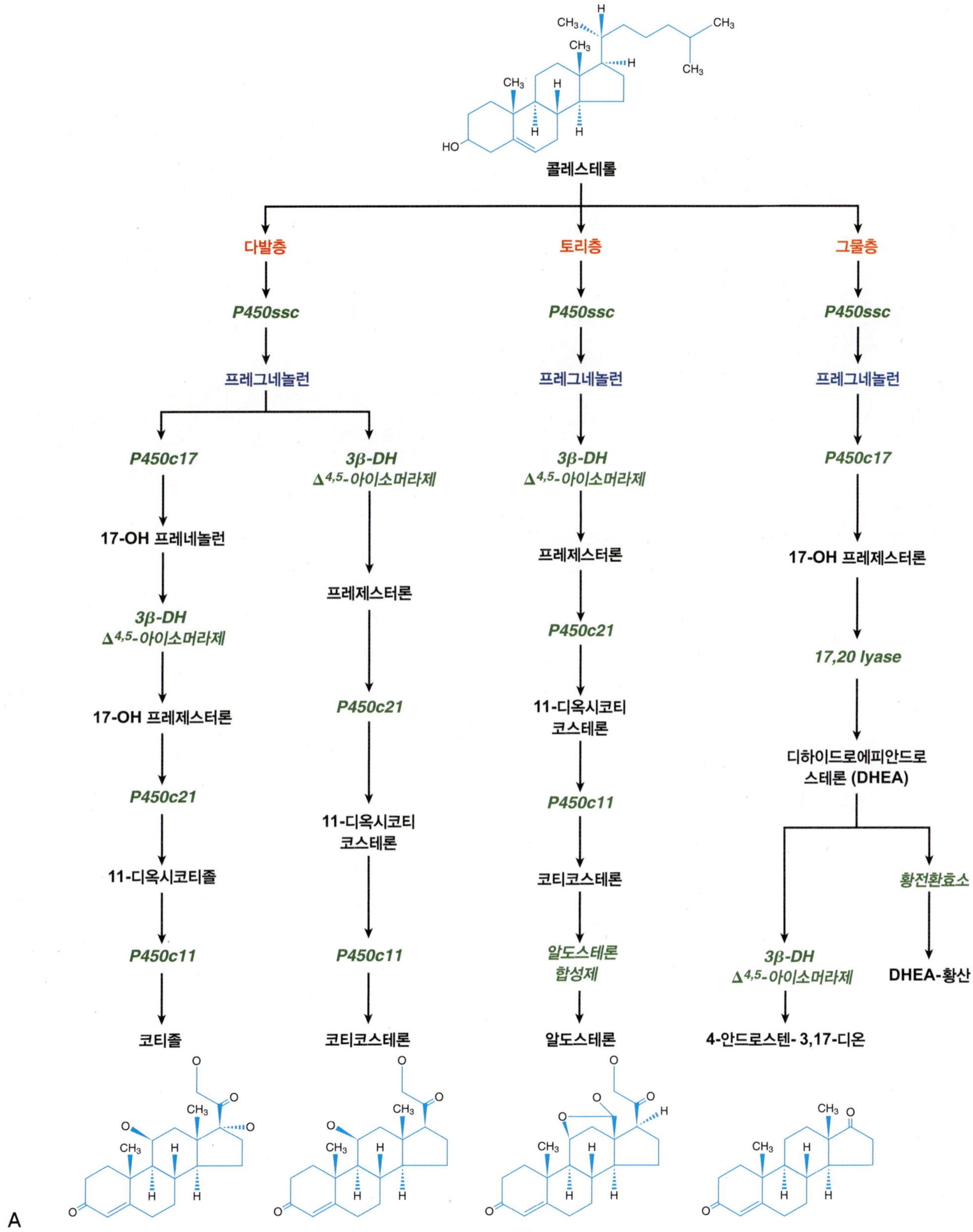

그림 7.24 **부신에서의 호르몬 합성은 운동에 대한 적응의 핵심적인 부분이 될 수 있다. (A)** 부신피질에서 호르몬 합성 경로들.

(계속)

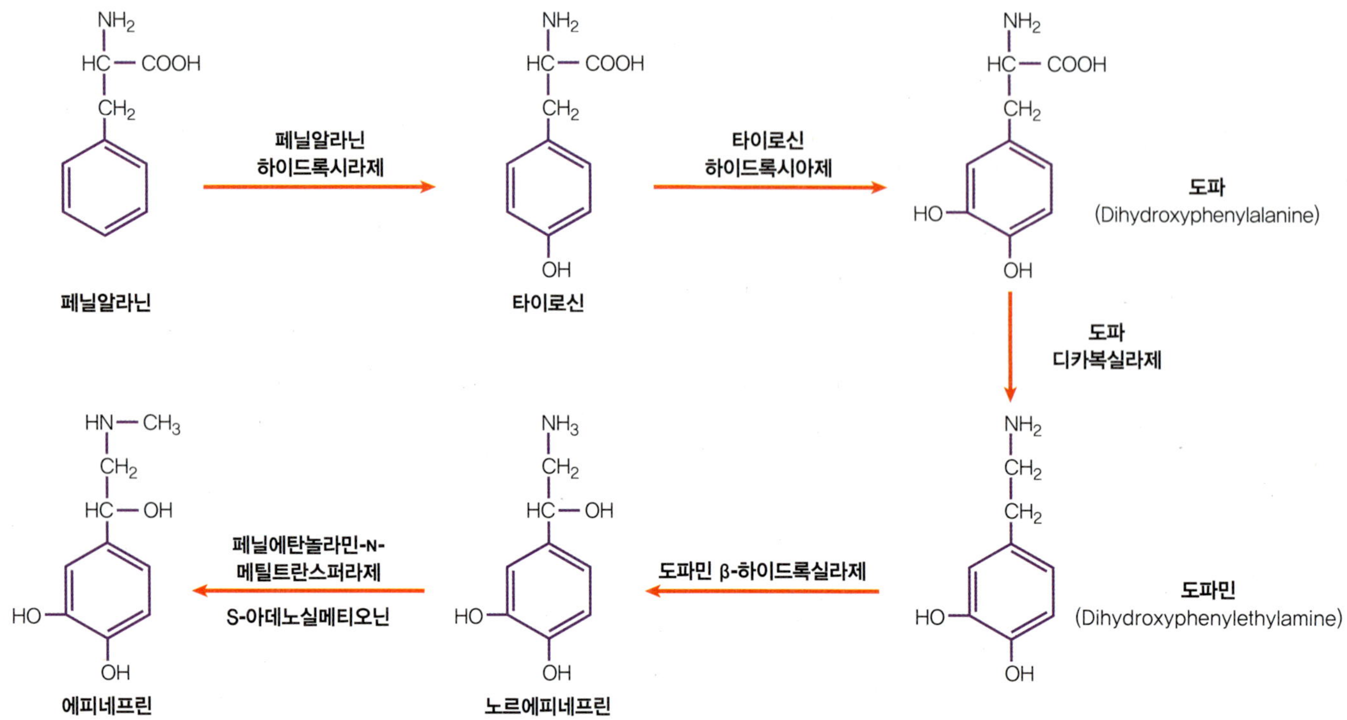

B

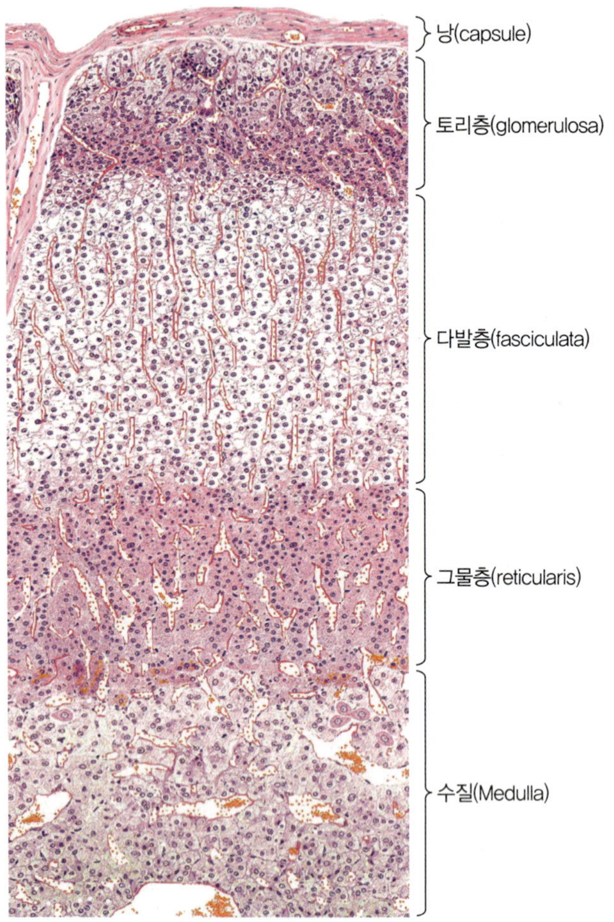

C

그림 7.24 (계속) **(B)** 부신수질에서의 호르몬 합성 경로들 **(C)** 부신수질의 횡단면.

촉진시킨다. 결국 이러한 과정들은 근절(sarcomere)이 더 빠르게 수축을 일으킬 수 있게 하는 것이다. 그러므로 근 수축은 에피네프린의 분비에 의해 증강된다.

오피오이드 펩티드와의 상호작용

1985년 에피네프린의 분비는 프로엔케팔린 오피오이드 펩티드의 분비와 함께 일어난다는 것이 밝혀졌다(예를 들어, 표식으로써 펩티드 F; 그림 7.25).[42] 훈련되지 않은 일반 남성들은 보다 강한 운동 강도에서 프로엔케팔린 펩티드 F와 에피네프린의 농도가 증가하였으나, 고도로 훈련된 중거리 육상선수들은 안정 시(거의 2배 증가)와 상대적으로 더 낮은 운동 강도에서 더 높은 농도가 관측되었다. 그러나 더 높은 강도로 운동을 하면 펩티드 F가 감소하였는데, 이것이 최대강도의 운동에서 유의하게 더 높은 농도의 에피네프린이 분비되도록 만드는 것이다. 훈련군과 비훈련군 모두에서 회복시 펩티드 F의 증가가 관찰되었는데, 이것은 오피오이드 펩티드들이 운동회복기 반응에 작용을 한다는 것을 의미한다.

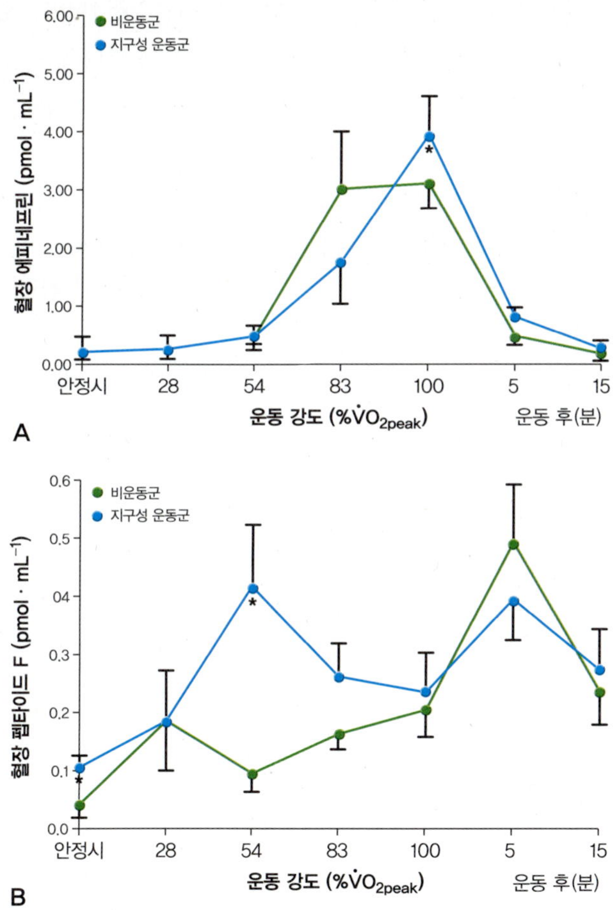

그림 7.25 부신은 에피네프린 외의 많은 것들을 합성하고 방출시키며, 프로엔케팔린의 분비는 조직의 수리와 진통에 필요한 면역세포기능을 촉진시킴으로써 회복에 영향을 미친다. (A) 유산소성 운동에 대한 혈장 에피네프린의 반응. (B) 유산소성 운동에 대한 혈장 펩타이드 F의 반응. *두 트레이닝 군 간의 유의한 차이 인식됨. 에피네프린의 안정시 이상의 유의한 증가는 두 운동군의 최고산소섭취량의 83%와 100%에서 나타났으며, 반면에 펩타이드 F에서는 안정시보다 유의하게 높은 차이는 운동군의 경우 최고산소섭취량의 54% 시점에서, 비운동군의 경우에는 83% 지점에서 나타났다. 두 군 모두 운동 후 5분과 15분 시점에서 펩타이드 F가 증가하였다(참고문헌 42).

회복과 면역의 연결

회복기에 펩티드 F의 증가는 면역 세포들과의 상호작용 때문에 일어나는 것으로 인식되어 왔다. Triplett 등의 연구에 따르면, 펩티드 F와 B세포(항체를 생산하는)의 활성 간의 관련성이 바로 그것을 의미하는 것이다.[75] 그리고 후속 연구에서 펩티드 F가 면역세포들이 포함되어 있는 혈액의 백혈구·혈소판층(buffy coat)에 존재한다는 것이 밝혀졌다. 그러므로 부신 샘은 스트레스에 반응하여 활성화될 뿐만 아니라 안정상태와 스트레스로부터의 회복 중일 때에도 활성화된다. 이 시점에 펩티드 F는 면역 세포들의 활성화와 회복과정에서 면역 세포들의 작용에 아주 중요할 것이다.

운동의 역할, 반응 그리고 적응

에피네프린과 노르에피네프린은 최대산소섭취량의 대략 50% 수준의 운동 강도에서 전형적으로 증가를 보이며, 운동 강도가 최대수준에 이르게 되면, 비직선적으로 증가되는 것으로 나타났다. 에피네프린은 반감기가 단 2분 정도 밖에 되지 않기 때문에, 회복기 초기 몇 분 안에 안정시 수준으로 돌아간다. 흥미롭게도 세트 간의 짧은 휴식의 저항성 트레이닝과 같이 운동 스트레스가 아주 강한 경우, 에피네프린은 운동 후 5분까지 증가 상태를 유지하기도 한다. 도파민 농도 또한 증가를 하게 되는데, 이는 반응과정의 작용효소들이 산성화에 따른 불활성화로 인하여 생합성 과정에서 에피네프린으로의 불완전한 전환 또는 백업을 의미하는 것이다. 트레이닝에 대한 적응으로 카테콜아민은 최대하 운동에서는 심박수의 반응과 같이 낮아지지만, 최대강도에 이르기 까지 점진적으로 증가하며, 최대 강도에서 프로엔케팔린(proenkephalin)은 감소를 보인다.

부신피질

부신피질(adrend cortex)에서는 무기질 코르티코이드(aldosterone)와 당질코르티코이드(cortisol)가 분비된다. 부신 안드로겐도 역시 부신피질의 망상층(*zona reticularis*)에서 분비된다. 그리고 여성에게 있어서 부신피질은 동화작용 호르몬으로서 작용할 수 있는 소량의 안드로겐이지만 아주 중요한 합성 장소이다.

당질 코르티코이드

코티졸은 부신피질의 망상층(fasciculata)에서 분비되는 주된 당질 코르티코이드이다. 앞에서 언급했듯이, 코티졸의 분비는 뇌하수체 전엽의 ACTH 호르몬에 의해서 자극된다. 약 10%의 코티졸이 유리상태이며, 생동적이다. 나머지 90%는 반감기를 연장하기 위해서 혈장 단백질인 코티코스테로이드-결합 글로불린(또한 transcortin이라고도 함)으로 존재한다. 코티졸은 거의 모든 세포가 가지고 있는 당질 코르티코이드 수용체와 상호작용한다. 당질 코르티코이드인 코티졸은 포도당 대사와 관련이 있다. 코티졸은 여러 과정을 통하여 혈당을 올리거나 정상 혈당을 유지하는 것을 돕는다. 이러한 과정에는 아미노산이나 지질로부터 당을 합성해 내는 당신생(gluconeogenesis)이 포함된다. 코티졸은 또한 대사과정과 관련이 있는 효소들을 활성화시키며, 당을 만드는 데 사용되는 아미노산의 분해를 자극시킨다. 더구나 코티졸은 근육 또는 지방조직으로 포도당이 흡수되는 것을 제한시킨다. 이 모든 것이 뇌와 신경계통에 주요 에너지원인 포도당 공급을 유지시키기 위한 것이다. 코티졸은 포도당을 합성해 내기 위하여 대체 기질(아미노산, 글리세롤)들을 이용함으로써 포도당과 글리코겐을 보존하게 된다. 코티졸은 또한 다른 수용체들과 교차반응을 한다. 즉, 단백질 합성 신호를 차단하는 데 가장 중요한 안드로겐 수용체와 반응한다.

코티졸은 또한 우리 몸에서 주요 이화작용 호르몬으로 알려져 왔다. 이것은 단백질 분해를 잘 할 수 있도록 단백질 합성(예를 들어, mTOR시스템을 차단)을 신호하는 분자활동을 억제시킴으로써 근 글리코겐과 글루코스의 사용을 막으려는 것인데, 이것은 결국 아미노산을 에너지 기질로 이용할 수밖에 없게 하려는 것이다. 더구나, 코티졸은 포도당을 주요 에너지원으로 사용하는 면역 세포들의 활성화를 억제시킬 수 있는데, 이것 또한 글리코겐과 포도당 사용을 줄이게 한다. 그러므로 "이화작용 호르몬"이라는 나쁜 명칭을 얻게 된 것은 코티졸이 체내에 저장된 글리코겐의 보유량을 유지시키기 위하여, 다른 기질들(아미노산, 지방산 등)을 이용하여 포도당을 합성하여 사용하기 때문이다.

코티졸은 면역세포의 활성화를 억제시켜 항염증 작용을 한다. 그러므로 코티졸은 천식, 관절염, 또한 자가면역 질환과 같은 염증 질환들을 치료하는 약으로 사용되어 왔다. 그러나 그것이 단백질 합성에 부정적인 영향을 미치기 때문에, 조직이 파괴되는 것을 막기 위하여 임상적으로 신중하게 사용되어야 한다. 이러한 부정적인 요인이 스포츠의학에서 언급되어 왔기에, 코티졸 주사처방이 수년 전 만큼 인기가 있지 못한 이유인 것이다. 코티졸 주사에 의한 고농도의 당질 코르티코이드의 주입은 뼈의 발달과 상처조직의 치유를 감퇴시킬 수 있으며, 또한 기타 생리적 기능들에 부정적으로 영향을 미칠 수 있다. 코티졸의 과도한 분비에 의한 질병을 쿠싱즈질환(Cushing's disease)이라고 한다.

운동의 역할과 반응, 그리고 적응. 최대산소섭취량의 70% 강도 혹은 그 이상의 강도로 운동을 할 경우에 코티졸 농도는 증가할 것이다.[55] 만일 저항성 운동이 충분한 강도와 운동 양으로 수행된다면 혈중 코티졸의 농도는 또한 증가할 것이다. 운동 회복기 5분~30분 경에 코티졸의 증가는 흔히 관측된다. 만일 안정시 농도가 높다면(예를 들어, >450 nmol · L^{-1}), 이때 급성 운동반응은 실제로 더 큰 자극을 요구하게 된다. 흥미롭게도 코티졸이 오버트레이닝한 선수들을 찾아내는 데 중요한 역할을 할 수 있는 것으로 언급되었다고 할지라도, 아주 좋은 마커가 될 수는 없다. 왜냐하면 그것은 이미 오버트레이닝 상태에 놓인 후에야 증가가 나타나기 때문이다.[20] 대부분의 극심한 운동은 체내의 글리코겐의 저장량을 절약해서 사용하고, 근조직의 손상에 의한 염증 반응을 줄이기 위하여 코티졸의 증가를 초래한다. 그러나 특정의 상황에서 코티졸은 개인의 회복 능력을 감소시키기도 한다.

무기질 코르티코이드

알도스테론은 부신피질의 구상층(*zona glomerulosa*)에서 분비되는 스테로이드 호르몬이다. 알도스테론은 수분의 균형과 혈중 전해질(예를 들어, 나트륨과 칼륨)을 조절하는 것을 돕는 호르몬인 무기질 코르티코이드 중에서 가장 중요한 것 중의 하나이다. 이러한 조절들을 위하여 부신피질에서 생산되는 호르몬들은 신장의 세뇨관과 집합관들에 영향을 미친다. ACTH와 국소적인 K^+ 농도뿐 아니라 angiotensin II 역시 알도스테론의 분비를 자극한다. 알도스테론은 체내에 나트륨은 유지시키고, 칼륨은 배출하도록 신장에 신호를 보내는데, 이것은 알도스테론 호르몬의 가장 중요한 역할 중의 하나이다. 전해질 농도의 이러한 변화는 혈압과 혈액량 및 수분보유량의 증가를 유발한다. 또한 알도스테론은 신장의 집합관에 게재된(intercalated) 세포들에 의해서 수소이온(H^+)의 분비를 촉진시켜서 산-염기 평형을 이루도록 한다. 이것이 중탄산 가스 농도를 조절하고, 그로 인하여 산-염기 평형을 돕게 된다. 또한 알도스테론은 뇌하수체 후엽에 작용하여 신장이 체내수분을 보유하도록 하는 아르기닌(arginine) 바소프레신(이것은 또한 항 이뇨호르몬이라고도 불림)의 방출을 촉진시킨다. 흥미롭게도 알도스테론은 정상적으로 혈액에서 관찰되어지는 나트륨의 재흡수에 단지 2%만을 차지한다.

운동의 역할, 반응, 그리고 적응. 알도스테론은 운동 스트레스에 따른 체액과 전해질 조절에 중요한 역할을 한다. 운동에 대한 알도스테론의 반응들은 운동 강도와 관련이 있는데, 낮은 강도의 운동에서는 보다 낮은 농도가 관측된다.[54] 트레이닝으로, 사람들은 더 높은 강도로 운동할 수 있도록 운동능력을 향상시킬 수 있으며, 그로 인하여 트레이닝 후 최대 강도의 운동 시에 알도스테론의 농도는 트레이닝 전의 최대 강도에서 운동했을 때보다 더 높게 나타난다.[56] 이것은 상대적으로 더 높은 생리적 기능의 요구와 운동 강도로 인하여 더 많은 수분량과 전해질의 조절이 필요하기 때문이다. 그러므로 운동의 강도와 양은 알도스테론의 분비에 있어서 중요한 신호체계이다. 저항성 운동에서는 알도스테론의 반응이 다르다. 즉, 고강도 저항성 운동은 알도스테론의 농도에 영향을 주지 않는다. 저항성 운동들은 체액량과 전해질 균형 유지에 도전적인 과제가 아니기 때문이다. 그러므로 보디빌딩 프로토콜이나 짧은 휴식의 프로토콜과 같이 많은 양의 운동으로 에너지대사 강도가 올라간 것 만큼, 알도스테론은 증가하지 않는다는 것이다.[30,38] 체액이나 전해질의 요구량과 관련된 저항 운동 프로토콜일 경우는 알도스테론의 반응을 유도하게 된다.[33,58]

췌장 호르몬들

췌장은 복부의 소장 위쪽 몸속 깊숙한 곳에 위치한다. 췌장은 인슐린의 동화작용에서부터 당뇨병과 같은 질환들에 대한 혈당 조절에 이르기까지 여러 생리적 작용에 있어서 중요한 역할을 한다. 또한 췌장은 췌장액을 분비하는데, 이 액에는 소화효소들이 포함되어 있다. 이것이 위장을 지나 소장으로 이동하는 위산(stomach acid)을 중화시키면서, 단백질, 탄수화물, 그리고 지방을 분해하는 소화과정을 돕는다.

췌장은 인슐린, 글루카곤(glucagon), 소마토스타틴(somatostatin)의 호르몬들을 분비한다. 췌장에서 인슐린과 글루카곤을 분비하는 세포들로 특성화된 곳이 바로 랑게르한스(Langerhans)섬이다. 글루카곤은 혈당이 떨어지기 시작할 때, 혈당을 올리는 것을 돕고, 인슐린은 혈당이 높은 경우에 세포들이 혈당을 섭취하여 낮추도록 작용한다. 췌장의 각기 다른 특성의 세포들이 다음과 같은 분비물들을 생산하다.

- 베타 세포들은 혈당이 상승되었을 때 혈당을 내리기 위하여 인슐린을 분비한다. 이 세포들은 성인 췌장 랑게르한스섬의 60~80%를 차지한다.
- 알파 세포들은 혈당이 낮을 경우에 혈당을 상승시키는 글루카곤을 분비한다. 이러한 세포들은 췌장 랑게르한스섬의 15~20%를 차지한다.
- 델타 세포들은 소마토스타틴을 분비한다. 그리고 이것은 인슐린과 글루카곤의 내분비를 억제한다. 이 세포는 췌장 랑게르한스섬의 5~10%를 차지한다.
- PP 세포들은 췌장 폴리펩티드를 분비하는데, 이것은 췌장액의 분비를 억제한다. 이 세포들은 췌장의 1% 정도를 차지한다.

전형적인 내분비 피드백 과정은 혈당 조절을 함께하는 인슐린과 글루카곤의 상호작용이다(그림 7.26).

당뇨병과 대사 증후군

당뇨병을 지니고 있는 사람들은 몸에서 인슐린 자체를 생산하지 못하거나, 그것을 잘 이용하는 데 어려움을 가지고 있다. 당뇨병은 고혈당(hyperglycemia; 상승한 혈당 농도)으로 특징지어지는데, 이것은 인슐린 농도가 낮거나 인슐린이 세포에 정상적인 작용을 못하게 되는 인슐린 저항성(insulin resistance) 때문에 나타난다. 베타 세포가 혈당을 낮추기에 충분한 농도의 인슐린을 생산하지 못하는 것이 이 질환의 근본적인 문제다.

당뇨병에는 3종류가 있다. 즉 1형, 2형, 그리고 대개 임신 중에 생기는 임신성 당뇨병이다. 1형과 2형은 치료되지 않을 경우 심각한 건강 문제를 초래할 수도 있다. 1형은 주로 어린이나 젊은 성인들에게서 발병되기 때문에 소아 당뇨병으로도 알려져 있다. 이 경우는 췌장의 베타 세포에서 몸이 요구하는 양 만큼의 인슐린을 생산하지 못하기 때문에 발생한

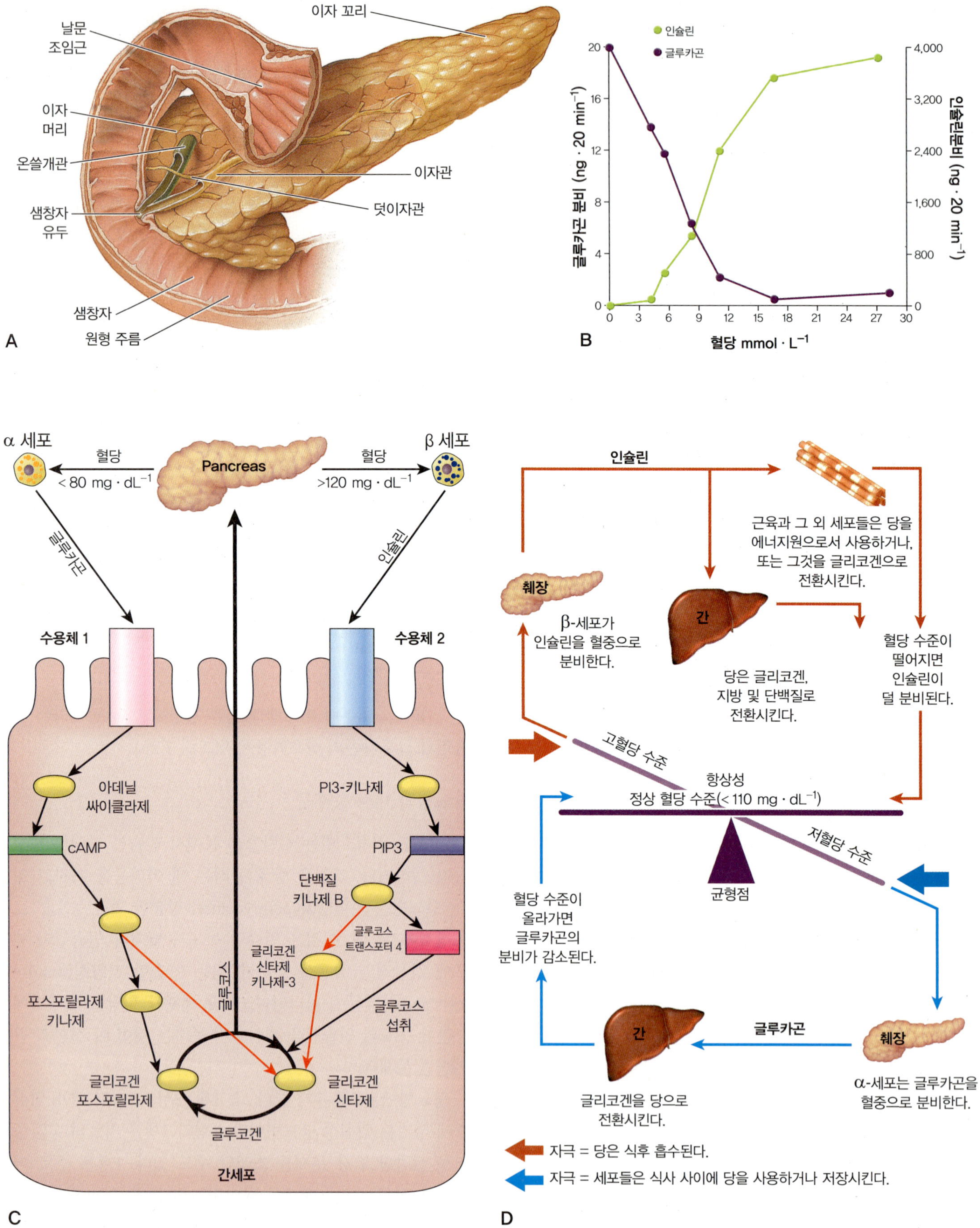

그림 7.26 당대사의 조절은 인체에서 가장 중요한 항상성 기능 중의 하나이며, 운동에 대한 반응인 글루카곤과 인슐린 합성 그리고 방출의 조절은 운동에 대한 하나의 적응현상이다. (A) 췌장 (B) 글루카곤과 인슐린 분비 (C) 혈당에 대한 글루카곤과 인슐린 반응 (D) 혈당농도 유지를 위한 글루카곤과 인슐린의 작용.

것이다. 2형 당뇨병의 경우에는 근육과 같은 표적세포들에 인슐린이 제대로 영향을 미치지 못하게 하는 저항성 때문에 생긴 것이다. 그래서 표적세포들은 호르몬에 반응할 수 없는 것이다. 2형 당뇨병에서 베타 세포 역시 제대로 기능하지 못한다. 1형, 2형 당뇨병 모두 치료될 수는 없지만, 종합적인 프로그램을 통하여 관리되어질 수 있다. 1형 당뇨병에는 식이조절과 생활방식 개선과 함께 인슐린 주사가 필수적이다. 2형 당뇨병은 생활방식의 변화와 운동 그리고 식이요법, 흔히 인슐린 치료의 조합을 통하여 관리되어질 수 있다.

혈당과 인슐린의 고농도로 인하여 생기는 인슐린 저항을 지니는 사람들은 대사성증후군과 2형 당뇨병으로 발전될 수 있다. 대사성증후군은 심혈관 질환과 당뇨병에 영향을 미칠 수 있는 여러 가지 의학적 문제들을 의미한다(예를 들면, 고혈압; 중성지방 및 LDL과 같은 지질의 고농도; 높은 인슐린 농도; 복부비만; 과체중; 높은 체지방). 운동과 식이요법은 대사성증후군에 영향을 미치는 주요 요소이다(글상자 7-8).

운동의 역할, 반응, 그리고 적응

일반적으로 운동은 인슐린 농도의 감소를 유발한다. 인슐린이 감소하면 간(liver)이 자극을 받아 간에 저장된 글리코겐을 분해하여 방출하게 한다. 그러므로 우리 몸에서 가장 엄밀하게 조절되는 것 중의 하나인 혈당조절이 이루어지는 것

글상자 7-8 전문가 의견

대사성증후군

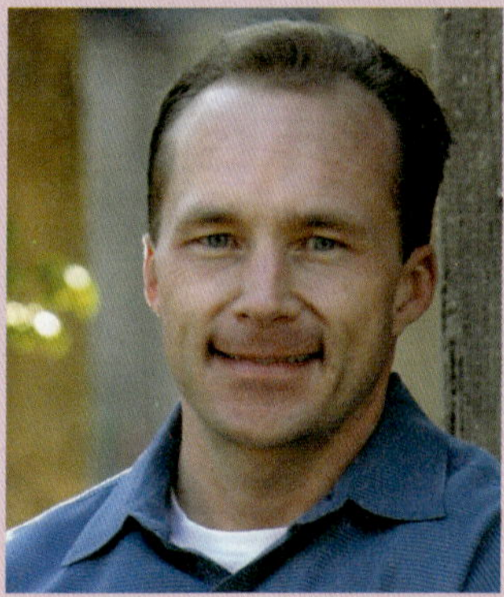

Jeff S. Volek, PhD, RD
코네티컷 대학교
커네시올러지 학과 부교수

대사성증후군(MetS; 인슐린저항성증후군이라고도 함)은 비만, 당뇨 그리고 심혈관 질환들의 마커이다. MetS의 정의와 적용에는 여전히 논쟁이 있지만, 대부분의 학자들은 고인슐린증과 인슐린 저항성이 공통적인 특징이라는 것에는 동의한다. 또한 다양한 인슐린 신호 효과에 대한 손상은 MetS의 특성을 잘 나타내 주는 것이다. MetS가 임상적으로 중요한 것은 인슐린 저항성과 당뇨전 상태는 심혈관 질환과 조기 사망의 위험을 내포하고 있기 때문이다. 치료전략에 대하여 일반적으로 동의되지는 않았다고 할지라도, 다소 역설적이기도 하지만, 실제 적용 개념이 중요하다. MetS를 정의하기 위해 전통적으로 익숙한 생물학적 마커들은 정확히 말하면 탄수화물 제한 식단에 의해 개선되는 것들이라고 최근 시사되었다. 이들 마커들은 비만(높은 체중, BMI, 허리둘레), 고혈당 그리고 인슐린 수준, 낮은 HDL-C 그리고 높은 중성지방(TG)이 포함된다. 이 발견은 결국 이러한 질환을 치료하기 위해서는 우선 저탄수화물 식단이 요구된다는 것을 의미한다.

최근 연구에서 저탄수화물 식단에 대한 기존의 이해에 대하여 패러다임을 전환시켰다. 포도당은 췌장의 인슐린 분비에 주요 자극제이다. 인슐린의 다양한 효과는 일반적으로 동화작용 효과를 의미한다. 이러한 효과로는 GLUT 4 수용체들에 의한 말초조직에서의 포도당 섭취의 자극; 글리코겐 분해와 포도당신생(gluconeogenesis) 및 지질분해의 억제; 그리고 글리코겐 저장과 단백질 합성에 대한 자극들이 포함된다. 탄수화물 제한에 기초한 이론적인 전략은 감소된 식이당분 섭취는 인슐린 조절을 더 잘하고, 동화작용 상태를 보다 잘 유도해낸다는 것이다. 보다 특별히, 탄수화물 제한의 원리는 인슐린을 낮은 상태로 유지함으로써 에너지 대사가 저장형태로 보다는 오히려 산화되도록 한다는 것이다. 지속된 고인슐린혈증(hyperinsulinemia)은 필연적으로 섭취된 지질이 산화되기보다는 저장되게 하며, 지방, 특히 포화지방의 동맥경화성 영향은 더욱더 확실하다. 저탄수화물 식단을 통해 지질 합성은 확실히 억제되며, 이것은 지단백 대사와 기타 동맥경화성 진행에 대한 역효과를 줄이며, 식이지방의 흡수후 관리를 더 잘할 수 있게 한다.

MetS와 당뇨를 치료함에 있어서 탄수화물 제한은 확실하고 근본적인 접근법이다. 실험적으로 감소된 탄수화물 식이는 저지방 식이처치보다도 당 조절이 잘되고, 헤모글로빈 A1c가 많이 낮아지고, 약물의존성이 감소한 것으로 나타났다. 또한 그러한 유의한 변화를 도출해 내기 위한 체중 감소는 나타나지 않았다.[1] 당뇨병 환자와 MetS의 치료를 위한 저탄수화물 전략을 실행하는 데 있어 어려움은 당뇨병을 앓고 있는 환자들은 심혈관질환(CVD)의 위험을 대략적으로 가지고 있다는 것이다. 가장 큰 우려는 탄수화물을 뺀 식단은 섭취되는 식이지질(포화지방 가능성 있음)에 의해 대체될 것이고, 이것이 이미 지니고 있는 심혈관 질환의 위험성을 더 증가시키게 될 것이다. 이러한 역설적인 이론에 대한 반박으로 최

근 연구에서 이러한 저탄수화물 식단은 심지어 체중 감소가 없으면서도, CVD 마커를 상당히 개선시킨다는 것을 보였다.

오랫동안, 탄수화물 제한은 체중 감소의 방법으로 생각되어져 왔으며, 저밀도 지단백 콜레스테롤(LDL-C)과 심장 질환의 위험 때문에 의심받아 왔다. 그러나 식이 탄수화물의 제한은 HDL-C를 증가시키고, 혈장 TG를 감소시켜서 죽상경화성 지질이상증을 개선시키는 것으로 알려져 왔다. 반면에 저지방 식단은 콜레스테롤과 LDL-C를 낮추는 것으로 인식되어 왔다. 지질이상증과 LDL-C의 위험요인들 간의 관련성은 아주 복잡하다. 그것은 LDL-C에 의한 죽종형성이 지질의 입자 크기에 따라 결정되는데, 그 입자 크기는 식이 탄수화물과 상당히 밀접한 상관이 인식되기 때문이다. 더구나 아포지단백(apolipoproteins)과 같은 또 다른 마커들은 오히려 콜레스테롤 프로파일들보다 더 정확한 대사성증후군의 예측 마커일 수도 있다. 특히 apoB/apoA-1의 비율은 가장 정확한 것으로 제안되어 왔다. 지방산 특히 포화지방산의 문제는 탄수화물이 제한되면, 지방 섭취가 증가하게 된다는 것이다. 그리고 이것은 지단백의 대사와 심혈관질환의 위험성에 나쁜 영향을 미칠 것으로 염려되어 왔다.

여러 연구들에서 극저(very low) 탄수화물 식이가 심장질환의 위험에 대한 표준적이고 새로운 마커들에 대하여 미치는 영향이 평가되었다. 이 같은 최근 연구에서 부각된 결과는 제한된 탄수화물 식이는 저지방 식이보다 여러 가지 장점들을 가지고 있었다. 즉, 지방조직을 감소시키며, 당조절과 인슐린의 민감도를 개선시키고, TG의 변화를 포함하여, HDL-C과 총 콜레스테롤/HDL-C의 비율들이 긍정적으로 나타났다. 대사성증후군에 대한 이 같은 마커들과 함께, 저탄수화물 식이는 죽상경화성 지질이상증과 심혈관 위험에 대한 대안적인 표식자들에 대해서도 더 우호적인 반응들이 있었다. 즉, 식후의 지질혈증, 아포(apo) B, 아포 A-1, 아포 B /아포 A-1의 비율, LDL분자의 분포, 아디포카인(adipokines), 염증 마커 그리고 소화흡수 후 및 식후 혈관 기능들이 개선되었다. 최근의 연구에 따르면, 식이 포화지방을 3배 이상 섭취했음에도 불구하고 극저 탄수화물 식이요법을 한 경우에는 혈중 포화지방산은 저지방 식이요법과 비교하여 일정한 감소를 보였다. 저탄수화물 식이 요법에 의한 이러한 혈중 포화지방산의 감소는 식이요법과 내인성 지방 분해에 따른 포화지방의 더 많은 산화와 지질생합성의 감소에 기인한 것으로 인식되었다.

요약을 하자면, 탄수화물 제한은 대사성증후군과 연관이 있는 생리적인 마커들을 개선시키는 데 효과적이었다. 즉, 당과 인슐린의 조절, 그리고 특히나 높은 TG와 낮은 HDL을 특징으로 하는 죽상 경화성 지질이상증에 향상이 나타났다. 다시 말하자면, 이러한 효과는 MetS의 근본적인 특징인 혈당과 인슐린의 조절 그리고 고인슐린 저항성의 개선에 의한 것이라고 추정이 된다. 비만, 당뇨병 및 대사성증후군의 확산이 지속된다는 것은 저지방 식이 권장에 대한 대안이 고려되어져야 한다는 것을 의미하는 것이다. 지금까지 언급된 리뷰는 새로운 관점을 고려하여 체중 감소와 상관없이 건강에 대한 보편적인 처방으로서 탄수화물 제한은 현명한 대체법이라고 시사된다.

참고문헌

1. Arora SK, McFarlane SI. The case for low carbohydrate diets in diabetes management. Nutr Metab (Lond). 2005;2:16.

이다. 어떤 사람이 운동 전후에 탄수화물 혹은 탄수화물과 단백질을 섭취한다면, 섭취한 칼로리와 탄수화물에 대한 급성 반응으로 인슐린이 증가할 수 있다.[46] 또한 인슐린은 단백질 합성에 있어 중요한 작용을 할 수 있으며, 그것은 아미노산과 같은 영양소 보충에 의하여 촉진되어질 수 있다는 것을 기억해야 한다.

운동에 의하여 인슐린 표적 세포들은 인슐린에 보다 더 민감하게 반응하게 되며, 인슐린 저항은 감소된다. 분자 수준의 주요 기전들이 이러한 효과들을 설명하는 데 적용되어 왔다.[83] 장기적인 고강도의 운동이 중·저강도의 운동시 보다 인슐린 작용에 대한 효과가 더 오래 지속되는 것으로 나타났는데, 이것은 심지어 나이가 더 많은 고령자들에서도 유사하였다.[12,50] 반면에 저강도 구역에서의 운동효과는 불안정적인 것으로 나타났다. 근육의 포도당 섭취력 증가는 혈류역학적 적응, 포도당의 신호 성분인 세포 단백질의 양적 증가 및 포도당 수송과 대사에 필요한 분자들과 관련될지도 모른다.[19] 인슐린은 또한 탄수화물에 의해서 조절 가능한 신호들을 통하여 단백질 동화작용에 큰 영향을 미친다. 근력운동은 제2형 당뇨병을 지니고 있는 사람들의 경우에서도 근 기능과 전신의 인슐린 민감도를 개선시킨다는 것이 입증되어 왔다.[8,62]

인슐린의 전형적인 효과에 대하여 Ho 등[26]은 다음과 같이 결론을 내렸다.

1. 운동과 인슐린은 포도당의 수송, 글리코겐 대사 및 단백질 합성을 증가시키며, 장기적으로 근육의 크기를 증가시키는 것을 돕게 된다.
2. 이러한 효과들은 공통적이며, 특정의 신호 경로들을 통하여 유도된다.

3. 대사 중간과정의 조절과 적응 반응에 있어서 운동과 인슐린의 추가적인 효과는 광범위하게 건강과 질병에 영향을 미치고 있다.
4. 운동과 훈련이 운동수행능력을 향상시킬 수 있는 한, 장기적인 운동은 제2형 당뇨병과 같은 대사성 장애를 예방하고 개선시킬 수 있다.

갑상샘

앞에서 언급했듯이, 갑상샘은 싸이로이드(thyroid) 호르몬들(thyroxine 또는 T3와 triiodothyronine 또는 T4)을 분비한다. 이들은 몸의 생리적 기능과 연관된 여러 생화학 반응을 일으키는 데 반드시 필요한 보조인자들이다. 요오드(Iodine)는 호르몬 합성에 있어서 필수적인데, 이것은 종합 비타민이나 또는 흔히 식용 소금과 같은 식이를 통하여 몸에서 요구되는 양을 공급할 수 있다. 싸이로이드 호르몬들은 기초대사량을 올리는 데 작용을 하며, 단백질 합성을 위한 반응에서도 중요하다. 또한 베타 아드레날린의 수용체에서 에피네프린의 효과를 증가시키며, 세포의 성장과 발달에 필수적인 작용을 한다. T-3는 심박출량이나 폐환기량의 증가와 같은 심혈관 기능의 변화를 돕는다. 갑상선 호르몬의 대사작용은 충분한 싸이로이드 호르몬을 생성하지 못하는 "갑상샘 기능 저하증(hypothyroid)"을 지니고 있는 사람들에서 잘 볼 수 있다. 그러한 사람들은 여러 증상들 중에서 대사과정이 상당히 느리고, 체중 증가가 관측된다.

운동의 역할, 반응, 그리고 적응

급성 운동에 의해 유발되는 T-3와 T-4에 대한 반응은 여러 보고가 있었으나 일관되지는 않았다. 즉, 어떤 실험에서는 운동 유발성 안정시 농도가 유의하게 변화되지 않았으나,[28,72] 최대산소섭취량의 70% 수준의 유산소성 운동 후에는 혈중 싸이로이드 농도의 상승이 관측되었다.[10,11] 이러한 차이는 여러 가지 실험조건 차이 때문일 수 있다. 유사하게, 저항성 운동에 있어서 갑상샘 호르몬의 혈중 농도도 유의하게 변하지 않았다.[29]
선행연구들의 이러한 차이에 대하여 1984년 Krotkiewsk 등[47]은 다음과 같이 시사하였다. "연구들 간의 차이는 지방산 간섭에 대한 어느 정도 민감성과 급성 운동 시 또는 트레이닝 전후에 각기 다르게 변하는 싸이로이드 호르몬들 때문이다. 그리고 연구의 기간 역시 중요한데 연구기간 3개월은 아마도 싸이로이드의 항상성이 평형에 도달하기에는 매우 짧은 기간일 수도 있다."는 것이다.

더구나 이 호르몬에 대한 혈장 농도가 싸이로이드 호르몬이 수행하는 대사적 및 생화학적 반응들과 관계되어 있는 부분에서의 흡수와 이용량까지 충분히 대표하지 못할 수 있다는 것이다.

부갑상샘 호르몬

부갑상샘 호르몬(Parathyroid hormone, PTH) 또는 파라트로몬(parathormone)은 갑상샘의 표면에 위치하는 부갑상샘에서 분비되며, 혈중 칼슘농도를 증가시킨다. 반대로 칼시토닌(calcitonin; 갑상샘 분비샘의 방여포세포에서 생산)은 혈중 칼슘 농도를 낮추는 작용을 한다. PTH는 혈중 칼슘농도를 증가시키기 위해 3개의 표적부위에 영향을 미친다. : (1) 뼈, 여기는 칼슘의 큰 저장소로서 칼슘의 주 분비처이다; (2) 신장, 여기는 칼슘의 재흡수를 촉진하는 곳이다; 그리고 (3) 소장, 이곳에서 비타민 D의 생산을 증가시키거나 이 과정을 매개하는 주요 효소들을 상향 조절함으로써 칼슘의 흡수를 촉진시킨다. PTH는 칼슘 농도가 높아지면, PTH 호르몬의 생산을 감소시키는 방식으로 음성 되먹임에 의해서 조절된다.

뼈의 회전율은 뼈의 재구성(remodeling) 과정에 있어서 매우 중요하다. 이 과정 중에 칼슘의 재흡수가 일어난다. 즉, 파골세포(osteoclasts)에 의해서 뼈 조직은 정상적으로 파괴되는데, 이때 칼슘이 혈액내로 분비되게 된다. PTH는 파골세포의 전구체에 영향을 미치는 방식으로 파골세포에 간접적으로 자극을 주는데, 이는 파골세포에는 PTH에 대한 수용체가 없기 때문이다. PTH는 뼈를 형성하는 데 관여하는 조골세포(osteoblasts)에 부착한다. 이 과정은 일상적인 스트레스나 부상에 의해서 손상된 뼈를 수선하는 데 중요하다. 게다가 뼈의 재구성은 운동 시 요구되는 뼈의 무기질 농도를 유지 또는 증가하는 데 필수적인 과정이다.

운동의 역할, 반응, 적응

고강도의 운동으로 혈중 PTH의 농도는 증가할 것이다.[6] 이것은 칼슘의 감소와 뼈 회전율에 대한 영향 때문으로 생각되어 왔다. 심지어 중·장기간의 운동 또한 PTH를 증가시키는 것으로 보였지만 상대적으로 칼슘농도의 변화는 적은 것으로 관측되었다. 따라서 뼈에 장기간의 효과를 줄 수 있을지는 확실치 않다.[1] 고강도의 저항성 운동은 PTH와 뼈의 항상성에 영향을 미치기 때문에 뼈를 강화하는 데 효과적인 운동으로 인식되어 왔다.[70] 이러한 운동처방은 노화와 골다공증의 질환으로 뼈의 손실과 싸워야 하는 경우에 매우 중요하다. 뿐만 아니라, 우주여행이나 미세중력에 노출됨으로써 유발되는 뼈의 상당한 손실을 방지하는 데도 중요하다(글상자 7-9).

경기에 대한 내분비 반응의 효과

큰 경기 시작 전에 운동선수들에서 일어나는 생리적 긴장상태를 생각해보라. 여러 가지의 내분비샘들 특히 에피네프린이 이러한 긴장상태와 관련이 깊다.[27] 응징-도피(fight-or-flight) 현상은 선수들이 앞으로 어떤 일이 일어날지 알 때 특히 큰 심리적 부담을 줄 수 있다.[18] Davis Cup Match에서, 선수들은 연습 때 보다 에피네프린 농도가 상당히 높았다. 따라서 선수들은 연습 환경과 아주 다른 시합 환경과 싸워야 한다. 그러므로 코치와 감독들은 훈련 시 시합 상황과 비슷한 환경에 선수들을 노출시켜서 소위 말하는 "연습 느낌"을 가질 수 있도록 해야 한다. 일단 에피네프린이 낮아지면 "극

글상자 7-9 알고 있습니까?
골다공증

골다공증이란 골밀도가(뼈의 무기질 함량이) 감소하여 골절의 위험이 높아진 상태를 의미한다. 골다공증은 종종 "침묵의 병"이라고도 불리는데 환자가 실제로 골절을 겪기 전까지는 병의 증상이 불분명하기 때문이다. 골다공증의 가혹성은 골절이 장애, 고통, 그리고 독립성의 상실을 가져올 때 드러난다. 인체에서 약 99%의 칼슘이 뼈에 저장되어 있다. 그러므로 칼슘의 순환에 주요하게 작용하는 부갑상선 호르몬과 칼시토닌의 기능들은 뼈의 재조형, 골밀도에 영향을 미치고 만약 골밀도가 감소했다면 골다공증의 발병 위험도에도 영향을 주게 된다. 부갑상선 호르몬은 뼈에서 칼슘을 방출시키고, 신장에서 칼슘의 재흡수를 증가시키며, 장에서 칼슘의 흡수를 증가시켜 혈중 칼슘의 농도를 증가시킨다. 반면에 칼시토닌은 뼈의 칼슘 저장고를 자극하고 신장에서 칼슘의 분비를 증가시켜 혈중 칼슘농도를 감소시킨다. 그러므로 혈중 칼슘과 골밀도 유지에 있어 반대의 기능을 가지는 호르몬들의 항상성이 골다공증으로 발전시키는 역할을 할 수도 있다. 이러한 발병 위험성을 최소화하기 위해 칼슘과 단백질 그리고 인, 비타민 D, K의 충분한 섭취와 적정체중 유지, 체중 부하 운동이 권장된다.

사 례 연 구

사례

당신은 일류 대학의 야구 코치이고 4년 동안 그 팀과 함께 일했다. 당신은 메이저리그에 진출할 가능성이 있는 두 명의 탑 선수들에게 감명을 받았다. 어느 날 당신은 사무실에 편하게 앉아 있으면서 각각의 선수들의 직업에 대해 깊이 생각했다. 메이저리그 스카우트가 방문하는 날짜가 다음 주였기 때문에, 당신은 그들의 근력과 훈련 데이터의 일부를 포함한 선수들의 통계를 모았다. 존은 그의 대학 경력에서 근력과 파워 둘 다 꾸준한 향상을 보였지만, 지난 2년간 20파운드 체중 증가와 평균 타율과 홈런의 상당한 증가를 보여준 바톤 선수보다는 두드러지게 성장하지 못했다. 바톤은 그의 경력 동안 어떤 약물에도 양성으로 판정되지 않았고, 체력 단련실에서 매우 집중하는 선수였다. 메이저리그에서 동화작용성 약물 사용에 대한 여러 논란과 함께, 스카우터는 이것이 문제가 될 수 있는 건지 아니면 정상적인 성장인지 궁금해했다. 체육과학 전공자로써 생각해 보라. 그리고 다음 문제들에 답하여보라.

의문점

1. 이런 유형의 성장이 대학 야구 선수에게 가능한가?
2. 약물 테스트에서 걸리지 않으려면 어떤 것을 섭취해야 하는가?
3. 그것은 단지 건실한 영양섭취와 훈련뿐인가?
4. 스카우트는 바톤 선수를 선발하는 것이 더 나을지라도 그가 약물을 사용했는지 알기를 원했다. 당신은 어떻게 생각하는가?

선택

그만큼 많은 체중 증가는 또한 키의 성장을 필요로 하지 않을까? 테스토스테론과 에스트라디올의 증가는 청소년 중기에 나타나는 급성장을 촉진시키는 GH/IGF-1을 더 만들기 위해서 시상하부와 뇌하수체의 기능이 일시적으로 상향 조절된다는 것을 기억해야 한다. 그러나 몇 년 후에 이런 성 호르몬들은 긴뼈의 골단을 봉합시키며, 직선적인 성장을 중단시킨다.

바톤 선수는 지난 2년간 몇 인치가 컸으며, 수염도 자랐다. 게다가 몇몇 운동선수들은 크레아틴 보충제를 섭취한다. 이러한 요인들이 그의 후기 성장을 유도해서 몸이 커지는 것을 도왔다고 결론내릴 수 있을 것이다. 이것은 바톤 선수가 체력 단련실에서 많은 노력을 했다는 것과 함께, 그가 불법적인 보조제를 아마도 사용하지 않았을 것이라는 결론을 내리게 한다.

사례

당신은 고등학교의 테니스 감독이다. 그리고 학교의 체력과 컨디션 전문가가 당신에게 오프시즌 프로그램에서 운동선수들을 훈련시킬 강습 시간을 정할 것을 요청하였다. 이에 당신은 테니스 강습 시간을 매일 오후 3시부터 4시 30분까지로 정했고, 이번 겨울 동안 당신이 거주하는 오하이오의 도시에서는 그 시간 동안만 실내의 테니스 코트의 사용이 가능했다.

의문점

1. 하루 중 운동선수들을 훈련시키기에 가장 좋은 시간대를 결정하는 데 있어 당신이 고려해야 할 요인들은 무엇인가?
2. 테니스 연습에서부터 근력과 컨디셔닝 훈련까지 다양한 요소들의 트레이닝을 위한 하루 중 최적의 시간이 있는가? 있다면 그 이유는 무엇인가?
3. 트레이닝을 위한 하루 중의 시간대를 선택하는 데 있어서, 이를 무엇으로 결정해야 하는가?

선택

당신은 일주기 패턴에 대한 기본적인 이해를 바탕으로, 많은 호르몬들이 24시간 주기 리듬을 가지고 있으며, 이것이 하루 중 여러 시간대에 운동에 따라 각 호르몬들의 반응 크기에도 영향을 준다는 것을 기억하라. 일부 호르몬들은 아침에 적은 양으로 시작됐다가 늦은 오후나 밤 시간에 최고조에 이른다. 그렇지만 또한 어떠한 연구도 기상/수면 주기가 트레이닝의 질에 영향을 주지만, 훈련에 최적인 하루의 시간대를 발견하지 못했음을 기억하라. 그러나 경기력이 일반적으로 오후와 초저녁 시간에 정점에 도달한다는 일부 자료는 있다. 당신의 트레이닝은 경기력이 높아지는 늦은 오후로 예정되어 있다. 그리고 그 시간은 기상/수면의 주기로 인한 영향을 받지 않는 시간이다. 따라서 당신이 결정한 그 운동시간은 하루 중 적절한 시간이다.

사례

개인 트레이너로서, 당신은 고객과 함께 저항성 훈련주기를 막 완료했다. 그는 이제 즐기기 위해서, 3개월 후에 지역 내 헬스클럽에서 열리는 아마추어 보디빌딩 대회에 참가하길 바란다. 당신은 그와 2년 동안 운동을 했고, 그의 근력은 매우 좋고, 무거운 중량을 들 정도로 근육 크기도 보기에 좋은 상태였다. 그러나 그의 근육 크기를 유지하면서 근육의 명화도를 최대화하기 위해서는 훈련 프로그램이 바뀌어야 한다. 분명히 이것은 약물사용금지(drug-free) 대회이다. 그러므로 당신은 피하지방은 줄이도록 자극시키고, 근육의 선명도는 향상시킬 수 있는 저항성 훈련 프로토콜을 만들 수 있을까 고민하고 있다.

의문점

1. 어떤 종류의 운동 프로토콜이어야 하며, 식이프로그램은 운동프로그램과 어떻게 상호작용이 일어날까?
2. 이런 보디빌딩 대회를 위해 근육의 선명성을 이루려는 과정에서 당신이 고려해야할 기타 사항은 어떤 것이 있을까?

선택

강한 웨이트 트레이닝을 할 경우에는 성장 호르몬과 같은 많은 동화작용 호르몬들의 농도가 높아진다는 것을 기억하라. 더 무거운 저항과 세트간 더 오랜 휴식을 요하는 웨이트 트레이닝에 따른 대사와 비교해서, 이들 호르몬들은 대사율이 더 높으며, 대사에서 더 많은 지방을 사용하도록 자극시킨다.

당신은 많은 운동량, 중강도 웨이트 트레이닝 프로그램(약 10번 반복의 여러 세트)으로 결정해야 한다. 적절히 제한적인 칼로리 식단과 함께 이 운동프로그램은 고객이 원하는 근육형태를 달성하는 데 도움이 될 것이다.

단"으로 올라가는 것은 어렵기 때문에 이것이 바로 경험이 중요하다는 것이다. 경쟁은 결과에 대한 불확실성 때문에 불안과 긴장을 유발시킨다. 에피네프린을 포함하여 카테콜아민들의 상승은 남성의 공격성과 관련된 테스토스테론 뿐만 아니라 코티졸과 같은 기타 여러 호르몬들도 함께 상승시켜서, 온 몸이 아드레날린성 반응을 하도록 만든다.

신체활동에 요구되는 에너지 기질들을 동원시키는 데 여러 호르몬들의 상승은 중요하다. 더구나 혈류량의 증가, 혈압상승 및 골격근 수축을 위한 준비태세(예를 들어, Ca^{++}의 방출을 증가시키기 위하여 근형질세망의 베타-2 아드레날린성 수용체에 결합되는 에프네프린의 증가) 모두가 운동이나 경기에 앞서 나타나는 우리 몸의 준비과정들이다. 운동과 경기(예를 들어, 레슬링 경기, 400 m 인터벌)에 대한 육체적인 요구 또는 고통이 강하면 강할수록, 그 경기와 운동 전의 예비적 적응시간은 15분에서 24시간 정도까지 더 커지게 된다. 훈련되지 않고 운동에 익숙하지 않은 사람은 중·저강도의 운동 전에도 에피네프린 농도의 상승을 나타냈다.[75] 그리고 Tharion 등[74]은 10 RM 강도와 더 짧은 휴식을 주면서 웨이

속성 검토

- 내분비계는 경기에서의 긴장상태와 관련이 있다.
- 카테콜아민의 증가는 전신의 아드레날린성 효과를 유도한다.
- 호르몬들의 증가는 운동 전 또는 경기에 앞서 준비 과정에 있어서 중요하다.
- 인체의 물리적인 요구가 더 강하면 강할수록 적응준비도 더욱 더 커진다.

트 트레이닝을 시킨 경우, 각 세트 수행에 앞서 현저히 불안과 분노가 높아졌다고 보고하였다. 코치와 퍼스널 트레이너, 과학자들은 각성 프로세스에 대한 모든 것을 인지하고 다룰 수 있어야 한다.

요약

내분비계는 우리 몸에서 모든 생리적 기능을 매개하는 매우 중요한 시스템이다. 급성 운동 스트레스와 만성 트레이닝에 따라 내분비계는 표적세포들에게 중요한 신호들을 보낸다. 내분비계는 또한 여러 대사적 기능들이 항상성을 유지하고, 운동 스트레스와 회복에 요구되는 것을 충족시키는 것을 돕는다. 그러므로 여러 가지 형태의 운동·훈련에 대한 급성 스트레스와 만성적인 적응현상에 대한 특이성을 이해하려면, 내분비계의 기본적인 것들을 이해하는 것이 매우 중요하다.

용어정리

기계적 성장인자(mechano-growth factor): 기계적인 스트레스로 인하여 근육에서 분비되는 IGF-1의 일종

남성호르몬성(안드로제닉)(androgenic): 남성의 이차성징에 관한 것

내분비(endocrine): 분비기관에 의해서 분비되어 혈류로 이동하여 목표조직에 작용을 하는 것

동화성(anabolic): 조직 또는 물질의 합성과 관련한 것

무월경(amenorrhea): 여성의 생리주기가 소실된 것

반감기(half-life): 혈중호르몬 농도가 최고치에서 반으로 감소되는데 소요되는 시간

분비호르몬(releasing hormones): 특정의 호르몬을 분비하도록 촉진작용을 하는 호르몬

생리(menstruation): 매월 주기적으로 비가임 여성의 자궁에서 발생하는 정기적인 출혈

생리증후(menstrual syndrome): 생리주기 전 7~14일간 발생하는 증상들

생리통(dysmenorrhea): 생리중의 통증

샘(gland): 화학적 물질을 분비하는 기관으로서 기능하는 세포들의 집단

소매토트로프(somatotrophs): 성장호르몬을 분비하는 뇌하수체 전엽에 위치한 세포들

수용체(receptor): 세포내 또는 표면에서 자극을 받아들이는 세포단백질

신경내분비(neuroendocrine): 호르몬 분비와 신경활동간의 상호작용에 관한 것

양성되먹임(positive feedback): 생성물질을 더욱 더 증강시키는 시스템(ex. 옥시토신분비, 활동전압유발, 혈전형성 등)

억제성 호르몬(inhibiting hormone): 특정의 호르몬의 분비를 억제하는 호르몬

월경과다(menorrhagia): 길어진 생리기간

음성되먹임(negative feedback): 정상 범위를 벗어난 인체환경을 정상범위로 되돌리는 시스템

이화작용성(catabolic): 물질이나 조직의 분해와 관련 한 것

자분비(autocrine): 세포 자신이 분비하고 표면 수용체에 작용하는 것

주변분비(paracrine): 특정 세포에 의하여 분비된 물질이 그 주변세포들에 작용되는 것

혈장(plasma): 혈액에서 액체성분(단백질, 전해질, 당, 지질, 대사성물질들, 아미노산, 호르몬, 비타민 등이 포함되어 있음)

혈청(serum): 혈액응고를 일으키는 물질(피브리노겐, 프로트롬빈)를 제거한 혈액의 액체성분

호르몬(hormone): 내분비선에 의해서 분비되고 혈류로 이동하여 특정세포와 상호작용을 유도하는 물질

참고문헌

1. Barry DW, Kohrt WM. Acute effects of 2 hours of moderate-intensity cycling on serum parathyroid hormone and calcium. Calcif Tissue Int. 2007;80:359–365.
2. Baxter RC. Insulin-like growth factor (IGF)-binding proteins: interactions with IGFs and intrinsic bioactivities. Am J Physiol Endocrinol Metab. 2000;278:E967–E976.
3. Bayliss WM, Starling EH. The mechanism of pancreatic secretion. J Physiol. 1902;28:325–353.
4. Bender T, Nagy G, Barna I, et al. The effect of physical therapy on beta-endorphin levels. Eur J Appl Physiol. 2007;100:371–382.
5. Boecker H, Sprenger T, Spilker ME, et al. The runner's high: opioidergic mechanisms in the human brain. Cereb Cortex. 2008;18(11):2523–2531.
6. Bouassida A, Zalleg D, Zaouali Ajina M, et al. Parathyroid hormone concentrations during and after two periods of high intensity exercise with and without an intervening recovery period. Eur J Appl Physiol. 2003;88:339–344.
7. Brabant G, Schwieger S, Knoeller R, et al. Hypothalamic-pituitary-thyroid axis in moderate and intense exercise. Horm Metab Res. 2005;37:559–562.
8. Brooks N, Layne JE, Gordon PL, et al. Strength training improves muscle quality and insulin sensitivity in Hispanic older adults with type 2 diabetes. Int J Med Sci. 2007;4:19–27.
9. Bunt JC, Bahr JM, Bemben DA. Comparison of estradiol and testosterone levels during and immediately following prolonged exercise in moderately active and trained males and females. Endocr Res. 1987;13:157–172.
10. Ciloglu F, Peker I, Pehlivan A, et al. Exercise intensity and its effects on thyroid hormones. Neuro Endocrinol Lett. 2005;26:830–834.
11. Deligiannis A, Karamouzis M, Kouidi E, et al. Plasma TSH, T3, T4 and cortisol responses to swimming at varying water temperatures. Br J

Sports Med. 1993;27:247–250.
12. DiPietro L, Dziura J, Yeckel CW, et al. Exercise and improved insulin sensitivity in older women: evidence of the enduring benefits of higher intensity training. J Appl Physiol. 2006;100:142–149.
13. Eliakim A, Nemet D, Cooper DM. Exercise, training and the GH-IGF-I axis. In: Kraemer WJ, Rogol AD, Committee IO, eds. The Endocrine System in Sports and Exercise. Oxford: Blackwell Publishing, 2005:165–179.
14. Farrell PA, Gates WK, Maksud MG, et al. Increases in plasma beta-endorphin/beta-lipotropin immunoreactivity after treadmill running in humans. J Appl Physiol. 1982;52:1245–1249.
15. Fontana L, Klein S, Holloszy JO, et al. Effect of long-term calorie restriction with adequate protein and micronutrients on thyroid hormones. J Clin Endocrinol Metab. 2006;91:3232–3235.
16. Fournier PE, Stalder J, Mermillod B, et al. Effects of a 110 kilometers ultra-marathon race on plasma hormone levels. Int J Sports Med. 1997;18:252–256.
17. Franca SC, Barros Neto TL, Agresta MC, et al. Divergent responses of serum testosterone and cortisol in athlete men after a marathon race. Arq Bras Endocrinol Metabol. 2006;50:1082–1087.
18. French DN, Kraemer WJ, Volek JS, et al. Anticipatory responses of catecholamines on muscle force production. J Appl Physiol. 2007;102:94–102.
19. Frosig C, Rose AJ, Treebak JT, et al. Effects of endurance exercise training on insulin signaling in human skeletal muscle: interactions at the level of phosphatidylinositol 3-kinase, Akt, and AS160. Diabetes. 2007;56:2093–2102.
20. Fry AC, Kraemer WJ. Resistance exercise overtraining and overreaching. Neuroendocrine responses. Sports Med. 1997;23:106–129.
21. Galvao DA, Nosaka K, Taaffe DR, et al. Resistance training and reduction of treatment side effects in prostate cancer patients. Med Sci Sports Exerc. 2006;38:2045–2052.
22. Goldspink G, Yang SY, Hameed M, et al. The role of MGF and other IGF-I splice variants in muscle maintenance and hypertrophy. In: Kraemer WJ, Rogol AD, Committee IO, eds. The Endocrine System in Sports and Exercise. Oxford: Blackwell Publishing, 2005:180–193.
23. Gotshalk LA, Loebel CC, Nindl BC, et al. Hormonal responses of multiset versus single-set heavy-resistance exercise protocols. Can J Appl Physiol. 1997;22:244–255.
24. Gravholt CH, Holck P, Nyholm B, et al. No seasonal variation of insulin sensitivity and glucose effectiveness in men. Metabolism. 2000;49:32–38.
25. Henderson J. Ernest Starling and 'hormones': an historical commentary. J Endocrinol. 2005;184:5–10.
26. Ho RC, Lacazar O, Goodyear LJ. Exercise regulation of insulin action in skeletal muscle. In: Kraemer WJ, Rogol AD, Committee IO, eds. The Endocrine System in Sports and Exercise. Oxford: Blackwell Publishing, 2005:388–425.
27. Hoffman JR. Endocrinology of sport competition. In: Kraemer WJ, Rogol AD, Committee IO, eds. The Endocrine System in Sports and Exercise. Oxford: Blackwell Publishing, 2005:600–612.
28. Huanga WS, Yua MD, Leed MS, et al. Effect of treadmill exercise on circulating thyroid hormone measurements. Med Princ Pract. 2004;13:15–19.
29. Jamurtas AZ, Koutedakis Y, Paschalis V, et al. The effects of a single bout of exercise on resting energy expenditure and respiratory exchange ratio. Eur J Appl Physiol. 2004;92:393–398.
30. Jurimae T, Karelson K, Smirnova T, et al. The effect of a single-circuit weight-training session on the blood biochemistry of untrained university students. Eur J Appl Physiol Occup Physiol 1990;61:344–348.
31. Keizer H, Janssen GM, Menheere P, et al. Changes in basal plasma testosterone, cortisol, and dehydroepiandrosterone sulfate in previously untrained males and females preparing for a marathon. Int J Sports Med. 1989;10(Suppl 3):S139–S145.
32. Keizer HA, Beckers E, de Haan J, et al. Exercise-induced changes in the percentage of free testosterone and estradiol in trained and untrained women. Int J Sports Med. 1987;(8)(suppl 3):151–153.
33. Kenefick RW, Maresh CM, Armstrong LE, et al. Rehydration with fluid of varying tonicities: effects on fluid regulatory hormones and exercise performance in the heat. J Appl Physiol. 2007;102:1899–1905.
34. Kline CE, Durstine JL, Davis JM, et al. Circadian variation in swim performance. J Appl Physiol. 2007;102:641–649.
35. Kraemer RR, Blair S, Kraemer GR, et al. Effects of treadmill running on plasma beta-endorphin, corticotropin, and cortisol levels in male and female 10 K runners. Eur J Appl Physiol Occup Physiol. 1989;58:845–851.
36. Kraemer RR, Dzewaltowski DA, Blair MS, et al. Mood alteration from treadmill running and its relationship to beta-endorphin, corticotropin, and growth hormone. J Sports Med Phys Fitness. 1990;30:241–246.
37. Kraemer WJ, Dziados JE, Marchitelli LJ, et al. Effects of different heavy-resistance exercise protocols on plasma beta-endorphin concentrations. J Appl Physiol. 1993;74:450–459.
38. Kraemer WJ, Fleck SJ, Maresh CM, et al. Acute hormonal responses to a single bout of heavy resistance exercise in trained power lifters and untrained men. Can J Appl Physiol. 1999;24:524–537.
39. Kraemer WJ, Fragala MS, Watson G, et al. Hormonal responses to a 160-km race across frozen Alaska. Br J Sports Med. 2008;42:116–120, discussion 120.
40. Kraemer WJ, Hakkinen K, Newton RU, et al. Acute hormonal responses to heavy resistance exercise in younger and older men. Eur J Appl Physiol Occup Physiol. 1998;77:206–211.
41. Kraemer WJ, Hakkinen K, Newton RU, et al. Effects of heavy-resistance training on hormonal response patterns in younger vs. older men. J Appl Physiol. 1999;87:982–992.
42. Kraemer WJ, Noble B, Culver B, et al. Changes in plasma proenkephalin peptide F and catecholamine levels during graded exercise in men. Proc Natl Acad Sci USA. 1985;82:6349–6351.
43. Kraemer WJ, Patton JF, Gordon SE, et al. Compatibility of high-intensity strength and endurance training on hormonal and skeletal muscle adaptations. J Appl Physiol. 1995;78:976–989.
44. Kraemer WJ, Patton JF, Knuttgen HG, et al. Hypothalamic-pituitary-adrenal responses to short-duration high-intensity cycle exercise. J Appl Physiol. 1989;66:161–166.
45. Kraemer WJ, Ratamess NA. Hormonal responses and adaptations to resistance exercise and training. Sports Med. 2005;35:339–361.
46. Kraemer WJ, Volek JS, Bush JA, et al. Hormonal responses to consecutive days of heavy-resistance exercise with or without nutritional supplementation. J Appl Physiol. 1998;85:1544–1555.
47. Krotkiewski M, Sjostrom L, Sullivan L, et al. The effect of acute and chronic exercise on thyroid hormones in obesity. Acta Med Scand. 1984;216:269–275.
48. Kvorning T, Andersen M, Brixen K, et al. Suppression of endogenous testosterone production attenuates the response to strength training: a randomized, placebo-controlled, and blinded intervention study. Am J Physiol Endocrinol Metab. 2006;291:E1325–E1332.
49. Lambert GM. Short review: exercise and the premenstrual syndrome. J Strength Cond Res. 1988;2:16–19.
50. Lippi G, Montagnana M, Salvagno GL, et al. Glycaemic control in athletes. Int J Sports Med. 2008;29:7–10.
51. Loucks AB. Influence of energy availability on luteinizing hormone pulsatility and menstrual cyclicity. In: Kraemer WJ, Rogol AD, Committee IO, eds. The Endocrine System in Sports and Exercise. Oxford: Blackwell Publishing, 2005:232–249.
52. Luger A, Deuster PA, Debolt JE, et al. Acute exercise stimulates the renin–angiotensin–aldosterone axis: adaptive changes in runners. Horm Res. 1988;30:5–9.
53. Machelska H. Targeting of opioid-producing leukocytes for pain control. Neuropeptides. 2007;41:285–293.

54. Maresh CM, Gabaree-Boulant CL, Armstrong LE, et al. Effect of hydration status on thirst, drinking, and related hormonal responses during low-intensity exercise in the heat. J Appl Physiol. 2004;97:39–44.
55. Maresh CM, Sokmen B, Kraemer WJ, et al. Pituitary-adrenal responses to arm versus leg exercise in untrained man. Eur J Appl Physiol. 2006;97:471–477.
56. Maresh CM, Wang BC, Goetz KL. Plasma vasopressin, renin activity, and aldosterone responses to maximal exercise in active college females. Eur J Appl Physiol Occup Physiol. 1985;54:398–403.
57. Marx JO, Ratamess NA, Nindl BC, et al. Low-volume circuit versus high-volume periodized resistance training in women. Med Sci Sports Exerc. 2001;33:635–643.
58. Montain SJ, Laird JE, Latzka WA, et al. Aldosterone and vasopressin responses in the heat: hydration level and exercise intensity effects. Med Sci Sports Exerc. 1997;29:661–668.
59. Moore CA, Fry AC. Nonfunctional overreaching during off-season training for skill position players in collegiate American football. J Strength Cond Res. 2007;21:793–800.
60. Nindl BC, Hymer WC, Deaver DR, et al. Growth hormone pulsatility profile characteristics following acute heavy resistance exercise. J Appl Physiol. 2001;91:163–172.
61. Nindl BC, Kraemer WJ, Marx JO, et al. Overnight responses of the circulating IGF-I system after acute, heavy-resistance exercise. J Appl Physiol. 2001;90:1319–1326.
62. Pereira LO, Lancha AH Jr. Effect of insulin and contraction up on glucose transport in skeletal muscle. Prog Biophys Mol Biol. 2004;84:1–27.
63. Plasqui G, Kester AD, Westerterp KR. Seasonal variation in sleeping metabolic rate, thyroid activity, and leptin. Am J Physiol Endocrinol Metab. 2003;285:E338–E343.
64. Pritzlaff CJ, Wideman L, Weltman JY, et al. Impact of acute exercise intensity on pulsatile growth hormone release in men. J Appl Physiol. 1999;87:498–504.
65. Redman LM, Loucks AB. Menstrual disorders in athletes. Sports Med. 2005;35:747–755.
66. Rogol AD, Kraemer WJ. Introduction. In: Kraemer WJ, Rogol AD, Committee IO, eds. The Endocrine System in Sports and Exercise. Oxford: Blackwell Publishing, 2005:1–7.
67. Rogol AD, Weltman A, Weltman JY, et al. Durability of the reproductive axis in eumenorrheic women during 1 yr of endurance training. J Appl Physiol. 1992;72:1571–1580.
68. Ronsen O, Holm K, Staff H, et al. No effect of seasonal variation in training load on immuno-endocrine responses to acute exhaustive exercise. Scand J Med Sci Sports. 2001;11:141–148.
69. Rubin MR, Kraemer WJ, Maresh CM, et al. High-affinity growth hormone binding protein and acute heavy resistance exercise. Med Sci Sports Exerc. 2005;37:395–403.
70. Shackelford LC, LeBlanc AD, Driscoll TB, et al. Resistance exercise as a countermeasure to disuse-induced bone loss. J Appl Physiol. 2004;97:119–129.
71. Sherlock M, Toogood AA. Aging and the growth hormone/insulin like growth factor-I axis. Pituitary. 2007;10:189–203.
72. Smallridge RC, Whorton NE, Burman KD, et al. Effects of exercise and physical fitness on the pituitary–thyroid axis and on prolactin secretion in male runners. Metabolism. 1985;34:949–954.
73. Svartberg J, Jorde R, Sundsfjord J, et al. Seasonal variation of testosterone and waist to hip ratio in men: the Tromso study. J Clin Endocrinol Metab. 2003;88:3099–3104.
74. Tharion WJ, Rausch TM, Harman EA, et al. Effects of different resistance exercise protocols on mood states. J Appl Sport Sci Res. 1991;5:60–65.
75. Triplett-McBride NT, Mastro AM, McBride JM, et al. Plasma proenkephalin peptide F and human B cell responses to exercise stress in fit and unfit women. Peptides. 1998;19:731–738.
76. Tuckow AP, Rarick KR, Kraemer WJ, et al. Nocturnal growth hormone secretory dynamics are altered after resistance exercise: deconvolution analysis of 12-hour immunofunctional and immunoreactive isoforms. Am J Physiol Regul Integr Comp Physiol. 2006;291: R1749–R1755.
77. Uusitalo AL, Huttunen P, Hanin Y, et al. Hormonal responses to endurance training and overtraining in female athletes. Clin J Sport Med. 1998;8:178–186.
78. Valdemarsson S, Andersson D, Bengtsson A, et al. Gamma 2-MSH increases during graded exercise in healthy subjects: comparison with plasma catecholamines, neuropeptides, aldosterone and renin activity. Clin Physiol. 1990;10:321–327.
79. Vingren JL, Kraemer WJ, Ratamess NA, et al. Testosterone physiology in resistance exercise and training: the up-stream regulatory element. Sports Med. 2010;40(12):1037–1053.
80. Webb ML, Wallace JP, Hamill C, et al. Serum testosterone concentration during two hours of moderate intensity treadmill running in trained men and women. Endocr Res. 1984;10:27–38.
81. Wideman L, Consitt L, Patrie J, et al. The impact of sex and exercise duration on growth hormone secretion. J Appl Physiol. 2006;101:1641–1647.
82. Williams NI, DeSouza MJ. Energy balance and exercise-associated menstrual cycle disturbances: practical and clinical considerations. In: Kraemer WJ, Rogol AD, Committee IO, eds. The Endocrine System in Sports and Exercise. Oxford: Blackwell Publishing, 2005:261–278.
83. Wojtaszewski JF, Richter EA. Effects of acute exercise and training on insulin action and sensitivity: focus on molecular mechanisms in muscle. Essays Biochem. 2006;42:31–46.
84. Zanker C, Hind K. The effect of energy balance on endocrine function and bone health in youth. Med Sport Sci. 2007;51:81–101.

PART **III**

영양과 환경
Nutrition and Environment

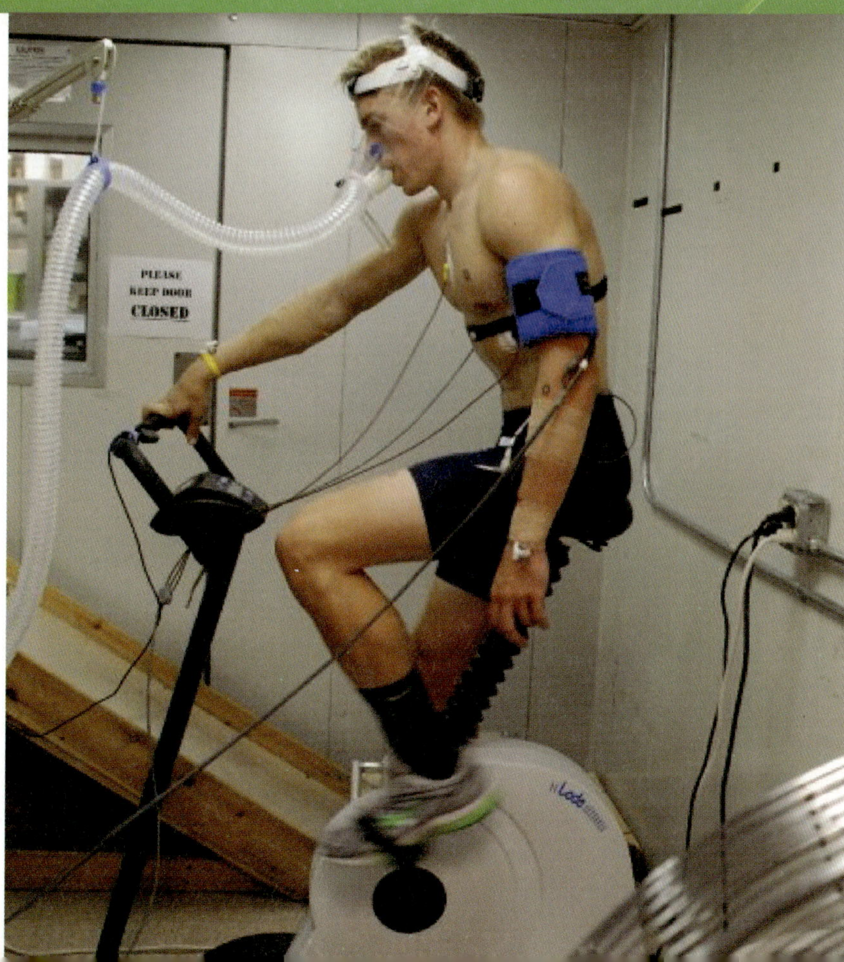

8장

운동을 위한 영양 지원

학습목표

1. 3대 다량영양소를 정의하고 구별할 수 있다.
2. 신체 기능과 기질(substrate)대사에서 다량영양소의 역할을 설명할 수 있다.
3. 미국영양협회의 운동선수를 위한 영양 권장사항을 확인하고 비교할 수 있다.
4. 음식의 혈당지수(glycemic index)를 설명할 수 있다.
5. 탄수화물 저장요법(carbohydrate loading)의 목적과 과정을 서술할 수 있다.
6. 스포츠 음료의 목적을 논의할 수 있다.
7. 저탄수화물 식이의 구성과 그 대사적인 결과를 논의할 수 있다.
8. 지구성 운동선수와 근력 운동선수를 위한 단백질과 탄수화물 보충 전략을 서술할 수 있다.
9. 중성지방의 유형을 구별하고 질병 위험에 있어서의 역할을 명시할 수 있다.
10. 스포츠 수행에서 고지방식의 역할을 논의할 수 있다.
11. 기질 대사에서의 비타민과 미네랄의 역할을 이해하고 설명할 수 있다.
12. 미네랄 혹은 비타민 결핍에 따른 결과를 설명할 수 있다.
13. 시합 전과 후 식사의 구성과 목적을 서술할 수 있다.

피트니스 애호가인 그는 보스턴 마라톤 준비로 몇 달 동안 맹훈련을 해 왔다. 그는 그의 첫 마라톤 도전을 위한 컨디션이 잘 유지되고 있음을 느끼고 있으며, 또한 그의 20마일까지의 훈련 기록은 꽤 좋다고 생각했다. 마라톤 당일 그는 좋은 출발하여 20마일까지 그의 기록은 예상한 대로 흘러갔지만 그 이후부터는 벽에 부딪힌 느낌을 받게 되었다. 그리고 남은 레이스에서 그의 주행속도는 극도로 느려졌다. 그의 최종 기록은 예상 밖이고 매우 실망스러웠다. 물론 훈련 프로그램은 그를 잘 준비시켰지만, 그는 스포츠 수행에 있어 중요한 영양적 측면을 간과했던 것이다. 20마일 지점에서 생리적 한계에 부딪혔을 때 동시에 나타난 생리적 문제는 지구성 운동에서 최상의 성과를 유지하기 위해 아주 중요한 에너지 기질인 탄수화물의 고갈이다. 그는 다음번 마라톤 시도에서는 같은 실수를 하지 않을 것이라 확신하고, 첫 마라톤의 마지막 마일에서 형편 없는 기록을 내게 한 탄수화물 고갈을 피하기 위해 식이섭취를 어떻게 변화시켜야 하는지 알아내고자 스포츠 영양사와 상담하기로 결심하였다. 스포츠 영양사와의 상담에서 그는 우리가 훈련 전과 중간 및 후에 섭취하는 탄수화물, 지질, 단백질, 비타민, 미네랄들이 휴식 때 뿐만 아니라 마라톤 레이스 중에도 어떻게 영향을 미치는지에 대하여 많은 것을 배우게 되었다.

이 장에서는 신체적 수행력을 향상시키기 위한 탄수화물, 지방, 단백질, 비타민, 미네랄의 소비에 관한 식이요법 전략을 배우게 될 것이다.

다량영양소

탄수화물, 단백질, 지질은 인체에 의해 비교적 많은 양을 필요로 하므로 **다량영양소(macronutrient)**라고 일컫는다. 이 세 영양소는 자연에서 만들어지는데 이것은 그들이 탄소 기반 물질이라는 것을 의미한다. 모두 세 종류의 다량영양소는 탄소, 수소, 산소분자를 포함하고 있으며, 단백질의 경우에는 질소분자도 포함하고 있다. 모든 다량영양소들은 아데노신 3인산(ATP: 2장을 보라)의 형태로 사용 가능한 에너지를 생산하기 위한 대사에 사용될 수 있다. 하지만 기질의 잠재적 에너지 측정값인 그램 당 킬로칼로리는 탄수화물과 단백질이 4 kcal·g^{-1}, 지방이 9 kcal·g^{-1}으로 다량영양소마다 다르다. 따라서 비교적 많은 양의 다량영양소를 섭취해야 하는 하나의 이유는 이들이 유산소성 대사와 무산소성 대사과정을 통해 ATP로 전환될 수 있는 에너지를 포함하고 있기 때문이다. ATP는 신체가 근수축을 포함한 모든 기능을 하는 데 바로 쓰일 수 있는 유일하게 사용가능한 형태의 에너지라는 것을 기억하라. 특히 탄수화물과 지질은 대사과정 동안 막대한 양의 ATP를 생산할 책임이 있기 때문에 물질대사에서 특히 중요하다. 정상상태 하에서 아주 적은 양의 단백질이 ATP 생산에 사용되는데, 물론 이것은 특정상황에서 바뀔 수도 있다. 예를 들어, 물질대사를 위한 단백질의 사용은 고단백 식이를 하거나 총 칼로리 섭취량이 신체의 에너지 요구량을 충족시키지 못할 때(다이어트 혹은 기아) 증가하게 된다. 그런 경우에는 골격근과 같은 신체 조직을 구성하는 단백질이 파괴되고, 그 결과로 생긴 아미노산들이 유산소성 대사를 통해 ATP를 합성하는 데 사용된다.

세 종류의 다량영양소는 대사 기질을 제공할 뿐 아니라 골격근을 포함한 신체 조직의 발달에 필수적이다. 이 상황에서 탄수화물은 두 가지 이유로 매우 중요하다. 첫째, 탄수화물은 저항성 운동(역도)과 같은 고강도 활동 시 주된 에너지원으로, 근육조직 성장의 강력한 촉진제이다. 둘째, 충분한 양의 탄수화물을 포함한 식사는 섭취된 단백질이 근육 성장에 사용될 수 있도록 한다. 대부분의 신체조직과 마찬가지로, 골격근도 아미노산 형태로 구성된 상당량의 단백질로 이루어져 있다. 따라서 아미노산은 골격근을 합성하고 복구하기 위해 꼭 섭취되어야 한다.

심혈관계 질환의 예방과 같은 건강상의 이유로 인하여 아주 제한된 양을 섭취하도록 권고되지만, 지방 식이는 여러 가지 측면에서 일상적인 식사에 없어서는 안되는 필수적인 구성요소이다. 예를 들면, 지방은 단백질 합성과 생식기능에 필요한 호르몬 환경을 만드는 데 꼭 필요하다. 또한 지방은 신체의 모든 세포막의 중요한 구성성분이기도 하다. 세 가지 다량영양소 모두 적정량을 **섭취(Adequate intake, AI)**하는 것이 인체의 정상적인 성장이나 정상적인 신체기능의 유지와 신체적 훈련에 대한 적응을 이루는 데 절대적으로 필요하다. 즉, 저항성 트레이닝으로 인하여 증가된 근육량이나 유산소성 트레이닝의 경우 근육량의 유지와 손상된 근육의 복구와 같은 그러한 심한 신체적 훈련에 적응적 변화를 유도하는 데에 있어서 다량영양소가 부족하면 안 된다. 다음 부분에서 육체적인 경기력을 잠재적으로 향상시키기 위한 다량영양소의 역할에 대하여 더 자세하게 다뤄질 것이다.

> **속성 검토**
> - 3대 다량영양소는 탄수화물, 지질, 단백질이다.
> - 모든 다량영양소는 다수의 신체 기능에 필요하다.
> - 모든 3대 다량영양소는 대사 기질로 사용될 수 있지만, 단백질의 경우는 일반적으로 아주 적은 양이 ATP를 생산하는 데 사용된다.

탄수화물

미국영양학회는 일일 칼로리섭취량의 45%에서 65%가 탄수화물로 구성될 것을 권고하고 있지만, 현실적인 관점에서 트레이닝 강도가 높을 때 상한치가 요구되는 마라톤 선수가 아닌 한, 권장량의 범위를 낮춘 약 45%에서 50%가 더 바람직한 것으로 보인다. 높은 당 지수(high-glycemic-index)를 보이는 많은 양의 탄수화물은 필요한 단백질과 지방 섭취를 오히려 방해하게 된다. 또한 지방을 분해시키는 지질분해성 효소를 억제시키는 인슐린의 작용으로 인하여 오히려 체지방의 축적을 촉진시킨다.[1] 미국 식품의약청(FDA)에서는 하루에 130g의 탄수화물이 인체의 뇌에서 대사되는 포도당의 최소 평균량이라고 추정하고 있다.[30] 이러한 뇌의 필요조건과 또한 다른 신체조직에서도 많이 사용된다는 사실에 따라, 식품 구성라벨에서 일일 탄수화물 섭취량은 300g으로 권장되고 있다. 과일과 채소 같은 많은 고 탄수화물 식품들은 또한 비교적 지방 함량이 낮고, 식이섬유의 함량이 높다. 저지방 식품의 섭취뿐만 아니라 높은 식이섬유 식품의 섭취는 일부의 암과 비만 및 심혈관계 질환의 위험성을 낮춰주는 등의 일반적인 건강상의 이점과 관련이 많다. 하지만 신체적인 수행능력 측면에 있어서, 탄수화물 섭취의 가장 중요한 요인은 신체활동에 필요한 에너지 요구량을 충족시켜 주는 것이다.

마라톤과 같은 유산소성 운동을 할 때 탄수화물은 여러 가지 생리적인 작용들로 인하여 가장 선호되는 대사성 기질이다.[13,89] 운동하는 근육들에 의해 킬로칼로리 단위의 영양소들이 근세포에서 사용가능한 ATP로 전환되어야 하는데 그 전환속도가 탄수화물이 지질이나 단백질보다 대략 두 배 이상 빠르다. 이것은 운동선수가 탄수화물을 이용하면 더 빠르게 지속적인 속도로 달리거나, 자전거를 타거나, 수영하는 것을 가능하게 만든다는 것을 의미한다. 에너지 기질로 탄수화물을 사용할 때의 또 다른 이점은 지질과 비교해서 인체에서 소모되는 산소의 소비단위당 ATP가 약 6% 더 생산된다는 것이다. 그러므로 유산소성 운동수행이 주요 에너지 기질로 탄수화물에 의하여 이루어질 때 운동하는 근육에서 소비되는 산소의 효율성이 상대적으로 더 높아지게 된다. 휴식상태에서 운동상태로 전환되는 과정에서, 어느 정도의 운동 강도까지는 대사성 기질로서의 탄수화물 사용이 증가되고, 대사성 기질로서의 지방의 사용은 감소한다. 트레이닝이 되지 않은 일반인들의 경우 대략 최대산소섭취량의 60% 수준에 도달할 때까지는 탄수화물을 주요 에너지 기질로 사용하는 것이다(2장의 "기질의 상호작용"을 보라).

장시간 지속적인 운동의 경우 대사성 기질로서 탄수화물을 선택적으로 사용하기 되므로, 인체는 적정의 혈당치를 유지하면서 운동하는 근육의 글리코겐(glycogen)이 고갈되지 않게 하려고 애쓰기 때문에, 간에 저장된 글리코겐을 고갈시킬 수밖에 없다. 예를 들면, 한 시간의 고강도 지구성 운동은 간 글리코겐을 55% 가까이 감소시킨다. 그러나 두 시간동안 격렬한 신체활동을 하면 간과 근육에 저장된 글리코겐 둘 다를 거의 완전히 고갈시키게 된다. 이것은 글리코겐 고갈이 피로와 관련되기 때문에 대단히 중요하다. 지구성 운동선수들은 경기 중에 글리코겐 고갈이 일어난 시점을 "벽에 부딪친다"고 말한다. 이 시점에서 수행되고 있던 운동속도와 강도는 결국 감소될 것이다. 글리코겐 고갈과 피로를 연결시키는 생리적인 메커니즘 구명은 완전히 이해되지는 않았지만, 몇몇 요인들이 관련되어 있을 것으로 추론하고 있다.

- 탄수화물과 비교해 지방대사는 활동세포에서 ATP에로의 전환속도가 느리기 때문에 결국 신체활동의 속도를 감속시키게 한다.
- 최적의 중추신경계 기능을 위해 혈당을 사용한다. 이것은 활동하는 근육의 요구보다 더 우선시된다.
- 운동 강도가 증가할 때 타입 2 근섬유(속근)에 대한 의존성이 높아진다. 이 섬유는 타입 1 섬유(지근)보다 많은 젖산을 생성한다.

그러므로 글리코겐 고갈이 왜 지구성 운동 중에 피로를 느끼게 하는지 완전히 이해되지는 않았지만, 글리코겐의 고갈이 피로와 관련이 있다는 것은 확실하다.

탄수화물 대사는 무산소성 운동 중에도 에너지원으로서 중요하다. 오직 혈당이나 근육 글리코겐 형태의 탄수화물만이 ATP와 젖산을 생성하는 해당과정(glycolysis)으로 쓰여질 수 있다. 지방은 무산소성 대사를 위한 기질로는 사용될 수 없다(2장의 "해당과정"을 보라). 연구 결과에 의하면 운동강도가 증가하게 되면 저장된 글리코겐을 사용하게 되어 고갈시키게 된다. 근육 글리코겐은 최대산소섭취량 부하의 140% 수준에서 몇 번의 반복적인 1분간 스프린트 사이클링으로 약 72%를 감소시킬 수 있다.[57] 또한 저항성 운동들은 무산소성 대사 특성 때문에 해당과정에 거의 의존적이고, 운동에 참여하는 근육들의 글리코겐 고갈을 유발시킨다. 이것은 어느 정도 고빈도의 반복운동을 할 때, 그리고 최대하의 저항부하로 다수의 세트를 완료할 때 발생된다.[58,79] 일반적으로, 저항성 운동 후 글리코겐은 약 30%에서 40% 정도 감소하며, 특히 타입 2 근섬유에서 뚜렷하게 감소를 나타낸다.[99] 선행의 연구에 따르면 탄수화물 대사 및 탄수화물 섭취는 유산소성 이상의 운동 강도와 무산소성 인터벌 트레이닝의 지속성에 중요하다는 것이 확실히 밝혀졌다. 하지만 그것은 무산소성 활동인 일반적인 저항성 운동을 위해서는 그리 중요하지 않다. 다음 부분에서 탄수화물 대사의 효용을 높이는 여러 가지의 식이 전략들이 논의될 것이다.

고당질식이

거의 모든 형태의 신체활동을 수행하기 위한 에너지 기질로서의 탄수화물 의존도 때문에, 운동선수들은 충분한 탄수화물이 포함된 식사를 하도록 권고된다.[1] 대부분의 선수들은 훈련기간 동안, 일일 탄수화물 권장 섭취량이 적어도 총섭취칼로리량의 50%는 되어야 한다.[1] 하지만 어떤 선수들에게는

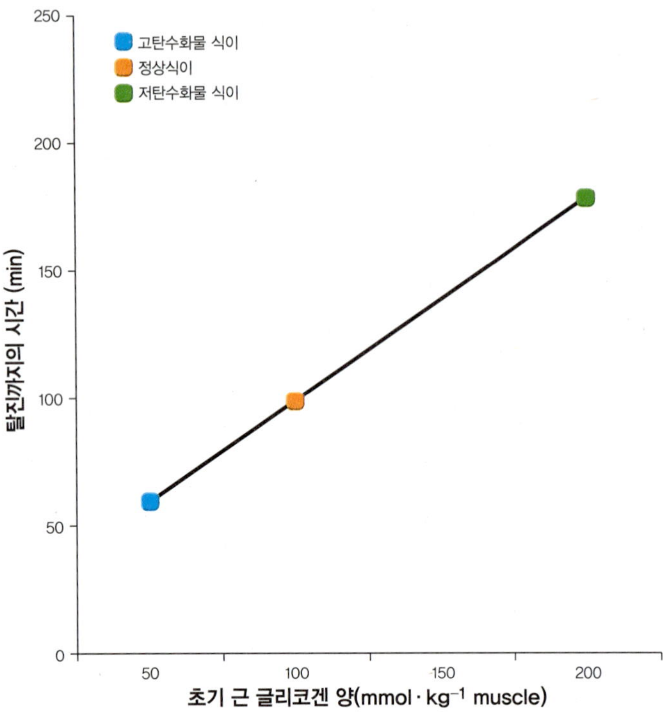

그림 8.1 탄수화물 섭취, 근 글리코겐 양 및 지구성 능력 간에는 상관성이 있다. 탄수화물 섭취가 증가되면, 근 글리코겐 양이 증가되고, 최대하 운동강도에서 탈진시까지의 운동시간이 길어진다.(Data from Astrand PO. Diet and athletic performance. Federation Proceedings,1967;26:1772-1777.)

탄수화물 요구량이 더 높을 수도 있다; 예를 들면, 많은 양의 훈련을 하는 보디빌더나 근력 운동선수들은 탄수화물 섭취량을 총 칼로리 섭취량의 55%에서 60%까지 높일 것을 권고한다.[53] 이것은 정상적으로 권장되고 있는 총 칼로리 섭취량인 45%에서 65% 범위 안에 있으며, 또한 지구성 운동선수들의 탄수화물 섭취량은 훈련으로 인하여 많은 에너지를 소비하기 때문에 상한선일 수 있다는 것을 인지하라.[100] 모든 운동선수들에 있어, 불충분한 탄수화물 섭취는 훈련강도와 훈련의 양을 유지하는 것을 불가능하게 하고, 근육량을 손실시키며, 훈련에 대한 최적의 생리적 적응효과를 일으키지 못하게 된다.[1,37,53]

탄수화물 섭취는 근육 글리코겐 함량과 관련이 있다. 따라서 충분한 탄수화물을 포함한 식이는 적절한 근육 글리코겐 함량을 유지할 것이고, 신체활동을 하는 동안 피로는 가능한 한 최대로 늦춰질 수 있을 것이다(그림 8.1). 이것은 유산소성 운동, 무산소성 운동, 간헐적인 스포츠활동(농구, 배구, 축구) 모두에 해당한다. 그러나 이것은 아마 지구성 운동에서 가장 명백할 것이다. 1939년[17]부터 그 후에도 계속된 연구[4,34]에 따르면 탈진에 이르는 시간은 고당질식이를 섭취했을 때 더 길어진다. 예를 들면, 한 연구에서 실험대상자 중 한 그룹은 총 칼로리의 약 22%가 탄수화물인 식사를 했고, 다른 한 그룹은 52%가 탄수화물인 식사를 했다. 실험 3일 후 최고산소섭취량의 68% 수준에서 사이클링하여 탈진에 이르는 시간은 두 그룹 모두 약 65분이었다.[34] 그러나 15분의 휴식 후, 동일한 운동량으로 두 번째 운동을 하였을 때 탈진에 이르는 시간은 저당질식이와 고당질식이 그룹에서 각각 9.5분과 65분으로 나타났다. 무산소성 운동과 유산소성 운동 둘 다 대사연료로 탄수화물에 크게 의존하기 때문에 운동선수들의 식단에서 충분한 탄수화물이 섭취되어야만 하는 것이다. 탄수화물이 단순이거나 복합 형태일 수 있지만, 운동선수들은 규칙적인 식사를 통하여 복합 탄수화물에 주로 의존되어야 한다. 복합 탄수화물은 소화되는 데 많은 시간이 필요한데, 이것은 혈류로의 단당류의 방출을 느리고 지속적으로 이루어질 수 있도록 함을 의미하므로(모든 탄수화물은 혈액으로 방출되기 전에 포도당이나 갈락토오스로 전환된다) 급격한 인슐린에 의한 반응을 억제시키기 때문이다. 결과적으로, 휴식 중에 복합 탄수화물(곡물, 야채 등)은 체내에, 다음번 운동을 할 때 사용될 수 있는 글리코겐으로 저장될 가능성이 높아진다. 그에 반해 단순 탄수화물(사탕, 탄산음료 등)은 소화에 아주 짧은 시간이 걸리므로 많은 양의 포도당이 혈류로 매우 빠르게 방출된다. 이러한 혈당의 급증은 인슐린 반응을 급작스럽게 유발시키고, 이를 통해 휴식 시 더 많은 포도당이 체지방으로 전환되고 저장되게 한다. 분명히 운동선수와 건강을 생각하는 모든 사람들은 일반적으로 섭취하는 탄수화물이 단순한 형태가 아닌 복합적인 것이 되도록 노력해야 한다. 다음 부분에서는, 혈류로의 빠르거나 느린 포도당 방출을 야기하는 음식의 효과에 대하여 탐구할 것이다.

혈당 지수

혈당지수(glycemic index)는 50그램의 탄수화물을 포함한 음식을 섭취한 후, 두 시간 동안 혈당 농도 증가량의 상대적인 척도를 말한다. 이 수치는 표준적인 탄수화물 함유 식품(대개 혈당 수치를 매우 빠르게 증가시키는 흰 빵이나 포도당)과 비교된다. 표준은 혈당 지수 100으로 정해져 있다. 만약 어떤 식품이 표준의 45% 만큼 혈당 농도를 증가시켰다면, 그것은 혈당지수가 45이다. 고혈당지수 식품(혈당지수가 70 이상)은 혈당을 빠르게 증가시키기 때문에 보통의 혈당

지수 식품(혈당지수가 56–69)이나 저혈당지수 식품(혈당지수가 55 이하)과 비교해 몇 가지 잠재적인 이점들을 제공한다. 몇몇 흔한 식품들의 혈당지수는 표 8.1에 제시하였다. 만약 혈당 농도가 빠르게 증가한다면, 포도당은 운동 중에 대사 기질로 빠르게 사용될 수 있을 것이다. 또한 혈당 농도가 빠르게 증가한다면, 혈당은 고갈된 근육과 간 글리코겐 농도를 빠르게 증가시켜 반복된 연습 사이에 회복을 돕는데 사용될 수 있을 것이다.

적절하거나 높은 혈당지수를 나타내는 식품들은 저혈당지수 식품들보다 더 빠르게 근육 글리코겐을 증가시킬 수 있다.[102] 이러한 효과는 훈련 스케쥴이 연속적으로 반복연습을 해야 하는 것이라면 더 가치가 있을 것이다. 그러나 만약 반복연습 또는 트레이닝 세션이 하루(24시간처럼) 이상 장시간 떨어져 있는 경우, 고혈당지수와 저혈당지수 식품 모두 탄수화물이 충분히 섭취되었다면 근육 글리코겐의 저장량은 정상치로 돌려놓게 될 것이다.

놀랍게도, 고혈당지수 식품들이 혈당을 빠르게 증가시키고 운동 후에 근육 글리코겐을 빠르게 보충함에도 불구하고, 연구들에 따르면 지구성 운동의 경우 고혈당지수 식품의 섭취에 따른 이득에 대하여 확증되지는 못하고 있다. 예를 들면, 64 km 사이클 기록대회의 성적은 경기 중에 고혈당지수 보충제를 섭취한 선수들과 저혈당지수 보충제를 섭취한 선수들 간의 차이가 없었다.

더구나 지구성 운동 경기 전 식사(경기 30분 전에서 3시간)의 혈당지수의 영향에 대한 최근의 연구들에서도 모호한 결과들이 인식되었다.[25,51,88,92,104] 그래도 대체로 적절한 혈당지수를 나타내는 혼합 탄수화물을 섭취하는 것이 더 낮거나 높은 혈당 지수를 나타내는 식사들보다 더 긍정적인 효과를 나타내는 것으로 보였다. 이것은 어느 정도는 장시간 지구성 운동의 경우 혈당지수의 영향으로 설명된다. 예를 들어 고혈당지수 식품은 신체활동의 첫 2시간 동안 탄수화물 대사에 더욱 의존하게 만들고, 이것이 이용 가능한 탄수화물량의 감소로 이어져 신체활동 2시간 이후에는 지질 대사에 더 의존하게 만든다.[25] 전반적인 결과는 장기간의 지구성 경기에서 경기력의 저하로 나타난다. 그러므로 장시간의 지구성 운동을 위해 운동 전에 고혈당지수 식사를 하는 것은 실제로 원했던 것과는 정반대의 결과를 낳을 수도 있다. 최선의 접근법은 경기 전에 적절한 혈당지수의 탄수화물 식사를 하는 것이다. 그것이 급속한 인슐린 반응을 유발할 만큼 혈당을 높

표 8.1 식품들의 당 지수

식품	당 지수(당 대비 값)
높은 당 지수 식품들(70 또는 그 이상)	
당	100
딸기로 가공된 과일 바	90
쌀떡	82
젤리 빈	78
러세트 구운 감자	78
콘 프레이크	77
흰빵	77
와플	76
소다 크래커	74
화이트 바젤	72
적당한 당 지수 식품들(56–69)	
스페셜 K 시리얼	69
크랜베리 쥬스 칵테일	68
초코렛 플레버드 아이스크림	68
흰쌀(끓인 것)	64
코카콜라	63
콘칩	63
스위트 포테이토	61
스위트 콘	60
파인애플	59
오렌지 쥬스	57
낮은 당 지수 식품들(55 또는 그 이하)	
오트밀	54
바나나(옐로우)	51
구운 콩	48
링귄 누들	46
올 브랜 시리얼	42
리에 브레드	41
애플쥬스(덜 단 것)	40
완두콩	28
저지방 요거트	27
밀크(완전지방)	27

Data from: Foster-Powell K, Holt SHA, Brand-Miller JC. International table of glycemic index and glycemic load values: 2002. Am J Clin Nutr. 2002;76:5–56.

이지 않고, 그 결과로 포도당 급감이 일어나는 일 없이(저혈당지수의 식사와 다르게) 지구성 운동을 지속하는 데 필요한 적절한 탄수화물을 지속적으로 공급하기 때문이다. 운동수행에 있어 혈당지수의 영향은 추가적인 연구가 요구되지만, 강화된 지구성 운동수행력을 야기하는 근육 글리코겐 함량을 증가시키기 위한 식이 전략의 이점들은 잘 밝혀져 있으며, 다음 부분에서 소개될 것이다.

탄수화물 로딩(저장)요법

근육 글리코겐 저장량의 고갈은 예상 대로 지구성 활동의 마지막 단계에서 일어나고 극도의 피로를 유발한다. 이러한 이유로 근육 글리코겐과 간 글리코겐 저장량을 증가시키기 위해 **탄수화물 로딩**이라고 불리는 식이요법과 훈련전략이 개발되었다. 탄수화물 로딩은 며칠간의 저탄수화물 식이가 적당한 탄수화물 식이와 비교해 근육 내 글리코겐을 완전 고갈시키며, 지구성 사이클링 운동능력을 크게 감소시킨다는 것이 1960년대 후반의 여러 연구들에서 입증되었다.[2] 이후 며칠간 고탄수화물 식이섭취를 통하여 체내의 글리코겐 저장량은 오히려 과보상(supercompensated)되고, 이후 사이클링에서 고갈에 이르는 시간이 길어졌다. 탄수화물 로딩이 근육 글리코겐을 정상치(약 90 mmol·kg^{-1} wet weight)에서 안정시 값의 두 배 가까운 수치(150~200 mmol·kg^{-1} wet weight)까지 증가시킬 수 있다는 것이 현재는 잘 알려져 있다.[13,19]

또한 대부분의 연구들은 탄수화물 로딩이 지구성 활동에서 전반적인 운동수행능력을 증가시킬 수 있다는 것을 보여준다.[13,20,42] 하프 마라톤[13]과 20.9 km 달리기[84]는 탄수화물 로딩으로부터 이득을 보기에는 너무 짧지만, 30 km 크로스 컨트리 경주, 30 km 트레드밀 달리기, 25 km 트레드밀 달리기의 운동수행능력은 탄수화물 로딩 후에 유의하게 향상되었다. 더구나 탄수화물 로딩은 훈련된 사람과 마찬가지로 훈련되지 않은 사람들에게도 효과적이라는 것이 밝혀졌다.[13,20] 일반적으로 지구성 수행능력이 증가되었을 때, 탄수화물 로딩이 최대 주행 속도를 증가시킬 수 있는 능력까지는 되지 않지만, 더 오랜 시간동안 속도를 유지하고 30 km 달리기에서 마지막 5 km와 같은 지구성 경기의 마지막 구간에서 더 빠른 속도를 낼 수 있도록 한다.

탄수화물 로딩의 고전적인 방법은 여러 단계로 구성되어져 있다.

1. 근육 글리코겐 저장량을 고갈시키기 위하여 1일 동안 장시간 격렬한 지구성 운동을 한다.
2. 근육 글리코겐 저장량을 완전 고갈시키거나 고갈을 유지시키기 위하여 지속적인 훈련과 함께 3일간의 고지방/고단백질(저탄수화물) 식이섭취를 수행한다.
3. 3일간 훈련 없이 또는 적은 운동량과 함께 고탄수화물 식이(총 칼로리의 90%가 탄수화물)를 섭취한다.

탄수화물 로딩의 고전적인 방법은 지구성 운동선수에게 약간 불리한 점이 있다. 예를 들면, 글리코겐의 초과 보상을 위해서는 대략 7일이 필요한데, 이것은 곧 있을 시합을 준비하는 데 많은 지장을 준다. 또한 몇몇 운동선수들은 탄수화물 로딩 전략의 고지방/고단백질 과/또는 고탄수화물 식이요법을 잘 견디지 못한다. 이런 실질적인 문제점들을 해소하면서도 글리코겐의 초과 보상 효과를 갖기 위해서 수정된 탄수화물 로딩 식이요법과 훈련 전략이 개발되었다.

한 수정된 플랜[19,83,85]은 고전적인 탄수화물 로딩법과 거의 비슷한 정도로 근육 글리코겐 수치를 증가시키는 것으로 나타났다. 그 수정된 플랜(수정된 플랜 1; 표 8.2)은 고전적인 플랜의 고지방/고단백질 혹은 저탄수화물 단계를 포함시키지 않았다. 그러나 이 수정된 플랜 역시 여전히 완료하는 데 며칠이 걸리므로 훈련에 지장을 준다.

또 다른 수정된 탄수화물 로딩 전략은 근육 글리코겐의 심각한 고갈을 야기하도록 의도된 단계를 포함시키지 않았다. 이 전략에서는 훈련 시간을 5일 동안 90분에서 20분으로 점점 줄이고, 뒤이어 하루의 휴식을 취한다(수정된 플랜 2; 표 8.2). 게다가 처음 3일 동안에는 50%의 탄수화물로 구성된 식이섭취를 하고, 남은 3일 동안에는 70% 탄수화물 식이섭취를 수행한다. 그 결과 근육 글리코겐 함량을 정상 상태 하에서 보다 2배 이상 늘리면서도, 더 고통스러운 탄수화물 로딩 전략의 결과와 거의 유사하다.

근육 글리코겐은 유산소성 운동뿐만 아니라 무산소성 운동 중에도 대사 연료로 사용이 된다. 그러므로 무산소성 운동은 위에 설명된 글리코겐 로딩 프로토콜(수정된 플랜 3; 표 8.2)에서 유산소성 운동을 위한 효과적인 대체물로 쓰일 수 있다. 실제로 30초간 있는 힘을 다한 사이클링 전력질주에 뒤이어 최대산소섭취량의 130% 수준과 동등한 강도로 150초간 사이클링을 하는 것은 글리코겐 로딩 전략의 초기 단계에서 요구되는 근육 글리코겐 고갈을 유발시킨다.[29] 무

표 8.2 탄수화물 부하(로딩)의 형태

시합 전 일수	트레이닝 강도	트레이닝 소요시간	탄수화물 섭취
수정된 플랜 1			
6	중강도(70% $\dot{V}O_2$ peak)	90분	정상식이(5 g·kg^{-1} 체중)
4–5	중강도(70% $\dot{V}O_2$ peak)	40분	정상식이(5 g·kg^{-1} 체중)
2–3	중강도(70% $\dot{V}O_2$ peak)	20분	고탄수화물 식이(10 g·kg^{-1} 체중)
1	휴식	0분	고탄수화물 식이(10 g·kg^{-1} 체중)
수정된 플랜 2			
6	중강도(73% $\dot{V}O_2$ peak)	90분	정상식이(5 g·kg^{-1} 체중)
5	중강도(73% $\dot{V}O_2$ peak)	40분	정상식이(5 g·kg^{-1} 체중)
4	중강도(73% $\dot{V}O_2$ peak)	40분	정상식이(5 g·kg^{-1} 체중)
3	중강도(73% $\dot{V}O_2$ peak)	20분	고탄수화물 식이(7.7 g·kg^{-1} 체중)
2	중강도(73% $\dot{V}O_2$ peak)	20분	고탄수화물 식이(7.7 g·kg^{-1} 체중)
1	휴식	0분	고탄수화물 식이(7.7 g·kg^{-1} 체중)
수정된 플랜 3 (빠른 탄수화물 로딩)			
2	싸이클링 130% $\dot{V}O_2$ peak	30초 운동, 150초 휴식을 올 아웃 때까지	정상식이(6.67 g·kg^{-1} 체중)
1	휴식	0 분	고탄수화물 식이(12.2 g·kg^{-1} LBM)

산소성 사이클링 운동 후 24시간 동안 높은 수치의 탄수화물을 섭취하면 그 결과 근육 글리코겐 함량이 약 2배가 된다(109에서 198 mmol·kg^{-1} wet weight). 이러한 증가는 유산소성 운동이 초기에 근육 글리코겐 비축량을 고갈시키는 데 사용될 때 관찰되는 것과 비슷하다.

최근에 탄수화물의 대량 섭취와 결합된 휴식에 불과한 로딩 전략이 근육 글리코겐 초과보상을 효과적으로 야기할 수 있다는 것이 입증되어 왔다. 잘 훈련된 남자 지구성 운동선수가 3일 동안 쉬고, 높은 수준의 탄수화물(10 g·kg body mass^{-1}·day^{-1})을 섭취한 결과, 근육 글리코겐 농도가 약 2배가 되었다.[14] 흥미롭게도 첫날 이후의 근육 글리코겐은 이미 약 2배가 되어 있었고(90에서 180 mmol·kg^{-1} wet weight), 남은 2일은 지속적인 고탄수화물 섭취에도 불구하고 안정적이었다. 이것은 훈련된 지구성 운동선수들은 특이한 탄수화물 로딩 전략이 필요하지 않으며, 적절한 탄수화물 섭취만으로 근육 글리코겐 농도가 36시간에서 48시간 안에, 어쩌면 24시간 안에 극대화된다는 것을 보여주는 것이다.

탄수화물 로딩이 한 시간 이상 지속되는 운동에서 지구성 수행능력을 상당히 향상시킬 수 있다는 것이 잘 입증되어 왔지만, 이러한 식이요법 조작이 무산소성 수행능력을 효과적으로 향상시킨다는 것은 밝혀내지 못했다.[37] 이것은 근육 글리코겐이 이런 유형의 운동에서는 수행능력을 제한시키지 못하며, 산성화의 증가와 같은 다른 요인들이 단기간 고강도 무산소성 운동의 수행능력을 제한시킨다는 것을 의미한다. 따라서 최소한 한 시간 이상 지구성 활동이 지속되는 특정한 경기를 수행하는 운동선수들만이 근육 글리코겐 로딩으로부터 이득을 얻게 될 것이다. 더 짧은 시간 지구성 경기를 하는 운동선수들은 스포츠 활동 중에 주로 무산소성 대사에 의존하는 선수들과 마찬가지로 탄수화물 로딩으로부터는 크게 이득을 보지 못하며, 단순히 매일 섭취되는 총 칼로리의 45%에서 50%의 탄수화물이 포함된 정상 식사를 유지해야만 한다.

탄수화물과 전해질 스포츠 드링크

탄수화물과 전해질 스포츠 드링크는 포도당의 외인성 공급을 제공함으로써 신체적 수행능력을 증가시키고, 근육 글리코겐을 아끼는 결과를 낳는다. 더구나 스포츠 드링크는 적절한 근육, 심장, 신경의 적절한 기능을 유지하기 위해 매우 중요한 전해질이 땀으로 소실된 것을 보충해 줌과 동시에 손실된 물을 대체해 주어 탈수증(dehydration)을 방지케 한다. 스

위장 요인들

흡입된 양: 위장에 흡입된 양이 많으면 위장의 배출율을 증가시킨다.

운동강도: 운동강도가 높으면 위장 배출율을 감소시킨다.

삼투몰농도: 탄수화물과 전해질의 함량이 삼투질에 영향을 미치며, 삼투질이 높으면 위장 배출율을 감소시킨다.

수화: 탈수는 위장 배출율을 감소시킨다.

산염기: 중성(pH 7.0)에서 변화되면 위장 배출율을 감소시킨다.

소장의 흡수

위장공복: 탄수화물과 액성물은 소장에서 흡수되기 위하여 위장에서 내려 가야 한다.

삼투몰농도: 탄수화물과 전해질은 그 형태에 따라 삼투질에 영향을 미치는데, 약 저장성 액이 흡수율을 증가시킨다.

탄수화물: 중저농도의 탄수화물이 액성 흡수를 증가시킨다.

나트륨: 중저농도의 나트륨이 액성과 당 흡수율을 증가시킨다.

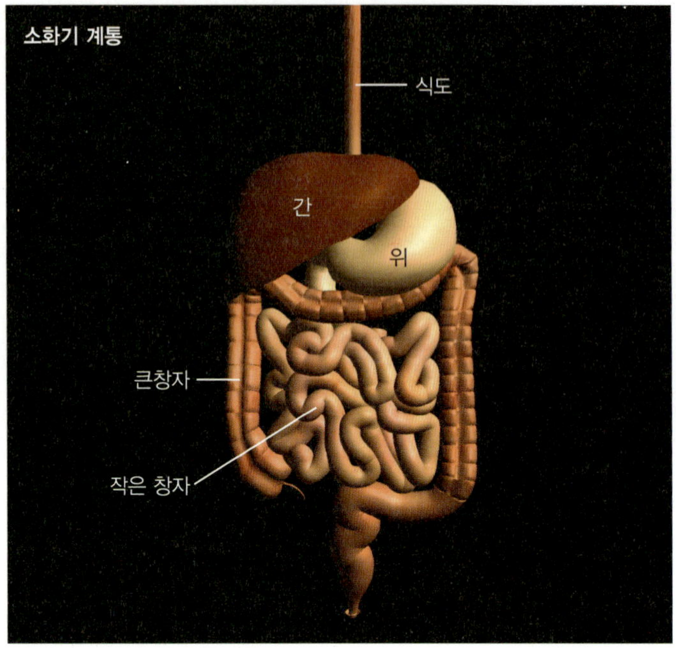

그림 8.2 위장의 공복과 작은 창자에서 탄수화물과 액체성분의 흡수에 미치는 여러 가지 요인들. 탄수화물과 전해질 구성의 스포츠 드링크제들은 작은창자에서 탄수화물과 액체의 흡수력을 높일 수 있게 제조되었다. (LifeART image copyright ©2010 Lippincott Williams & Wilkins. All rights reserved.)

포츠 드링크의 효과성은 위장을 통과해 지나가면서(위 배출) 소장 안으로 유입된다. 그곳에서 물, 탄수화물, 전해질의 흡수율은 소장 안으로 들어가는 비율에 의존된다(그림 8.2). 스포츠 드링크는 특히 탄수화물과 체액 흡수의 비율을 높이기 위해 만들어진다. 이 공식은 고강도 운동시 탈수가 일어나면, 위장 배출력이 감소하여 소장으로의 스포츠 드링크 운반량이 줄어들기 때문에 중요하다. 다음 부분에서는 스포츠 드링크의 탄수화물과 전해질 함량과 탄수화물과 체액 흡수의 효과를 소개할 것이다.

스포츠 드링크의 탄수화물 소비량

탄수화물은 운동 중에 대사(예를 들어, ATP 생산)를 위한 주요 기질이기 때문에 스포츠 드링크의 주요 성분이다. 스포츠 드링크의 적절한 구성을 결정할 때 탄수화물의 유형과 농도에는 고려해야 할 2가지 주요 요인이 있다. 이 요인들은 모두 스포츠 드링크의 **삼투몰농도(osmolality)**나 유체의 용질 비율에 영향을 미친다. 물은 '용질을 따라가기' 때문에 인체의 세포조직보다 낮은 삼투몰농도를 갖고 있는 용액(저장성; hypotonic)에서는 물이 세포조직 안으로 빨려 들어가고, 반면에 인체 세포조직보다 높은 삼투몰농도의 용액(고장성; hypertonic)에서는 물이 세포조직 밖으로 빠져나갈 것이다. 그러므로 스포츠 음료를 만들 때 장력(tonicity)은 매우 중요한 요인이다. 만약 스포츠 드링크의 삼투몰농도가 너무 높으면, 수분 흡수가 감소해 스포츠 드링크의 수화(hydration) 효과가 최소화될 수 있다. 용액의 삼투몰농도는 용질 분자의 크기가 아니라 분자의 수에 의존된다. 그러므로 같은 수의 큰 복합 탄수화물(2장을 참조) 분자는 작은 크기의 단순 탄수화물 분자와 동일한 삼투몰농도를 만든다. 하지만 큰 탄수화물 분자는 스포츠 드링크의 총 탄수화물 함량을 증가시킬 것이고, 만약 소장에 의해 흡수되었다면 대사에 이용할 수 있는 총 탄수화물은 증가하게 될 것이다.

각기 다른 탄수화물들은 소장에서 각기 다른 매커니즘들을 통하여 흡수된다. 예를 들면, 포도당은 능동 수송으로 흡수되는 반면, 과당(fructose)은 촉진확산(facilitated diffusion)을 통하여 소장의 세포에 흡수된다. 그러므로 한 종류 이상의 탄수화물을 함유시키는 것은 총 탄수화물의 흡수량을 늘릴 수 있게 되는 것이다. 하지만 포도당이 대사를 위한 주된 기질(2장을 참조)이기 때문에 대부분의 단순 탄수화물들은 간에서 포도당으로 전환된다는 것을 기억하기 바란다. 포도당, 자당(sucrose), 과당, 포도당 중합체(포도당 분자들의 짧은 사슬; glucose polymers)와 같이 가장 일반적인 형태의 탄수화물들은 혈당 농도를 유지하고 지구성 수행능력

글상자 8-1 학생들의 실제 질문

스포츠 드링크의 탄수화물 농도를 어떻게 결정하나요?

스포츠 드링크의 탄수화물 함유량(%)을 결정하려면, 탄수화물 함유량(g)을 용액의 양(ml)으로 나누고, 거기에 100을 곱한다. 예를 들어, 1리터(1000 ml)의 스포츠 드링크에 탄수화물이 60 g 함유되어 있다면, 탄수화물 함유율은 6%인 것이다

을 향상시키는 데 매우 효과적이다.[1,20] 그렇지만 그것을 입증할 만한 증거들이 아직까지 확실하지도 않으며, 여러 가지 유형의 탄수화물들에 대한 장점이나 단점에 대한 견해들도 상반적이다.

포도당 중합체, 또는 **말토덱스트린(maltodextrins)**은 삼투몰농도의 증가 없이 스포츠 드링크의 탄수화물 함량을 높여주고, 스포츠 드링크의 맛을 더 좋게 해서 섭취의욕을 북돋울 수 있다. 그렇지만 포도당 대체물로서 포도당 중합체는 혈당 반응이나 운동 수행력에는 영향을 미치지 않는다.[1] 마찬가지로 스포츠 드링크에 여러 종류의 단당(자당, 과당, 포도당)을 사용하는 것은 혈당 반응이나 지구성 운동 수행에 크게 부정적인 영향을 미치지 못한다.[1] 하지만 단일 과당처치는 운동 중에 포도당이나 포도당 중합체보다 산화가 덜 되지만,[60] 동일 양의 포도당과 과당의 혼합은 외인성 탄수화물의 총 산화율을 효과적으로 증가시킨다. 그러므로 대부분의 스포츠 드링크는 포도당, 자당, 포도당 중합체, 액상과당의 조합으로 구성된다. 이 조합은 흡수율이 다른 여러 종류의 탄수화물들이 가능한 효과를 낼 수 있게 하며, 섭취를 조장하기 위해 좋은 맛을 제공하고, 또한 혈액으로의 유체 흡수율에 대한 삼투몰농도의 부정적인 효과를 최소화시킨다.

스포츠 드링크의 탄수화물 농도는 삼투몰농도뿐만 아니라 흡수 가능한 탄수화물의 양과 대사 기질로서의 이용(글상자 8-1을 참조)에도 영향을 미친다. 높은 탄수화물 농도는 위장의 배출력이나 음료의 흡수율을 지연시키지만, 흡수되는 탄수화물의 총량은 증가시킨다. 게다가 탄수화물 농도가 충분히 높다면(8~10% 이상), 삼투몰농도는 소장의 벽에서 소장의 내강으로 물이 분비되도록 촉진시키며(그림 8.3), 잠재적으로 탈수를 유발시킬 만큼 높아질 것이다. 고농도의 탄수화물은 또한 위장의 문제들을 초래할 수도 있다.

시간당, 체중 kg당 약 1 g의 탄수화물을 섭취하는 것은 장시간 운동의 수행력을 향상시키기에 충분하다. 즉, 55 kg의 마라톤 선수의 경우 탄수화물이 8% 함유된 스포츠 드링크를 약 0.68리터 혹은 680 $mL \cdot h^{-1}$을 섭취하면 된다는 것을 의미한다. 이 정도의 스포츠 드링크 섭취량은 어떤 사람에게는 가능하지만, 또 다른 사람에게는 불가능할 수 있다. 그것은 대부분의 사람들이 약 250에서 450 $mL \cdot h^{-1}$ 정도의 양을 마시기 때문이다. 약간의 탄수화물을 섭취하는 것은 운동 중에 요구되는 최대량이 아니더라도 외인성 탄수화물을 공급함으로써 운동수행력을 높여줄 수 있으며, 간과 근육의 글리코겐 비축량을 절약시킬 수 있다. 그러나 일정의 한계 이상을 섭취하면, 추가로 탄수화물이 섭취된 것만큼 외인성 탄수화물의 산화율이 계속해서 증가되는 것은 아니다.[1] 오히려 희석된 탄수화물 용액(1.6% 탄수화물)이 어떤 상황에서는 농축된 탄수화물 용액보다 더 효과적이라는 것이 알려져 왔다.[61] 그러나 상업적인 스포츠 드링크의 대부분은 6%에서 8%의 탄수화물을 함유하고 있다. 이 정도의 농도는 음료의

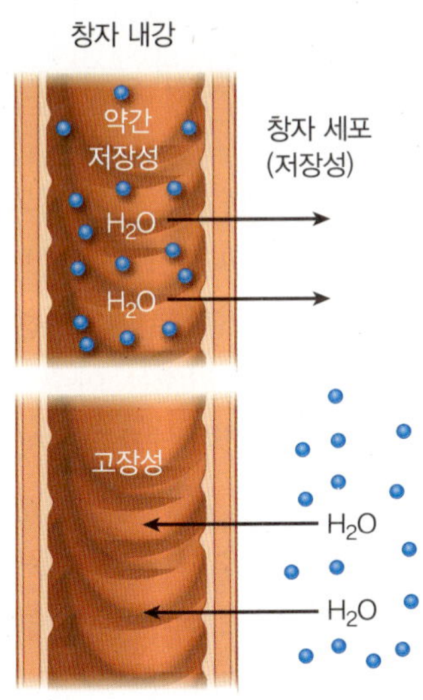

그림 8.3 작은 창자에 의해 흡수되는 용액의 양은 부분적으로 용액의 삼투압에 달려있다. 약간 저장성 용액은 창자 세포로 흡수가 되는 반면에, 고장성 용액은 실제적으로 창자세포에 물 성분을 창자내강 쪽으로 끌어들어는 결과를 유발할 수 있다.

흡수를 저해할 정도의 수준은 아니면서도 지구성 운동수행력을 높여주기에는 충분한 수준이다. 이것은 대부분의 사람들이 운동 중에 섭취 가능한 음료 함유율이다.

스포츠 드링크 내의 전해질

전해질들은 염화나트륨(NaCl)과 같은 무기염류들이 물에 용해될 때 형성된다(9장을 참조). 전해질들은 다음의 이유들로 스포츠 드링크에 첨가된다.

- 자발적인 음료 섭취를 촉진시키는, 마시고 싶은 지속적인 욕구의 촉진
- 운동 중에 심박출량을 유지하는 것을 도와주는 혈장량의 유지
- 세포외액량의 유지
- 저나트륨 혈증의 위험 감소
- 감소된 소변 배설량[1,21,66]

위와 같은 요인들이 관련되어 있다. 만일 마시고 싶은 욕구가 지속된다면(갈증 메커니즘은 세포조직의 장력(tonicity)에 의하여 영향을 받는다), 더 많은 양의 스포츠 드링크를 섭취하게 하여 위장의 배출력을 증가시키게 된다. 만약 어떤 스포츠 드링크가 전해질들을 함유하고 있지 않다면, 대량의 드링크 섭취는 혈장 내의 나트륨 농도를 저하시킬 것이고, 이것이 소변 배출량을 증가시키게 되고, 결국 혈장량을 감소시키는 일련의 과정들이 발생하게 될 것이다. 또한 스포츠 드링크의 전해질들은 생명을 심각하게 위협할 수 있는 혈액의 나트륨 농도가 떨어지는 것(저나트륨 혈증; 9장을 참조)을 막아주는 작용을 한다.

혈중 나트륨 농도의 감소는 나트륨을 거의 함유하고 있지 않은 대량의 음료를 섭취하거나, 땀으로 나트륨이 대량 손실되거나, 또는 설사와 같은 또 다른 매커니즘 때문에 발생할 수 있다. 혈중 나트륨 농도의 감소는 아주 장시간의 지구성 운동(3~4시간)으로 과도한 땀이 배출되면서 흔히 일어날 수 있다. 지구성 운동선수들에서 혈중 나트륨 농도 감소의 원인은 논란이 많지만, 적어도 훈련이 덜된 지구성 운동선수들의 경우에는 탈수 그 자체보다도 너무 많은 양의 물을 마시는 것이 좀 더 원인일 가능성이 있다.[70,71]

스포츠 드링크에 전해질을 첨가하는 것은 탄수화물을 첨가시키는 것과 비슷하게 스포츠 드링크의 삼투몰농도를 증가시키고, 위장의 배출력에 영향을 미칠 수 있다. 또한 나트륨은 혈장량과 세포외액량을 유지시키고, 소변 배출량을 감소시키는 것 외에도, 소장에서 탄수화물을 흡수하는 데에도 필요하고, 소장에서 물을 흡수하는 것도 도와 준다.[1,21,87] 포도당과 나트륨은 소장 벽을 통하여 함께 운반된다. 그리고 이 두 분자들의 흡수는 삼투작용 때문에 물이 수동적으로 흡수되도록 자극한다.[33,54] 또한 스포츠 드링크들은 칼륨의 함유가 재수화(rehydration)를 촉진할 것이라고 생각하고 있기 때문에 세포 내의 주요 양이온인 칼륨을 혈장과 땀에서 나타나는 것과 동일한 농도로 함유시키고 있다. 하지만 스포츠 드링크에 칼륨을 함유시키는 것에 대하여 확실히 지지할만한 증거는 부족하다. 마그네슘 또한 감소된 마그네슘 농도가 운동 중에 발생하는 운동유발성 경련(exercise-induced cramps)의 원인이 된다고 여겨지기 때문에 스포츠 드링크들에 포함되고 있다. 그러나 이 견해 또한 과학적으로 입증되지는 않았다.[1] 스포츠 드링크들에 나트륨을 첨가하는 것에 대한 잠재적인 이점들을 고려해서, 적어도 20 $mmol \cdot L^{-1}$ (460~500 $mg \cdot L^{-1}$)에서 50 $mmol \cdot L^{-1}$ (1150 $mg \cdot L^{-1}$)이 넘지 않는 범위의 나트륨 첨가가 권고되고 있다.

스포츠 드링크는 언제 적절할까?

탄수화물과 전해질 스포츠 드링크들은 보통 지구성 운동이나 농구, 축구와 같은 장시간의 간헐적으로 진행되는 운동들과 관련된다. 선행연구들에 의하면 스포츠 드링크 섭취가 물 플라시보에 비하여 농구의 기량을 향상시켰으며,[26] 또한 간헐적인 운동의 경우에서도 스포츠 드링크 섭취가 경기력을 향상시키는 것으로 나타났다.[106] 이러한 결과는 탄수화물과 전해질 섭취와 함께 적절한 수화(hydration) 상태가 간헐적인 운동에서도 운동수행 수행능력을 향상시킬 수 있다는 것을 보여주는 것이다.

스포츠 드링크 섭취에 대한 가이드라인들이 장시간 및 간헐적인 운동들을 위하여 개발되었음에도 불구하고, 그러한 가이드라인들은 각 개인과 특정한 상황들에 맞게 재조정될 필요가 있다.[16,21,24] 예를 들면, 어떤 엘리트 마라톤 선수는 더운 날씨에서도 2시간 10분대에 마라톤을 완주할 수 있다. 그런 경우에 0.5 $L \cdot h^{-1}$의 음료를 마시는 정도로는 지구성 수행능력을 떨어지게 하는 탈수(체중의 2% 이상)를 예방하지 못할 것이다.[16] 그러나 추운 날씨에서, 그와 같은 양을 마시면 탈수를 예방하기에 충분할 것이다. 추운 날씨에 0.5 $L \cdot h^{-1}$의 음료는 체중이 70 kg에서 90 kg인 달리기 선수들의 수화를

글상자 8-2 응용 연구

장시간의 운동 중 섭취음료를 위한 가이드라인

- 운동 전 12시간에서 24시간 동안 적절한 음료를 섭취하라.
- 대략 운동 2시간 전에는 500 mL (17온스)의 음료를 섭취하라.
- 운동 중에는 약 15~20분마다 150 mL에서 300 mL(5~10온스)를 마심으로써 시간당 600 mL에서 1200 mL(20~40온스) 사이를 섭취하라.
- 운동 후에 운동 중 물의 손실을 대체하기 위하여 충분한 음료를 마셔라.
- 음료는 대기 온도보다 차가워야 한다(15~22℃).
- 음료는 섭취가 쉽고 최소의 운동 중간시간에 가능하도록 용기에 담겨야 한다.
- 음료는 맛을 높이고 섭취를 촉진하기 위해 맛이 있어야 한다.

유지하는 것이 가능하지만, 더 작은 체격의 선수들(예를 들면 50 kg)에 있어 이 정도의 섭취율은 체중의 증가를 유발할 것이다.[16] 가이드라인들은 위장의 높은 수분보유량을 유지하기 위해서는 운동 중에 자주 물을 섭취하도록 권장하고 있는데, 이것은 증가된 위장의 수분량이 위장의 배출력을 증가시키기 때문이다. 하지만 위장의 배출율은 개인마다 다르고, 어떤 사람들은 권장된 양의 음료를 마셨을 때 위장의 고통을 느낄 수도 있다.[17] 그러므로 가이드라인들은 각 개인에 따라, 그리고 특정한 운동 상황에 맞게 재수화(rehydration) 계획이 개발되어야 한다. 그리고 그러한 계획들은 실전 경기에 적용하기에 앞서 불편한 증상들이 나타나는 것 없이 음료섭취 계획을 잘 이행할 수 있는지 확인하기 위하여 모의 시합이나 훈련을 통하여 검토되어져야 한다.

탄수화물과 전해질 스포츠 드링크 섭취를 위한 가이드라인이 글상자 8-2에 제시되어 있다. 이러한 가이드라인들은 대략 1시간 이상 길게 지속되는 경기나 장시간의 간헐적인 운동에 적용할 수 있는 것이다. 하지만 45분 정도 수행되는 경기들에서도 탄수화물과 전해질 드링크 섭취를 통하여 운동수행력이 증가된 것으로 나타났다.[66] 운동 중에 어떤 음료를 마실지 결정할 때, 경기의 시간과 환경 조건이 고려되어

글상자 8-3 학생들의 실제 질문

덥고 후덥지근한 여름 시즌에 매일 4마일 달리기를 할 때 어떤 음료를 마셔야 되나요?

다양한 농도의 탄수화물과 전해질을 포함하고, 에너지(탄수화물)를 제공하고 땀에 의해 손실된 전해질을 대체하는 것을 목적으로 하는 이용 가능한 많은 스포츠 드링크들이 판매되고 있다. 그러나 위에 서술된 조건에서는 맹물이 운동 중에 가장 섭취하기 좋은 음료일 것이다. 인체내의 글리코겐(탄수화물) 저장량의 고갈이 한 시간 이하로 지속되는 지구성 운동의 경우에는 확실하지 않기 때문에, 일반적으로 1시간미만으로 지속되는 4마일 달리기에서는 인체에 탄수화물을 추가 공급할 필요가 없다. 더구나 4마일 달리는 동안의 전해질 손실은 무시해도 될 정도이고, 어떠한 생리적인 장애도 야기하지 않을 것이다. 반면에, 덥고 습한 환경에서 30분에서 40분 동안 운동할 때는 체온조절이 매우 어려울 수 있다. 왜 그럴까? 아주 높은 대기온도에서는 인체와 공기 사이의 온도 차이가 거의 없어 몸에서 주변 대기로 열을 빼앗길 가능성이 줄어들기 때문이다. 그밖에 습한 공기는 발한 메커니즘을 비효율적으로 만드는데, 땀은 공기 중으로 증발될 때에만 몸을 식히는데 도움이 될 수 있기 때문이다. 높은 습도는 증발과 냉각, 땀의 양을 감소시킨다. 그 결과로, 인체는 습한 환경에서 몸을 식히기 위해 더 많은 땀을 낸다. 그러므로 덥고 습한 환경에서 한 시간 이하의 운동을 하는 경우, 주된 우려는 체수분을 대신하는 것이다. 이것은 탈수와 과열을 방지할 것이다. 체수분을 보충하기 위한 가장 최고 좋은 방법은 맹물을 마시는 것이다. 탄수화물이나 전해질의 형태로 물에 첨가된 용액들은 어떤 것이든 위장관에서 혈류에로 물의 흡수력을 지연시키는 작용을 한다. 그러므로 만약 운동이 한 시간 미만이며, 특히 덥고 습한 환경에서 운동한다면, 이때 최고의 대체 음료는 순수한 물이다.

져야 한다(글상자 8-3을 보라). 가이드라인은 훈련이나 경기 전, 중, 후에 음료섭취에 대한 권장사항들이 포함되었다. 그것은 운동 중에 탈수와 글리코겐 고갈을 지연시키고, 운동 후에 재수화와 함께 근육 글리코겐의 재합성을 가능하게 한다. 장거리종목 경기에서 1위 또는 상위 기록 선수들은 흔히 8%에서 10% 정도의 탈수를 경험하게 된다.[70] 따라서 지구성 운동 중에 나타나는 탈수현상을 완전히 방지하려고 할 필요도 없을 수 있다. 그러나 이 같은 탈수의 정도는 오히려 이 수준의 탈수를 잘 견디지 못하는 훈련되지 않은 선수들의 경우 우려될 만하다. 마지막으로, 운동 중에 음료 섭취로 인하여 체중이 증가되는 것을 야기하지 않도록 주의가 요구된다. 또한 혈장과 세포외액량의 유지가 운동 후 회복에 도움이 된다는 것을 기억하기 바란다. 이것은 특히 하루에 많은 훈련 시간이나 연속적으로 격렬한 운동이 수행된다면 특히 더 중요하다.

탄수화물과 전해질 함유의 스포츠 드링크, 특히 고탄수화물 스포츠 드링크를 사용할 때 체지방량을 줄이려고 운동을 하거나 시도하고 있는 사람들은 신중하게 생각해야 한다. 스포츠 드링크의 칼로리 함량은 그런 사람들의 일일 섭취 칼로리량에 포함되어야 한다. 웨이트 트레이닝과 같은 무산소성 운동의 경우 탄수화물과 전해질 스포츠 드링크의 섭취에 관한 적용 가능한 연구들이 거의 없음에도 불구하고, 저항성 훈련 중이나 후에 스포츠 드링크를 섭취하면 근육 글리코겐이 더 빠르고 많은 양이 재합성되는 것으로 나타났다.[35,36,72] 저항성 훈련 전과 중의 탄수화물 보충은 저항성 수행력을 증가시켰다(예를 들면, 특정의 저항부하에서 가능한 최대반복의 수).[36,38] 또한 고중량의 웨이트 트레이닝 프로그램과 관련하고 있는 저항성 운동 트레이너들은 탄수화물 보충제를 사용해야 한다고 권장하고 있다. 웨이트 트레이닝 전, 중, 후, 스포츠 드링크의 형태라 할 수 있는 이런 보충제는 근육 글리코겐 합성을 극대화시킬 수 있으며, 저항성 트레이닝 능력을 향상시킬 수 있다.[37] 웨이트 트레이닝 후 빠른 회복과 대량의 훈련 강도를 유지할 수 있는 능력은 궁극적으로 단백질 합성을 증가시킬 것이고, 시간의 경과에 따라 근육량의 더 큰 증가를 유발하게 될 것이다.

단백질

단백질은 골격근량의 약 22%를 차지한다. 근육의 대부분은 물이고, 나머지는 단백질, 글리코겐, 지방, 비타민, 미네랄로 구성되어 있다. 게다가 아미노산 형태의 단백질은 거의 모든 인체 조직의 합성에 요구된다. 실질적인 관점에서, 운동 스트레스로부터 골격근과 결합조직의 수선과 회복에 필요한 단백질 합성을 위한 적절한 단백질 신호 전달을 가능하게 하기 위해 단백질 섭취는 미국영양협회가 권장하고 있는 총 섭취 칼로리의 10%에서 35% 범위보다 더 넓은 범위가 되어야 한다. 영양소에 대한 섭취영양 권장량(RDA)은 대부분의 건강한 성인들(98%)에게 요구되는 것을 충족시키는 데 필요한 평균 일일 섭취량을 나타내는 것으로 충분한 과학적 증거

속성 검토

- 탄수화물은 유산소성과 무산소성 운동 모두에서 주요 에너지 대사 기질이다.
- 총 섭취 칼로리 중 최소 50% 이상의 탄수화물 함유 식이는 지구성 운동에 따른 탈진 시간을 지연시키기 때문에 지구성 운동선수들에게 권장된다.
- 혈당지수가 높은 식품은 혈당지수가 낮은 식품보다 더 빠르게 혈당 농도를 증가시키지만, 운동 직전 혈당지수가 높은 식품 섭취가 지구성 능력을 돕는 것으로 보이지 않는다.
- 탄수화물 로딩은 장시간 지구성 경기의 마지막 단계에서 더 빠른 주행 속도를 가능하게 함으로써 지구성 능력을 증가시킬 수 있다.
- 탄수화물 로딩 전략은 근육 글리코겐 함량을 증가시키는 데 효과적이다. 그러나 잘 훈련된 지구성 운동선수들에게는 충분한 탄수화물 섭취와 휴식만으로도 근육 글리코겐 함량을 초과 회복시킬 수 있다.
- 탄수화물 로딩은 단시간, 강력한 무산소성 운동에서는 경기력을 향상시키지 않는다.
- 대부분의 스포츠 드링크들은 여러 종류의 탄수화물들을 포함한다. 이 방법의 장점은 흡수율의 증가, 섭취를 촉진시키는 향상된 맛, 물 흡수에 있어 증가하는 삼투몰농도의 부정적인 영향을 최소화하는 것을 포함한다.
- 전해질은 다음을 위해 스포츠 드링크에 첨가된다: 마시고 싶은 지속적인 욕구를 촉진시켜 자발적인 음료 섭취를 촉진한다; 혈장량을 유지해 운동 중에 심박출량을 유지하는 것을 돕는다; 세포외액량을 유지한다; 저나트륨 혈증의 위험을 낮추고 소변 배설량을 감소시킨다.
- 탄수화물 스포츠 드링크는 지구성 운동 전, 운동 중 및 운동 후에 섭취될 수 있다. 그들은 수화를 유지하고 운동 중에 에너지 대사를 위한 외인성 탄수화물을 공급할 뿐 아니라 운동 후에 재수화와 근육 글리코겐 재합성을 돕는다.

가 있을 때 확립된다. 단백질의 RDA는 건강한 성인들의 경우 0.8 $g \cdot kg^{-1} \cdot day^{-1}$이다. RDA 섭취는 대부분의 서구식 식단에서 쉽게 성취될 수 있다; 사실 많은 사람들은 보통 RDA보다 더 많은 단백질을 섭취한다. 운동선수들은 RDA보다 더 많은 단백질 섭취가 요구되는지에 대해서는 아직도 논쟁 중에 있다.[94,95,99] 일부 전문가들이 운동선수들은 더 많은 단백질(1.2에서 2.0 $g \cdot kg^{-1} \cdot day^{-1}$)이 요구된다고 믿는 반면, 또 다른 전문가들은 RDA가 운동선수들에게도 충분하며, 최적의 훈련 적응을 일으킬 수 있다고 믿고 있다. 극심한 훈련과 칼로리 소모로 근세포조직의 수선과 회복이 요구되는 경우, 단백질 섭취, 특히 단백질 합성을 활성화시키기 위해 아주 중요한 필수 아미노산을 증가시키는 것이 권장된다.

운동선수들의 식이 단백질 섭취는 운동 중에 증가된 단백질 대사 때문에, 그리고 훈련 중에 근육량 유지나 증가의 목적달성을 위하여 높아져야 한다. 보통 ATP의 형태로 에너지를 얻기 위하여 단백질 대사가 발생되는 것은 극히 적지만, 일부 아미노산들은 유산소성으로 대사되어진다(2장을 참조). 더구나 아미노산의 유산소성 대사는 유산소성 대사 경로로부터 이용 가능한 총에너지를 감소시키지도 않는다는 것이다(글상자 8-4).

일부 연구들에서 지구성 운동 중에 단백질 대사가 증가된 것을 확인하고는 있지만, 이들 중에서 일부는 지구성 운동선수들의 운동 상황 중의 식이분석이라고 할 수 없는, 밤 수면으로 금식(대략 12시간) 후에 측정하여 나타난 단백질 대사의 결과들이었다.[32] 일반적으로 지구성 운동선수들은 훈련 전, 중, 후에 탄수화물을 많이 섭취하므로 단백질 대사의 필요성이 감소된다. 6시간 동안 중강도로 지속적인 유산소성 운동을 할 때, 총 단백질 대사 전환율은 휴식기와 비교해서 거의 증가되지 않는다.[52] 그러나 대부분의 지구성 운동경기들은 단백질 대사의 증가를 야기할 수 있는, 중강도 이상의 고 강도로 이루어진다. 비록 지구성 운동선수들의 단백질 필요성에 대하여 완전히 이해하기 위해서는 더 많은 연구들이 필요하다 할지라도, 일반적으로 지구성 선수들이 트레이닝 중에 필요로 하는 단백질 섭취량은 체중 당 하루에 1.2에서 1.4 g이 권장되었는데, 이는 RDA가 권장하는 량보다 더 많은 양이다.[1] 그렇지만 지구성 운동선수들은 일반적으로 많은 칼로리를 섭취하도록 권고되고 있기 때문에, 단백질에 대한 추가적으로 요구되는 섭취량은 섭취 칼로리 자체를 증가시키게 되면 그 식이섭취 증가량에 포함된 단백질 함량으로 인하여 충분히 충족되어질 수 있다(총 섭취 칼로리의 10%에서 15%; 글상자 8-5). 트레이닝 중이나 경기 즈음의 단백질 섭취 타이밍은 단백질과 탄수화물과 같은 다량영양소에 대한 요구에 맞추어 단백질을 섭취하는 것이 중요한 실질적인 접근법일 수도 있다.

단백질 요구량을 조사하기 위한 한 기법은 배설된 질소의 양과 비교해 섭취된 단백질이나 질소의 양을 측정하는 것이다. 이 기법은 **질소평형(nitrogen balance)**이라고 칭한다. 다른 다량 영양소(지질, 탄수화물)와 다르게 단백질을 구성

글상자 8-4 응용 연구

증가된 아미노산 산화율: 장시간 운동 중 유산소성 에너지에 미치는 영향

장시간 지속되는 운동은 골격근에 의한 BCAA 산화율을 증가시킨다. 크랩스 회로(Krebs cycle)는 다량 영양소들이 유산소성 대사 중에 통과해야만 하는 효소 시스템이다(2장을 참조). 증가된 BCAA의 유산소성 대사는 일부 크렙스 회로 중간 대사물질들의 농도를 감소시킬 수 있으며, 그래서 장시간 운동 중의 유산소성 대사를 악화시킬 수도 있다. 90분간 중강도 수준의 운동에서, 크렙스 회로의 중간 대사물질들은 운동초기 몇 분 동안 3배 증가를 보였다. 그러나 운동 60분과 90분 후, 크렙스 회로 중간 대사물질들은 안정시 농도와 다르지 않았다. 비록 크렙스 회로 중간 대사물질들이 초기에 감소할지라도, 산소섭취와 크레아틴인산 농도(미토콘드리아 호흡의 지표)는 큰 변화를 보이지 않았다. 이 결과는 BCAA 대사가 장시간 운동 중의 에너지 대사에 유의하게 영향을 미치지 않는다는 것을 보여주는 것이다.

추가 참고 도서 목록

Gibala MJ, Gonzalez-Alonso J, Saltin B. Disassociation between tricarboxylic acid cycle pool size and aerobic energy provision during prolonged exercise in humans. J Appl Physiol. 2002;545:705–713.

글상자 8-5 응용 연구

탄수화물, 단백질, 지방으로부터의 칼로리 계산

식이섭취에서 탄수화물, 단백질, 지방의 양을 알면, 칼로리와 각각의 다량 영양소로부터의 칼로리 백분율을 계산하는 것은 비교적 간단하다. 에너지 대사가 이루어질 때, 탄수화물은 그램당 4 kcal (17 $kJ \cdot g^{-1}$), 단백질은 그램당 4 kacl(17 $kJ \cdot g^{-1}$), 지방은 그램당 9 kcal (37 $kJ \cdot g^{-1}$)를 낸다. 다음은 식이에서 칼로리와 각각의 다량 영양소로부터의 칼로리 백분율을 어떻게 계산하는지에 대한 설명이다.

- 90 g 단백질 × 4 $kcal \cdot g^{-1}$ = 360 kcal
- 300 g 탄수화물 × 4 $kcal \cdot g^{-1}$ = 1200 kcal
- 60 g 지방 × 9 $kcal \cdot g^{-1}$ = 540 kcal
- 총 kcal = 360 kcal + 1200 kcal + 540 kcal
- 총 kcal = 2100 kcal
- 다량 영양소로부터의 % kcal = 총 kcal/다량 영양소로부터의 kcal
- 단백질로부터의 % kcal = 360 kcal/2100 kcal
- 단백질로부터의 % kcal = 0.17 = 17%
- 탄수화물로부터의 % kcal = 1200 kcal/2100 kcal = 0.57 = 57%
- 지방으로부터의 % kcal = 540 kcal/2100 kcal = 0.26 = 26%

만약 식이에서 총 칼로리가 증가하고 각각의 다량 영양소로부터의 칼로리 백분율이 변함이 없다면, 각각의 다량영양소 총량이 증가한 것이라는 것을 주목하라. 예를 들어, 단백질로부터의 총 칼로리를 17%로 유지하고 총 섭취 칼로리를 2500칼로리까지 증가시키는 것은 다음의 단백질 섭취의 총 그람이 된다.

- 단백질로부터의 kcal = 2500 kcal × 0.17
- 단백질로부터의 kcal = 425 kcal
- 단백질 그램(g) = 425 kcal / 4 $kcal \cdot g^{-1}$
- 단백질 그램(g) = 106 g

하는 아미노산들은 질소를 포함하므로, 단백질의 섭취와 사용량은 인체에 의한 질소의 섭취와 배설을 추적함으로써 추정될 수 있다는 것을 상기하라. **양성 질소평형(Positive nitrogen)**은 배출된 것보다 더 많은 질소가 섭취되었을 때 일어나며, 질소가 체내에 저장되는 것이고 아미노산들이 인체 조직을 합성하는 데 사용된다는 것을 의미하는 것이다. **음성 질소 평형(Negative nitrogen balance)**은 섭취된 것보다 더 많은 질소가 배출되었을 때 발생하며, 아미노산들이 대사에 사용되고 있었다는 것을 의미한다. 양성 질소평형은 음성보다 인체 조직의 더 많은 합성 또는 인체의 동화작용 상태를 나타낸다. 반면에 음성 질소평형은 인체 조직으로부터 아미노산들이 동원되고 있거나 인체가 이화작용 상태라는 것을 말한다.

질소 평형 연구들은 저항성 훈련 중이나 저항성으로 훈련된 운동선수들에 있어서 체중당 하루 1.0에서 1.7g의 단백질을 섭취하면 근 단백질 합성에 따른 순수 근육증가를 나타내는 양성 질소평형을 일으킨다고 하였다.[1,6,53,95,99] 이것은 근력 트레이닝을 하는 선수들에게 체중당 하루 약 1.4 g 또는 1.0 내지 1.7 g의 단백질을 섭취하도록 권장하는 근거이다. 더구나 단백질은 근력 트레이닝 선수들에 있어서 하루 소비된 총 칼로리의 25%에서 35%를 차지하도록 권장되고 있다.

흥미롭게도 질소평형 연구들은 근력 트레이닝 초보선수들은 체중당 하루 약 1.3에서 1.5 g의 단백질이 요구되고, 또한 다년간 근력 트레이닝을 해 온 운동선수들은 체중당 하루 1.0에서 1.2 g의 단백질 섭취가 요구된다고 보고하였다. 지구성 훈련 선수들과 마찬가지로 만약 근력트레이닝 선수들이 더 많은 총 칼로리를 섭취한다면, 단백질로부터 섭취된 총 칼로리의 백분율(%)은 더 작아질 수 있지만, 그래도 체중당, 일일 단백질 섭취 권장량은 충족될 것이다. 또한 지구성 능력과 근력이 모두 요구되는 스포츠 종목의 선수들은 RDA와 비교할 때 더 많은 단백질 섭취가 요구된다.[6] 실질적으로 말하면, 근육을 키우고 있는 운동선수들(예를 들면, 역도선수)은 단지 가지고 있는 자신의 근육량을 유지하고자 할 때와 비교하면 더 많은 단백질 섭취가 이루어져야 한다. 역으로, 많은 에너지를 소모하며 세포조직이 파손되는 많은 양의 훈련을 하고 있는 지구성 운동선수들은 날마다 파손조직의 복구를 위하여 더 많은 단백질의 섭취를 유지해야 할 필요가 있을 것이다. 그러므로 격렬한 운동을 하는 선수들에 대한 단백질 섭취요구량에 대한 더 많은 연구들이 제시되어야겠지만, 지금까지의 자료에 따르면 우수한 운동선수들 뿐만 아니라, 심지어 아마추어 선수들의 경우도 RDA 권장량보다 훨씬 많다는 것이 인식되었다.

고단백 식이

적절한 과학적 증거나 고단백 식이의 유형과 탄수화물 농도를 줄이는 것의 두려움에 대한 이해 없이, 임상적으로 훈련된 영양사는 일반적으로 고단백 식이를 권고하지 않는다. 심장질환, 일부 유형의 암, 성인 골손실(골다공증), 신장질환, 체중 조절의 어려움의 증가된 위험과 함께 그들의 인지된 연관성 때문이다. 그러나 동물성 단백질 근원은 포화지방에 풍부한 경향이 있고, 동물성 단백질 식이와 지방의 영향을 분리하기는 어렵다. 그렇게 하려고 시도한 한 연구에서는 콩단백질이 동물성 단백질로 대체되었고, 결과는 특히 처음의 총 혈중 콜레스테롤 수치가 높았던 사람들에서 총 혈중 콜레스테롤의 감소를 보여줬다.

고단백 식이에 대한 효과의 해석을 어렵게 만드는 한 가지 요인은 고단백 식이나 저탄수화물 식이에 대하여 일반적으로 용인된 정의가 우선 없다는 것이다. 예를 들어, 인기 있는 체중감량 다이어트들은 저탄수화물(Atkins), 저지방(Weight Watcher), 초저지방(Ornish), 적절한 단백질(Zone)들로 특징화된다.[100,102] 매우 낮은 탄수화물 다이어트에 대한 공식적인 정의가 존재하지 않음에도 불구하고, 저탄수화물 다이어트는 보통 일일 50 g의 미만의 탄수화물 섭취 또는 총 섭취 칼로리 중 탄수화물 칼로리가 10% 미만으로 인식되었다.[100,101] 이것은 일반적으로 지방으로부터 총 섭취 칼로리의 약 60%에서 65%, 단백질로부터 총 섭취 칼로리의 20%에서 25%의 섭취가 발생되게 한다. 따라서 저탄수화물 다이어트는 또한 고지방과 중간 또는 고단백 식이로 특징지어질 수 있다. 단백질로부터 총 섭취 칼로리의 20%에서 25%까지는 일반적으로 권장되고 있는 것(단백질로부터 총 칼로리의 10~35%)의 중간 범위에 해당된다.

동물성 식이 단백질과 관련된 포화지방들이 미치는 교란효과와 더불어, 고단백 식이 찬성자들은 이러한 다이어트들에 대한 긍정적인 반응들이 발생되기 몇 주 전, 적응기가 있다고 믿는다. 이 적응기간의 존재는 고단백 다이어트의 효과를 조사하는 연구들로부터 도출된 결론에 영향을 미치게 될 것이다. 예를 들면 고단백 다이어트($1.2\ g \cdot kg^{-1} \cdot day^{-1}$) 1주 후, 최대산소섭취량의 75%로 트레드밀 달리기에서 탈진에 이르기까지의 운동시간이 감소하였다.[75] 하지만 실험대상자들이 고단백 다이어트로 인한 체중이 감량된 것과 동일한 중량의 배낭을 멨음에도 불구하고, 6주 후 탈진에 이르기 까지의 운동지속시간은 유의한 증가를 보였다. 고단백 다이어트 후 1주차가 아닌 6주차에서 탈진에 이르는 시간이 늘어난 것은 1주차에서 식이에 대한 신진대사의 부적응 때문이었던 것으로 생각되었다.

고단백 다이어트에 대한 어떤 대사적 적응이 일어나는 데 몇 주가 소요되는데, 그 대사 반응의 하나는 2개의 탄소 사이에 카르보닐기(C=O)를 갖고 있는 분자인 **케톤체(ketone bodies)**를 형성하는 불완전한 지질 분해다. 고단백 식이를 할 때와 같이 저탄수화물 식이 동안에, 케톤체는 포도당 대신에 사용될 수 있는 에너지 대사를 위한 대체기질로 제공된다. 케톤체를 형성시키는 한 방법은 그림 8.4에 그려진 것처럼 아세틸 CoA의 분해로부터 시작된다(2장을 참조). 케톤체의 생성량이 사용량을 초과할 때, 혈액의 산-염기 평형이 무너지는데 그것은 **케토산(keto acids)**이라 불리는 일부 케톤체가 산기(acid groop; COOH)를 포함하고 있기 때문이다. 혈액과 소변에 케톤체의 증가를 **케톤증(ketosis)**이라 말하며, 일부 연구들에서 고단백 다이어트의 지표로 적용되고 있다. 더구나 케톤증은 식욕을 억제하는데, 그것이 체중 감량

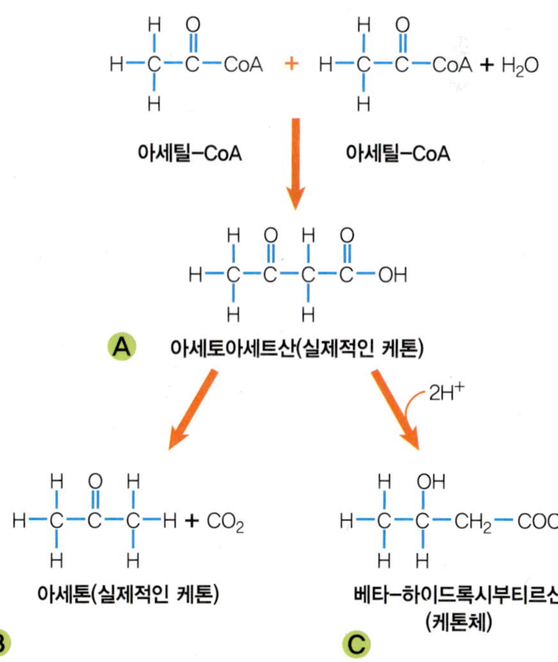

그림 8.4 케톤체의 형성과정. 케톤체는 2개의 탄소 사이에 C=O 기를 지닌 것이며, **(A)** 2개의 아세틸-CoA가 결합되면 케톤(아세토아세테이트)이 된다. **(B)** 아세토아세트산이 이산화탄소 분자 하나를 상실하면, 또 다른 케톤이 형성되고, **(C)** 아세토아세트산이 2개의 수소를 받아 들이게 되면 케톤체를 형성하게 된다. 아세토아세테이트와 아세톤이 실제적인 케톤이며, 베타-하이드록시부티르산은는 진정한 케톤이 아니다. 그러나 그것이 케토시스 중에 형성된 것이기 때문에 케톤체라고 불리고 있다.

을 돕는 고단백 다이어트의 한 측면이다. 그러나 고단백 다이어트에 의한 케톤체 농도는 당뇨병 환자들에서 위험한 상태를 의미하는 정도의 케톤증 수준은 아니다. 그러나 운동하는 근육에서 ATP를 생산하기 위하여 케톤체를 또 다시 효과적으로 사용하는데 까지는 상당한 생리적 적응시간이 필요하다. 그리고 이런 적응시간의 필요에 따라 고단백 다이어트는 운동수행능력에 부정적인 영향을 미치게 될 것이다. 아울러 고단백 다이어트는 체중 감량이나 혈중 지질요인들의 개선과 같이 건강상 긍정적인 이점들도 보여주었다. 그러나 체중 감량과 비만 방지와 관련하여 고단백 식이가 지닐 수 있는 이점들과 앞으로의 활용성을 끌어내기 위해서는 더 많은 연구들이 요구된다. 비만은 지난 30년 동안 지방 섭취는 낮추고, 탄수화물 섭취는 증가하였음에도 불구하고 유행병처럼 지속되어 왔다.[100]

트레이닝 전, 중, 후 단백질 보충

단백질 바 또는 단백질을 함유한 스포츠 드링크의 형태로 단백질을 보충하는 것은 저항성 훈련을 하는 사람들 뿐만 아니라 지구성 훈련을 하는 사람들에게도 유용한 가치가 있을 것이다. 이것은 특히 많은 운동량과 고강도 훈련을 하고 있는 운동선수들에게 해당한다. 몸을 많이 움직이지 않는 사람들과 비교할 때 단백질 요구량이 매우 증가하기 때문이다(위의 단백질 섹션을 보라). 지구성 훈련량이 증가할 때 아미노산이 지구성 운동 중에 대사되어지기 때문에 단백질이 제지방량(fat-free mass)을 유지하기 위해서 필요한 것이다. 일반적으로 지구성 운동선수들은 제지방량의 증가를 원하지 않을 것이다. 그러나 제지방량의 손실은 결국 지구성 수행능력에 부정적인 영향을 미칠 것이다. 또한 많은 양의 지구성 훈련, 특히 달리기는 근조직의 손상을 유발할 수 있으며, 손상된 근조직을 회복시키기 위해서는 적절한 단백질 섭취가 필수적이다. 그에 반해 저항성 훈련은 보통 제지방량을 증가시키려하기 때문에 많은 단백질 섭취가 요구된다. 다음 섹션에서는 저항성 훈련과 지구성 훈련 중 단백질을 함유한 보충제의 장점들에 대하여 탐구할 것이다.

저항성 훈련과 단백질 보충제

탄수화물과 함께 또는 탄수화물 없이 아미노산들을 섭취하거나 주입하면 저항성 훈련 후에 단백질 합성을 활성화시킬 수 있다.[15,99] 운동직전[93] 또는 운동후 3시간 이내[7,32,77]에 단백질을 섭취하는 것이 단백질 합성을 촉진시킨다. 이러한 단백질 합성의 증가현상은 다량의 아미노산 공급뿐만 아니라 혈중 인슐린 및 성장 호르몬과 같은 호르몬들의 운동유발성(exercise-induced) 증가로 인하여 더 유리한 동화작용 환경을 이루는 것과 관련된 것으로 여겨진다.

저항성 훈련 직전이든 직후이든 단백질과 탄수화물을 섭취하면 단백질 합성이 증가되지만, 동일량(필수 아미노산 6 g과 자당 35 g)의 보충제를 사용한 여러 연구들에 따르면 저항성 운동 바로 직전에 보충제를 섭취할 때 단백질 합성이 극대화되었다고 하였다. 운동 바로 직전의 보충제 섭취로 증가된 단백질 합성은 운동에 따른 혈류량의 증가와 관련이 있을 것이다. 혈류의 증가는 운동하는 근육에서 단백질이 합성될 수 있도록 아미노산의 유효성을 증가시키게 되기 때문이다.[94,99,107] 또 다른 요인은 운동 전에 단백질과 탄수화물 보충제가 제공되었을 때, 단백질 합성은 운동과 인슐린 반응증가(인슐린은 근조직에 의한 탄수화물과 아미노산의 흡수를 촉진시킨다) 두 가지 요인에 의하여 자극되어지는데, 단백질 합성의 증가현상은 운동 후에도 계속된다. 운동 후 단백질 보충, 특히 저항성 운동 직후에 섭취는 근단백질의 합성을 효과적으로 촉진시킬 수 있다는 것 또한 보고되었다.[28] 아마도, 근육들이 격렬한 파워리프팅 훈련으로 손상된 조직을 회복하는 타이밍에 단백질을 추가적으로 공급 섭취하는 것이 근육량 증가를 유도하는 것으로 인식된다. 이러한 단백질 회복 효과는 장기간(예를 들면, 여러 달)의 고강도 훈련기에 과도하게 누적된 근조직의 손상으로 운동 수행이 고통스러워질 때, 특히 유용하다는 것이 밝혀져 왔다.[78]

위에 언급된 연구 결과들에 따르면 단백질 보충섭취를 통하여 근조직 내에서 동화작용을 증가시킬 수 있는 단백질 보충 타이밍은 저항성 운동의 시작 바로 직전에서부터 운동종료 후 몇 시간 이내에 까지 비교적 충분한 선택의 기회가 있다는 것이 시사되고 있다. 그러나 단백질 보충제들이 저항성 트레이닝 중 상대적으로 언제 섭취되었는지에 상관없이, 근육량이 증가하는 데에는 약간의 시간이 걸리는 것으로 나타났다. 한 연구에서, 단백질 보충과 함께 4주간 저항성 훈련시킨 결과, 근육량은 증가되지 않았다고 밝혔다.[55] 그러나 또 다른 연구에서는 단백질 보충과 함께 6주간 저항성 운동 프로그램으로 전신의 근육량이 유의하게 증가하였다고 보고하였다.[11] 저항성 트레이닝 중에 단백질 보충섭취에 관한 더 많은 정보는 글상자 8-6을 참조하라.

글상자 8-6 전문가 의견

저항성 트레이닝 후에 근 단백질 증가를 향상시키기 위한 보충

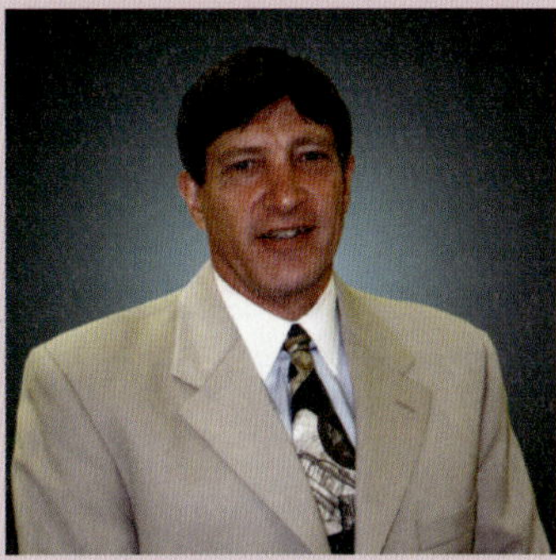

John L. Ivy, PhD, FACSM
텍사스(오스틴) 대학교
키네시올러지, 건강교육학과
학과장

저항성 트레이닝 운동 후에, 활동근은 글리코겐이 고갈되고 이화작용 상태에 놓이게 된다(예를 들어, 단백질 소모가 단백질 합성을 초과한다). 이 상태는 운동 중에 코티솔과 같은 이화작용 호르몬은 증가하는 반면에, 인슐린과 같은 동화작용 호르몬은 감소함으로 인해 발생된다. 그 결과는 근조직의 분해증가와 단백질 대사의 불균형을 뒤바꿀 수 있는 조치가 이루어지지 않는 한, 운동 후에 근조직의 분해와 손상은 지속된다. 적절한 다량 영양소들과 그 농도를 적합한 시기에 섭취함으로써, 저항성 운동으로 유발된 이화작용 상태는 제한적이 되며, 저항성 운동 자극이 동화작용 가능성을 높이게 될 것이다.

혈중 필수 아미노산 수치를 높이는 것은 특히 운동 후 단백질 합성을 촉진할 것이다. 만약 충분한 아미노산 수치가 있다면, 인슐린도 근육 단백질 합성을 촉진한다. 인슐린과 아미노산 수치를 동시에 증가시키는 것은 단백질 합성에 부가적인 효과가 있고 근조직의 분해를 감소시키는 것으로 나타났다.

혈중 아미노산과 인슐린 수치를 증가시키기 위해서는 단백질과 탄수화물이 포함된 보충제나 식이형태가 매우 효과적일 수 있다. 중요하게, 단백질과 탄수화물의 조합은 인슐린 분비에 상승효과가 있다. 탄수화물이나 탄수화물 혼합물은 쉽게 소화되고 높은 인슐린 반응을 유발하도록 혈당지수가 높아야 한다. 단백질은 모든 20개의 아미노산이 포함되어야 하고, 고농도의 필수 아미노산이 포함되어야 한다. 우유 단백질은 매우 효과적인 단백질들을 가지고 있다. 우유 단백질인 유청(Whey) 단백질은 아주 효과적인 단백질 중의 하나이다. 단백질 혼합물 또한 고려되어야 한다. Boirie등[2]은 단백질 합성이 유청 단백질 보충제를 섭취했을 때 68%, 카제인 보충제를 섭취했을 때 32% 증가를 보고하였다. 그러나 동화작용 반응은 카제인이 더 오래 지속되었다. 그러므로 운동 후 단백질 보충할 때, 유청과 카제인을 조합하여 섭취하는 것이 가장 이로울 것이다.

단백질과 탄수화물 보충제의 섭취 타이밍은 아주 중요하다. 운동은 근육의 동화 작용 가능성을 증가시키지만, 시간이 지남에 따라 다량 영양소의 활성화에 대한 증가된 민감도는 감소하게 된다. 예를 들면, Levenhagen 등[3]은 운동 후 즉시 보충을 했을 때 단백질 합성이 약 3배 더 증가했다고 보고했다. 단백질 보충이 3시간 지연됐을 때에는 단백질 합성 증가가 거의 일어나지 않았다. 더 최근에 Cribb 등[4]은 10주간 저항성 트레이닝 동안 운동 직전과 직후에 보충제를 섭취한 실험대상자들이 제지방조직(LBM)이 86% 크게 증가하였으며, 하루의 일과 시작과 끝에 보충제를 섭취한 실험대상자들보다 근력이 전반적으로 약 30% 더 증가를 보고하였다.

운동 직전과 운동 중에 탄수화물과 단백질 보충제를 섭취하면 단백질 소모를 줄이고 근육의 손상을 제한시킬 것이다. Baty 등[5]은 저항성 트레이닝 기간 전과 중간에 단백질/탄수화물 보충제 섭취군과 위약 섭취군을 대상으로 실험하였다. 운동 24시간 후 혈장 코티졸과 크레아틴 인산 수치(근육손상의 표지)는 위약군과 비교해 탄수화물/단백질 보충군이 유의하게 낮았다. 이 결과는 운동 전과 운동 중의 보충제 섭취가 근육 단백질의 소모를 줄이고, 손상을 제한시킨 것으로 인식된다.

섭취할 단백질과 탄수화물의 양 또한 중요하다. 만약 단지 운동 후에 보충한다면, 혈장 인슐린 수치를 상당히 높이고, 근육 글리코겐을 거의 회복시킬 수 있도록 충분한 탄수화물 보충이 권장된다. 이것은 체중 1 kg 당 탄수화물 0.7 g과 0.8 g 사이의 양이 될 것이다. 섭취된 단백질 중에 약 6.0 g은 필수 아미노산으로 제공되어야 한다. 이것은 30~35 g의 단백질을 섭취한다면 성취될 수 있다. 2/3가 탄수화물이고 1/3이 단백질인 보충제, 예를 들어 2 g의 포도당과 1 g의 유청 단백질 혼합은 아주 적합하다. 만약 보충이 운동 전과 후에 제공된다면, 보충제의 탄수화물과 단백질의 양이 동일하게 50%씩 혼합될 수 있다.

참고문헌

1. Miller SL, Tipton KD, Chinkes DL, et al. Independent and combined effects of amino acids and glucose after resistance exercise. Med Sci Sports Exerc. 2003;35:449–455.
2. Boirie Y, Dangin M, Gachon P, et al. Slow and fast dietary proteins differently modulate postprandial protein accretion. Proc Nat Acad Sci (U S A). 1997;94:14930–14935.
3. Levenhagen DK, Gresham JD, Carlson MG, et al. Postexercise nutrient intake timing in humans is critical to recovery of leg glucose and protein homeostasis. Am J Physiol. 2001;280:E982–E993.
4. Cribb PJ, Hayes A. Effects of supplement timing and resistance exercise on skeletal muscle hypertrophy. Med Sci Sports Exerc. 2006;38:1918–1925.
5. Baty JJ, Hwang H, Ding Z, et al. The effect of a carbohydrate and protein supplement on resistance exercise performance, hormonal response, and muscle damage. J Stren Cond Res. 2007;21:321–329.

지구력 훈련과 단백질 보충제

지구성 운동선수들은 보통 제지방량을 증가시키는 것과는 무관하다. 그러나 그들은 매 훈련 후나 경기 후에 빠른 회복뿐만 아니라 유산소성 능력의 최대 향상에 관심이 있다. 운동으로부터 회복은 근 글리코겐의 원래의 수준뿐만 아니라 제지방량을 유지하며 근 손상으로 인한 근육통을 예방하는 것까지 포함된다. 운동 후 단백질과 탄수화물의 합성 보충제 섭취가 단순히 탄수화물로만 구성된 보충제와 비교할 때 훨씬 더 체내 글리코겐의 재합성을 증가시킨다는 것이 밝혀졌다.[45] 이것은 단백질 섭취가 지구성 운동 후에 근 글리코겐의 합성에 영향을 미친다는 것을 보여주는 것이다. 실제로 연구 결과는 운동 후 단백질과 탄수화물의 섭취는 탄수화물만 섭취하는 것[5,46,97]과 비교해 인슐린 반응을 촉진시켜 근 조직에 의한 탄수화물 흡수를 증가시킨다는 것을 시사하는 것이다. 훈련으로 유발된 근 손상이 통증뿐만 아니라 수행능력을 저하시킬 수 있기 때문에, 연구자들은 고강도의 운동시기에 보충제 성분의 적절한 구성이 근 손상을 완화시키거나 없앨 수 있는지를 최근에 연구해 왔다.[56] 두 그룹의 연구자들은 단지 탄수화물로만 구성된 보충제와 비교해 단백질과 탄수화물의 혼합 보충제가 근육의 단백질 합성을 촉진시키는 것 뿐만 아니라 근육의 손상과 통증을 감소시키는 데 더 효과적이었다고 보고하였다.[64,80] 근력운동으로 단련된 선수들과 같이, 확실히 지구성 운동선수들도 단백질 보충제를 섭취하는 것으로부터 유익을 얻을 수 있다.

보충제에서 아미노산의 유형

단백질 보충제에서 아미노산의 구성성분은 운동선수들에게 아주 중요한 고려사항이다. 아미노산들은 인체에 의해 생산되지 않아서 꼭 섭취해야만 하는 필수(essential) 아미노산과 인체 내에서 생성될 수 있는 비필수(nonessential) 아미노산으로 분류될 수 있다(2장을 참조). 또한 아미노산은 분지사슬(branched chain)와 미분지 사슬(nonbranched chain) 아미노산으로 분류될 수도 있다(표 8.3). 필수 아미노산들이 근육 단백질 합성의 주된 자극제이고, 비필수 아미노산들은 상대적으로 작은 기여를 하는 것으로 인식되고 있다.[7,99,107] 산화기질로서의 역할, 그로인하여 ATP를 생산하는 것과 더불어, 분지 아미노산(BCCAs)들 특히 류신(leucine)은 골격근 단백질 합성에 있어 가장 중요한 자극원이다.[50] 그러므로 단백질 보충제에 필수 아미노산과 분지 단백질을 포함시키는 것은 특히 보충제의 목표가 제지방량을 증가시키거나 유지하는 것에 있다면 더욱 중요할 것이다.

속성 검토

- 25%에서 35%의 높은 범위의 단백질 섭취는 근육과 결합조직을 더 잘 회복시킬 것이다.
- 운동선수들의 단백질 요구량은 운동 중에 단백질의 증가된 대사 때문에 올라갈 것이고, 또한 골격근량을 유지하거나 증가시키는 데도 필요하다.
- 지구성 선수들은 일일 체중당 1.2~1.4 g, 근력 트레이닝 선수들은 일일 체중당 1.4 g 이상으로, 일반적으로 권장되는 일일 권장량(체중당 0.8 g) 보다 높지만, 운동선수들의 섭취 칼로리 증가량으로 충족될 수 있다.
- 저항성 트레이닝 직전에서부터 트레이닝 후 수 시간 뒤까지 상당히 폭 넓은 시간 동안 단백질 보충기회가 있으며, 그 시간에 단백질 섭취는 단백질 합성을 높여줄 것이다. 그러나 장기간 트레이닝 연구들을 통해 보충제가 제지방량을 증가시키는지는 입증할 필요가 있다.
- 탄수화물과 단백질의 조합을 포함한 보충제는 지구성 운동으로부터의 회복과 지구성 운동선수들의 근육량 유지를 도울 것이다.
- 단백질 보충제에 필수 아미노산과 BCAAs를 포함하는 것은 이러한 아미노산들이 단백질 합성의 촉진제이기 때문에 중요하다.

표 8.3 아미노산의 형태

필수 아미노산	비필수 아미노산
히스티딘	알라닌
아이소류신(BCCA)	아르기닌
류신(BCCA)	아스파라긴
라이신	아스파르트산
메티오닌	시스테인
페닐알라닌	글루탐산
트레오닌	글루타민
트립토판	글라이신
발린(BCCA)	프롤린
	세린
	타이로신

BCCA, branched-chain amino acid.

중성지방

중성지방은 지질(lipids) 또는 지방(fats)으로 알려진 다량영양소의 공통적인 구성 물질이다. 유리지방산(free fatty acid; FFA)이나 콜레스테롤이 아닌 중성지방은 혈류를 순환하는 것으로 발견된 지질 중의 가장 풍부한 구성원이다. 중성지방은 3개의 지방산이 결합된 글리세롤(glycerol) 골격으로 구성되어 있다(2장을 참조). 중성지방은 에너지의 귀중한 원천 재료로 대표되기 때문에, 혈중에서 순환하는 중성지방은 혈류로부터 빠져 나와 지방세포와 근육을 포함한 다른 세포조직들로 유입되어 저장된다. 효소인 **리파아제(lipase)**는 지방세포와 근섬유에 분포하고 있는데, 이것의 기능은 글리세롤의 골격으로부터 지방산을 가수분해(hydrolyze)하거나 제거해서 유리지방산(FFA)을 만드는 것이다. 안정시 또는 저강도 운동 중의 주요 에너지 대사기질로 쓰이는 것이 유리지방산이다. 지방산에는 여러 가지 유형(2장을 참조)이 있는데 그 유형들 간의 주요 차이점은 지방산의 탄소 원자가 수소 원자와 가능한 한 최대 결합되어 있는가 또는 아닌가이다. 만약 최대한 수소결합형태를 이루었다면, 그 지방산은 "포화(saturated)"인 것으로 본다. 만약 최대한보다 적은 수의 수소 원자가 탄소 원자와 결합되어 있다면, 그것을 불포화지방산(unsaturated fatty acid)이라 한다. 포화지방산은 일반적으로 불포화지방산보다 다양한 질병 발생의 위험을 높이는 것과 관련이 있다. 다음 섹션에서는 지방산의 다양한 유형과 관련된 건강상의 위험성이 논의될 것이다.

지방산의 포화도와 질병 위험

대량의 지방섭취를 포함한 식이는, 지방이 포화됐든 불포화됐든 지방이 그램(g) 당 높은 칼로리(9 kcal)를 함유하고 있기 때문에 체중을 증가시키게 된다. 심지어 약간의 체중 증가도 혈압과 다른 심혈관계 질환의 위험 인자를 높이게 된다. 그러나 동물성 식재료에서 일반적으로 발견되는 포화지방은 심혈관계 질병과 일부 암 발생의 위험성을 높이는 데 작용하기 때문에 특히 염려스럽다.[105] 따라서 포화지방의 함량이 낮은 닭이나 생선과 같이, 지방 함량이 적은 동물성 단백질원이 일반적으로 식이에 포함되도록 권장되고 있다.

단일 불포화지방산(monounsaturated fatty acid)은 단지 1개의 탄소 분자 간 이중결합을 갖고 있으며, 복합 불포화(polyunsaturated)지방산은 1개 이상의 탄소 분자 간 이중결합을 하고 있다. 단일 불포화지방산의 좋은 재료원은 올리브유, 카놀라유, 땅콩 기름, 아보카도이다. 그리고 복합 불포화지방산의 좋은 재료원은 견과, 씨앗, 그리고 해바라기, 참깨, 옥수수 기름과 같은 식물성 기름들이다. 식이에서 포화지방을 단일 불포화지방산이나 복합 불포화지방산으로 대체하는 것은 총 혈중 콜레스테롤과 혈압을 낮추고, 혈액응고 인자를 감소시키고 낮추어 주므로,[88,90] 궁극적으로 총 심혈관계에 대한 위험을 낮추어 준다.

식이섭취에서 단일 불포화지방산과 복합 불포화지방산을 많이 포함시키는 것이 일부 유형의 암 발생 위험을 감소시키는 반면에, 대량의 포화지방산들을 포함한 식이섭취를 하는 것은 일부 유형의 암 발생 위험을 증가시키는 것이다. 그러나 붉은 고기에서 발견되는 포화지방산이 건강에 미치는 영향을, 붉은 고기만 섭취하여 나타나는 영향과 분리해 내는 것은 상당히 어렵다. 게다가 일부 연구들에서 총 칼로리 섭취와 일부 유형의 암 발생 간의 긍정적인 상관관계를 보고하였다.[86] 또한 어떤 연구들에서는 증가된 총 칼로리 섭취가 대부분 포화지방산과 붉은 고기의 증가된 섭취 때문이어서 어떤 요인 또는 요인들이 암 발생 위험증가에 기여했는지 분리하기 어렵다고 하였다. 그럼에도 불구하고, 포화지방산의 섭취는 대장암, 유방암, 전립선암의 발생 위험증가와 관련이 있는 것으로 보고되어 왔다.[86] 반대로, 단일 불포화지방산과 복합 불포화지방산의 섭취량 증가는 일반적으로 이런 유형들의 암 발생 위험을 낮추는 것으로 인식되어 왔다.

고지방 섭취, 특히 고도의 포화지방산의 섭취와 여러 질병의 발생 위험성 증가와의 연관성 때문에, FDA는 총 지방량과 포화지방산의 섭취량이 제한되어야 한다고 권고한다. 총 지방 섭취량은 하루에 65 g 또는 총 섭취 칼로리의 30% 이상을 넘으면 안 되며, 포화지방산의 경우는 하루에 20 g 또는 총 섭취 칼로리의 10% 이상을 넘으면 안 된다고 권고하고 있다. 그러나 지방 섭취는 부정적인 생리적 영향을 유발시키기 때문에 가능한 한 낮아져야 한다. 저지방 식이와 포화지방산을 복합 불포화지방산으로 대체한 식이형태는 안정시 테스토스테론 수치를 13%에서 20%로 낮추는 것으로 나타났다.[99] 스테로이드 호르몬으로서, 테스테스테론은 지질 전구체로부터 합성된다는 것을 기억하라. 테스토스테론은 근육 단백질 합성의 강한 자극제이기 때문에, 일부 전문가들은 근력 운동선수들에게 약간의 포화지방산을 포함해 총 칼로리 섭취의 15%에서 20%의 지방을 섭취할 것을 권장하고

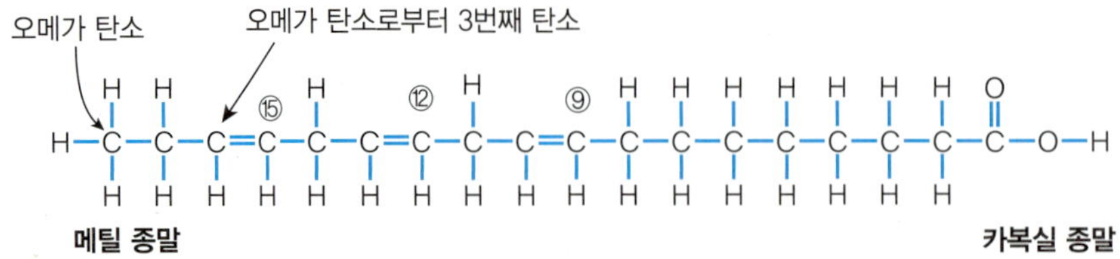

오메가 3 지방산 α-리놀레닉 산 18:3$^{\Delta 9,12,15}$

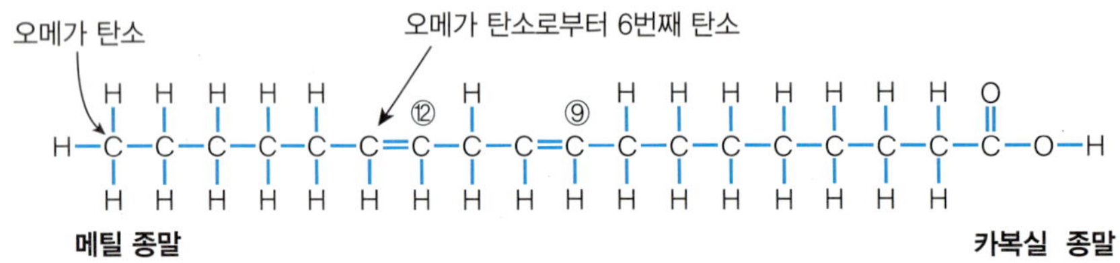

오메가 6 지방산 리놀레익 산 18:2$^{\Delta 9,12}$

그림 8.5 오메가 3와 오메가 6는 지방산의 탄소 사이에 첫 번째 이중결합의 위치에 따라서 붙여진 것이다. 오메가 3와 오메가 6 지방산은 각각 첫 번째 이중 결합이 오메가 탄소로부터 3번째와 6번째 탄소 사이에 있다. 오메가 탄소는 지방산의 메틸 종말로부터 시작해서 첫 번째 탄소이다.

있다.

지방산과 오메가-6 지방산

오메가-3 지방산과 오메가-6 지방산은 복합 불포화지방산이므로 지방산의 오메가 탄소로부터 탄소 원자간 첫 번째 이중결합의 위치 때문에 그렇게 명명된 것이다(그림 8.5). 이 지방산들은 인체 내에서 생산되지 않는다. 따라서 식물성 기름(예를 들면 해바라기, 콩)이나 생선(특히, 연어와 송어)과 같이 그것들을 풍부하게 함유하고 있는 식품들을 섭취해야만 한다. 오메가-3 지방산과 오메가-6 지방산의 식이 섭취는 건강상의 이점, 특히 심혈관계 질환에 대한 위험과 일부 유형의 암 발생 위험 감소와 연관이 있다.[88,105] 향상된 심혈관계의 건강상태는 혈압, 혈전, 부정맥의 감소와 같은, 특히 이러한 상태가 기존에 있던 사람들에게서 긍정적으로 나타난다.[47,65,88] 더 나아가, 오메가-3 지방산은 유방암과 대장암의 위험성을 적어도 낮추어 주는 것과 약간의 상관이 있는 것으로 인식되었다.[44] 그러나 일부 전문가들은 오메가-3 지방산의 식이 섭취와 심혈관계 질환 및 특정 형태의 암 발생 위험의 감소 간의 관련성이 아주 적으며, 확실하지도 않다고 시사하고 있다.

고지방 식이와 지구성 능력

지질 함유량이 많은 식이가 지구성 수행에 긍정적인 영향을 미칠 것이라는 믿음에 대한 주요 근거는 ATP 생산을 지질에 의존함으로써 글리코겐 고갈을 지연시키고 지구성 수행능력을 향상시키는 글리코겐에 대한 절약 효과가 있다는 것이다.

그러나 실제로는, 고지방 식이는 지구성 능력 향상에 있어서 긍정적인 또는 부정적인 효과를 나타낼 수도 있고, 아무런 효과를 나타내지 못할 수도 있다.[39,42,75] 6일 미만의 고지방 섭취를 수행한 단기간의 연구들에서, 정상 지방섭취량보다 많은 지방의 섭취(예를 들면 총 일일 섭취 칼로리의 55~85%)는 지구성 능력뿐만 아니라 고강도 운동수행능력

속성 검토

- 포화지방산의 섭취는 심혈관계 질병, 대장암, 유방암, 전립선암의 증가된 위험과 관련이 있는 반면, 단일 불포화지방산과 복합 불포화지방산의 증가된 섭취는 이러한 질병 위험을 줄이게 된다.
- 오메가-3와 오메가-6 지방산은 감소된 심혈관계 질환에 대한 위험과 일부 유형의 암 위험과 같은 건강상의 이점과 관련이 있다. 그러나 이러한 감소된 질병 위험과의 관련성은 적을 것이고, 결론에 도달하기 전에 더 많은 연구가 보증되어야 한다.
- 이론상 고지방 식이는 지방 대사를 증가시킴으로써 근육 글리코겐을 절약해 지구성 능력을 증가시켜야 한다. 이런 식이 전략은 지질 대사를 증가시키지만, 지구성 능력을 향상시키는 것으로 보이지는 않는다.

(최대산소섭취량의 95% 이상 강도)에도 아무런 부정적인 영향을 끼치지 않은 것으로 나타났다.[39] 이러한 연구들은 고탄수화물 식이와 비교할 때 운동수행력은 10%에서 30%까지 감소된 것으로 나타났다.[62] 고지방식 섭취를 7일 이상 지속시켰던 연구들에서는 복합적인 결과가 나타났다.[40] 더 명확하게, 지구성 수행력이 중강도의 지구성 운동(최대산소섭취량의 80% 이하)에서는 향상되었던 반면, 고강도 지구성 운동(최대산소섭취량의 80% 이상)에서는 운동수행력이 고지방 식이 후에 감소되는 것으로 나타났다. 한 가지 식이전략으로 지방 대사를 증가시키기 위하여 시합 전에 고지방 식이를 지속한 다음, 지구성 시합 전날에 고탄수화물 식이를 하도록 제안하였다. 이 식이 전략의 목적은 운동 중에 지방 대사를 증가시켜 근육 글리코겐을 절약시킬 뿐만 아니라 근육 글리코겐 함량을 증가시키려는 것이다. 아마도 이 두 가지의 인체 적응은 지구성 수행력을 증가시킬 것이다. 실험결과, 이런 유형의 식이 전략은 잘 훈련된 사이클 선수들이 최대산소섭취량의 70% 수준에서 지구성 운동을 수행할 때, 고탄수화물 식이 섭취와 비교해서 지질 대사를 상당히 증가시킨다는 것을 확인하였다.[12] 그러나 모의 타임 트라이얼(time trial) 운동수행에 있어서 식이 처치 간에는 어떠한 유의한 차이도 나타나지 않았다. 이는 식이 전략이 수행력에 있어 어떤 유익도 주지 못했다는 것을 의미하는 것이다.

미량영양소

다량영양소들(macronutrients)은 인체 내에서 비교적 많은 양을 필요로 한다. 그에 반해 **미량영양소들(micronutrients)**은 인체에 의해 상대적으로 소량을 필요로 한다(하루에 밀리그램이나 마이크로그램 정도). 비타민들과 미네랄들은 미량영양소들로 여겨진다. 그러나 미량영양소가 인체에서 단지 소량 발견된다고 해서 이 미량영양소들이 생명, 건강, 최상의 신체 수행능력을 유지하는 데 있어서 중요하지 않다는 것을 의미하는 것이 아니다. 일반적으로 신체 수행력과 가장 관련성이 높은 미량영양소들은 다음 섹션에서 다루게 될 것이다.

비타민들

비타민들은 효소 반응을 촉진시키는 유기물질들이다(즉, 탄소를 포함하고 있다). 비타민들은 어떤 반응을 일으키는 데 반드시 필수적이지도 않고, 대사 반응으로 파괴되지도 않지만, 여러 효소 반응들이 적절한 속도로 일어나게 하는 데는 필수적이다. 효소 반응에서 그들의 필수적인 작용 때문에, 비타민들은 그러한 반응들에서 "공동 인자(co factors)"로서 언급된다. 매우 심각한 결과를 가져올 수 있는 비타민 결핍은 비타민의 중요성을 입증하는 것이다. 예를 들어, 혈관의 통합성과 뼈 신진대사에 필수적인 비타민 C의 만성적인 결핍은 괴혈병(scurvy)을 야기한다. 괴혈병의 증상들은 다음과 같다: 잇몸의 출혈; 소량의 출혈을 야기하는 피하 모세혈관의 파괴; 많은 출혈을 야기하는 불충분한 콜라겐 합성; 심근을 포함한 근육의 퇴축; 치아의 소실; 누렇고 거친 피부를 나타낸다. 한편 괴혈병과 관련된 뼈 신진대사의 질환들은 골다공증, 뼈의 기형, 골절들이 발생되는 것이다. 이런 모든 것들은 잠재적으로 빈혈, 감염, 심지어 내부장기 출혈에 의해 심각한 돌연사를 초래할 수도 있다. 비타민 C 결핍과 관련된 다양한 증상들과 이러한 증상들의 심각함은 적절한 양의 미량영양소들이 인체의 여러 기능들을 잘 수행하고 생명을 유지하는 데 얼마나 필요한지를 보여주는 것이다.

다량영양소들처럼 일부 비타민들도 일일 권장량(RDA)을 갖고 있다. 또한 일부 비타민들은 건강한 사람들에 의해 섭취되는 영양소의 충분섭취량(AI)이 있다. 그것은 아직 일일 권장량을 명확하게 제시할 만큼 충분한 입증자료가 확보되지 않은 경우에 권고되어지는 양이다. **상한섭취량(UL)**은 또한 대부분의 건강한 사람들에게 안전한 것으로 보이는 비타민의 섭취량으로 결정되어진다. UL를 초과하는 과량의 비타민 섭취는 중독 증상과 함께 건강상의 위험을 증가시킬 수도 있다. 비타민들은 2가지 주요 아형으로 나뉠 수 있다: 즉 지용성 비타민과 수용성 비타민이다.

지용성 비타민과 수용성 비타민

지용성 비타민들(Fat-soluble vitamins)은 지방에 용해될 수 있다. 비타민 A, D, E, K가 주요 지용성 비타민들이다. 이 비타민들은 지용성이기 때문에 체지방 안에 대량으로 축적될 수 있다. 만약 이 비타민들 중 하나가 불충분하게 섭취된다면 인체는 체내 지방 조직에 저장되어 있는 자신의 비축물을 사용할 수 있기 때문에 지용성 비타민의 결핍현상은 드물다. 이것은 지용성 비타민의 긍정적인 특성이지만, 체내에 너무 많이 축적된 이 비타민들이 유독성을 나타낼 수 있다

것이 단점이 될 수 있다. 최근에, 부족한 영양섭취와 자외선 차단제의 사용량 증가(피부암 예방에 중요하지만, 비타민 D 합성을 위한 햇빛의 긍정적인 효과를 차단한다) 때문에 비타민 D 결핍이 증가하고 있다. 이것이 바로 이들 비타민의 결핍을 다루기 위해 식이와 보충제의 중요성이 강조되는 것이다.

수용성 비타민들(Water-soluble vitamins)은 물에 용해되는 것으로, 비타민 B군과 비타민 C가 포함된다. 니아신(Niacin), 엽산(folic acid), 판토텐산(pantothenic acid), 비오틴(biotin)이 모두 비타민 B군으로 간주된다. 비타민 B군의 대부분은 에너지 대사에 작용한다. 예를 들어, 니아신은 크렙스 회로로부터 전자전달계에로의 에너지 이동에 작용하는 니코틴아미드 아데닌 디뉴클레오티드(NAD)의 일부를 구성한다(2장을 참조). 비타민 C는 연골, 뼈, 결합조직의 정상적인 발달을 유지하는 데 필수적이다. 이런 비타민들의 초과 섭취량은 수용성 특성 때문에 소변으로 배출되므로 수용성 비타민들로부터 중독 증상은 발생되기 어렵다. 반면에 수용성 비타민은 체내에 저장되는 양이 거의 없기 때문에 규칙적으로 섭취되어야만 한다. 지용성 비타민과 수용성 비타민의 식이재료들, 주요 기능들, 결핍 증상들, 중독 증상들은 표 8.4에 제시하였다.

비타민들이 체내에서 관여하는 많은 생리적인 기능들 때문에, 일부 비타민의 과복용이 건강과 운동수행력을 향상시킨다는 가설이 세워져 왔다. 그러나 대부분의 자료에 따르면 특정 비타민이 결핍되지 않는 한, 비타민 보충제가 건강이나 운동수행력을 증가시키지 않는다는 것이다. 일부 사람들은 비타민 E, C, 비타민 B군은 운동수행력을 증가시킨다고 여겨져 왔다. 비타민들이 건강과 운동수행력을 증가시킬 수 있는 가능한 역할은 다음 섹션에서 검토될 것이다.

비타민 C

면역 기능과 항산화제로서 비타민 C의 역할 때문에 이 비타민이 결핍된 사람들은 운동수행능력과 마찬가지로 건강도 나빠질 수 있다. 실제로, 비타민 C의 불충분한 섭취를 한 일부 지구성 운동선수들은 특히 한 차례 지구성 운동 후 한 시간 만에 상기도 감염의 증가된 위험으로 인해 고통을 느꼈다. 매일 500 mg에서 1500 mg의 비타민 C 보충은 지구성 운동선수들에게 상기도 감염을 줄이는 어느 정도 유익이 있을지 모른다. 하지만 증거자료는 확실하지 않다.[40,73,74]

아마 운동수행능력을 증가시키는 비타민 C의 역할은 그것의 항산화제로서의 역할과 관련이 있다. 프리 라디칼(free radicals)들은 신진대사의 결과로 생산된다. 그러므로 운동은 프리 라디칼의 생산을 더욱 증가시킨다. 프리 라디칼의 생산 증가는 피로와 관련될 것이고, 심지어 운동 유발성(exercise-induced) 근육 손상의 원인이 될 수도 있다. 우리 몸은 프리 라디칼로 인한 산화적 스트레스를 주요 2가지 방식으로 방어하게 된다. 하나는 내인성 항산화 능력이고 또 다른 하나는 비타민 C나 E와 같이 비효소적인 외인성 항산화제들에 의한 것이다. 운동훈련은 일반적인 내인성 항산화 능력을 증가시킬 수 있다.[82] 하지만 운동훈련 바로 직전에 급성 섭취 또는 만성적으로 매일 비타민 C를 섭취하는 것은 유산소성 능력이나 무산소성 능력을 어느 것도 증가시키지도 못하였으며,[63] 운동수행능력을 일관되게 향상시키는 것으로 보이지도 않는다.[10,96]

비타민 C의 항산화 특성은 훈련한 다음 약 2일 동안 나타나는 지연성 근육통(DOMS) 또는 근육통을 감소시킨다고 알려져 왔다. 만약 비타민 C 보충제가 정말로 지연성 근육통을 감소시킨다면, 그러한 결과를 얻기 위해서는 아주 많은 일일 복용량(3 g)을 섭취해야 할 것이다.[48] 하지만 과도한 복용량의 보충제가 실제로 세포 손상을 촉진할 수도 있다는 자료 또한 제시되고 있다.[9] 일반적으로 비타민 C가 들어 있는 보충제의 경우는 해당되지 않는다. 이것은 미량영양소들의 결핍이 쉽게 발생되지도 않으며, 또한 보충제가 유산소성 이나 무산소성 운동능력을 증가시키지도 않고 심지어 세포의 손상을 촉진시키지 않을 수 있다는 보고들 역시 있기 때문이다.

비타민 E

비타민 C와 비슷하게 비타민 E도 항산화제이다. 일부 연구는 운동훈련이 골격근 내의 비타민 E 저장량을 늘릴 수 있다고 시사하였지만, 이것은 일관성 없는 주장이다.[45] 마찬가지로, 어떤 연구들은 비타민 E 보충제가 아마도 항산화 능력을 증가시켰기 때문에 근육과 근막의 손상을 줄여 주었다고 보고하였지만, 그러한 감소들이 일관되게 나타나지는 않았다.[96] 운동수행력의 관점에서, 가장 중요한 결과는 비록 비타민 E 보충제가 근육 손상을 혹시 감소시킬 수 있더라도, 그것이 유산소성 및 무산소성 능력과 최대 근력을 유의하게 증가시키지 못하였다는 것이다.[11,64,97]

표 8.4 비타민: 비타민의 작용, 결핍증상 및 식품재료의 정리

비타민	식품재료	주요작용	결핍증상	일일권장량 (성인)	한계량 이상 섭취시 독성 반응
지용성					
비타민 A	일상 식품, 간, 당근, 계란, 녹색채소	시력개선, 박테리아 감염억제, 피부, 뼈 및 치아성장, 항산화 촉진	야맹증, 각막건조증, 안구흐림증, 실명, 면역성 손상	일일권장량: 남성: 900 μg 여성: 700 μg	골밀도 감소, 간기능 이상, 선천성 결손
비타민 D	햇빛노출로 합성 강화식품 섭취, 강화된 시리얼, 계란노른자, 어류지방	칼슘과 인의 흡수 촉진, 뼈의 미네랄 축적	어린이 구루병, 성인의 골연화증	적정섭취량: 5 μg	혈중칼슘 농도 증가, 연조직의 칼슘화 현상, 빈뇨 현상
비타민 E	녹색채소, 밀엿기름, 간, 계란노른자, 너츠, 다중불포화지방산 식물성 기름	항산화, 산화반응 억제, 세포막의 안정화	적혈구 파손 신경손상	일일권장량: 15 mg	근력약화, 피로, 구토, 두통, 비타민 K 대사억제
비타민 K	소화기계통에서 박테리아 합성; 녹색채소, 간, 우유	단백질합성(특히 혈전형성 단백질), 뼈의 대사를 돕는다	출혈	적정섭취량: 남성: 120 μg 여성: 90 μg	알려진 사항 없음
수용성					
비타민 B-1 (티아민)	강화되거나 풍부한 식품 및 전곡류; 돼지고기	대사과정에 사용되는 코엔자임	심근비대, 심부전, 쇠약, 착란, 과민성, 단기기억 저하, 체중감소	일일권장량: 남성 : 1.2 mg 여성 : 1.1 mg	알려진 사항 없음
비타민 B-2 (리보플라빈)	일상식품, 전곡류, 간	대사과정에 사용되는 코엔자임	빛에 과민반응, 붉어진 각막, 인후염, 입 주위 갈라짐, 피부손상	일일권장량: 남성: 1.3 mg 여성: 1.1 mg	알려진 사항 없음
니아신	우유, 계란, 단백질 함유한 모든 식품들, 전곡류, 풍부한 빵과 시리얼	대사과정에 사용되는 코엔자임의 일부	복통, 구토, 설사, 우울증, 피로, 기억력 저하	일일권장량: 남성: 16 mg 여성: 14 mg	고열, 두드러기, 홍진, 흐릿한 시야, 간 손상, 손상된 당내성
비타민 B-6	고기, 생선, 가축, 콩류, 강화된 시리얼, 간장	아미노산과 지방산 대사의 코엔자임, 적혈구 생성을 도움	피부염, 우울증, 혼수, 경련, 소적혈구성 빈혈	일일권장량: 1.3 mg	피로, 과민성, 두통, 신경손상, 근력감퇴
폴릭 산(엽산)	강화된 곡류와 시리얼, 녹색채소, 간	DNA 합성을 위한 코엔자임	소적혈구성 빈혈, 피로, 두통, 과민성	일일권장량: 400 μg	비타민 B-12 결핍증상을 차단
비타민 B-12	육류, 생선, 가축, 치즈, 계란, 우유, 강화된 시리얼	엽산 형성과 새로운 세포합성을 위한 코엔자임, 신경세포의 유지	빈혈, 말초신경기능 저하, 피로	일일권장량: 2.4 μg	알려진 사항 없음
판토테닉 산	내장육, 아보카도, 전곡류, 버섯	대사과정에 사용되는 코엔자임	구토, 위경련, 피로, 과민성, 불면증, 불감증, 저혈당, 인슐린감수성 증가	적정섭취량: 5 mg	알려진 사항 없음
바이오틴	전곡류, 된장, 내장육, 생선	에너지대사, 아미노산 대사, 지방합성, 글리코겐합성에 사용되는 코엔자임	무기력; 환각; 우울증; 팔다리 쑤심; 눈, 코, 입 주위의 홍반	적정섭취량: 30 μg	알려진 사항 없음
비타민 C (아스코르빅 산)	감귤류 과일, 짙은 녹색채소, 딸기, 토마토, 감자, 파파야, 망고	콜라겐합성, 항산화, 아미노산 대사, 철분 흡수와 면역기능을 도움	소적혈구 빈혈, 괴혈병 증상, 아주 미세한 출혈, 관절통, 치아손실, 면역기능 저하	일일권장량: 남성: 90 mg 여성: 75 mg	구토, 설사, 두통, 복통, 불면증, 열감, 피부발진, 신장결석

RDA, recommended dietary allowance; AI, adequate intake; UL, upper level.

비타민 B군

비타민 B군은 신진대사 과정에서 조효소(coenzymes)로서 필수적인 역할이 있으므로 운동수행능력에 영향을 미칠 수 있다. 일부 연구들에서 운동 중에 증가된 탄수화물 대사와 혈중 젖산농도의 감소와 같은 에너지 대사과정에서의 효과들이 보고되었지만, 이런 효과들이 운동수행능력의 향상으로 연결되지는 않았다.[96] 비타민 B군이 들어 있는 보충제는 유산소성 및 무산소성 능력과 최대 근력을 증가시키지는 못하였다.[10,96]

전반적인 선행문헌에 따르면 어떤 결핍이 있는 경우, 비타민 보충제는 일반적인 건강증진에 도움이 되며, 운동수행력을 증가시킬 수 있는 것으로 인식된다. 그러나 이전에 결핍이 없는 경우에는 비타민 보충제 심지어 다량복용(RDA, AI 또는 UL 이상)을 하더라도 그것이 운동수행능력을 증가시키지는 않는다. 다음 섹션에서는 운동수행능력에 관한 미네랄의 잠재적인 효과가 검토될 것이다.

미네랄

미네랄들은 무기질이다. 이것은 미네랄이 탄소-탄소 결합 혹

표 8.5 미네랄: 미네랄의 작용, 결핍증상 및 식품재료의 정리

미네랄	식품재료	주요작용	결핍증상	일일권장량 또는 적정섭취량(성인)	한계량 이상 섭취시 독성 반응
다량미네랄					
칼슘	유제품, 두부, 콩과류, 작은생선(멸치)	뼈와 치아의 미네랄화, 근수축, 신경자극전달, 혈전 형성	골다공증(성인), 비정상적인 뼈성장(어린이)	적정섭취량: 1000 mg	신장결석 위험, 신장기능이상, 기타 미네랄 흡수장애
인	육류, 생선, 가축, 우유	뼈와 치아의 미네랄화, 세포내액의 주요 이온, 산-염기 평형, 세포막의 인지질, 에너지대사 성분의 일부	뼈 통증, 근 위축	일일권장량: 700 mg	뼈조직 이외의 칼슘화, 신장결석, 신장질환
마그네슘	너츠, 전곡류, 콩과류, 해산물, 짙은 녹색채소	뼈 미네랄화, 치아유지, 근수축, 신경자극전달, 적절한 면역기능	근위축, 혼수, 심장기능 저하	일일권장량: 남성: 400 mg 여성: 310 mg	식품이 아닌 것으로 인하여: 설사, 탈수 유발
황	육류, 생선, 가축, 우유, 땅콩, 계란	단백질에 황을 함유한 아미노산의 일부, 인슐린의 일부, 특정 비타민 B(바이오틴, 티아민의 일부)	알려진 사항 없음	알려진 사항 없음	독성은 황을 함유한 아미노산을 과도하게 섭취한 경우에만 발생함; 동물의 경우에, 정상적인 성장을 억제할 수 있음
나트륨	식탁소금, 장류, 가공식품들	세포외액의 주요 이온, 신경자극전달	근경련, 식욕상실, 정신적인 무감각	적정섭취량: 1500 mg	부종, 고혈압
칼륨	육류, 우유, 과일, 채소, 콩과류, 곡류	세포내액의 주요 이온, 신경자극전달, 근 수축	근 위축, 마비, 혼수	적정섭취량: 4700 mg	근 위축, 구토, 신장기능 손상에 따른 서맥 현상
염화물	식탁소금, 장류, 가공식품들	세포외액의 주요 이온, 위장 염산의 일부	정상조건하에서 성인은 문제없음; 경련(유아)	적정섭취량: 2300 mg	예민한 사람들은 나트륨과 혼합될 때 고혈압과 관련하여 구토 유발
미량미네랄					
철	헤모글로빈과 마이오글로빈의 일부, 면역기능을 도움	붉은 고기, 생선, 가축, 조개류, 건조과일, 콩과류, 계란	빈혈, 낮은 철 함유 혈액, 부족한 적혈구, 낮은 헤모글로빈, 면역기능 손상	일일권장량: 남성: 8 mg 여성: 18 mg (19~50세), 8 mg(51세 이상)	위장계 불편(철분제 섭취 어린이); 과도한 철분은 메스꺼움, 구토,설사, 심박수 항진, 어지럼증, 쇼크, 혼수를 초래한다.

요오드	성장, 발달, 대사율을 조절하는 갑상선 호르몬의 일부	요오드 함유 소금, 해산물, 빵, 일상식품	갑상샘 활성저하; 임신중 부족시 태아의 정신적 육체적 지체 발생	일일권장량: 150 μg	갑상선종, 활성저하된 갑상샘
불화물	뼈와 치아 형성에 필요, 치아부식 억제	불화물화된 물, 치약, 해산물	치아부식 위험증가	적정섭취량 : 남성: 3.8 mg 여성: 3.1 mg	치아부식과 탈색
아연	DNA, 단백질, 면역반응, 미각, 상처 치유, 생식, 태아의 정상발달과 관련한 여러 효소들의 일부	붉은 고기, 어패류, 전곡류	성장지체, 성 발달의 지연, 면역기능손상, 탈모, 식욕과 미각의 감소	일일권장량: 남성: 11 mg 여성: 8 mg	철과 동 결핍, 면역기능 저하, HDL 저하
셀레늄	항산화계통 도움, 갑상선호르몬 조절에 필요함	해산물, 육류, 전곡류, 채소	심근조직의 섬유화, 근통, 근 위축	일일권장량: 55 μg	탈모와 손발톱의 부스러짐, 피로, 과민성, 신경계 장애
동	철 흡수와 사용 및 헤모글로빈 형성에 필요함. 효소들의 일부	해산물, 너츠, 전곡류, 콩과류	빈혈, 백혈구 수의 저하, 뼈 질환	일일권장량: 900 μg	신경계 질환들, 간 손상
망간	탄수화물 대사의 효소들을 포함한 여러 가지 효소들의 보조인자	땅콩, 전곡류, 차, 녹색채소	사람에서 희소	평균섭취량: 남성: 2.3 mg; 여성: 1.8 mg	신경계 질환
몰리브덴	특정 효소들의 보조인자	콩과류, 시리얼, 내장육	알려진 사항 없음	일일권장량: 45 μg	알려진 사항 없음

RDA, recommended dietary allowance; AI, adequate intake; UL, upper level.

은 탄소-수소 결합을 하고 있지 않는다는 것을 의미한다. 체내에서 발견되는 22종의 무기질은 체중의 약 4%만을 차지하지만, 무수히 많은 체내 화학반응과 인체의 기능들에 관련하고 있다(표 8.5). 미네랄은 근육수축, 신경전달, 단백질 합성, 체액분획의 조절, 신진대사, 호르몬 형성, 그리고 다른 많은 인체의 기능들에 필수적이다. 미네랄은 다량미네랄(major)과 미량미네랄(trace)로 분류된다. **다량미네랄들(macrominerals)**은 미네랄과 체격에 따라 체내에 약 35 g에서 1,050 g이 존재한다. 다량미네랄은 인(phosphorous), 마그네슘(magnesium), 황(sulfur), 나트륨(sodium), 칼륨(potassium), 칼슘(calcium), 그리고 염화물(chloride)이다. **미량미네랄(microminerals)**은 체내에 단지 몇 그램 미만의 아주 적은 양이 발견되며 철분(iron), 불소(fluoride), 요오드(iodine), 아연(zinc), 셀레늄(selenium), 구리(copper), 크롬(chromium), 망간(manganese), 몰리브덴(molybdenum)을 포함한다.

비타민들과 함께, 대부분의 연구들은 미네랄들이 많은 생리적인 과정들에 필수적이라고 할지라도, 그것이 권장량 이상으로 보충되는 것은 운동수행능력에 아무런 효과가 없다고 하였다.[10,63,96] 하지만 결핍되면, 전반적인 건강, 유산소성 능력, 무산소성 능력, 최대근력을 손상시킬 수 있다. 대부분의 운동선수들은 그들의 에너지 섭취량 증가로 인하여 충분한 양의 미네랄을 섭취하고 있음에도 불구하고, 체급 운동선수들과 최소의 체중을 강조하는 심미적 스포츠(예를 들어, 무용, 체조) 종목의 운동선수들처럼, 일부선수들은 미네랄이 부족할 수 있다.

이제 우리는 미네랄인 나트륨, 염화물, 칼륨, 마그네슘이 왜 스포츠 드링크에 포함되었는지 이미 잘 알 것이다(위의 "스포츠 드링크의 전해질"을 참조). 체액의 균형 유지에 있어 미네랄의 역할은 10장에서 논의될 것이다. 다음 여러 섹션들에서, 미량미네랄인 철과 다량미네랄인 칼슘의 역할이 논의될 것이다.

철분

철분(iron)은 인체 내의 많은 효소들과 단백질들의 구성요소이다. 그러나 산소운반과 신진대사에서의 철분의 역할이 아마도 가장 많이 알려진 생리적인 작용일 것이다. 철분은 사이토크롬(cytochromes)의 구성성분으로, 사이토크롬은 유산소성 대사의 주요 효소 체계인 전자전달계의 일부이다(2장을 참조). 철분은 또한 각각 혈액과 근섬유 내로 산소를 수송하는 헤모글로빈(Hb)과 미오글로빈(Mb) 분자의 구성요소이다. 인체 대부분의 철(80%)은 헤모글로빈과 미오글로빈에 포함되어 있고, 나머지는 간, 비장, 골수(bone marrow)에 헤모시데린(hemosiderin)과 페리틴(ferritin) 형태로 저장되어 있다. 이러한 철의 비축량은 철분 섭취가 부족한 경우에 헤모글로빈과 미오글로빈의 정상수치를 유지하는 데 활용된다. 적혈구(RBC)는 약 120일의 수명을 가지고 있는데, 이는 골수에서 생산될 때, 그 마지막 단계에서 핵(nuclei)이 제거되어 핵을 가지고 있지 않기 때문이다. 그러므로 적혈구는 혈관계를 통해 이동할 때 적혈구에서 발생되는 손상을 회복시킬 수 없다. 수명의 끝에 이른 적혈구와 섭취된 음식으로부터 유입된 철분은 철 결합성 혈장 당단백질인 **트렌스페린(transferrin)**에 의해 철분이 필요한 조직들, 특히 간, 비장, 골수로 수송된다. 수명이 끝난 적혈구로부터의 이러한 철분의 재순환은 체내의 철분 손실을 최소화시키는 것이다.

헴철(Heme iron) 또는 육류에 있는 헤모글로빈과 미오글로빈에서 발견되는 철분은 가장 효율적으로 흡수되는 철분 형태이다.[4] 비헴(nonheme) 철분의 좋은 원천은 콩과 식물과 영양분이 강화된 빵과 시리얼이다. 그러나 비헴철 재료들로부터 철분의 흡수율이 낮기 때문에 동물성 식품 섭취를 하지 않는 채식주의자들의 경우 철분 결핍의 위험에 처할 수 있다. 철분 결핍은 아마 가장 흔한 미네랄 결핍일 것이다. 그리고 산소운반, 전자전달능력, 단백질 합성, 신경전달물질 합성율을 감소시킨다.[3] 운동선수들, 특히 여성 선수들은 좌식위주로 몸을 많이 움직이지 않는 사람들보다 철분 결핍에 더 민감할 수 있다.[22,103] 유산소성 대사와 기타 필수적인 인체의 기능에서 철분의 역할 때문에, 철분 결핍은 운동수행력을 감소시킬 수 있다.

성인 남성의 일일 철분 권장량은 8 mg이고, 성인 여성이 출산하는 해 동안의 권장량은 18 mg이다. 정상적인 생리주기를 지닌 여성들의 경우 철분 손실을 대체하기 위하여 더 높은 수치의 철분이 요구된다. 실제로, 여성이 출산하는 해 전과 후에 철분 섭취 요구량은 비슷한 나이의 남성의 요구량과 거의 다르지 않다. 평균적으로 성인 남성은 일일 권장량보다 높은 약 17 mg의 철분을 섭취하는 반면, 성인 여성은 일일 권장량보다 낮은 12 mg를 섭취하고 있다.[105] 일반적으로 이것은 여성과 비교해 남성의 높은 섭취 칼로리량 때문이다. 보통 미국인 식단에는 1000칼로리 당 약 6 mg의 철분을 함유하고 있기 때문에 더 많은 칼로리가 섭취될수록 철분 섭취량이 많아지는 것이다.

빈혈(anemia)은 헤모글로빈 농도가 각각 정상 값인 여성의 12 $g \cdot dL^{-1}$와 남성의 13 $g \cdot dL^{-1}$ 보다 낮아지는 질병이다. 빈혈은 출혈로 인한 혈액의 대량 손실에 의해 일어날 수 있다. 그러나 불충분한 철분 섭취가 아이들, 10대, 가임 연령의 여성들에서 빈혈을 일으키는 가장 흔한 원인이다. 임신은 모체와 성장 중인 태아 둘 다의 증가된 철분 요구량 때문에 빈혈을 초래하는 철분 결핍성을 일으킬 수 있다. 철분이 결핍된 빈혈 환자에서, 낮은 철분 비축량은 혈액에서 트랜스페린에 결합된 철분의 감소와 간, 비장, 골수에서 페리틴의 낮은 수치로 확인이 가능하다.

모든 연구에서 그런 것은 아니지만, 대부분의 연구들에서 빈혈이나 철이 결핍된 사람들에게 철분 보충처치는 유산소성 능력의 증가뿐만 아니라 헤모글로빈과 혈청 페리틴의 증가를 유발하였다.[10,96] 철분 보충제는 또한 근력에 유익할 수 있는데, 이것은 빈혈은 아니지만 철이 결핍된 젊은 여성들이 6주간 철분 보충 처방을 받은 후, 최대 등척성 무릎신근 수축시 피로 발생율이 위약군과 비교해서 유의하게 감소되었다.[8] 철분 보충제는 철분이 결핍된 운동선수들, 특히 빈혈이 있거나 혈청 페리틴이 낮은 수치로 나타나는, 그리고 빈혈은 아니지만 혈청 철분 저장량이 낮은 여성들에게 권장된다.[10,69] 빈혈이 없는 사람들에게 철분 보충제는 유산소성 능력의 증가는 없으나 철분의 저장량의 증가를 보일 수 있다.[10] 보충제를 섭취할 때는 철분의 상한섭취량(UL; 45 $mg \cdot day^{-1}$) 보다 많으면 안 된다. 철분 흡수율은 비타민 C의 존재에 따라 증가된다. 그러므로 비헴철 흡수를 극대화시키기 위해서는 육류, 과일 혹은 비타민 C가 풍부한 채소와 함께 먹어야 한다.

철분 결핍으로 인한 빈혈은 운동성(스포츠) 빈혈과 혼동해서는 안 된다(5장의 "혈장량"과 글상자 5-7 "빈혈의 원인들"을 참조). 운동성 빈혈은 일시적으로 낮은 헤모글로빈 농도로 특징되어지는데, 이것은 유산소성 트레이닝 프로그램의 초기 단계에서 훈련으로 유발된 혈장량의 증가 때문에 나타난다. 운동성 빈혈이 있는 운동선수들의 총 산소 운반량은 총 적혈구 수의 변화는 없기 때문에 감소되지 않는다. 혈장량에서 적혈구 수는 변화 없이 혈장량 만이 증가하는 것이기 때문에 혈중의 헤모글로빈 농도가 상대적으로 낮아지는 것이다. 그리고 운동성 빈혈이 존재할지라도 유산소성 능력을 증가시키는 적응현상이 나타나면 헤모글로빈 농도는 몇 주 내에 정상으로 돌아온다. 철분 결핍성 빈혈은 철분 보충제로 유익을 얻는 반면, 운동성 빈혈이 있는 운동선수들은 철분 보충제가 필요하지는 않다.[105]

칼슘

미량미네랄인 칼슘은 인체에서 가장 풍부한 미네랄이다. 칼슘은 근육과 심장 수축이 일어나기 위해, 그리고 정상 치아 발달을 위해 필수적이다. 인체 칼슘의 99%가 뼈 안에서 발견되므로 뼈는 칼슘 저장소로서 작용하고, 상황이 용납될 때, 뼈 칼슘의 일부를 방출할 것이다. 예를 들면, 혈중 칼슘의 수치가 감소할 때 골세포(파골 세포; osteoclasts)는 뼈조직을 파괴시켜서 칼슘이 혈액으로 방출되게 한다[부갑상선에서 분비된 파라토르몬(parathormone)에 의해 활성화된다; 7장을 참조]. 반면에 신장(kidneys)에 의한 칼슘의 재흡수와 소장에 의한 칼슘의 흡수는 둘 다 증가하고, 혈중 칼슘의 수치 또한 증가하게 된다. 혈중 칼슘의 수치가 높을 때는 반대 작용이 일어난다[갑상선에서 분비된 칼시토닌(calcitonin)에 의해 활성화된다].

골절의 위험이 증가되는 지점까지 골밀도가 감소된 것을 **골다공증(osteoporosis)**이라고 한다. 저체중 운동선수들, 특히 여성들에서 권장된 것보다 적은 양의 칼슘을 섭취한 경우에 흔히 나타난다.[63] 이것이 낮은 뼈 미네랄 밀도(BMD)를 갖고 있는 운동선수 또는 "운동선수 골다공증(athletic osteoporosis)"과 관련된 요인일 것이지만, 운동선수의 칼슘 보충제의 효과와 낮은 뼈 미네랄 밀도의 방지에 관련된 전향적 연구들이 아직은 보고된 바가 없다.[63] 운동선수 골다공증은 아마 칼슘 섭취량이 낮은 것보다 뼈 대사에 영향을 미치는 혈장 호르몬들의 변화와 더 관련될 것으로 인식된다.[63]

최고의 골격질량은 보통 약 30대에 일어난다. 40세가 넘으면 뼈 질량은 해마다 약 1%씩 줄어든다. 60세에는 골절의 위험이 증가되는 수준까지 뼈 질량이 감소한다. 여성들—특히 나이든 여성들—은 전형적으로 가장 골다공증의 위험이 높고, 나이든 여성들의 약 50%가 골다공증으로 고통을 받고 있다. 그러나 50세 이상의 남성 8명 중 1명 또한 골다공증으로 인한 골절의 위험성이 높다. 골다공증을 초래하는 뼈 질량의 손실은 불충분한 칼슘 섭취, 폐경기 여성의 낮은 에스트로겐 수치, 신체 활동의 부족 등을 포함한 여러 가지 요인들 때문이다.

칼슘은 우유와 유제품에서 가장 풍부하게 발견된다. 유제품을 섭취하지 않거나 유당불내성(lactose-intolerant)이 있는 사람들은 칼슘이 결핍될 수 있다. 만약 칼슘 부족이 골격계가 성장하는 시기에 발생한다면, 뼈는 그들의 최대 밀도와 질량으로 성장하지 못하게 되어 노년기에 낮은 뼈 질량과 뼈밀도를 나타낼 가능성이 높아진다. 만약 노년기에 칼슘 섭취량이 부족하다면, 골격에 저장된 칼슘이 혈중 칼슘농도를 유지하기 위하여 동원되기 때문에 뼈 질량이 또한 감소하게 된다.

여성의 나이 증가에 따라 감소된 에스트로겐 수치는 골다공증의 위험성 증가와 관련이 있다. 에스트로겐 요법과 함께

속성 검토

- 지용성 비타민인 A, D, E, K는 지방 조직 내에 저장되고, 만약 식이섭취에서 지용성 비타민이 결핍되면 저장고에서 방출해 결핍 증상이 생기기 어렵게 만들 수 있다.
- 수용성 비타민은 대사 과정에서 다양한 역할을 하고, 만약 필요하지 않다면 체내로부터 소변으로 제거되므로 수용성 비타민의 중독 증상은 발생하기 어렵다.
- 비타민 C는 항산화제이다. 그러나 이 보충제는 비타민 C 결핍이 드물게 발생한다는 것을 보증하는 것으로 보이지 않는다. 대부분의 증거는 보충제가 유산소성이나 무산소성 운동능력을 증가시키지 않으며, 과도한 보충은 실제로 세포 손상을 촉진할 수 있다는 것을 보여준다.
- 비타민 E는 항산화제이고, 보충제는 아마 근육 손상을 감소시킬 수도 있다. 그러나 보충제는 유산소성과 무산소성 능력과 최대 근력을 크게 증가시키지 않는다.
- 비타민 B군은 대사에서 조효소로서 작용하지만 보충제는 유산소성 및 무산소성 능력과 최대 근력에 영향을 미치지 않는다.
- 다량미네랄은 인체에 약 35~1050 g 존재하는 반면, 미량미네랄은 단지 몇 그램 미만의 적은 양이 존재한다.
- 인체 내 철분의 대부분은 헤모글로빈과 미오글로빈 분자에서 발견되고, 각각 혈액과 근섬유 내로 산소를 수송한다.
- 철분 결핍성 빈혈이 있는 사람들은 철분 보충제로 이득을 보지만, 빈혈이 없는 사람들에서의 보충제는 운동수행력을 증가시키지 않는다.
- 칼슘 결핍은 골다공증의 원인이 될 수 있다. 그러므로 골다공증을 방지하기 위한 권고는 충분한 칼슘 섭취뿐만 아니라 나이가 들어감에 따라 골격량의 손실을 최소하기 위한 일생 동안의 운동이 포함되어야 한다.

또는 없이 하는 칼슘 보충처치는 폐경기 여성에서 뼈 미네랄 손실을 늦춘다는 것이 보고되었다.[10,67] 성장 중에 체중이 실리는 운동(Weight-bearing exercise)은 뼈 미네랄 밀도를 높일 수 있다. 마찬가지로 청년기, 중년기, 노년기에 체중이 실리는 운동들은 뼈 미네랄 밀도를 모두 증가시키고, 노화에 따른 그 손실을 최소화할 수 있다.[10,41,49,59,98] 그러나 체중이 실리는 운동이 인체 모든 부위의 뼈 미네랄 밀도를 동일하게 높여주지는 않는다는 것이 입증됐다. 이것은 뼈의 기능(운동 중에 장력과 압력을 견뎌야만 하는 부위의 뼈에서만 미네랄 밀도가 더 증가한다)뿐만 아니라 각기 다른 부위에 뼈의 미네랄 밀도를 증가시키려면 각기 다른 필요한 양의 운동과 운동강도가 요구된다는 것이다. 예를 들어, 폐경기 여성의 저항성 트레이닝은 허리와 대퇴 부위가 장력과 압박으로 운동 스트레스에 노출되었음에도 불구하고, 요추의 뼈 미네랄 밀도를 증가시켰지만, 대퇴경부에서는 아니었다.[59] 골다공증 예방은 우선적으로 골격량을 극대화시켜야 한다. 그러기 위해서는 젊은 시절 운동뿐만 아니라 충분한 칼슘의 섭취가 이루어져야 하며, 그 후에는 골격량의 손실을 최소화하기 위해서 평생 운동을 수행해야 한다. 이상적으로, 칼슘은 정상적인 식단의 일부로서 섭취되어야 하지만 보충제 또한 사용되어질 수도 있다.

시합 식사

시합 전 식사의 목적은 곧 있게 될 시합에서의 경기력을 높이기 위한 것이다. 반면에 시합 후 식사의 목적은 회복을 촉진시켜서 훈련이나 연속적인 시합(시합이 연속적으로 여러 날 진행되는 토너먼트 경기일정과 같은)에서 운동수행능력을 극대화시키려는 것이다. 일반적으로, 시합 전 식사는 곧 있을 시합 중 에너지 대사과정에서 이용할 수 있는 탄수화물의 효용성을 극대화하려는 것이다. 시합 후 식사는 일반적으로 간과 근육에 저장되는 글리코겐을 보충 또는 완전 회복시켜, 또 다시 진행될 운동수행에서 대사에너지로 이용될 수 있게 하는 것이 목적이다. 그러므로 시합 전과 후의 식사는 쉽게 소화되는 탄수화물로 주로 구성된다.

시합 전 식사

시합 전 식사의 구성과 식사 타이밍이 지구성 수행능력에 영향을 미칠 수 있다는 확실한 문헌들이 제시되고 있다.[1,63] 예를 들면, 사이클링 3시간 전에 탄수화물 100 g을 먹은 지구성 사이클 선수가 최대산소섭취량의 70% 강도에서 완전탈진에 이르기까지 136분 동안 사이클링을 하였던 반면, 운동 전에 아무 것도 먹지 않은 선수는 동일한 운동강도의 사이클링에서 109분 만에 탈진상태에 이르렀다. 그러나 최대산소섭취량의 70%~80% 강도의 운동 약 30분~45분 전에 탄수화물이 풍부한 식사를 하였을 땐, 운동지속력이 19%까지 감소되었다.[23,3,1] 이것은 거의 운동 시작 전에 탄수화물을 섭취한 경우는 운동 시작해서 처음 30분에서 40분 정도 동안은 혈장 포도당이 감소될 수 있다는 사실을 보여주는 연구결과이었다.[23] 장시간 지속되는 경기의 초기에 낮은 혈당 수준은 경기 바로 전에 탄수화물이 풍부한 식사를 섭취함으로써 유발되는 혈청 인슐린의 증가에 단순히 기인할 수 있다. 유리지방산 대사의 감소 또한 운동의 초기 몇 분 동안 주목될 수 있다. 이러한 요인들이 운동 초기 30분에서 40분 동안 근육 글리코겐과 총 탄수화물 대사를 증가시키게 된다. 운동 전 식사에 이런 유형의 반응들은 바람직한 에너지대사 반응이 아니다. 그것은 탈진에 이르는 시간을 감소시키기 때문이다. 물론 대부분의 사람들은 운동 바로 전에 섭취한 탄수화물 식사로 인하여 운동 시작 직후 몇 분 동안의 혈당 감소현상이 나타나지 않는다는 것이다.[1] 운동 초기에 나타나는 혈당 반응이 개개인에 따라서 가변적으로 나타나기 때문에 경기 전 식사 타이밍을 결정하기 위하여 각각의 선수들은 중요 경기 전에 몇 가지 식사 타이밍 계획을 실행해 보아야 한다.

일부 문헌에 따르면, 운동 전에 혈당지수가 낮은 탄수화물을 섭취하는 경우는 에너지 대사를 위한 혈당 방출이 느리게 나타나서, 혈당 수준을 더 오래 유지할 수 있다고 하였다.[63] 그런 대사반응이 지구성 운동수행에 바람직함에도 불구하고, 시합 전 그런 혈당지수가 낮은 식사형태가 지구성 운동수행능력을 향상시킨 것으로 입증되지는 않았다.[1,63]

트레이닝 기간 동안의 적절한 영양공급과 장시간 운동 중의 영양 섭취가 이루어져 왔고, 또한 시합 전 적절한 식사가 이루어졌다면 어떤 유형의 시합경기에서도 높은 경기력으로 좋은 결과를 도출하게 될 것이다. 다음은 시합 전 식사를 위한 가이드라인 사항들이다.

- 식사형태는 경기시작 시점에서 운동선수가 배고픔을 느끼거나 위장에 소화되지 않는 상태를 유발해서는 안

된다.

- 식사형태는 위장에서의 배출이 잘되고, 위장계의 불편함을 최소화할 수 있는 지방과 섬유질 함유가 적어야 한다.
- 식사량은 약 200 g에서 300 g의 탄수화물을 포함해야 한다.
- 운동 전 3시간에서 4시간 전에 섭취되는 식사는 보충식 또는 소화가 잘 되는 고형식이 바람직하다.
- 만약 경기 1시간 이내에 식사가 이루어진다면, 그것은 위장에서 소화가 최대한 잘 되는 유동식이어야 한다.
- 시합 전 식사를 위한 적절한 계획이 주요 시합 전에 항상 준비되어 있어야 한다.

이러한 일반적인 가이드라인은 운동선수들 또한 스포츠 종목의 개별적 특성에 맞게 바꿔야 할 필요가 있다. 시합 전 식사는 경기력을 도울 수 있는 반면, 다음 섹션의 주제인 시합 후 식사는 회복을 돕고, 이어지는 훈련이나 시합에서의 경기력을 극대화시킬 수 있다.

시합 후 식사

시합 후 식사는 특히 시합이 육상경기 대회의 예선이나 토너먼트 경기와 같이 연속적으로 진행되거나 같은 날 하루에 연이어 경기를 해야 하는 것으로 구성되어 있을 때 아주 중요한 고려사항이 된다. 여기에서는 시합 후 식사를 고려했지만, 이런 식사는 또한 경우에 따라서 훈련 후 식사방법으로도 적합할 수 있다. 예를 들면, 오전에 수영을 하고 오후에 달리기를 하는 철인 3종 경기 선수들은 오전 시간 이후와/또는 오후 시간 전에 식사를 해야 할 것이다.

위에서 논의된 바와 같이, ("저항성 훈련과 단백질 보충제" 섹션 참조) 운동 후 영양섭취 타이밍은 운동결과에 영향을 미칠 수 있다. 운동 후 즉시 탄수화물 섭취를 시작해서 2시간 간격으로 6시간 동안 섭취한 경우가 운동 후 2시간이 지나서 섭취하는 것보다 더 높은 근육 글리코겐 회복율을 나타냈다.[1] 근 글리코겐 합성의 최대 속도는 체중당 0.4 g의 탄수화물을 운동 후 4시간 동안 15분마다 섭취할 때 발생한다. 그러나 이러한 탄수화물 섭취는 운동 칼로리 소모보다 더 큰 칼로리를 섭취하게 되는 경우를 초래할 수 있고, 시합이 아주 짧은 시간 간격으로 진행이 될 때 적절할 것 같다. 만약 격렬한 훈련이 24시간 이상 지나서 있다면, 영양섭취 타이밍은 그리 중요하지 않다. 이것은 정상적인 식이만으로도 체내 필요한 탄수화물을 회복시킬 수 있기 때문이다.

혈당지수가 높은 식품들은 혈당지수가 낮은 식품들과 비교해 운동 후 24시간이내 높은 근육 글리코겐 농도에 도달하게 된다.[30] 그러나 글리코겐 합성을 증가시키기 위한 혈당지수가 높은 식품의 섭취는 총 식이섭취량의 맥락 내에서 고려될 필요가 있다. 체내 글리코겐 저장량을 빠르게 극대화시키는 것이 경기력에 결정적이기 때문에 오직 경기를 하는 상황(훈련과는 반대로)에서는 매우 적절할 것이다. 운동 후 식사에서 단백질의 섭취는 글리코겐 합성을 방해하지 않으며 돕는 편이다. 오히려 그것은 근육 회복을 위해 필요한 아미노산을 제공하고 더 많은 동화작용 호르몬들을 촉진해 장시간 훈련동안 근육량의 유지를 도울 수 있다.

위에서 언급된 것을 고려하여 시합 후 식사를 위한 다음의 가이드라인들은 적절해 보인다.

- 만약 체내의 탄수화물 저장량이 빨리 보충 회복될 필요가 있다면, 체중당 0.4 g 탄수화물을 운동 후 4시간 동안 15분마다 섭취시켜야 한다.
- 만약 탄수화물 저장량이 빠르게 보충 회복될 필요가 없다면, 탄수화물 섭취는 운동 후 즉시 시작하여 6시간 동안 2시간 간격으로 공급되어야 한다.
- 시합 후 식사에 단백질을 첨가하는 것은 탄수화물 저장량 보충을 하는 데 도움은 되지 않지만, 필요한 아미노산을 체내에 공급하고 손상된 근육 단백질을 회복시키는 데 필요한 좋은 동화작용 환경을 만든다.

속성 검토

- 시합 전과 후의 식사는 일반적으로 쉽게 소화할 수 있는 탄수화물을 권장한다.
- 시합 전 식사는 지구성 능력을 증가시킬 수 있다. 그러나 식사가 혈당지수가 높거나 낮은 식품 어떤 것으로 구성되든 경기력에는 거의 효과가 없는 것으로 인식된다.
- 시합 후 식사는 글리코겐 저장량을 증가시킨다. 일반적으로 탄수화물 섭취는 운동 후에 즉시 시작해서 운동 몇 시간 후까지 지속되어야 한다.

사례연구

사례

대학 육상팀의 근력 컨디셔닝 코치가 1학년 투포환 선수의 근육 성장과 근력의 증가가 나타나지 않아서 고민하고 있다. 육상 팀의 다른 파워선수들의 경우는 이 선수보다 훨씬 더 근력향상이 나타나고 있었다. 모든 육상 파워 종목 선수들(해머던지기, 창던지기, 포환던지기 선수)의 저항성 트레이닝 방법은 거의 동일하게 하였고, 주의깊게 관리 감독되었음에도 불구하고, 그 선수만이 변화가 나타나지 않았다. 이 코치는 그 1학년선수가 웨이트 룸에서 다른 선수들 못지 않게 참으로 열심히 운동하고 있는 것을 늘 보아 왔다. 그래서 코치는 무엇이 문제인지 찾고자 그 선수와 면담을 하기로 하였다. 그 선수는 잠도 잘자고, 스트레스도 받지 않고 있으며, 더구나 어떤 부상으로 고통을 받고 있는 상황도 아니라고 진술하였다. 정말 왜 이 선수가 트레이닝의 성과가 나타나지 않는지 당혹스러웠다. 그리고 코치는 다음 주 동안 섭취하는 모든 식품들을 기록하여 가져 오라고 지시를 하였다. 그 선수가 섭취식품 기록지를 제출한 것을 보고, 이 선수가 채식주의자 이상의 식단을 섭취한다는 것을 알게 되었다. 단백질 섭취가 매우 적었으며, 특히 육류에서 보이는 완전단백질의 소비가 부족하였다. 이 근력 컨디셔닝 코치는 무엇을 해야 하나?

선택

첫째, 코치는 그 선수에게 근력 트레이닝에 있어서 충분한 단백질의 섭취는 필수적이다는 것을 가르쳤다. 그리고 코치는 그 선수에게 채식주의자가 의도적으로 되기로 해서 그런 식단을 취한 것인지 아니면 의도적이지 않게 채식식단으로 선택하게 되었던 것인지 물었다. 그 선수는 그가 채식주의자가 되기로 결심했으며, 그가 육류를 피하는 동안 유제품(치즈, 우유 등) 섭취를 하였다고 응답하였다. 코치는 그 선수에게 그러한 식품들은 근조직을 만들 수 있는 완전 단백질이 풍부한 것들이며, 그것들이 섭취식단에 더 많이 포함되어 져야 한다고 말했다. 코치는 또한 단백질은 비동물성에서도 발견되어질 수 있지만, 그것들은 우리 몸에서 생산할 수 없어서 반드시 식품으로 섭취되어야 하는 필수 아미노산이 모두 함유되지 않은 불완전 단백질이라는 것을 알 수 있게 설명해 주었다. 이러한 이유 때문에 채식단백질(다양한 콩과식물, 장류)은 보충원을 섭취하는 것이 중요하다, 여러 가지가 혼합될 때 모든 필수 아미노산을 몸에 공급할 수 있는 것이다. 그리고나서 코치는 어떤 야채, 너츠, 그리고 비동물성 식품들이 몸에 모든 필수아미노산을 공급하기 위하여 함께 섭취되어야 하는지 배울 수 있도록 대학 내의 영양전문가와 약속을 잡았다. 코치는 자신하였다 이러한 식이조정을 통하여 이 젊은 포환 던지기선수가 적정의 양 뿐만 아니라 올바른 종류의 단백질들을 그의 몸에 공급할 수 있으며, 그로 인하여 다른 파워 선수들처럼 근력과 근량이 비슷하게 향상될 수 있을 것이다.

사례

지방 고등학교의 크로스 컨트리 종목의 새로운 코치는 그 자신의 마라톤 훈련을 통하여 지구성 종목의 경기력에는 적절한 영양섭취가 상당히 영향을 미친다는 것을 알게 되었다. 특히, 탄수화물 로딩이 최근 그녀의 마라톤 경기에서 많은 영향을 미쳤다는 것을 평가하게 되었다. 이러한 과정을 통하여, 그녀는 그녀의 총 섭취 칼로리 중 탄수화물 70-75%의 섭취형태가 트레이닝 거리의 기록을 차차 줄게 하였다는 것을 인식하게 되었다. 그리고 그녀는 마라톤 전 수일 동안 탄수화물 로딩을 하면서 레이스의 느낌이 얼마나 좋았는지를 알게 되었다. 그녀는 다가오는 주립대회에서 그녀의 선수들에게도 이 같이 좋은 점들을 주기 위하여 대회 전 수일 간 탄수화물 로딩 전략을 수행하였다. 그런데 시합 날 코치와 모든 선수들은 그들의 저조한 기록, 경우에 따라서는 정규시즌의 기록보다도 나쁜 결과로 인하여 낙담하게 되었다.

선택

그녀는 지역 내에 소재한 키네시올러지 학과에서 발간한 운동생리학 책을 보면서 왜 선수들이 저조하게 되었나를 알게 되었다. 그 책에서 그녀는 탄수화물 로딩은 사실 지구성 경기력을 향상시킬 수 있지만, 1시간 이상 지속되는 종목 또는 적어도 25Km 이상의 거리인 경우에서 가장 효과적이라는 것을 알게 된 것이다. 그와 같은 종목의 경기 중에 작용하는 근육들은 글리코겐의 고갈을 겪게 되는데, 그것이 결승점까지 페이스 속도를 결국 늦추도록 만들게 된다는 것이다. 그러나 고등학교 크로스컨트리 종목은 아마도 5km도 안될 정도로 대부분이 짧은 거리들이다. 그렇게 짧은 거리의 경기는 50%의 탄수화물이 포함된 일반적인 식사만으로도 경기 중에 근글리코겐이 고갈될 위험성은 거의 없었던 것이다.

요약

영양은 일반적인 건강과 최적의 신체 수행을 위해 중요하다. 다량영양소인 탄수화물, 지방, 단백질은 다양한 신체 기능과 대사 기질로서의 사용을 위해 중요하다. 그들의 적지 않은 양이 에너지 대사기질로서 사용된다. 탄수화물은 신체활동 중에 주된 대사 기질이기 때문에, 충분한 탄수화물을 포함하지 않은 식이섭취는 신체의 수행능력을 감소시킬 수 있다.

또한 에너지 기질로서 탄수화물의 중요성 때문에, 탄수화물 로딩으로 불리는 식이조절과 훈련 전략은 근육 글리코겐 농도를 증가시키는 데 적용되어 유산소성 수행능력(무산소가 아닌)을 높일 수 있다. 탄수화물 로딩 요법은 고도로 훈련된 지구성 운동선수들에게는 필요하지 않을 것이다. 일반적인 식이섭취를 통하여 적절한 탄수화물 공급과 며칠 간의 휴식을 가지면 근육 글리코겐 농도를 충분히 증가시킬 수 있기 때문이다. 스포츠 드링크 형태의 탄수화물은 운동 전, 운동 중 및 운동 후에 적절히 섭취할 수 있다. 그러한 섭취는 혈장량을 유지하는 것을 돕고 에너지대사 연료로서의 외인성 탄수화물을 보충함으로써 경기력을 증가시킬 수 있다.

운동선수들의 단백질 요구량은 신체활동이 적은 일반인들에 대한 요구량을 나타내는 권장 섭취량보다는 많다. 운동선수들의 단백질 요구량은 운동 중에 일부 에너지대사 연료와 근육 단백질 합성을 위하여 아미노산이 제공되어야 하기 때문에 높아야 한다. 그러나 이런 요구량은 대부분의 운동선수들이 섭취 칼로리가 높기 때문에 일반적인 식이섭취를 통하여 충족될 수 있다. 매우 낮은 탄수화물 식이섭취는 일반적으로 지방의 섭취 증가를 유발시킨다. 저탄수화물 식이가 건강에 미치는 영향을 설명하기 위해서는 더 많은 연구가 필요하지만, 하여간 저탄수화물 식이섭취가 건강 위험도를 왜 증가시키는가와 관련되어 있는지이다. 저항성 훈련 기간 전과 후의 단백질 보충제는 근육 단백질의 합성 증가를 활성화시키지만, 장기간의 근육량 증가에 대한 이러한 보충제의 효과는 더 많은 연구들이 필요하다. 지구성 훈련 전이나 후의 단백질과 탄수화물 보충제는 탄수화물만 있는 보충제와 비교할 때, 지구성 운동선수들의 근육량 유지와 운동회복을 도울 것이다. 그러나 경기력에 대해 미치는 효과는 단정적이라 할 수 없다.

포화지방 섭취는 건강 위험증가와 관련이 있는 반면, 단일 불포화지방산, 복합 불포화지방산, 오메가-3 및 오메가-6 지방산의 많은 섭취량은 심혈관계 질병과 여러 유형의 암 발생의 위험감소와 관련이 있다. 경기력의 관점에서, 고지방 식이는 지질 대사를 증가시키지만, 지구성 수행능력을 증가시키지는 않는다.

물은 많은 생리적인 기능을 위해 중요하지만 자주 망각되는 영양소이기도 하다. 탈수는 유산소성과 무산소성 경기력 모두를 감소시킨다(9장을 참조). 지용성이나 수용성 비타민의 보충제는 먹기 전에 비타민이 결핍된 사람이 아니었다면 경기력이 향상되지는 않는다. 다량 미네랄인 철분 보충제는 빈혈이 있는 사람에서만 경기력 향상에 가치가 있고, 칼슘 보충제는 골다공증을 방지하는 것을 돕는 데 가치가 있다.

시합 전과 시합 후의 식사는 운동선수들에게 중요한 식이 관심사인데, 일반적으로 소화되기 쉬운 탄수화물을 주로 해야 한다. 시합 전 식사는 에너지대사 기질로 사용되는 외인성 탄수화물의 효용성을 증가시킴으로써 지구성 능력을 도울 수 있다. 시합 후 식사는 다음에 이어지는 경기와 운동에서의 사용을 위해 글리코겐 저장량을 증가시키며, 손상된 근육 단백질을 회복시키는 데 매우 중요하다. 충분한 식이섭취는 건강 유지와 최적의 경기력을 갖추는 데 필요하다.

용어정리

골다공증(osteoporosis): 골절을 유발할 정도로 낮아진 골의 밀도

권장량(recommended dietary allowance, RDA): 건강한 사람 98%의 필요를 채워줄 수 있는 평균 일일요구량을 말하며, 이에 대한 충분한 과학적 근거가 확립된 영양 섭취 가이드라인

다량무기질(macromineral): 대량으로 체내에 존재하는 무기질들(무기질 종류나 체격에 따라 대략 35~1050 g 보유)

다량영양소(macronutrients): 체내에서 대량으로 요구되는 영양소들(탄수화물, 지장, 단백질)

당지수(glycemic index): 탄수화물 50 g이 함유된 식품 섭취 2시간 후 혈당의 상대적 증가를 나타내는 정도

말토덱스트린(maltodextrins): 글루코스 다당체로 구성된 탄수화물

미량무기질(micromineral): 체내에 소량으로 존재하는 무기질

미량영양소(micronutrients): 체내에서 요구되는 소량의 비타민과 무기질들

빈혈(anemia): 정상 이하의 헤모글로빈 농도를 나타내는 의료적 상태

삼투(osmolality): 용질액 내의 용질과 용액의 비율 측정값

수용성 비타민(water-soluble vitamins): 물에 놓는 비타민으로서 뇨로 대부분이 배출될 수 있으며, 거의 독성을 유발하지 않음

양의질소평형(positive nitrogen balance): 배출보다 더 많은 질소가 흡수되어 아미노산이 인체조직을 합성하는데 사용되고 있는 것을 의미하며, 인체의 전반적인 단백질 합성을 나타내는

오메가 3 지방산(omega-3 fatty acid): 지방산 끝의 메틸기(CH_3)로부터 3번째 결합위치에 첫번째의 이중결합을 지니고 있는 복합불포화지방산

오메가 6 지방산(omega-6 fatty acid): 지방산 끝의 메틸기(CH_3)로부터 6번째 결합위치에 이중결합 탄소를 지니고 있는 복합불포화지방산

음의 질소평형(negative nitrogen balance): 아미노산이 대사에 사용되고 있다는 것을 의미하는 것으로 흡수보다 더 배출이 많아서, 인체에서 전반적인 단백질의 손실을 나타내는 것

적정섭취(adequate intake, AI): 건강한 성인들에서 소비되는 평균영양 섭취량

지용성 비타민(fat-soluble vitamins): 지방조직에 저장되는 비타민 A, D, E, K

질소평형(nitrogen balance): 배출된 질소량과 비교하여 흡수된 질소, 단백질량의 비율

케토산(keto acids): 산성작용기(COOH)를 지니고 있는 케톤체

케토시스(ketosis): 혈액과 뇨에 케톤체를 증가시킴

케톤체(ketone bodies): 지질의 불완전 분해로 인하여 발생되는 분자

탄수화물부하(carbohydrate loading): 근육과 간에 글리코겐 함유량을 높이기 위한 식이 및 트레이닝 전략

트랜스페린(transferrin): 철을 운반하는 철분 결합 혈장 당단백

참고문헌

1. American College of Sports Medicine, American Dietetic Association, and Dietitians of Canada. Joint Position Statement: nutrition and athletic performance. American College of Sports Medicine, American Dietetic Association, and Dietitians of Canada. Med Sci Sports Exerc. 2000;32:2130–2145.
2. Alborg G, Bergstrom J, Brohult J. Human muscle glycogen content capacity for prolonged exercise after different diets. Forsvarsmedicin. 1967;3:85–99.
3. Beard J, Tobin B. Iron status and exercise. Am J Clin Nutr. 2000;72:594S–597S.
4. Bergstrom J, Hermansen L, Hultman E, et al. Diet, muscle glycogen and physical performance. Acta Physiol Scand. 1967;71:140–150.
5. Betts JA, Stevenson E, Williams C, et al. Recovery of endurance running capacity: Effect of carbohydrate–protein mixtures. Int J Sport Nutr Exerc Metab. 2005;15:590–609.
6. Boisseau N, Vermorel M, Rance M, et al. Protein requirements in male adolescent soccer players. Eur J Appl Physiol. 2007;100: 27–33.
7. Borsheim E, Tipton KD, Wolf SE, et al. Essential amino acids and muscle protein recovery from resistance exercise. Am J Physiol Endocrinol Metab. 2002;283:E648–E657.
8. Brutsaert TD, Hernandez-Cordero S, Rivera J, et al. Iron supplementation improves progressive fatigue resistance during dynamic knee extensor exercise in iron-depleted, nonanemic women. Am J Clin Nutr. 2003;77:441–448.
9. Bryant RJ, Ryder J, Martino P, et al. Effects of vitamin E and C supplementation either alone or in combination on exercise-induced lipid peroxidation in trained cyclists. J Strength Cond Res. 2003;17:792–800.
10. Bucci L. Nutrition in Exercise and Sport. Boca Raton, FL: CRC Press, 1989.
11. Burke DG, Chilibeck PD, Davidson KS, et al. The effect of whey protein supplementation with and without creatine monohydrate combined with resistance training on lean tissue mass and muscle strength. Int J Sport Nutr Exerc Metab. 2001;11:349–364.
12. Burke LM, Angus DJ, Cox GR, et al. Effect of fat adaptation and carbohydrate restoration on metabolism and performance during prolonged cycling. J Appl Physiol. 2000;89:2413–2421.
13. Burke LM. Nutrition strategies for the marathon: Fuel for training and racing. Sports Med. 2007;37:344–347.
14. Bussau VA, Fairchild TJ, Rao A, et al. Carbohydrate loading in human muscle: An improved 1 day protocol. Eur J Appl Physiol. 2002;87:290–295.
15. Carroll CC, Fluckey JD, Williams RH, et al. Human soleus and vastus lateralis muscle protein metabolism with an amino acid infusion. Am J Physiol Endocrinol Metab. 2005;288:E479–E485.
16. Cheuvront SN, Montain SJ, Sawka MN. Fluid replacement and performance during the marathon. Sports Med. 2007;37:353–357.
17. Christensen E, Hansen O. Arbeitsfahigkeit und ehrnahrung. Skand Arch Physiol. 1939;81:160–175.
18. Clarkson PM, Haymes EM. Exercise and mineral status of athletes: Calcium, magnesium, phosphorus, and iron. Med Sci Sports Exerc. 1995;27:831–843.
19. Coleman E. Carbohydrate and exercise. In: Sports Nutrition: A Guide for the Professional Working with Active People. Chicago: The American Dietetic Association, 2000.
20. Convertino VA, Armstrong LE, Coyle EF, et al. American College of Sports Medicine position stand. Exercise and fluid replacement. Med Sci Sports Exerc. 1996;28:i–ix.
21. Cook JD. The effect of endurance training on iron metabolism. Semin Hematol. 1994;31:146–154.
22. Costill DL, Coyle E, Dalsky G, et al. Effects of elevated plasma FFA and insulin on muscle glycogen usage during exercise. J Appl Physiol. 1977;43:695–699.
23. Coyle EF. Fluid and fuel intake during exercise. J Sports Sci. 2004;22:39–55.
24. DeMarco HM, Sucher KP, Cisar CJ, et al. Pre-exercise carbohydrate meals: Application of glycemic index. Med Sci Sports Exerc. 1999;31:164–170.
25. Dougherty KA, Baker LB, Chow M, et al. Two percent dehydration impairs and six percent carbohydrate drink improves boys basketball skills. Med Sci Sports Exerc. 2006;38:1650–1658.
26. Earnest CP, Lancaster SL, Rasmussen CJ, et al. Low vs. high glycemic index carbohydrate gel ingestion during simulated 64-km cycling time trial performance. J Strength Cond Res. 2004;18: 466–472.
27. Esmarck B, Andersen JL, Olsen S, et al. Timing of postexercise protein intake is important for muscle hypertrophy with resistance training in elderly humans. J Physiol. 2001;535:301–311.
28. Fairchild TJ, Fletcher S, Steele P, et al. Rapid carbohydrate loading after a short bout of near maximal-intensity exercise. Med Sci Sports Exerc. 2002;34:980–986.
29. Foster C, Costill DL, Fink WJ. Effects of preexercise feedings on endurance performance. Med Sci Sports. 1979;11:1–5.
30. Foster-Powell K, Holt SHA, Brand-Miller JC. International table of glycemic index and glycemic load values: 2002. Am J Clin Nutr. 2002;76:5–56.
31. Gibala MJ. Nutritional supplementation and resistance exercise: What is the evidence for enhanced skeletal muscle hypertrophy? Can J Appl Physiol. 2000;25:524–535.
32. Gisolfi CV, Summers RD, Schedl HP, et al. Effect of sodium concentration in a carbohydrate-electrolyte solution on intestinal absorption. Med Sci Sports Exerc. 1995;27:1414–1420.
33. Green HJ, Ball-Burnett M, Jones S, et al. Mechanical and metabolic responses with exercise and dietary carbohydrate manipulation. Med Sci Sports Exerc. 2007;39:139–148.
34. Haff G, Stone M, Warren B, et al. The effect of carbohydrate supplementation on multiple sessions and bouts of resistance exercise. J Strength Cond Res. 1999;13:111–117.
35. Haff GG, Koch AJ, Potteiger JA, et al. Carbohydrate supplementation attenuates muscle glycogen loss during acute bouts of resistance exercise. Int J Sport Nutr Exerc Metab. 2000;10: 326–339.
36. Haff GG, Lehmkuhl MJ, McCoy LB, et al. Carbohydrate supplementation and resistance training. J Strength Cond Res. 2003;17: 187–196.
37. Hatfield DL, Kraemer WJ, Volek JS, et al. The effects of carbohydrate loading on repetitive jump squat power performance. J Strength Cond Res. 2006;20:167–171.
38. Helge JW. Adaptation to a fat-rich diet: Effects on endurance performance in humans. Sports Med. 2000;30:347–357.
39. Hemila H. Vitamin C and common cold incidence: A review of studies with subjects under heavy physical stress. Int J Sports Med. 1996;17:379–383.
40. Hogstrom M, Nordstrom A, Alfredson H, et al. Current physical activity is related to bone mineral density in males but not in females. Int J Sports Med. 2007;28:431–436.
41. Hragraves M, Hawley J, Jeukendrup A. Pre-exercise carbohydrate and

fat ingestion: Effects on metabolism and performance. J Sports Sci. 2004;22:31–38.
42. Hulmi JJ, Volek JS, Selanne H, et al. Protein ingestion prior to strength exercise affects blood hormones and metabolism. Med Sci Sports Exerc. 2005;37:1990–1997.
43. Ip C. Controversial issues of dietary fat and experimental mammary carcinogenesis. Prev Med. 1993;22:728–737.
44. Ivy JL, Goforth HW Jr, Damon BM, et al. Early postexercise muscle glycogen recovery is enhanced with a carbohydrate–protein supplement. J Appl Physiol. 2002;93:1337–1344.
45. Jackson MJ. Exercise and oxygen radical production in muscle. In: Packer CK, Hanninen PL, eds. Exercise and Oxygen Toxicity. Amsterdam: Elsevier, 1994:49–57.
46. Jentjens RL, van Loon LJ, Mann CH, et al. Addition of protein and amino acids to carbohydrates does not enhance postexercise muscle glycogen synthesis. J Appl Physiol. 2001;91:839–846.
47. Jones PJ, Lau VW. Effect of n-3 polyunsaturated fatty acids on risk reduction of sudden death. Nutr Rev. 2002;60:407–409.
48. Kaminsky M, Boal R. An effect of ascorbic acid on delayed-onset muscle soreness. Pain. 1992;50:317–321.
49. Kato T, Terashima T, Yamashita T, et al. Effect of low-repetition jump training on bone mineral density in young women. J Appl Physiol. 2006;100:839–843.
50. Kimball SR, Farrell PA, Jefferson LS. Invited review: Role of insulin in translational control of protein synthesis in skeletal muscle by amino acids or exercise. J Appl Physiol. 2002;93:1168–1180.
51. Kirwin J, O'Gorman D, Evans W. A moderate glycemic before endurance exercise can enhance performance. J Appl Physiol. 1998;84:53–59.
52. Koopman R, Pannemans DL, Jeukendrup AE, et al. Combined ingestion of protein and carbohydrate improves protein balance during ultra-endurance exercise. Am J Physiol Endocrinol Metab. 2004;287:E712–E720.
53. Lambert CP, Frank LL, Evans WJ. Macronutrient considerations for the sport of bodybuilding. Sports Med. 2004;34:317–327.
54. Leiper JB. Intestinal water absorption—Implications for the formulation of rehydration solutions. Int J Sports Med. 1998;19 (suppl 2):S129–S132.
55. Lemon PW, Tarnopolsky MA, MacDougall JD, et al. Protein requirements and muscle mass/strength changes during intensive training in novice bodybuilders. J Appl Physiol. 1992;73:767–775.
56. Levenhagen DK, Carr C, Carlson MG, et al. Postexercise protein intake enhances whole-body and leg protein accretion in humans. Med Sci Sports Exerc. 2002;34:828–837.
57. MacDougall JD, Ward GR, Sutton JR. Muscle glycogen repletion after high-intensity intermittent exercise. J Appl Physiol. 1977;42:129–132.
58. MacDougall JD, Ray S, Sale DG, et al. Muscle substrate utilization and lactate production. Can J Appl Physiol. 1999;24:209–215.
59. Martyn-St James M, Carroll S. Progressive high-intensity resistance training and bone mineral density changes among premenopausal women: Evidence of discordant site-specific skeletal effects. Sports Med. 2006;36:683–704.
60. Massicotte D, Peronnet F, Brisson G, et al. Oxidation of a glucose polymer during exercise: Comparison with glucose and fructose. J Appl Physiol. 1989;66:179–183.
61. Maughan RJ, Bethell LR, Leiper JB. Effects of ingested fluids on exercise capacity and on cardiovascular and metabolic responses to prolonged exercise in man. Exp Physiol. 1996;81:847–859.
62. Maughan RJ, Greenhaff PL, Leiper JB, et al. Diet composition and the performance of high-intensity exercise. J Sports Sci. 1997;15:265–275.
63. Maughn R, Burke L, Coyle E, eds. Food, Nutrition and Sports Performance. II. The International Olympic Committee Consensus on Sports Nutrition. London: Rutledge, 2004.
64. Millard-Stafford M, Warren GL, Thomas LM, et al. Recovery from run training: Efficacy of a carbohydrate–protein beverage? Int J Sport Nutr Exerc Metab. 2005;15:610–624.
65. Morris MC, Sacks F, Rosner B. Does fish oil lower blood pressure? A meta-analysis of controlled trials. Circulation. 1993;88:523–533.
66. Murray B. The role of salt and glucose replacement drinks in the marathon. Sports Med. 2007;37:358–360.
67. Nachtigall LE, Nachtigall RH, Nachtigall RD, et al. Estrogen replacement therapy. I: A 10-year prospective study in the relationship to osteoporosis. Obstet Gynecol. 1979;53:277–281.
68. Nestel PJ. Fish oil and cardiovascular disease: Lipids and arterial function. Am J Clin Nutr. 2000;71:228S–231S.
69. Nielson P, Nachtigall D. Iron supplementation in athletes current recommendations. Sports Med. 1998;26:207–216.
70. Noakes T, Speedy D. The aetiology of exercise-associated hyponatremia is established and is not mythical. Br J Sports Med. 2007;41:111–113.
71. Noakes TD. Sports drinks: Prevention of "voluntary dehydration" and development of exercise-associated hyponatremia. Med Sci Sports Exerc. 2006;38:193; author reply 194.
72. Pascoe DD, Costill DL, Fink WJ, et al. Glycogen resynthesis in skeletal muscle following resistive exercise. Med Sci Sports Exerc. 1993;25:349–354.
73. Peters EM, Goetzsche JM, Grobbelaar B, et al. Vitamin C supplementation reduces the incidence of postrace symptoms of upper-respiratory-tract infection in ultramarathon runners. Am J Clin Nutr. 1993;57:170–174.
74. Peters EM, Anderson R, Theron AJ. Attenuation of increase in circulating cortisol and enhancement of the acute phase protein response in vitamin C-supplemented ultramarathoners. Int J Sports Med. 2001;22:120–126.
75. Phinney SD. Ketogenic diets and physical performance. Nutr Metab (Lond). 2004;1:2.
76. Rajaram S, Weaver CM, Lyle RM, et al. Effects of long-term moderate exercise on iron status in young women. Med Sci Sports Exerc. 1995;27:1105–1110.
77. Rasmussen BB, Tipton KD, Miller SL, et al. An oral essential amino acid–carbohydrate supplement enhances muscle protein anabolism after resistance exercise. J Appl Physiol. 2000;88:386–392.
78. Ratamess NA, Kraemer WJ, Volek JS, et al. The effects of amino acid supplementation on muscular performance during resistance training overreaching. J Strength Cond Res. 2003;17:250–258.
79. Robergs RA, Pearson DR, Costill DL, et al. Muscle glycogenolysis during differing intensities of weight-resistance exercise. J Appl Physiol. 1991;70:1700–1706.
80. Saunders MJ, Kane MD, Todd MK. Effects of a carbohydrate–protein beverage on cycling endurance and muscle damage. Med Sci Sports Exerc. 2004;36:1233–1238.
81. Schabort EJ, Bosch AN, Weltan SM, et al. The effect of a preexercise meal on time to fatigue during prolonged cycling exercise. Med Sci Sports Exerc. 1999;31:464–471.
82. Sen CK. Oxidants and antioxidants in exercise. J Appl Physiol. 1995;79:675–686.
83. Sherman W. Carbohydrates, muscle glycogen, and muscle glycogen super compensation. In: Williams M, ed. Ergogenic Aids in Sports. Champagne, IL: Human Kinetics, 1983:3–26.
84. Sherman WM, Costill DL, Fink WJ, et al. Effect of exercise-diet manipulation on muscle glycogen and its subsequent utilization during performance. Int J Sports Med. 1981;2:114–118.
85. Sherman WM, Costill DL, Fink WJ, et al. Effect of a 42.2-km footrace and subsequent rest or exercise on muscle glycogen and enzymes. J Appl Physiol. 1983;55:1219–1224.
86. Shils M, Olson J, Shike M, et al. Modern Nutrition in Health and Disease. Lippincott Williams & Williams. Baltimore, MD, 1999.
87. Shirreffs SM, Armstrong LE, Cheuvront SN. Fluid and electrolyte needs for preparation and recovery from training and competition. J Sports Sci. 2004;22:57–63.

88. Sparks MJ, Selig SS, Febbraio MA. Pre-exercise carbohydrate ingestion: Effect of the glycemic index on endurance exercise performance. Med Sci Sports Exerc. 1998;30:844–849.
89. Spriet LL. Regulation of substrate use during the marathon. Sports Med. 2007;37:332–336.
90. Strak A, Madar Z. Olive oil as a functional food: Epidemiology and nutritional approaches. Nutr Rev. 2002;60:170–176.
91. Swaka M, Noakes Y. Does dehydration impaired exercise performance? Med Sci Sports Exerc. 2007;39:1209–1220.
92. Thomas DE, Brotherhood JR, Brand JC. Carbohydrate feeding before exercise: Effect of glycemic index. Int J Sports Med. 1991;12:180–186.
93. Tipton KD, Rasmussen BB, Miller SL, et al. Timing of amino acid–carbohydrate ingestion alters anabolic response of muscle to resistance exercise. Am J Physiol Endocrinol Metab. 2001;281:E197–E206.
94. Tipton KD, Wolfe RR. Protein and amino acids for athletes. J Sports Sci. 2004;22:65–79.
95. Tranopolsky M. Protein Metabolism, Strength, and Endurance Activities. In: Lamb DL, Murry R, eds. The Metabolic basis of Performance and Exercise. Carmel, IN: Cooper Publishing, 1999: 125–157.
96. Van Gammeren D. Vitamins and minerals. In: Antonio J, Kalman D, Stout J, Greenwood M. Willoughby D, Haff GG, eds. Essentials of Sports Nutrition and Supplements. Totowa, NJ: Humana Press, 2008.
97. van Loon LJ, Saris WH, Verhagen H, et al. Plasma insulin responses after ingestion of different amino acid or protein mixtures with carbohydrate. Am J Clin Nutr. 2000;72:96–105.
98. Vincente-Rodriguez G. How does exercise of the bone development during growth? Sports Med. 2006;36:561–569.
99. Volek JS. Influence of nutrition on responses to resistance training. Med Sci Sports Exerc. 2004;36:689–696.
100. Volek JS, Phinney SD, Forsythe CE, et al. Carbohydrate restriction has a more favorable impact on the metabolic syndrome than a low fat diet. Lipids. 2009;44(4):297–309.
101. Volek JS, Sharman MJ, Forsythe CE. Modification of lipoproteins by very low-carbohydrate diets. J Nutr. 2005;135:1339–1342.
102. Walton P, Rhodes EC. Glycaemic index and optimal performance. Sports Med. 1997;23:164–172.
103. Weaver CM, Rajaram S. Exercise and iron status. J Nutr. 1992;122:782–787.
104. Wee SL, Williams C, Gray S, et al. Influence of high and low glycemic index meals on endurance running capacity. Med Sci Sports Exerc. 1999;31:393–399.
105. Whitney E, Rolfes S. Understanding Nutrition 10th ed. Thompson Wadsworth, Belmont, CA, 2005.
106. Winnick JJ, Davis JM, Welsh RS, et al. Carbohydrate feedings during team sport exercise preserve physical and CNS function. Med Sci Sports Exerc. 2005;37:306–315.
107. Wolfe RR. Effects of amino acid intake on anabolic processes. Can J Appl Physiol. 2001;26(Suppl):S220–S227.

9장

운동에서 체액과 전해질의 균형

학습목표

1. 신체 내에서 체액과 전해질의 해부학적·생리학적 기능을 확인할 수 있다.
2. 신체 내에서 전해질 및 체액 농도의 결핍과 과잉에 대한 설명과 그것을 방지하는 방법을 설명할 수 있다.
3. 보다 좋은 운동수행을 위한 최선의 체액과 전해질 섭취 습관을 설명할 수 있다.
4. 전해질들이 제공하는 기능들은 무엇이고 전해질들의 기능에 의한 기본적인 과정의 예를 설명할 수 있다.
5. 신체활동이 전해질의 기능과 균형에 어떠한 영향을 미칠 수 있는지를 설명할 수 있다.
6. 탈수가 왜 나타나고 시스템에 어떤 영향을 미치며, 탈수가 발생되는 속도와 정도에 영향을 미치는 요인들을 설명할 수 있다.
7. 체액과 전해질 균형을 평가하기 위한 최적의 방법을 설명할 수 있다.
8. 저나트륨혈증(hyponatremia)이 왜 나타나는지와, 이로부터 초래될 수 있는 부작용을 설명할 수 있다.
9. 수화작용의 발생 및 그 중요성을 설명하고, 완전한 수화작용에 필요한 구성요소들을 설명할 수 있다.

1982년 보스톤 마라톤경기에서 Alberto Salazar는 마지막 전력질주 구간에서 Dick Beardsley를 가까스로 물리쳤다. 결승선을 통과하자마자 Salazar는 쓰러졌고 26.2마일(42.195 km) 경기 동안 다량의 땀에 의해 손실된 수분을 대체하기 위해 의사들이 의료지원 구역에서 물 6리터를 정맥주사로 공급해 주었다. 그는 승리하는 데 필요한 속도를 유지하기 위해, 마지막 8마일(약 13 km) 구간 동안 음료를 섭취하지 않았다. 이러한 수분섭취의 부족과 극심한 땀이 배출됨에 따라 일명 "햇빛 속에서의 전투(duel in the sun)"로 알려져 있는 한계점에 의해 그를 치명적인 탈수에 이르게 하였다. 사실, Salazar의 비정상적으로 높은 발한율(약 3 L/h)은 다른 시합 중에도 죽음에 가까이 이를 정도의 극심한 탈수현상이 한번 이상 발생했었다. 이러한 사고들은 스포츠 경기 중 탈수에 의해 발생하는 건강상의 문제로서 주목해야 한다.

물과 전해질은 생명 유지에 필수적이다. 물은 성인 체중(질량)의 약 60% 차지하고 있으며, 인체 내에서 가장 풍부한 물질이다. 나트륨과 염화물 같은 전해질들은 수많은 신체기능에 필수적이고 세포 안쪽과 바깥쪽의 구획을 유지하며 세포막의 한쪽에서 다른쪽으로 물을 이동시키는 힘을 발휘한다. **탈수(Dehydration)** 혹은 신체의 수분손실은 유산소 및 무산소성 운동수행력 모두를 저하시킬 수 있다. 그러므로, 체내의 수분과 전해질의 유지는 정상적인 신체의 기능뿐만 아니라 최적의 신체 수행력에 필수적인 것이다. 체내 수분과 전해질을 유지한다는 측면에서 이 장을 살펴볼 것이다.

물 : 간과되어 온 영양소

물은 다른 어떤 영양소보다도 삶에서 더 중요하다. 물은 다른 어떤 영양소보다 매일 더 필요하고 물이 없다면 단 하루도 살기 힘들 것이다. 한편, 탄수화물, 지방, 단백질을 포함한 다른 영양소(일부 비타민과 미네랄)의 결핍은 눈에 띄는 증상이 나타나기 전까지 몇 주, 몇 달, 심지어 몇 년이 걸릴 수 있다.

위에서 언급한 대로, 물은 체중의 약 60%를 차지하지만 신체조성은 체내에서 물이 차지하는 정확한 비율에 영향을 미치지 않는다. 물은 제지방 조직 무게의 약 75%를 차지하지만, 지방 무게의 25% 또는 그 이하를 차지할 뿐이다. 그러므로, 물은 체중에서 높은 부분을 차지하면서 제지방 조직에서의 높은 비율과 지방 조직에서의 낮은 비율을 차지한다. 일반적으로, 여성, 비만인, 노인들은 적은 제지방 조직과 높은 지방 조직 비율을 가지고 있기 때문에 체중에서 물이 차지하는 비중이 적은 것으로 나타난다.

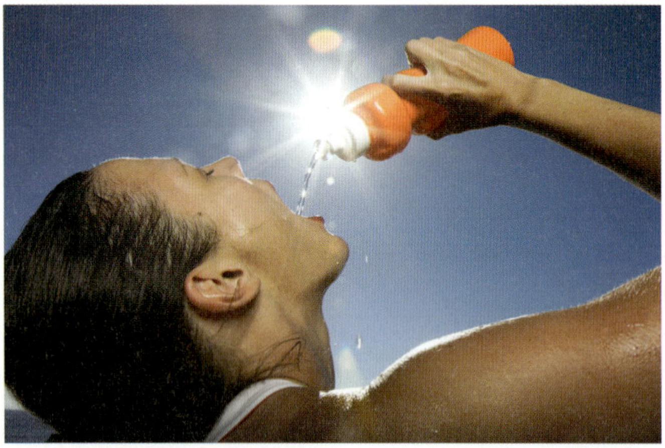

그림 9.1 **운동과 수분 섭취.** 운동 전, 중, 후에 물을 마시는 것은 수분을 유지하고 손실된 체액을 대체하는 데 중요하다. 그러나 혈액에 수분 양이 너무 많을 때 발생하는 과혈증(hypervolemia)과 같은 심각한 질병이 유발될 수 있기 때문에 물을 너무 많이 마시지 않도록 주의해야 한다. 장시간 이루어지는 경기 중 종종 물을 과다하게 섭취하는 경우가 있다. 이는 손실되는 체액을 대체하는 데 중요하다(참고문헌 30 참조).

신체 수행력 관점에서 보면, 충분한 물은 신체에 필수적인 것이다. 조금의 탈수 혹은 물의 손실이라도 신체 수행력을 저하시킬 수 있다. 예를 들어, 지구성 운동수행력과 농구 기술들은 체중의 2% 정도 되는 적은 수분 손실에도 영향을 받는다. 정상적인 수분 흡수를 유지하고 다량의 탈수를 방지하는 것은 최적의 신체수행력을 유지하기 위해 중요하게 고려해야 할 사항이다(그림 9.1).

체내에서 물의 중요성

물은 체중에서 차지하는 비율이 높기 때문에, 체내에서 중요한 기능을 발휘하는 것으로 추측할 수 있고, 실제로도 그렇다. 물은 생명과정을 발생시키는 액체이다. 체내에서 물의 몇몇 기능들은 꽤 명백하지만, 다른 것은 그렇지 않다. 물은 체내에서 다음과 같은 기능을 수행한다.

- 혈액의 액체 부분을 형성하고, 영양소, 부산물, 산소, 면역세포 등을 신체 전역으로 운반한다.
- 혈액량을 유지한다.
- 수많은 대사반응에 참여한다(제2장 참조).
- 단백질, 글루코스, 비타민, 미네랄 그리고 이외에 작은 분자들의 용매로서 이들을 대사 반응에 참여할 수 있게 해준다.
- 땀의 액체 부분을 형성하고, 정상 체온을 유지하는 데 필수적인 역할을 한다.
- 정상 체온을 유지하는 데 필수적인 심부로부터 피부표면으로 열을 전달한다.
- 관절의 윤활제의 주요 구성물이다.
- 척수액 및 눈 속 액체의 주요 구성물이다.
- 임신 중, 자궁 내 양수의 주요 구성물이다.

물은 신체 내에서 수많은 중요한 기능들은 발휘하기 때문에, 수분 섭취와 수분 손실 사이에 균형을 맞추는 것과 같은 적절한 **수분 균형**을 유지하는 것이 중요하다.

수분 균형

물, 우유 및 과일주스와 같은 액체뿐만 아니라 다른 식품의

글상자 9-1 알고 있습니까?

대사활동과 관련된 권장 수분 섭취량

신체활동과 수분 손실의 관계 때문에, 권장 수분 섭취량은 에너지 소비에서 근거를 찾을 수 있다.[23] 그러므로, 총 에너지 소비량을 알 수만 있다면 물의 적정 섭취량(AI)을 계산할 수 있다.

물의 적정 섭취량

성인: 1 kcal 소비당 1.0~1.5 ml 물 섭취

운동선수: 1 kcal 소비당 1.0~1.5 ml 물 섭취(1 kJ 소비당 4.2~6.3 ml)

일일 3,500 kcal의 운동선수 대사량에 대비한 총 수분 섭취 권장량(식품* 및 음료로부터)은 다음과 같다.

3,500 kcal × (1.0~1.5 ml 물) − 3,500~5,250 ml (혹은 3.5~5.25 L)

리터를 쿼트로 변환:

1 L = 1.06쿼트(1쿼트 = 1/4갤런)

3.5~5.25 L ×1.06쿼트/L = 3.71~5.565쿼트

* 식품으로부터 20% 가까운 수분을 섭취하게 된다는 것을 기억해야 한다.

형태로도 수분은 체내로 섭취된다. 예를 들어, 새우, 바나나, 옥수수, 감자와 같은 식품들은 70~79%가 수분이다. 이외에 어떤 식품들에는 수분이 적게 포함되어 있다. 예를 들면, 피자에는 40~49%가 있는 반면에 크래커와 시리얼에는 수분이 1~9%가 있다. 소량의 수분에 대한 또 다른 근원은 대사 반응 혹은 **대사성 수분**으로부터 생성된다(제2장 참조). 신체 활동량과 환경 온도 및 습도가 큰 폭으로 달라질 수 있기 때문에 매일 섭취해야 하는 물의 양을 정해 놓는 것은 어렵다. 그러나 신체활동과 수분 손실의 연관성 때문에 전문가들은 수분 섭취는 하루 에너지 소비량과 관련이 있다고 충고하였다(글상자 9-1).

수분은 하루에 약 2.5 L의 비율로 손실된다. 수분 손실의 상당 부분은 대사 및 기타 노폐물을 제거하는 소변의 형태로 손실된다(표 9.1). 또한 수분은 땀의 형태로도 상당 부분 손실되며 위장관에서 고형 폐기물로 배설되는 **대변**; **무감각적 수분 손실**(즉, 호흡기로부터의 수분 증발 및 땀이 나지 않는 상태에서도 피부 표면에서 이루어지는 지속적인 확산 현상) 이라는 형태로도 수분은 손실된다. 운동 중 수분 손실은 주로 체온을 낮추기 위한 땀 배출 때문에 나타난다.

정상적인 수분을 유지하기 위해, 총 수분 섭취량은 총 수분 손실량과 일치되어야 한다. 만약 수분 섭취량이 손실량보다 많다면 정상적인 수분 유지를 위해 소변 배출량이 증가하게 된다. 그러므로, 정상적인 수분을 유지 혹은 **정상수분상태(euhydration)**를 위해서는 수분 섭취량과 수분 손실량은 동일해야만 한다(수분 상태 판단을 위한 글상자 9-4 참조). 한 사람의 발한량을 이해하려면 그 사람이 섭취하는 수분의 양이 얼만큼 인지에 대한 정확한 정보가 있어야 할 것이다(글상자 9-2). 모든 사람의 발한량은 같지 않으므로, 발한량은 개인별로 계산되어야 한다(운동중 정상적인 발한량 범위 0.8~1.4L · min^{-1}). 만약 수분 섭취량이 손실량과 같지 않아서 **탈수(hypohydration)**가 발생하게 되면 탈수 증세가 나타나고 신체 수행력은 감소할 것이다. 다음 섹션

표 9.1 수분 손실량 대 수분 섭취량의 비교

수분 손실	양(ml)	수분 섭취	양(ml)
소변	500~1,400	음료	500~1,500
땀	400~900(운동)	음식	700~1,000
대변	150	대사성 물	200~300
무감각 땀	350		
일일 총량	1,400~2,800	일일 총량	1,400~2,800

속성 검토

- 물은 다양한 신체적 기능에 필수적인 영양소이다.
- 물은 성인의 신체 질량의 약 60%를 차지한다.
- 탈수(신체 질량의 2% 정도의 손실)는 신체 수행력을 저하시킬 수 있다.
- 정상수분상태(euhydration)를 유지하려면 수분 섭취와 수분 손실의 균형을 맞춰야 한다.
- 발한량은 신체활동 중과 후에 수분 섭취량이 얼만큼 인지에 의해 결정된다는 것을 명심해야 한다.

글상자 9-2 응용 연구

땀 손실량 계산

- 파운드를 온스로 변환하기 전에 체중을 측정한다(1 lb = 16 oz).
- 표준 운동을 수행한다(30분 달리기 혹은 자전거타기).
- 음료 섭취량을 온스로 기록한다.
- 운동 후, 땀을 건조시킨 다음 체중을 측정한다.

발한량 측정 계산방법

발한량(oz·h^{-1}) = (운동 전 체중[oz] + 음료 섭취량[oz]) − (운동 후 체중)

이러한 계산방법의 사용하려면 운동 중과 후에 음료 섭취량을 알아야 한다. 환경 조건, 운동 강도 및 운동 전 수화작용 수준이 땀 손실량에 영향을 줄 수 있다는 것에 주의해야 한다. 발한량의 측정이 과도한 음료 섭취를 방지하는 데 도움을 줄 수 있다는 것을 이해해야 한다.

응용 지식

Sandy는 체중이 125파운드이고 야외에서 1시간 동안 달리기를 하고 물을 12 oz 섭취했다. 운동 후, 그녀의 체중이 120파운드였다. 발한량은 얼마인가? 음료 섭취량과 손실량을 일치하는가? 운동 후 섭취한 물의 양은 얼마인가?

에서는 신체 내에서 수분의 이동 및 정상수분상태 유지와 관련된 다양한 요인들을 살펴볼 것이다.

전해질

신체의 수분 속에서 물질이 용해되는 것은 수분공급상태(hydration) 유지 및 체내 수분의 이동을 조절하는 것과 밀접하게 관련이 있다. 수분은 신체 조직에 동일하게 분산되어 있지 않다. 수분을 필요로 하는 곳과 조직으로의 수분 이동을 조절하여 조직 내에 수분을 유지하기 위해서 세포들은 전해질의 이동을 제어할 수 있어야 한다. 전해질은 무엇인가? 염화나트륨(NaCl)과 같은 미네랄 염류가 물에 용해될 때, **이온(ions)**이라고 하는 분자로 분리된다. 염화나트륨(NaCl)의 경우, 양전하의 나트륨 이온(Na^+)과 음전하의 염소 이온(Cl^-)으로 되어 있다. 양전하의 이온들은 **양이온(cations)**, 음전하의 이온들은 **음이온(anions)**이라고 한다. 순수한 물은 전류가 잘 통하지 않지만, 이온들이 물에 용해되어 있으면 전기가 쉽게 통하게 된다. 그러므로, 미네랄 염류가 이온의 형태로 물에 용해되어 있는 것을 **전해질(electrolytes)**이라고 한다. 전해질은 전기를 통하게 하는 능력이 있기 때문에 뉴런과 근섬유와 같은 흥분된 조직이 적절한 작업을 수행하는 데 필수적이다.

전해질들은 세포막의 한 쪽에서 다른 쪽으로 수분을 이동시키고 필요한 곳에 수분을 보유할 수 있는 힘을 만든다. 물 분자(H_2O) 전체의 전하는 0(zero)이다. 그러나 물 분자의 산소는 약한 음전하를 가지고 있는 반면에 수소는 약한 양전하를 가지고 있다. 양이온(caions)과 음이온(anions)은 전하를 가지고 있으며, 둘 다 주변의 물 분자들을 끌어 모은다. 만약 세포막 한쪽의 전해질이나 단백질 또는 어떤 물질의 농도가 높게 유지된다면 물은 투과되는데, 세포막 한 쪽만 물질 농도가 높게 유지되던 것이 양쪽 모두 농도가 같아질 때까지 계속 이동한다(그림 9.2). 이러한 현상에서 세포막을 통해 물을 끌어당기는 힘을 **삼투압(osmotic pressure)**이라고 한다. 세포는 직접적으로 수분의 이동을 조절할 수는 없지만 물은 전해질을 따라 움직이기 때문에 세포는 내·외부의 전해질들의 이동을 조절함으로써 간접적으로 수분의 이동을 조절한다. 세포의 전해질 이동 조절로 잘 알려진 기전은 세포막에서의 나트륨-칼륨 펌프(sodium-potassium pump)이다(4장 참조).

전해질 균형

신체 조직의 정상적인 기능을 유지하기 위해서 세포들 간의 전해질 농도는 상대적으로 일정하게 유지되어야만 한다. 그러므로, 체내 전해질 균형은 반드시 조절되어야 한다. **전해질 균형(electrolyte balance)**의 조절은 신장과 위장관에서 주로 이루어진다. 만약 체내 나트륨 양이 적어지면 신장은 소변을 만드는 과정 중의 재흡수를 통해 나트륨을 유지한

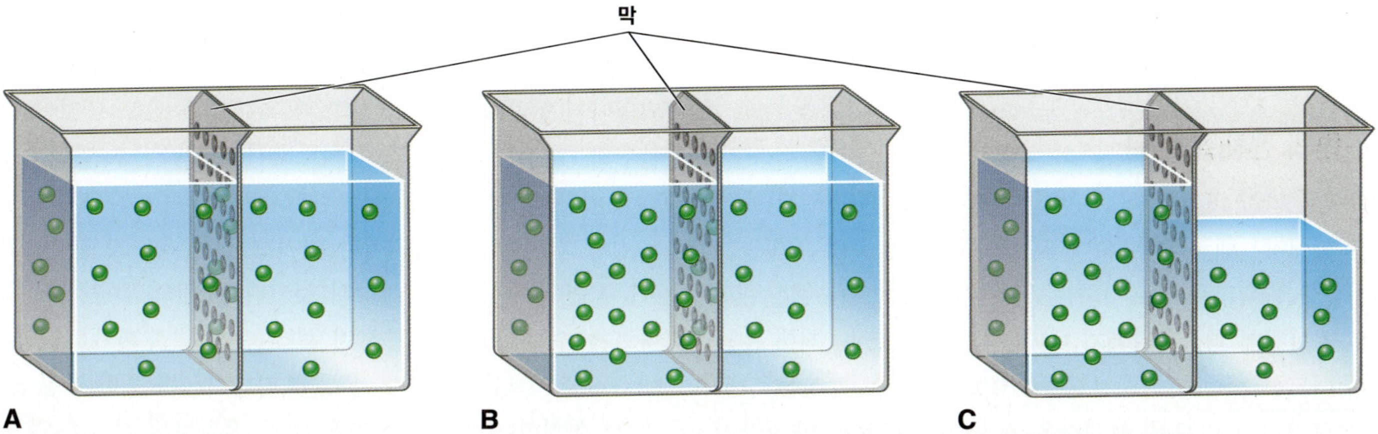

그림 9.2 전해질과 삼투압. **(A)** 동일한 전해질 농도의 물을 물 투과성 막을 이용하여 2개로 분리한 경우, 물은 어느 방향으로도 이동하지 않는다. **(B)** 한 쪽에 전해질을 추가한 경우, 전해질 농도는 한 쪽이 다른 쪽보다 증가하게 된다. **(C)** 막이 물 투과성 막인 경우, 물은 막을 통해 어느 방향으로든 이동될 수 있다. 그러나 물은 전해질 농도가 높은 쪽으로 양쪽의 농도가 같아질 때까지 이동하는 현상이 일어난다. 삼투압은 물이 막을 통해 전해질 농도가 높은 쪽으로 이동하는 것을 방지하는 데 필요한 압력의 총합이다.

다. 또한, 나트륨을 재흡수함으로써 칼륨은 배설된다. 신장의 이러한 기능은 혈류로 나트륨의 재흡수를 자극하는 알도스테론(부신에서 분비)과 같은 호르몬 기전에 의해서 조절된다(7장 참조). 따라서, 만약 체내 나트륨 양이 적어지면 부신은 **알도스테론(aldosterone)** 분비량을 증가시키게 되어 나트륨 양을 유지할 수 있게 된다.

위장관 내의 소화액에는 미네랄이 포함되어 있다(물에 용해되어 있는 미네랄 염류는 전해질 형태라는 것을 기억해야 한다). 이러한 미네랄들은 음료섭취에 의한 것뿐만 아니라 신체에서 필요한 만큼 소장에서 혈류로 흡수된다. 만약 체내에서 특정 미네랄 농도가 낮다면 소장에서 이 미네랄을 더 흡수한다. 전해질 손실량과 획득량의 총합이라고 할 수 있는 전해질 균형은 위장관과 신장에 의해 평형이 정상적으로 유지된다. 운동 및 전해질이 포함된 땀 분비량의 증가는 전해질 균형이 유지되는 것을 보전하기 위해 추가적인 노력이 필요하다. 신체의 평형 유지 능력이 무시될 때, 극단적인 예로 사망으로 이어지는 상해와 장애가 일어날 가능성이 있다. 대부분의 경우는 예방 차원의 식이 조절만으로 전해질 균형의 위험요소들을 최소화하는 데 충분한 신체적 능력을 가지고 있다.

땀의 전해질 성분

땀은 **저장성(hypotonic)** 액체로서 혈액보다 삼투압이 낮다. 등장성(isotonic)이란 혈액과 삼투압이 같은 것을 의미하는 반면에, **고장성(hypertonic)**이란 혈액보다 삼투압이 높은 것을 의미한다. 땀은 저장성이므로 혈액보다 전해질 농도가 낮지만, 약간의 전해질이 포함되어 있다. 사람에 따라 체중의 3~4 $kg \cdot h^{-1}$ 또는 3~4$L \cdot h^{-1}$ 정도로 땀이 배출될 수 있는데, 고온 다습한 환경에서 강도 있는 운동을 할 때 발한량은 매우 높게 증가한다.[21] 더위에 순응한다는 것은 높은 발한량, 빠른 발한시기, 증가된 안정시 혈장량 및 감소된 땀의 전해질 성분 등에 적응한 것이라고 말할 수 있다.[20,26] 순응 후에 땀 배출량이 증가하기도 하지만, 전해질 균형을 유지하기 위해서 땀 배출량당 전해질 손실량은 적다. 위장관과 신장은 혈류 쪽으로 전해질을 재흡수하여 전해질 불균형을 초래할 가능성이 높다.

일반적으로 땀이 날 때 추가로 소금을 섭취할 필요는 없다(일반적인 식품에는 소금이 풍부하다). 또한, 발한량은 일반적으로 1.5$L \cdot h^{-1}$ 이하이며, 고온 다습한 환경에서 강도 있는 운동을 할 때보다 절대적으로 적다. 만약 철인 3종 또는 마라톤 훈련과 같은 지속적인 장시간의 운동을 더운 환경에서 실시하게 되면 다양한 스포츠 음료를 포함하여 가볍게 소금에 절인 식품이나 전해질을 포함한 음료의 형태로 추가적인 소금을 섭취할 수 있다. 그러나 일반적으로 땀에 의한 전해질 손실은 위장관과 신장에 의한 전해질 보존을 통해 보상될 수 있다. 추가적인 미네랄의 보충섭취 없이 고온 다습한 환경에서 20일간 도로 레이스를 하는 선수의 혈장 미네랄 농도가 정상적으로 유지되는 것은 신체의 전해

질-절약 기관 및 그 과정의 능력 수준을 보여주는 일례이다.[13]

소변의 전해질 성분

앞에서 말한 바와 같이, 소변의 전해질 성분은 전해질 균형을 확인하는데 많은 도움이 될 것이다. 운동 중의 최대산소섭취량을 백분율로 표시하는 운동 강도와 나트륨 배설량과는 직선적인 역상관관계가 나타난다.[21] 그러므로, 최대 운동시 나트륨 배설은 안정시 값의 10~20% 정도로 운동 강도가 증가하면 나트륨 배설량은 감소한다. 나트륨 배설량이 감소하는 데는 두 가지 중요한 요인이 있다. 첫 번째는 소변 중의 리터 당 나트륨 배설이 더 적어지는 것이다. 두 번째는 소변 배출량이 안정시(1.0 mL·min^{-1})에 비해 가벼운 운동시(25% $\dot{V}o_{2max}$, 1.2mL· min^{-1})에 증가하지만, 중강도 운동(40% $\dot{V}o_{2max}$, 0.75mL· min^{-1})과 고강도 운동시(80% $\dot{V}o_{2max}$, 0.3~0.5mL·min^{-1})에는 감소한다. 중강도 및 고강도 운동 중에는 총 소변량이 감소하고 소변 내 전해질 농도도 감소한다. 결과적으로 신체의 전해질 저장량은 보존된다.

갈증 기전

갈증(Thirst)은 마시고자 하는 자각적인 욕구이고 수분공급 상태 및 물 균형을 유지하는 것과 관련이 있다. 마시고자 하는 욕구는 혈장 삼투질농도(osmolality)를 감지하는 시상하부 내 특정 영역에서 조절된다. 이러한 영역은 삼투질 농도를 감지하는 말초 감각기로부터 뇌척수액과 뇌세포 외 나트륨 농도 및 세포 외액의 부피에 대한 내용도 수신한다.[21] 체수분이 손실되고 혈액 및 체액 내의 용해된 기질들의 농도가 증가되면 갈증 기전은 자극되고, 마시는 동작이 발생한다. 음료를 섭취함으로써 용해된 기질들의 농도가 정상으로 되돌아가게 되어 마시고 싶다는 욕구가 줄어드는 것이다. 탈수의 첫 번째 신호 중 하나는 마시고 싶다는 느낌인 "건조한 입"을 느끼는 것이다.[21]

갈증 기전이 활성화되거나 마시고 싶은 욕구가 생길 때, 부분적인 탈수는 이미 시작된 것이다. 사람의 갈증 기전은 빠르게 수분균형을 복구하지 못하는 느린 수화체(hydrators) 임을 고려해야 한다. 운동에 따른 3시간 동안 수분 보충 시 섭취하는 음료의 총량은 보통 손실량의 약 60~70% 정도이다.[21] 또한, 운동 후 섭취하는 음료의 일부는 소변으로 배설된다. 만약 장시간의 물 균형이 요구된다면 이러한 요인들은 갈증 기전이 요구하는 것보다 더 많은 음료를 섭취해야 한다는 것을 나타내는 것이다. 갈증 기전은 서서히 나타나고 부분적인 탈수가 나타날 때만 촉발되기 때문에 운동선수들은 운동을 시작하기 전 음료 섭취를 현명하게 해야 한다.

속성 검토

- 전해질은 필요한 곳에서 물을 보유할 수 있게 삼투압을 발생시키며, 세포막의 한 쪽에서 다른 쪽으로 물을 이동시킨다.
- 세포 내 · 외로의 물 이동은 세포막을 통한 전해질 이동을 조절함으로써 이루어진다.
- 전해질 균형은 위장관과 신장에 의해 평형이 유지된다.
- 땀에 의해 손실되는 전해질은 주로 나트륨과 칼륨이다.
- 소변의 전해질 성분은 전해질 균형을 유지하는 데 도움을 주고 운동강도가 증가하면 감소한다.
- 사람의 갈증 기전이 활성화되었다는 것은 이미 부분적인 탈수가 일어났다는 것이다.

운동 중 탈수의 생리학

신체의 물과 전해질 기능의 중요성을 이해하고, 탈수의 생리학적 영향을 고찰해야 한다. 첫 번째, 탈수가 어떻게 나타나는지 살펴보자. 운동 중 탈수는 보통 땀을 통해 물이 손실되는 것 때문에 나타나는 결과이다. 땀은 운동 중 신체의 에너지 대사과정에 의해 체온이 상승하여 발생된 열을 발산하려는 신체의 기전이다. 신체를 식히려는 땀이 효과적으로 배출되려면 상대습도가 중요하며, 땀이 쉽게 증발되려면 건조한 환경이 효과적이다. 그러므로 습도가 낮을 때 신체에서 열이 제거된다. 땀에 의한 물 손실은 땀샘뿐만 아니라 원형질을 포함한 세포 내·외의 구획을 비롯한 근 조직, 피부 및 뼈에서도 나타나고 뇌와 간에서도 약하게 나타난다.[27] 다음에서는 유산소와 무산소성 운동 시 탈수가 감소하는 원인을 살펴보기 위해 몇몇 특정한 스포츠 장면에서 나타나는 탈수의 예를 공부하고 탈수 민감성이 증가하는 원인에 대해 알아볼 것이다.

운동 수행력 감소 시 나타나는 탈수

탈수는 유산소 및 무산소성 운동 상황에서 감소하게 된다.

그러나 탈수의 수준은 유산소 및 무산소성 운동 수행력에 또다른 영향을 미친다. 환경적 요소들과 더불어 무산소 및 유산소성 운동에 다르게 반응하는 것은 이러한 차이점을 설명하는 데 도움이 된다.

유산소성 기능에 미치는 탈수의 영향

탈수 때문에 유산소성 능력을 제대로 발휘하지 못할 수 있다. 트랙 및 필드 선수들은 탈수에 의해 신체 질량의 2%, 5,000 m와 10,000 m 경기 중에는 각각 약 5%와 3% 정도 감소하는[2] 반면에, 조정 선수들은 2,000 m 기록이 22초 증가하는 현상이 발생한다.[7] 이러한 운동 수행력 감소는 이기거나 지는 시합 간에 차이를 만들 수 있으므로 최상의 지구력 기능을 위한 정상수분상태를 유지하는 것이 강조된다.

유산소성 능력과 수행력은 대사 활동을 하는 조직에 충분한 산소가 전달되고 부산물들이 제거되도록 하는 심박출량을 유지하는 것에 달려 있다. 또한, 체온 발산과 대사성 물질들의 올바른 사용을 유지할 수 있는 최적의 유산소성 능력이 필요하다. 신체 활동 시, 땀 배출 속도는 환경에 의존한다. 예를 들어, 고온다습한 환경에서의 신체활동 시 발한량은 2 $L \cdot h^{-1}$ 정도로 많다.[28,30] 발한량은 신체활동에 따라 다르지만 여전히 탈수를 초래할 수도 있다. 수구 경기 중 발한량은 약 0.79 $L \cdot h^{-1}$ 정도이지만 스쿼시 경기 중에는 2.37 $L \cdot h^{-1}$ 정도로 높아진다.[28] 마라톤과 도로 사이클 선수들을 제외한 일반적인 유산소성 활동 시 탈수는 문제가 되지 않는다. 또한, 유사소성 대사 및 능력을 발휘해야 하는 넓은 범위의 신체활동에 참여하는 사람들에게도 탈수는 문제가 되지 않는다.

탈수가 발생되면, 혈장량이 감소하여 1회 박출량이 감소하는데, 심박출량(심박수 × 1회 박출량)을 유지하기 위해 심박수의 상승을 초래한다. 탈수는 혈관 수축에 의한 전신의 혈관 저항성을 증가시킨다. 탈수가 진행되면 심박출량과 평균 동맥압은 저하된다.[8,30,31] 복합적인 탈수가 나타나면 마라톤과 같이 심장의 펌핑에 의해 충분한 심박출량을 유지해야 하는 심혈관계에 부담을 주는 요인들이 증가한다. 탈수의 증가 수준에 따라 심혈관계 변형이 나타난다. 예를 들면, 탈수에 의해 체중이 1%씩 감소할 때마다 심박수는 분당 3~5회 증가한다.

탈수 상태에서의 유산소성 능력에 영향을 미치는 또 다른 요인은 **고체온증(hyperthermia)**이라고 불리는 체온의 증가이다.[5,8,15,30] 탈수 상태에서는 체온을 발산하는 기능을 발휘하는 피부 혈류량과 발한량이 감소되어[5,8,10] 결국에는 고체온증이 나타난다. 심혈관계의 복잡하게 연결된 역할과 기능, 그리고 신체의 체온조절계에 의한 고체온증과 탈수는 운동 시 복합적인 영향을 미칠 가능성이 있다.[15,31]

탈수상태에서의 특정한 운동 시 대사성 물질인 근 글리코겐의 형태로서 탄수화물에 대한 의존도 증가와 혈중 젖산 수준의 증가에 의해 변화된 대사 기능은 탈수의 또 다른 결과를 가져온다.[5,8,30] 탈수상태일 때, 혈당 농도는 영향을 받지 않거나 약간의 영향을 받을 수 있다.[5] 이러한 요인들은 글리코겐의 고갈과 신체활동의 증가로 인한 피로에 의해 지구성 운동 능력의 저하를 가져올 수 있다(제2장 참조).

또 다른 요인들은 탈수가 나타날 때 지구성 운동 능력을 저하시킬 수 있다. 동일한 운동부하에서의 운동자각도(RPE)는 탈수가 나타날 때 증가한다.[8] 인지 기능 또한 탈수가 나타날 때 교란된다.[5,8,30] 증가된 운동자각 및 감소된 인지 기능은 운동의 동기유발을 감소시키고 시합 중 경쟁 전략과 같은 판단력에 영향을 미침으로써 지구성 운동 능력을 저하시킬 수 있다.

위의 모든 요인들은 탈수가 나타날 때 유산소성 능력 또는 지구성 운동 능력을 감소시키는 데 상호작용을 하며, 탈수가 증가함에 따라 유산소성 능력에 더 큰 손상을 가져오게 된다(그림 9.3). 비록 개개인의 반응들이 다르고 몇몇 사람들은 탈수에 대한 내성이 높긴 하지만, 고온 다습한 환경에서 탈수는 체중의 2%[30~32]~3%[8] 이상을 감소시키고 유산소성 파워와 기능을 저하시킨다. 그러나 크로스컨트리 스키를 할 때 발생할 수도 있는 저온 환경에서의 탈수현상 및 3% 정도의 체중 감소는 지구성 운동 능력에 큰 영향을 미치지 못한다.[30] 이러한 결과들을 미루어 볼 때, 탈수는 운동 능력에 변화를 일으키는 체온조절에 부정적인 영향을 주는 것으로 여겨진다.

무산소성 기능에 미치는 탈수의 영향

탈수가 최대 근력 및 무산소성 운동능력에 미치는 영향에 대한 보고들 중 몇몇 연구는 유의한 감소를 보고하였고 몇몇 연구는 유의한 변화가 없었다고 보고하여 일치하지 않았다.[5,27,29,33] 그러나 탈수가 높아지는 상태에서는 운동 능력이 감소하는 경향이 나타난다. 일반적으로, 체중의 5% 이하가 손실되는 탈수상태에서 근력의 감소는 뚜렷하게 나타나지

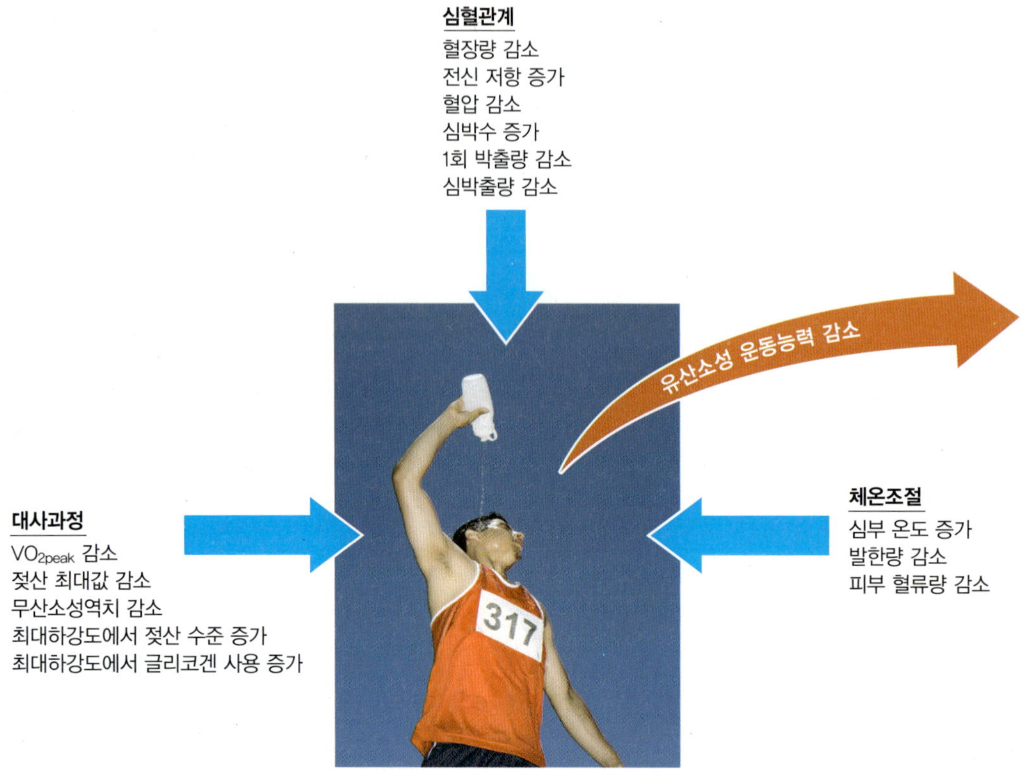
심혈관계
혈장량 감소
전신 저항 증가
혈압 감소
심박수 증가
1회 박출량 감소
심박출량 감소
유산소성 운동능력 감소
대사과정
VO2peak 감소
젖산 최대값 감소
무산소성역치 감소
최대하강도에서 젖산 수준 증가
최대하강도에서 글리코겐 사용 증가
체온조절
심부 온도 증가
발한량 감소
피부 혈류량 감소
317

그림 9.3 탈수상태에서 유산소성 운동능력의 감소시키는 다양한 요인들. 탈수상태에서 심혈관계, 체온조절 및 대사성 요인들은 모두 유산소성 운동능력을 감소시킨다. 이러한 요인들은 운동능력을 저하시키는 데 개별적 혹은 한꺼번에 영향을 미칠 수 있다.

않지만, 체중의 5% 이상 손실을 가져오는 탈수상태에서는 근력이 감소된다.[8,27] 악력을 지속하는 능력과 같은 근 지구력의 감소는 체중의 3~4% 정도의 탈수상태에서 뚜렷하게 나타난다.[8] 30초 간의 최대 무산소성 운동능력(Wingate 사이클 테스트)은 체중의 5%가 손실되는 탈수상태에서 유의한 감소를 보이지 않는다. 그러므로 탈수에 의한 근력 및 무산소성 능력은 유산소성 능력에 비해 큰 감소가 나타나지 않는다.

탈수와 관련된 근력과 무산소성 능력의 감소가 유산소성 운동능력의 변화와 동일하게 나타나지 않는 몇몇 요인들의 이유를 설명하면 다음과 같다. 첫째, 탈수에 의한 혈장량의 감소 및 이에 따른 심박출량의 감소는 유산소성 운동능력에 부정적인 영향을 미칠 수 있지만, 근력과 무산소성 운동능력을 발휘하는 작업근으로의 산소 운반은 결정적인 영향을 미치지 못한다는 것이다. 둘째, 음료를 제한하는 것과는 반대로 운동과 열 노출에 의해 탈수가 나타날 때 무산소성 능력은 감소된다.[29] 셋째, 탈수와 관련된 근력의 감소는 하체에 비해 상체에서 나타날 가능성이 더 높다.[29,33]

탈수가 유산소성 운동능력에 미치는 영향에 비해 최대 근력 및 무산소성 운동능력에 미치는 영향은 적을 수 있지만, 운동선수의 무산소성 능력을 감소시킬 수 있고 시합 중 운동 수행력을 방해할 수 있다. 또한 탈수와 고체온증의 복합적인 위험성을 고려해 볼 때 고온다습한 환경에서 운동을 하려면 추가적으로 주의사항을 마련해야 한다.

탈수와 관련된 스포츠의 예

지속적인 수분공급은 사실상 모든 형태의 신체활동을 최적의 상태로 수행하는 데 있어서 중요한 것이다. 이는 발한량에 영향을 주는 고온다습한 환경에서의 외부 활동뿐만 아니라 더운 실내 경기장에서의 스포츠 활동을 모두 포함한다. 어떠한 환경 조건에서든 탈수의 변화를 최소화하기 위해서는 시합 중 및 훈련 단계에서 알맞은 양의 음료를 섭취해야만 한다. 전해질(나트륨 및 칼륨)이 포함된 음료를 섭취하는 것은 세포 내·외의 체액 균형 유지에 도움을 준다.[35] 필수적으로 손실되는 소변량 때문에 훈련 후 땀 손실량보다 많은 음료를 섭취해야 한다.[35] 신장이 체액 전체를 조절하는 시간을 벌어주기 위해서라도 운동을 시작하기 2시간 전에 400~600 리터(약 17온스)의 물 섭취가 권장된다.[10] 훈련과 시합 중에 이루어지는 수분공급은 모든 형태의 격렬한 신체활동을 성공적으로 수행하는 데 도움을 줄 것이다. 다음 예로 들은 일부 특정한 스포츠에서 수분공급 시 고려사항들을 살펴보자. 이러한 고려사항들이 특정한 예이긴 하지만, 다른 스포츠와 신체활동에도 적용될 수 있는 개념이다.

마라톤

마라톤(26.2 miles, 42.195 km)과 같은 경기에서는 체중의 2% 이하의 탈수에 의해서도 지구성 능력은 감소된다. 경기 중 음료 섭취의 주된 목적은 전해질의 보충과 차후에 나타나는 탈수를 방지하기 위함이다.

체중과 환경 조건은 체중의 2% 이상의 탈수를 방지하고자 섭취하는 음료의 총량에 영향을 미친다. 체중을 고려하는 것은 체중이 광범위하게 변할 수 있는 달리기 동호인들에게 특히 중요하다. 예를 들어, 28℃(82.4℉)와 30% 상대습도의 환경에서 4시간 동안 마라톤을 할 경우, 체중이 50 kg(110 lb)인 사람은 체중의 0.6% 정도의 체액 손실량과 동일한 시간당 0.5ℓ의 음료를 섭취해야 한다.[9] 그러나 체중이 90 kg(198 lb)인 사람은 체중의 2.9% 정도의 체액 손실량과 동일한 만큼의 음료를 섭취해야 한다. 온도 14℃(57.2℉)와 상대습도 70%의 조건에서 마라톤을 실시할 경우, 체중이 가벼운 사람은 실제로 체중 늘어나게 되고(2.6%), 체중이 무거운 사람(−0.6%)은 체중의 2%가 손실된다. 시합 중 특정 지점에서 음료를 섭취하는 경우와 무제한으로 섭취하는 경우 모두에서 체수분 상태의 유지가 가능하다. 마라톤을 하는 많은 사람들이 무제한으로 음료를 섭취하지만, 체중의 2% 이상 체액이 손실되는 것을 방지할 수 있을 만큼 충분한 음료를 섭취하지 못한다.[9] 강조할 점은 다양한 달리기 능력, 환경 조건 및 체중을 감안하더라도 음료의 무제한 섭취와 제한적인 섭취 모두 시합뿐만 아니라 훈련을 하는 동안 개개인의 수분공급 계획(사전에 테스트되어야 함)에 필요하다는 것이다.[9]

자유형 레슬링

자유형 레슬링은 상·하체 근조직 모두의 근력과 파워가 요구되는 체급별 스포츠이다. 레슬링 선수들은 체급을 유지하기 위해서 일반적으로 체중의 5~6%를 감량한다. 이러한 체중 감량을 위해서 열량과 음료 섭취 제한을 복합적으로 실시한다. 그러므로 이러한 요인이 각각 혹은 복합적으로 작용하여 운동 수행력의 감소가 나타날 수 있다. 레슬링 선수 체중의 5~6%에 해당하는 탈수증이 발생한 후에 근력과 무산소성 운동능력의 감소가 나타나지만,[16,18,40,41] 탈수증 후에도 레슬링 선수의 특정한 운동능력에는 영향이 없는 것으로 보고되어 있다.[34,36]

레슬링은 이중 경기대회(dual meets)가 개최되기도 하지만, 모든 중요한 대회는 협회 토너먼트, 전국 선수권대회 및 올림픽과 같이 토너먼트제로 개최된다. 그러므로 토너먼트제에 맞는 생리학적 반응은 레슬링 선수의 운동능력에 중요한 것이다. 2일 간의 토너먼트 대회(전미대학선수협회 디비전 I)에 참가한 몇몇 선수에서 대회전 1주 동안 체중의 6%를 감량한 후에 근력과 무산소성 운동능력의 감소가 나타나지만 레슬링과 관련된 모든 능력 감소하는 것은 아니다.[18] 레슬링 선수들의 체중 감소가 나타나는 각 시합마다 악력과 "베어 허그"(레슬링에서 던지는 동작과 같이 손을 맞잡아 껴안는 동작) 근력은 기준 측정값과 비교하여 현저하게 감소되는 것으로 나타났다(그림 9.4). 또한, 악력과 베어 허그 근력은 첫 번째 시합에서 5번째 시합이 진행될수록 감소하는 경향이 나타났다. 그러나 무릎을 구부린 자세에서 서있는 자세로 움직이는 시간과 자세를 전환하는 시간을 측정하여 엉덩이 근력과 배근력 측정한 값은 기준값에 비해 5번의 시합 동안 큰 변화가 없는 것으로 나타났다. 하지만 시합 전에 비해 시합 후 근력의 변화는 있었다. 전반적으로 시합 중 측정된 근력은 일부 현저한 감소를 나타냈으나, 생리학적인 변화는 없었다. 이러한 현상은 시합 중 체중 감소와 탈수가 복합적으로 영향을 미친 결과로서, 아마도 시합 전반에 걸쳐 레슬링 선수의 생리학적 운동수행력에 영향을 미쳤을 것이다.

단체 구기 종목: 농구와 축구

탈수는 실내·외에서 이루어지는 단체 구기 종목의 운동능력에 영향을 미칠 수 있다. 감소된 유산소성 능력은 대회 후반부에 운동능력을 감소시키고, 감소된 무산소성 능력은 전력질주 능력에 영향을 미칠 수 있으며, 감소된 근력이나 파워는 점프 능력을 감소시킴으로써 단체 구기 종목에 필요한 전반적인 운동능력이 감소된다.

탈수는 단체 구기 종목에 내재되어 있는 특정한 기술과 운동 수행력도 감소시킨다. 농구에서 2시간 동안의 연습 중 체중의 2%에 해당하는 탈수는 물을 섭취해서 수분공급상

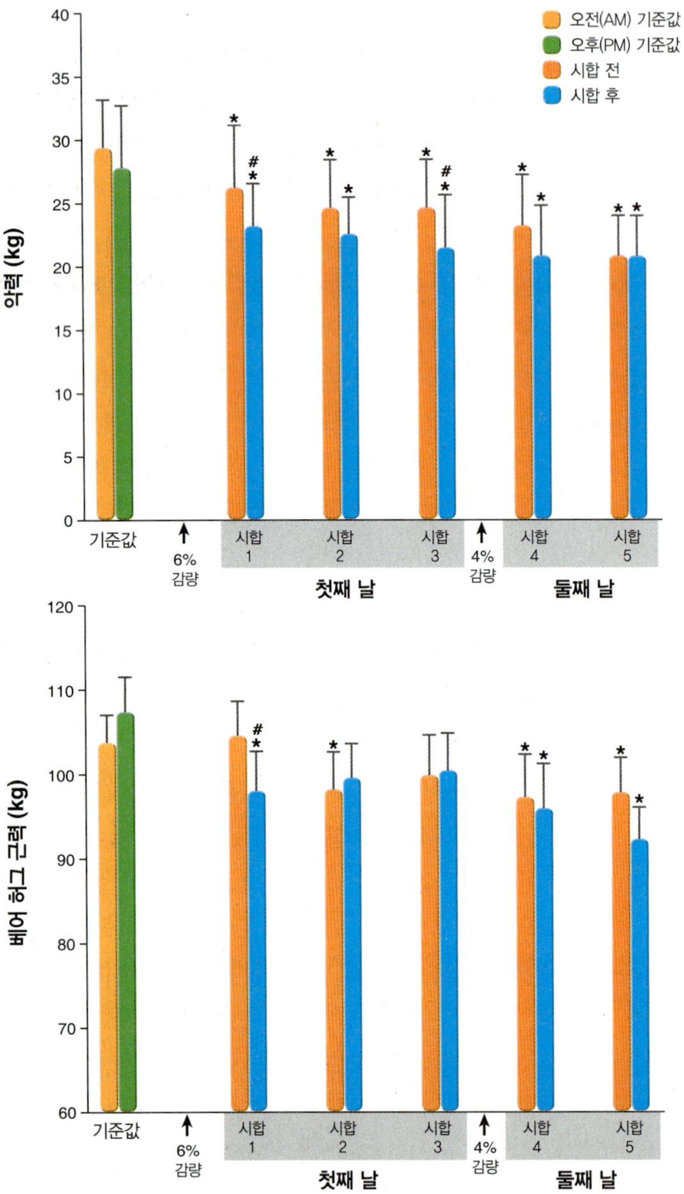

그림 9.4 체중 감소 후 시합 중 레슬링 선수의 근력 측정값. 첫째 날 3번의 시합과 둘째 날 2번의 시합을 측정하였다. 기준값은 시합 시작 일주일 전 체중의 6%를 감량한 기간에 측정하였다. *두 기준값(오전, 오후)과의 유의한 차이; #시합 전 값과의 유의한 차이.(Kraemer, 등.[18]에서 적용)

태를 유지하는 것에 비해 전체 슛(3점슛, 자유투) 성공률의 8%, 왕복 질주 능력(코트를 넓게 뛰는 반복훈련)의 2%, 측면운동(옆으로 뛰는 운동)의 5%를 감소시킨다.[12] 수분공급상태를 유지하기 위해 탄수화물 전해질 스포츠 음료를 이용하지만, 물 섭취를 통한 수분공급상태 유지로 이러한 기술들을 현저하게 개선시킬 수 있다. 탈수가 체중의 1%에서 4%로 증가하게 되면 농구의 기술, 즉 슛팅 반복훈련, 연습게임에서의 슛 성공률 및 측면운동 능력이 점차 저하된다.[4] 농구 기술들의 저하가 나타나는 시점은 유산소성 능력의 감소와 유사하게 체중의 2%의 수분이 손실됐을 때 나타난다.[4] 체중의 1.9%에 해당하는 탈수가 나타났을 때 전체적인 슛 성공률의 현저한 감소는 없지만, 농구 기술에는 유의한 영향을 미치는 것으로 나타났다.[17]

축구 시합 중, 선수들은 짧은 질주와 휴식을 반복 수행한다. 이러한 형태의 운동은 20 m 구간을 매번 속도를 증가(10초 간의 휴식 포함)시켜 달려야 하는 요요 회복 테스트(Yo-Yo Intermittent Recovery Test)와 유사하다. 이 테스트는 축구시합에서 고강도로 달리는 총량을 흉내낸 것으로서 선수들의 능력 변화의 차이점을 보여주는 것이다.[23] 축구선수의 요요 회복 테스트 수행능력은 체중의 1.5~2%에 해당하는 탈수가 나타난 후 약 15% 정도 감소된다. 이러한 결과는 탈수가 축구의 운동능력을 감소시킨다는 것을 보여주는 것이다.[14] 단체 구기 종목에서 탈수를 예방하는 것은 정상적인 유산소 및 무산소성 능력 유지뿐만 아니라 스포츠의 특정 기술들을 수행하는 데도 도움을 준다.

탈수에 대한 감수성

탈수의 요인은 개인이나 단체에 따라 다양하다. 몇몇 요인들은 체온조절이 안 되는 것과 유사한 성향을 보인다(제10장 참조). 특히, 마라톤과 같은 장시간의 운동 또는 스포츠 시즌이 시작될 때 실시하는 2~3일 간의 연습 기간과 같이

속성 검토

- 운동 중 탈수는 안정시에 비해 대사과정이 증가하는 것에서 기인되고, 열을 발산하기 위해 땀을 배출한다.
- 수분 손실에 의한 유산소성 운동능력의 감소는 심혈관의 부담 및 고체온증의 증가와 관련이 있다.
- 수분 손실이 동반된 유산소성 운동능력의 감소에 대한 생리학적 설명은 일치되지 않고 명확하지 않다.
- 탈수가 마라톤부터 올림픽 역도까지의 범위에 있는 종목뿐만 아니라 레슬링과 단체 구기 종목과 같이 유산소 및 무산소성 능력을 모두 필요로 하는 종목들의 운동 능력도 감소시킬 수 있다.
- 탈수에 대한 감수성은 높은 온도 및 습도, 하루에 이루어지는 다양한 훈련, 체급 종목, 신체 이미지를 주관적으로 심사하는 종목, 어두운 색의 유니폼 때문에 증가되고, 연령에 의한 갈증 감수성이 감소하기 때문이다.

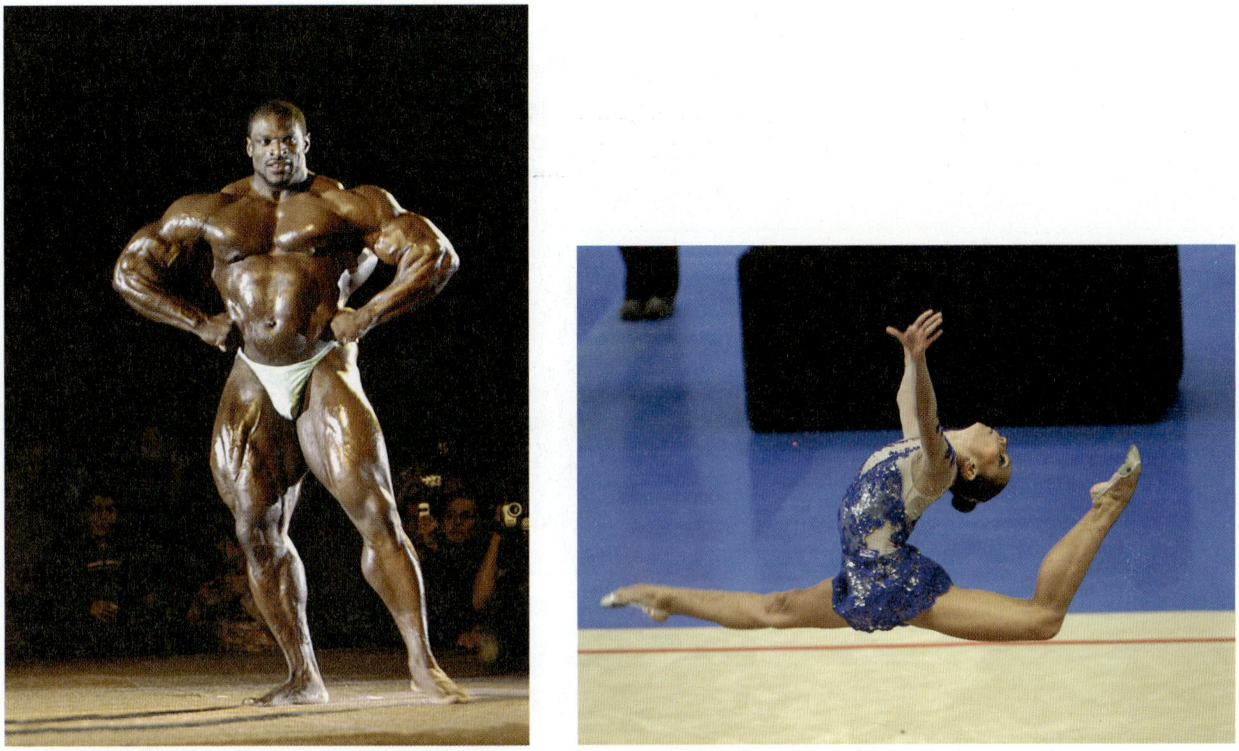

그림 9.5 체질량 종목. 경쟁 조건의 일부가 체중 또는 신체 이미지를 심사하는 종목들은 탈수와 질병에 취약할 수 있고, 운동 능력의 감소가 나타날 수 있다.

며칠 간 연속해서 실시하는 훈련이나 신체활동 중에 환경적인 요인들이 우려된다. 또한 유도, 복싱, 레슬링, 역도선수들처럼 스스로 부분적인 탈수를 함으로써 체중을 조절하는 선수들도 탈수 상황에는 취약하다(그림 9.5).[8,25,37,41] 몇몇 종목에서 보호 장비를 사용하는 것은 열 손실을 방해함으로써 발한량을 증가시킬 수 있고, 더 큰 탈수의 위험성에 노출될 수 있다.[6] 어두운 색의 옷이나 장비는 주변 환경으로부터 더 많은 열을 흡수하여 발한량을 증가시키고 탈수를 가중시키는 결과를 초래한다.[6]

열이 나거나 설사를 동반한 질병은 운동 중 탈수 상황을 더욱 증가시킨다.[6] 노인들은 여러 가지 요인 때문에 탈수에 더 민감할 수 있다.[6,30] 세포 외액의 손실에 의한 갈증 정도는 나이가 들어감에 따라 감소하며, 보다 적은 음료를 섭취하게 된다. 노인들은 운동 중 적절한 혈장량과 삼투압을 유지하는 능력도 감소하는데, 이는 수분 손실 후 체액 항상성을 복원하는 데 시간을 오래 걸리게 한다. 일반적으로 노인들은 적절한 수분 상태를 유지하고는 있지만, 위의 요인들로 인해 운동 중 탈수가 나타나기 쉬워진다. 탈수를 일으킬 수 있는 1개 혹은 그 이상의 요인이 발생하면 알맞은 수분공급 계획을 필수적으로 준비해야 한다.

수분공급상태의 평가 방법

탈수가 운동 능력과 건강 모두에 부정적인 영향을 미치기 때문에 인체의 수분공급상태를 아는 것이 중요하다. 운동선수와 휘트니스 매니아의 수분공급상태를 관찰하는 가장 일반적인 현장 방법은 체중 또는 소변 색깔을 평가하는 것이다. 이러한 방법들이 제한적이기는 하지만, 수분공급상태를 쉽게 관찰할 수 있으며, 비침습적인 방법들이다.[25] 수분공급상태를 결정하는 실험실 방법에는 소변량, **소변 비중(urine specific gravity)** 및 **소변 삼투질농도(urine osmolality)**가 있다. 이러한 평가 방법들을 이용하여 운동선수들의 수분공급상태를 관찰할 수는 있으나, 최소한의 장비와 교육이 필요하다.

현장에서의 수분공급상태 평가 방법

운동 전에 비해 체질량이 ±% 이내로 유지될 때 수분공급상태라고 할 수 있다.[8,25] 체중이 운동 전과 비교해 1% 이상 감소하게 되면 탈수가 증가한 것이다(표 9.2). 운동 전 체질량을 정확히 측정하기 위해서는 소변을 보고 임의로 무제한의 음료 및 음식을 섭취한 후 알몸으로 최소한 3번은 측정해야 한다.[28,30]

표 9.2 수분공급상태: 체질량 및 소변 색깔 지수

수분공급상태	% 체질량 변화	소변 색깔
좋은 수분공급상태	±1	1 또는 2
약간의 탈수상태	−1 ~ −3	3 또는 4
현저한 탈수상태	−3 ~ −5	5 또는 6
위험한 탈수상태	−5 이상	6 이상

Casa et al.[8]에서 적용

속성 검토

- 실험실 수분공급상태 평가 방법은 현장 평가 방법보다 정확하지만 여러 상황에서 접근성이나 실용적인 면에서는 떨어진다.
- 신체활동 중 체질량 손실의 현장 수분공급상태 평가 방법은 수분공급상태에 관한 유용한 정보를 제공할 수 있다.
- 가장 일반적인 실험실 수분공급상태 평가 방법은 소변의 삼투압과 비중을 측정하는 것이다.

그러나 여성들은 생리주기 단계가 체액에 영향을 미치기 때문에 3번 이상 체질량을 측정해야 한다.[28,30] 예를 들어, 생리주기의 황체기 동안은 체질량뿐만 아니라 체액 총량이 2 kg 이상 증가할 수 있다.[28,30] 운동 후 체질량은 땀을 모두 딱아낸 후 알몸으로 측정해야 한다. 체질량의 감소 비율은 다음과 같은 방정식으로 구해진다. 운동 전 체질량 − 운동 후 체질량/운동 전 체질량 × 100. 신체활동 중 체질량의 감소는 운동 전 체질량을 회복하고자 섭취하는 음료의 총합을 계산하는 데 이용될 수도 있다(글상자 9-3). 수분공급상태를 결정하는 이러한 방법들의 제한점으로는 총 체중에 영향을 줄 수 있는 식습관과 배변 활동이 있다.

소변 색깔 역시 수분공급상태의 일반적인 지표로 활용된다(표 9.2, 색깔 차트, Casa et al.[8] 참조). 소변 색깔이 밝은 것은 적절한 수분공급상태를 나타내는 표시인 반면에, 색깔이 점점 어두워지는 것은 탈수상태를 증가를 나타내는 것이다.[3] 수분공급상태를 판단하는 데 도움이 되는 소변 색깔은 몇 가지 제한점이 있다.

비타민 알약과 같은 보충제를 섭취했을 경우, 소변 색깔이 어두워질 수 있다. 운동 후 음료를 섭취하는 것은 수분공급상태가 정해지기 전 소변 생산이 증가하는 상황에서 부분적인 탈수의 원인이 될 수 있다. 수분공급상태의 결정에 도움을 주고자 소변 색깔을 이용할 때는, 아침 중에 생산된 첫 번째 소변 샘플이나 운동 후 수분이 보충된(재수화된) 소변 샘플을 이용할 것을 추천한다. 총체질량과 소변 색깔은 둘 다 정확한 수분공급상태를 결정하는 데 한계가 있다. 그러나 서로 결합해서 이용하면 수분공급상태에 관한 유용한 정보를 제공해 준다.

실험실에서의 수분공급상태 평가 방법

혈장 삼투압을 통해 총체액량을 측정하는 희석(방)법은 가장 정확하고 유효하며, 수분공급상태를 결정하는 민감한 방법이다.[28,30] 그러나 대부분은 실용적이지 못하다. 소변량(빈번한 배뇨 및 정상적인 수분 보충량)은 수분공급상태의 일반적인 지표로 이용되기는 하지만 다소 주관적이고 음료 섭취 및 다른 요인에 의해 혼동될 수도 있다.[25,28,30] 그러나 시설과 자격을 갖춘 사람이 평가를 실시할 경우에는 더욱 정량화할 수 있고 가장 빈번하게 이용되는 소변의 비중과 삼투압의 측정값은 수분공급상태를 결정하는 최고의 지표로 간주된다(글상자 9-4).[8,30]

글상자 9-3 학생들의 실제 질문

운동 후 필요한 만큼 섭취한 음료의 총합은 어떻게 계산하나요?

신체활동 중 2 kg의 체중이 감소되었다. 2 kg의 수분량이 감소되었다는 수분공급 표시는 활동 중 음료 섭취를 제외한 것이다. 신체활동의 다음 단계에서 수분공급상태를 유지하기 위해 섭취해야 하는 음료의 양은 얼마인가?

2 kg = 2,000 g = 2,000 mL = 2.0 L 음료

(미터법 1 g = 1 mL)

1컵 = 0.24 L

2.0 L/0.24 L/컵 = 8.3컵 = 2.1 qt

(역자 주: 1 qt = 0.94 L, 미국)

운동 사이에 섭취하는 음료의 일부는 소변으로 제거되지만, 상당 부분은 섭취한 음료의 총합으로 계산된다. 음료는 운동 직후에 소량 섭취해야 한다.

글상자 9-4 전문가 의견

수분공급상태의 평가

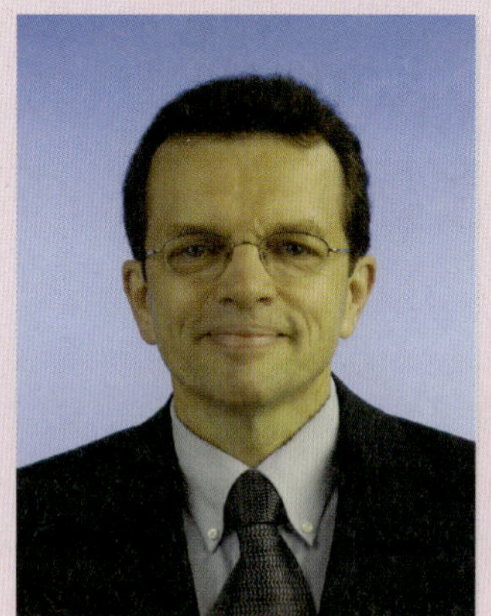

Lawrence E. Armstrong,
PhD, FACSM
코네티컷대학교 신체운동학과
인간 운동수행력 실험실

좋은 건강과 소화, 대사과정 및 최적의 운동 수행력은 탈수를 예방할 때 가능하다. 예를 들어, 3~4% 정도의 체중 감소는 근력을 약 2% 정도 감소시키고 근 파워를 약 3% 정도 감소시킨다.[3] 동일 수준의 탈수는 높은 강도의 지구성 운동 수행력(ex. 장거리 달리기)을 약 10% 정도 감소시킨다.

유체의 이득과 손실이 지속적으로 일어나고 유체 구획의 신체 네트워크(ex. 세포 내·외의 유체, 순환성 혈액)가 복합적이기 때문에 모든 상황에서 수분공급상태를 효과적으로 표현하는 신호는 측정되지 않는다. 유체 구획이 지속적으로 변하는 트레이닝 혹은 시합 기간 동안 체액 측정은 체액의 전체 양 혹은 체액의 농도에 대한 확실한 정보를 제공하기에 충분하지 못하다.[1]

하루 동안의 활동이나 신체적 훈련 시 수분공급상태를 평가하고자 할 때, 가장 좋은 접근방법은 두 개 이상의 수분공급 지수에 대한 정보를 비교하는 것이다. 다음 단락에서는 간단하고 저렴하게 사용할 수 있는 5가지 방법을 설명하겠다.

1. **체중 차이.** 체중의 변화는 수분공급상태를 평가하는 데 효과적인 방법이다. 특히 몇 시간 동안 나타나는 탈수를 측정하는 데 적절하다. 간단하게 말하면, 체중 감소와 수분 감소는 동일한 것이다(음료 및 음식 섭취량, 대·소변량 및 발한량).

   운동 설정 시, 정확한 기준 체중이 필요하다. 놀랍게도, 몇몇 사람들은 이러한 것을 알고 있다. 아침 식사 전 용변 후에 체중 측정을 5~6번 연속으로 해 보면 기준체중을 쉽게 알 수 있다. 3일간 측정한 아침 체중의 차이가 0.5파운드(약 6 g) 이내라면, 그 평균값은 정확하게 당신의 체중을 나타내는 것이다.

   당신의 신체가 탈수 및 물을 절약하는 경우 소변은 농축되고 그 양도 줄어들게 된다. 체수분량이 일시적으로 초과하게 되면 소변은 희석되고 많아지게 된다. 이러한 소변의 특성은 당신의 수분공급상태를 평가하는 세 가지 옵션을 제공한다.
2. **24시간 소변량.** 깨끗한 플라스틱 용기에 하루 동안 생산된 모든 소변을 수집한다. 건강한 여성은 하루에 1.13리터(1.20 쿼터)의 소변이 만들어지는 반면에 건강한 남성은 하루에 1.36리터(1.44쿼터)의 소변을 배설한다. 90세 이상의 성인처럼 10~14세의 아이들은 매일 비례하여 적은 소변을 생산한다.
3. **소변의 비중.** 휴대용 리프랙터미터(굴절계)에 소변 몇 방울을 놓고 광원을 맞춘다. 이 장치는 물의 밀도를 이용하여 소변 샘플의 상대 밀도(부피당 질량)를 측정하는 것이다. 물보다 밀도가 높은 모든 유체는 1.000 보다 비중이 높다. 탈수 상태에서 소변의 비중은 1.030을 초과하지만, 여분의 물을 소비할 때는 1.001에서 1.012 정도가 된다. 건강한 성인의 일반적인 소변의 비중 범위는 1.012~1.029 정도이다.
4. **소변 색깔.** 소변 색깔은 일상생활 중 수분공급상태의 유용한 추정치를 제공해 준다. "옅은 노란색" 혹은 "밀짚-색깔(담황색)"은 당신 체중이 기준체중의 1% 이내에 있음을 나타내는 것이다(항목 1 참조). 어두운 색깔(예; 짙은 노락색, 황갈색)은 탈수 수준이 증가했음을 보여주는 것이다.[2]
5. **갈증.** 생리학적 변형(즉, 심박수 및 체온의 현저한 증가)은 체중의 1~2% 감소했을 때 증가한다. 마찬가지로, "약한 갈증" 혹은 "중간 갈증"이 나타나면 1~2% 정도의 체중 감소로 인해 약간의 탈수가 나타났다는 것이다. 그러나 유체의 맛, 부피 및 함량을 포함한 다른 인자들이 갈증에 영향을 미칠 수 있다는 것을 깨닫는 것이 중요하다. 갈증은 탈수 정도의 추정치를 제공하지만, 더 마시고자 하는 생각을 나게 한다.

최선의 방법

일상적인 생활에서, 유체의 구획이 지속적으로 변동될 때(식사 섭취, 소변 손실 및 땀 배출 등에 의한), 한 가지 기술로는 탈수에 대한 올바른 정보를 제공할 수 없다. 최선의 방법은 상술한 두 개 또는 더 많은 수분공급상태 지수들의 자세한 정보를 비교해 보는 것이다. 다른 방법에 동의한다면, 그때의 정보를 확신할 수 있게 된다. 만약 그 기술에 동의할 수 없다면, 더 많은 유체를 섭취하고 몇 시간 내에 측정을 반복하는 것이 현명하다. 그러나 기억해야 할 것은 너무 많은 유체를 섭취하지 말아야 한다는 것이다. 과도한 유체 섭취는 질병을 일으키거나 심한 경우 사망에 이를 수도 있다.

참고문헌

1. Armstrong LE. Assessing hydration status: The elusive gold standard. J Am Coll Nutr. 2007;26(5):575S-.584S.
2. Armstrong LE, Herrera Soto JA, Hacker FT, et al. Urinary indices during dehydration, exercise, and rehydration. Int J Sport Nutr Exerc Metab. 1998;8:345-.355.
3. Judelson DA, Maresh CM, Anderson JM, et al. Hydration and muscular performance. Does fl uid balance affect strength, power and high-intensity endurance? Sports Med. (New Zealand). 2007;37:907-.921.

저나트륨혈증

물이나 다른 음료를 충분히 섭취하지 못하는 경우에 탈수를 발생시킬 수 있지만, 너무 많은 물을 마시는 것 또한 유해할 수 있다. **저나트륨혈증(Hyponatremia)**, 다른 말로 "물 중독"은 물을 너무 많이 마시는 것에서 나타나는 결과로 혈중 나트륨 농도가 낮아지는 것이다(117~128 mmol · L^{-1}). 이러한 상태는 삼투압 불균형을 초래하며, 유체를 뇌로 이동하게 하여 뇌가 팽창하는 원인이 된다. 뇌의 팽창은 방향 감각 상실, 정신 착란, 일반적인 허약, 심각한 발작, 혼수상태 그리고 죽음으로 이어질 수도 있다.[10,11,30] 일부 전문가들이 믿고 있는 낮은 혈중 나트륨 농도의 원인은 수 시간에 걸쳐 나트륨이 적게 함유된 음료를 많이 마시는 것이고, 땀으로 손실된 나트륨에 의해 악화될 수 있다.[11]

저나트륨혈증에 대한 이러한 이론은 저나트륨혈증의 발생을 최소화하기 위해 마시는 스포츠 드링크와 같은 수분 보충 음료에 나트륨이 왜 포함되어 있는지를 설명해 준다.

다른 전문가들은 많은 양의 음료를 섭취하는 것에 대한 반응으로 체내에 저장된 나트륨을 충분히 동원하지 못하거나 또는 혈중 나트륨을 낮추고 세포 내 나트륨에 삼투 활성 나트륨을 저장하는 것에 의해 혈중 나트륨 농도가 더욱 낮아짐으로써 저나트륨혈증이 나타난다고 생각한다.[24] 이러한 전문가들은 운동 시 과도한 양의 음료를 섭취하지 않는 것으로 저나트륨혈증을 피할 수 있다고 믿는다.[24] 반대로, 저나트륨혈증은 과도한 나트륨의 손실에 의해서도 발생할 수 있다. 결과적으로, 다량의 물 섭취가 원인인 낮은 혈중 나트륨은 과도한 땀 배출과 동반되는 나트륨 손실에 의해 낮아진 혈중 나트륨과 유사한 것이다. 여성은 남성보다 마라톤과 울트라마라톤 시합을 할 때 저나트륨혈증에 더 크게 노출될 수 있다.[1] 여러 생리적, 심리적 요인들이 여성들에서 설명될 수 있지만, 정확한 원인은 명확하게 밝혀지지 않았다.[28,30] 저나트륨혈증의 원인이 무엇이든 간에, 더운 날씨의 극단적인 지구력 운동선수들의 시합 중에 증가할 수 있다.[39]

속성 검토

- 저나트륨혈증은 낮은 혈중 나트륨 함량이며, 뇌로 유체가 이동하여 뇌 팽창의 원인이 되고, 뇌의 팽창은 방향 감각 상실, 정신 착란, 일반적인 허약, 심각한 발작, 혼수상태, 그리고 죽음으로 이어질 수도 있다.
- 저나트륨혈증은 나트륨이 적게 함유된 음료의 과다 섭취, 다량의 음료 섭취에 대한 반응으로 나타나는 저장 나트륨의 불충분한 동원, 혹은 세포 내 나트륨에 삼투 활성 나트륨을 저장하는 것에 의해 혈중 나트륨 농도가 더욱 낮아지는 것이 원인이 될 수 있다.

수분공급상태의 유지

수분공급상태의 유지는 신체 수행력을 유지하고 운동 중 수분공급상태를 유지하는 데 중요할 뿐만 아니라 운동 전과 후에 음료를 섭취함으로써 연속된 운동을 수행할 때 체수분 감소가 발생하지 않게 된다. 수분공급 및 음료 섭취에 영향을 미칠 수 있는 여러 요인들 때문에 개별적인 수분공급 계획을 세울 때 운동 중 2% 이상의 체중 손실을 방지하는 것이 좋다.[30]

여러 요인들은 몇몇 운동선수가 특정 체중으로 시합을 위한 "체중 만들기"때 느끼는 압박과 같은 개별적인 수분공급 계획을 세울 수 있다. 과거 경험을 바탕으로 탈수에 대한 감수성은 증가하고, 운동 전, 중, 후 음료 섭취에 대한 재수화 기회를 결정할 수 있다. 수분공급의 가이드라인이 개발되어 개별적인 수분공급 계획에 필요한 출발점이 되고 있다.

수분공급상태 지침서

수분공급상태 지침서는 신체활동 중 건강한 수분공급상태 유지에 관심을 가졌던 전문가 집단에 의해서 개발되었다. 표 9.3에 표기해 놓은 2세트의 지침서는 신체활동 전, 중, 후에 수분공급상태를 유지하기 위해 섭취하는 음료의 양과 시간의 차이점을 보여주고 있다. 지침서에는 신체활동 중 최적의 수행력을 발휘하기 위한 수분공급상태 유지의 중요 사항들이 표기되어 있다.

동일한 종류의 신체활동 중일지라도 개개인의 발한량은 차이가 있으며, 다른 종류의 신체활동(마라톤 vs 축구) 특성에 따른 발한량의 차이, 착용한 옷의 종류, 트레이닝 정도 및 온도, 습도, 바람과 같은 환경적 요인들이 발한량에 영향을 미치기 때문에 개발되어 있는 일반적인 지침서로는 어렵다.[8,30] 그러므로, 지침서는 특정 활동에 대한 개별화 및 맞춤화 수분공급 계획을 수립하기 위한 시작점으로 간주되어야 한다.

표 9.3 음료 섭취의 가이드라인

미국대학스포츠의학회(ACSM)	미국선수트레이너협회(NATA)
운동 전: 4시간 전에 약 5~7 mL/kg^{-1}을 천천히 섭취한다. 만약 소변이 생산되지 않거나 소변 색깔이 어둡다면 2시간 전에 약 3~5 L/h^{-1}를 섭취한다.	운동 전: 2~3시간 전에 약 500~600 mL(17~20 fl oz), 10~20전에 200~300 mL(7~10 fl oz)를 섭취한다.
운동 중: 각자 계획을 세우는 것이 가장 좋다; 좋은 출발점은 격렬한 운동 중에 0.4~0.8 L/h^{-1}를 섭취하는 것이다.	운동 중: 10~20분마다 200~300 mL(7~10 fl oz)를 섭취한다.
운동 후: 시간을 할애해서 충분한 물과 함께 정상적인 식사와 간식을 섭취하는 것이 수분공급에 좋다. 적극적인 재수분공급: 손실된 체중 1 kg 당 약 1.5 L를 섭취한다.	운동 후: 가장 좋은 것은 2시간 내에 손실된 체중을 대체할 수 있는 음료를 충분히 섭취하는 것이다. 빠른 수분보충: 수분보충이 이루어지는 동안에 소변과 땀으로 손실되는 양 보다 25~50% 이상 음료를 섭취한다.

지침서에 있는 두 내용은 모든 사람들에게 정상수분상태에서 신체활동을 시작해야 하고, 신체활동 중에 수분공급상태를 유지해야 하며, 신체활동 후 효과적인 재수분공급을 해야 함을 상기시켜 주고 있다. 또한 수분공급상태 유지의 또 다른 중요한 측면을 보여주고 있다. 첫째, 음료는 맛있고 시원하며(10℃[50℉]~15℃[59℉][8] 혹은 15℃[59℉]~21℃[69.8℉][30]) 전해질이 포함되어 있어야 한다. 그러나 여러 운동선수 및 신체활동을 하는 사람들에게는 약간 짠 음식이 적절한 전해질 균형을 유지하는 데 도움이 된다. 운동 중 소비하는 음료의 총량은 신체활동의 종류와 환경조건에 영향을 받지만, 음료는 모든 신체활동과 기후 조건에서 선수들이 손쉽게 이용할 수 있어야 한다.

수분공급 계획의 개발

개별적인 수분공급 계획은 훈련 및 시합 중에 정상수분상태를 유지하기 위해 개발되어야 한다. 수분공급상태를 유지하기 위해서는 훈련 및 시합 전, 중, 후에 음료를 섭취해야 한다(글상자 9-5). 수분공급상태를 알아보는 지표로는 모든 상황에서 가장 손쉽게 측정할 수 있는 체중과 소변 색깔이 유일한 방법이다. 가능하다면 수분공급상태를 측정할 수 있는 더 세밀한 실험실 측정법을 개별적인 수분공급 계획에 포함시킬 수 있다.

여기에 제시된 단계는 수분공급 계획 개발의 시작점 만을 제공한다. 계획은 운동 및 스포츠 시합 중에 수분공급 및 음료섭취 기회에 영향을 미칠 수 있는 여러 가지 요인들에 따라 수정될 필요가 있다. 수분공급 계획은 훈련과 시합 시즌이 진행됨에 따라 수정되어 질 수도 있다. 예를 들면, 이른 봄부터 늦은 여름까지는 온도와 습도가 점진적으로 증가하기 때문에 이 기간 동안은 운동 전, 중, 후에 음료섭취를 증가시킬 필요가 있다.

글상자 9-5 학생들의 실질적인 질문

정상수분상태를 유지하는 데 도움이 되는 실질적인 단계는 무엇인가?

1. 운동 전 체중을 정확하게 알아보려면 소변을 본 후 최소 세 번의 알몸 체중을 측정하고 음료와 음식을 섭취해야 한다.
2. 운동 전 체중을 측정할 때, 소변 색깔을 이용하여 정상수분상태에 필요한 수분공급상태를 체크해야 한다(표 9.2, 그림 9.4).
3. 만약 소변 색깔로 정상수분상태를 알아볼 수 없다면, 운동 전 평균 체중을 계산하는 데 위와 같은 운동 전 체중을 이용하지 말아야 한다.
4. 훈련 및 시합 중에 수분공급상태를 유지하려면 운동 전, 중, 후에 수분공급상태 지침서(표 9.3)를 이용해야 한다.
5. 모든 땀을 제거한 상태에서 운동 후 체중을 측정해야 한다.
6. 체중 감소율의 계산은 다음과 같은 방정식을 이용해야 한다: 운동 전 체중 − 운동 후 체중/운동 전 체중 × 100
7. 연속적인 운동 상황에서 체중 감소율을 1% 이하로 유지하기 위해서는 운동 전, 중, 후의 음료 섭취를 조정해야 한다.
8. 연속적인 운동을 실시하기 전에 체중과 소변 색깔을 이용하여 정상수분상태를 체크해야 한다.
9. 체중을 운동 전 체중의 1% 이내로 유지하고 소변 색깔을 정상수분상태의 범위 이내로 유지하기 위해서는 운동 전, 중, 후의 음료 섭취를 조절해야 한다.

사 례 연 구

사례

미네소타에 살고 있는 당신은 한여름 애틀랜타에서 열리는 마라톤을 위해 훈련 중이다. 북 미네소타의 환경은 애틀랜타에 비해 상대적으로 시원하고 건조해서 생활하고 훈련하기에 좋다. 고온다습한 환경에 적응하지 못한 예로, 고온다습한 환경에 적응된 사람(5~30 mmol/L)에 비해 더 높은 농도의 나트륨(40~100 mmol/L)이 땀으로 배출된다. 다가오는 애틀랜타에서의 마라톤 시 땀으로 배출될 나트륨의 잠재적인 큰 손실은 저나트륨혈증 위험에 당신을 노출시킬 수 있다.

의문점

당신을 저나트륨혈증 위험으로 내모는 원인은 무엇인가?
당신이 마라톤을 준비하는 데 알맞은 적응훈련은 무엇인가?
상대적으로 고온다습한 환경에서 훈련을 하거나 시합을 할 때 평상시 보다 음료섭취를 증가시켜야 하는가?

선택

땀에 의한 나트륨 손실을 줄이려면, 고온에 적응되도록 고온다습한 환경에서 일정기간(7~10일) 동안 훈련해야 만 땀으로 배출되는 나트륨을 감소시킬 수 있다.

애틀랜타에서의 마라톤 시합 시 많은 양의 음료를 섭취해야 한다는 것을 알아야 한다. 저나트륨혈증이 발생하지 않는 사람들 보다 발생하는 사람들은 운동 중 다량의 저장성 음료를 섭취해야 적당량 체중이 감소되는 증상만 나타난다는 것에 주목해야 한다. 예들 들면, 철인 3종 경기에서 저나트륨혈증이 있는 선수는 시합 중 2.5 kg의 체중손실이 나타나는 것에 비해 저나트륨혈증이 없는 선수는 2.9 kg의 체중손실이 나타나게 된다.[38] 그러므로, 시합 중 음료섭취가 필요하기는 하지만 저나트륨혈증의 위험성이 나타날 수 있기 때문에 많은 양의 저나트륨 음료를 섭취하지 않도록 반드시 주의해야 한다. 이러한 단계는 저나트륨혈증 발생을 최소화시킬 수 있다.

사례

당신은 대학 풋볼 팀의 선수 트레이너이다. 8월이고 시즌이 시작되기 전 하루 두 차례씩 훈련을 하고 있다. 특히, 학교가 남쪽에 위치하고 있는 것과 8월의 더운 날씨로 인해 하루 두 차례의 격렬한 훈련 중 선수들이 땀을 심하게 흘릴 것으로 예상할 수 있다. 당신은 탈수가 선수들의 운동수행력을 제한할 것이라는 점과 더 심각하게 건강과 안정을 위협할 것이라는 점을 알고 있다. 당신은 탈수 방지를 위해 무엇을 할 수 있는가?

선택

첫째, 특히 고온다습한 환경 중에 갈증 메커니즘이 비효율적이라는 것을 인식해야 한다. 선수들은 어느 정도의 탈수를 경험한 후에 마시고자 하는 충동이 생길 것이다. 또한, 선수들은 엄청난 땀을 빠르게 흘리는 것 만큼 음료를 마시기 시작한다 하더라도 흘리는 땀의 양 만큼 빠르게 음료로 대체할 수는 없을 것이다. 더구나, 음료를 섭취했을 때와 위장으로부터 혈류 속으로 흡수될 때에 지연시간이 실제로 존재한다. 그러므로, 선수들이 마시고 싶어 하지 않더라도 연습이 시작되기 전에 음료를 섭취하는 것이 중요하다. 대체 음료가 소비될 때까지 연습 중 규칙적인 휴식을 허용해야 하며, 모든 선수들이 음료를 마시고 있는지를 확인해야 한다. 음료는 선수들이 좋아할 만큼 그리고 혈류로 흡수될 비율 만큼 시원하게 보관해야 한다. 연습 중 마시는 물은 필수적이며, 약점의 표시로 봐서는 안 된다. 연습 후에도 선수들은 음료를 계속 마셔야 한다. 선수들의 수분공급상태를 제대로 체크하기 위해서 그들의 일반적인 수분공급상태를 다시 한번 입증하기 할 수 있을 때까지 라커룸을 떠나지 못하도록 할 수도 있다. 이는 선수들에게 질문하는 것으로 소변 샘플을 쉽게 체크하기 위함이다. 선수들이 정상수분상태(소변이 밝은 색)가 되었다면 소변의 색깔은 색깔-코드 표에 맞춰 결정할 수 있다. 이러한 것을 확인한 후에야 선수들이 연습시설을 벗어날 수 있다.

속성 검토

- 탈수에 영향을 미치는 여러 요인들을 고려해야 하기 때문에 개별적인 수분공급 계획이 개발되어야 한다.
- 수분공급상태에 대한 지침서는 신체활동 전, 중, 후에 충분한 음료 섭취량을 알려줘야 한다.
- 개별적인 수분공급 계획에는 현장에서의 수분공급상태 검사 내용이 포함되어야 하지만, 실험실에서의 수분공급상태 검사 내용이 포함되어야 하고 훈련과 시합 중 정상수분상태를 유지하는 데 이용되어야 한다.

요약

물과 전해질이 포함된 음료는 다양한 신체적 기능에 필수적이다. 물은 체내에서 가장 풍부한 물질로서, 성인 체중의 60%를 차지하고 있으며, 사람은 물을 충분히 섭취하지 않고는 며칠도 생존하지 못할 것이다. 수분공급상태를 유지하기 위한 수분 균형은 발한, 대변, 소변 및 무의식적인 땀에 의한 수분 손실에 달려있다.

체액 및 세포는 하전된 이온을 생성시키기 위해 물 속에 해리되어 있는 전해질들을 포함하고 있다. 전해질들은 여러 가지 신체 기능에 필요하지만, 세포는 세포막을 통해 전해질의 이동을 조절하는 것에 의해 물의 이동을 조절하기 때문에 중요하다. 또한, 전해질에 의해서 생성된 삼투압은 세포 및 세포외공간에 물을 보유하게 된다. 전해질들은 땀과 소변으로 손실되긴 하지만, 위장관에 의한 전해질 흡수량 및 소변 내 전해질 성분의 흡수량의 증감이 전해질 균형에 필수적이다.

갈증 메커니즘은 체수분이 손실되는 것과 동시에 활성화지만, 시간이 지나게 되면 부분적인 탈수가 이미 발생한 것이다. 또한, 사람의 갈증 메커니즘은 정상수분상태로 빠르게 복구되지 못한다. 이렇게 정상수분상태로 복구되기 위해서는 갈증 메커니즘에 의해 나타나는 증상보다 더 많은 음료를 섭취해야 만 한다.

체중의 2% 이하 정도의 체수분 손실은 증가된 심박수와 감소된 혈장량, 1회 박출량 및 심박출량 그리고 심혈관계 전체에 부담을 증가시킴으로써 유산소성 기능을 감소시킬 수 있다. 많은 수분 손실과 함께 고열 때문에 유산소성 기능도 감소되는 것이다.

무산소성 기능에 미치는 탈수의 영향 즉, 근력, 근 파워 및 스프린트 능력은 유산소성 기능이 감소하는 것에 비해 일관성은 떨어진다. 그러나 무산소성 능력은 총 체중의 3~5% 정도 체수분 손실이 나타나면 감소한다. 탈수는 유산소 및 무산소성 수행력을 감소시킬 뿐만 아니라 레스링이나 단체 구기종목과 같은 유산소 및 무산소성 메카니즘의 수행력도 감소시킨다. 이렇게 신체활동 중 체중 감소 및 소변 색깔에 대한 현장 검사들은 수분공급상태를 평가하는 데 대부분 이용된다.

저나트륨혈증 혹은 낮은 혈중 나트륨 농도는 뇌의 팽창에 의한 결과이며, 울트라마라톤과 같은 장시간의 신체활동 중 나타날 수 있다. 저나트륨혈증은 그 원인을 완벽히 설명할 수는 없지만 생명에 위협이 될 수 있으며, 운동 중 많은 양의 저농도 나트륨 음료를 섭취함으로써 나타날 수 있다. 체급 종목에 참여 시 고온다습한 환경과 보호 복장 혹은 장비와 같은 체온 감소를 방해하는 다양한 요인들은 연령과 더불어 갈증 메카니즘의 기능을 감소시키고 탈수의 민감성을 상승시킨다. 탈수의 민감성을 상승시키는 요인들이 나타날 때는 반드시 적절한 음료를 섭취하는 것에 의해 수분공급상태를 유지해야만 한다.

모든 신체활동과 스포츠 시 전, 중, 후에 음료 섭취를 권장하도록 개발된 수분공급 지침서에 따라 정상수분상태를 유지하는 데 도움을 주어야 한다. 수분공급 지침서는 개개인의 사정 및 개개인에게 필요한 수분공급 계획에 가장 도움을 준다. 수없이 간과되긴 했지만, 물은 필수 영양소이며, 탈수를 방지하기 위한 적절한 음료 섭취는 최적의 신체 수행력에 필수적인 것이다.

용어정리

갈증(thirst): 음료를 마시고 싶은 의식적인 욕망
고장성(htpertonic): 혈액보다 음료의 삼투압이 높은 상태
고체온증(hyperthermia): 체온이 안정시 정상체온보다 높아졌을 때
대변(feces): 사람의 위장관으로부터 배설되는 고체성 배설물
대사성 물(metabolic water): 정상적인 대사과정 중 생성되는 물
등장성(isotonic): 혈액과 음료의 삼투압이 같은 상태
무의식적 수분 손실(insensible water loss): 호흡 시 호흡기로부터 손실되거나 땀 이외에 피부로부터의 증발에 의한 수분 손실
삼투압(osmotic pressure): 삼투성 물질들(전해질, 글루코스, 단백질 및 그 외 물질들)의 농도가 높아짐으로써 막의 한쪽에서 물질 농도가 높은 쪽으로 물이 이동할 때 발생하는 힘
소변(urine): 몸에서 제거하기 위해 생산된 유동성 물질로서 적절한 체액 및 전해질 농도를 유지한다.
소변 비중(urine specific gravity): 물 밀도 대비 소변의 밀도
소변 삼투질농도(urine osmolality): 주어진 소변 유체에 포함된 물질의 양
수분 균형(water balance): 손실된 만큼 많은 물을 섭취함으로써 정상적인 수분공급상태를 유지하는 것
알도스테론(aldosterone): 신체의 나트륨 농도를 보전해 주는 부신에서 분비되는 호르몬
양이온(cartion): 양전하를 띄는 분자
음이온(anion): 음전하를 띄는 분자
이온(ion): 전하를 띄는 분자
저나트륨혈증(hyponatremia): 혈장 나트륨 농도가 135 mmol/L 이하로 나타날 때
저장성(hypotonic): 혈액보다 음료의 삼투압이 낮은 상태
전해질(electrolyte): 물 속에 용해되어 전하를 띄는 분자들
전해질 균형(electrolyte balance): 최적의 신체 기능에 필요한 세포 내·외의 전해질 농도 유지
정상수분상태(euhydration): 정상적인 수분공급 혹은 신체 물 성분의 회복
탈수(dehydration): 체수분 부족
탈수증(hypohydration): 정상적인 신체 수화 또는 체수분보다 낮은 상태

참고문헌

1. Almond C, Shin AY, Fortescue EB, et al. Hyponatremia among runners in the Boston Marathon. N Engl J Med. 2005;352:1550–1556.
2. Armstrong LE, Costill DL, Fink WJ. Influence of diuretic–induced dehydration on competitive running performance. Med Sci Sports Exerc. 1985;17:456–461.
3. Armstrong LE, Maresh CM, Castellani JW, et al. Urinary indices of hydration status. Int J Sport Nutr. 1994;4:265–279.
4. Baker LB, Dougherty KA, Chow M, et al. Progressive dehydration causes a progressive decline in basketball skill performance. Med Sci Sports Exerc. 2007;39:1114–1123.
5. Barr SI. Effects of dehydration on exercise performance. Can J Appl Physiol. 1999;24:164–172.
6. Binkley HM, Beckett J, Casa DJ, et al. National Athletic Trainers' Association position statement: exertional heat illnesses. J Athl Train. 2002;37:329–343.
7. Burge CM, Carey MF, Payne WR. Rowing performance, fluid balance, and metabolic function following dehydration and rehydration. Med Sci Sports Exerc. 1993;25:1358–1364.
8. Casa DJ, Armstrong LE, Hillman SK, et al. National Athletic Trainers' Association position statement: fluid replacement for athletes. J Athl Train. 2000;35:212–224.
9. Cheuvront SN, Montain SJ, Sawka MN. Fluid replacement and performance during the marathon. Sports Med. 2007;37:353–357.
10. Convertino V, Armstrong LE, Coyle EF, et al. ACSM position stand: exercise and fluid replacement. Med Sci Sports Exerc. 1996;28:i–ix.
11. Coyle EF. Fluid and fuel intake during exercise. J Sports Sci. 2004;22:39–55.
12. Dougherty KA, Baker LB, Chow M, et al. Two percent dehydration impairs and six percent carbohydrate drink improves boys basketball skills. Med Sci Sports Exerc. 2006;38:1650–1658.
13. Dressendorler R, Wade CE, Keen CL, et al. Plasma mineral levels in marathon runners during a 20–day road race. Phys Sportsmed. 1982;10:113–118.
14. Edwards AM, Mann ME, Marfell–Jones MJ, et al. Influence of moderate dehydration on soccer performance: physiological responses to 45 min of outdoor match–play and the immediate subsequent performance of sport–specific and mental concentration tests. Br J Sports Med. 2007;41:385–391.
15. Gonzalez–Alonso J, Mora–Rodriguez R, Below PR, et al. Dehydration markedly impairs cardiovascular function in hyperthermic endurance athletes during exercise. J Appl Physiol. 1997;82:1229–1236.
16. Hickner RC, Horswill CA, Welker JM, et al. Test development for the study of physical performance in wrestlers following weight loss. Int J Sports Med. 1991;12:557–562.
17. Hoffman JR, Stavsky H, Falk B. The effect of water restriction on anaerobic power and vertical jumping height in basketball players. Int J Sports Med. 1995;16:214–218.
18. Kraemer WJ, Fry AC, Rubin MR, et al. Physiological and performance responses to tournament wrestling. Med Sci Sports Exerc. 2001;33:1367–1378.
19. Krustrup P, Mohr M, Amstrup T, et al. The yo–yo intermittent recovery test: physiological response, reliability, and validity. Med Sci Sports Exerc. 2003;35:697–705.
20. Locke M. The cellular stress response to exercise: role of stress proteins. Exerc Sport Sci Rev. 1997;25:105–136.
21. Mack G. The body fluid and hemopoietic systems. In: Tipton, CM, Sawka M, Tate CA, eds. ACSM's Advanced Exercise Physiology. Phildelphia, PA: Lippincott Williams & Wilkins, 2006:501–519.
22. Maughn R, Burke LM, Coyle EF, eds. Food, Nutrition and Sports Performance II. The International Olympic Committee Consensus on Sports Nutrition. London: Routledge, 2004.
23. Mohr M, Krustrup P, Bangsbo J. Match performance of high–standard soccer players with special reference to development of fatigue. J Sports Sci. 2003;21:519–528.
24. Noakes TD. Drinking guidelines for exercise: What evidence is there that athletes should drink "as much as tolerable", "to replace the weight lost during exercise" or "ad libitum"? J Sports Sci. 2007;25:781–796.
25. Oppliger RA, Bartok C. Hydration testing of athletes. Sports Med. 2002;32:959–971.
26. Sato F, Owen M, Matthes R, et al. Functional and morphological changes in the eccrine sweat gland with heat acclimation. J Appl Physiol. 1990;69:232–236.
27. Sawka M, Montain SJ, Latzka WA. Body fluid balance during exercise–heat exposure. In: Buskirk ER, Puhl S, eds. Fluid Balance in Exercise and Sport. Boca Raton, FL: CRC Press, 1996:139–157.
28. Sawka M, Burke LM, Eicher ER, et al. Exercise and fluid replacement. Med Sci Sports Exerc. 39:377–390.
29. Sawka M, Pandolf KB. Effects of body water loss on physiological function and exercise performance. In: Gisolfi C, Lamb DR, eds. Perspectives in Exercise Science and Sports Medicine. Carmel, IN: Brown and Benchmark, 1990:1–38.
30. Sawka MN, Burke LM, Eichner ER, et al. American College of Sports Medicine position stand. Exercise and fluid replacement. Med Sci Sports Exerc. 2007;39:377–390.
31. Sawka MN, Coyle EF. Influence of body water and blood volume on thermoregulation and exercise performance in the heat. Exerc Sport Sci Rev. 1999;27:167–218.
32. Sawka MN, Noakes TD. Does dehydration impair exercise performance? Med Sci Sports Exerc. 2007;39:1209–1217.
33. Schoffstall JE, Branch JD, Leutholtz BC, et al. Effects of dehydration and rehydration on the one–repetition maximum bench press of weight–trained males. J Strength Cond Res. 2001;15:102–108.
34. Serfass R, Strull GA, Ewing JL. The effect the rapid weight loss and attempted rehydration on strength endurance of the hand gripping muscles in college wrestlers. Res Q Exerc Sport. 1984;55:46–52.
35. Shirreffs SM, Armstrong LE, Cheuvront SN. Fluid and electrolyte needs for preparation and recovery from training and competition. J Sports Sci. 2004;22:57–63.
36. Singer R, Weiss SA. Effects of weight reduction on selected anthropometric, physical, performance measures of wrestlers. Res Q. 1968;39:369–371.
37. Smith MS, Dyson R, Hale T, et al. The effects in humans of rapid loss of body mass on a boxing–related task. Eur J Appl Physiol. 2000;83:34–39.
38. Speedy DB, Faris JG, Hamlin M, et al. Hyponatremia and weight changes in an ultradistance triathlon. Clin J Sport Med. 1997;7:180–184.
39. Speedy DB, Noakes TD, Rogers IR, et al. Hyponatremia in ultradistance triathletes. Med Sci Sports Exerc. 1999;31:809–815.
40. Webster S, Rutt R, Weltman A. Physiological effects of a weight loss regimen practiced by college wrestlers. Med Sci Sports Exerc. 1990;22:229–234.
41. Wenos D, Amato HK. Weight cycling alters muscular strength and endurance, ratings of perceived exertion, and total body water in college wrestlers. Percept Motor Skills. 1998;87:975–978.

10장

환경적 도전과 운동 수행력

학습목표

1. 체온조절의 생리학적 기초와 목적을 설명할 수 있다.
2. 열 손실 메커니즘을 확인할 수 있다.
3. 발생 메커니즘과 신체에 미치는 영향, 발생 요인 및 메커니즘을 확인하여 열 질환(heat illness)의 다른 형태를 설명할 수 있다.
4. 열 환경에서 지구력과 및 무산소적인 결렬한 운동을 수행하는 데 있어서 체온조절의 고려사항을 설명할 수 있다.
5. 운동수행 능력을 감소시키는 열 질환과 체온조절 관련 내용을 확인함으로써 원칙 요인들을 확인하고 설명할 수 있다.
6. 저온 스트레스의 생리학적 기초와 추위가 운동능력에 어떻게 영향을 미치는지를 설명할 수 있다.
7. 추운 환경에 적응하고 위험한 상황에서의 생존전략에 대한 의미를 확인할 수 있다.
8. 고지대 스트레스(altitude stress)의 기초를 설명하고 높은 고도에 의해 영향을 받는 노력의 도전, 반응 및 요인들에 대해 알 수 있다.
9. 고산병(altitude sickness)의 자연과 운동수행력을 위한 고지대 훈련을 통합하는 전략을 설명할 수 있다.

환경 조건들은 인체에 생리학적 영향을 주는 중요한 요인 중 하나이다. 실제로, 환경과 같은 요소들은 운동에 대한 인체의 수행능력과 적응력에 중요한 역할을 한다. 극단적인 환경은 생존에 위협이 될 수 있다. 운동경기에서 극적으로 작용할 수 있지만 운동수행력에 있어서는 종종 다르게 영향을 준다. 예를 들어, 2,200 m(7,128 ft) 고지대에서 운동을 할 때, 10 km 경기 시간이 2분 정도 증가하지만 동일한 고도에서 400 m (1,312 ft) 경기 시간은 영향을 받지 않는다. 실제로, 400 m 경기 세계기록은 고지대에서 수립되었다. 다른 환경조건에서의 적절한 운동 훈련과 진행은 생리학적 스트레스와 운동수행력 감소를 상쇄하는 데 도움을 줄 것이다. 도전을 이해하는 것은 사람이 직면한 다른 환경 조건이 생리학적 요구에 신체가 어떻게 적절히 준비하는지를 이해하는 데 매우 중요한 것이다.

환경에 대한 도전의 중요한 세 가지는 운동선수들이 직면한 고온, 저온 그리고 고도이다. 각각 특별한 신체의 생리학적 시스템을 필요로 한다. 이러한 환경 조건하에서 운동수행력은 영향을 받는다. 게다가 각각의 환경 조건은 심각한 부상의 원인이 될 수도 있고 이러한 노출에 신체가 적절하게 준비되어 있지 못하면 죽음에 이를 수도 있다. 운동은 이러한 환경 조건에서 항상성 요구를 증가시키고, 그렇게 함으로써 생리적 스트레스를 증가시킨다. 환경에 대한 도전을 극복하기 위해서는 적절한 훈련과 복장, 영양학적 순응 및 새로운 순응 전략에는 운동수행력과 건강 및 안녕(well-being)이 필수적이다.

열 스트레스

열 스트레스 또는 **고체온증(hyperthermia)**에 대한 도전에는 운동을 하는 동안 작업 근육에 의해 발생되는 상당한 열을 발산해야 한다는 사실이 존재한다. 이는 다음과 같은 사실에서 기인한다. 인체는 음식물에 포함된 에너지의 약 25~27% 정도 만을 사용가능한 아데노신 3인산(ATP)로 전환하여 작업 근육에 공급하고 나머지(75% 이상)는 안정시 열로 방출한다. **체온조절(thermoregulation)**에 어려움이 생기거나 신체 내부의 온도를 일정하게 유지하는 능력에 문제가 생겼을 때 다양한 항온 메커니즘을 통해 과도한 열 에너지를 방출하여 해결한다.

온도와 습도가 높은 환경 조건은 더 극적인 도전을 만들어 낸다. 실제로 높은 온도와 습도는 신체로부터 열 방출을 방해함으로써 운동선수의 열 스트레스를 증가시키게 된다. 보통 약 37℃(98.6℉) 정도인 심부 온도는 격렬한 운동 시 위험한 수준인 41℃(105.8℉) 정도까지 빠르게 증가한다.[1] 그러므로, 열 상해를 방지하고 열 환경에서의 운동수행력을 최적화하기 위해서는 이러한 환경적 스트레스 요인들을 이해하는 것이 중요하다.[1,25]

체온조절

신체가 원하는 심부 온도를 유지하기 위해 생리학적으로 반응한다는 것은 온도를 조절할 수 있다는 것이다. 온도의 증가와 감소를 감지하는 수용기들은 말초와 시상하부에 모두 존재한다.[17] 말초 수용기들은 피부 아래와 복강 내부에 위치하고 있다. 시상하부 이외에 중추신경계 내에 있는 수용기들은 뇌줄기와 척수에 위치하고 있다.[8]

시상하부의 다양한 생리학적 기능 중에는 신체의 전반적인 반응을 조절함으로써 체온을 37℃(98.6℉)로 통합하고 조절하는 중추적인 역할이 있다. 다른 말로, 시상하부를 "온도조절장치(thermostat)" 처럼 별도의 메커니즘을 이용하여 온도의 증가 및 감소 신호를 전송하는 것으로 알려져 있다(그림 10.1). 체온이 증가할 때, 체온감지 수용기뿐만 아니라 혈액 온도로 부터의 신호들은 시상하부에서 감지하게 되고, 심박수 및 심박출량의 증가, 혈관 확장의 증가, 발한율 가속과 같은 다수의 다른 생리학적 반응들이 나타난다.

신체에 부여되는 체온조절 스트레스를 결정하는 요인들에는 주변 온도, 상대습도 및 풍속 등이 있다. **상대습도(relative humidity)**는 공기 중에 포함된 수증기의 백분율이다. 예를 들어, 상대습도가 30%라는 것은 공기 중에 함유된 수분이 30%라는 것이고; 상대습도가 90%라는 것은 주변 공기가 수분을 10% 정도만 더 함유할 수 있다는 뜻이다. 온도 32℃(90℉)에 상대습도 30%는 **열 스트레스 지수(heat stress index)**의 저-중 위험요인으로 등록된다. 반면에, 주변 온도가 같을 때 상대습도가 90%라는 것은 열 스트레스 지수의 고위험 요인으로 등록된다. 첫 번째 경우에는 스포츠 활동을 안전하게 수행할 수는 있으나, 두 번째 경우는 다른 시간에 활동을 해야 만 한다(p.320 사례연구 참조). 풍속은 신체의 대류 냉각에 효과적으로 기여하고, 어느 정도의 열 스트레스 지수를 줄일 수 있다.

열 손실 메커니즘

신체는 적절한 심부 온도를 유지하고 열 손실을 촉진할 수 있는 기본적인 메커니즘을 가지고 있다.

1. 대류(Convection)
2. 전도(Conduction)
3. 복사(Radiation)
4. 증발(Evaporation)

대류

대류(Convection)는 피부 표면으로 공기가 흐를 때 신체에 의해 더워진 공기는 제거되고 시원한 공기로 대체되는 것을 말한다. 1~10 mph로 바람이 부는 더운 여름날 밖에서 달리기를 할 때 느껴지는 것과는 다를 것으로 생각된다. 이는 냉각 팬 효과의 기초가 된다. 환경이 인공적인 것(팬)인지 자연적인 것(미풍)인지에 따라 대류에 의한 신체 열 손실에 도움을 효과적으로 줄 수 있다. 폭염 중일지라도 가정에 냉각을 촉진하기 위해 팬이 제대로 사용되는 경우(예, 신체에 지시)에는 사망 위험을 줄일 수 있다.[7] 대류 냉각에 의한 열 손실은 공기의 속도와 온도에 의존한다. 분명한 것은, 따뜻한 공기는 찬 공기에 비해 체표면의 공기층의 교체에 효과적이지 못하다는 것이다. 이것은 송풍 팬에서 나오는 따뜻한 바람과 창문에 설치된 에어컨 장치에서 나오는 시원한 바람 앞에 서 있어보면 쉽게 이해가 될 것이다. 흥미롭게도, 피부에 흐르는 물은 대류 열 손실의 요인이 될 수 있다. 물이 움직이는

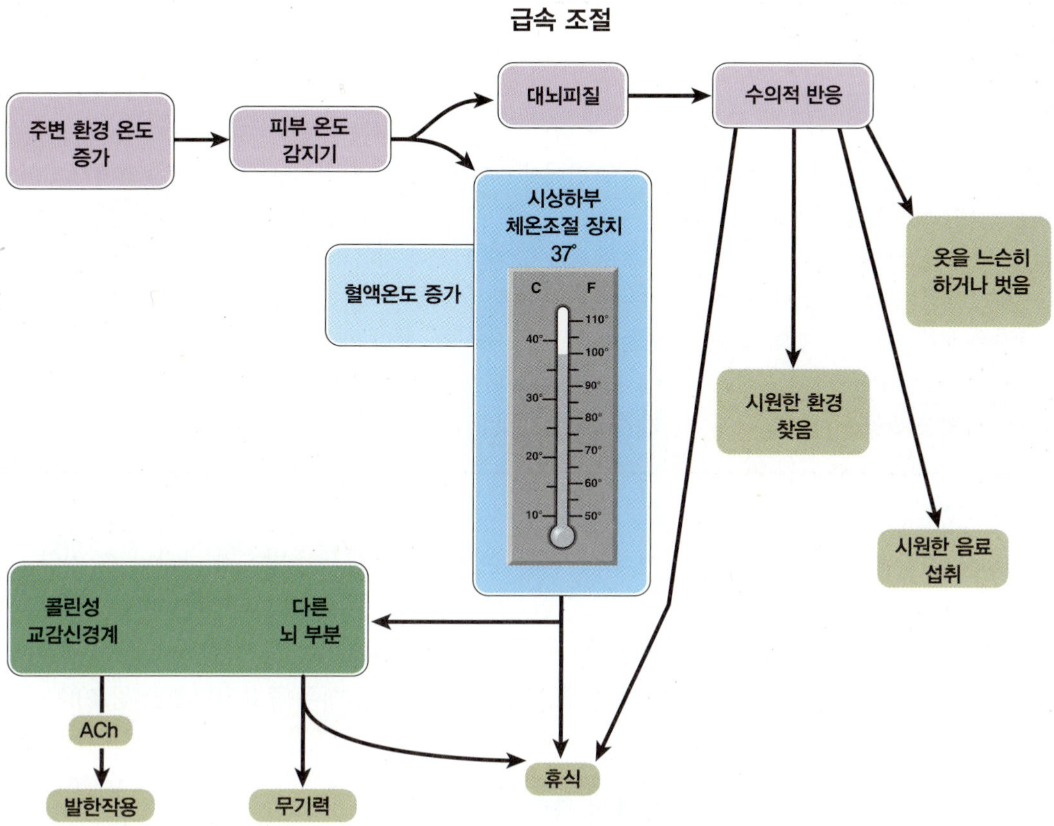

그림 10.1 시상하부는 정보를 통합하여 심부 온도를 조절하고 통제한다. 입, 출력 메카니즘은 심부 온도 조절을 관찰하는 데 도움을 준다. 높은 혈액 온도와 온도 감지기로 들어온 정보는 시상하부에 신호를 보내 피부혈관 확장 및 발한을 일으킨다.

속도 및 온도는 열 손실에 필요한 대류 효과에 영향을 미칠 것이다. 다양한 종류의 액체 냉각 옷과 머리 덮개류들은 산업적, 군사적 그리고 우주 응용실험을 통해 그 효과가 입증되었다.[44,53]

전도

전도(Conduction)는 두 표면 사이에 물리적 접촉이 있을 때 나타나거나 열 흐름의 방향이 따뜻한 곳에서 찬 곳으로 흐를 때 나타난다. 위의 각 예마다, 피부 위로 흐르는 찬 물은 더운 피부로부터 찬 물로 열 전도를 촉진할 것이다. 반대로, 무릎 치료를 위해 더운 물 월풀 욕조를 사용하는 것은 물로부터 물에 잠긴 신체 부위로 열 전달을 촉진할 것이다. 이러한 전도 특성 때문에, 물과 공기의 온도가 동일하다면 시원한 물 욕조에 들어가는 것은 시원한 공기에 서 있는 것보다 체온을 보다 빠르고 효과적으로 낮출 수 있을 것이다. 또한, 물체와 접촉하는 면적의 총합은 열 손실(찬 물체로)과 획득(찬 물체로부터 따뜻한 물체로)율에 영향을 미칠 것이다. 심부 온도가 높을 때 얼음물 욕조에 몸을 담그는 것은 신체 특정 부위에 얼음주머니를 대는 것보다 냉각효과가 훨씬 높을 것이다.

복사

복사(Radiation)는 계속 이동하여 전자기파의 형태로 열을 발산되는 이동 분자를 포함한다. 약 75°F 또는 23.9°C의 일반적인 환경에서는 총 열 손실의 약 67% 정도가 복사에 의한 것이지만, 95°F 또는 35°C의 더운 환경에서는 신체의 열 손실 중 약 4%만이 복사에 의해서 이루어진다. 주변 온도가 체온보다 높을 때, 열은 실제로 신체에 의해 얻어질 수 있다. 주변 환경이 시원할수록 복사열의 보다 큰 흐름이 나타난다. 복사열 에너지는 가장 분명한 직사광선 및 반사광선과 방열기나 사우나 같은 다른 출처로부터 신체로 흡수된다. 그러므로, 맑고 덥고 습한 날에 열리는 호주 오픈 테니스 시합은 높은 열스트레스를 발생시키는 조건이라고 할 수 있다. 흥미롭게도, 고도가 높은 지역에서 태양으로부터 오는 복사열은 태양광선이 대기에 의해 잘 걸러지지 않기 때문에 바다에서보다 높고 이렇게 강도가 증가된 빛에 짧은 시간 노출되더라도 큰 영향을 받게 된다(ex. 태양 화상).

증발

증발(Evaporation)은 신체 피부 표면과 호흡기도에 위치한

글상자 10-1 알고 있습니까?
땀: 티셔츠 착용 대 맨살

더운 곳에서 운동할 때 종종 티셔츠를 벗고 맨살로 운동을 하고 싶은 유혹에 빠질 것이다. 비록 언뜻 보면 센스 있는 것처럼 보일 수도 있지만, 다시 생각해 볼 필요가 있다. 땀은 체표면에 있는 동안은 증발성 냉각 현상을 통해 신체를 냉각시키는 데 도움을 주는 가장 유용한 것이다. 이러한 냉각은 피부로 흐르는 혈액에 영향을 미치며, 신체 내부로 혈액이 재순환되어 내부를 냉각시키는 데도 도움이 된다. 만약 증발 과정을 통한 순환이 나타나기 전에 피부 표면에서 땀이 떨어진다면, 신체의 중요한 냉각 효과가 줄어드는 것이다. 이는 특히 땀이 많이 나는 온도가 높은 곳에서 강도 높은 운동을 할 때 필요한 것이다. 흰색 또는 밝은색 티셔츠를 입거나 증발성 냉각에 필요한 적당한 땀을 유지해 주는 미세섬유로 만들어진 특수 셔츠(ex. 언더 아머, 쿨맥스)를 입는 것이 유리하다. 게다가, 자외선 차단제 없이 전자 자외선에 피부를 노출시키는 것은 피부암을 유발할 가능성도 있다.

물이 기체 상태(vaporization: 기화)로 변할 때 나타나고, 이렇게 하여 신체를 식혀주게 된다.

이러한 증발 형태는 존재하지만(체액이 체표면 쪽으로 계속 확산되고 호흡에 의해 호흡 기도로부터 지속적으로 열 손실이 일어난다) 우리는 이러한 현상을 의식하지 못하며, 이를 "무의식적 증발"이라고 부른다. 운동을 할 때와 같이, 이러한 현상이 더 많이 더 자주 일어날 때 발한 메커니즘이 작동하게 된다. 발한은 신체의 수많은 곳에서 발견되는 땀샘으로부터 희석된 소금 용액이 분비되는 특별한 형태의 증발성 열 손실이다. 이러한 땀샘들은 교감신경계에 의해 자극이 활성화되어 저장성 용액을 피부 쪽으로 분비한다. 예를 들어, 가끔 당신이 신경 쓰이는 일은 불안에 대한 반응으로 손바닥에 땀이 나는 것이지 열에 대한 반응으로 땀이 나는 것 때문은 아닐 것이다. 열 발산과 신체 냉각은 열 신호가 땀을 분비하는 땀샘을 자극할 때 나타나며, 이는 열 적응, 기후, 다이어트, 유전적 요인에 의해 달라질 수 있다.[39]

신체는 따뜻하기 때문에 일부 표면 땀/물 분자들은 체온만큼 흡수되지 못한 또 다른 땀/물 분자들보다 더 큰 운동성 열 에너지를 가지고 있다. 물은 액체에서 기체 상태로 변환되는 데 필요한 충분한 운동 에너지를 가지고 있기 때문에 빠르게 움직이는 분자가 증발한다. 이는 보다 적은 운동 에너지로 땀/물 분자들을 분비함으로써, 땀에 의해 온도를 낮추고 열이 발산되는 동안 피부의 증발성 냉각이 나타난다. 지속적으로 운동과 열이 생산되는 동안 이러한 분자 동력학의 발한 주기는 계속해서 반복되어 신체가 증발성 냉각의 혜택을 누릴 수 있도록 한다. 고온 다습한 환경에서 격렬한 운동 중에 배출되는 시간당 1~2리터(극한 경우는 시간당 4리터)의 땀에 의한 수분 손실에 따른 심각한 탈수가 나타날 수 있다.

복합적인 수동적 및 능동적 증발 과정에 의해 수분은 현저하게 낮아질 수 있으므로, 운동 중 적절한 수분 공급은 탈수증 및 탈수를 방지하는 데 매우 중요하다(9장 참조).[45]

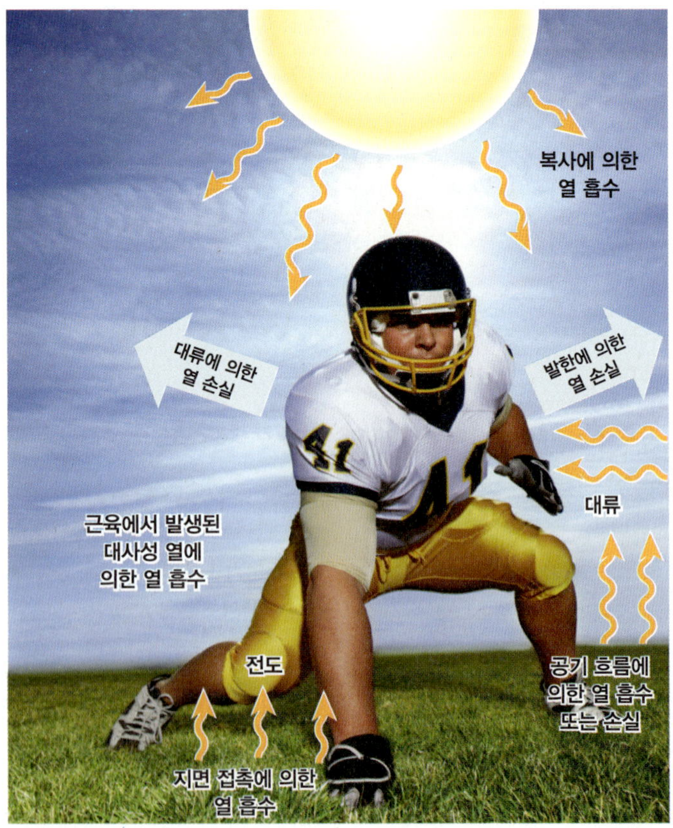

그림 10.2 열 손실과 흡수 방법. 운동 중 몸에서 발생하는 열은 근 수축에서 기인하고 모든 에너지를 활용하는 능률은 낮다. 열은 지면 접촉에 의한 전도, 대류, 복사에 의해 흡수된다. 열 손실은 일반적인 생리학적 기능 유지가 필수적이다. 말초 혈관 확장에 의한 혈액 순환 및 증발 냉각을 위한 발한 작용 등 대류가 열 손실에 도움이 된다.

열 흡수와 열 손실의 균형

열 스트레스와 직면하거나 고온 환경에서 운동을 한다는 것은 열 흡수와 열 손실 사이의 균형을 적절히 유지하는 것이다(그림 10.2). 심부 온도가 허용 한계 내에서 유지되려면 매우 정확한 균형이 유지되어야만 한다.

이러한 균형이 루어지지 못하면, 조절되지 않는 고열이 나타나 죽음에 이를 수도 있을 것이다. 운동 강도 및 지속 시간, 근육 활성화의 총합, 호르몬의 영향, 음식의 발열 효과, 환경 조건, 수분 상태, 의류 및 기초 대사율 등은 각각 열 흡수를 초래하는 요인들로 작용한다. 불필요한 냉각 방법 및 수분 흡수 프로토콜 외에 또 다른 단면은 열 손실의 기전으로 먼저 언급된다. 이러한 많은 요인들의 통합은 신체가 이상 징후나 열 질환 없이 생리학적 허용 한계 내에서 심부 온도를 유지할 수 있는지의 여부를 결정짓는다.

열 스트레스에 대한 순환적, 대사적 반응

열에 대한 순환적 반응은 열 문제에 대한 생리학적 조절과 관련된 중요한 메커니즘의 또 다른 형태이다. 심지어 휴식상태에서도, 열은 심박수와 심박출량을 증가시키고 순환량을 재분배시킨다. 본질적으로, 이렇게 증가된 심박출량과 함께 열을 식히고 혈액을 냉각할 수 있도록 신체가 혈액 흐름의 일부를 말초로 재분배한다. 열 환경에서는 말초 혈류량이 증가하기 때문에 앉아 있거나 운동 시 모두 피부는 붉어지고 안색은 상기된다. 이러한 현상은 발한량의 증가와 더불어 열을 발산하기 위한 신체의 반응이다.

신체 조성과 체력 수준의 영향

신체 조성은 열 스트레스 민감성에 유효한 영향을 미칠 수 있다. 운동에 의한 열 발생은 개개인의 신체질량과 관련이 있으므로 체표면적당 열 축적은 큰 사람일수록 작은 사람에 비해 상대적으로 높아진다. 예를 들어, 신장 6′6″(1.98 m), 체중 360파운드(163.6 kg)인 미국 풋볼 리그(NFL) 소속 공격수 라인맨은 신장 6′(1.83 m), 체중 180파운드(81.8 kg)인 수비수에 비해 체표면적당 열 발생량이 높기 때문에 마이애미와 같은 더운 환경에서의 게임에서는 뚜렷한 약점을 보인다. 지방의 단열 효과가 열 손실을 더욱 어렵게 만들 수 있기 때문에 높은 비율의 체지방은 라인맨에게 더 나쁜 문제를 만들 것이다.

속성 검토

- 온도수용기는 체온을 감지하고 내부 온도를 일정하게 유지하기 위해 시상하부에 경고를 보낸다.
- 주변 온도, 상대 습도, 바람 속도는 신체-심부 온동에 영향을 미친다.
- 대류는 몸의 표면 위로 공기가 이동할 때 열을 소멸시킨다.
- 전도는 따뜻한 물체에서 차가운 물체로 열을 전달하는 것이다.
- 복사는 전자기파 형태의 열 손실이다.
- 증발은 물이나 땀이 증발 또는 기체 상태로 변환될 때 열 손실을 촉진한다.
- 폐는 무의식적인 땀을 통해 열을 발산한다.
- 말초로의 혈류량 증가는 열 발산을 가능하게 한다.
- 체력은 열 발산 기능을 향상시킨다.

고온 환경에서 견디려면 체력도 중요하다. 고온 환경에서, 심부로부터 말초로 혈액을 재분배하려면 열을 내리는 도움이 필요하다. 이는 일반적으로 운동 시 근육에 관한 것으로서, 당장 열이 발산될 수 있도록 피부 아래 말초 쪽으로 전송됨을 의미한다. 열 소멸이 충분치 못하다면 고체온증(심부체온이 증가함)이 나타날 수 있다. 뿐만 아니라, 심부로부터 너무 많은 혈액이 나오게 되면, 혈류량이 줄어들기 때문에 강도 높은 근육 활동을 수행하는 데 어려움이 있을 수 있다.

그러므로 열 감소를 위해 심박출량과 말초로 보내지는 비율 사이의 균형은 심부 기관이 요구하는 것보다 근육이 매우 예민하다. 그러므로, 강도 있는 운동을 수행할 때, 두 가지 생리학적 기능 사이의 이러한 균형은 유지되지 못한다. 최대 산소섭취량이 높은 사람은 심박출 능력도 높을 것이고, 낮은 체지방과 체표면적과 체질량의 좋은 비율과 결합될 때 고온에서 운동 시 뚜렷한 장점을 가질 것이다.

열 질환

운동 시작과 함께, 열이 발생되고 신체는 크게 증가하는 열 부담에도 불구하고 심부 온도를 유지해야 하는 도전에 직면한다. 주변 온도가 높은 곳에서는 신체와 환경 사이의 온도 차이가 줄어들기 때문에 이러한 도전은 더욱 힘들어진다. 따라서, 열 질환(heat illness)이 발생할 가능성이 높아진다. 열 질환의 기본 형태를 이해하고 인식하는 것은 운동 시 안전을 최적화하는 데 매우 중요하다.[1,2]

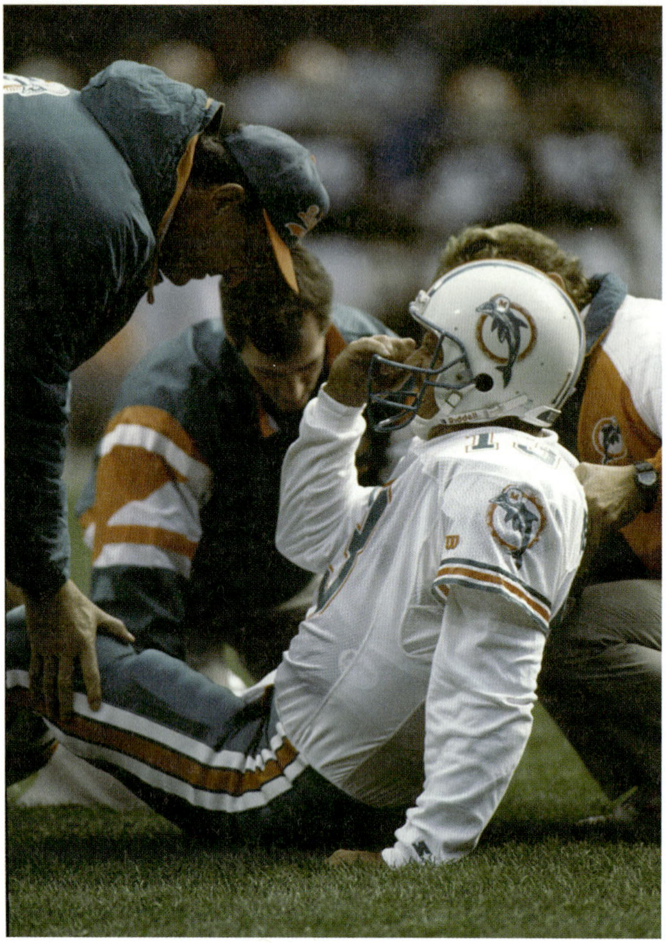

그림 10.3 **열 경련.** 열 경련은 탈수와 전해질 손실과 같은 문제가 나타나는 더운 환경에서 여가 활동 및 강한 운동이 포함된 스포츠를 실시할 때 가장 일반적으로 나타난다. 열 경련은 불수의근의 수축이 나타나고 큰 통증이 나타난다. 열경련의 처치는 휴식 및 정리운동, 음료 및 전해질 섭취, 수행 가능 범위 내에서의 모션 스트레칭 및 부드러운 마사지는 근육군에 효과적이며, 1시간 내에 떠나지 않는다면 의사와 상담하는 것이 좋다.

열 경련

운동 유발성 **열 경련(heat cramps)**은 열 환경에 노출될 때 근육 경련으로 나타나고, 나트륨 부족과 신경근 피로가 나타나는 탈수가 발생된다(그림 10.3). TV에서 다양한 스포츠를 관람할 때, 축구, 미식축구, 럭비, 라크로스의 많은 선수들이 몸을 구부려 허벅지나 종아리를 잡은 상태로 고통스러워하고 선수 트레이너들은 활동근육을 스트레칭하려는 장면을 볼 수 있다. 일반적으로, 이러한 경련들은 강도 높은 운동에 의해 발생되고 매우 아픈 것이 특징이며, 불수의근이 수축된다. 또한 근육 경련은 연습이나 운동이 끝난 후 휴식 시에 종종 나타나기도 한다. 요인들의 통합은 많은 연습으로부터 탈수, 전해질 불균형, 및/또는 신경근 피로를 포함하여 열 경련에 기여할 수 있다. 종종 심부 온도가 정상 범위 내에 있을 때도 있기 때문에 "열 경련"이라는 용어는 부적절할 수도 있다. 흥미롭게, 하루 2회 실시되는 미식축구 훈련의 처음 3번째 주에서 열 경련은 열 질환의 가장 일반적인 형태로 나타난다.[16]

실신(졸도)

운동 선수나 일반인이 고온 환경에서 장시간 앉아 있거나 서 있는 경우 또는 신체활동을 할 때 열 **실신(syncope)** 혹은 졸도가 나타날 수 있다. 현기증이나 어지럼증은 고온 환경에서 과도한 말초혈관 팽창, 정맥 환류량 감소, 탈수, 심박출량 감소 또는 뇌 허혈 등에 의해 나타난다.[1,11] 이러한 열 질환은 고온 환경에 적응 또는 순응하지 못한 사람에게서 많이 나타난다.

열 탈진

운동 중 **열 탈진(heat exhaustion)**은 과도한 땀 배출, 탈수, 나트륨 손실 및 에너지 고갈 등의 많은 요인들에 의해 나타날 수 있다. 고온, 다습한 환경에서 일반적으로 나타나는데, 수많은 최고의 코치들도 진단하기 어렵다. 열 탈진은 다음과 같은 신호와 증상이 나타난다; 창백함, 지속적인 근육 경련, 무기력, 실신, 현기증, 두통, 과호흡, 구역질, 설사, 급성 섭식 장애, 배뇨 감소, 심부 온도 36℃(97℉)~40℃(104℉).[1,10,18] 운동성 열 탈진은 운동성 열사병(EHS)과 구별하기 어렵다. 의심이 된다면, 열 탈진보다 사망과 같은 더 심각한 열사병 증상들이 잠재적으로 건강에 영향을 줄 수 있기 때문에 열사병에 필요한 냉처치를 해야 한다.

운동성 열사병

운동성 열사병(exertional heat stroke, EHS)은 진짜 응급 의료 사항이지만, 종종 열 탈진과 혼동된다. 빠르게 처치하지 않으면, 사망으로 이어질 수 있다.[10] 격렬하거나 장시간 운동 시 신체에서 생산되는 열 또는 열을 제거하는 체온조절계의 무력함이 나타나 열사병이 발생될 수 있다. 운동성 열사병에 의한 사망은 활동 부족의 비극이다. 적절한 운동은 효과적인 처치방법이다(그림 10.4). 열사병과 함께 심부 온도가 40℃(104℉) 이상으로 증가하게 되면 시상하부에 있는 체온조절 중추를 포함해 기관 및 조직 세포에 손상을 일으킨다. 그러므로, 열 손실 메커니즘은 일반적으로 열사병이 심부 온도(심부 온도가 43℃ 혹은 109.4℉ 되면 사망할 수 있

Journal of Strength and Conditioning Research, 2006, 20(3), 462

SURVIVAL STRATEGY: ACUTE TREATMENT OF EXERTIONAL HEAT STROKE

DOUGLAS J. CASA,[1] JEFFREY M. ANDERSON,[1] LAWRENCE E. ARMSTRONG,[1] AND CARL M. MARESH[1]

[1]Human Performance Laboratory, Department of Kinesiology, Neag School of Education, University of Connecticut, Storrs, Connecticut 06269.

When athletes perform intense exercise in the heat, the risk of exertional heat stroke (EHS) is ever present. Although all possible efforts should be made to minimize the risk of EHS (i.e., acclimatize athletes prior to onset of twice daily practices, optimize athletes' fitness, schedule practices during the cooler times of the day, maintain good hydration, modify practice schedules based on environmental conditions, apply appropriate work-to-rest ratios, increase gradually the amount of equipment and uniform items, progressively increase the duration and intensity of practices, etc.), even the best efforts of the most proactive medical and coaching staffs cannot prevent all cases of EHS. As the twice daily practices begin in August in a wide variety of sports and across many levels of competition, the sponsoring institutions and all health care professionals need to be certain that proper precautions are in place so that if EHS occurs, tragedy is averted.

The strategy relies on the prompt assessment and rapid treatment of EHS. Assessment involves two key components: a) identification of central nervous system (CNS) dysfunction and b) rapid and accurate determination of core body temperature. Signs of CNS dysfunction include irrational behavior, altered consciousness, convulsions, coma, dizziness, irritability, emotional instability, hysteria, apathy, feeling out-of-sorts, staggering, confusion, disorientation, and delirium. A temperature greater than 105°F (40.6°C) at the time of collapse indicates possible EHS. The ability to rapidly perform both portions of the assessment is critical because an athlete may have a brief (10–15 minutes) lucid interval during which he or she may be conscious, coherent, and conversant but likely feels out-of-sorts, and a coach or athletic trainer who knows the athlete well may recognize that something is amiss. The temperature assessment must be obtained rectally. Recent research has clearly shown that when athletes perform intense exercise in the heat, axillary, oral, aural, tympanic, and temporal temperature measurements are not valid because they are influenced by hyperventilation, ingestion of oral fluids, skin temperature changes, sweat, and other mitigating factors. Therefore, these other methods do not accurately reflect core temperature. An accurate temperature becomes even more vital if the athlete has a lucid interval because critical treatment time can be lost. If the athlete with suspected EHS has a core temperature greater than 105°F and/or CNS dysfunction is evident, whole-body cooling must begin immediately.

In treating EHS, the adage "cool first, transport second" should guide immediate care if proper medical staff is on site (i.e., athletic trainer or team physician). In addition to calling an ambulance when an EHS has been identified, the medical staff should have an emergency plan in place to cool the athlete until the rectal temperature reaches 102°F (39°C; in the absence of any other emergent issues) before the athlete is transported to the nearest medical facility. Even if medical personnel are not present, we recommend cooling until the ambulance arrives because rapid cooling is the key to surviving EHS.

Although an athlete should be cooled by any means available, the best cooling rates have been found with cold-water immersion (CWI). This can be easily done in a cold tub in an athletic training facility or with a sturdy Rubbermaid tub placed near the practice facility. (A bed sheet or towel placed under the athlete's armpits and held by an assistant behind the athlete ensures that the patient does not go underwater.) The tub should be half filled with water in the shade, and three or four coolers of ice should be positioned nearby for quickly reducing the water temperature as needed. The water temperature should be kept between 45°F and 58°F (7°C to 14°C). Except for the head, as much of the body should be immersed as possible. The water should be circulated during cooling, and the athlete's rectal temperature should be monitored during cooling. Once the athlete's temperature reaches 102°F (39°C), he or she can be removed from the water. Recruit teammates or other staff to assist with lifting the EHS patient in and out of the tub. If an uninterrupted rectal temperature assessment is not possible during CWI then we recommend an initial rectal temperature assessment followed by 10 minutes of CWI and then a re-check of rectal temperature. Cooling rates with CWI will be approximately $.36°F \cdot min^{-1}$ ($.2°C \cdot min^{-1}$) and an educated guess can be made regarding core temperature changes if an initial rectal temperature is obtained and length of cooling is recorded. Although CWI is clearly the superior cooling method, if a tub is not available, other methods may be utilized, as follows: placing cold, wet towels on the body and replacing these frequently with fresh towels; splashing cold water on the body and directing fans at the athlete; placing the athlete in a cold shower; and covering the athlete with ice.

We believe that survival is optimized (and nearly guaranteed) when accurate assessment and CWI are immediately implemented. Institutional policies and procedures may need to be modified regarding EHS to reflect these recommendations, and the details should be discussed and practiced before an incident occurs. EHS is a constant risk for athletes participating in hot environments; the risk of death from EHS need not be.

ADDITIONAL RESOURCES

BINKLEY, H.M., J. BECKETT, D.J. CASA, D. KLEINER, AND P. PLUMMER. National Athletic Trainers Association position statement: Exertional heat illnesses. *J. Athl. Train.* 37:329–343. 2002.

CASA, D.J., AND L.E. ARMSTRONG. Exertional heatstroke: A medical emergency. In: *Exertional Heat Illnesses,* L.E. Armstrong (ed.). Champaign, IL: Human Kinetics, 2003. pp. 29–56, 230–234.

CASA, D.J., L.E. ARMSTRONG, M.S. GANIO, AND S.W. YEARGIN. Exertional heat stroke in competitive athletes. *Curr. Sports Med. Rep.* 4:309–317. 2005.

그림 10.4 열사병의 처치. 생존 전략 : 운동성 열사병의 응급 처치. J. Strength Cond Res. 2006;20(3):462.) National Strength and Conditioning Association

음)를 상승시키더라도 멈추게 한다. 심부 온도를 측정하는 많은 방법들을 이용할 수 있지만, 직장 온도를 측정하는 것이 가장 정확한 방법이다.[12] 열사병과 함께 다음과 같은 생리학적 변화가 나타난다: 젖산 산성증의 증가, 과도한 혈중 칼륨 농도, 급성 신부전증, 횡문근변성(근조직의 괴사로 인해 근육에서 발견되는 미오글로빈과 다른 단백질들이 혈액에서 발견됨), 출혈성 질환 및 그 외 의학적 상태 등. 이러한 변화들이 동시에 일어나면 사망에 이를 수 있다. 열사병의 증상과 징후로는 심박수의 증가(심박급속증), 고혈압, 발한(피부 붕괴 시 건조할 수 있지만), 과호흡, 정신상태의 변화, 설사, 발작, 혼수상태 등이 있다. 운동성 열사병 처치가 많이 지연되었다면, 반드시 신체를 빠르게 냉각시켜야 하며, 그렇지 않을 경우 사망할 확률이 높아진다(그림 10.5).

열 질환에 영향을 미치는 요인들

체력 수준과 나이는 열 질환과 고온 및 습한 조건에 대한 반응에 민감한 영향을 미친다.[1,31] 반면에 성별은 약간의 영향만을 미친다.[32] 그러므로, 신체 사이즈, 체력 수준, 체지방 및 적응 수준을 평가할 때 성별은 요인이 되지 못한다.[31,33] 이러한 사실에도 불구하고, 여성들은 운동을 할 때 발한작용이 지연되어 남성보다 심부 온도가 더 높게 상승하게 된다.

체력 수준

체력 수준은 수정 가능한 위험 인자이기 때문에, 극한의 고온 환경에서의 신체활동에 참여하기 전에 조심스럽게 고려되어야 한다. 심혈관 체력, 특히 열에 대한 반응을 향상시키고 열 질환을 감소시키기 위한 컨디셔닝 프로그램이 주된 관심사가 될 것이다.[1]

연령

나이가 들면 심혈관 기능이 감소한다.[14,27] 트레이닝은 이러한 기능 감소를 늦추는 데 도움이 되지만, 나이의 영향을 배제할 수는 없다. 연령에 따른 심박출량의 감소는 열 스트레스에 대처하는 노인의 능력을 감소시키는 데 주요 역할을 한다. 노인들은 젊은 사람들의 심박출량이 증가하는 것처럼 열에 반응하지 못한다. 따라서, 작업 근육에 충분한 혈액을 일

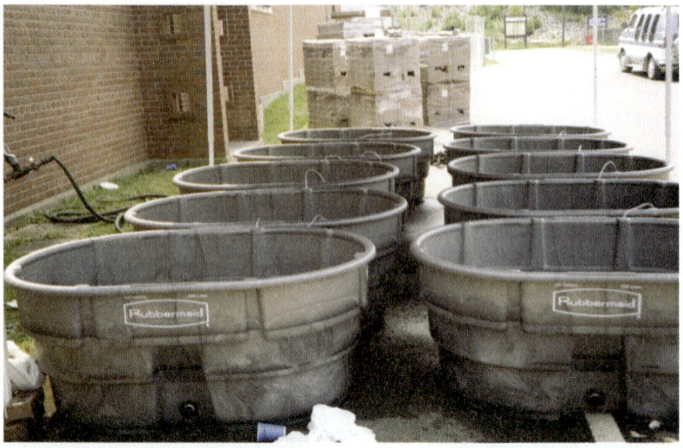

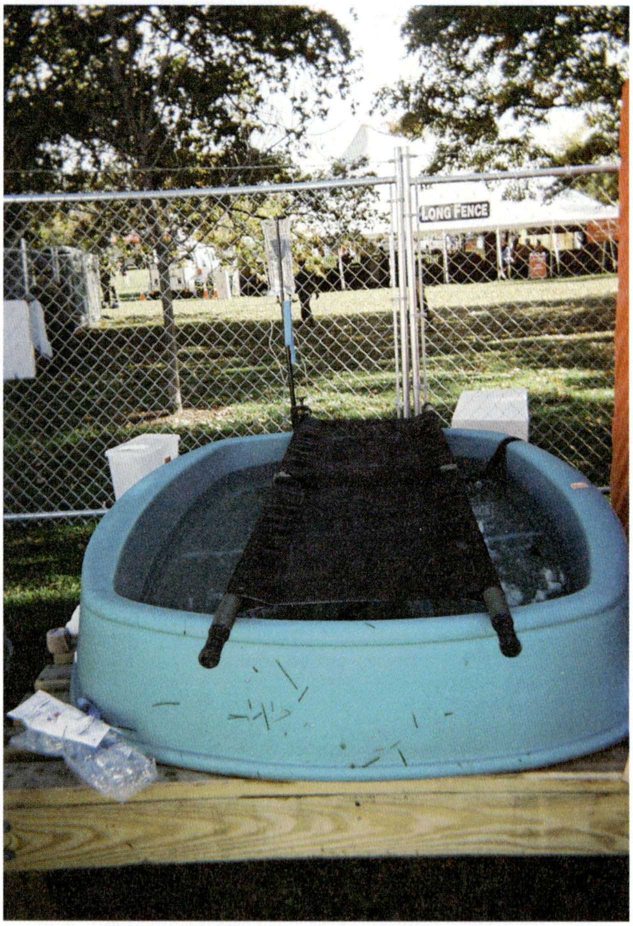

그림 10.5 **열사병의 처치용으로 사용되는 욕조들.** 열사병은 열 탈진으로 지연 오진으로 인해 치명일 수 있다. 열사병의 신속한 처치는 생존이 필수적이다. 시원한 물 또는 얼음 목욕은 매우 효과적인 방법이며, 열 질환이 잠재적인 문제가 되는 모든 여가 및 시합 장소에 준비되어 있어야 한다.

속성 검토

- 열 경련, 실신, 열 탈진, 그리고 열사병은 열 환경에 노출됨으로써 나타날 수 있는 증상이다.
- 열사병은 치명적일 수 있기 때문에, 특히 열 탈진과 혼동되어 치료가 지연되는 경우 매우 위험하다.
- 심부 온도 측정은 열사병의 정확한 진단이다.
- 연령과 체력 수준은 열 질환에 대한 민감성에 영향을 미친다.

제히 제공하는 것과 말초에서의 열손실이 젊은이들 보다 더 용이해야 한다는 것이다. 다행스럽게도, 젊은 사람들처럼, 노인들은 불리한 환경 조건에서 운동 능력을 향상시킬 수 있으므로 열에 순응할 수 있다.

열 환경에서의 운동 수행력

열 환경에서 운동을 준비하는 것은 많은 코치와 선수들에게 걱정거리이다. 특히, 그러한 환경 스트레스에 순응할 기회가 없었다면 더욱 그렇다. 예방책이 주어지지 않고 경고 신호를 무시했다면, 열 스트레스와 열 질환이 발생할 확률이 높기 때문에 열의 부정적인 영향을 제한하기 위한 심혈관계 체력이 필수적이다.[1,10]

지구성 운동능력

고온 환경에서 최상의 지구성 운동능력을 발휘하려면 사전 적응, 적절한 수분공급, 신체적 조절이 이루어져야 한다. McCann & Adams의 연구에 의하면,[38] 고온에서의 지구성 능력은 미대학선수협회 지침서에 나오는 **습구흑구온도지수(WBGT)**에 따르면 지속적인 감소가 예상된다. 1,500 m, 3,000 m, 5,000 m 및 10,000 m 경기뿐만 아니라 3,000 m 장애물 경기와 10,000 m 경기에서도 통계적으로 유의한 선형적 관계가 관찰된다. 개인적인 차이는 있지만 WBGT와 지구성 달리기 능력 간의 선형적 관계가 모든 육상 경기에서 나타나지는 않는다. 가장 중요한 것은 WBGT 지침서를 충실히 따르는 동안 열 질환으로부터 보호 받을 수 있다는 것이다.

무산소성 운동능력

일부 시합은 무산소성 대사과정에 완전히 의존하기는 하지만, 많은 단시간, 스프린트 형태의 운동은 무산소적으로 생산되는 ATP에 전적으로 의존한다. 그러나 이러한 모든 스프린트 경기에서 그렇긴 하지만, 시합 시간이 길어짐에 따라 무산소적으로 생산된 ATP의 기여도는 점차 줄어들게 된다. 트랙 경기인 100~800 m와 같은 무산소성 운동 시 열 환경에 노출 시간을 제한하는 것은 운동 수행에 방해가 되지 않겠지만, 1,500 m 시합과 같은 장시간의 경기에서는 고온 환경이 운동 수행력의 제약을 가져올 것이다. 그러므로, 무산소성 운동에 미치는 열 노출의 영향은 경기 시간과 운동선수가 열 환경에 노출되는 시간 모두와 관련이 있다. 열 환경에 지속적으로 노출되는 상황에서 컨디션을 유지하고 고강도의 운동을 수행하려는 운동선수들은 지구성 경기를 수행할 때처럼 스피드가 감소하는 고통을 느낄 것이다. 더구나, 열 질환에 대한 감수성 또한 높아질 것이다. 그러므로, 시합 시간, 냉각 방법, 수분공급 그리고 열환경 노출 제한 등은 성공적인 무산소성 운동능력의 근거가 될 수 있다.

> **속성 검토**
>
> - 고온 환경에서 운동을 할 수 있는 능력은 사전 적응, 적절한 수분공급 그리고 신체적 조절이 필요한 복합적인 도전이다.
> - 열은 유산소성 운동 능력을 방해한다.
> - 무산소성 운동 능력에 미치는 더운 날씨의 영향은 탈 노출 시간, 시합 시간 및 운동선수의 수분공급 수준과 관계가 있다.
> - 열 환경에서 근력, 파워 및 고강도의 지구성 운동 능력은 열 노출 시간과 수분공급 수준에 의존한다.

근력

무산소성 기능으로서, 근력에 미치는 열 환경의 악영향은 열 노출 시간과 운동 시간의 함수로 정해진다. Judelson 등[30]은 열 노출에 의한 2~5%의 탈수증은 근력, 파워 및 근 지구력을 각각 약 2%, 3%, 10% 감소시킨다고 보고하였다. 고온 환경에서 운동을 하는 동안 흔히 나타나는 탈수증은 근육의 기능을 현저하게 감소시킨다고 하였다. 이러한 현상은 증가된 노력의 횟수, 증가된 훈련량 또는 열 환경에서 지낸 시간에 의해 더욱 악화될 것이다(글상자 10-2 참조).

예방 전략

열 스트레스와 관련된 운동 능력의 감소를 피하기 위해, 운동선수들은 예방 전략을 적절히 사용해야 한다. 여기에는 운동 전 순응과 적응 시간과 적절한 수분공급이 포함된다.

순응/적응

인위적으로 주어진 환경에 생리적 적응을 유도하는 것을 **순응(acclimation)**이라고 부른다. 예를 들어, 마이애미에서의 게임을 위해서는 12월에 미네소타 대학에 있는 실내 풋볼 연습 시설의 온도를 증가시켜 선수들을 열에 순응시켜야 한다. 반대로, 같은 선수들을 미시시피 대학의 실외 자연 환경과 같은 고온 환경에서 연습시키는 것은 마이애미에서 게임

글상자 10-2 전문가 의견
운동성 열사병

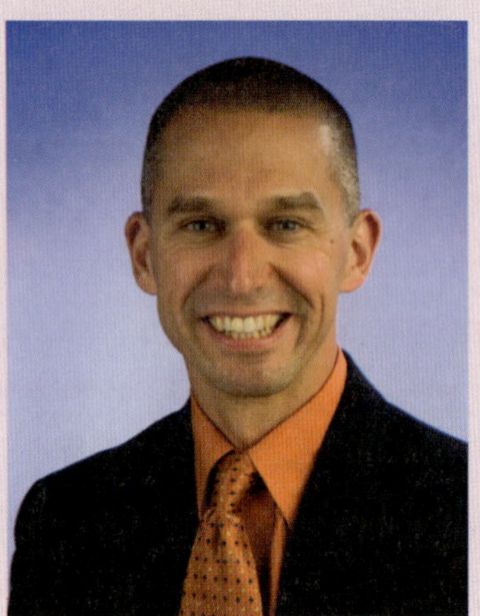

Douglas J. Casa, PhD, ATC, FACSM
코네티컷대학교 운동과학과
인간 운동능력 실험실
교수

운동성 열사병(EHS)은 선수들이 덥거나 고온 환경에서 강도 높은 운동을 실시할 때 주로 나타나는 잠재적으로 치명적인 상태이다. 운동성 열사병(EHS)이 생긴 선수들을 1년 간 처지한 결과, 컨디션과 관련이 있는 것으로 보여지며, 이러한 사례와 관련된 법적 서류를 검토하여 열사병을 인지하고 처치하는 조건의 원인과 일반적인 오류에서 일관성을 많이 발견하였다.

설정된 연습 중 EHS가 나타날 때, 다음과 같은 일반적인 원인들이 존재한다.

1. 대부분 연습 첫 3일에 발생한다.
2. 운동선수는 종종 자신의 "정상" 능력 이상의 강도로 운동한다.
3. 운동선수는 반바지와 T 셔츠가 아닌 긴복장을 하고 있다.
4. 운동선수는 건강하지 않은 경향을 보인다.
5. 연습/컨디션 조절 기간은 중간 휴식, 길이 및 수분공급의 요구 측면에서 조심스럽게 계획되지 않았다.
6. 운동선수는 연습 횟수, 연습 시간, 장비의 수량 등에 관한 "단계적-도입" 프로그램에 참여하지 않았다.
7. 운동선수는 순응 혹은 부분적으로 순응되지 못했다.
8. 운동선수는 종종 코치, 동료, 부모 또는 자기 스스로의 주목을 끌려고 한다.
9. 의료진이 종종 존재하지 않는다.
10. EHS에 관한 잘못된 방침과 절차가 존재한다.
11. 코치, 부모 및 선수의 교육은 구식이거나 전혀 존재하지 않는다.

도로 경주/철인 3종 경기 중에 EHS가 나타날 때, 다음과 같은 몇 가지 일반적인 특징이 있다.

1. 운동선수는 몇 가지 기준(보스턴에 필요한 자격, 개인 최고)을 충족하기 위해 노력하고 마지막 몇 마일에서 최선을 다한다.
2. 운동선수는 시원한 날씨 옷을 두껍게 입거나 따뜻한 날씨에 시합하는 데 필요한 제대로 된 순응이 되지 않는 것과 같이 환경에 필요한 계획을 제대로 세우지 않는다.
3. 운동선수는 종종 시합 시작 전에 낮은 수준의 열 때문에 질환을 겪는다.
4. 신입생이 전체 시합을 뛰지 않는 것에 의해 운동선수는 후반부 페이스 도움을 받는다.
5. 운동선수는 잘 연습된 수분공급 계획을 가지고 있지 못한다.

운동성 열사병(EHS)의 인식과 처치와 관련된 문제가 생겼을 때, 종종 두 가지 주제로 요약된다. 첫 번째 주제는 심부 체온과 중추신경계 기능의 빠르고 정확한 평가의 결여이다. 두 번째는 운동선수의 적극적인 냉각이 지연되는 것이다. 현장 상황에서 직장 온도의 평가는 체온을 정확하게 평가하는 유일한 방법이다. 정확한 온도의 확인이나 온도 측정이 지연되는 것은 열 환경에서 강도 높은 운동을 수행해 치명적인 결과가 나타난 운동선수에게는 적절하지 못하다. 운동성 열사병이 발생한 운동선수를 냉각시키는 과정은 반드시 가능한 한 빠르게 시작해야 만 한다. 냉각이 지연(인식의 부족 또는 현장 상황에 대한 적절한 준비)되거나 냉각량보다 못한 냉각 방법이 사용될 때 문제가 발생한다. 찬 물에 담그고 얼음과 젖은 수건으로 몸 전체를 닦는 방법 모두 좋은 냉각량을 제공해 주고 생존할 수 있는 가장 좋은 기회이다.

참조: Casa DJ, Anderson JM, Armstrong LE, et al. Survival strategy: acute treatment of exertional heat stroke. J Strength Cond Res. 2006;20(3):462.

을 하는 데 필요한 **적응(acclimatization)**을 하는 것이다. 인공 환경은 "순응", 자연 환경은 "적응"이라고 할 수 있다.

적응의 시간 경과

열에 적응하거나 순응하는 것은 다른 속도로 다른 생리적 체계가 적응하는 과정이다. 더구나, 일시적인 과정이고 순응이 된 사람이라도 2주 또는 1/2개월 정도 열 환경을 피해 있었다면 적응력은 떨어진다.[3,24]

예를 들어, 런너는 위스콘신의 여름 동안 열과 습도에 적응하면서 달렸더라도, 태국에서 5월에 열리는 10K 시합 환경에 재적응 혹은 재순응을 해야 만 한다. 열 적응은 14일 이상이 걸린다.[3] 열 순응과 주요 조절의 일부는 아래에 설명

속성 검토

- 적응은 사람의 몸이 기후의 자연 변화에 적응하는 과정이다.
- 순응은 적응을 만들 수 있는 인위적 기후 시뮬레이션을 사용한다.
- 열 적응은 14일이 걸릴 수 있으며, 약 17일이 지속된다.
- 신체가 수분을 손실하는 것으로서 땀은 탈수를 일으킬 수 있다.

되어 있다.

1~5일은 초기 적응 시기로서, 심혈관계의 개선된 조절과 제어가 일어난다. 여기에는 증가한 혈장 양, 특정 활동량에서 감소된 심박수 및 활동 근육의 모세혈관으로 혈류를 재분배하는 데 도움이 되는 자율신경계의 개선 등이 포함된다.

5~8일은 치명적인 고체온증에 대비하는 데 필수적인 체온의 결정적인 조절이 개선되는 시기이다. 고온 다습한 환경과 고온 건조한 환경에 적응하는 것에 따라 다른 반응이 나타난다. 적응은 환경에 따른 증가된 발한량과 낮은 체온 증가에서의 발한 시점, 땀샘의 적응(더 희석된 땀) 등을 포함한다.

3~9일은 열에 적응하는 동안 염화나트륨(NaCl)의 보존이 나타나는 시기이다. 땀과 소변으로의 NaCl 손실은 줄어들어 세포 외액 양이 더 많아 질 것이다.

14일에는 변화의 대부분이 완료되고 다음을 포함한다.

- 발한이 시작되는 낮은 심부 온도
- 복사와 대류를 통해 증가된 열 손실
- 증가된 혈장량
- 특정 운동부하에서 감소된 심박수
- 감소된 심부 온도
- 감소된 피부 온도
- 주어진 운동부하에서 감소된 산소섭취량
- 개선된 운동 효율성

수분공급작용

땀은 열 손실을 주도하는 신체의 증발 냉각에 기여한다. 그러나 신체의 물이 손실되는 탈수에도 기여한다. 많은 운동선수들은 물을 섭취하는 행동이 최상이 아니기 때문에 탈수증(hypohydration) 상태를 경험한다. 운동 중 심부 온도가 증가한 상태에서는 신체 질량의 최소 1%가 감소하기 때문에 탈수증은 운동선수들을 열 스트레스에 더욱 민감하게 만든다.[46] 그러므로, 운동 전 수분공급은 특히 고온 환경에서 생리적인 요구에 최상으로 반응하는 데 중요한 것이다. Casa 등[11]은 고온 환경에서 운동 시 문제점들을 제거하거나 감소하는 데 중요한 적절한 수분공급 기술 및 연습에 필요한 광범위한 지침서를 제공하였다(8장, 글상자 8-2 참조).

추위 스트레스

온도 스펙트럼의 또 다른 면에는, 추운 환경에서 운동 중 직면하는 운동선수의 생리적 도전이 있다. 활강 스키, 크로스컨트리 스키, 스노우보드, 배낭여행, 설상차 운전(snowmobiling), 설상화 신고 걷기(snowshoeing) 그리고 아이스하키 등은 추운 환경에서 즐기는 인기 있는 대부분의 실외 운동들이다. 실외 온도가 내려가면, 여러 가지 체온조절 메커니즘들이 신체 내 온도를 유지하려고 바빠진다. 신체를 따뜻하게 하는 생리적 메커니즘들의 조절 과정을 시작할 수 있더라도, 추운 온도에서 견디려면 적절한 복장 혹은 피난처가 필요하다. 복장은 추운 날씨에 시합을 하거나 여가를 즐길 때 신체를 보호하는 데 필수적이다. 신체 일부가 보호 없이 추위에 노출되거나 부적절한 복장을 하는 것은 장시간의 운동 수행에 악영향을 미칠 수 있고 그전에 추위에 따른 부상에 노출되기 쉽다(글상자 10-3 참조).

역설적으로, 운동할 때 발생되는 대사성 열과 매우 효과적인 보호 의복을 너무 많이 겹쳐 입는 것으로 인해 추운 환경에서 열 질환을 경험하기도 한다. 보호 의복은 신체에 필요한 매우 다른 미세기후를 만들어 낼 수 있다.

추운 환경에서의 생리적 체온조절

추위 노출에 대한 생리적 반응에는 매우 다른 메커니즘들이 포함된다. 신체의 냉각 수용기들은 온도 감소의 변화 및 비율 모두를 감지하고 다른 반응들이 나타나는 것을 알려준다. 냉각 수용기들은 온열 수용기보다 숫자가 적고 피부, 복부 내장 및 척수에 존재한다.

신체는 심혈관계의 부분적인 적응과 열 발산을 위한 말초 피부 혈관의 수축이 시작되면서 체열에 대한 방어가 시작된다. 증발성 열 손실을 줄이기 위해 땀 분비도 정지된다. 수용기들은 신체의 온도조절장치, 시상하부로 신호를 보내고, 대사과정을 상향조절하고 열을 발생시키는 T-3 및 T-4 갑상선

글상자 10-3 학생들의 실제 질문

추위에 어떻게 순응할 수 있을까요?

메인(Maine)주에 있는 고등학교 하키팀은 지금까지 훈련과 게임을 위해 온도가 적당히 추운, 즉 50~55℉(10~13℃) 정도인 실내 빙상 경기장을 사용해 왔다. 그러나 4주 동안 우리들은 주변 온도가 10~15℉(−12~−9℃)인 밤 시간에 실외 경기장에서 휴일 토너먼트 시합을 한다. 곧 있을 실외 하키 토너먼트 경기를 준비하면서 내 신체가 추위에 적응되도록 하는 데 문제는 없는가?

뜨거운 온도와는 달리, 신체는 추운 온도에 노출되는 것에 대한 부분적인 생리적 적응을 겪게 된다. 여전히, 추운 주변 온도는 선수의 운동 수행력, 특히 아이스하키에서 나타나는 전력질주와 같은 강한 운동에 부정적인 영향을 미칠 수 있다. 중요한 것은 가능한 한 적절한 복장을 갖추고 따뜻한 곳에서 쉼으로써 추위 노출로부터 신체를 보호하면서 운동 수행력을 유지하는 것이다. 게임을 진행하는 중에 보온성 속옷을 착용하고 "따뜻한 막사"에 들어가는 것은 추위에 대한 적응을 시도하는 것보다 추위를 다루는 가장 좋은 방법이다. 또한, 너무 두껍게 옷을 입는 것도 조심해야 한다. 특히, 게임 중이거나 강도 높은 근육 활동으로 반드시 없애야 하는 과한 열이 발생되는 매우 활동적인 선수들 사이에서 과열을 초래할 수도 있다.

호르몬이 분비되도록 갑상선을 차례차례 자극하는 갑상선 호르몬의 분비를 자극한다. 더구나, 시상하부로부터의 통합된 신호는 골격근의 열 생산을 위해 "떨림" 현상이 일어나도록 운동 피질을 자극한다.

교감신경계는 대사과정을 증가시키는 부신수질의 에피네프린 분비를 자극하고 말초혈관의 혈관수축을 자극하는 노르에피네프린의 분비를 자극한다. 또 다른 변화는 절연제 역할을 하는 모발의 경직(모발이 곤두서도록 교감신경계는 모낭을 자극함)이 나타난다. 이러한 적응은 동물보다 사람에서 더 특징적으로 나타난다. 결국, 열을 발생시키는 자발적인 근육 활동이 증가하지 않는 한 골격근으로의 혈류량도 감소한다. 추위에 대한 또 다른 능동적 반응으로는 심부 온도를 보존하기 위해 웅크리거나 대피소나 따뜻한 장소(ex. 불을 피움), 따듯한 음식을 찾거나 옷을 여러 겹 껴입는 것이다. 그림 10.6은 추위에 대한 중요한 생리적 반응들을 보여주고 있다. 또한, 그림 10.6B는 체온 변동이 생존에 필수적인 심부 기관과 중추신경계의 보호와 어떤 관련이 있는지를 보여주는 **등온선(isotherm)**을 나타내고 있다.

만일 옷을 제대로 입지 않고 추위에 노출되면 여러 가지 상황이 발생한다(그림 10.7). **저체온증(hypothermia)**은 정상적인 생리적 기능이 손상되거나 불가능해 질 정도로 체온이 감소되는 상태를 말한다. 사람의 정상적인 심부 온도는 약 37.0℃(98.6℉)이다.

신체의 생리적 시스템이 정상적인 심부 온도를 유지하는 데 문제가 있을 때 나타나는 저체온증은 세 가지 다른 단계가 나타난다. 첫 번째 단계는 체온이 정상 체온보다 1~2℃ 떨어졌을 때를 말하며, 복합적인 신체활동 능력의 감소와 빠르고 얕은 호흡이 포함된 신체 기능의 첫 변화가 나타난다. 두 번째 단계는 체온이 정상 체온보다 2~4℃ 떨어졌을 때이며, 신경전도 속도가 느려지고 혈류량이 감소함으로써 정상적인 신경근 활동에 영향을 미친다. 세 번째 단계는 체온이 32℃ (89.6℉) 아래로 떨어졌을 때를 말하며, 대사과정 및 신경계 기능과 같은 생리적 시스템이 급격하게 감소하고 심장 기능 이상(ex. 빈맥)이 나타나며, 기관 이상과 뇌사 상태가 나타난다. 그러므로, 저체온증에 대처하는 것은 생명을 유지하는 데 중요하다.

체온이 29.4℃(85℉) 아래로 떨어지면, 체온 조절이 시스템이 있는 시상하부가 추위 스트레스에 효과적으로 대처하지 못하기 때문에 신체는 더 빨리 차가워진다. 흥미롭게도, 어떤 사람은 체온이 13.9~15.6℃(57~60℉)로 떨어지고 호흡이 멈춰도 생존하는 믿기지 않는 일이 일어난다.

추위에 대한 운동 반응

실제로 이러한 잠재적이고 극적인 온도 손실이 있기 전에 정상적인 추위와 습기에서 레저 및 시합을 할 때도 사람들은 신경근 활동의 축소를 경험할 수 있다. Howard 등[29]은 45분 동안 12℃(53.6℉)의 차가운 물에 허벅지를 담갔을 때 등속성 피크 토크(ioskinetic peak torque), 총 일량(total work) 및 파워(power)의 감소가 나타났으며, 높은 역치 운동 단위의 신경 전달 속도가 느려지는 것이 나타났다고 보고하였다. 최근 연구(미 출간 데이터)에서, 만약 차가운 물에 담근 직후 운동을 한다면 준비 운동이 이러한 감소를 완화하는 것으로

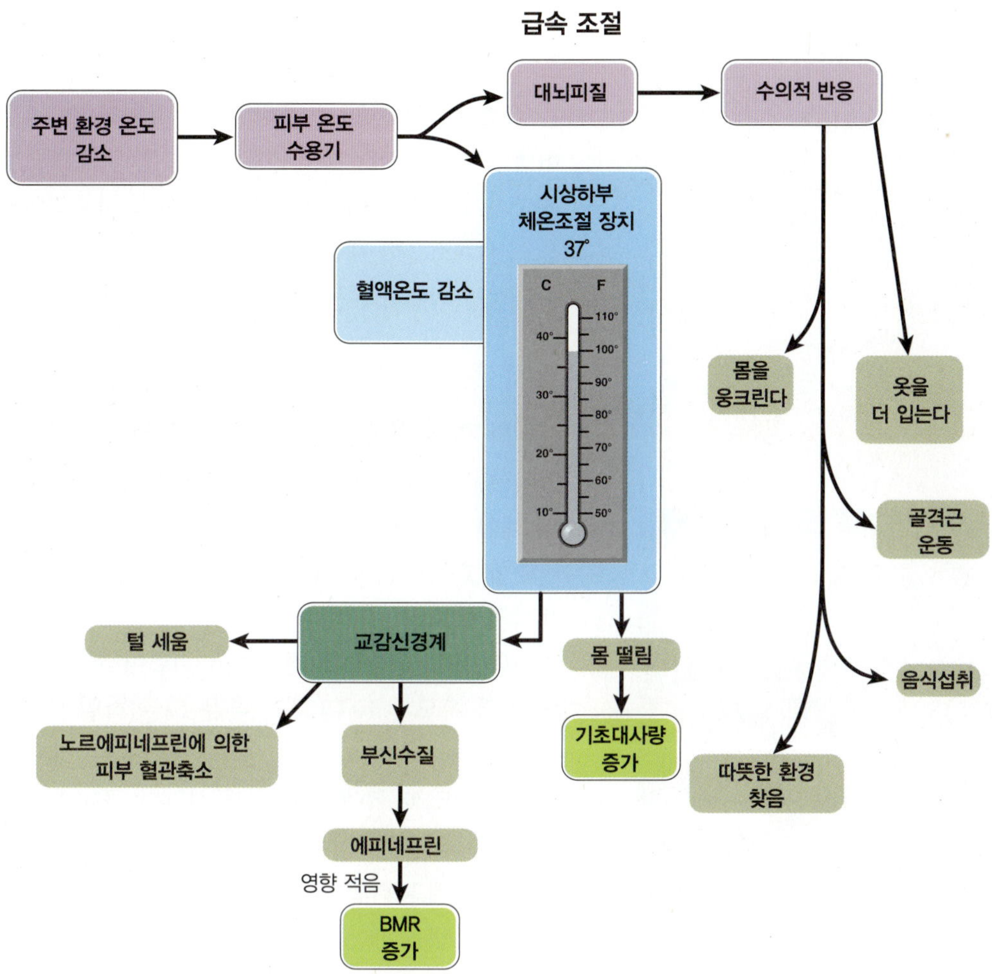

A

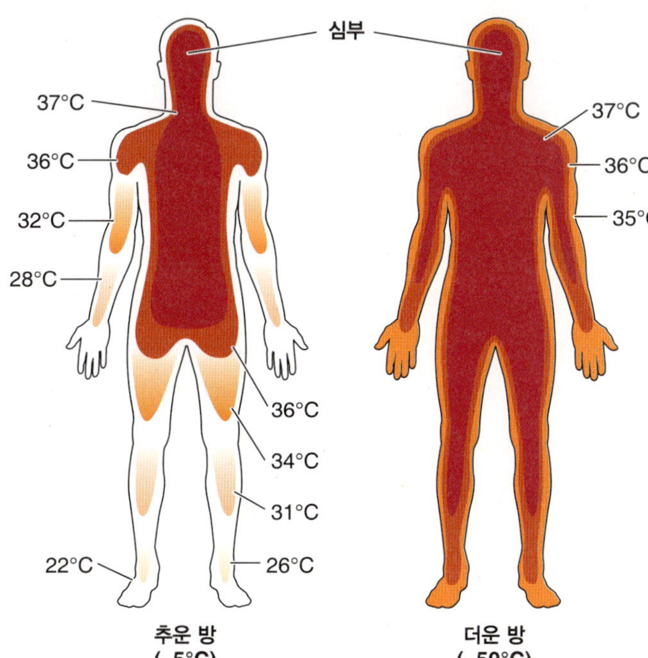

B

그림 10.6 추위 스트레스에 대한 생리적 반응들과 관련된 매커니즘. (A) 온도의 감소는 신체 내 냉각 수용기들의 첫 번째 반응이다. 냉각 수용기들에 의한 첫 번째 반응으로서 시상하부로 반복해서 보내는 신호이다. 시상하부는 신호를 통합하여 다음과 같은 곳으로 보낸다: (1) 운동 피질과 신경계는 골격근의 떨림 현상을 증가시킨다; (2) 교감 신경계는 피부 혈관의 수축을 일으키고 부신수질에서의 카테콜라민 분비를 자극한다; (3) 뇌하수체 전엽으로 보내진 시상하부의 신호는 갑상선 호르몬과 글루코코티코이드의 분비를 자극하여 대사성 에너지 생산을 향상시킨다. 이러한 모든 반응들은 신체 내부의 열 생산에 도움을 준다. **(B)** 온도 차이에 따라 신체 등온선에 의해 그려지는 체온 지도를 보여주는 것으로서, 조직의 막은 온도에 따라 변할 것이다. 온도가 상승하게 되면, 심부에서 말초까지 신체 조직의 온도는 감소하는 반면에 추운 환경에서는 필수 기관 및 중추신경계의 기능을 보호하기 위해 말초부터 심부까지 체온이 상승한다. 이는 피부와 같은 말초 조직들이 추위 부상(냉해)에 더 민감한지를 보여주는 것이다.

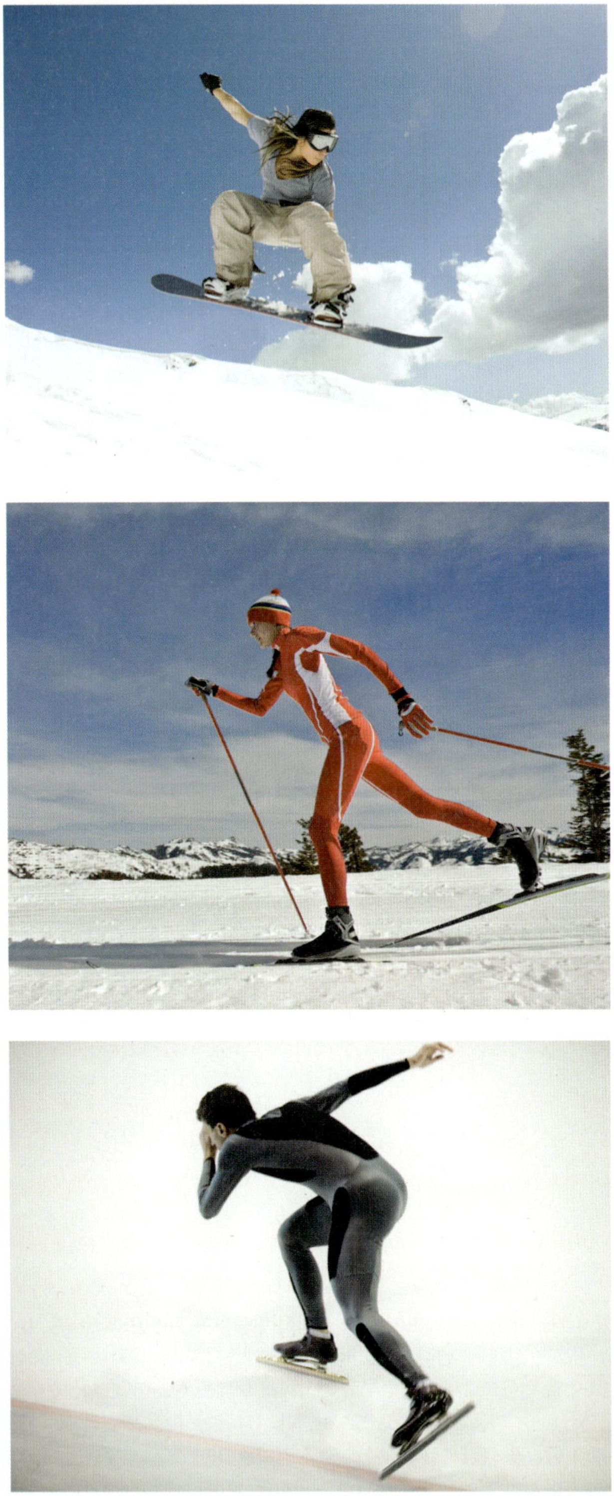

그림 10.7 스포츠에서의 일반적인 추운 환경. 여러 가지 다른 환경 조건은 여가활동 및 스포츠 시합에서 추위 노출로 이어질 수 있다. 그러므로, 추위 노출에 대한 해결 전략은 신체의 생리적 메커니즘에 도움이 되어야만 한다.

나타났다. 그러므로, 추운 환경에 노출된 상태에서 신체활동을 수행하는 것은 추위에 의한 신경근 기능 감소에 영향을 미칠 수도 있다는 것이다.

흥미롭게도, 예비냉각은 고온 환경에서 시합하기 전 스포츠 수행력을 강화하는 데 이용되어 왔다. 이러한 전략은 고온 환경에서의 시합 중 준비 구간으로서의 첫 10 km에서 예비냉각 방법을 이용함으로써 경기력을 최적화했었던 아테네 올림픽에 참여한 미국 마라톤 선수에게 사용되었다. 이는 무산소성 효소들이 제한 요인으로 작용하지 않는 시합 중 가장 효과적인 최대하 운동으로 보인다.[20]

힘 생산

신체가 추운 환경에 노출되면 근력 생산은 영향을 받을 수 있다. 대퇴사두근을 3분 간 아이스 팩으로 냉각할 경우, 활동의 패턴 변화가 나타났다.[34] 더구나, 신체 심부 온도에 대한 어떠한 효과적인 냉각 조치가 없으면 말초 근육조직들의 힘 생산의 감소가 나타난다.[13] 그러므로, 피부의 추위 노출은 신경근의 운동 수행력에 잠재적인 위협이 된다. 40분 동안 주변 환경 온도가 10℃(50℉) 혹은 그 이하일 때는 현전한 열 손실이 나타날 수 있고 힘 생산도 감소하는 것으로 보인다.[15] 흥미롭게도, 더 추운 온도에서 신장성 근육 활동은 근육 내 탄성 요소의 직렬 성분의 추가적인 단단함 때문에 향상되는 것으로 실제 나타날 수 있다.[5] 그럼에도 불구하고, 근육이 심하게 냉각됐을 때는 연관된 운동성 뉴런의 전기적 자극이 느려지기 때문에 힘 생산은 감소될 수 있다.[50] **신경 전도 속도**는 신경자극(활동 전압)이 근섬유를 자극하는 운동성 뉴런의 축삭을 따라 전도되었을 때 빨라진다. 신경 전도 속도가 느려질 땐 근섬유 표면에 도달하는 신경 자극의 "가중"이 절충되고 따라서 근섬유의 힘 생산이 감소하게 된다; 이는 속근 운동 단위의 특징이다. 일부 사람들이 다른 사람들보다 추운 환경에 더욱 민감해지는 이유가 반영된 이전의 심한 추위로 인한 부상은 신경 전도 속도에도 영향을 미칠 수 있다.[4]

운동선수들이 실제로 마주치게 되는 환경 노출을 대신해 줄 수 있는 급성 냉수 침수(12℃ 또는 53.6℉에 15분 동안)는 고도로 훈련된 사이클 선수들에서 특별한 운동부하 시 파워, 심박수 및 최대 파워 시간이 줄어든다.[47] 심지어 더 추운 환경에 매우 짧게 노출되더라도 최대 운동 수행력은 부정적으로 변하는 것과 함께 생리적 기능이 함께 감소하게 된다.

심혈관 및 지구성 운동 수행력

근 기능과는 다르게, 최대하 및 최대산소섭취량은 저체온증의 초기 신호가 나타나는 신체 심부 온도가 저하되지 않는 한 추운 온도에 대한 급성 노출에는 영향을 받지 않는다. 흥미롭게도, 폐 조직에 유해한 영향이 있는 것은 −35℃ (−31℉) 이하에서 운동을 했을 때라고 나와 있다.

추운 기후에서의 지구성 운동 수행은 잠재적인 **운동-유발성 기관지 수축(exercise-induced bronchoconstriction, EIB)** (ex. 폐 속 세기관지의 지름 축소)을 증가시키는 것으로 생각되어 왔다. 기관지 수축은 대부분 천식을 동반하는 특징이 있으며, 운동-유발성 기관지 수축(EIB)는 운동 유발성 천식이 있는 사람들이 지구성 운동을 할 때 나타날 수 있다. 폐 속으로 차가운 공기가 들어가게 되면 모든 사람들에게 유사한 결과의 원인이 된다. 그러나 추운 곳에서 지구성 운동을 수행할 때 달리는 속도와 생리적 변수들은 영향을 받게 되고, 앞에서 말한 기관지 수축인 EIB의 고통을 경험하게 된다.[49] 현실적으로, 스키와 달리기를 하는 사람들은 옷을 입기 때문에 지구성 운동에 전형적인 추운 날씨 환경이 미치는 영향은 미미하다. 온도가 5℃에서 25℃(41℉에서 77℉)로 증가하면, 마라톤 수행력은 점진적으로 느려지고, 저체온증보다는 고체온증이 주요 위협이 될 것이다.[21,40]

적응/순응

더위 상황과는 달리, 추위에 대한 적응(자연적 노출) 혹은 순응(인공적 노출)은 옷이나 의복을 적절히 겹쳐 입는 방법을 배우는 것처럼 행동 변화와 관련이 있다.[42] 심리학적 조절은 추운 날씨를 다르게 볼 수 있게 만들어 준다. 일부 스포츠팀은 특히 자신의 홈 구장 추위에서 플레이 할 수 있는 능력에 자부심을 갖고 있다. 수십 년 동안, 미국 풋볼 리그 중 많은 따뜻한 기후조건의 팀들은 12월에 그린베이 팩커스의 구장인 전설적인 램보 필드에 가는 것을 싫어했다(그림 10.8). 추운 기후에 신경 쓰지 않는 심리적 이점이 강조되는 것은 패커스 선수들이 스타디움 주변의 눈 돌풍 소용돌이 보다 T 셔츠 차림이거나 옷을 더 입지 않고 시합 전 준비운동을 한다는 것이다. 그들은 이러한 팀의 강인함을 강조하고 더구나 상대방은 "정신이 혼미한" 상태에 빠진다.

추위에 대한 생리적 적응은 더위에 대한 적응보다 분명하지 않다. 적응이 나타나는지 밝히기 위해, 시간이 흐를수록 메커니즘들이 발전하는 것처럼 다양한 집단과 상황들을 고려해야 한다. 고도로 훈련된 산악인들은 대조군에 비해 만성적인 추위와 높은 고지대 노출에 대한 적응된 주변 유형과

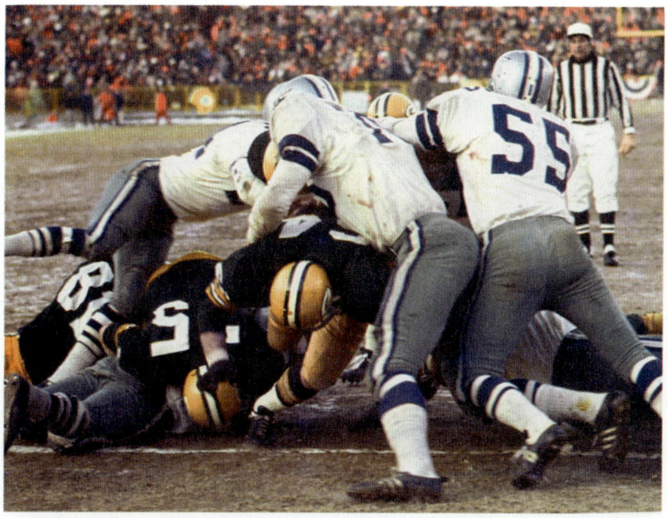

그림 10.8 위스콘신 주 그린베이에서 벌어진 미국 풋볼 리그 "Ice bowl" 그린베이 패커스 대 달라스 카우보이스 시합. 이 시합은 아메리카 풋볼 참피언쉽 경기 중 가장 유명하며, 1967년 램보우 필드(Lambeau Field) −26.1℃(−15℉) 온도에서 벌어진 경기이다. 추위 속에서 시합하는 문제에 대처하는 아메리카 풋볼 팀의 능력과 그린베이 패커스의 전설에 기여한 수많은 승리들 및 "얼어 붙은 툰드라"로 알려진 램보우 필드 시합의 이점.

관련하여, 높은 고도와 추위 노출에 대한 반응으로 추위에 의한 혈관 확장의 개선이 나타났다.[22] 이는 심해 어부가 추위에 노출되었을 때 비적응 대조군에 비해 손에 더 높은 혈액 흐름을 입증하는 초기 작업을 지원한다.[23]

추운 날씨의 주민들이자 혹독한 기상 조건을 극복해야 했던 에스키모인들은 추운 환경에 대한 인간의 적응 연구에 적합하다. 에스키모인들은 비에스키모인들에 비해 기초 대사

속성 검토

- 냉각 수용기에 의해 신체 추위를 감시한다.
- 혈관 수축, 떨림, 발한량 감소 그리고 갑상선 및 부신의 자극은 체온 감소를 조절한다.
- 저체온증은 정상적인 생리적 기능이 손상되거나 불가능해지는 지점까지 체온이 감소된 것을 말한다.
- 습기와 추위에 노출되는 것은 신경 전도율의 감소를 유발하고 차후에 등속성 피크 토크, 총 일량 및 파워가 감소된다.
- 예비냉각은 더운 기후에서 스포츠 수행을 개선하기 위한 효과적인 기술이다.
- 심혈관 및 지구성 운동능력은 심부 체온이 감소한다면 추운 온도에 의해서만 영향을 받는다.
- 추위에 대한 적응은 커다란 유전적 요소를 가지고 있는 것으로 보이지만 지역에 대한 생리적 적응과 심리적 허용이 모두 존재하는 상황에서 추위 노출에 영향을 받을 수 있다.

량이 더 높은 것으로 알려져 있다(12~14%). 추위에 대한 적응은 유전적 요소로 보여지지만, 일부 지역에 대한 생리적 적응(사지로의 혈류량 증가) 및 심리적으로 허용되는 상황에서 추위에 노출되는 것에 의해서도 영향을 받을 수 있다.

글상자 10-4 알고 있습니까?

추위 노출: 다양한 추위 환경 조건에서의 생존

날씨가 지속적이거나 계절적으로 추운 곳에서 살고 있다면, 추운 조건에서 신체활동을 하는 것에 있어서 특별한 주의가 필요하다. 일반적으로 알고 있는 것과는 달리, 추운 환경에서 신체활동의 안전한 측정이 결정되었을 때 온도가 유일한 고려사항은 아니다. 실제로, 다른 환경적 요인이 추위 노출의 잠재적 심각함에 큰 영향을 준다. 추운 온도와 관련된 위험요인들이 정해졌을 때, 건조함 대 습함, 바람(혹은 대류) 및 개인적인 문제의 영향을 고려해야 한다.

건조한 조건 대 습한 조건

환경이 저온 건조할 때, 보호성 의복은 신체를 단열하는 데 효과적이다. 왜냐하면, 단열재들은 신체로부터 대기로 발산되는 열 손실을 막아주기 때문이다. 열과 공기가 갇혀 있기 때문에, 신체 주변의 공기는 체온과 거의 동일하다. 그러므로, 열 손실이 방지되고 체온은 계속 안정적이 된다.

저온 건조한 날씨에 비해, 차가운 물에 담그는 것과 함께 추운 환경에 노출되는 것은 생명을 빠르게 위협한다. 체열은 전형적으로 땅 위보다 물 속에서 빠르게 소실된다. 왜냐하면 물은 신체로부터 방사된 열을 빠르게 흡수하고 빠르게 체온과 동일하게 되지 않는다(공기와는 다름). 물 온도는 체온과 빠르게 동일해지지 않기 때문에, 내부와 외부 온도를 동일하게 하려는 헛된 시도 중에도 신체는 계속해서 열을 잃게 되고 체온은 빠르게 치명적으로 낮아진다.

체온이 가열될 수밖에 없는 상황에서 수분의 총량은 열 손실률에 큰 역할을 한다. 상대적으로 수분의 양이 많은 조건에서, 수영은 온도를 같게 할 희망도 없이 매우 빠르게 열 손실을 유도하므로, 침수 피해가 더욱 빠르게 나타난다.

물에 담그는 것과는 다를 수도 있지만, 열 손실률에 대한 물의 효과를 기억하는 것은 중요하다(땀이 뜨거운 물의 양에 얼마나 효과적인지를 생각하라). 만약 추운 환경에서 물 노출이 예상된다면, 알몸은 외부 환경이 필수적이다. 최악의 시나리오는 차가운 물에 노출된 피부를 방치함으로써 과도한 열 손실이 일어나는 것이다.

추위 대 추위 및 바람

공기는 쉽게 열을 얻거나 잃어버려 주변 환경과 같아지기 때문에, 공기가 피부를 스쳐가는 속도가 증가되면 열 손실을 크게 가속하게 된다. 추가적인 요인으로 바람이 부는 추운 환경에서 신체활동을 할 때, 체온(특히, 피부 온도) 손실이 더욱 빠르게 나타나고 상해의 위험이 증가할 수 있기 때문에 특히 각별한 주의가 필요하다(바람 냉각 차트에 나와 있음).

만약 외부 환경이 춥고 바람이 분다면, 바람을 막을 수 있는 옷을 입어야 한다. 외부와 차단할 수 있는 재질로 된 폴리에스터 혹은 방수천이 가장 좋다. 또한, 노출된 신체 모두를 덮을 수 있어야 하고, 특히 머리가 중요하며, 표면 혈류량(혹은 열)이 쉽게 손실될 수 있고 장소에 따라 바람(혹은 대류성 열 손실)의 위험성이 있기 때문에 신체 중심부의 중요 부분의 열 손실을 막을 수 있어야 한다.

추운 환경과 연령, 체질량 및 신체활동

추운 환경에서 개개인의 상태는 체온조절에 대한 환경의 영향이 크게 작용한다. 노인들은 상대적으로 추운 환경에 내성이 떨어진다. 반대로, 젊은 사람들은 추운 환경과 관련된 상해에 대한 저항력이 상대적으로 높다. 젊은 사람들은 더운 기후에 부담감이 있는 반면에, 노인들은 비운동성-열사병이 나타나지 않는 범위 내에서 따뜻한 것을 선호(심리적 및 생리적 모두)하지만, 더운 것을 선호하는 것은 아니다.

더구나, 체질량의 양과 구성 또한 체온조절에 큰 영향을 준다. 신체의 일부 구조는 열을 차단하고, 일부는 열을 생산하는 기능을 가지고 있다. 예를 들어, 추운 곳(습기 없는)일수록 골격근이 많으면 열이 더 생산된다. 지방량은 단열의 필수 기관이고 추운 환경에서 신체의 심부 온도의 손실을 막아주는데, 이는 높은 지방량을 가진 사람들이 적은 지방량을 가진 사람들보다 더 그렇다.

추운 곳에서의 신체활동은 잠재적으로 유익하거나 해로운 방법으로서 체온조절 상태에 유의한 영향을 미친다. 사지의 말초 쪽으로 혈류량이 증가하고 대사량이 증가하는 것은 추위 부상으로부터 신체를 보호하는 기능이 있다. 반대로, 활발한 신체활동으로 땀이 나면 체열의 손실이 가속되고, 적절한 옷을 입거나 건조하거나, 무더운 온도가 다시 빠르게 나타나지 않는다면 실제 위험은 없다.

글상자 10-5 학생들의 실제 질문

해수면 높이의 학교에서 운동선수들의 시합이 있을 때 고교 및 대학의 장거리 운동선수들에게 고지대가 가진 장점이 있나요?

이는 좋은 질문이다. 몇 년간 5,000 ft(1,524 m) 이상의 고지대에서 생활하고 훈련하였던, 뉴멕시코 주립 대학 및 콜로라도 주립 대학과 같은 학교의 장거리 운동선수들은 증가된 적혈구 양, 증가된 모세혈관 밀도 및 증가된 근섬유 내 미토콘드리아 밀도와 같은 생리적 적응을 경험한다. 이러한 적응은 작업근으로의 산소 운반을 증가시키는 것 뿐만 아니라, 근섬유의 유산소성 대사과정을 통한 ATP 생산 능력도 증가한다. 이러한 결과로서, 운동선수는 주어진 속도를 유지하기 위해 필요한 ATP를 유산소성 대사과정을 통한 공급에 대하여 더 큰 규모로 의존하게 될 것이므로, 무산소성 대사과정과 산성화의 증가에 의한 피로 효과는 최소화 될 것이다. 그러므로, 높은 곳에 위치한 학교의 장거리 운동선수들의 이러한 생리적 적응은 해수면 수준에서 시합할 때 유리하게 작용할 것이다. 이는 시합에서 반드시 승리하는 것을 의미하는 것은 아니지만, 훈련 여부와 동기부여 및 타고난 능력 모두 선수의 운동 수행력에 영향을 미칠 것이다.

적절한 의류와 쉼터와 같이 추운 날씨의 노출에 대비하여 준비할 필요가 있다. 운동 선수가 추운 환경에서 사이드라인 주변에 서서 시합을 기다리고 있다면 준비 운동은 필수적이다. 운동이 심부 온도의 감소를 상쇄하는 데 도움을 줄 수는 있지만, 피부 표면을 노출시켜 기본 근육을 냉각시키는 결과를 가져온다. 이는 스포츠 및 여가활동에 영향을 미칠 수 있는 힘 생산 능력을 축소시킬 수 있으며, 보호 및 준비가 추운 환경에서의 성공적인 운동을 위해 필수적이라는 것을 한번 더 입증하는 것이다(글상자 10-4 참조).

고지대 스트레스

에베레스트 산 규모에서의 성패는 높은 고지대의 도전과 요구사항들을 증명하는 것이다. 비슷하게, 스포츠 케스터는 덴버에서 프로 축구 및 야구 경기가 있을 때 덴버의 해발고도 1,609 m 높이가 운동선수에게 미치는 큰 영향을 보도한다. 운동선수들이 요구하는 것은 무엇인가? 1,609 m에서의 운동 수행은 어떤 부정적인 영향이 있는가? 각각의 팀들은 특정 조건하에서 고지대의 장점 혹은 단점이 있는가?

유산소성 능력에 관한 연구들은 약 700 m의 낮은 고도에서 운동 수행력이 감소되고 1,524 m에서는 더 분명해지는 것으로 보고하였다. 그러나 운동 수행력에 대한 고지대의 더 확실한 영향이 나타나는 약 2,200 m를 역치로 볼 수 있다. 특히, 높은 고지대에서 나타나는 산소섭취의 더 큰 장애가 시작된다(글상자 10-5 참조). 고도가 높아짐에 따라, 유산소 대사과정에 부정적인 영향은 곡선 형태로 계속 증가한다. 흥미롭게도, 몇몇 "높은 고도"의 겨울 스포츠와 산악 등반을 포함한 시합은 대부분 2,743 m 또는 9,000 ft 보다 중간 고도 범위 내에서 이루어진다(그림 10.9).

저산소증과 고도의 또 다른 문제

고도가 높아짐에 따른 근본적인 문제는 저산소증의 원인이 되는 **기압(barometric pressure)**이 감소한다는 것이다. 공기의 무게는 환경 조건, 특히 고도에 의해 가장 크게 변하는 기압에 의해 결정된다. 목표 조직으로의 산소 운반 손상 혹은 **저산소증(hypoxia)**은 고지대의 수많은 부정정적인 영향들의 주요 원인이 되고, 감소된 산소 **분압(partial pressure)**

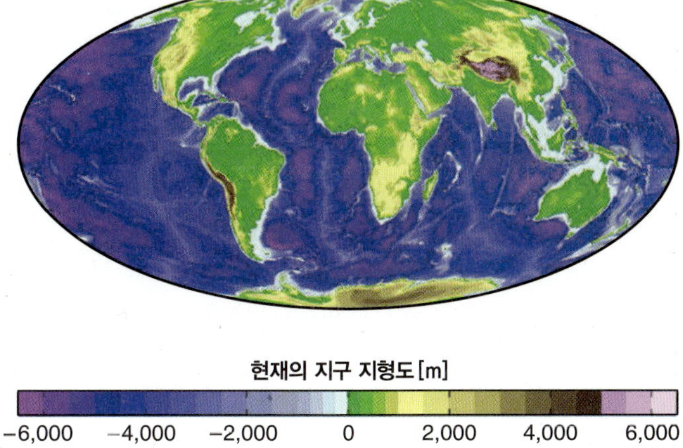

그림 10.9 지구의 고도 차이에 따른 세계지도.

의 원인이 된다. 산소는 생리적 기능에 중요한 요인이기 때문에 선수와 스포츠 케스터 모두 모든 문제 발생의 원인이 산소 부족이라고 생각한다. 그러나 이것은 진실이 아니다! 동일한 고도의 대기 중에는 산소(20.93%)뿐만 아니라 또 다른 가스(이산소화탄소, 0.03%, 질소, 79.04%)들이 동일하게 섞여 있다. 어떤 변화는 각각의 가스 분자가 발휘한 압력의 총합이다. 고도가 더 높아지면, 기압(mmHg)은 더 낮아지고, 이러한 압력은 산소를 신체 조직으로 보내는 주요 역할을 한다. 산소 압력, 혹은 산소 분압(PO_2)은 공기 중 산소가 차지하는 기압의 총합을 계산한 것이다(6장 참조). 이는 고도가 증가할수록 산소 압력은 감소한다는 의미이다. 760 mmHg 수준인 해수면 높이의 기압에서는 1968년 올림픽이 개최되었던 멕시코시티의 596 mmHg의 기압보다 더 높은 산소 분압이 나타난다는 것을 쉽게 이해할 수 있다(글상자 10-6).

고도가 상승하여 신체에 스트레스가 발생하였다면, 신체 조직으로 산소를 운반하는 능력은 대부분 직접적으로 영향을 받는다. 그러므로, **저기압 환경(hypobaric environment)**이 조성된 고도에서 기압은 감소하고, 이러한 낮은 PO_2는 폐로부터 혈액 쪽으로 산소가 확산되는 가스 운반을 현저하게 감소시킨 다음 신체의 목표 조직 쪽으로의 이동도 감소시킨다. 이렇게 신체 조직으로 운반되는 산소의 양이 감소되는 것을 "저산소 영향"이라고 부른다.

고도의 증가는 저산소증 외에 관련된 또 다른 문제가 있다. 세계에서 가장 높은 봉우리 중 일부의 정상에 도달하는 등반가의 많은 사진으로부터 알 수 있듯이, 추위는 고도가 높아지는 것과 관련이 있다. 에베레스트 봉우리에 도달하는 시간에 따라 온도는 −44℃(−48℉) 이하가 될 수 있다. 찬 공기는 더운 공기보다 낮은 수증기 수준이 유지되고, 신체로부터 주변 환경으로의 수분 손실에 대한 경사도는 탈수를 촉진한다. 이러한 신체로부터 더 많은 증발성 수분 손실이 생기는 것은 운동 중 호흡이 증가하기 때문에 더 격렬해진다(호흡 중 수증기가 호기됨을 기억하라). 이렇게 탈수를 촉진하는 요인들은 고도가 높아짐에 따라 증폭된다.

마침내, 고도가 높아짐에 따른 태양 복사량의 증가는 태양의 전자파 때문에 이동 거리가 더욱 짧아지고 대기는 얇아진다. 태양은 몇몇 종류의 자외선을 발사한다. 자외선 A(UVA), 자외선 B(UVB) 및 자외선 C(UVC). UVC 방사선은 대기 중의 오존층에 의해 흡수된다. UVA와 UVB 방사선 만이 지구 표면에 도달하므로 시중에서 구입할 수 있는 자외선 차단 크림으로 보호될 수 있다. UVB에 노출되는 것이 피부에서 비타민 D 생산을 유발한다 할지라도 과한 노출은 직접적으로 DNA가 손상되고 화상을 입으며 피부암의 원인이 된다.

고도에 따른 생리적 반응

스포츠와 운동에서 고지대에 관심을 가진 첫 번째 이벤트가 1968년 멕시코시티(2,240 m, 7,349 ft)에서 개최된 하계 올림픽이다. 전 세계의 운동선수들은 세계 대회 사상 처음으로 높은 곳에서 경쟁하려 하였다. 많은 과학자들은 고지대가 특히 최대산소섭취량에 극적인 영향을 미치는 한계점이라고 토론하였다. 선수, 코치, 과학자 및 의학자들은 어떤 시합에서 어떤 영향이 있을지 심사숙고하였다. 산소의 분압이 떨어지게 되어 지구력 경기들은 우려되며, 1분 이내의 경기라면 환경 때문에 몇 초가 추가될 수 있다는 것을 고려하였다. 운동선수들이 시합 장소에 도착했을 때 이러한 환경에 기대하는 만큼 순응할 수 있는가? 시합 전 고도에 적응하는 데 얼마나 길게 걸릴 것인가? 이러한 중간 정도의 고도에서 고산병은 발생 가능한가? 1968년 하계 올림픽은 이러한 문제점들과 함께 모든 사람들에게 수많은 또 다른 섬뜩하고 도전적인 의문점을 제시하였다.

중간 정도의 고도로 상승하더라도 고도에 맞는 신체의 항상성을 유지하기 위하여 많은 생리적 조절이 일어나게 된다. 안정시 심박수 및 혈압이 증가하고, 고도에 따른 모든 스트레스 신호인 카테콜라민이 증가한다. 신체는 저산소증의 문

글상자 10-6 알고 있습니까?
1968년 하계 올림픽

멕시코시티의 일명 "옅은 공기"는 7,349 ft(2,240 m)의 고도 때문으로 생각되며, 1968년 하계 올림픽에서는 남녀 선수들의 각각 트랙과 필드 기록이 단축되는 데 도움이 되었다. 미국 멀리뛰기 선수인 밥 버몬(Bob Beamon)는 기존 기록을 거의 2 ft (6.1 cm)를 늘린 믿을 수 없는 금메달 기록인 29 ft 2½(8.9 m)이 나오는 데 역할을 했다. 앨 오터(Al Oerter)는 네 번 연속 원반던지기 타이틀을 차지하였고, 데비 마이어(Debbie Meter)는 수영에서 3개의 금메달을, 딕 포스베리(Dick Fosbury)는 높이뛰기에서 "드러눕기" 동작의 획기적인 배면뛰기로 금메달을, 와이오미 타이어스(Wyomia Tyus)는 100 m 경기에서 여성 최초로 연속 금메달을 확득하였다.

제에 직면하게 되고, 신체 조직으로의 산소 공급을 필요로 하게 된다.

폐 환기량

고지대 운동 중, **폐 환기량**($\dot{V}_E$)은 동맥 혈액 내 산소포화도의 더 높은 요구에 따라 증가한다. 안정시 환기량은 약 10,000 ft 혹은 3,048 m에 도달하기 전까지는 증가하지 않는다(그림 10.10). PO_2의 감소를 상쇄하기 위해 폐 환기량은 고지대 스트레스에 반응하여 변한다. 안정 상태에서 호흡의 속도 보다는 일반적으로 호흡량이 증가하거나 호흡의 깊이가 증가한다. 운동과 함께, 양과 속도 모두는 산소의 유용성을 보다 용이하게 하도록 증가한다. 그러나 고지대에서 최대 운동을 할 때 환기량은 해수면 수준과 비슷하다. 분명한 것은, 최대 강도의 운동 중 폐 환기량 상한치의 존재 여부와 관계없이 해수면 혹은 고지대에서 운동은 수행된다는 것이다. 그러나 고지대에서는 호흡이 증가하여 CO_2가 더 많이 제거되고 혈액의 pH가 7.4 이상이 되어 신체는 더욱 알카리성(염기성)을 띄게 된다. 시간이 지남에 따라, 신장이 중탄산염의 배설을 증가시키는 것에 의해 항상성 회복에 도움을 줌으로써, 혈액이 더 산성화 되더라도 알카리성 물질을 중화하는데 도움을 주어 혈액의 pH가 7.3~7.4의 정상 범위로 되돌아오게 된다. 고지대에서, 다양한 고도에 따라 폐 환기량의 반응은 눈에 띄게 차이가 날 수 있으며, 만성 적응의 결과로서

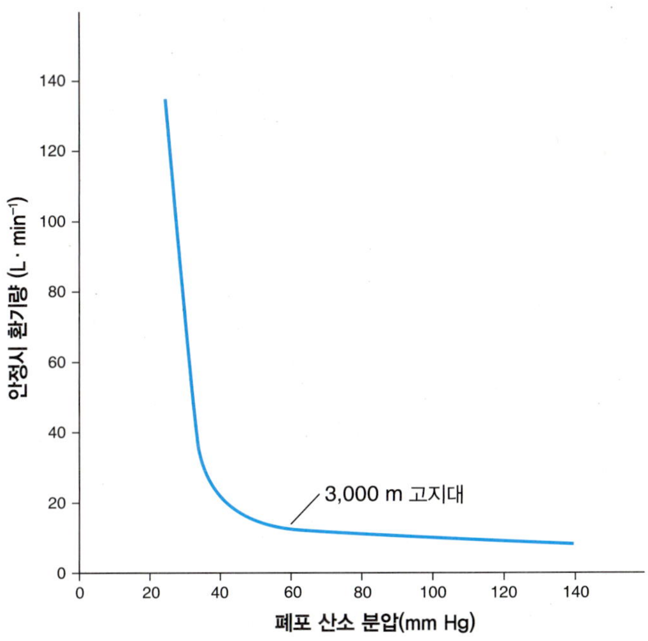

그림 10.10 안정시 폐 환기량과 혈액 내 폐 산소 분압의 농도 반응.

높은 고도에서 장기간의 거주는 증상이 적어지고 해수면 수준에서 사는 것과 비교해도 환기량의 큰 변화는 없게 된다.[19,26,41,48] 사람들 사이에 환기량의 변화와 차이는 고도에 따른 카테콜라민의 반응에 의해서도 나타날 수 있다.

산소섭취량

최대산소섭취량은 고도가 높아짐에 따라 감소하고 지구성 운동수행력은 이에 비례하여 감소한다. 그러나 이러한 감소가 나타나는 고도에 대해 명확한 답을 할 수 없는 중요한 질문이 처음 관찰된다. 수많은 다른 요인들 중, 고지대 적응, 훈련 상태 및 테스트 요구사항과 같은 수많은 다른 요인들과 함께 높은 등급의 가변성이 존재한다. 그렇더라도, 약 2,200 m(7,217 ft)에서 감소가 시작된다는 일반적인 증거를 보여주며, 최대산소섭취량의 2~15% 정도 감소가 예상된다. 높은 등급의 변화는 많은 요인들이 저산소증에서 기인한 유산소성 파워의 감소에 기여한다는 것을 뜻한다.

대사산물, 헤모글로빈, 헤마토크리트

고지대 노출에 따른 변화 중 가장 주목할 만한 것은 혈중 헤모글로빈 농도와 헤마토크리트가 증가한다는 것이다. 급성으로, 이는 탈수에서 기인하고 혈장량이 감소하는 결과가 나타난다. 그러나 만성적인 노출과 함께 골수에서 적혈구 생산이 증가하고 헤모글로빈과 헤모토크리트의 양이 주로 증가하는 것은 적응과정의 일부이다(글상자 10-7 참조). 급성 고지대 노출은 해당과정에 더욱 의존하게 되고, 혈중 젖산 농도가 증가하는 결과가 나타난다. 이는 고도에 대한 더 큰 카테콜라민 반응에 의해 주로 나타나는데, 구체적으로 말하면 에피네프린은 글리코겐 사용을 촉진한다. 그러나 중간 정도의 고도에 적응된 사람들은 적응되지 않은 사람들에 비해 최대하 강도 운동 시 지방 대사에 더욱 의존하게 된다.[36]

반응의 규모는 노출된 고도와 비례한다(예, 중간-높은 고도 또는 콜로라도 스프링스의 올림픽 트레이닝 센터에서의 운동, CO, 파이크스 피크의 꼭대기와 비교, CO). 지금도 기초가 되는 고지대의 저산소증에 대한 급성 반응들은 다음과 같다.

1. 화학수용기에 의해 감지된 낮은 Po_2에 대한 반응으로 심박수와 환기량이 증가한다.
2. 폐 확산은 유지된다.

글상자 10-7 알고 있습니까?

고지대 훈련에 따른 혈액 도핑의 비교

혈액 도핑은 지구성 스포츠에서 스캔들이 있는 몇몇을 대상으로 이루어진다. 2007년 뚜루드 프랑스가 한창일 때, 전문선수인 Alexandre Vinokourov는 수혈에 양성 반응을 보였다. 그후 검사는 2007년 12월에 그의 조기 은퇴로 이어졌다. 그의 은퇴는 혈액 도핑에 대한 복합적인 양성 반응과 Iban Mayo Diez와 같은 선수에 의해 사용된 에리스로포이에틴(erythropoietin, EPO: 적혈구생성촉진인자)를 포함해 2007년 경주를 둘러싼 논쟁의 한복판에 있었다.

혈액 도핑은 본래 체내로 적혈구를 주입했는지의 여부를 알아보는 것이다. 몇몇 운동선수들은 다른 사람의 혈액을 사용하기도 한다. 또 다른 선수들은 자신의 적혈구를 추출한 후, 자연 수준으로 회복될 때까지 기다리고 시합 전에 추출했던 적혈구를 재주입하기도 한다. 이는 적혈구 숫자를 자연 수준 이상으로 증가시킨다.

새로운 도핑 방법에는 EPO와 골수 내에서 적혈구 생산의 전구체로 작용하는 글리코프로테인 호르몬(glycoprotein hormone)이 포함된다. 글리코프로테인 호르몬은 신장의 부신피질에서 생산되며, 혈액 내에 낮은 산소 수준에서도 반응한다. 몇몇 선수들은 적혈구 생산을 촉진하기 위해 합성된 EPO 주입한다. EPO의 사용은 2~3개월 동안 혈액 내 적혈구의 비율(헤마토크리트 수준)을 높일 수 있다.

혈액 도핑의 목적은 혈액 내 철분이 풍부한 적혈구(erythrocytes)의 숫자를 증가시키는 것이다. 적혈구의 증가는 혈액의 산소 운반 능력의 증가를 유도하고, 에너지를 공급하기 위한 유산소성 호흡계의 능력을 증가시킨다. 높은 적혈구 수준은 혈액의 부산물을 더욱 효과적으로 처리할 수 있게 하고(중화 능력의 증가), 최대산소섭취량($\dot{V}O_{2max}$)의 증가에 도움이 되며, 총 혈액량을 증가시켜 체온 조절(thermoregulation) 능력을 향상시킨다. 젖산 중화에 도움이 되는 혈액 도핑으로 무산소성 스포츠 회복 능력에 도움이 되기도 한다.

그러나 도핑은 정상 수준 이상으로 혈액의 점도(탁함)를 증가시키는 위험성이 있다. 점도가 너무 높으면, 순환과정이 어려워지고 심장에 부담을 준다. 이는 산소 이용률과 $\dot{V}O_{2max}$를 감소시켜 부적절한 심장 박동으로 인해 돌연사 할 수 있고, 일반적인 수면 중에 적혈구의 생산을 낮추는 EPO에 대한 항체로 인해 혈전과 심장마비가 생길 수 있으며, 신장 장애나 마비가 나타날 수 있다. 도핑은 과거 몇 년간 건강한 엘리트 선수들 일부를 사망하게 한 원인인 것으로 의심된다.

또한, 혈액 도핑은 불편한 과정을 포함한다. 적혈구를 제거하거나 차후에 재주입하는 혈액 도핑은 일시적인 $\dot{V}O_{2max}$ 감소의 원인이 되고, 적혈구의 제거로 인해 빈혈의 원인이 된다. 만약 운동선수가 주입을 올바르게 하지 않았다면, 계속해서 빈혈 상태가 나타나거나 적혈구가 길게 운용되지 않게 된다. 그 과정의 타이밍에는 계획의 상당한 양과 종종 정교한 장비가 요구된다. 도핑은 일시적인 효과가 있을 뿐, 장기적으로 예정된 시합이든 운동이든 건강의 위험요소를 증가시킨다. 무산소성 운동선수들에 대한 효과는 극히 일부이고, 비용과 절차로 볼 때 최고의 엘리트 지구력 선수들 사이에서만 실용적으로 사용되어야 한다. 모든 종류의 혈액 도핑은 점점 더 정교한 검사로 발견할 수 있다.

근대 혈액 도핑이 운동선수의 건강과 경력에 유의한 위험을 내포하고 있지만, 적발했다면 혈액 도핑은 매우 안전하고 더 올바른 훈련(고지대 훈련)을 제안한 것에 대한 잘못을 인정할 때 발생한다.

높은 고지대일수록 산소의 분부 압력이 더 낮아지며, 호흡할 때마다 산소의 이용률이 떨어진다. 적응하는 동안 혈중 산소 농도는 감소하고 EPO의 분비가 유도된다. 작은 혈관들(모세혈관)의 수는 산소 분배에 도움을 주기 위해 증가한다. 근섬유도 운동수행력이 향상되고 산소 추출 능력이 향상되는 적응이 일어난다.

산악인들은 에베레스트와 같은 높은 산을 오를 때 캠프에 머무르면서 적응한다. 이렇게 기다리는 기간은 너무 빠르게 올라감으로써 발생할 수 있는 고산병과 죽음을 방지해 주어 등반을 가능하게 해준다. 자기 스스로 노출에 덜 과감한 운동선수의 적응 시나리오는 산악인과 동일한 효과가 있으며, 그렇게 함으로써 운동수행력이 향상된다.

고지대 훈련을 계획할 때, 산악인들에게 영향을 주는 동일한 고민거리가 있다. 매우 높은 고도에 노출되는 것은 운동수행력을 현저하게 떨어뜨린다. 고도가 높아질수록 운동선수들은 그들의 전형적인 운동 강도에 도달할 수 없으며, 체력이 감소하게 된다. 지나친 고도는 고산병 시작의 원인이 되고 호흡에 부담이 되며, 훈련 과정은 지연된다. 특히 17,717 ft(5,400 m)를 넘어가면, 근육 역시 손상되기 시작하고, 이 정도의 고도에서는 훈련의 이점을 훨씬 능가하는 문제점이 생긴다. 그러나 합리적인 고도 수준과 적절한 훈련 기술을 이용하면 이런 문제는 발생하지 않는다.

고지대 훈련에 대한 초기 연구가 엇갈리기는 하지만, 최근 연구들은 낮은 고도가 보여주는 효과가 포함되어 있다. 이러한 연구의 근거로, 운동선수가 높은 고도(8,202 ft 또는 2,500 m)에서 생활하는 동안 낮은 고도(4,921 ft 또는 1,500 m)에서의 훈련이 제안된다. 낮은 고도에서의 훈련은 운동선수들의 노력을 지탱하도록 해준다. 고지대 훈련의 악영향은 훈련중지(detraining)를 함으로써 피할 수 있다. 이러한 "높은 데서 살고 낮은 데서 훈련하라" 방식은 적혈구 양을 약 10% 정도 증가시키는데, 이는 적혈구를 직접 주입하는 효과와 비슷하다.

고지대 훈련은 적혈구 수를 안전하고 혈액 도핑과 비슷한 수준으로 자연스럽게 증가시키고, 더욱 과감한 도핑 방법과 연관된 합병증, 건강 문제 그리고 비정상적인 혈액 반응을 방지한다. 제대로 실시되는 고지대 훈련은 혈액 도핑을 대신할 수 있는 안전하고 실용적인 방법으로 권장되며, 지구력 선수들의 운동 수행력을 향상시키는 것으로 해석할 수 있다.

추천 도서

Associated Press. Kazakh cyclist Alexandre Vinokourov reportedly retiring after receiving doping ban. USA Today, 7 Dec. 2007.

Boyer SJ. Weight loss and changes in body composition at high altitude. J Appl Physiol. 1984;57:1580–1585.

Cazzola M. Further concerns about the medical risks of blood doping. Haematologica. 2002;87:232.

Hackett PH. High-altitude illness. N Engl J Med. 2001;345:107–114.

Holden M. Doping news update. Cycling Post, 20 Jan. 2008.

Jelkmann W. Erythropoietin: structure, control of production, and function. Physiol Rev. 1992;72:449–489.

Jones M. Blood doping—a literature review. Br J Sports Med. 1989;23:84–88.

Levine BD, Stray-Gundersen J. "Living high-training low": effect of moderate-altitude acclimatization with low-altitude training on performance. J Appl Physiol. 1997;83:102–112.

Noakes TD. Tainted glory-doping and athletic performance. N Engl J Med. 2004;351:847–849.

Smith SL. Blood boosting. Br J Sports Med. 2004;38:99–101.

Terrados N. Effects of training at simulated altitude on performance and muscle metabolic capacity in competitive road cyclists. Eur J Appl Physiol. 1988;57:203–209.

Unal M. Gene doping in sports. Sports Med. 2004;34:357–362.

3. 헤모글로빈과 산소 포화도가 낮아지기 때문에 산소 운반은 감소한다.
4. 안정시 환기 호흡량은 증가되고 신체활동을 하거나 더 높이 올라가면 호흡속도는 증가한다.
5. 증가된 호흡은 혈중 Po_2를 감소시키고, 혈중 pH를 7.4 이상으로 증가시킨다.
6. 이렇게 증가된 pH는 산화헤모글로빈 포화도 곡선을 왼쪽으로 옮기고 엄청난 허용 한계로부터 호흡을 유지하는 것에 도움을 주는 호흡성 알카리혈증을 유발한다.
7. 산화 헤모글로빈 포화도 곡선이 왼쪽으로 이동하는 것은 헤모글로빈에 산소가 더 많이 결합되어 낮은 Po_2를 보상하는 데 도움을 준다.
8. 처음에는 감소된 1회 박출량에 대한 보상으로 심박수가 증가되며, 최대 운동부하에서는 무산소성 해당과정에 더 크게 의존한다.
9. 해면 수준과 비교하여 고지대에서의 최대 운동은 더 낮은 1회 박출량과 심박수를 유발하고, 심박출량과 산소섭취량은 감소하여 지구성 운동 수행력을 저하시킨다.

운동 수행력 반응

모든 고지대가 운동 수행력에 유사한 위험이 되는 것은 아니다. 에베레스트(8,850 m, 29,035 ft)의 정상에서 한걸음 움직이는 것은 2,195 m 혹은 7,200 ft에 있는 와이오밍주 래러미(Laramie)에서 크로스 컨트리를 뛰는 것과는 극적으로 다르다. 이는 Po_2의 차이에서 기인된다. 실제로, 대부분의 운동 경기는 중간 정도 고도에서 열리며, 고도와 같은 문제는 많은 선수들과 팀들에게 매년 직면하는 현실이다. 일반적으로 등산가, 스키 및 스노우보드 매니아들은 높은 고도를 경험하게 된다.

단시간의 운동 수행력

수많은 세계 혹은 올림픽 기록들은 1968년 멕시코시티 올림픽 스프린트 및 도약 종목에서 세워진 기록이며, 수영 800 m(2,625 ft) 기록까지 새롭게 세워졌다. 이런 신화가 즉각적으로 만들어진 것은 "옅은 공기"(고도가 높아짐에 때라 공기 중 산소의 분압이 더욱 낮아지는 것을 뜻하는 통속적인 용어)는 야구의 타격에서부터 전력질주까지 무산소성 활동에 이점을 준다. 만약 스포츠나 신체활동이 유산소성 대사과정에 의존하지 않는다면, 고도의 효과는 아주 적어진다. 그러나 병이 있거나 시합 장소에 대해 "흥분(psyched out)" 혹은 "들떠(psyched up)"있다면, 운동 수행력에 영향을 줄 수 있다. 고지대 장점을 알고 있기 때문에, 야구 선수들은 덴버의 쿠어스 필드에서 스윙을 참을 수 없고 NFL 키커들은 덴버 브롱코스 스타디움인 마일하이 인베스코 필드에서 킥 필드 골을 참을 수 없다고 생각된다. 반대로, 선수들은 1,609 m(5,280 ft)의 고도에서 운동할 때 산소탱크를 요구하고 문제를 호소한다. 그러므로, "옅은 공기"가 일부 역할을 할 수 있고, 준비, 집중 및 다른 심리적 요인들이 단시간의 운동 수행력을 잘 할 수 있게 해준다. 더구나, 많은 트랙과 수영장은 멕시코시티와 비슷한 고도에 고등학교, 대학 및 프로 경기장 등에 존재하며, 시합에서 세워진 기록들은 이러한 경기장에 제한을 받지 않는다. 달리기, 도약, 투척 등이 포함된 많은 무산소 및 파워 형태의 스포츠들은 운동 사이에 충분한 휴식을 제공하며, 그 결과 유산소성 시스템에 약간 의지하게 된다. 해당 시합에서 운동 수행력에 대한 부정적인 효과는 미미하다.

장시간의 운동 수행력

Peronnet 등[43]은 400 m의 고도에서 시합을 할 때, 심혈관 지구력이 요구되는 달리기 시합에서 스피드는 극적으로 감소한다고 보고하였다. 그러므로, 많은 코치들은 고도가 장거리 시합의 문제점과 유산소성 대사과정에 의존한다는 것을 이해하고 있어야 한다. 아직 산소를 운반하는 능력의 대부분은 고지대 노출에 향상되지 못했고(예, 헤모글로빈의 증가), 이는 "높은 곳에 살고 낮은 곳에서 훈련하라"라는 것처럼 지구력 선수들에게 필요한 고지대 훈련 개념으로 이어지고 높은 고도에서 사는 것에 의해 발생된 적응은 해수면 수준에서 운동 중 이점을 얻을 수 있다.[51,52] 그림 10.11은 달리기 운동에 대한 고도의 이론적인 효과를 보여주고 있다.

속성 검토

- 고지대에서 공기 중 감소된 산소 분압은 운동 수행력에 영향을 준다.
- 산소 분압의 감소는 신체 조직으로의 산소 공급 능력을 감소시킨다.
- 고지대 노출은 항상성을 유지하기 위해 일부 생리적인 조절이 나타난다.
- 고지대에서 운동 중 호흡량과 호흡속도는 증가된 산소 유용성의 증가를 가능하게 할 수도 있다.
- 고지대에서 최대산소섭취량, 심박출량, 최대심박수 및 1회 박출량은 감소한다.
- 고지대 노출은 혈중 헤모글로빈과 헤마토크리트를 증가시키는 원인이 된다.
- 단시간의 운동수행력은 방해 받지 않고 "엷은 공기" 때문에 고지대가 이점이 된다.
- 장시간의 운동수행력은 고지대에 의해 방해를 받는다. 즉, 유산소성 대사과정에 의존하게 된다.

고지대 시합을 위한 준비

중간 정도 높이의 고도에서 시합 혹은 여가활동을 할 때 부정적인 영향을 최소화하기 위해서는 몇 가지 준비를 해야 된

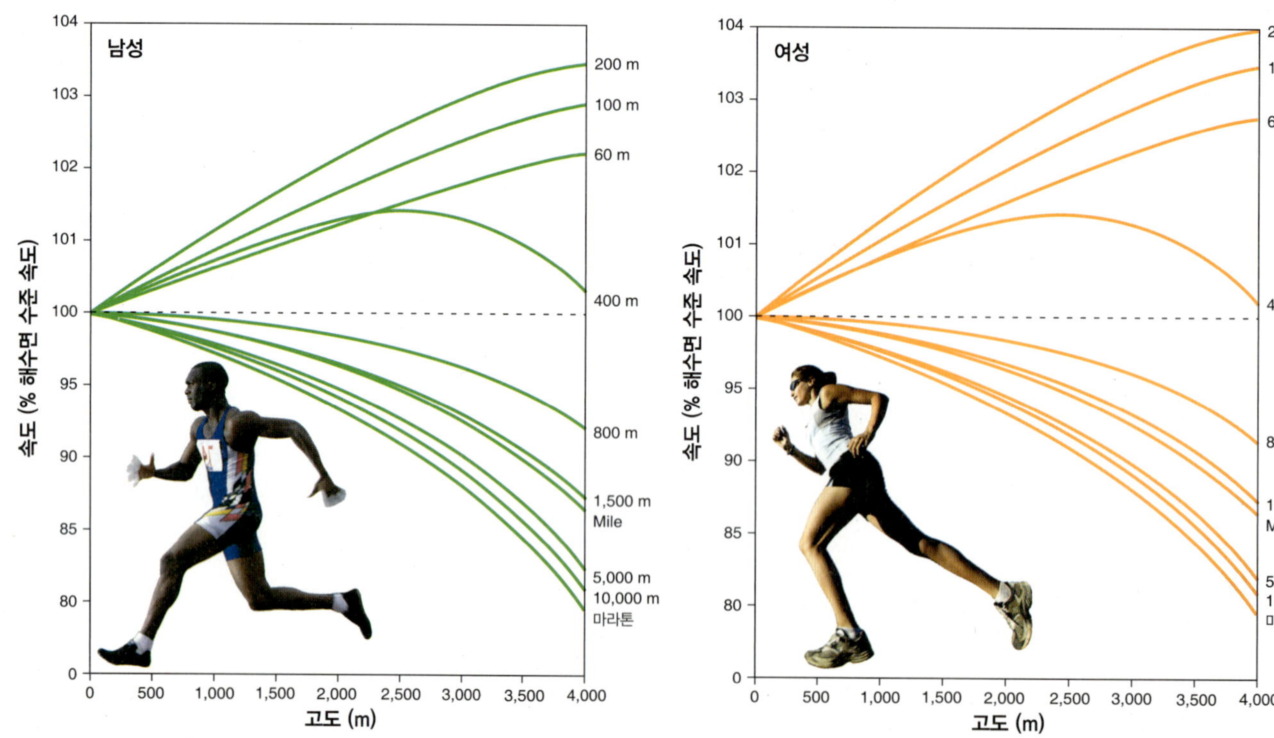

그림 10.11 다른 고도에서 달리기 운동 수행력의 예측. (미국 생리학회에서 허용한 조정.[43] 달리기 시합에서 거리가 길어질수록 속도에 대한 고도의 부정적인 영향이 나타난다. 그러나 고지대에서 단거리 스프린트의 운동 수행력은 향상된다.)

다. 일반적으로, 이는 시합 혹은 여가활동 장소인 고지대에 대한 적응 혹은 순응이 필요하다는 의미이다. 중간 고도에 필요한, 일반적인 계획은 시합 1주 전에 그 장소에 도착을 하거나 대회 직후 떠남으로써 고지대 노출을 최소화하고 고지대의 부정적인 영향이 나타나는 것을 허용하지 않는 것이다. 높은 고도에 필요한 것은 적응을 위해 적당한 높이에서 준비를 성공적으로 하는 것이다.

고산병

Po_2가 감소하는 것이 원인이 되는 고산병은 낮은 곳보다 높은 고도에서 더욱 흔하며, 종종 의학적 치료가 필요한 병적인 상태를 말한다. 특별히 주의할 것은 급성 고산병으로 **급성 고산병(acute mountain sickness, AMS)**으로 알려져 있으며, 호흡기 부종을 유발할 수 있다(글상자 10-8 참조). 또한, 고지대 뇌 부종(high-altitude cerebral edema, HACE)이 진행될 수 있다. 이는 생명을 더 위협하고 의학적 치료가 더욱 필요하다. 처치는 안정과 고도를 낮추는 것이다(글상자 10-9 참조).

고산병의 오진으로 탈수가 나타날 수도 있으며, 음료섭취는 고지대에 적절하게 적응하는 데 도움을 주는 필수적인 요인이다. 아세타졸아미드의 복용이 대부분의 부작용을 예방하는 효과가 여러 번 있었다.

적응/순응

콜로라도 스프링에 사는 적응(자연환경에 노출)과 저기압 챔버를 이용한 순응(인위적 환경에 노출) 모두에서 단기간 및 장기간의 이득이 있을 수 있다(글상자 10-10 참조). 단기간 적응/순응은 1년 미만의 고지대 노출이 특징이다. 3~6주의 짧은 기간에 극적인 변화가 일어날 수 있고 지구력 시합을 준비하는 운동선수들은 이러한 변화의 이점을 얻을 수 있다. 장기간 적응/순응은 1년 이상 고지대에서 살아온 사람들에게서 전형적으로 나타난다. 그러나 높은 고도에 적응하는 속도와 효율이 나타나는 것은 일반적이지 않다. 연속체의 한쪽 끝에서 사람들은 중간 고도에서 높은 고도 사이에서 태어나 평생 그곳에서 산다. 왜냐하면 그들은 형성기, 성장기 동안 저산소증에 노출되어 왔으며, 이러한 사람들은 오히려 원활하게 적절한 생리적 적응을 한다. 연속체의 또 다른 끝은 정상적으로 성장하고 발달한 후 성인기 중에 도착한 사람이다. 따라서, 그들의 생리적 시스템은 적은 적응력을 보이고, 고지대에 사는 저산소 및 저기압 환경에 완전하고 빠르게 적응하는 것을 더욱 어렵게 만든다.

다음 변경 사항은 단기간 및 장기간의 적응/순응으로 보여질 수 있다. 그러나 높은 고도의 요구사항에 대처하기 위해 점진적으로 개선되는 동안 몇 가지 변수들을 기억해야 하지만, 해수면 수준에서처럼 인상적인 기능은 절대 없다. 예를 들어, 고도로 인한 최대산소섭취량의 감소와 장시간의 지구성 운동능력은 해수면 수준과 비교하여 더 낮은 변수들이 유지되는 적응/순응의 결과로서 점점 약화된다. 더구나, 신체가 변하는 경험들은 고도가 상승하는 것에 크게 의존한다. 그곳에서 발휘하는 기능과 중간 고도가 높은 고도에 비해 신체의 구조 및 기능에 지장을 덜 받게 된다. 예를 들어, 높은 고도에 6주 간 노출되는 것은 근육의 크기와 기능을 감소시킬 수 있지만, 이러한 영향을 중간 고도에서는 볼 수 없다.

단기간(3~6주) 효과

- 안정 및 운동시 폐 환기량이 해수면 수준에 비해 증가됨
- 해수면 수준 이상으로 적혈구 생성을 자극하는 적혈구 생성 촉진인자(erythropoietin; EPO)가 신장으로부터 증가됨
- 헤모글로빈 농도가 해수면 수준에 비해 증가됨
- 헤마토크리트가 해수면 수준에 비해 증가됨
- 혈장량이 최초 고지대에 노출되었을 때보다 증가되지만, 해수면 수준까지는 증가하지 못함

장기간(3개월 이상) 효과

- 미토콘드리아 밀도가 해수면 수준에 비해 증가됨
- 모세혈관 밀도가 해수면 수준에 비해 증가됨
- 폐 확산 능력이 최초 고지대에 노출되었을 때보다 증가되지만, 해수면 수준까지는 증가하지 못함
- 미토콘드리아 효소가 해수면 수준에 비해 증가됨
- 호흡사슬(전자전달계) 효소가 해수면 수준에 비해 증가됨
- 안정시 심박출량이 최초 고지대에 노출되었을 때 이상으로 증가하여 해수면 수준 정도가 됨
- 최대운동 시 심박출량이 최초 고지대에 노출되었을 때보다 증가되지만, 해수면 수준까지는 증가하지 못함

고지대에 적응 또는 순응하는 것이 고지대에서 보다 좋은 운동수행력을 발휘하는 것으로 여겨져 왔다. 그러나 최근에

글상자 10-8 전문가 의견

급성 고산병

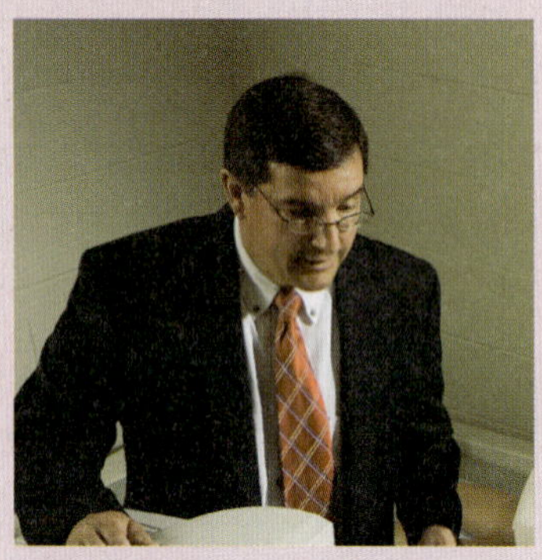

Carl M. Maresh, PhD, FACSM
코네티컷대학교 운동과학과
학과장
인간 운동능력 실험실 교수

고지대 질환의 몇 가지 형태 중 AMS(급성 고산병)가 가장 흔하다. AMS는 2~7일간 지속되고 낮은 지대에서 높은 지대(특히 2,500 m 이상)로 빠르게 여행한 사람에게 영향을 미칠 수 있는 잘 알려진 증상들로 구성된다. 가장 잘 알려진 증상들은 두통, 메스꺼움, 허약, 식욕 감퇴 및 짧은 호흡 등이 있다. 증상의 시작은 도착 후 수분에서 수시간(보통 6~24시간) 내에 나타날 수 있으며, 이러한 증상의 발생 빈도와 심각성은 여행한 고도와 속도에 의존한다. 흥미롭게도, AMS의 민감성은 낮은 지대에서 얻어진 측정치로는 예측할 수 없으나, AMS의 사전 병력은 미래 발생에 대한 가장 좋은 예측 인자이다. AMS에 대한 내 관심은 대학원생으로서 페실베니아 주 피츠버그(Pittsburgh)에서 와이오밍 주 래러미(Laramie)로 이동했을 때 시작되었다. 그때 나는 장거리 런너였고 저지대에서 2,200 m까지 이동하는 것은 내 훈련정도와 운동 수행력이 이점으로 작용했을 것으로 생각하였다.

저지대 사람이 래러미(Laramie; 미국 와이오밍주 동남부 도시)까지 여행하는 동안 AMS와 같은 중간 고도의 영향을 경험했을 것이 분명하다. 예를 들어, 여름 동안 주 고속도로를 통해 래러미로 여행을 오는 많은 사람들이 두통, 허약, 짧은 호흡으로 지역병원 응급실을 방문한다. 어느 여름날, 파이크스 피크(Pike's Peak; 미국 콜로라도주 중부 록키산맥에 있는 산) 마라톤 후, 미 육군 환경의학연구소 소속 연구자들과 함께 피크에서 며칠 동안 일을 했다. 이 프로젝트는 매사추세츠(Massachusetts)에서 파이크스 피크(Pike's Peak, 4,300 m)로 하룻밤 여행을 온 저지대 사람들이 참여하였다. AMS 증상은 매우 빠르게 나타났으며, 첫 48~72 시간 동안 심각하게 나타났다. 여지 없이, 종종 구토를 동반한 두통이 가장 심한 증상이고, 거의 모든 대상자들이 심각한 불면증을 호소했다.

또 다른 경험 중에서, 이러한 관찰들은 내 박사학위 논문 주제 중 하나로 관심을 끌게 되었으며, 첫 번째 연구는 저지대 토착민(LN)과 중간고도(2,200 m) 토착민들(MANs)이 고지대(4,300 m, 저기압 챔버)에 빠르게 노출되었을 때 AMS 증후학과 관련되었었다. 두 그룹 모두 감압 6시간 후에 AMS 증상이 나타나기 시작했으나, 저지대 토착민(LN)들에게서 좀 더 심각한 두통, 메스꺼움 및 구토 증상이 나타났다. 중간고도 토착민(MANs)에서 첫 24시간 동안 증상들이 최고조로 나타났으나, 저지대 토착민(LN)들에서는 감압 후 며칠 동안 내내 지속적으로 심각한 증상이 나타났다. 중간고도 토착민(MANs) 모두는 운동 검사를 실시한 3일 날 아침에는 증상이 없었다. 특히, 저지대 사람들 중 한 명은 검사를 수행하지 못할 정도로 매우 심각한 두통과 구토에 시달렸다. 챔버를 떠난지 2시간 후에 그에게서 이러한 증상들이 없어졌다.

분명히, 호흡 동작, 혈관수축이 나타나는 산소 분압이 감소하였으며, AMS 패러다임에 기여하는 체액 유지 기전이 나타났다. AMS의 부수현상이 줄어들지 않을 경우, 고지대 폐부종(high-altitude pulmonary edema) 및 고지대 뇌부종(HACE; high-altitude cerebral edema)은 생명을 위협하는 상태로 발전할 수 있다. 고지대로 가는 사람들을 위해, 고지대 적응에 필요한 단계별 상승 과정을 장려하고 격렬한 신체 운동을 최소화 하는 것이 AMS 민감성을 감소하기 위한 최고의 방법이다. 적응 없이, 아세타졸아미드(acetazolamide)와 탄산 탈수소효소 억제제로 예방하는 것은 AMS 증상들을 효과적으로 감소시킬 수는 있지만, 운동 수행력을 약화시키는 것으로 알려져 있다. 다음 참고문헌들은 내가 지금까지 제시한 주제에 대해 자세한 정보를 제공한다.

추천 도서

Maresh CM, Kraemer WJ, Noble BJ, et al. Exercise responses after short- and long-term residence at 2,200 meters. Aviat Space Environ Med. 1988;59:335–339.

Maresh CM, Kraemer WJ, Judelson DA, et al. The effects of high altitude and water deprivation on AVP release in man. Am J Physiol Endocrinol Metab. 2004;286:E20–E24.

Maresh CM, Noble BJ, Robertson KL, et al. Aldosterone, cortisol and electrolyte responses to hypobaric hypoxia in moderate-altitude natives. Aviat Space Environ Med. 1985;56:1078–1084.

Muza SR, Fulco CS, Cymerman A. Altitude Acclimatization Guide. USARIEM Technical Report No. TN04–05. Natick, MA: Thermal and Mountain Medicine Division, U.S. Army Research Institute of Environmental Medicine, 2004.

는 고지대 출신 및 고지대에 살고 있는 사람들에게 이점이 되는지에 대한 의문이 논쟁거리가 되고 있다. Brutsaert[9]는 다음과 같이 서술하였다.

"... 고지대 토착민들은 저산소 상태에서 보다 높은 최대산소섭취량($\dot{V}O_{2max}$)을 나타내며 저산소 상태가 증가하더라도 $\dot{V}O_{2max}$가 보다 적게 감소한다는 문헌적 고찰 결과가 있다.

글상자 10-9 알고 있습니까?
고산병의 신호와 증상들

일반적인 신호와 증상들

- 식욕 부진
- 메스꺼움
- 구토
- 과도한 허약
- 현기증
- 몽롱
- 불면증
- 따끔따끔한 느낌
- 급성 호흡 곤란
- 지속적인 빠른 자극
- 졸음
- 일반 불쾌
- 말초 부종

생명을 위협하는 고산병의 증상들

- 폐 부종 (폐 내에 액체)
- 지속적인 마른 기침
- 발열
- 호흡 곤란 휴식도
- 뇌부종(뇌의 부종)
- 두통(약에 반응하지 않음)
- 걷는 동작의 문제
- 구토 증상의 증가
- 의식의 점진적 손실

현재, 고지대 토착민들은 향상된 작업 절약 또는 큰 지구력을 가지고 있으며, 비록 사전 연구들이 있기는 했지만 결론을 내기에는 불충분하다."

그러므로, 정상적인 고지대 적응 혹은 순응은 고지대 시합 및 노출에 대한 도전에 기본이 된다. 그러나 생리학적 적응처럼, 중간 혹은 고지대의 저산소 조건에서 지구성 운동능력은 적응되지 못한다.

글상자 10-10 알고 있습니까?
저산소 텐트

공기 중 산소 농도를 변화시킴으로써 공기를 호흡하는 데 저산소 환경을 초래하여 가상 고지대를 제공하는 저산소 텐트 또는 방(실)이 선수들을 위한 합법적인 운동능력 향상 지원 방법인지에 대해 큰 논쟁이 되어 왔다. 고도가 달라도 기압의 변화가 없게 하려면, 환경 저기압 챔버를 사용해야만 가능하다.

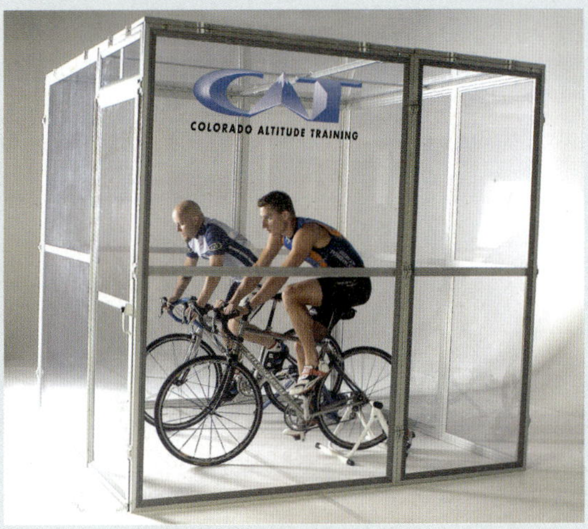

A

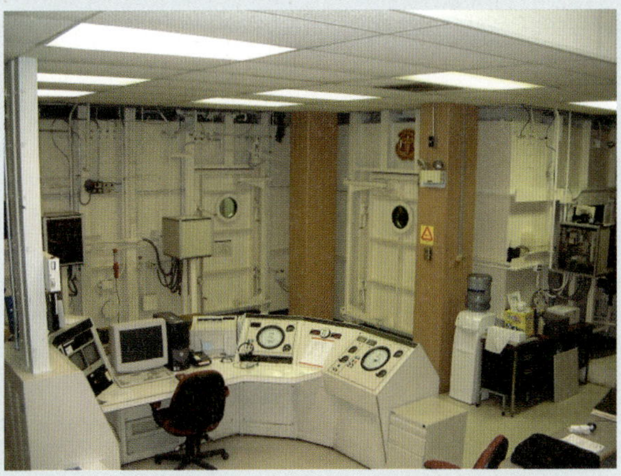
B

높은 데서 살고 낮은 데서 훈련하라 이론

앞서 언급한 고도의 영향을 감안할 때, "높은 데서 살고 낮은 데서 훈련하라"로 알려진 이론을 제안할 수 있다. 이 방법에 따라, 고지대에 사는 사람은 저산소증의 이점을 얻을 수 있고, 산소 운반을 위한 헤마토크리트 및 헤모글로빈 농도가 자극된다. 그러나 낮은 곳에서 운동을 하는 것은 최대 수준에서의 심혈관계 능력을 자극하고 운동 수준을 유지하게 한다.[1,42,51] 그러므로, 두 곳의 이점을 얻을 수 있다.

연습을 위한 이론

많은 코치와 선수들은 다양한 방법으로 이 이론을 시도한다. 예를 들어, 14,108 ft 혹은 4,300 m의 고지대에서 휴식과 훈련을 포함한 7일 간의 간헐적인 노출은 트라이얼 자전거 운동의 시간을 향상시키고, 동일한 고도에 더 만성적인 적응과 유사하게 생리학적으로 변화시킬 수 있다.[6] 중간 고도에 사

속성 검토

- 운동선수는 고지대 시합에 필요한 적응 혹은 순응에 대한 전략을 세우기 위해 준비한다.
- 고산병은 뇌부종(HACE)이 나타날 수 있는 P_{O_2}가 감소되기 때문에 위험한 상태이다.
- "높은 데서 살고 낮은 데서 훈련하라" 이론은 훈련강도의 방해 없이 고지대의 산화적 이점이 허용된다.
- 몇몇 선수들은 모든 고도에 적응하려 하지 않는다. 오히려, 시합과 같은 날 도착하여 시합을 마친 후 바로 떠난다.

사 례 연 구

건강한 성인을 위한 운동과 시합의 수정과 취소에 필요한 WBGT 수준[a,g]

WBGT[b]		연속성 활동 및 시합	훈련 및 비연속성 활동	
℉	℃		비순응, 부적합 고-위험인자[c]	순응, 적합 저-위험인자[c,d]
≤50.0	≤10	일반적 안전; 운동성 열사병(EHS)은 개개인의 요인과 관련하여 나타날 수 있음.	정상적 활동	정상적 활동
50.1–65.0	10.1–18.3		정상적 활동	정상적 활동
65.1–72.0	18.4–22.2	일반적 안전; EHS는 EHS의 위험과 다른 열 질환 나타날 수 있음.	위험성 증가. 안정시 증가: 작업 비율. 수분섭취를 모니터함	정상적 활동
72.1–78.0	22.3–25.6	상승 시작; 고위험의 사람은 관찰하거나 시합을 금지함. 모든 시합의 위험이 증가됨.	중간 위험. 안정시 증가: 작업비율 및 총 활동 기간 감소됨.	정상적 활동. 음료섭취 모니터함.
78.1–82.0	25.7–27.8	부적합의 위험, 미순응한 사람들이 많음.	중간-고위험. 안정시 증가: 작업 비율, 강도 및 총 활동 기간 감소.	정상적 활동. 음료섭취 모니터함.
82.1–86.0	27.9–30.0	EHS 위험에 대한 수준 취소.	고위험.[e] 안정시 증가: 작업 비율 1:1, 제한적인 강도 운동. 조심스럽게 개별적 위험 감시.	조심스럽게 개개인의 위험성을 신중하게 관찰하면서 운동 강도 혹은 기간을 계획함.
86.1–90.0	30.1–32.2		초 고위험.[e] 연습 및 시합 취소 또는 중지.	강도 운동과 일일 고온다습 환경 노출 제한; 초기 징후 및 증상 관찰.
≥90.1	>32.3		극도의 고위험.[e] 운동 취소.	모든 선수들은 보상할 수 없는 열 보상력에서는 운동 취소.[g]

[a] 참고문헌 수정(38)
[b] 습구 흑구 온도
[c] 반바지, T셔츠, 양말 및 운동화를 착용하는 동안
[d] 최소 3주간 열 환경에서 훈련 순응
[e] EHS 및 운동성 열 탈진의 위험성
[f] 신체 내부 열 생산이 열 손실을 초과하고 심부 체온은 고원상태 없이 지속적으로 증가함
[g] 지역 기후 차이와 개별적 열 순응 상태는 표에 요약한 것보다 높은 수준에서 활동이 허용될 수 있다. 그러나 선수와 코치는 스포츠의학 스태프와 협의해야 하고 이러한 제한점들을 초과할 땐 주의해야 한다.

Armstrong LE, et al. Position stand, American College of Sports Medicine: Exertional heat illness in training and competition. Med Sci Sports Exerc. 2007;39(3): 556–72.

(계속)

열 스트레스 지수는 상대습도 및 공기온도가 복합적으로 작용하는 열 질환의 위험성을 관리할 수 있다. 이번 장에서 제시된 정보를 기초로 다음에 나오는 환경 스트레스에 대한 사례 연구들과 관련하여 결정을 내려보자.

사례

당신은 메사추세스 주 헤티즈버그에 있는 헤티즈버그 고등학교의 선수 트레이너이고, 축구팀은 새로운 스타디움에서 8월초 오전 10시에 연습 스케줄이 잡혀 있다. 일주일에 하루는 셔츠와 헬멧 차림으로 연습을 했고 지금은 장비를 완전히 갖추고 연습을 하는 중이다. 신중하게 상대습도와 온도를 체크하고 90분이 넘는 연습 변화량도 평가하려고 노력하였다. 오전 9시 현재 상태는 온도가 29.4℃(85℉), 상대습도가 78%인 것으로 측정하였다. 당신은 수석 코치와 만나서 오늘 연습에 필요한 주의사항에 대해 준비를 하는 중이다.

의문점

- 당신의 권고사항은 무엇인가?
- 첫 경기에 이르기까지의 여름 훈련을 위한 미리 계획된 실천 가능한 중단에 대한 감독의 우려를 어떻게 처리할 것인가?
- 각 선수의 안전을 보장하기 위해서는 무엇을 생각해야 하는가?

선택

선수들이 연습 첫 주 동안 열에 생리학적으로 일부 적응할 것으로 기대할 수는 있지만, 적응은 다른 주 동안 완료되지 않을 것이다. 또한, 선수들은 첫 주 동안 아직 완전한 장비(체열 감소를 막아 주는)를 갖추고 연습하지 않았고 열 스트레스는 더욱 증가할 것이다. 당신은 주변 상태에 대해서도 걱정을 할 것이다. 오전 9시, 이미 온도는 29.5℃(85℉)이고 습도도 꽤 높다. 이러한 상태는 신체를 식히기 위한 발한작용의 효과를 제한할 것이다. 첫째, 당신은 선수들이 연습 전 적절한 양의 전해질이 포함된 스포츠 음료를 섭취하여 반드시 수분공급을 잘하도록 해야 한다. 연습 중에는 선수들을 밀접하게 관찰해야 하고 일정한 간격으로 수분 공급을 해줘야 한다. 또한, 연습은 60분으로 제한하고 90분이 넘지 않도록 조언해야 한다. 이러한 설명이 원했던 강도와 농도로 60분 동안 더 쉽게 유지될 수 있기 때문에 운동수행력을 높이지는 못할지라도 선수들의 안전을 위한 것이다. 마지막으로, 선수들이 연습 시간 종료 후 충분한 수분 보충을 촉진하기 위해 알맞은 양의 음료를 확실히 섭취하도록 해야 한다.

사례

당신은 와이오밍 주(WY) 샤이엔(Cheyenne)에 있는 동부 고등학교 여자 크로스컨트리 코치이다. 때는 8월 20일이고 시즌 첫 초청경기 전 팀 전체가 3일 동안 5 mile(8 km) 속도로 달리기를 계획하고 있다. 온도는 78℉ 또는 25.6℃, 상대습도 39%, 풍속은 13 mph이다.

의문점

- 연습과 환경 조건에 대해서 무엇이 우려되는가?
- 연습의 다른 측면에서의 걱정거리는 무엇인가?

선택

오늘 날씨 상태는 꽤 양호하고 중간 온도, 낮은 습도 및 시원한 미풍이 부는 가운데 활동 근육에 의해 발생된 열은 효과적으로 소멸시킬 수 있을 것이다. 오늘은 과열과 탈수가 주된 걸림돌이 되지 않는다. 그러나 팀의 첫 번째 시합 전 3일 동안 5 mile 속도 달리기는 초청경기에서 경기력에 부정적인 영향을 줄 수 있는 근육 손상과 지속적인 피로의 원인이 될 수도 있다. 경기 전 3일 간 매우 강하게 선수들을 밀어붙이는 것이 최선이 아니다. 중간 속도 상회하는 정도로 계획해야 한다.

시나리오

당신은 메디슨(Madison)에 있는 위스콘신(Wisconsin) 대학의 선수 트레이너이고, 8월말에 애리조나 주 템프(Temp)에 있는 애리조나 주립대학과 비공식 게임을 준비 중이다. 위스콘신의 꽤 덥고 습한 8월에 연습을 시작하였다. 팀 닥터와 수석코치는 당신에게 온도가 104℉(40℃) 만큼 높아질 수 있는 곳에서 게임에 필요한 준비를 해줄 것을 원한다.

의문점

- 열 질환으로부터 팀을 보호하는 데 필요한 것은 무엇인가?
- 안전하고 성공적인 운동수행을 보장하기 위한 당신의 스포츠의학팀 배치 계획은 무엇인가?
- 극한 환경에서의 시합을 통제할 규정은 무엇인가?
- 당신은 신체적 조절과 관련된 어떤 요인들을 해결하는가?

선택

이를 위한 최선의 접근방법은 템프에서 마주치게 될 상황과 가능한 가깝게 흉내를 내는 것이다. 이는 매우 더운 것을 의미하지만 건조한 환경이 요구된다. 1년 중 이 시기에 위스콘신의 공기는 습해질 수 있기 때문이며 온도가 샌디에고(San Diego)에서 예상되는 온도와 다르기 때문에, 애리조나의 조건과 일치되게 공기는 건조하고 온도를 높일 수 있는 체육관 내부에서 팀 훈련을 하는 것이 최선이 될 수 있다. 게임 전 이러한 환경에서 5~7일 간의 연습은 충분한 순응을 가능케 하고 고온 건조한 기후에서의 가혹한 시합을 위해 선수들을 생리학적으로 준비하게 한다. 연습 기간 동안과 게임을 하는 동안 훈련 스태프는 고온 건조한 조건이 땀을 통해 많은 수분 손실(이러한 환경 조건에서는 높은 비율의 증발이 나타날 것임)이 나타날 수 있다는 것을 인식하고 있어야 한다. 선수들, 특히 라인맨은 탈수 징후를 근접 관찰해야 하고, 모든 선수들은 필드를 나와야 할 만큼 물을 마셔야 한다. 또한, 커다란 냉각팬은 게임 중 선수들을 지속적으로 식히는 데 도움이 된다.

사례

당신은 버지니아 대학의 축구 수석 코치이고 인디애나 대학과의 시합을 위해 여행을 가야 한다. 때는 늦가을이고 당신의 팀은 밤 경기를 할 예정이다. 경기 전, 당신은 필드를 걸었고 가을 폭우가 시작되는 것에 신경이 쓰였다. 오후 6시 현재, 온도는 지난 몇 시간 동안 약 46°F(7.8°C)에서 약 39°F(3.9°C)로 떨어졌다. 당신은 경기 전 준비운동과 훈련을 하기 전에 몇 가지 마지막 준비를 위해 라커룸으로 되돌아갔다.

의문점

- 여행 전 준비해야 할 것은 무엇인가?
- 스포츠의학의 예상되는 결과는 무엇이 있는가?
- 경기 전 선수 준비 사항 중 중요한 것은 무엇인가?
- 경기 중 계속 증가하는 추위에 대비해 필요한 마지막 준비는 무엇인가?

선택

당신은 버지니아 대학 선수들에게 익숙한 추운 조건에서 진행되는 인디애나에서의 이번 밤 경기를 기대했다. 당신은 경기를 위해 선수들에게 두둑하고 단열성 있는 온열 장비와 긴소매 셔츠를 반드시 준비시켜야 한다. 시합 동안, 선수들을 충분히 따뜻하게 해야 하지만, 사이드라인은 추울 수 있으므로 히터는 벤치에 계속 있도록 한다. 또한, 게임 중 조금만 뛰는 골키퍼는 평상시 보다 더 따뜻한 옷을 원할 수 있다. 경기 전, 준비 운동은 버지니아에서 하던 일반적인 중간 정도보다 더 많이 해야 한다. 그리고 경기 중간 휴식 때, 모든 팀은 야외 운동장에 있는 것보다 따뜻한 라커룸으로 들어가도록 하는 것이 현명하다.

시나리오

샌디애고 주립 대학의 풋볼 수석 코치로서, 당신의 팀을 샌디애고에서 중간 고도에 위치한 와이오밍 대학으로 데려 갔는데, 그

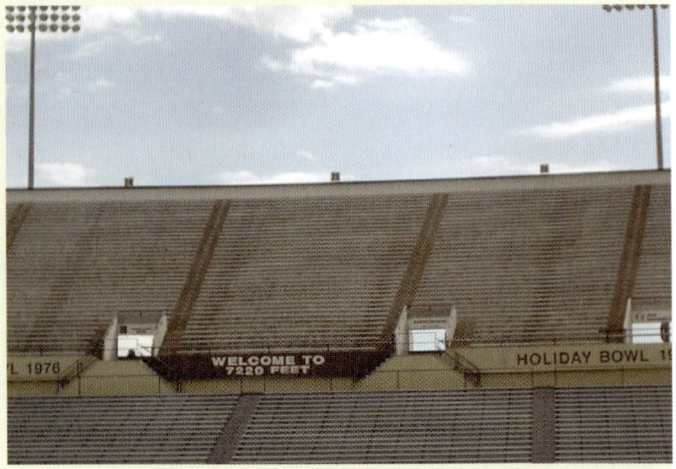

곳은 미국에서 가장 높은(2,184 m, 7,165 ft) 곳에 있는 디비전-1 미식축구 경기장이다.

의문점

- 다음 주에 있을 이번 경기를 위해 당신 준비해야 할 것은 무엇인가?
- 왜 그런 전략을 선택해야 하는 건가?

선택

일부 코치들은 선수들에게 고지대에서 나타나는 초기 생리학적 반응들을 위한 충분한 시간을 주기 위해 경기 18~24시간 전에 와이오밍에 도착할 수도 있지만, 풋볼 경기가 유산소성 에너지 시스템이 증가하지 않고 지속시간이 짧기 때문에 필수적인 것은 아니다. 풋볼 경기에서 유산소성 에너지 시스템은 부과되지 않기 때문에, 고지대 노출에 대한 유산소성 적응은 고지대가 운동수행력에 영향을 주는 것과는 다를 것이다. 그러므로, 풋볼에서는 경기 때까지 저지대에서 대기하면서 연습하다가 경기 직전에 와이오밍에 있는 경기장으로 이동하여 경기에 임하고 경기 후에 바로 저지대로 되돌아오는 것이 최고의 전략이 될 수도 있다. 이러한 전략은 중간 고도 노출의 충격을 제한할 것이다.

는 사람들은 저지대에 사는 사람들보다 고지대에서 최대 운동과 관련하여 생리학적인 이점을 갖는 것으로 알려져 있다.[36,37] 이는 중간 고도에서 장기간 생활하는 것이 더 높은 고도에서 요구되는 생리학적 이점을 제공한다는 것을 나타낸다.[36,37]

시합 18~24시간 전에 도착하는 일부 팀들은 고도에 따른 반응에서 약간의 초기 생리학적 변화가 나타난다. 앞에서 언급한 바와 같이, 중간 고도에서 시합하는 선수들에 의해 이용되는 또 하나의 방법은 시합 당일 도착하여 시합하고 떠나는 것이다. 많은 미식축구팀들은 와이오밍 대학에서의 시합에 대비하여 저지대에서 연습하고 게임 당일 아침에 근처 저지대에서 차로 이동하여 시합하고 중간 고도 노출의 영향을 최소화하려고 바로 떠난다. 앞의 내용에서 보면, 감소된 Po_2는 무산소성 파워 운동에 초점이 맞춰진 미식축구 경기에 매우 큰 영향을 주지는 못하지만, 증상과 심리상태에는 영향을 미칠 수 있다. 그러므로, '높은 데서 살고 낮은 데서 훈련하라'라는 이론은 여전히 미식축구 경기를 위한 전체적인 전략 중 일부분일 수 있다. 해수면 수준에서 온 크로스컨트리 선수들도 시합 전 중간 고도에서 머무르는 시간을 연장하는 무기력함 때문에 이러한 위의 두 가지 접근방법을 사용한다.

효과가 확실치는 않지만, 중간 고도에서 시합을 위한 실용적인 접근방법으로 고려할 수 있다.

세계반도핑단체(World Anti-Doping Agency)는 저산소 환경 텐트의 사용을 금지하고 있지는 않지만, 사용하는 것에 대해 논란과 우려를 하고 있으며, 혈액 도핑과 유사한 것으로 간주하고 있다.[35] 여전히, 목적하는 반응을 이끌어 내기 위한 사용은 분명치 않다.[51] 텐트를 이용한 초기 데이터는 해수면 수준의 운동 수행력에 어떠한 영향도 미치지 않는 것으로 나타났으나, 후속 연구가 필요할 것으로 보인다.[28]

실제 응용

전체적인 표현(그림)이 고려된 환경적 도전을 평가할 때 필수적이다. 우리가 본 바와 같이, 추운 환경에서 너무 많은 옷을 착용하여 열 탈진에 힘들어 할 수 있다. 혹은, 고지대에서는 어떠한 열과 운동 없이도 탈수에 고통 받을 수 있다. 그러므로, 수없이 다양한 환경적 스트레스 요인들과 수행된 특정한 운동의 진가는 시합이나 훈련을 계발하는 데 필요한 운동을 하거나 전략을 세울 때 필요하다.

요약

더위, 추위 그리고 고도와 같은 환경적인 조건들은 신체의 반응과 운동을 수행하는 능력에 영향을 미친다. 생리학적 스트레스와 운동 수행력의 손실을 훈련과 준비된 전략으로 약화시킬 수 있다.

고체온증은 신체가 과열된 것이다. 신체 사이즈, 연령, 건강, 온도, 습도, 풍속 모두는 고체온증에 영향을 줄 수 있다. 대류, 전도, 복사 및 증발은 모두 과도한 체열은 감소시키는 데 도움이 된다. 열경련, 졸도, 열피로 및 열사병은 열에 노출됨으로써 발생되는 상태이다. 이들 중에서 열피로와 자주 혼동되는 열사병은 가장 위험하며, 사망에 이를 수 있다.

더운 환경에서의 운동 수행력은 사전에 적응을 필요로 하며 적절한 수분공급과 신체적 상태가 포함된 변수가 많은 도전이다. 환경적인 도전에 반응하는 신체의 생리학적 변화 능력은 더운 날씨에 익숙해지는 데 도움이 된다.

저체온증은 정상적인 신체 기능이 장애가 있거나 가능하지 않은 지점으로 신체 온도가 감소한 상태를 말한다. 심각도 범위는 운동수행 능력이 감소된 1단계부터 뇌사에 이를 수 있는 4단계까지 있다. 저체온증은 운동 능력, 특히 근력 생산을 감소시킬 수 있다.

고지대는 기압이 감소함으로써 저산소증을 유발한다. 고지대는 특히 유산소성 활동에 영향을 미친다. 이러한 상황에 적응하기 위한 다양한 전략은 고지대 시합을 위해 선수들이 준비하는 것에 의해 연습된다.

용어정리

고체온증(hyperthermia): 신체 내부 온도가 정상 이상으로 증가한 상태

급성 고산병(acute mountain sickness): 고지대에서 낮은 산소 분압에 급성 노출되는 것이 원인이 되는 병적인 상태

기관지 수축(bronchoconstriction): 폐 기관지의 직경 감소

기압(barometric pressure): 공기에 의해 위에서 가해지는 압력

대류(convection): 체열을 감소하는 데 도움이 되는 피부 표면에 공기가 움직이면서 신체를 식히는 기전

등온선(isotherm): 같은 온도 지점들이 연결된 윤곽선 또는 표면의 개요 형태

복사(radiation): 전자파 형태로 열 손실

분압(partial pressure): 주어진 공기(산소와 같은)의 압력; 기압의 생성과 공기 중 주어진 가스의 비율

상대 습도(relative humidity): 공기 중에 포함된 수증기의 비율

순응(acclimation): 기후에 인위적으로 유도된 적응

습구 글로브 온도(wet-bulb globe temperature): 사람에 대한 온도, 습도, 햇빛의 영향을 추정하는 데 사용되는 복합 온도

신경 전도 속도(nerve conduction velocity): 운동성 뉴런에서 전기적 자극들이 전달되는 속도

열 경련(heat cramps): 열 환경에서 나타나는 근육 경련을 참조, 종종 탈수가 나타나며 신체의 전반적인 나트륨 부족과 신경근 피로가 나타난다.

열 스트레스 지수(heat stress index): 신체 상태가 내려가는 것을 경험하게 되는 신체적 스트레스의 총량을 결정하는 온도와 습도의 복합 지수

열 탈진(heat exhaustion): 높은 온도에 노출된 상태로서 창백함, 지속적인 근육 경련, 허약, 실신, 어지러움, 두통, 호흡, 구토, 식욕 부진, 설사, 소변량 감소 및 신체의 심부 온도의 범위가 36°C(97°F)~40°C(104°F)가 될 때

열사병(heat stroke): 높은 온도에 노출된 상태로서, 심박수의 증가(심박급속증), 고혈압, 발한(피부 붕괴 시 건조할 수 있지만), 과호흡, 정신상태의 변화, 설사, 발작, 혼수상태 등이 나타난다; 열사병을 결정하는 정확한 방법은 직장을 탐침하는 것이다; 이 상태는 즉각적인 의사 치료가 요구된다.

운동-유발성 기관지 수축(EIB, exercise-induced bronchoconstriction): 운동 시작에 의해 나타나는 폐 기관지의 직경 감소; 기관지 수축은 많은 천식이 나타나는 특징이 있고, EIB는 운동-유발성 천식이 있는 사람들이 지구성 운동에 의해서 나타난다.

저기압 환경(hypobaric environment): 고지대에서 압력 감소에 의한 대표적인 환경

저산소증(hypoxia): 목표 조직으로 산소 공급이 손상된 상태

저체온증(hypothermia): 정상적인 신체적 기능 발휘가 장애 혹은 불가능해지는 체온 감소 상태

적응(acclimatization): 기후에 적응하는 과정

전도(conduction): 서로 접하는 두 개체 사이의 열 전달

졸도(syncope): 열 노출에 반응한 실신, 종종 더운 날씨에 적응하는 사람에게서 나타난다.

증발(evaporation): 액체가 기체로 전환될 때 열을 흡수하는 과정; 신체로부터 땀이 증발하거나 폐로부터 습기 있는 공기가 방출될 때, 열이 신체로부터 방출된다.

체온조절(thermoregulation): 체온을 안정적으로 유지하려는 자극에 반응하는 변형된 생리학적 과정

폐환기(pulmonary ventilation): 분당 흡기 또는 호기되는 가스의 총량

혈액 도핑(blood doping): 주입이나 적혈구 생성을 촉진하는 에리트로포이에틴(적혈구생성 촉진인자, EPO: erythropoietin)을 사용함으로써 적혈구 수가 증가한 상태

횡문근융해증(rhabdomyolysis): 정상적으로 근육에서 발견되는 미오글로빈 및 또 다른 단백질들이 혈액으로 흘러나온 근육 조직의 파괴

참고문헌

1. Armstrong LE, Casa DJ, Millard-Stafford M, et al. American College of Sports Medicine position stand. Exertional heat illness during training and competition. Med Sci Sports Exerc. 2007;39:556–572.
2. Armstrong LE, Epstein Y, Greenleaf JE, et al. American College of Sports Medicine position stand. Heat and cold illnesses during distance running. Med Sci Sports Exerc. 1996;28(12):i–x.
3. Armstrong LE, Maresh CM. The induction and decay of heat acclimatization in trained athletes. Sports Med. 1991;12:302–312.
4. Arvesen A, Wilson J, Rosen L. Nerve conduction velocity in human limbs with late sequelae after local cold injury. Eur J Clin Invest. 1996;26:443–450.
5. Asmussen E, Bonde-Petersen F, Jorgensen K. Mechano-elastic properties of human muscles at different temperatures. Acta Physiol Scand. 1976;96:83–93.
6. Beidleman BA, Muza SR, Fulco CS, et al. Seven intermittent exposures to altitude improves exercise performance at 4300 m. Med Sci Sports Exerc. 2008;40:141–148.
7. Bouchama A, Dehbi M, Mohamed G, et al. Prognostic factors in heat wave related deaths: a meta-analysis. Arch Intern Med. 2007;167:2170–2176.
8. Boulant J. Hypothalamic neurons regulating body temperature. In: Fregly MJ, Blatteis CM, eds. Handbook of Physiology, Section 4: Environmental Physiology, Vol. I. Bethesda, MD: American Physiological Society, 1996:105–126.
9. Brutsaert TD. Do high-altitude natives have enhanced exercise performance at altitude? Appl Physiol Nutr Metab. 2008;33:582–592.
10. Casa DJ, Armstrong LE, Ganio MS, et al. Exertional heat stroke in competitive athletes. Curr Sports Med Rep. 2005;4:309–317.
11. Casa DJ, Armstrong LE, Hillman SK, et al. National athletic trainers' association position statement: fluid replacement for athletes. J Athl Train. 2000;35:212–224.
12. Casa DJ, Becker SM, Ganio MS, et al. Validity of devices that assess body temperature during outdoor exercise in the heat. J Athl Train. 2007;42:333–342.
13. Cheung SS, Sleivert GG. Lowering of skin temperature decreases isokinetic maximal force production independent of core temperature. Eur J Appl Physiol. 2004;91:723–728.
14. Chodzko-Zajko WJ, Proctor DN, Fiatarone Singh MA, et al. American College of Sports Medicine position stand. Exercise and physical activity for older adults. Med Sci Sports Exerc. 1998;30:992–1008.
15. Comeau MJ, Potteiger JA, Brown LE. Effects of environmental cooling on force production in the quadriceps and hamstrings. J Strength Cond Res. 2003;17:279–284.
16. Cooper ER, Ferrara MS, Broglio SP. Exertional heat illness and environmental conditions during a single football season in the southeast. J Athl Train. 2006;41:332–336.
17. Cooper KE. Some historical perspectives on thermoregulation. J Appl Physiol. 2002;92:1717–1724.
18. Degroot DW, Kenney WL. Impaired defense of core temperature in aged humans during mild cold stress. Am J Physiol Regul Integr Comp Physiol. 2007;292:R103–R108.
19. Dorrington KL, Talbot NP. Human pulmonary vascular responses to hypoxia and hypercapnia. Pflugers Arch. 2004;449:1–15.
20. Duffield R, Marino FE. Effects of pre-cooling procedures on intermittent-sprint exercise performance in warm conditions. Eur J Appl Physiol. 2007;100:727–735.
21. Ely MR, Cheuvront SN, Montain SJ. Neither cloud cover nor low solar loads are associated with fast marathon performance. Med Sci Sports Exerc. 2007;39:2029–2035.
22. Felicijan A, Golja P, Milcinski M, et al. Enhancement of cold-induced vasodilatation following acclimatization to altitude. Eur J Appl Physiol. 2008;104:201–206.
23. Frisancho AR. Human Adaptation: A Functional Interpretation. St Louis, MO: C.V. Mosby, 1979.
24. Gisolfi CV. Work-heat tolerance of distance runners. In: Milvy P, ed. The Marathon: Physiological, Medical, Epidemiological, and Psychological Studies. New York, NY: The New York Academy of Sciences, 1977:139–150.
25. Gonzalez-Alonso J, Crandall CG, Johnson JM. The cardiovascular challenge of exercising in the heat. J Physiol. 2007;586:45–53.
26. Grover RF, Reeves JT. Exercise performance of athletes at sea level and 3100 meters altitude. Schweiz Z Sportmed. 1966;14:130–148.
27. Hawkins S, Wiswell R. Rate and mechanism of maximal oxygen consumption decline with aging: implications for exercise training. Sports Med. 2003;33:877–888.
28. Hinckson EA, Hopkins WG, Edwards JS, et al. Sea-level performance in runners using altitude tents: a field study. J Sci Med Sport. 2005;8:451–457.
29. Howard RL, Kraemer WJ, Stanley DC, et al. The effects of cold immersion on muscle strength. J Strength Cond Res. 1994;8(3):129–133.
30. Judelson DA, Maresh CM, Farrell MJ, et al. Effect of hydration state on strength, power, and resistance exercise performance. Med Sci Sports Exerc. 2007;39:1817–1824.
31. Kenney WL, Munce TA. Invited review: aging and human temperature regulation. J Appl Physiol. 2003;95:2598–2603.
32. Kenney WL, Zeman MJ. Psychrometric limits and critical evaporative coefficients for unacclimated men and women. J Appl Physiol. 2002;92:2256–2263.
33. Kenney WL. A review of comparative responses of men and women to heat stress. Environ Res. 1985;37:1–11.
34. Kinugasa R, Kuchiki K, Tono T, et al. Superficial cooling inhibits force loss in damaged muscle. Int J Sports Med. 2008.
35. Lippi G, Franchini M, Guidi GC. Prohibition of artificial hypoxic environments in sports: health risks rather than ethics. Appl Physiol Nutr Metab. 2007;32:1206–1207; discussion 1208–1209.
36. Maresh CM, Kraemer WJ, Noble BJ, et al. Exercise responses after short- and long-term residence at 2,200 meters. Aviat Space Environ Med. 1988;59:335–339.
37. Maresh CM, Noble BJ, Robertson KL, et al. Maximal exercise during hypobaric hypoxia (447 Torr) in moderate-altitude natives. Med Sci Sports Exerc. 1983;15:360–365.

38. McCann DJ, Adams WC. Wet bulb globe temperature index and performance in competitive distance runners. Med Sci Sports Exerc. 1997;29:955–961.
39. Montain SJ, Cheuvront SN, Lukaski HC. Sweat mineral-element responses during 7 h of exercise-heat stress. Int J Sport Nutr Exerc Metab. 2007;17:574–582.
40. Montain SJ, Ely MR, Cheuvront SN. Marathon performance in thermally stressing conditions. Sports Med. 2007;37:320–323.
41. Noble BJ, Maresh CM. Acute exposure of college basketball players to moderate altitude: selected physiological responses. Res Q. 1979;50:668–678.
42. Patton J. The effects of acute cold exposure to exercise performance. J Strength Cond Re. 1988;2:72–78.
43. Peronnet F, Thibault G, Cousineau DL. A theoretical analysis of the effect of altitude on running performance. J Appl Physiol. 1991;70:399–404.
44. Rasch W, Cabanac M. Selective brain cooling is affected by wearing headgear during exercise. J Appl Physiol. 1993;74:1229–1233.
45. Sawka MN, Burke LM, Eichner ER, et al. American College of Sports Medicine position stand. Exercise and fluid replacement. Med Sci Sports Exerc. 2007;39:377–390.
46. Sawka MN. Physiological consequences of hypohydration: exercise performance and thermoregulation. Med Sci Sports Exerc. 1992;24:657–670.
47. Schniepp J, Campbell TS, Powell KL, et al. The effects of cold-water immersion on power output and heart rate in elite cyclists. J Strength Cond Res. 2002;16:561–566.
48. Schoene RB. Limits of respiration at high altitude. Clin Chest Med. 2005;26:405–414, vi.
49. Stensrud T, Berntsen S, Carlsen KH. Exercise capacity and exercise-induced bronchoconstriction (EIB) in a cold environment. Respir Med. 2007;101:1529–1536.
50. Swerup C. Determination of conduction velocity in A-delta and C fibres in humans from thermal thresholds. Acta Physiol Scand. 1995;153:81–82.
51. Wilber RL, Stray-Gundersen J, Levine BD. Effect of hypoxic "dose" on physiological responses and sea-level performance. Med Sci Sports Exerc. 2007;39:1590–1599.
52. Wilber RL. Application of altitude/hypoxic training by elite athletes. Med Sci Sports Exerc. 2007;39:1610–1624.
53. Williamson R, Carbo J, Luna B, et al. A thermal physiological comparison of two HAZMAT protective ensembles with and without active convective cooling. J Occup Environ Med. 1999;41:453–463.

PART IV

건강과 운동수행을 위한 훈련

Training for Health and Performance

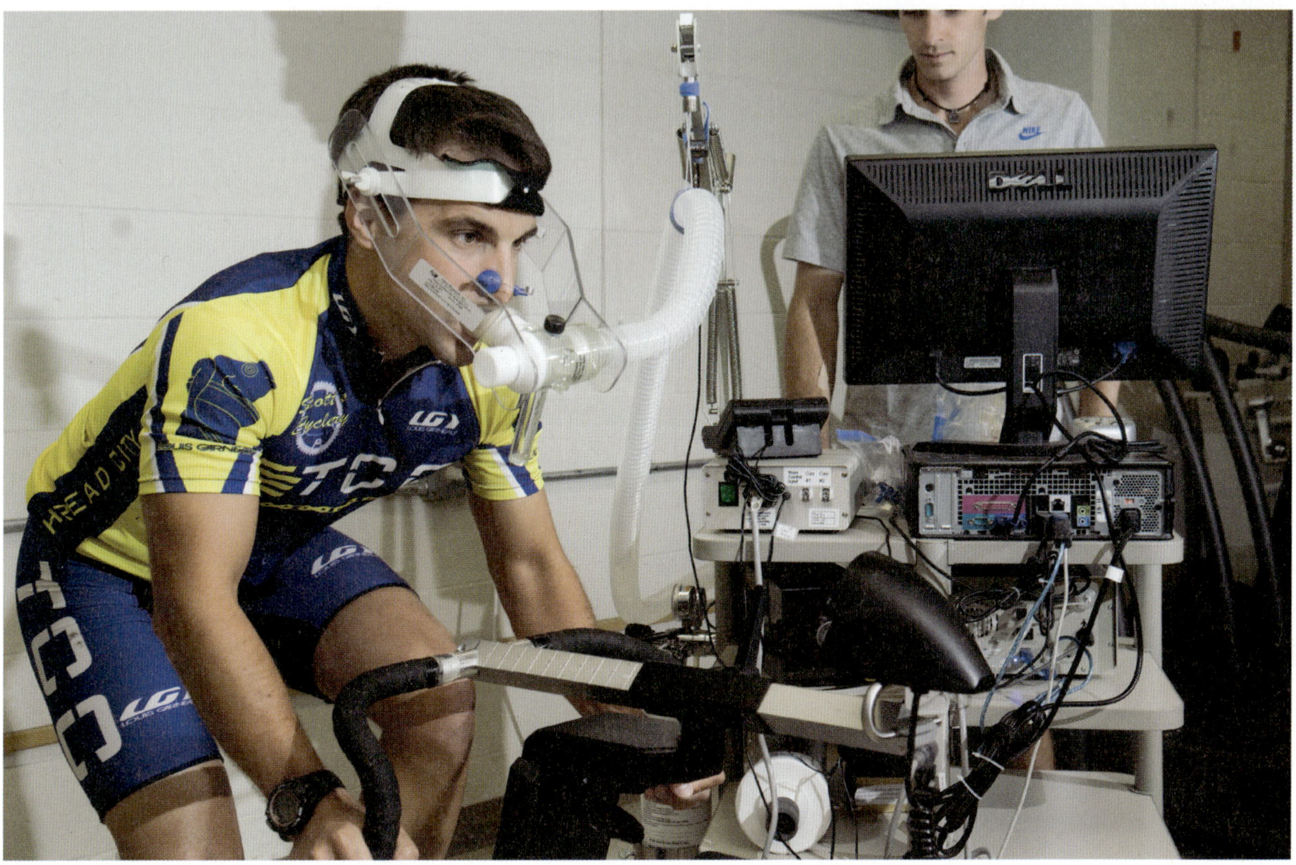

11장

신체구성의 향상과 이해

학습목표

1. 신체 구성과 그 구성요소에 대해 설명할 수 있다.
2. 정수압 무게, 피하지방조직의 두께, 혈량측정법, 생체전기저항법, DEXA (dual-energy x-ray absorptionmetry)에 대해서 알 수 있다.
3. 필수 vs 비필수 체지방에 대해서 알 수 있다.
4. 에너지 획득과 소비 간의 밸런스, 그리고 어떻게 체내 지방률에 영향을 미치도록 조절할 수 있을 것인지에 대해 알 수 있다.
5. 식이요법, 운동 그리고 에너지에서의 상호작용을 설명할 수 있다.
6. 남녀 운동선수 및 일반 남녀에 있어서 심각한 체중감소의 위험에 대해 알 수 있다.

어떠한 시기에도 많은 미국인들은 식이요법과 운동을 통해서 신체 구성을 바꾸려고 하고 있다. 일반인은 건강 관련된 이유로 신체의 지방을 감소시키려는 시도를 하기도 한다. 체력단련 애호자의 목적은 특이적으로 건강상의 이점, 체형을 향상시키거나, 신체 운동의 좋은 성과를 얻기 위해 체지방을 감소시키거나 근량을 증가시키기도 한다. 많은 지도자와 운동 선수들은 우선적으로 신체 구성에 대해 많은 관심을 갖게 되는데 이는 신체운동에 있어서의 좋은 성과와 관련을 갖게 되기 때문이다. 많은 스포츠 종목에서 신체의 크기가 신체운동의 성과에 영향을 미치기도 하지만 대부분의 신체의 크기(신장이나 팔의 길이와 같은)의 치수는 변하지 않는다. 다른 말로 한다면, 신체 체적과 신체 구성은 식이요법과 운동요법에 매우 민감하게 반응적으로 나타내게 된다. 이 장의 목적은 신체 구성이 어떻게 정해지는 것인지, 식이요법과 운동이 신체 구성에 어떠한 영향을 미치는 것인지, 그리고 신체 구성과 신체활동 사이에서의 관계를 이해하는 것에 있다.

신체 구성의 개요

신체 구성이라 함은 일반적으로 신체 내 그리고 total body mass(TBM)에 대한 지방률 내에서 지방과 그리고 비지방 조직의 절대량을 말한다. **지방량(fat mass, FM)**은 신체 내의 모든 지방의 전체량(또는 kilogram)을 말하지만, **제지방체중(fat-free mass, FFM)**은 신체 내 모든 지방을 제외한 부분 조직을 말한다. 신체 구성을 알아내는 몇몇의 기술(dual-energy x-ray absorptiometry)은 *total lean tissue*라는 용어를 사용하는데 이는 제지방량(*fat-free mass*)과 비슷한 의미이다. **체지방률(percent body fat) 혹은 % fat**이라는 것은 total 지방량에 대한 TBM의 비율을 말한다(혹은 지방량을 TBM으로 나눈 것). 지방량, 체지방량, TBM 사이의 관계는 글상자 11-1에서 묘사되어 있으며 그림 11.1은 신체 구성을 위한 2개의 compartment를 보여주고 있다. 여기서 현재 미국에서 비만이 팽배하고 있는가 그리고 어떻게 신체 조성이 건강과 운동을 수행하는 데 영향을 미치는가를 생각해 볼 수 있다. 또한 신체의 크기, 체질량 지수(BMI)의 측정 그리고 이들과 신체 조성에 대한 관계에 대해서 다룰 것이다.

비만, 건강, 그리고 신체 조성

미국에서 건강한 식이요법과 운동에 초점이 맞춰지고 있음에도 불구하고, 비만은 현재 급속도로 확산되고 있다.[20] BMI로서 과체중은 25.0에서 29.9로 정의되고 있으며, 비만은 30.0과 동일하거나 과한 상태를 말한다(밑의 Body Mass

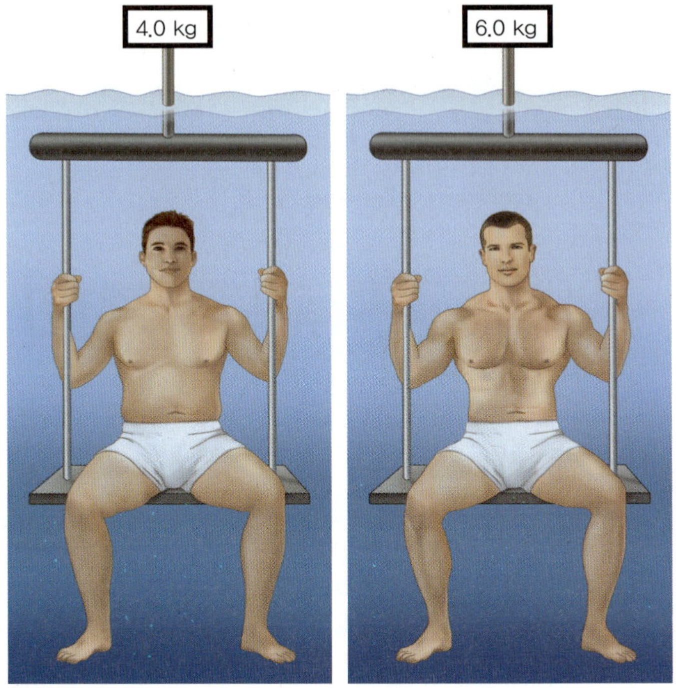

지방량 = 총몸무게의 23% 지방을 제외한 양 = 총몸무게의 77%	지방량 = 총몸무게의 12% 지방을 제외한 양 = 총몸무게의 88%
총몸무게 = 90 kg 수중 내의 무게 = 4 kg 변위된 물의 양 = 86 kg 혹은 86 L 신체 체적 = 1.0465 g · ml^{-1} Siri 방정식에 의한 %지방 = 23 지방량 = 20.7 kg 지방을 제외한 양 = 67.4 kg	총몸무게 = 90 kg 수중 내의 무게 = 6 kg 변위된 물의 양 = 84 kg 혹은 84 L 신체 체적 = 1.0714 g · ml^{-1} Siri 방정식에 의한 %지방 = 12 지방량 = 10.8 kg 지방을 제외한 양 = 79.2 kg

그림 11.1 다른 신체 구성 신체 구성을 갖는 동일의 TBM을 갖은 두 사람. 다른 %의 지방을 포함하는 신체는 다른 수중에서의 체중, 신체밀도, 지방량, 체지방량을 갖는다.

글상자 11-1 응용 연구

신체 조성 구성의 기본적 측정법 간의 관계

지방량, 체지방량 그리고 % 지방은 신체 조성의 상호 관련적인 측정이라고 할 수 있다. 신체 조성의 모든 이러한 측정법은 하나 혹은 그 이상의 측정법을 알 수 있게 되어질 때 쉽게 산정할 수 있게 된다. 아래 예와 같다.

TBM = 90 kg
% 지방 = 15%
지방량 = TBM × % fat
지방량 = 90 kg × 0.15
지방량 = 13.5 kg

체지방량 = TBM − 지방량
체지방량 = 90 kg − 13.5 kg
체지방량 = 76.5 kg
% 체지방량 = 100% − % 지방
% 체지방량 = 100% − 15%
% 체지방량 = 85%
% 체지방량 = 체지방량/TBM × 100
% 체지방량 = 76.5 kg/90 kg × 100
% 체지방량 = 0.85 × 100
% 체지방량 = 85%

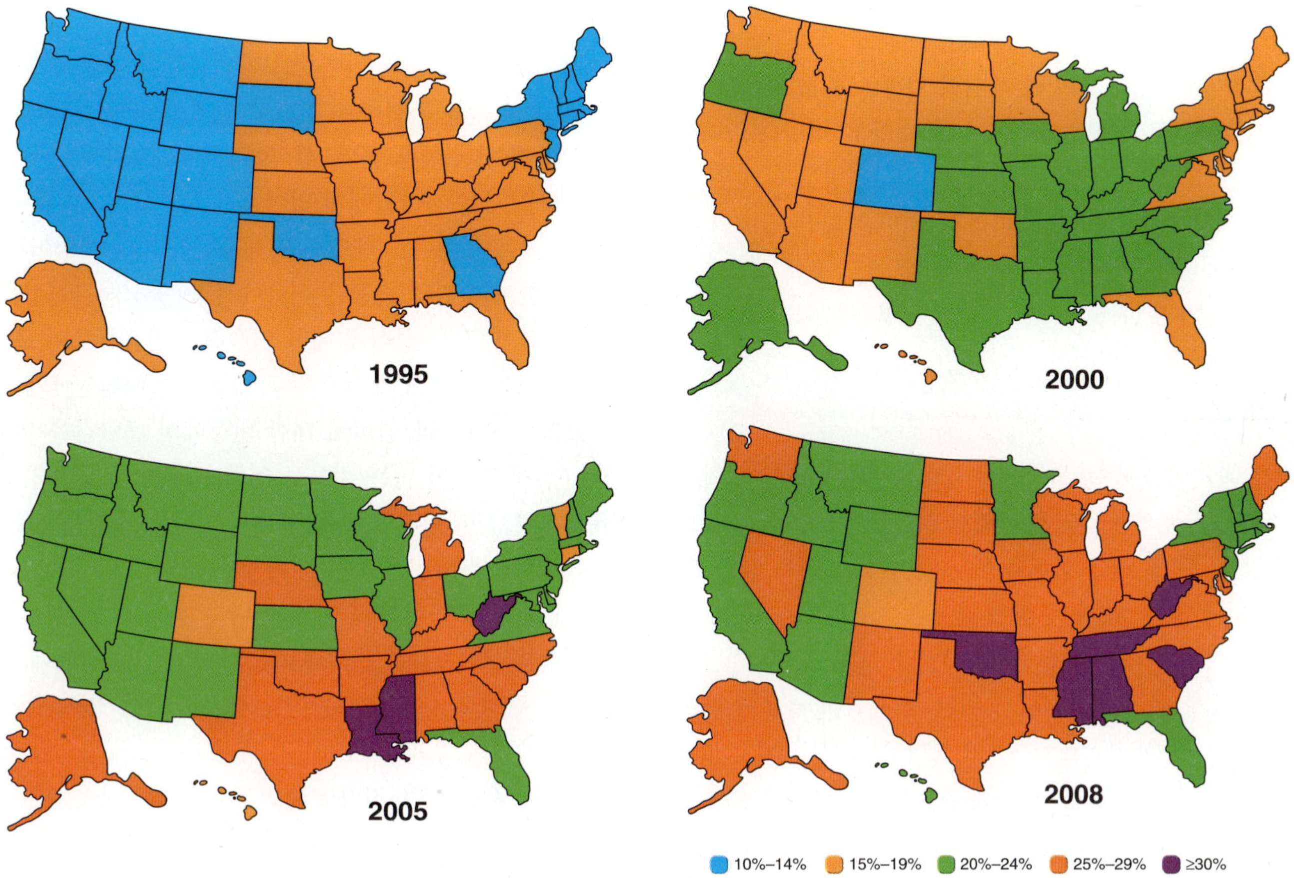

그림 11.2 1995년부터 2005년 사이에 미국에서 비만은 대폭적으로 증가되었다. 1995년 (위에서 왼쪽)에 거의 반 이상의 주에서의 15%의 유병률이 발생하였으나 20% 이상인 곳은 없었다. 2000년 (위에서 오른쪽)에 하나의 주(콜로라도)에서만 유병률이 15% 이하를 나타냈으나 거의 반 이상의 주에서 유병률이 20% 이상을 나타내며, 어떠한 주에서도 유병률이 25%를 넘지 않았다. 2005년(밑에서 왼쪽)에 4개의 주에서 유병률이 20% 이하를 나타냈으며 33%의 주에서 유병률 25% 이상을 나타냈다. 그리고 3개의 주가 30% 이상의 유병률을 나타냈다. 2008년(밑에서 오른쪽)에는 유병률 20% 이하(콜로라도)를 나타내고 60%의 주에서 유병률 25% 이상을 나타내었으며 6개주가 30% 이상의 유병률을 보였다

Index를 확인할 것). 미국에서 비만관련 질병으로 인해 매년 ~300,000명이 사망하는 것으로 추정되고 있다.[2] 미국에서 31%의 남성과 45%의 여성이 살을 빼려고 노력함에도 불구하고[58] ~65%의 성인이 과체중이거나 비만이고 31%는 이미 비만이다.[20] 또한 미국에서 비만이 급속도로 증가되어지는 것도 놀랄만한 일이 되고 있다(그림 11.2). 예를 들어 1990년도에 15% 혹은 그 이상이 되는 비만율은 미국 어느 주에서도 보이지 않았으나 2008년도에는 오직 한 주에서만 비만율이 20% 이하를 보였고, 60% 이상의 주에서 25% 혹은 그 이상의 비만율을 보였고, 6개주에서는 30%와 동등하거나 그 이상의 비만율을 보였다. 2003~2006에 Disease Control & Prevention Center의 통계자료 또한 충격적인데, 6~11세 어린이 중 17% 그리고 12~19세의 청소년 중 17.6%가 비만이라는 것이다.[12] 일반적인 사람들에게 있어서 비만에 대한 우려할 점은 치사율 그리고 많은 질병에 대한 위험성이 증가된다는 것이다.[11, 22, 33, 37, 46, 50] 비만은 고혈압, 당뇨, 관절염, 통풍, 그리고 불규칙한 월경과 관련된 주요 원인 인자인 것 같이 보인다. 비만과 다른 질병과의 관련성은 다양하다고 하지만, 비만은 다음과 같은 질병과 관련이 있다고 알려져 있다.

1. 심혈관계질병
2. 고혈압
3. 동맥경화증
4. 혈지질에 부정적 영향
5. 당뇨
6. 수면성 무호흡증
7. 골관절염
8. 임신과 수술에서의 복합적 문제
9. 몇몇의 암(자궁, 신장, 결장, 식도)

10. 담낭질환

둔부 혹은 허벅지 등의 **타 부위의 지방**(*gynoid obesity*)보다 특히 복부에 지방의 축적, 혹은 **중앙부 비만**(*android obesity*라고도 함)은 위에서 열거한 주요 질병들과 매우 밀접하게 관련되어져 있다.[61,80] 따라서, 비만은 많은 질병의 상태와 관련을 갖는 것 뿐 아니라, 신체 내 어느 곳에 지방조직이 분포하는가 또한 전체적인 건강에 영향을 미치고 있다.

비만의 원인

왜 많은 과지방을 갖는 사람들이 늘어나는지에 대한 명확한 답은 없다. 기본적인 원인은 그러한 사람들이 소비되는 것보다 더 많은 총칼로리를 섭취를 하는 것이라고 할 수 있다. 그러나 그밖에 많은 상호관련성이 있다.

유전학이 비만과 관련성을 갖고 있다. 예를 들어, 일란성 쌍생아들에게 체적을 유지하기 위한 양(휴식시 필요한 대사율, Resting metabolic rate, RMR)보다 하루에 1000 kcal를 100일간 더 섭취하였을 때 원래 체적과 비슷한 양을 얻었다.[6] 그러나 쌍생아들이 실질적으로 얻은 체중의 범위는 9.5~29.3 파운드(4.3~13.3 kg)이었으며, 이것이 나타내는 것은 같은 양의 칼로리를 삽취하였더라도 실재적으로는 서로 다른 체중량으로 늘어났다는 것이다. 인간에게서는 좀처럼 일어나기 쉽지 않은 일이지만, 호르몬 유사 물질이면서 지방저장을 유도하면서 에너지 밸런스를 무너뜨리는 렙틴을 발현시키는 지방세포가 불활성화되어질 수 있다. 렙틴이 불활성되는 것은 렙틴 발현 활성화를 조절하는 유전자인 obgene의 결함 때문으로 밝혀졌다. 이러한 질환을 갖는 어린이들은 혈류에 최소한의 렙틴의 발현을 보이며, 식욕을 조절하는 데 장애를 갖으며, 보통의 아이들보다 식사량이 많은 것으로 나타났다.[47] 식욕을 조절하는 것으로 인해 아마 비만의 가능성을 높일 것이다. 예를 들어, 섭식에 대한 인슐린의 반응은 일반 체중을 갖은 사람들에게 있어서 식육을 감소시키는 것과 관련을 갖을 것이다.[21] 개인의 과체중이나 비만에 있어서, 섭식에 대한 인슐린의 반응은 식육에서의 변화와 관련성을 갖지 않는다. 이것은 섭식에 대한 인슐린의 반응으로서 포만감에 대한 일반적인 신호전달은 과체중이나 비만인에게 문제가 있으며, 이는 곧 섭식에 대한 반응에서 포만감을 없애게 된다. 신체 활동이 없는 것으로 인해 또 비만을 일으키는 원인이 된다. 텔레비전을 시청하거나 비디오 게임을 하는 등 좌식생활이 늘어나면 날수록, 과체중이 되기 쉽다.[28] 과하게 섭식하는 것도 또한 체중이 늘어나는 하나의 원인이 된다. 과하게 섭식하는 것은 문화적으로 다른 의미를 갖는데, 왜냐면 사회 경제적인 요소 혹은 빈곤한 섭식습관 등이 각기 다른 사회에서 다르게 받아들이기 때문이다.[52,53,74] 오늘날, 높은 칼로리 혹은 높은 지방량을 포함하는 음식들을 어디에서나 구하기 쉬우며, 이는 패스트푸드와 관련이 있다. 추가적으로 슈퍼 사이즈의 음식은 엄청난 섭취나 잉여의 킬로칼로리와 관련성을 갖고[55] 다양한 음식과 음료들 특히 패스트푸드점은 지난 몇십 년 동안 엄청나게 늘어나고 있다.[45] 따라서 대중적으로 비만이 되어질 수 있는 원인이 증가하고 있다(글상자 11-2를 참조).

신체기능과 신체 구성에 대해

신체 구성은 신체의 기능수행에 중요한 영향을 미칠 수 있

글상자 11-2 전문가 의견
비만증의 유행

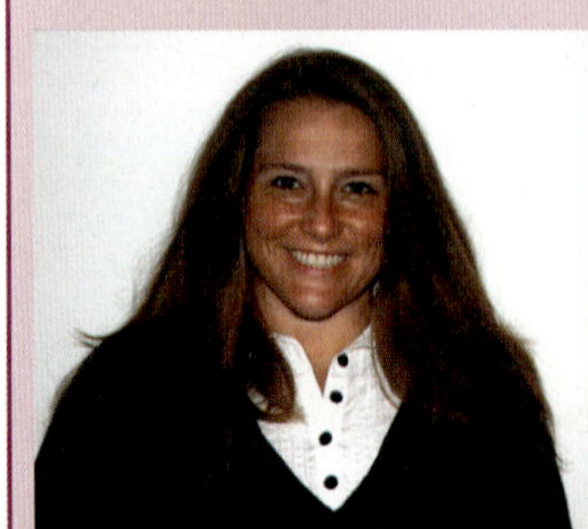

Disa L. Hatfield, PhD,
로드아일랜드 대학교, 운동학과

질병 통제센터(The centers for Disease Control, CDC)에서 20세 이상의 성인의 34%가 MBI 30 혹은 이상으로[1] 정의된 비만에 해당된다고 발표했다. 비만과 관련된 많은 건강위험은 관상동맥질환, 당뇨, 암(특히, 자궁내막, 유방, 그리고 결장 관련), 고혈압, 이상지질혈증, 뇌졸증, 간과 담낭 질환, 수면무호흡, 호흡질환, 골관절염, 부인과 관련 질환(부정기적인 월경, 불임)[1]과 관련성을 갖는다.

놀랄 만한 보고이지만, 이러한 통계수치는 항상 모든 인구층에서는 나타나지 않는다. 예를 들어, 질환으로 늘어나는 위험성은 BMI와 기본적으로 관련성을 갖지만, 절대적으로는 체지방률

(body fat %)이나 근육량과는 관련성을 갖지 않는다. National Basketball, Association(NBA)의 모든 프로선수들은 일반적으로는 탄탄하고 유산소 능력이 탁월함에도 불구하고 이러한 기준에 따르면 모든 선수들은 비만에 해당될 것이다.

더 나아가, 신체적으로 활동적인 개인들은 신체 크기와는 상관없이 질환의 위험성이 감소되어질 것이라고 한다. 이러한 이유로서, CDC 또한 질환에 대한 위험 유소 중 하나로서 허리둘레 크기를 봐야 한다고 추천하고 있는데, 이유는 복부 비만이 그러한 위험도와 밀접하게 상관을 갖기 때문이다.

앞에서 언급한 34%의 성인의 비만율로 인해, 건강 및 체력 관련 분야의 코치와 관련 업자들은 비만인 고객과 직면해야 한다. 불행하게도, CDC와 대중매체들은 상투적인 이슈로서 비만을 다루고 있다. 예를 들어, 투약을 통해서 지방이 분해됨에 따라 체중감소를 유도할 것이라는 광고 속에서 살고 있다. 이것은 체중감소를 위해 단순히 식이법을 시행하거나, 운동프로그램, 혹은 약을 섭취하면 체중이 감소할 것이라고 모든 사람들이 할 수 있는 간단한 것이라는 메시지라고 할 수 있다.

그렇지만, 체중을 감소시키는 것은 환경적인 방해물(적절한 교통수단 없이 지방에서의 생활 등)을 극복하거나, 경제적으로 체육관에 등록을 할 수 있거나, 운동 기구를 구입할 수 있는 능력을 구비하거나, 운동 프로그램을 시작할 수 있는 지식을 갖거나, 심지어 생리적 여건(호르몬의 imbalance)을 극복하거나, 사적 혹은 공적인 일의 밸런스를 조화롭게 유지하는 등, 위에서 열거한 여러 가지 일들을 복합적으로 시도해야 하는 것이라고 할 수 있겠다.

비만을 극복해야 하는 가장 큰 장애물은 심리학적 문제이다. 비만인 사람들에 대한 구별/차별은 건강 관련, 직장, 그리고 교육 분야에 있어서 일상적인 일이 되어졌으며, 이러한 차별은 심리적인 안녕에 큰 영향을 미치게 된다.[3,4]

이러한 차별은 심각한 상황에 이르기도 한다. 한 연구결과가 보고하기로, 28%의 초등학교 선생님들은 비만이 되는 것은 모든 사람들에게 있어서 생길 수 있는 가장 최악의 일이라고 생각하고 있으며 24%의 간호사들은 비만인 사람들에게 혐오감을 느낀다고 한다.[2] 단지 사람의 신체 크기만 보고 나타나는 감정적인 요소라고 하는 것은 문제가 있으며, 이러한 감정을 타인에게 표출하는 사람들에게 영향을 미치고 있다.

과체중의 고객에게 체중감소를 유발시키는, 건강하며 긍정적인 방향으로 이끄는 여러가지의 방법을 코치와 개인 트레이너, 그리고 건강 체력 관련 종사자들은 제공해야 한다.

당신의 고객에게 비만의 위험성과 신체활동의 좋은 점에 대해 교육을 하여야 한다. 많은 사람들이 체중을 감량하는 데 많은 관심을 가짐으로써 신체활동을 증가시킬 때에 여러가지의 질환에 대한 위험도를 약 50%까지 줄일 수가 있다.[1] 활동과 더불어서는 또한 활동에 대한 목적을 세울 수가 있다. 동기부여를 하는 것은 우선적으로 활동에 대한 목적을 증가시킬 수가 있겠으며, 이러한 과정은 프로그램에 있어서 식이요법에 대한 목적을 성취하는 더 나은 마음가짐을 갖도록 한다.

장애물에 대한 계획. 시간, 가족에 대한 의무, 그리고 금전적인 것은 체중감량의 목적을 추구하는 데 가장 큰 3가지의 장애물이라고 할 수 있다. 개인의 각각 장애물을 인지할 필요가 있으며, 그러한 장애물을 극복하는 방법을 아는 것에 있어서 독창적일 필요가 있다. 단순히 아침에 걷기 위해 일찍 일어나야 한다고 누군가에게 말하는 것으로는 효과를 얻을 수 없다.

운동, 목적, 식습관에 있어서 자율적으로 조절하도록 보조해 줄 필요가 있음. 고객에게 무엇을 해야 하는가에 대해 말을 하기보다는 인지된 문제에 대해 해결책을 제시할 수 있도록 요구해야 한다.

비만은 복잡하고 때에 따라서는 논쟁거리가 되는 문제이다. 당신과 당신의 비만인 고객에게 있어서 가장 중요한 방법은 비만에 대한 사회적, 심리적, 그리고 건강에 대한 결과를 알게끔 하는 것이고, 건강한 라이프스타일에 방해물들을 극복할 수 있는 참신한 생각을 할 수 있도록 격려하는 것이다.

참고문헌

1. CDC. Overweight and Obesity. Atlanta, GA: CDC. Available at: www.cdc.gov.
2. Puhl R, Brownell KD. Bias, discrimination, and obesity. Obes Res. 2001;9(12):788–805.
3. Puhl RM, Brownell KD. Psychosocial origins of obesity stigma: toward changing a powerful and pervasive bias. Obes Rev. 2003;4(4):213–227.
4. Wardle J, Cooke L. The impact of obesity on psychological well-being. Best Pract Res Clin Endocrinol Metab. 2005;19(3):421–440.

다. 예를 들어, 한 사람이 다른 사람에 비해서 높은 지방률(%)이나 지방량을 갖고 있음에도 불구하고 그 두 사람이 같은 제지방량을 갖는다면 전자는 러닝이나 점프와 같은 신체활동에 있어서 더욱 많은 TBM을 수행(움직여야 만)해야 하며, 결과적으로 전자의 사람은 신체기능이 감소하게 된다. 이와 마찬가지로 절대 산소 소비를 더욱 증가된 TBM으로 나눈 값으로 인해, 지방률(%)이나 지방량이 증가되어질수록 상대적 최고 산소 소비(relative peak oxygen consumption,

표 11.1 미식축구선수에게 있어서 신체 조성과 각 운동과의 관계

	9.1-전력질주	36.5-전력질주	민첩성[a]	수직높이뛰기	벤치 프레스
TBM	0.59*	0.64*	0.50*	−0.41*	0.40*
지방률 (%)	0.57*	0.70*	0.52*	−0.59*	−0.03
지방량	0.63*	0.74*	0.55*	−0.58*	0.10
체지방량	0.35*	0.32*	0.28*	−0.10	0.56*

*Significant correlation ($P \leq 0.05$).

[a] Pro agility run.

TBM = 총체질량 지수, 지방률(%) = 체지방 비율, 지방량 = 지방 지수, 체지방량 = 유리지방 지수.

Data from Stempfle KJ, Katch FI, Petrie DE. Body composition relates poorly to performance tests in NCAA Division III football players. J Strength Cond Res. 2003;17:238-244.

$mL \cdot kg^{-1} \cdot min^{-1}$)는 감소된다. 반대로, 더 큰 값의 체지방량은 아마도 한번 반복하는 최대 벤치 프레스(one-repetition maximal bench press) 힘의 측정값(absolute strength measurements)에 있어서 더 유리하다고 생각된다.

증가된 체중지방(body fat)은 일반적인 체력측정에 있어서 부정의 상관관계를 갖는다고 보여진다.[5,42] 하지만 신체조성(TBM을 제외한)과 신체기능 사이에서는 상관이 없다고 알려져 있다.[65,66] 부분적으로, 신체 구성과 신체기능 사이에서의 이러한 불일치하는 결과는 아마도 측정되어진 신체활동/기능의 타입 의존적이라는 것, 그리고 전체 인구에서 각각 다른 신체 조성의 범위(10%~15% 지방 혹은 10%~25% 지방)에 기인한다라고 생각된다. 신체 조성과 신체기능 사이에서의 관계에 대해 이러한 요소들의 영향은 선수들에 대한 몇몇의 연구의 결과로부터 알 수 있다.

수준 높은 역도선수의 체지방량은 1회의 벤치 프레스, 스쿼트, 그리고 데드리프스(바로 들어 올리는 기술)의 최대치와 통계적인 상관($r = 0.86 - 0.95$)을 갖는다.[9] 미국의 대학 미식축구선수(%, 지방률 =17.2 ± 5.4 [평균 ± 표준편차])에 대한 조사에서 신체 조성과 신체활동 측정치 간에 유의한 상관을 나타냈다(표 11.1). 유사하게도, 대학 축구선수(%, 지방률 = 13.9 ± 5.8 [평균 ± 표준편차]) 또한 신체 조성과 신체활동 간 낮은 수치로부터 중간수치 정도의 통계적 유의차를 보였다(표 11.2). 통계적 상관성은 유의차가 없거나(축구선수의 체지방량과 수직높이뛰기, 혹은 미식축구선수의 벤치 프레스와 지방량과의 상관성) 중간 정도의 유의차가 있는(미식축구 선수의 % 지방과 36.5 m 전력질주 시간, 혹은 축구 선수의 total 지방량과 9.1 m 전력질주) 등 다양하다. 따라서, 신체 조성측정치와 정확한 신체활동의 일은 서로 간의 유의한 상관성에 영향을 미쳤다.

지방률 (%)로 인하여 최대 벤치 프레스에는 영향을 끼치지 않는다. 이는 이와 같은 최대 벤치 프레스에 있어서 지방률 (%)의 증가로 인한 신체량이 최대 벤치 프레스를 할 동안

표 11.2 축구선수에게 있어 신체 조성과 각 운동간의 관계

	9.1−전력질주	36.5-전력질주	수직높이뛰기	추정되는 $\dot{V}O_{2max}$[a]
TBM	0.61*	0.53*	−0.48*	−0.50
지방률 (%)	0.69*	0.61*	−0.55*	−0.65*
총지방량	0.62*	0.60*	0.54*	−0.67*
%제지방조직	−0.60*	−0.61*	0.55*	−0.65*
총제지방량	0.38	0.28	0.24	−0.11

*Significant correlation ($P \leq 0.05$).

[a] $\dot{V}O_{2max}$ 요요 지구력 검사로 추정한 최대산소섭취량.

TBM = 총체질량 지수, 지방량 = 지방 지수, 지방률(%) = 체지방 비율

Data from Silvestre R, West C, Maresh CM, et al. Body composition and physical performance in men's soccer: a study of a National Collegiate Athletic Association Division I team. J Strength Cond Res. 2006;20:177-183.

에 변화하지 않기 때문이다. 그러나 지방률 (%)은 전력 단거리 달리기나 수직 서전트 점프에 대해서는 통계적으로 상관성을 갖는다. 몇 가지의 일에 대해서 중요한 점들이 있다. TBM은 신체활동 과정과 상관관계에 놓이는데, 이는 전체 신체 크기가 몇 가지의 일의 수행에 영향을 미친다는 것이다. TBM과 신체 조성의 측정값 사이에서는 상호관련을 갖을 가능성이 있다. 예를 들면, 만약 두 명이 같은 지방률 (%)을 갖지만 한 명이 더 큰 TBM을 가질 때, TBM이 더 큰 사람은 더 큰 체지방량을 갖게 된다. 체지방량이 높은 사람은 몇 가지 신체활동의 일을 하는데, 예를 들면 최대 벤치 프레스를 1회 하는 것 등에 있어 더 유리한 점을 갖게 된다. 덧붙이자면, 신체 구성을 나타내지 않은 다른 요소들(근섬유타입, neuronal recruitment 등)은 신체 구성과 신체활동의 일에 있어 상호관련성의 정도에 있어 영향을 미칠 가능성이 있다. 그래서, 신체 구성과 신체기능의 일 사이에서의 상관은 검증되어진 신체기능의 일 그리고 신체 구성의 측정치에 의존적으로 된다.[59,64]

신체 크기 vs 신체 조성

신체 크기와 신체 조성은 잠재적으로 다른 스포츠 활동에 성공적으로 수행하게 되어지거나, 레크리에이션에 참여하는 것을 즐기는 데 영향을 미친다(그림 11.3). 신체 조성 또한 건강이나 많은 질환이 악화되는 데 영향을 미친다. 그러나 신체 크기나 신체 조성은 같은 측정으로 이루어지는 것이 아니다. 개인에 따라서는 TBM과 같은 동일의 신체 측정을 가질 수가 있으며, 또한 지방률 (%)과 같이 같이 매우 다른 신체 조성을 갖기도 한다.

인체측정학(Antrhopometry)은 측정방법의 하나로서 신체의 크기를 재는 학문이다. 신체 크기는 특히 TBM과 신장을 언급하는 것이다. 그러나 인체측정학은 또한 신체의 둘레, 뼈의 폭, 하지의 길이 등과 같은 신체의 크기를 측정하는 것을 포함한다.

신체 크기는 여러 스포츠와 활동을 원활히 수행하기 위해 중요하다. 예를 들면, 농구선수에게는 큰 키가 유리하며, 투포환 선수에게는 큰 TBM을 갖는 것이 유리하다.

신체 크기는 다른 스포츠의 선수 사이 심지어는 한 스포츠경기 내의 다른 포지션에서 경기하는 선수 간에도 명확하게 다르다. 예를 들면, 농구의 센터는 포워드보다 TBM 신장, 그리고 팔의 길이가 월등하게 길고, 이는 가드보다 포워드가 더 크다.[1] 카약 경기에서 200 m에 걸리는 시간은 상지의 둘레, 상완의 둘레, 그리고 흉부둘레와 많은 통계적 상관을 갖는다.[69] 배의 노를 젓는 선수(sweep rower)들은 스컬로 젓는 선수(scull rower)보다 TBM과 신장이 월등하게 크고, 세계 챔피언십에 나오는 주니어 선수들은 결승전에 나오지 못한 주니어 선수들과 비교해서 체중, 키, 그리고 상지 하지 길이, 뼈의 굵기 등에서 월등히 크다.[7] 위에서 언급한 바와 같이 신체 크기라고 하는 것은 몇몇의 스포츠 활동의 수행에서 영향을 미치는 것은 사실이라고 할 수 있다.

Body Mass Index

신체 크기를 측정하는 데에 자주 사용되는 방법은 **BMI** 혹은 신체량(body mass)을 신장으로 나누는 비율이다. BMI는

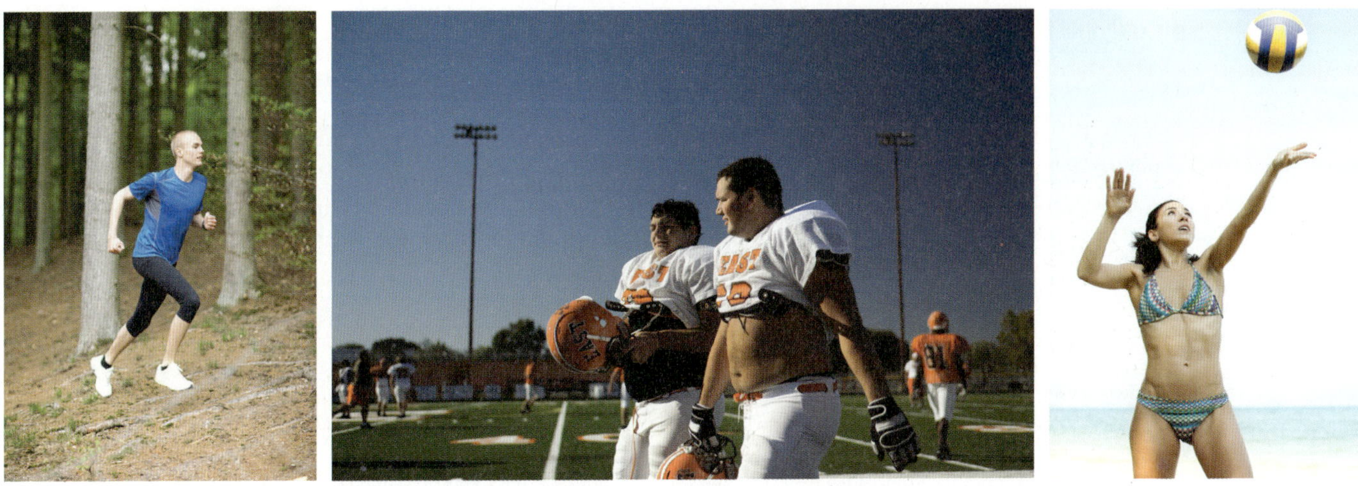

그림 11.3 다른 신체 조성과 신체 크기. 운동선수들은 최적의 운동수행을 위해 필요한 특수한 신체 크기와 신체 조성을 갖고 있다.

표 11.3 BMI 분류

분류	BMI(kg/m^2)
이하체중	<18.5
보통	18.5 – 24.9
과체중	25.0 – 29.9
비만 분류 I	30.0 – 34.9
비만 분류 II	35.0 – 39.9
비만 분류 III	> 40.0

데이터는 성인의 비만과 과체중 처치, 평가 분류에게 있어서 전문가 위원회로부터 발췌하였음. 성인의 비만과 과체중처치, 평가 분류에 있어 의학적 가이드라인에 대한 요약임. Arch Intern Med. 1998;158:1855 – 1867.

다음과 같은 식을 이용하여 계산되어질 수 있다.

$$\text{BMI}(\text{kg/m}^2) = \frac{\text{체중(kg)}}{\text{신장(m}^2)} \text{ 혹은 } \frac{\text{체중(lb)} \times 703}{\text{신장(in}^2)} \quad (1)$$

만약 한 사람이 5 feet 6 in의 신장이라면(66 in, 1.45 m) 그리고 신체량(body mass)이 136 pound(61.8 kg)라면 BMI는 22가 될 것이고, 이는 또한 정상범위 안에 포함될 것이다. BMI가 정상범위보다 상위의 증가를 보이는 것은 과체중 혹 비만을 나타내지만, BMI가 정상범위보다 낮은 경우에는 표준이하 체중이다(표 11.3). 미국에서 비만의 범주로서 BMI를 사용하는 것은 지난 몇십 년 동안 늘어나고 있는 추세이다. 이러한 범주의 값의 사용에 따르면 2004년 미국에서[49] 39%의 남성과 28%의 여성이 과체중으로 분류되고 있다 (BMI = 25.0 – 29.0). 그리고 31%의 남성과 33%의 여성이 비만으로 분류되고 있다(BMI ≥ 30). BMI를 하나의 지표로서 사용하는 것을 그리고 71%의 남성과 62%의 여성이 과체중이나 비만인 것을 의미한다.

BMI는 비만, 심각한 표준체중 이하의 상태, 그리고 % 지방과 관련된 건강위험의 일반적인 지표로서 사용되고 있다(표 11.4). BMI가 평가한 % 지방에 대한 정확도는 실제 % 지방의 2.5%에서 4% 사이에 해당된다. BMI는 실제적으로 직접 신체 구성을 말하는 것이 아니다. 어떠한 일반인이나 운동성수가 과체중이나 비만이라고 나타내는 BMI 수치를 갖고 있을 가능성이 있지만, 여전히 그런 일반인이나 운동선수는 비교적 낮은 % 지방을 갖을 가능성도 있다. 다른 운동종목의 대학 운동선수(남성, r = 0.53 – 0.70; 여성, r = 0.58 – 0.90)에서 BMI와 % 지방의 상호관련성을 통계적으로 보면 유의성을 갖고 있다. 그러나 많은 경우에 있어서 평균의 % 지방을 갖은 남자 운동선수들을 표준체중 이하나 과체중으로 잘못 분류하는 경우가 있다. 하지만 과체중인 여자 운동선수들의 경우에는 표준 % 지방을 갖고 있는 것으로 잘못 분류한다.[48] 이는 BMI가 신체 구성을 나타내는 것이 아니기 때문에 잘못된 분류라고 할 수 있겠다. 노년의 사람들은 젊은 사람들에 비해서 낮은 BMI 수치를 나타내지만 이는 근육량의 감소(근감소, sarcopenia) 때문이고 비교적 높은 % 지방을 나타내게 된다. 다른 말로 하자면, 많은 개인과 선수들은(많은 훈련과 유전적 이유로 인해) 갖고 있는 TBM에

표 11.4 체지방률, 건강위험률과 BMI 예측의 상관

BMI (kg/m^2)	건강상의 위험	20~39 yr	40~59 yr	60~79 yr
남자				
<18.5	평균보다 낮음	<8%	<11%	<13%
18.6 – 24.9	평균	8% – 19%	11% – 21%	13% – 24%
25.0 – 29.9	평균보다 높음	20% – 24%	22% – 27%	25% – 29%
>30.0	높음	>25%	>28%	>30%
여자				
<18.5	평균보다 낮음	<21%	<23%	<24%
18.6 – 24.9	평균	21% – 32%	23% – 33%	24% – 35%
25.0 – 29.9	평균보다 높음	33% – 38%	34% – 39%	36% – 41%
>30.0	높음	>39%	>40%	>42%

Reprinted with permission from Whaley MH, Brubaker PH, Otto RM, eds. ACSM's Guidelines for Exercise Testing and Prescription, 7th ed. Baltimore: Lippincott Williams & Wilkins; 2006:59.

속성 검토

- 신체 조성의 기본적인 측정은 %, 지방, 지방량, 그리고 제지방량이다.
- 비만, 혹은 높은 지방률 그리고 지방량은 다양한 질병상태와 관련을 갖는다.
- 신체 조성은 신체활동과 관련성을 갖는다. 그러나 사용된 신체 조성측정과 평가되는 신체활동은 신체 조성과 신체활동 사이의 상관에 영향을 끼친다.
- 인체측정과 신체 크기는 모든 스포츠에서의 성공적 수행과 관련을 갖는다.
- BMI는 과체중이나 비만의 일반적인 지표로서 사용될 수 있다.
- BMI는 제지방, 근육이 많은 선수를 측정하기에는 적절하지 않다.

비해 정상치의 제지방량보다 높은 수치를 보이고 있다. 이는 체중량의 증가를 가져오지만, 낮은 % 지방의 결과를 나타내게 된다.

높은 BMI를 갖고 있는 것과 동시에 표준의 % 지방보다 낮은 사람들이 스포츠 선수들에 비해서 그 수가 많은 것처럼 보이고 있다. 이러한 스포츠 선수들에게 있어서도 낮은 지방률 (%)과 높은 제지방량이 이상적이라고 할 수 있다. 미식축구선수, 보디빌더 그리고 올림픽 역도선수들에게 있어서도 이러한 이상적인 지방률(%), 높은 제지방량의 수치를 보이고 있다. 미식축구리그팀 중 Indianapolis Colts라는 팀이 있는데 모든 포지션의 선수들 중 BMI에 따른 신체비만의 범위인 6.3%에서 18.5%까지가(이 중에서 25%인 공격수를 제외하고) 과체중 혹은 신체비만으로 분류되어진다.[35] 따라서 BMI를 신뢰할 수 있는 있는지는 의문이다. 마라톤, 달리기, 엘리트 선수들과 같은 다른 스포츠 종목에서 나타내는 BMI 지수는 낮다. 그러므로, BMI가 일반적으로 비만을 나타내는 지수로서 사용될 수 있다고도 하지만, 다른 그룹의 선수들에게 적용할 때에는 어느 정도 한계점을 나타내고 있다.

신체 조성을 정하기

신체 내에서 많은 부위를 차지하는 곳은 근육, 뼈, 신경, 지방, 그리고 피부이다. 조직은 단백질, 지방, 탄수화물, 수분, 미네랄, 그리고 그밖에 여러종류의 물질로 이루어져 있다. 그러나 신체 조성을 측정하는 데 사용되는 방법은 2가지의 구성모델을 이용하게 되는데 이는 단지 지방량 그리고 체지방량을 포함하고 있다(그림 11.1). 신체밀도와 신체 조성 사이의 관련성을 이해하는 것으로서 주요 개념을 이해하게 되며, 신체 조성을 결정하는 방법론을 이해할 수 있게 된다.

밀도측정

밀도측정(Densitometry)라고 하는 것은 신체의 밀도(body's density)로부터 신체 조성을 결정하는 방법을 말한다. **신체밀도(Body density)**라고 하는 것은 TBM을 신체의 체적으로 나누는 것으로 정의되고 있다.

$$\text{신체밀도} = \text{TBM}/\text{신체 체적} \quad (2)$$

신체밀도라고 하는 것은 몇가지의 방법에 의해 결정된다. 가장 널리 사용되는 방법은 **유체정수체중**[**hydrostatic weight**, 또한 수중체중(*underwater weighing*)이라고도 알려져 있다.]이며, 이를 위해서는 피험자가 물속에 완전히 잠겨 있는 것을 말한다(그림 11.4). TBM은 저울을 사용하여 쉽게 측정할 수가 있다. 물속에서 피험자가 완전히 잠겨 있을때, 그 피험자는 벽면으로 물의 체적의 무게와 동일한 힘으로 밀어지게 되는데, 이럴때 생성되어지는 수중 무게는 TBM보다 낮게 된다. 신체의 조직, 폐와 내장관 내의 모든 공기 등의 모든 것이 물과 대체된다. 그러므로 대체되어진 물의 체적은 신체 내의 공기로서 나타내어질 수 있다. 폐속의 공기의 체적은 직접적으로 측정되어질 수 있다. 일반적으로 유체정수체중을 측정하는 동안, 피험자는 가능한 모든

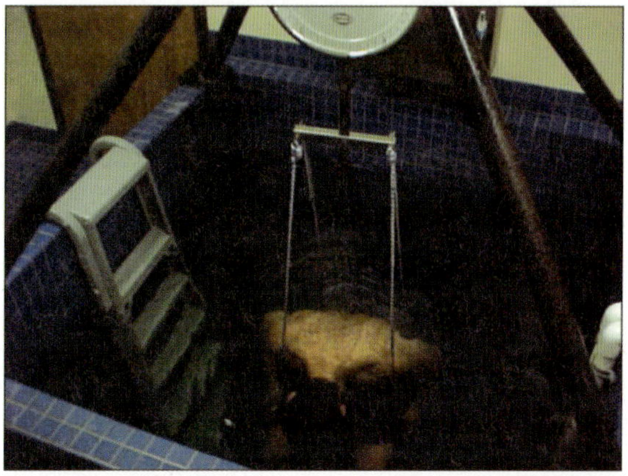

그림 11.4 밀도측정 혹은 유체정수체중/수중체중을 측정할 동안에 피험자는 물속으로 완전히 들어가야 한다. % 지방이 증가할수록 체적 또한 증가하게 되며 이는 물의 양으로 환산되어져 수중질량이 감소하게 된다.

공기를 빼내기 위해 호흡을 내쉬도록 한다. 따라서, 폐내에 남아 있는 공기는 잔류폐체적(residual lung volume)이라고 할 수 있다. 내장관 내에 있는 공기체적은 매우 적기 때문에 무시되어질 수 있거나 상수(100 mL)로서 평가되어질 수 있겠다.[60] 물의 밀도는 온도와 물에 포함된 미네랄에(1 kg의 물은 1 L 체적을 갖고, 1 kg·L^{-1}이거나 1 g·mL^{-1}의 밀도를 갖고 있음) 따라서 약간 변화되어질 수 있겠다. 따라서 신체 체적(신체 내의 공기량을 계산한 후에)과 물의 밀도는 TBM 빼기 수중의 체중과 같이 쉽게 계산되어질 수 있다(그림 11.1). 신체밀도는 % 지방을 결정하기 위해 방정식으로 사용되어질 수 있다. 가장 쉽게 사용되어지는 방정식은 Siri식이다.

$$\text{지방률 (\%)} = (495/\text{신체밀도}) - 450 \quad (3)$$

신체밀도는 신체 조성과 더불어 다양하다고 할 수 있다. 이러한 다양성은 신체의 다른 구성비를 이루는 지방량과 체지방량에 대부분 기인한다고 할 수 있다. 지방(혹은, 지방세포조직)은 물보다 적은 밀도이기에 물에서 뜰 수가 있다. 체지방량은 물보다 그 밀도가 크기 때문에 가라 앉는다. 지방이 체지방량보다 밀도가 적기 때문에 어떤 한 사람이 다른 한 사람보다 같은 체질량을 갖더라도 더 높은 % 지방을 가질 경우, 높은 % 지방을 갖은 사람은 더 많은 신체 체적(volume)을 갖으며, 그러므로 더 낮은 수중에서의 체중을 갖게 되고(그림 11.1) 이로서 더 낮은 신체밀도를 갖게 된다.

밀도측정(densitometry)가 정확하게 측정되고, 그 정확성이 신체 내 그리고 수중에서의 밀도에서 측정되어질 때에 결과로 얻어지는 신체밀도는 매우 정확하다고 할 수 있다. 그러나 밀도측정은 몇가지의 한계점을 갖고 있고, 이로서 % 지방의 계산에 있어서 오차를 갖게 된다.

많은 사람들이 가능한한 많은 숨을 내쉬거나 잔류폐체적(residual volume)에 도달하는 데 문제를 갖고 있으며, 이로 인해 더 높은 % 지방을 갖는 것으로 보인다. 또 다른 한계는 신체밀도로부터의 % 지방의 계산이다(Siri나 비슷한 방정식). 이 방정식은 지방량, 그리고 체지방량의 밀도가 모든 사람에게 있어서 비교적 일정하다고 상정하게 된다. 신체 내 여러 부위에서의 지방량밀도(0.9007 g·mL^{-1})는 비교적 모든 개인에서 일정하다고 알려졌다.[3] 반면에 체지방량 밀도는 비교적 일정하다고(1.099 g·mL^{-1}) 알려졌으나, 개인차가 있다(1.072~1.114 g·mL^{-1}).[73] 체지방량 밀도를 정하기 위해서 다음과 같은 가정이 필요하다.

1. 제지방량을 이루는 각 조직의 밀도는 알려지거나 일정해야 함
2. 제지방량을 포함하는 조직은 동일하고 일정한 제지방량임

이러한 가정은 체지방량 밀도에 오차를 불러일으킨다. 예를 들어 뼈의 밀도는 체지방량에 있어 하나의 구성요소이고, 노화와 더불어 감소하고, 신체활동으로 인해 증가된다. 이것은 뼈의 밀도가 변화하는 것을 말하는 것 뿐만 아니라 뼈를 포함하는 제지방량 또한 변화한다라는 것을 의미한다. 이러한 한계점에도 불구하고 밀도측정 방법으로는 신체 구성을 상당히 정확하게 측정할 수 있다.

피하지방조직의 두께

피하지방조직의 두께(skinfolds)라고 하는 것은 특수한 칼리퍼를 사용하여 해부학적으로 특정한 부위의 피부와 피하지방의 두께를 집어서 측정하는 것을 포함하는 하나의 방법이다(그림 11.5). 이 방법은 편리하고, 신체의 구성요소를 측정하는 가장 널리 사용되는 방법 중에 하나이다. 이 방법으로 신체 구성요소를 예측할 수 있는데 이유는 피하지방조직의 두께가 변화하는 것은 신체구성이 변화하는 것과 관련이 있기 때문이다. 일반적으로 다른 해부학적 부위에서 측정한 다른 피하지방조직의 두께가 측정을 위해 결정되고 신체밀도

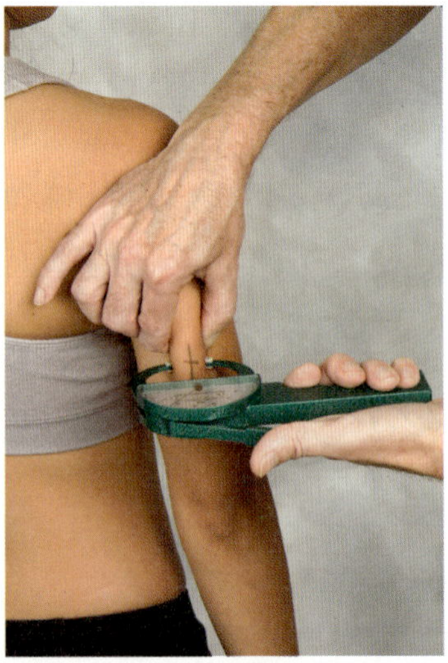

그림 11.5 피하지방조직의 두께는 특별한 측정기를 사용한 해부학적 신체 내의 지점을 측정해야 알 수 있다. 삼두근의 피하지방조직의 두께를 측정하는 방법을 보여주고 있다.(Used with permission from Thompson WR, ed. ACSM's Resources for the Personal Trainer, 3e. Baltimore: Lippincott Williams & Wilkins; 2010:286.)

글상자 11-3 응용 연구

건강한 성인에 있어 신체 밀도를 예측하기 위한 피하지방조직의 두께 방법 수치 결과를 일반화하기 위한 방법

피하지방조직 두께를 알기 위해 사용되는 방정식은 신체밀도를 위해서 여러가지 방법을 사용하게 된다. 신체밀도는 지방률 (%)을 예측하기 위해 Siri 방정식과 같은 방정식에서 구하여 지게 된다. 일반화된 방정식은 여러 범주의 각기 다른 사람들에게 적용되어지지만, 특정한 그룹의 사람들의 신체 구성을 정확히 예측하기 위해 사용되며, 이런 상황에서 피하지방조직의 두께 방법(Skinfolds) 방정식이 사용된다. 이 방정식은 남성들을 위해서는 three-site Jackson and Pollock(1978) 방정식에 의해, 그리고 여성들을 위해서는 Jackson, Pollock 그리고 Ward(1980) 방정식에 의해서 구할 수 있다. 이 방정식은 남성에서는 ~3.6 지방률 (%)의 표준오차를 그리고 여성에서는 ~3.9 지방률(%)의 표준오차를 보인다.

남성

측정할 피하지방조직부위: 흉부, 복부, 허벅지

신체밀도 = 1.1125025 − (0.0013125 × 세 부분의 피하지방조직) + (0.0000055 × 세 부분의 피하지방조직의 합의 제곱) − (0.000244 × 나이)

여성

측정할 피하지방조직부위: 허벅지, 옆구리, 삼두근

신체밀도 = 1.089733 − (0.0009245 × 세 부분의 피하지방조직) + (0.0000025 × 세 부분의 피하지방조직의 합의 제곱) − (0.0000979 × 나이)

를 예측하는 측도로 사용된다(글상자 11-3). 신체밀도는 여러 방정식 특히 Siri 방정식에 의해 알게 되는데, 이는 % 지방을 예측하는 데 쓰여진다.

숙련자에 의한 피하지방조직의 두께의 측정은 신체 구성을 비교적 정확히 알수 있다. 그러나 피하지방조직의 두께는 몇가지의 한계점을 갖고 있다. 대부분의 방정식은 정확한 신체 구성을 측정하는 방법으로 유체정수체중을 사용함으로 알 수 있다. 따라서 피하지방조직의 두께를 측정함으로써 신체 구성을 예측하는 것은 유체정수체중보다 더욱 정확한 방법이 아니다. 예측방정식은 몇가지의 내재적인 문제점을 갖고 있다; 따라서 실제로 사용함에 있어서 오차가 생긴다. 다방면의 범위를 여러 사람들에게 적용할 수 있는 피하지방조직의 두께를 측정하는 방법을 일반화하는 것이 발전되어져 왔지만,[29,30] 피하지방조직의 두께를 측정하는 방정식은 인구에 따라서 다르다.

인구에 있어서의 특정한 사람들에 대한 명확한 예는 여성에 대한 남성, 그리고 각기 다른 연령층에 따라 다르다는 것이다. 방정식을 일반화한다는 것은 그 인구에서 특이적으로 나타나는 특정층에 상관없이 어떤 층에서도 신체 조성을 아는 데에 사용할 수 있다라는 것이다; 그러나 운동선수층과 같이 특정한 인구층에 대한 신체 조성을 계산하게 되어질 때에 가장 정확한 결과를 얻기 위해서는 그 특정한 인구층에만 사용되어지는 특별히 발전시킨 방법만을 그 인구층(운동선수층)에 사용되어져야 한다는 것이다. 예를 들어, 어린 레슬링선수(평균적으로 11.3세)에게 특별히 맞추어진 방정식은 유체정수체중(hydrostatic weight, 또한 수중체중 underwater weighing)으로 측정되어진 지방률 (%)이 통계적으로 다르지 않다라는 것이다. 그러나 다른 방정식을 사용했을 경우에는 유체정수체중[hydrostatic weight, 또한 수중체중(underwater weighing)]으로 측정된 값과 통계적으로 다른 수치를 보여주고 있다.[26]

공기 배기를 이용한 혈량측정법

공기 배기를 이용한 혈량측정법이라는 것은 인체의 체적을 측정하기 위해 공기의 배기로(유체정수체중 또한 수중체중의 방법과 같이 수분의 배수량을 사용하는 것 대신하여) 신체의 구성을 알아내는 밀도 계측방법 중 하나이다. 장치는 그림 11.6에서 나타내는 바와 같이 밀폐형 쳄버로 구성되어 있다(그림 11.6).

쳄버 내의 공기의 체적을 알 수 있다. 사람이 밀폐 쳄버에 들어갈 때에, 그 사람의 크기와 같은 공기의 체적 만큼 측정될 수 있다. 쳄버 내의 남은 공기의 체적은 알 수 있게 된다(흉부 내의 공기량은 수정됨). 사람의 신체의 체적은 들어가기 전 쳄버내 공기체적에서 사람이 쳄버에 들어갔을 때 쳄버

내에 남은 공기체적을 뺏을 때의 차로 나타낼 수 있다. 체적이 알수 있게 되어질 때에, 신체밀도와 % 지방은 유체정수체중에서 사용된 방정식과 유사한 방정식으로 구해질 수 있다. 공기 배기를 이용한 혈량측정법은 유체정수체중법을 이용할 때 어떻게 체적이 구하여 지는지 사용하는 방법과는 다르지만, 유체정수체중법을 통한 신체 조성을 알아낼 때 체지방량밀도를 구하는 방법과 같은 한계점을 지니고 있다.

공기배기를 이용한 혈량측정법을 통하여 측정된 신체 구성은 유체정수체중법을 사용하여 얻은 값과는 통계적으로 유의한 상관을 갖고 있다($r = 0.96$).[14,15] 레슬링선수[15,68]와 같은 운동선수의 그룹에서 유사한 신체 조성치의 값은 공기배기를 이용한 혈량측정법과 유체정수체중법에서 얻을 수 있었다. 그리고 두 가지의 방법으로 적당한 중정도의 체중이 감소함으로[77] 인한 신체 조성의 변화를 정확하게 알 수 있다. 그러나 공기배기를 이용한 혈량측정법은 대학 여자운동선수들의 % 지방을 통계적으로 유의할 정도 높게 측정하는 경향이 있었다.[70] 유체정수체중법에 비해 30세 여성에 있어서 높은 지방량 측정값, 30세의 남성에 있어서의 낮은 체지방 값의 측정, 그리고 어린 여성과 남성(10~18세)에 있어서 낮은 % 지방의 값을 보였다.[40] 일반적으로 신체 구성을 정확히 측정할 수 있지만, 특정층에서는 측정값에 있어(유체정수체중법과 비교하여) 차이를 보였다.

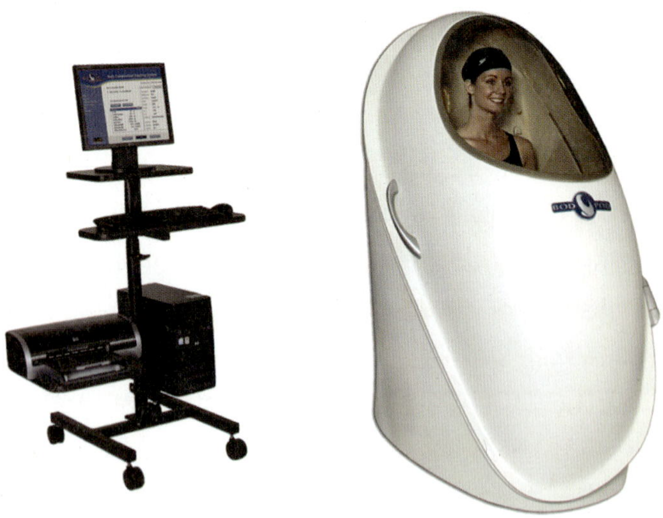

그림 11.6 **공기배기를 이용한 혈량측정법은 신체의 체적을 구하기 위해 밀폐된 쳄버에서의 공기체적차를 이용한다.** 일단 신체의 체적이 구해지면, 유체정수체중법에서 사용된 유사한 방정식이 신체의 밀도와 다른 신체 구성의 측정치를 계산하기 위해서 사용된다.(Photo courtesy of LifeMeasurment, Concord, CA)

생전기적인 임피던스

생전기적인 임피던스(Bioelectrical Impedance)를 사용한 신체 조성을 알아내는 방법은 신체 내의 두 군데나 그 이상 부위에 전극을 설치하고(그림 11.7) 그 전극 사이에 비감지성 전류를 흘리게 하는 것이다. 체지방량은 지방조직보다 더 많은 수분을 함유하고 있으므로, 전기적 전도도(conductance)는 더욱 클수 밖에 없으며 전류에 대한 임피던스나 저항은 지방조직보다 체지방량에서 더 낮을 수밖에 없다. 전도도는(임피던스가 역으로 관련성을 갖지만) 체지방량과 직접적으로 관련을 갖고 있다. 이러한 관련성을 이용하여 지방량, 체지방량, 그리고 총신체수분량이 계산되어질 수 있다.

몇 가지의 생전기적인 임피던스 기구가 사용되고 있으나, 모든 기계의 신뢰도와 정확도를 일반화하는 것은 어렵다. 건강한 성인에게 있어서 생전기적인 임피던스를 사용하여 발목과 손목에 전극을 놓고 % 지방을 측정하는 것은 유체정수체중법($r = 0.857$)과 공기배기를 이용한 혈량측정법($r = 0.859$)으로 측정된 % 지방의 값과는 통계적으로 유의한 상관을 보이고 있다.[4]

성인 남성이나 여성의 % 지방에 있어서도 방법상에 있어 통계적 차이를 보이지 않고 있다. 대학 레슬링 선수들에게 있어서, % 지방은 하지와 하지 사이의 생전기적 임피던스를 사용하여 값을 얻어낼 수 있었는데, 이는 유체정수체중법을 사용하여 얻은 동일의 % 지방과는 유의적 상관($r = 0.80$)을 보였지만, 유체정수체중법에 비해서는 통계적으로 낮은 수

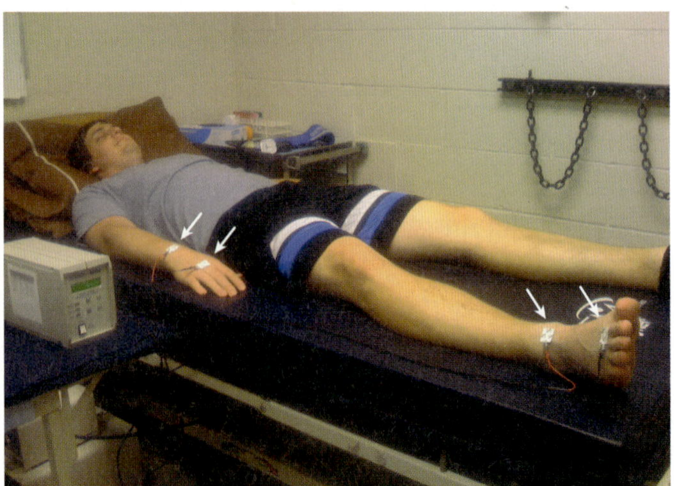

그림 11.7 **생전기적인 임피던스법을 사용하여 신체 내 특정 부위의 약한 전극을 두 전극 사이에 흘려 신체 구성을 알아낼 수 있다.** 기기는 손목과 발목에 설치한 전극을 사용하고 있음(화살표는 전극을 나타냄)

치를 보였다.[15] 추가적으로, 하지와 하지 사이의 생전기적 임피던스는 피하지방조직의 두께 방법에 비교하여 % 지방이 통계적으로 유의하게 낮은 수치를 보이나, 공기 배기를 이용한 혈량측정법과는 차이를 보이지 않는다. 따라서 어느 정도 생전기적 임피던스의 정확도는 비교되어지는 방법에 따라 다르게 된다라고 할 수 있다. 생전기적 임피던스가 생체내의 수분의 정도 차이에 의해 영향을 받는 듯하지만, 이러한 수분의 정도도 또한 트레이닝이나 탈수를 통하여 체중의 조절을 하거나 하는 운동선수들에게 있어서 중요한 고려할 사항 중 하나이다. 더욱이, 몇몇의 도구들은 어떤 계층 특이적인 방식을 써야 하고 이러한 기구들은 잠재적으로는 더욱 신뢰할 수도 있겠다.

Dual-Energy X-Ray Absorptiometry

Dual-Energy X-Ray Absorptiometry(DEXA)는 신체의 상을 만들어내기 위한 low-energy x-ray beam과 컴퓨터의 소프트웨어를 사용하여 신체의 구성요소를 밝혀 내도록 고안되었다. DEXA는 원래 뼈의 밀도를 알아내기 위해 고안되었으나 현재는 부위별 신체 조성, 팔, 다리, 몸체 등의 특정한 부위 등의 신체 조성을 특이적으로 알아내도록 사용되고 있다(그림 11.8). 특이적 부위 만을 한정지어 그 부위의 신체 조성을 알아내는 능력은 이 사용기기의 큰 장점이라고 할 수 있다. 예를 들면, 성인여성이 유산소 운동(사이클링이나 러닝등)과 동일의 저항성 운동을 하였을 때, 하지의 제지방 조직량보다 상지의 제지방 조직량에서 수치가 더 크다고 밝혔다.[15] DEXA는 신체 구성을 알아내는 데 상당히 신뢰성이 높은 방법이며[17] 신체 조성의 미묘한 변화에 있어서도 상당히 신뢰성이 높다.[27] 그리고 유체정수체중법에 의해 얻은 신체 조성의 수치와 통계적으로 유의한 상관성을 나타내고 있다($r = 0.90$).

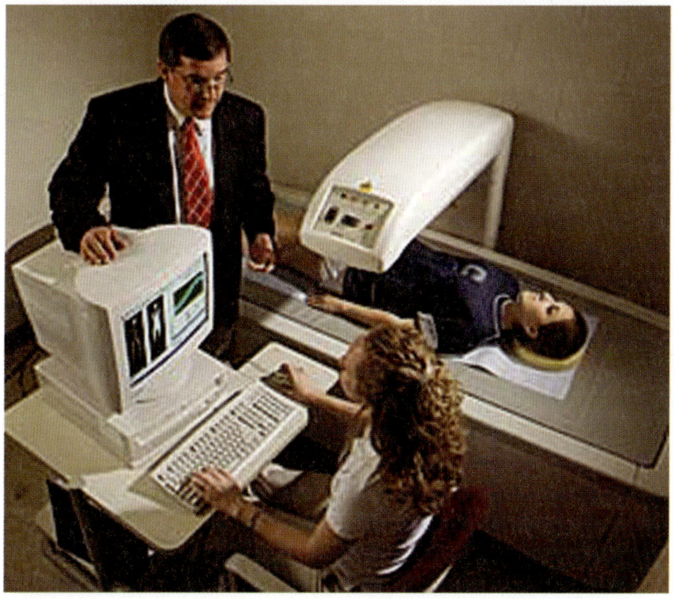

그림 11.8 DEXA로 뼈의 밀도와 신체 조성을 측정할 수 있다. 다른 신체 조성을 알아내는 방법에 비해 DEXA의 큰 장점은 특정 부위의 신체 조성과 뼈의 밀도를 알아낼 수 있다는 것에 있다.

아이들에게 있어서, DEXA에 의해 측정된 % 지방은 공기 배기를 이용한 혈량측정법에 의해 측정된 % 지방(2.9%)에 비해 낮게 측정되어지지만, 유체정수체중법에 의해 측정되어진 수치보다는 통계적 유의차가 나타나지 않는다. 또한 이 방법은 공기 배기를 이용한 혈량측정법($r = 0.94$)과 유체정수체중법($r = 0.89$)과는 유의한 상관을 갖는다.[40] 성인의 여성과 남성에서는 DEXA에 의한 % 지방은 공기배기를 이용한 혈량측정법과는 유의한 상관($r = 0.98$)을 갖고 체중감소로 인한 신체 조성의 작은 변화를 감지하였다[77]. 그러나 위의 두 가지 방법 사이에서는 체중감소에 따른 % 지방($r = 0.66$), 지방량($r = 0.86$), 체지방량($r = 0.34$)의 변화를 보였다. DEXA는 신체 조성을 측정하는 데 있어서 가장 정확하고, 신뢰성 있는 방법으로 여겨지고 있다. 각 위치별 신체 조성을 알아내는 것은 DEXA의 큰 장점이라고 할 수 있다. 더불어, 뼈의 밀도 또한 이 방법으로 측정가능하다.

또 다른 방법

이전에 언급한 방법들은 체육학의 학자들에 의해 신체 조성을 알아내는 데에 가장 빈번하게 사용되는 방법들이다. 그러나 몇 가지 다른 방법들 또한 신체 조성을 알아내는 데 사용될 수 있다. 총신체수분(total body water)을 앎으로써 신체 조성을 알 수 있는데, 이는 지방 조직보다 제지방 조직이 더 많은 수분을 포함하기 때문이다. 총신체수분을 알기 위해서는 isotope(^3H_2O, 혹 ^2H_2O, H_2O^{18})나 마커의 일정 농도를 포함하는 수액을 섭취하여야 한다. 4시간 후에 섭취한 마커는 신체 내의 모든 부위에 있는 수분 내에서 균일하게 희석된다. 신체 내의 수분의 샘플(뇨, 혈액, 침)이 얻어지고, 샘플 내의 마커의 농도가 검증되게 된다. 총신체수분은 채취 당시의 신체 내의 수분에 대한 샘플 마커를 희석시키는 데 필요한 수분을 통해 계산할 수 있다. 제지방 그리고 지방조직의 수분량 의존적인 신체 지방은 회귀분석을 통해 다시 계산된다.

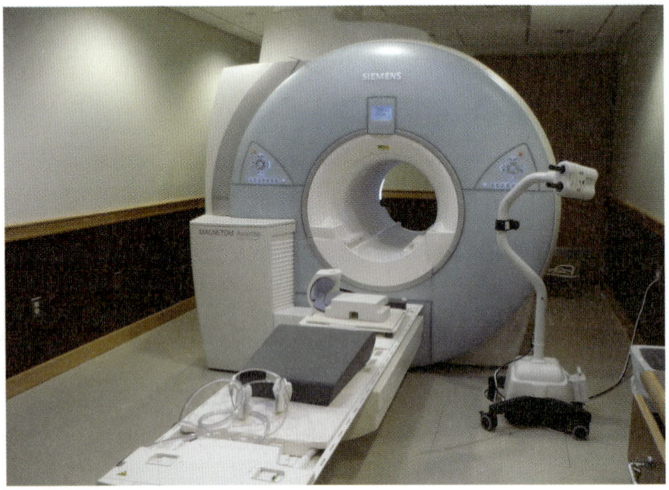

그림 11.9 **자기공명화상법(MRI).** 뼈, 인대, 그리고 근육을 포함한 다른 해부학적 구조를 측정하는 데 사용된다. (photo courtesy of Department of Diagnostic Imaging and Therapeutics in Radiology at the University of Connecticut's Health Center, Farmington, CT)

핵자기공명상은 MRI(*magnetic resonance imaging*)이라고도 불리는데, 전자장파(electromagnetic wave)와 컴퓨터 기술을 이용하여 신체의 전체적인 부위를 분석한다(그림 11.9). 전자장파는 수분분자와 조직 내에 포함된 수소분자에 의해 흡수된다. 흡수가 일어난 후에, 전자장파는 특정한 파장이나 특정한 공명에서 해리된다. 이와 같이 해리된 에너지가 측정되며, 신체조직의 세부적인 상을 만들어 내는 데에

속성 검토

- 지방량과 제지방량의 두 가지 성분 모델은 신체 조성을 아는 데 가장 빈번하게 사용되는 방법이다.
- 신체 조성을 알아내는 데에 필요한 주요한 농도계의 가정은 다음과 같다.: 1) 제지방량을 이루는 각 조직의 밀도가 알려져 있으며 일정하다. 2) 제지방량을 구성하는 조직은 항상 불변동일하다. 3) 지방량의 밀도는 알려져 있으며 일정하다.
- 신체 조성을 알아내기 위해 유체정수체중은 농도계를 사용하게 되는데, 이유는 신체 체적을 알아낼 수 있기 때문이고, 이로 인해 신체밀도를 알아낼 수 있기 때문이다(TBM은 신체 체적으로 나눈다).
- 각 인구별로 피하지방조직의 두께를 알아내는 방정식(Skinfold equation)은 일반화된 방정식에 비해서 더 정확하다.
- 공기 배기를 이용한 혈량측정법은 비교적 정확한 방법으로서 신체 조성을 알아내기 위해 신체밀도를 계산하는 데 이용된다.
- 생전기적 임피던스는 제지방과 지방에 전기저기 임펄스에 대해 저항되어지거나 전도되어지는 차이로 신체 조성을 계산하게 된다.
- DEXA는 신체 조성을 알아내는 데에 가장 정확하고 민감한 방법으로 알려져 있다.
- DEXA는 신체의 여러 부위(팔, 다리, 몸체)를 알아낼 수 있다.
- 신체 조성을 측정할 때의 차이가 존재하기 때문에, 각각의 다른 인구층에서의 비교 그리고 시간 경과에 따른 차이의 비교는 같은 방법을 사용하여 알아낼 수 있다.

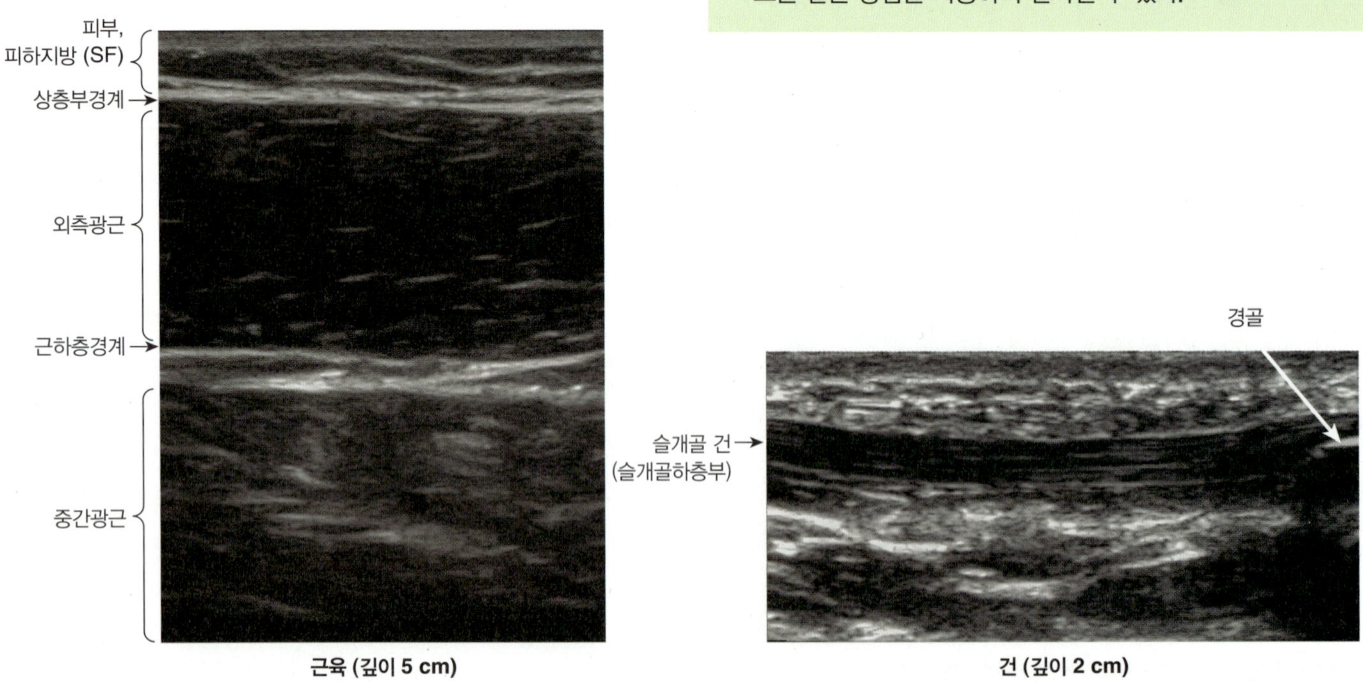

그림 11.10 **초음파 화상.** 초음파화상법으로는 근육과 인대의 두께를 측정하는 데 사용된다.

사용된다. 신체의 모든 부위는 신체 조성의 측정을 계산하는 데 사용된다.

초음파기술은 신체조직 내에 고주파의 초음파를 전송한다(그림 11.10). 음파는 각기 다른 속도로 각기 다른 조직을 통과하게 되고 다른 조직에 각기 다른 정도로 되돌아오게 된다. 각각의 다른 조직을 통과하는 시간과 각각의 다른 반향의 양이나 반영된 음파가 많은 조직의 두께를 아는 데 사용된다. 초음파는 팔이나 다리와 같이 각각의 다른 부위에서의 조직의 두께 혹은 체적을 알아내는 데 사용된다. 신체 조성을 알아내는 많은 방법들은 그 나름대로의 장점과 단점을 갖고 있다.

예를 들면 피하지방조직의 두께(skinfold)를 측정하는 방법으로는 편리하고 비용이 저렴하나 DEXA로 측정하는 것은 매우 정확하지만 비용이 많이 든다. 여러가지의 방법들 사이에서의 상관(많은 방법사이에서의 신체 조성을 측정하는 데 있어서 유의한 차이)은 신체 조성에 있어서 상관이 있다라고 한다면 동일의 다른 방법이 사용되어져야 한다는 것을 의미한다. 예를 들어, 두 인구에서의 계층이 비교되어질 때, 그 두 인구에서의 계층을 측정하는 데 있어서 동일의 방법이 사용되어져야 한다. 그리고 시간이 흐름에 따라 신체조성이 변화된다면(트레이닝이나 섭식 등으로 인해), 비교에 있어서 항상 같은 방법이 사용되어져야 한다.

신체 조성의 변화

많은 사람들이 자신의 신체 조성을 바꾸기를 원하며 식이조절과 운동을 통해서 시도를 하고 있다. 특이적으로, 사람들은 지방량이나 % 지방을 감소시키기, 체지방량을 증가시키기를 바라는데, 이러한 변화가 전체적인 건강을 증진시키고 많은 질병을 감소시키는 것과 관련을 갖기 때문이다. 운동선수는 이러한 신체 조성을 바꾸기를 원하는데, 그 이유는 많은 운동 스포츠 활동에서 신체기능을 향상시키는 것과 관련을 갖기 때문이다. 식이조절과 운동은 신체 조성에 변화를 일으키는 데 중요하다고 할 수 있다.

운동선수의 신체 조성

지방량은 몇 가지의 기본적인 생리적 목적으로 생존을 위해서 필요하다. 지방의 배분에 있어서 성별 특이적 차이로 인해 여성은 남성에 비해 더 많은 지방률 (%)을 갖고 있다(특히 가슴과 생식기관 주위에). 일반적인 신체상 기능을 유지하기 위한 체지방을 평가하는 것은 남성에 있어서는 3~5% 그리고 여성에 있어서는 12~14%이다.[25] 일반적으로 낮은 체지방은 건강이 증진되어지는 것과 관련성을 갖고 있다고 하지만, 극도로 낮은 제지방은 오히려 건강위험도를 높인다. 특정한 스포츠와 활동에서의 수행 기능은 체지방이 감소함으로 향상된다. 가장 적은 제지방을 갖고 있는 여성 운동선수는 16~20%의 제지방을 갖는 경향을 보이지만, 남성의 경우는 6~13%의 제지방을 갖는다. 이러한 낮은 제지방은 특정한 스포츠에서 칼로리의 요구가 증가되어지기 때문인데, 특히 지구력을 요하는 스포츠에서 그런 경향이 보인다(마라톤이나 체조에서 텀블링이나 플립핑을 하는 동안과 같은 지속되어지는 기간동안 체중을 움직일 필요가 있는 경우 등).

선수 수준이 아닌 일반적인 스포츠 활동에 참여하는 건강한 사람들의 체지방의 범위는 여성의 경우에 21~24%이고 남성의 경우는 14~17%이다. 여성의 경우 25%에서 31% 범위에서 더욱 체지방이 증가하게 되어지거나 남성의 경우 18%에서 25%까지 범위내 체지방이 증가되면 건강에 있어서의 위험이 증가하게 된다. 여성의 경우 32% 이상 남성의 경우 25% 이상이 되면 비만이라고 여겨지고 있다.

섭식과 신체 조성의 변화

다량 그리고 소량 영양소를 충분히 섭취하는 것은 신체 조성을 감소시키기 위해 다이어트를 하는 동안 전체적인 건강을 유지하기 위해서 중요하다. 다량 vs 소량 영양소 또한 트레이닝의 양과 강도를 유지하는 데 있어서도 중요하며 체지방량를 증가시키려는 것과 같이 운동선수들이 갈망하는 운동적응을 일으키는 데에 있어서도 중요하다. 따라서 다량 vs 소량 영양소에 있어서 섭식을 유지하는 것은 신체 조성을 변화시키려고 하는 모든 사람들에게 있어서 중요하다. 또한 운동 전후에 탄수화물이나 단백질 섭취와 같은 영양섭취는 체지방량을 증가시키는 데 도움이 될 것이라 생각된다. 우리는 8장과 9장에서 이러한 문제점에 대해서 토론하였다. 여기서 우리는 에너지의 획득과 소비 간의 밸런스, 일상적인 영양섭취에 있어서 생기는 문제, 그리고 신체 조성에 미치는 영양섭취의 효과에 대해 초점을 맞춰 공부할 것이다.

에너지 획득과 소비 간의 밸런스

에너지 획득과 소비간의 밸런스(Energy balance)는 칼로리 소비에 대한 칼로리 섭취의 비율을 말한다. 만약 총칼로리 소비가 칼로리 섭취보다 클 경우에는 신체량은 소실될 것이다. 칼로리 소비가 총칼로리 섭취보다 적을 경우에는 신체량에서의 증가가 보이게 될 것이다. 총칼로리 소비는 기초대사율(basic metabolic rate, BMR)와 신체활동에 의한 칼로리 소비를 포함한다. BMR과 안정시 대사율(resting metabolic rate, RMR)은 2장에서 보인 것과 같이 정의에서 약간 다르다 할지라도, 상호보완적으로 사용될 것이다. 신체활동 시에 칼로리 소비는 신체 조성에서 변화를 일으키는 데 있어서 운동의 역할적인 면이 중요하다고 할 수 있다.

신체 조성에 변화를 일으키는 에너지 획득과 소비 간의 밸런스에서의 작은 변화로 인해 알 수 있는 것은 다음과 같은 예를 통해서 가능하다. 1년 동안 총칼로리 소비가 하루 100 kcal보다 클 경우에 칼로리 소비는 칼로리 섭취보다 36,500 kcal 크다. 3500 kcal $\cdot$ 0.45 kg^{-1}(3,500 kcal $\cdot$ 1 lb^{-1})을 생각해보면, 에너지 획득과 소비 간의 밸런스에서의 이러한 차이는 1년 동안 ~4.7 kg(10.4 lb)의 지방량 손실의 결과가 된다.

칼로리 섭취가 제한된다면 RMR은 감소, 이는 에너지의 획득과 소비 간의 밸런스에 영향을 미친다. 좌식생활을 하는 인구층에 있어서 RMR은 ~60%에서 75%의 총칼로리 소비를 나타내는데, 대부분의 사람들은 RMR에 가까운 혹은 육박하는 수치이다.[8,38,76] RMR에서의 변화는 총칼로리 소비에 영향을 미칠 수 있으므로 TBM이나 지방량 손실에 영향을 미칠 수 있다. 그리고 RMR에서의 변화는 칼로리 제한 전 수치의 약 20%에 해당한다. 따라서 칼로리 제한에 따른 RMR에서의 변화는 시간에 걸쳐 상당한 영향을 미칠 수 있다. 칼로리 제한에 따른 RMR 감소는 신체량을 유지하려는 신체의 방어기전이라고 보여진다. 유사하게 칼로리 제한의 기간 후 칼로리 섭취가 증가할 때 RMR은 증가하게 되고 이는 신체량의 증가를 방지하는 데 도움이 된다.

BMR은 체지방량과 체지방량을 포함하는 많은 조직량과 긍정적으로 상호관련성을 갖는다(글상자 11-4). 여성들과 아이들은 각각의 남성과 남자 아이들보다 낮은 체지방량을 갖는다.[39,44,51] 이는 여성과 아이들이 낮은 BMR을 갖기 때문이다. 그러나 RMR이 신체량 혹은 체지방량에 대비적으로 나타나게 된다면 RMR $\cdot$ kg TBM^{-1}이나 RMR $\cdot$ kg 체지방량$^{-1}$에 있어서 차이는 없다라고 할 수 있다.[39,44,75] 이러한 관련성은 중요한데, 운동을 하지 않으면서 섭취 만하게 된다면, TBM 손실의 상당량이 체지방량으로부터 기인할 수 있기 때문이다. 예를 들어, 남성에 있어 12주의 식이조절 동안 31% TBM 손실은 9.1 kg (20.0 파운드)의 손실을 의미한

글상자 11-4 알고 있습니까?

안정시 에너지 소비가 체지방량을 포함하는 모든 조직이 의존적으로 된다

BMR 혹은 안정시 에너지 소비는 총체지방량과 상관성을 갖는다. 그러나 이러한 관련성은 골격근량뿐만 아니라 체지방량을 포함하는 대사적으로 활발한 조직 의존적이라고 할 수 있다. 스모 선수(r = 0.93)와 운동하지 않는 일반 대학생(r = 0.72)에서 안정시 에너지 소비와 체지방량 사이에 유의한 상관성을 보이고 있다[1]. 스모 선수는 일반 대학생에 비해 뇌 양을 제외하고는 더 큰 TBM(109 vs 62 kg), 체지방량(78 vs 53 kg), 안정시 에너지 소비(2,286 vs 1,545 kcal/day), 골격근량, 간, 심장, 그리고 신장을 갖고 있다. 이러한 모든 조직들은 대사적으로 매우 활동적이며 이러한 조직들은 안정시 에너지 소비에 관련성을 갖고 있다. 안정시 에너지 소비가 체지방량(안정시 에너지 소비, kcal $\cdot$ total 체지방량$^{-1}$)에 상대적으로 나타내어지게 되어질 때, 스모 선수와 일반 대학생(29.1 vs 29.2 kcal/day kg/체지방량) 사이에는 어떠한 통계적 차이를 보이지 않고 있다. 이러한 결과는 골격근 내에서 안정시 에너지 소비와 총체지방량 사이에서 상관과 관련성을 갖는 대사적으로 활발한 조직에 기인한다고 할 수 있겠다.

참고문헌

1. Midorikawa T, Masakatsu K, Beekley MD, et al. High REE in sumo wrestlers attributed to large organ-tissue mass. Med Sci Sports Exerc. 2007;39: 688–693.

다.[36] 체지방량의 손실은 RMR의 감소를 불러일으킬 수 있으며 따라서 에너지 획득과 소비 간의 밸런스에 영향을 미친다.

에너지의 획득과 소비 간의 밸런스 또한 초기에는 칼로리 섭취가 많이 감소할 때에 비교적 체중의 감소로 이어지기도 한다. 많은 식이요법에서 특히 낮은 탄수화물의 섭취에서 섭취를 통한 글리코겐의 저장은 식이요법의 첫 주 동안에는 고갈되어지게 된다. 이로 인하여 비교적 체중이 대량으로 감소하게 되는데, 이유로는 글리코겐이 상당량의 물에 저장되어지기 때문이다(2.6 g $H_2O \cdot g$ carbohydrate^{-1}). 대사과정에서 글리코겐이 사용되어질 때 신체로부터 방출되는 물은 상당한 체중의 손실의 결과로 된다. 다이어트를 할 때 지방량의 손실을 돕고 에너지의 획득과 소비 간의 밸런스에 있어서 BMR의 효과를 최소화하는 섭식방법들이 있다.

식이요법과 체중감량

항상 많은 미국성인들은 지방량을 감량하기 위해 식이요법을 시행하고 있으며 이는 지방을 감량하려고 하거나 유지하려는 것이 성공적이지 못한다는 것을 의미한다. 저지방식에서부터 저탄수화물 섭취방법이 사용되어져 왔는데, 저지방식보다 저탄수화물식이 더욱 효과적이다[71,72]. 그러나 어떤 방법이 사용되더라도, 식이요법을 실시할 때에는 대량 영양요소 그리고 미량 영양요소를 적절하게 섭취하는 것이 중요하다. 또한 지방량을 감량하는데 있어서 다른 식이요법들이 있다.

수분을 충분히 섭취할 것

그 자체가 스프와 같은 음식으로서 섭취되어지는 수분은 포만감을 증가시키고 에너지 섭취를 감소시킨다.[56] 그리고 일반적인 노폐물을 제거하는 동안 필요로 하는 체내의 수분화를 유지하는 데 필요하다. 충분한 수분이 섭취되지 않을 경우에 TBM은 감소되어지겠지만, 그 감소는 지방량을 감량이 아닌 수분의 감소로 기인한 것이다.

지방을 신중하게 선택하기

몇 가지의 식이요법상의 지방은 필요하다(8장 참조 보기). 저지방이나 스킴우유와 같은 총지방 섭취를 최소화하는 것이다. 지방으로 그다지 포만감을 느끼지 못하고 고지방 음식의 섭취가 따라서 더 많은 총칼로리를 소비하는 결과를 낳게 된다.[79] 모든 건강 식이요법과 같이 지방량을 감량하기 위한 식이요법을 할 때에 포화지방과 트렌스지방은 건강상의 위험을 증가시키기 때문에 최소화되어져야 한다.

공(空) 칼로리를 최소화함

음식으로부터 칼로리를 섭취하는 것으로 칼로리 수치가 높아지지만, 거의 영양적으로는 수치화되지 않는 것을 **공 칼로리(empty calories)**라고 한다. 지방량을 감량하려하고 충분한 대량 영양요소와 미량 영양요소를 섭취유지할 때에 지방, 설탕 그리고 알콜로 인한 공 칼로리를 피하는 것이 좋다. 혼합되고 크림이 들어 있는 알콜성 음료는 칼로리를 배가시키며 식이요법을 유지하려는 열망을 감소시키게 된다.

갑작스럽게 칼로리를 소비하려고 하지 말것

일반적으로 체중감량 식이요법은 하루에 1,200에서 1,600 칼로리를 제공한다.[79] 신체활동을 늘리면서 칼로리 섭취를 감소하는 것이 권장되며 이렇게 하루에 500 kcal가 더불어 감소되어지게 된다. 이렇게 됨으로 미량 영양을 섭취하게 되며 식이요법으로 인해 체지방량 감량을 최소화하게 된다. 칼로리 섭취가 급격하게 감소되어지게 다시 폭식하게 됨으로 칼로리 섭취가 증가되며 이와 더불어 특히 공 칼로리도 증가하게 된다.

식사량을 적게 함

식사량은 지난 몇 년 사이에 급격하게 증가되어 왔으며 미국인들은 식당에서도 가정에서도 많은 양을 섭취하려고 하고 있다. 많은 식사량은 더 많은 칼로리 섭취를 의미한다. 칼로리 섭취를 낮추기 위해서 적당한 영양 섭취를 유지하는 동안 식사량을 감소함으로써 칼로리 섭취를 낮출 수가 있다. 위와 같은 가이드라인을 사용하고 대량 영양 섭취의 가이드라인을 따르는 것은 섭취시 체지방량을 최소화할 동안 지방량 손실을 유도할 수 있게 될 것이다. 지방량 손실에 있어 또 다른 관점으로서는 칼로리 소비를 늘이고 체지방량 손실을 최소화하기 위해 신체활동을 하는 것이라 할 수 있다.

신체 조성에 있어 운동의 영향

몇 가지의 방법으로 신체활동은 신체 조성에 영향을 미칠 수 있다(글상자 11-5). 활동으로 인한 칼로리 소비가 에너지 획득과 소비 간의 밸런스에 부정적으로 영향을 미치게 된다

글상자 11-5 전문가 의견
운동으로 인한 신체조성의 변환

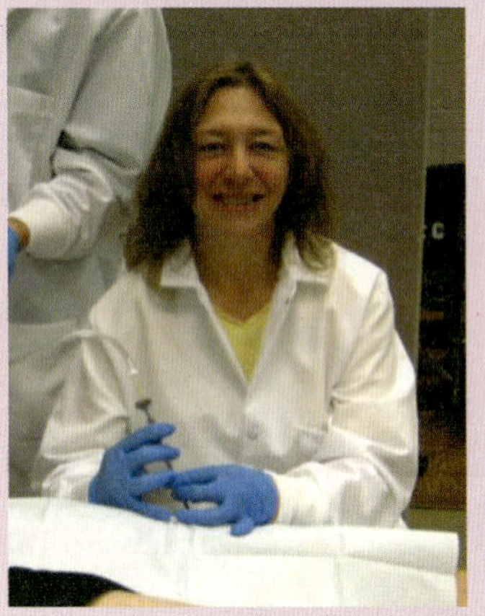

N. Travis Triplett, PhD
교수
애팔래치안주립대학교,
건강레저운동학부

체력 및 영양/영양공급과 관련된 산업에 가장 큰 영향을 미치는 건강 및 체력의 목적에 있어서 가장 중요한 것은 자신의 신체 조성을 바꾸려고 하는 의지이다. 가장 일반적인 초점으로서 근량을 증가시키고자 하는 많은 사람들도 있겠지만, 전체적인 신체지방을 감소시키는 것을 통해서 몸무게를 감소하는 것이다. 전문가들은 운동과 섭식의 변화를 조화롭게 함께 하는 것이 가장 이상적이라고 하는 것을 알고 있다.[1,2] 하지만 많은 회사들이나 개인들이 단지 신체 조성의 영양적인 면에 대해서만 초점을 맞추고 있는데 개인들이 정규적인 운동을 하는 것보다는 섭식의 변화를 통해 변화를 추구하고자 하기 때문이다. 그러나 운동은 변화시키고자 하는 신체조성뿐만 아니라 변화를 유지시키거나 변화 후 유지하도록 하는 데에 초점을 맞출 필요가 있다.[3] 기존에 해 왔던 운동에 비해, 다른 종류나 운동방법은 신체 조성에서 또 다른 변화를 일으키게 되므로 기본을 이해하여 운동을 잘 선택하는 것이 중요하다 하겠다.

유산소 운동은 신체지방을 감소시키는 데 뛰어나다. 이는 활동을 하는 데 필요한 에너지를 제공하는 대사적 경로가 주요 원료로서 지방과 탄수화물을 이용하기 때문이다. 유산소 훈련을 많이 하는 사람들의 신체 조성을 검사해 보면, 낮은 지방량을 확인할 수 있다. 그러나 그 사람들은 특별히 많은 근육을 갖고 있지는 않다. 프로역도선수, 보디빌더, 운동선수 등과 같은 저항성 운동을 많이 하는 사람들을 보면 이 중 몇몇은 더 적은 지방량을 갖고 있긴 하지만, 일반적으로는 많은 근육량을 갖고 있는 특징을 갖고 있다. 따라서 전체적인 프로그램을 적합하게 설계해야 하지만 저항성 운동은 근육의 양을 결정짓는 데에 가장 좋은 방법의 운동이다.

코치와 개인 트레이너는 담당 선수나 고객에게 운동과 섭식의 변화가 신체 조성을 바꾸는 데 필요하다는 사실을 강조할 필요가 있다. 아래의 내용은 칼로리 획득과 소비 간의 밸런스 중요성에 대해 나타내고 있다. 더 많은 칼로리가 사용되어지는 것보다 소비가 된다면 체중을 감소시키는 것은 어렵다. 이와 같이 충분한 칼로리를 소비하지 않는다면 체중증량(제지방체중)하는 것은 어렵다. 섭식을 바꾸는 것은 전체적인 큰 사진의 일부분이 되어질 때, 운동은 칼로리 소비를 다루게 된다. 그러므로 다음과 같은 것은 중요하다.

이상적인 신체 조성을 만들기 위한 현실적이고 목적을 이루기 위한 타임라인을 설정하는 것이다. 체력관리를 전문가는 일반인과 운동선수들을 위해 주어진 기간에 건강을 위한 체중 손실 혹은 체중 손실 체중 증가와 관련하여 일반적인 신체지방 수준인지에 대한 지식을 갖고 있어야 한다.[4] 예를 들어, 고객이나 운동선수가 20 lb를 감소하는 것을 한달 만에 한다고 하는 것은 비현실적이라고 할 수 있는데, 왜냐하면 추천하는 신체 감량은 단지 주당 1~2 lb 정도이기 때문이다. 마찬가지로, 급작스러운 체중 증량은 대부분에 있어서 제지방의 증가로 이어지지 않는다. 따라서 추천하고자 하는 것은 주당 1~2 lb의 체중 증량이라고 할 수 있다.[5]

최고의 목적을 다루는 운동 모드를 선택하는 것이다. 유산소 운동의 대부분의 형태는 지방감소를 하는 데 많은 도움이 된다. 운동에서 더 많은 근육이나 관절이 사용되어질 때에 더 높은 칼로리 소비가 이루어지며, 이는 체중을 부하로 이용하는 운동에서 칼로리 소비를 나타내는 것이지만, 고객이나 운동선수의 한계에 잘 맞춰서 할 필요가 있다. 유산소 운동의 강도를 증가시키는 것이 적절한 시간 동안 이루어진다면 많은 칼로리 소비를 하게 된다. 근육량을 증기시키는 것이 하나의 목적이 된다면 저항성 운동 또한 중점적인 관심대상이 되어져야 한다.

최선의 결과를 위해 다양한 운동 모드를 이용하는 것이다. 저항성운동이 근육량을 증가시키기 때문에 전체적인 안정시 대사는 증가되고, 이는 체지방의 감소를 야기하게 된다. 이런 다양한 운동은 운동 프로그램의 디자인 유지의 동기부여에도 도움이 된다.

운동은 신체 조성을 바꾸기 위한 섭식의 변화 만큼 중요하다. 전반적인 프로그램으로부터의 결과를 보기 시작하게 된다면, 그에 대한 성공을 유지하기 쉬워진다. 그 이유는 일상적인 운동과 섭식의 변화가 하나의 라이프스타일로서 자리잡게 되기 때문이다.

참고문헌

1. Heyward VH, Wagner DR. Applied Body Composition Assessment, 2nd ed. Champaign, IL: Human Kinetics, 2004.
2. Klem ML, Wing RR, McGuire MT, et al. A descriptive study of individuals successful at long-term maintenance of substantial weight loss. Am J Clin Nutr 1997;66(2):239–246.
3. Kraemer WJ, Volek JS, Clark KL, et al. Influence of exercise training on physiological and performance changes with weight loss in men. Med Sci Sports Exerc. 1999;31(9):1320–1329.
4. Reimers K. Nutritional factors in health and performance. In: Baechle T, Earle R, eds. Essentials of Strength Training and Conditioning, 3rd ed. 2008:201–233.
5. Ross R, Freeman JA, Janssen I. Exercise alone is an effective strategy for reducing obesity and related comorbidities. Exerc Sport Sci Rev. 2000;28(4): 165–170.

글상자 11-6 학생들의 실질적인 질문

걷거나 뛰는 데 있어서 칼로리 소비란?

걷거나 뛰는 속도가 증가하면서 그리고 몸의 체적이 증가하면서 칼로리 소비도 늘어나게 된다. 언덕을 걷거나 뛰면서 내려오거나 올라가는 것 또한 칼로리 소비에 영향을 미치게 된다. 특정한 속도로 어떤 지역을 걷거나 뛸 동안 소비되는 칼로리는 다음 식을 사용하여 계산된다.

칼로리 소비 (kcal) = 체적(kg) × 칼로리 소비/특정 속도로 달리는 체적의 무게(kg) × 시간(분)

특정 속도에서의 체적의 kg당 칼로리 소비는

걷기 시속 5.6 = 0.077 kcal/kg
걷기 시속 7.2 = 0.106 kcal/kg
뛰기 시속 8 = 0.134 kcal/kg
뛰기 시속 9.7 = 0.163 kcal/kg
뛰기 시속 12.1 = 0.207 kcal/kg
뛰기 시속 14.5 = 0.227 kcal/kg
뛰기 시속 16.1 = 0.251 kcal/kg
뛰기 시속 17.7 = 0.288 kcal/kg
1 kg = 2.2 lb (파운드)

만약 70 kg의 TBM을 갖고 시속 9.7의 속도로 달릴 경우에 칼로리 소비는 다음과 같다.

칼로리 소비(kcal) = 70 kg × 0.163 kcal·kg^{-1} × 30분
칼로리 소비(kcal) = 342.3 kcal

Caloric expenditure data obtained from Ainsworth BE, Haskell WL, Leon AS, et al. Compendium of physical activities: classification of energy cost of human physical activities. Med Sci Sports Exerc. 1993;25:71–80.

면(칼로리 소비가 칼로리 섭취보다 많을 경우), 지방량은 시간에 걸쳐 감소되어질 것이다. 신체활동으로 또한 체지방량이 증가되어질 것이다. 체지방률은 신체활동으로 감소되어질 것인데, 그 이유로서는 지방량의 감소, 체지방량의 증가, 혹은 이러한 두 요소의 복합적인 관계로 이런 결과가 될 것이다. 이전에도 논의된 바와 같이, 체지방량과 RMR 사이에서의 관계로 인하여, 체지방량을 증가시키는 신체활동은 RMR을 증가시킬 것이다. RMR에서의 증가가 에너지 획득과 소비 간의 밸런스 부정적으로 영향을 미치게 된다면, 지방량은 시간에 걸쳐 감소되어질 것이다. 어떠한 종류의 신체활동도 칼로리 소비를 증가시킬 것이다. 그러나 신체활동 중 에너지 소비를 평가하는 것으로 여러가지 문제가 발생할 수 있는데, 많은 요소가 영향을 미칠 수 있기 때문이다. 신체량(body mass)이 신체활동과 함께 이루어지게 되어질 때에 신체량은 칼로리 소비에 영향을 미치게 되어질 것이다(글상자 11-6). 유산소 혹은 저항성 트레이닝의 양과 강도와 관련된 모든 변수들은 총칼로리 소비에 영향을 미치게 될 것이다. 예를 들어, 저항성 운동에 있어서 트레이닝할 동안에 다음과 같은 과정에서는 에너지 소비가 더 커지게 된다. 대근육 vs 소근육 운동, 더 많은 총 운동 세트, 최대 10회 반복 세트 vs 4회 최대 반복세트, 단기(30초) vs 장기(2, 3, 5분)간 운동, 최대 저항에 10회 반복이 아닌 5회 반복 부하들어올리기 운동, 중정도 강도(60~70% 최대 한번 반복)보다 고강도(80~90% 최대 한번 반복) 그리고 저강도 (20~50% 최대 한번 반복) 또는 중강도와 고강도 운동을 같이 하는 것,[54] 웨이트 트레이닝 동안 속도의 조절은 복합적인 결과를 가져오며, 이럴 때 빠른 속도는 낮은 속도의 운동보다 더 많은 칼로리 소비를 하게 된다.[54,41] 다음에서는 일반적인 에어로빅과 웨이트 트레이닝에서 에너지 소비에 초점을 맞춰 살펴보기로 한다.

저항성 그리고 유산소 트레이닝에서의 칼로리 소비

운동량과 운동 강도의 효과적인 면에서 보자면, 저항성 그리고 유산소성 운동에서의 칼로리 소비를 비교하는 것은 어렵다. 더불어, 운동 동안에는 단지 칼로리 소비만을 알게 되는 것이 아니라, 이후에 초과되어지는 산소 소비로부터 측정되어지는 운동 후 칼로리 소비 또한 관련을 갖기 때문이다. 그렇지 않으면, 총칼로리 소비는 원래보다 낮게 측정이 되어질 것이다. 많은 연구들이 일반적인 운동기간 동안에 칼로리 소비에 대해서 연구되어져 왔다. 60분간 지속(한 세트당 8~12분 반복하여 4세트)하고 최대 70%~75%의 리프팅과 같은 웨이트 트레이닝과 최대산소소비의 70~75%로 60분간 러

닝의 비교를 하게 되면 운동을 한 후에 10, 24, 그리고 48시간이 지나서 안정시 에너지 소비에 있어 어떠한 통계적 유의가 없다.[31] 러닝은 안정시(1862 kcal, 글상자 11-6을 보면)와 24시간 동안의 안정에너지 소비를 비교하였을 때에 24시간(1914 kcal)에서는 차이가 없지만 10시간(2150 kcal)에서와 48시간(1995 kcal)에서 유의한 차이를 보였다. 그러나 웨이트 트레이닝은 24시간 동안의 안정시 에너지 소비에서 유의한 증가가 보이는 시간은 48시간(1997 kcal)을 제외하고 10시간(2124 kcal)과 24시간(2081 kcal)이었다. 안정시 에너지 소비에서 두 운동 사이에서는 어떠한 통계적인 유의한 차이가 보이지 않았다. 24시간 동안 두 운동 간에는 지방 대사의 상승에 대한 차이가 보이지도 않았다. 이 연구에서 나타내는 것은 러닝과 웨이트 운동이 70%에서 75% 강도에서 하였을 때에 이에 대하여 동일의 강도였다고 볼 수 있는지에 대한 의문이 있지만, 같은 강도로 같은 시간동안 유산소성 그리고 웨이트 운동을 하였을 때 동일의 에너지 소비 그리고 지방 대사에 있어 동일의 수치를 얻었다는 것이다.

사이클 운동과 서킷 웨이트 트레이닝의 비교 또한 칼로리 소비에 있어서 어떠한 통계적 유의차가 없었다.[43] 그러나 이 비교 연구에서, 운동의 기간은 동일하지 않았다. 최대산소소비의 70%에서 49분 간의 사이클 운동은 546 kcal를 소비하였다. 70분 간의 웨이트 트레이닝(10회 반복 3세트 + 4번째 세트에서는 최대 하나의 반복의 70%)는 448 kcal를 소비하였다. 웨이트 트레이닝보다는 사이클링이 칼로리 소비에서 유의하게 높게 나타났다.

유산소 운동과 웨이트 트레이닝은 트레이닝 동안에 칼로리 소비가 높게 나타났으며 운동후 24~48시간 동안에 안정시 에너지 소비에서 증가 양상을 보였다. 시간에 걸쳐 웨이트 트레이닝에서는 체지방량의 증가를 보였으며, 증가된 체지방량으로 인하여 BMR 증가라는 이점을 가질 수 있을 것이다. 웨이트 트레이닝은 거의 0.66 kg/week(0.3 lb/week)이고 제지방량에서 증가를 보였다.[18] 신체 조성을 변화하려고 하는 목적으로 식이조절을 할 때에는 웨이트 트레이닝과 유산소 운동을 같이 하는 것이 이점이라고 할 수 있다[36]. 식이조절과 유산소 운동으로 인하여 12주 동안 9.1 kg(20.4 lb)를 감량하려는 남성은 지방량으로부터 78%를 감량하겠지만, 식이조절, 유산소 운동, 그리고 저항성 운동을 하게 되면 지방량의 거의 97%를 감량하게 될 것이다.

따라서 식이조절, 유산소 운동 그리고 저항성 운동을 같이 하게 되면 더 많은 지방량의 감소와 적은 체지방량 손실을 갖게 될 것이다.

일정타겟부분 감량

일정타겟부분을 감량(Spot Reduction)하는 것은 신체 내 다른 부위보다 한 부분이나 근육에서 피하지방의 국소적 감량을 말하는 것으로 이는 주로 특별한 신체 부위나 근육 부위에서의 운동으로 인한 결과로 기인하게 된다. 예를 들자면, sit-up을 하는 동안 일정타겟부분을 감량하게 될 때 신체 내의 다른 어떤 부위보다 복부 쪽에 일정타겟부위의 감량이 이루어지게 된다. 그러나 많은 여성 혹은 남성들에게 있어서 일정타겟부위의 감량이 저항성 운동만으로는 일어나지 않는다는 것이다.[14] 그러나 사용하지 않는 부위의 근육과 비교하여 30분에서 120분 간의 유산소 운동을 하고 있는 근육 부위에 있는 지방의 대사가 더 활발하게 이루어지게 된다.[62] 이는 일정타겟부분의 감량이 이루어지고 있다라는 것을 말한다. 하지만 대부분의 연구에서는 이 일정타겟부분 만을 감량하는 것은 이루어지지 않는다고 알려져 있다.

식욕과 운동

오랜기간 동안, 운동량 혹은 고강도 운동, 에너지 섭취는 증가될 필요가 있으며, TBM과 체지방량은 결국 감소되는데, 이에 따라 운동기능의 감소가 나타나게 된다. 식욕은 운동과 더불어 증가된다는 것을 의미하지만 완전히 옳은 것은 아니다. 대부분의 사람들에게 있어서 신체활동의 즉각적인 효과는 운동 후에 식욕의 감소인 것이다.[79] 신체활동과 식욕의 조절이라고 하는 것은 많은 요소를 포함하고 있다. 해마(hypothalamus)라는 뇌 영역은 식욕과 포만감을 조절하고 있다. 운동 후에 혈액 내의 카테콜라민 양과 체온의 상승은 식욕을 감소시키는 데 기여한다. 차갑거나 뜨거운 내부온도로 인해 신체온도에 영향을 미치게 되며, 이로 인해 식욕을 각각 증가시키거나 감소시키는 데에 영향을 미친다. 섭식을 할 동안에 장으로부터 분비되어지는 ghrelin 호르몬은 식욕을 증진시키며 에너지 저장을 촉진한다.[67] 지방 저장이 충분하게 되면서 지방세포로부터 분비되는 Leptin 단백질은 식욕을 억제시키는 호르몬으로서의 역할을 한다.[63] 섭식에 반응하는 인슐린과 혈액내 글루코스 또한 식욕에 영향을 미친다.[21] 식욕의 생리적인 조절이 명확하게 알려지지 않았지만, 신체활동에 반응하는 대부분의 사람들은 운동 직후에 식욕이 감소하게 되는 것 같아 보이지만, 식욕의 증가는 신체활동으로 인한 칼로리 소비를 상쇄한다.

현명하게 신체량을 빼기

선수들을 포함하여 대부분의 체중을 감량하고 싶은 사람들은 지방량이 줄어들기를 원하나 제지방량에서 감량을 되어지는 것을 원하지 않는다. 또한, 감량이 된다하더라도 그대로 그 상태를 유지하기를 바라게 된다. 지방량에서 감량하는 것을 목적으로 하며 이는 비교적 오랜 시간에 걸쳐 이루어져야 한다. 지방량 감량을 최대화하고 제지방량 감량을 최소화하기 위해서 운동과 섭식이 함께 이루어져야 하며 이는 필요로 하는 칼로리 손실을 만들어 내야 한다. 모든 사람들이 같은 섭식과 운동을 한다고 해서 동일한 체중량을 가지지는 않는다. 이전에는 섭식과 운동으로 인해 체중량을 감소하지 않은 사람들은 처방된 운동을 그대로 따르지 않거나 순응하지 않았다고 생각되었었다. 개인차로 인해 사람마다 각기 다른 대사량과 운동 중 칼로리 소비를 다르게 하기 때문에, 많은 사람들이 동일한 섭식이나 운동을 함에도 불구하고 같은 양의 TBM을 손실하지 않는다고 알려져 있다. 따라서 동일의 체중 손실을 목적으로 하는 프로그램에 순응이 잘 되어지는 사람과 그렇지 않은 사람이 존재한다. 이를 아는 트레이너들은 순응도를 갖은 사람들로 하여금 실망하지 않게 하여 지속적으로 체중 손실 프로그램의 참여를 유도한다.

지방량 손실을 극대화하기 위해서 일반적인 사람들은 주당 1에서 2 lb(0.45 – 0.90 kg·wk^{-1})을 줄어야 한다. 이러한 것은 더딘것 같지만, 이런 속도로 1년을 지속하게 된다면, 52에서 104 lb(23.6~47.3 kg)을 감량하게 된다. 이러한 비율로 체중을 감량하게 된다는 것은 체지방량이 아닌 지방량을 감량하는 것이 된다. 체지방량을 감량하는 것은 BMR을 줄이는 것이고 이렇게 됨으로 지방량을 손실하는 것이 더욱 어렵게 되고 많은 스포츠에서 신체활동을 감소하게 될 것이다. 단순한 섭식이 아닌 운동은 지방량을 감소하기 위해 이용되어져야 하는데 그 이유로서 운동은 체지방량 손실을 최소화하고 지방 산화를 증가시키기 때문이다.[24] 3,500 kcal·lb^{-1} 지방(7,700 kcal·kg^{-1})을 생각하자면, 1~2 lb·wk^{-1}(0.45~0.91 kg·wk^{-1})의 체중량을 감량하기 위해서는 하루 500~1000 kcal의 칼로리 손실이 이루어져야 한다.

150~400 kcal/day의 신체활동에서 에너지 소비가 권장되며, 이를 위해 500~1000 kcal·day^{-1}의 총칼로리 손실이 더불어 이루어져야 한다.[78] 이러한 범위 내에서의 보다 낮은 목적은 이전 좌식생활을 하는 사람들에게 있어서 목적이 되어져야 한다. 보다 높은 목적을 갖은 사람들은 신체적으로 보다 적합한 사람들의 목적이 되어져야 하며 낮은 목적을 갖은 좌식생활을 하는 사람들은 그들의 체력 수준이 증진됨에 따라서 이러한 높은 목적을 설정할 수 있게 되어야 한다. 신체량의 손실을 유지하기 위해서 주당 2000 kcal 이상의 신체활동으로 칼로리 소비가 권장되어야 한다.[78] 체중감량을 유지하는 데 성공한 사람들의 큰 특징은 하나 같이 열정적으로 운동을 하는 사람들이라는 것이다. 운동의 필요성은 체지방량을 유지하고 지방량을 손실하는 데 있어서 간과되어질 수 없으며 일단 목적한 바 이루어지게 된다면 TBM의 유지 또한 필요하다.

많은 사람들에게 있어서 섭식습관은 적어도 일부 지방량을 얻는 것을 의미한다. 일반적으로 체중감소에 초점이 맞춰진 섭식은 하루 1,200~1,600 kcal를 보충해야 한다.[79] 이러한 범위 내에서의 칼로리 섭취는 다량 그리고 소량 영양소를 충분히 하는 데 도움이 된다. 운동과 섭식을 동시에 이용하는 것은 하루에 500~1,000 kcal 범위 정도 내의 칼로리를 섭취하지 않는 것을 의미하고 시간에 걸쳐 이러한 것은 주요한 지방량으로부터 TBM을 손실하는 결과를 낳게 된다. 많은 사람들이 갖는 하나의 의문점으로써 내가 만약 어떠한 %의 지방을 갖고 있고 % 이하의 지방을 감량하고 싶을 때 얼마의 체중을 이상적으로 가져야 하는가에 대한 것이다. 이러한 의문점은 글상자 11-7에 답이 있지만 기억해야 할 점으로서는 이 계산은 체지방량에 있어서 손실을 의미하는 것이 아니고 이는 섭식과 체중감량 운동프로그램으로는 이루어 내기 어렵다라는 것이다.

평균 % 지방

여러가지 건강상의 위험과 더불어 신체활동에 있어 영향을 미치기 때문에 지방률 (%)에 대해 일반인과 선수들에게 많은 관심대상이 되어져 왔다. 운동선수들이 건강한 성인 남성에 비해서는 15%, 여성에 비교해서는 25% 정도 일반적으로 평균 % 지방보다 낮다(표 11.5). 그러나 % 지방은 장기적으로 유지되어야 만 한다. 최소의 % 지방값은 남성은 5%, 여성은 12~14%이다. 이러한 값은 아마 일반적인 생리적 그리고 대사적 기능을 유지하기 위해 필요한 신체지방의 최소 한계값이 된다.[25] % 지방에 있어서 고려해야 하는 것들로서,

글상자 11-7 학생들의 실질적인 질문

더 낮은 % 지방을 얻기 위한 나의 몸무게는?

이 문제에 대한 답을 구하는 계산은 비교적 쉽다. 그러나 계산은 체지방량이 변하지 않는다는 것을 염두해야 한다. 섭식 그리고 운동프로그램에서, TBM을 손실하기 위해 체지방량에서 감량이 일어난다. 제지방량이 변하지 않을 것이라는 가설은 이러한 계산방법을 통해서 잘못 되었다라고 할 수 있겠다.

새로운 신체량 (kg) = 현재 제지방량/새로운 신체량에서의 이상적인 제지방량 비율 (%)

현재 TBM = 88 kg

현재 체지방량 = 74.8 kg

현재의 지방률 (%) = 15

이상적인 지방률 (%) = 10

새로운 신체량에서의 이상적 제지방률 (%) = 100% − 이상적인 지방률 (%) (100% − 10%) = 90% = 0.90

지방률 (%) (100% − 10% = 90% = 0.90)

새로운 신체량(kg) = 74.8 kg/0.90 = 83.1 kg

신체량의 손실 (kg) = 88 kg − 83.1 kg = 4.9 kg

따라서, 4.9 kg(10.8 lb)가 최적의 10% 지방이 되고 이를 감량해야 만 한다.

표 11.5 각 선수별 평균 % 지방

스포츠 종목	지방률 (%)	
	남성	여성
농구	13	15
보디빌딩	5	9
사이클(도로)	9	15
축구(미식)	12	–
체조	8	14
유도	11	16
조정	11	14
스키		
알파인	10	18
노르딕	8	14
수영	9	16
육상경기		
중거리	8	12
단거리	8	13
투포환	16	25
배구	12	18

Selected data from Callister R, Callister RJ, Fleck SJ, et al. Physiological and performance responses to overtraining in elite judo athletes. Med Sci Sports Exerc. 1990;22:816–824; De Gary A. Genetic and Anthropological Studies of Olympic Athletes. New York: Academic Press, 1974; Fleck SJ. Body composition of elite American athletes. American J Sports Med. 1983;11:398–403; Fleck SJ, Kraemer WJ. Designing Resistance Training Programs, 3rd ed. Champaign, IL: Human Kinetics, 2004.

이전에도 언급한 바와 같이 신체 구성을 결정짓는 다른 여러 기술방법들이 개인차로 인해 각각 다른 % 값을 나타낸다는 것과 이로 인해 최고 운동선수들 각자의 % 지방을 갖게 될 때 최고의 신체활동을 발휘하지 못한다는 것이다. 또한 동일

속성 검토

- 지방량 만을 감량하려고 하는 섭식프로그램은 상당량의 체지방량 감량을 일으키게 되며, 이는 BMR의 감소로 이어진다.
- 체내 지방량을 낮추기 위한 섭식을 할 때에, 건강한 섭식프로그램이 뒤 따라야 하며, 칼로리 섭취는 적절한 대량 및 소량 영양소의 섭취를 위해 1,200~1,600 kcal · day^{-1}를 유지해야 한다.
- 운동할 동안 그리고 증가되어지는 BMR 동안 칼로리 소비를 증가시키기 때문에 운동은 신체량의 감소에 도움이 될 수 있다.
- 유산소 혹은 웨이트 트레이닝은 다이어트 중에 지방량의 손실에 도움이 된다.
- 최대의 지방량 감량 그리고 최소의 체지방량 감량은 유산소 그리고 저항성 운동을 할 때 일어날 수 있다.
- 운동을 바로 한 후에는 식욕이 감소할 수 있으나 전체적으로 식욕을 증가시키는 데 이는 운동으로 인한 칼로리 소비의 증가를 상쇄시킨다.
- 성공적으로 지방량을 감소시키고 체지방량 감소를 최소화하기 위해서, 칼로리를 500~1,000 kcal · day^{-1}씩 감소시키도록 운동과 섭식을 함께 해야 만 한다.

의 스포츠라 하더라도 다른 포지션 사이에서 선수들은 각각 다른 신체 구성을 갖는다는 것이다.

예를 들면 미식축구에서 런닝 백을 맡은 공격 라인 선수들은 각각 8.8% 그리고 19.2%의 % 지방을 보이고 있다. 따라서, % 지방은 건강과 신체활동에 영향을 미치는 여러가지 요소들 중에 하나의 요소로서 평가되어야 한다.

극심한 체중감량

극한적으로 체중감량을 하거나 선수들이 체급을 조절하기 위해 감량 등의 극심한 체중감량은 부정적인 생리적 결과를 갖고 오게 된다. 체급 조절을 위해 감량을 하는 선수들 특히 레슬링이나 권투선수들과 같은 경우는 상대방과 비교하여 유리한 점을 갖기 위해 단시간 내 심각한 체중감량을 한다. 체중량을 급격히 감량하는 것은 여성과 남성에게 있어서 건강상 그리고 운동 기능에 있어서 심각한 영향을 미친다.

탈수

칼로리 제한이나 금식으로 인한 급격한 체중감소는 체중량에 급격한 감소를 불러일으키지만, 탈수가 원인이 되는 경우가 많다. 이전에도 언급한 바와 같이 체내 글리코겐은 상당한 양의 물을 포함하고 있다(2.6 g H_2O/carbohydrate). 글리코겐이 대사에서 사용되어질 때에, 물은 해리되고, 결국 체외로 나오게 된다. 이 과정은 결국 상당한 체중량의 손실을 갖고 오게 되어지지만, 이러한 체중의 손실은 체내의 수분손실에 기인한 것이라 할 수 있다. 운동선수들에 있어서의 관심사항으로서 글리코겐 저장이 감소하게 된다면, 앞으로 대처할 경기에서 유산소 대사 혹은 무산소 대사에서 더 이상 유용하게 사용되지 않을 것이다.

체급감량을 위해 고무로 된 옷을 입고 운동을 하거나, 수증기 방에서 오랫동안 앉아 있는 등의 수분사용제한의 기술 등을 이용하는 선수들은 운동수행에 저하를 보인다. TBM의 3~4% 탈수는 통계적으로도 유산소 능력을 감소시킨다(9장 참고). 무산소 그리고 근력의 감소가 탈수에서 일어나지만, 급격한 탈수에서 보여지는 것과는 다르게 나타난다(9장 참고). 따라서 급격한 탈수로 인해 감소하는 신체활동의 정도는 어떤 스포츠 종목인지에 따라 어느 정도 다르다고 할 수 있다.

여자 운동선수 3징후

여자 운동선수 3징후라는 것은 여자 운동선수나 활동적인 여성들의 섭식의 문제, 골다공증, 생리불순 등을 포함하는 비정상적인 3가지의 상관성을 갖은 증후군을 말한다(15장 참조). 모든 이러한 요소들은 신체 구성이나 섭식의 면과 관련성을 갖는다. 선수들에게 있어서 생리불순이라고 하는 것은 낮은 % 지방과 관련성을 갖지만 낮은 칼로리 섭취는 생리불순의 주요 원인이다.[10,32] 생리불순은 에스트로겐의 감소를 일으킬 수 있다.[32,57] 에스트로겐은 뼈세포의 증식을 증가시키고, 뼈의 흡수를 감소시킨다. 따라서, 에스트로겐의 감소는 뼈의 미네랄 밀도를 감소시킨다. 더군다나, 섭식장애는 생리불순과 직접적으로 관련을 갖고 있다. 따라서 이러한 요소는 서로 상관되어 있다.

섭식장애에는 두 가지가 있다. **거식증(Anorexia nervosa)**은 어떤 섭식을 하는가에 따른 장애로서, 과한 운동과 동반되며, 신체량 저하로 이어지게 된다. **신경성 과식(bulimia nervosa)**은 토하거나 설사로 배출하는 폭식이다. 두 가지의 섭식장애는 심리적 장애로 여겨지며, 여성에게 있어서 많이 발생된다(인구의 0.7~2.0%). 하지만 남성도 섭식장애로 영향을 받기도 한다.[57,16] 운동선수의 그룹은 다른 섭식장애에 더 쉽게 되어질 수 있다.[10,23] 이런 것은 다음과 같은 것을 포함한다.

- 체급 조절하는 스포츠: 무술 관련 스포츠, 레슬링, 그리고 조정경기
- 주관적 평가를 하는 스포츠: 댄스, 피겨 스케이팅, 체조와 다이빙
- 저체중이 유리한 지구성을 요하는 스포츠: 장거리 달리기, 사이클, 그리고 크로스컨트리 스키
- 신체의 윤곽이 드러나는 옷을 입는 스포츠: 배구, 수영, 다이빙, 그리고 러닝

선수들과 일반인들 사이에서 섭식장애에 있어 완벽성은 어느 정도 영향을 미치게 될 것이지만, 일반인들 중에 선수가 되려고 하는 사람들 또한 섭식장애를 저해할 수 있는 요소가 되기도 한다[23]. 스포츠 종류에 따라 어느 정도 다르지만, 여자 운동선수 중 1~62%는 섭식장애를 겪고 있다.[10] 코치와 선수들은 섭식장애와 여자 운동선수의 3징후가 운동기능의 저하와 상해의 가능성을 높일 수 있다라는 사실을 알아야 한다. 상해의 가능성을 최소화하고 운동기능의 저하를 막

속성 검토

- 극심한 체중감량은 탈수, 체지방량의 감소, 그리고 유산소 무산소 운동능력의 감소를 가져올 수 있다.
- 섭식장애는 남성에게 보다는 여성에게 그리고 체급을 조절하거나 주관적 평가를 하는 선수들에게 더 많이 일어난다.
- 여자운동선수의 3징후 요소는 모든 요소(섭식장애, 생리불순, 그리고 뼈의 미네랄 밀도 감소)가 상관성을 가지며, 운동기능의 저하와 관련지을 수 있다.

기 위해서, 섭식장애를 보이는 징후가 있는 선수들이나 여자운동선수의 3징후가 보이는 선수들은 치료를 받을 필요가 있다.

요약

신체 조성은 건강과 신체활동과 관련되어 있다. 이러한 신체 조성은 대부분의 사람들로 하여금 % 지방의 감소 그리고 체지방량의 증가를 바라고 있다. 이러한 요소들은 섭식과 운동에 반응적이며, 따라서 시간에 걸쳐 변화되어질 수 있다. 다른 말로 하면, 신장이나 상완 그리고 다리길이 등과 같이 인체 측정은 많은 스포츠에서 운동기능과 관련되어 있지만, 정상적인 성장을 통하지 않고서는 변화되어질 수 없다. 신체 조성을 바꾸려는 시도가 있을 때에, 섭식과 유산소 그리고 웨이트 트레이닝을 같이 하는 것은 신체 조성을 천천히 변화시키는 데 사용되어져야 하며, 따라서 체지방량 손실은 최소화하고 지방량 손실은 최대화할 수 있게 된다. 심각한 금식

사례연구

사례

대학의 크로스컨트리 스키선수가 일년에 한번씩 DEXA검사를 하러 온다. 1년전에 Stephanie는 16%의 신체지방률을 갖고 있으며 또한 125파운드(56.8 kg)의 체중을 갖고 있다. 연구실에서 Stephanie에 대한 검사조사를 하고 DEXA를 확인한 후 놀랐다. 이유는 지금 그녀의 몸무게는 100파운드(45.5 kg)이며, 9.5%의 지방률을 보이고 있으며 뼈내의 미네랄 밀도는 작년에 비해서 낮다. Stephanie는 그녀의 코치가 그녀에게 뚱뚱하다고 말했다고 했으며, 살을 빼면 운동능력이 향상될거라 말했다고 했다. 당신은 Stephanie에게 무엇을 먹는지 물어보고, 그녀 자신은 잘 먹지만 음식의 칼로리를 낮췄다고 대답했다.

의문점

1. 이러한 경고 사인이 있는 상황에서 무엇을 할 것인가?
2. 다음의 단계는?

선택

당신은 상당한 체중감량을 알게 되고, 그녀가 칼로리 소비를 낮춘다는 것에 대해 듣게 되며, 상당히 낮은 뼈밀도를 갖는다는 사실을 알 것이다. 당신은 또한 알기를 코치가 Stephanie에게 살을 빼야한다는 것을 말해왔다고 알고 있다. 이와 관련하여 생각해볼 때에, 이는 심각한 의료적 섭식장애가 될 수 가 있다. 당신은 팀닥터에게 당신이 관찰한 사실에 대해서 언급을 해야 한다. 이유는 거식증이나 과식이 심리적 그리고 팀닥터에 의한 치료를 필요로 하는 심각한 상황이라는 것이다.

사례

근육질의 남자 운동선수가 자신의 BMI에 대해 말을 하고 26이라 한다. 과체중이며 이럴 때 어떻게 해야하나?

선택

처음으로 체중, 신장과 관련한 BMI에 대해 고려해야 한다고 설명해야 한다. BMI는 체지방량이나 지방량과 같은 신체 조성의 다른점을 말하는 것이 아니다. BMI가 운동선수들에게 있어서 자신들의 비대한 체지방량으로 인한 비만이나 과체중이라는 것을 말하는데, 이러한 지수들은 그들의 신장에 비해서 TBM의 수치가 높다는 것을 말한다. 이로 인해 높은 BMI의 결과를 나타나게 된다. 운동선수들의 의심을 잠재우기위해서 유체정수체중(hydrostatic weight, 또한 수중체중) 분석으로 신체 조성을 조사한다. 결과로서 운동선수는 10%의 지방을 보이게 되며 이는 평균 남성의 수치인 15%보다 낮은 수치이다. 운동선수는 BMI에 대해서 그다지 관심을 갖지 않아도 된다고 말을 해도 되는데 이유는 그 운동선수의 신체 조성은 과체중이 아니고 제지방률이 높기 때문이다.

으로 인한 체중감소는 일반적으로 피해야 하는데, 이로 인해 탈수, 체지방량 손실, 그리고 운동기능의 저하와 관련된 결과를 낳게 되기 때문이다. 몇 가지의 기술중 신체 조성을 결정짓는 이런 기술들은 민감하며 믿을 만하지만, 각기 다른 방법들로 인한 결과들은 서로 다를 수 있다. 또한 신체 조성의 변화를 추적할 때에는 같은 방법들이 사용될 수 있다. 다음 장에서 우리는 지구성 그리고 근력 트레이닝에 초점을 맞출 것이며 신체 조성보다는 건강과 운동수행에 미치는 영향에 대해서 살펴볼 것이다.

용어정리

밀도계(densitometry): 신체의 밀도로부터 신체구성을 측정함

배기량의 체적변동기록계(air-displacement plethysmography): 체적량을 알기 위해 배기량을 이용하여 신체 조성을 알아내는 면적측정기

생체전위 임피던스(bioelectrical impedance): 신체에서 두 군데 내지 그 이상의 부위에 전극을 고정시키고 전류를 흐르게 하여 신체 조성을 평가함

신경성식욕부진증(anorexia nervosa): 최소한의 정상 신체량을 유지하기조차 거부할 정도의 식욕과 관련된 장애로서 강제적인 운동과 수반되어 나타난다.

신경성식욕항진(bulimia nervosa): 폭식 등의 식욕장애로서 이후에 구토와 같은 행동이 수반된다.

신체밀도(body density): 신체의 부피로 나눈 신체의 총체적량

신체지방률(percent body fat, % fat): 총지방량에 대한 총체적량의 비율

에너지 밸런스(energy balance): 칼로리 섭취율 vs 칼로리 소비율

엠프티 칼로리(empty calories): 영양가 없이 열량만 높은 음식의 칼로리

여자 운동선수의 3가지 징후(female athlete triad): 여자운동선수에게 혹은 활동적인 여성들에게 월경불규칙, 골다공증, 그리고 섭식장애 등과 같이 서로 영향을 상관되어 미치는 증후군

유리지방지수(fat-free mass): 지방을 제외한 신체 내의 모든 조직의 총질량

유체정수체중(hydrostatic weighing): 신체가 물속에 완전히 잠겼을 때 신체밀도를 측정하는 기술

인체측정학(anthropometry): 신체의 크기, 신장, 신체량, 다리 길이 등을 측정하는 학문

제지방량(fat-free mass): 모든 지방을 제외한 신체 내의 총조직의 양

중심비만(남성형 비만)[central obesity(android obesity)]: 복부 주위에 지방이 축적됨

지엽적 비만[(peripheral obesity (gynoid-type obesity)]: 엉덩이와 허벅지 쪽에만 있는 지방

지엽적인 신체 조성(regional body composition): 팔이나 다리 혹은 체간 등과 같은 특이적 부위에 있는 조직 조성

체질량 지수(body mass index, BMI): 신체의 체적을 신장의 제곱값으로 나눈 비율

특정 부위의 감소(regional body composition): 잘못된 개념으로서 특정 부위만 운동을 함으로써 그 부위의 지방이 감소될 것이라는 관념

포만감(satiety): 식욕이 더 이상 생겨나지 않을 때 생기는 만족감

피지후(skinfolds): 피부의 두께를 측정하거나 특정한 칼리버를 사용하여 해부학적 부위에 있는 피하지방층의 두께를 측정하는 방법

dual-energy x-ray absorptiometry (DEXA): 신체 이미지를 만들어 내기 위해 낮은 에너지의 x-선과 컴퓨터 소프트웨어를 이용하는 방법으로 신체 조성을 알아내는 데 사용

참고문헌

1. Ackland TR, Schreiner AB, Kerr DA. Absolute size and proportionality characteristics of World Championship female basketball players. J Sports Sci. 1997;15:485–490.
2. Allison DB, Fontaine KR, Manson JE, et al. Annual deaths attributable to obesity in the United States. J Am Med Assoc. 1999;282:1530–1538.
3. Astrand PO. Diet and athletic performance. Fed Proc. 1967;26:1772–1777.
4. Biaggi RR, Vollman MW, Nies MA, et al. Comparison of air-displacement plethysmography with hydrostatic weighing and bioelectrical impedance analysis for the assessment of body composition in healthy adults. Am J Clin Nutr. 1999;69:898–903.
5. Boileau RA, Lohman TG. The measurement of human physique and its effect on physical performance. Orthop Clin North Am. 1977;8:563–581.
6. Bouchard C, Tremblay A, Despres JP, et al. The response to long-term overfeeding in identical twins. N Engl J Med. 1990;322:1477–1482.
7. Bourgois J, Claessens AL, Vrjens J, et al. Anthropometric characteristics of elite male junior rowers. Br J Sports Med. 2000;34:213–217.
8. Bray GA. Effect of caloric restriction on energy expenditure in obese patients. Lancet. 1969;2:397–400.
9. Brechue WF, Takashi A. The role of FFM accumulation and skeletal muscle architecture and powerlifting performance. Eur J Appl Physiol. 2002;86:237–336.
10. Burnett M. Female athlete triad. Clin Sports Med. 2005;21:623–636.
11. Calle EE, Rodriguez C, Walker-Thurmond K, et al. Overweight, obesity, and mortality from cancer in a prospectively studied cohort of U.S. adults. N Engl J Med. 2003;348:1625–1638.
12. CDC. Overweight and Obesity. Atlanta, GA: CDC, 2010. Available at: www.cdc.gov/obesity.
13. Classens AL, Bourgois J, Vrijens J. The relevance of kinanthropometry to rowing performance: the Hazewinkel anthropometric project. Acta Kinesiologiae Univesitatis Tartuensis. 2001;6:15S–21S.
14. Dempster P, Aitkens S. A new air displacement method for the determination of human body composition. Med Sci Sports Exerc. 1995;27:1692–1697.
15. Dixon CB, Deitrick RW, Pierce JR, et al. Evaluation on the BOD POD and leg-to-leg bioelectrical impedance analysis for estimating percent body fat in National Collegiate Athletic Association Division III collegiate wrestlers. J Strength Cond Res. 2005;19:85–91.
16. Fairburn CG, Harrison PJ. Eating disorders. Lancet. 2003;361:407–416.
17. Figueroa-Colan R, Mayo MS, Treuth MS, et al. Reproducibility of dual-energy X-ray absorptiometry in prepubertal girls. Obes Res. 1998;6:262–267.
18. Fleck SJ, Kraemer WJ. Designing Resistance Training Programs, 3rd ed. Champaign, IL: Human Kinetics, 2004.
19. Fleck SJ, Mattie C, Martensen HC III. Effect of resistance and aerobic training on regional body composition in previously recreationally trained middle-aged women. Appl Physiol Nutr Metab. 2006;31:261–270.
20. Flegal KM, Carroll MD, Ogden CL, et al. Prevalence and trends in obe-

sity among U.S. adults, 1999–2000. J Am Med Assoc. 2002;288:1723–1727.

21. Flint A, Gregersen NT, Gluud LL, et al. Associations between postprandial insulin and blood glucose responses, appetite sensations and energy intake in normal weight and overweight individuals: a meta-analysis of test meal studies. Br J Nutr. 2007;98:17–25.
22. Fontain KR, Redden DT, Wang C, et al. Years of life lost due to obesity. J Am Med Assoc. 2003;289:187–193.
23. Fosberg LJ. The relationship between perfectionism, eating disorders and athletes: a review. Minerva Pediatr. 2006;58:525–536.
24. Fulton JE, McGuire MT, Casoersen CJ, et al. Interventions for weight loss and weight gain prevention among youth current issues. Sports Med. 2001;31:153–165.
25. Heyward VH, Wagner DR. Applied Body Composition Assessment, 2nd ed. Champaign, IL: Human Kinetics, 2004.
26. Housh TJ, Johnson GO, Housh DJ, et al. Estimation of body density in young wrestlers. J Strength Cond Res. 2000;14:477–482.
27. Houtkooper LB, Going SB, Sproul J, et al. Comparison of methods for assessing body composition changes over 1 year in postmenopausal women. Am J Clin Nutr. 2000;72:401–406.
28. Hu F. Television watching and other sedentary behaviors in relation to risk of obesity and type 2 diabetes mellitus in women. J Am Med Assoc. 2003;289:1785–1791.
29. Jackson A, Pollock ML. Generalized equations for predicting body density of men. Br J Nutr. 1978;40:497–504.
30. Jackson AS, Pollock ML, Ward A. Generalized equations for predicting body density of women. Med Sci Sports Exerc. 1980;12:175–182.
31. Jamurtas AZ, Koutedakis Y, Paschalis V, et al. The effects of a single bout of exercise on resting energy expenditure and respiratory exchange ratio. Eur J Appl Physiol. 2004;92:393–398.
32. Jayasinghe Y, Grover SR, Zacharin M. Current concepts in bone and reproductive health in adolescents with anorexia nervosa. Br J Obstet Gynaecol. 2008;115:304–315.
33. Kannel WB, Cupples LA, Ramaswami R, et al. Regional obesity and risk of cardiovascular disease: the Framingham study. J Clin Epidemiol. 1991;44:183–190.
34. Kostek MA, Pescatello LS, Seip RL, et al. Subcutaneous fat alterations resulting from an upper-body resistance training program. Med Sci Sports Exerc. 2007;39:1177–85.
35. Kraemer WJ, Torine JC, Silvestre R, et al. Body size and composition of National Football League players. J Strength Cond Res. 2005;19:485–489.
36. Kraemer WJ, Volek JS, Clark KL, et al. Influence of exercise training on physiological and performance changes with weight loss in men. Med Sci Sports Exerc. 1999;31:1320–1329.
37. Krauss RM, Winston M, Fletcher BJ, et al. Obesity: impact on cardiovascular disease. Circulation. 1998;980:1472–1476.
38. Leibel RL, Rosenbaum M, Hirsch J. Changes in energy expenditure resulting from altered body weight. N Engl J Med. 1995;332:673–674.
39. Lemmer JT, Ivey FM, Ryan AS, et al. Effect of strength training on resting metabolic rate and physical activity: age and gender comparisons. Med Sci Sports Exerc. 2001;33:532–541.
40. Lockner DW, Heyward VH, Baumgartner RN, et al. Comparison of air-displacement plethysmography, hydrodensitometry, and dual X-ray absorptiometry for assessing body composition of children 10 to 18 years of age. Ann NY Acad Sci. 2000;904:72–78.
41. Mazzetti S, Douglas M, Yocum A, et al. Effect of explosive versus slow contractions and exercise intensity on energy expenditure. Med Sci Sports Exerc. 2007;39:1291–1301.
42. McLeod WD, Hunter SC, Etchison B. Performance measurement and body fat in the high school athlete. Am J Sports Med. 1983;11:390–397.
43. Melanson EL, Sharp TA, Seagle HM, et al. Resistance and aerobic exercise have similar effects on 24-h nutrient oxidation. Med Sci Sports Exerc. 2002;34:1793–1800.
44. Midorikawa T, Masakatsu K, Beekley MD, et al. High REE in sumo wrestlers attributed to large organ-tissue mass. Med Sci Sports Exerc. 2007;39:688–693.
45. Nielsen S, Popkin BM. Patterns and trends in food portion sizes, 1977–1998. J Am Med Assoc. 2003;289:450–453.
46. NIH. Clinical Guidelines on the Identification, Evaluation, and Treatment of Overweight and Obesity in Adults: The Evidence Report. Bethesda, MD: National Institutes of Health, 1998: 51S–209S.
47. O'Rahilly S, Farooqi IS, Yeo GS, et al. Minireview: human obesity—lessons from monogenic disorders. Endocrinology. 2003;144: 3757–3764.
48. Ode JJ, Pivarnik JM, Reeves MJ, et al. Body mass index as a predictor of percent fat in college athletes and nonathletes. Med Sci Sports Exerc. 2007;39:403–409.
49. Ogden CL CM, Curtin LR, McDowell MA, et al. Prevalence of overweight and obesity in the United States, 1999–2004. J Am Med Assoc. 2006;295(13):1549–1555.
50. Pi-Sunyer FX. The obesity epidemic: pathophysiology and consequences of obesity. Obes Res. 2002;10:97S–104S.
51. Poehlman ET, Toth PA, Ades PA, et al. Gender differences in resting metabolic rate and noradrenaline kinetics in older individuals. Eur J Clin Invest. 1997;27:23–28.
52. Puhl R, Brownell KD. Bias, discrimination, and obesity. Obes Res. 2001;9:788–805.
53. Puhl RM, Brownell KD. Psychosocial origins of obesity stigma: toward changing a powerful and pervasive bias. Obes Rev. 2003;4: 213–227.
54. Ratamess NA, Falvo MJ, Mangine GT, et al. The effect of rest period length on metabolic responses to the bench press exercise. Eur J Appl Physiol. 2007;100:1–17.
55. Rolls B, Morris EL, Roe LS. Portion size of food affects energy intake in normal-weight and overweight men and women. Am J Clin Nutr. 2002;76:1207–1213.
56. Rolls BJ, Bell A, Thorwart ML. Water incorporated into a food but not served with a food decreases energy intake in lean women. Am J Clin Nutr. 1999;70 448–455.
57. Rome ES. Eating disorders. Obstet Gynecol Clin. 2003;30:353–377.
58. Serdula MK, Mokdad AH, Williamson DF, et al. Prevalence of attempting weight lost and strategies for controlling weight. J Am Med Assoc. 1999;282:1353–1358.
59. Silvestre R, West C, Maresh CM, et al. Body composition and physical performance in men's soccer: a study of a National Collegiate Athletic Association Division I team. J Strength Cond Res. 2006;20:177–183.
60. Siri WE. The gross composition of the body. Adv Biol Med Physiol. 1956;4:239–280.
61. Slyper AH. Low density lipoprotein and atherosclerosis. Unraveling the connection. J Am Med Assoc. 1994;272:305–308.
62. Stallknecht B, Dela F, Helge JW. Are blood flow and lipolysis in subcutaneous adipose tissue influenced by contractions in adjacent muscles in humans? Am J Physiol Endocrinol Metab. 2007;292: E394–E399.
63. Stoving RK, Hangaard J, Hansen-Nord M, et al. A review of hormonal changes in anorexia nervosa. J Psychiatr Res. 1999;33:139–152.
64. Stuempfle KJ, Katch FI, Petrie DE. Body composition relates poorly to performance tests in NCAA Division III football players. J Strength Cond Res. 2003;17:238–244.
65. Tumilty D. Physiological characteristics of elite soccer players. Sports Med. 1993;16:80–96.
66. Ugarkovic D, Matavulj D, Kukolj M, et al. Standard anthropometric, body composition, and strength variables as predictors of jumping performance in elite junior athletes. J Strength Cond Res. 2002;16:227–230.
67. Ukkola O, Pöykkö S. Ghrelin, growth and obesity. Ann Med. 2002; 34:102–108.
68. Utter AC, Goss FL, Swan PD, et al. Evaluation of air displacement for assessing body composition of collegiate rowers. Med Sci Sports Exerc. 2003;35:500–505.

69. van Someren KA, Plamer GS. Prediction of 200-m sprint kayaking performance. Can J Appl Physiol. 2003;28:505–517.
70. Vescovi JD HL, Miller W, Hammer R, et al. Evaluation of the BOD POD for estimating percent fat in female college athletes. J Strength Cond Res. 2002;16:599–605.
71. Volek JS, Forsythe CE. The case for not restricting saturated fat on a low carbohydrate diet. Nutr Metab (Lond). 2005;2:21.
72. Volek JS, Fernandez ML, Feinman RD, et al. Dietary carbohydrate restriction induces a unique metabolic state positively affecting atherogenic dyslipidemia, fatty acid partitioning, and metabolic syndrome. Prog Lipid Res. 2008;47:307–318.
73. Wang Z, Heshka S, Wang J, et al. Magnitude and variation of fat-free mass density: a cellular-level body composition modeling study. Am J Physiol Endocrinol Metab. 2003;284:E267–E273.
74. Wardle J, Cooke L. The impact of obesity on psychological well-being. Best Pract Res. 2005;19:421–440.
75. Weinsier RL, Schutz Y, Bracco D. Reexamination of the relationship of resting metabolic rate to fat-free mass and to the metabolically active components of fat-free mass humans. Am J Clin Nutr. 1992;55:790–794.
76. Weyer C, Walford RL, Harper IT, et al. Energy metabolism after 2 y of energy restriction: the biosphere 2 experiment. Am J Clin Nutr. 2000;72:946–953.
77. Weyers AM, Mazzetti SA, Love D, et al. Comparison of methods for assessing body composition changes during weight loss. Med Sci Sports Exerc. 2002;34:497–502.
78. Whaley MH, Brubaker PH, Otto RM, eds. ACSM's Guidelines for Exercise Testing and Prescription, 7th ed. Philadelphia, PA: Lippincott Williams & Wilkins, 2006.
79. Whitney E, Rolfes SR. Understanding Nutrition, 10th ed. Belmont, CA: Thomson/Wadsworth, 2005.
80. Wong SL, Katzmarzyk P, Nichaman MZ, et al. Cardiorespiratory fitness is associated with lower abdominal fat independent of body mass index. Med Sci Sport Exerc. 2004;36:286–291.

12장

건강과 운동수행에 합당한 유산소 및 근력 훈련 처방

학습목표

1. 건강에 이점을 주는 훈련에 대해 얘기할 수 있다.
2. 여러 가지 심혈관 질환 유형을 설명할 수 있다.
3. 관상동맥질환의 위험요소를 구별할 수 있다.
4. 의학적인 최고의 건강 상태를 얻기 위해, 훈련 처방의 중요성을 인지할 수 있다.
5. 건강을 유지하기 위한 유산소 훈련 방법을 적용하고 또 설명할 수 있다.
6. 건강을 유지하기 위한 저항 훈련 방법을 적용하고 또 훈련할 수 있다.
7. 훈련 기간을 구성할 수 있다.
8. 훈련 중지의 효과를 얘기할 수 있다.
9. 훈련의 주기화 원리를 적용할 수 있다.

운동선수들은 그들 각각의 경기 종목에 있어서, 운동수행 능력을 증강시키기 위해 훈련을 한다. 그러나 많은 일반 사람들은 운동수행 능력을 향상시킬 뿐만 아니라, 신체활동과 건강이득을 결합시키기 위해 운동을 한다. 훈련으로 인한 "**체력 이득**"은 젖산 역치 수준, 수직 점프 능력, 최대 근력의 증가 등과 같은 생리학적 적응인데, 이는 스포츠 상황과 신체활동 시 운동수행능력을 증가시킨다. 또, "**건강 이득**"은 안정시 혈압의 감소와 같은 생리학적 적응인데, 이는 심혈관 질환과 같은 질병을 심화시키는 위험요소를 감소시켜 준다. 한편, 어떤 생리학적인 적응들은 "체력 이득"과 "건강 이득" 모두를 가져오기도 한다. 증가된 최고 산소섭취량은 800 m나 1500 m 달리기와 같은 지구성 스포츠 종목의 운동수행을 증가시키는 "체력 이득"과 연관이 있을 뿐만 아니라, 생애 사망률의 감소와 관련 있는 "건강 이득"과 관련이 있다. **훈련 강도**는 운동이 얼마나 어려운가를 측정한 것이고, **훈련량**은 얼마 만큼의 운동이 수행됐는지를 측정한 것이다. "건강 이득"을 가져오는 데 필요한 신체훈련은 "체력 이득"을 가져오는 데 필요한 운동 강도와 운동량보다는 더 낮고 적어야 한다. 이 장에서는, 일반적인 "체력 이득" 뿐만 아니라, 심혈관 질환과 특히 밀접한 "건강 이득"을 야기하는 목표와 더불어, 일반인들을 위한 유산소 및 저항 훈련 지침 두 가지 모두에 관심을 집중할 생각이다. 또한 우리는 의학적인 무병, 훈련 기간의 설정, 훈련 중지, 그리고 훈련 주기화 등이 포함된, 훈련의 다양하고 예민한 주제들을 고려해 볼 생각이다.

운동과 심혈관 질환의 예방

운동선수와 일반인을 위한 운동의 "건강 이득"에 있어, 가장 대단한 것 중 하나는 심혈관 질환의 예방이다. 이 절에서는 미국에서의 심혈관 질환 발병률, 심혈관 질환의 유형, 그리고 심혈관 질환과 관련 있는 위험요소 등을 살펴보고자 한다.

심혈관계 질환의 발병률

1970년, 심혈관 질환은 주 사망원인이었는데, 이는 미국의 전체 사망 중 50% 이상을 차지하는 것이었다. 2004년에도 심혈관 질환이 여전히 주 사망원인인데, 전체 사망의 약 36.3%로 낮아졌다. 그러나 이 비율은 매 37초당 1명의 사망을 나타낸다. 심혈관 질환으로 인한 사망률의 지속적인 감소 경향은 하나의 특별한 요소가 아니라 아마도 심혈관 질환의 예방과 치료에 관련되는 여러 요소들의 상호작용 때문인 것 같다.

- 영양 개선, 금연, 그리고 규칙적인 운동 등과 같은 생활 변화는 심혈관 질환 예방에 도움을 준다.
- 의료 기술의 개발은 조기 및 질 높은 진단을 가능하게 한다.
- 심장발작과 뇌졸중 피해자를 위한 응급처치와 치료법이 개선되었다.
- 치료의 의학적 기술이 개선(우회술 수술, 혈관 성형술, 그리고 약물 코팅 스탠스) 되었다.
- 장기 지속 치료를 위한 약물이 개선되었다.

이 모든 요소들은 다양한 심혈관 질환으로부터 사망을 감소시키는 결과를 가져왔다.

심혈관 질환의 유형

여러 다른 유형의 심혈관 질환이 존재하는데, 이 중에서도 관상동맥질환이 심혈관 문제와 결합된 모든 사망의 50% 이상을 차지한다(그림 12.1). 여기에서 우리는 생활방식에 따라 영향을 받는, 관상동맥질환, 뇌졸중, 허혈증, 고혈압, 그리고 말초동맥질환 등에 관심을 갖고자 한다.

관상동맥질환

관상동맥은 혈액을 심장조직으로 공급한다. 만약 이 관상동맥이 막힌다면, 심장조직은 필요한 산소와 영양분을 받을 수

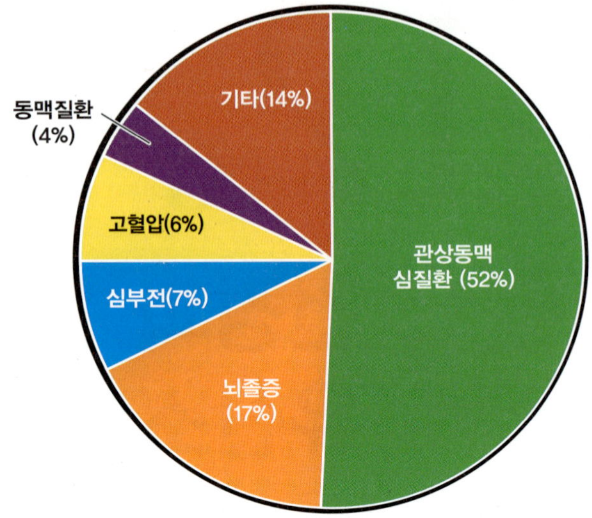

그림 12.1 **2004년 미국에 있어서 다수의 심혈관질환으로 인한 사망률.** 미국에서는 동맥질환, 경동맥질환, 고혈압, 심부전, 뇌졸중과 같은 선천성 심질환은 상당한 수의 사망률을 일으키는 원인이 된다. (From the American Heart Association. Heart Disease and Stroke Statistics—2010 Update. Available at http://www.americanheart.org/downloadable/heart/1262642657443201 0%20Stat%20charts%20FINAL.ppt#484,2, Slide 9. Original data from the CDC, National Center for Health Statistics.)

없게 된다. 관상동맥의 작은 혹은 부분적인 막힘은 **허혈(ischemia)** 혹은 조직으로의 불충분한 혈액 공급을 나타낸다(그림 12.2). 허혈은 아무 때나 일어날 수 있는데, 심장조

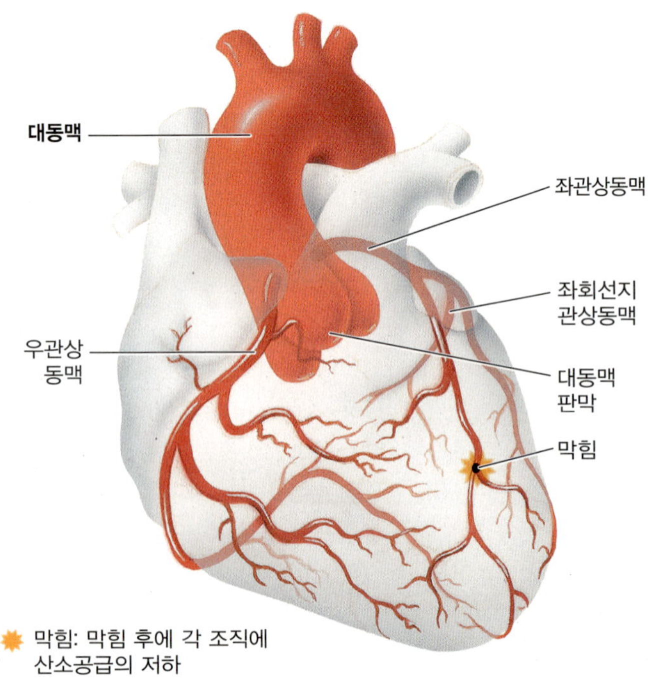

그림 12.2 **관상동맥은 심장조직에 필요로하는 산소와 영양분을 제공함.** 아테롬성 동맥경화로 인해 관상동맥이 막힘으로써 심장조직에 국소빈혈이 발생된다.(Adapted from an asset provided by Anatomical Chart Co.)

직은 심장의 산소 요구가 증대되는 신체활동 중이나 스트레스에 노출되는 경우에 특히 상처 받기 쉽다. 허혈은 심각한 가슴 통증과 혹은 **협심증(angina pectoris)**을 유발한다. 만약, 관상동맥이 심각하게 전체적으로 막히게 된다면, 허혈은 일반적으로 심장마비라고 알려진 **심근경색(myocardial infarction)**을 유발할 정도로 충분히 심각한 결과를 가져온다. 심근경색이 발생되는 동안, 수분 동안 일어나는 산소와 혈액의 부족은 사망이나 심근세포의 사멸을 가져온다. 심근세포 사멸의 확대는 점진적인 심장 기능 저하를 가져온다. 심근경색 초기에는 수주나 수개월이 지날 때까지 약한 심장마비가 있다는 것을 잘 알지 못한다. 허혈이 지속될수록, 심근의 사멸이 점점 더 심해진다. 이것이 중요한 이유는 심근경색으로 고통 받는 사람은 가능한 빨리 의학적인 조치를 받아야 하기 때문이다.

관상동맥질환(CAD)은 심장조직에 혈액을 공급하는 동맥이 막히거나 경화되어 발생되는 질환이다. 동맥이 막히는 것은 **아테롬성 동맥경화**에 의해 일어난다. 동맥의 내벽에 지방질의 플러그가 형성되어 동맥이 점진적으로 좁아지게 된다. 이 아테롬성 동맥경화는 어떠한 혈관에서도 일어나는데, 이 현상이 관상동맥에서 발생되면, 이를 관상동맥질환이라고 한다. 혈관의 통로가 점점 좁아지게 되면 허혈증이 발병되고, 결국 심근경색으로 발전하게 된다. 아테롬성 동맥경화와 **동맥경화** 혹은 동맥벽의 탄성 감소 및 두께 증가는 혈관벽의 만성적 저급 염증을 유발한다. 이 염증, 플러그나 혹은 동맥

글상자 12-1 알고 있습니까?

플라그의 침체

플라그의 침체는 아테롬성 동맥경화와 동맥경화로 이어지게 되며 동맥벽의 저정도의 만성적인 감염에 의해서 생긴다.[1] 이러한 과정은 백혈구 세포와 같은 단일세포에서부터 시작이 되며 이러한 단일세포는 동맥벽의 안쪽 라인에 위치한 내피세포 사이의 영역에 부착이 된다. 이러한 단일세포는 대식세포로 분화가 되며 이러한 과정에서 세포단위의 물질들을 효소작용에 의해 파괴할 수 있는 능력을 갖게 된다. 대식세포는 산화되는 LDL-C를 포함하고 내피세포밑의 발포세포로 되면서 지방으로 이루어지는 가느다란 긴 줄 같은 모양을 형성하게 된다. 동맥벽 중간층으로부터의 평활근세포 또한 점차적으로 내피세포벽 밑에 축척된다. 내피세포는 결과적으로 동맥벽을 제거하므로 아래의 접합조직을 노출시키게 된다. 혈소판이 이러한 노출되어진 동맥벽조직에 접근하게 되며 LDL-C는 플라그에 축적되게 된다.

플라그가 형성됨에 따라서 혈관은 급격하게 좁아지게 된다. 플라그는 섬유성 cap을 갖게 되는데 이는 플라그가 형성되어 안정화시키거나 파괴되는 데 도움이 된다. 파괴하기 쉬운 플라그는 얇은 섬유성 cap을 갖게 되고 이러한 얇은 섬유성 cap은 많은 양의 발포세포와 낮은 밀도의 평활근세포라 할 수 있겠다. 플라그가 상하게 되면, 단백질분해 관련 효소가 방출되고 세포성 구조가 파괴되며, 결과적으로는 혈전이 생기게 된다. 이러한 혈전이 커지게 되면 동맥을 막게 된다. 따라서 플라그가 커지게 됨에 따라 아테롬성 동맥경화(동맥이 좁아지게 됨)로 발전되고 동맥경화(플라그가 건강한 동맥벽에서보다 신축성이 떨어지게 됨으로 동맥에 경화가 생기게 됨)가 되어져 결국에는 혈전형성이 늘어나게 된다.

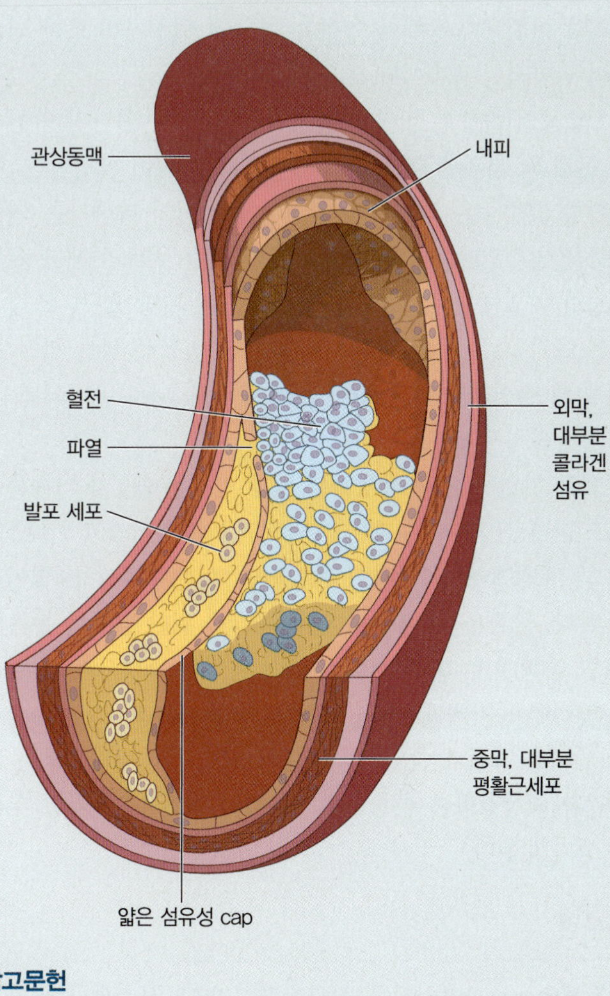

참고문헌

1. Romero FI, Khamashta MA, Hughe GRV. Lipoprotein(a) oxidation and autoantibodies: a new path in atherothrombosis. Lupus 2000;9:206–209.
2. Ross R. Atherosclerosis—an inflammatory disease. N Eng J Med. 1999;340:115–126.

벽의 중간층으로부터 근육세포, 혈중 지질, 그리고 결합조직 등의 구성물의 축적으로, 동맥 내벽은 변화하게 된다(글상자 12-1). 플러그의 축적은 동맥을 좁게 하는 결과(동맥경화)를 가져오고, 이 플러그 때문에 동맥경화가 생기면, 정상적인 동맥벽 조직보다 탄성을 덜 지니게 된다. 이 심혈관 질환의 발병으로 혈전이나 핏덩어리가 동맥을 부분적으로 혹은 완전히 막아 버리게 되는 경우를 더욱 증가시킨다고 생각된다.

뇌졸중

뇌졸중(stroke)은 뇌의 특정 부위에 혈액의 공급이 부족하게 되어 발병하게 된다. 심근경색과 비슷한, 이 뇌졸중은 뇌조직의 사멸을 가져온다. 뇌의 어떤 부위에 이상이 생겼는지는 증세를 통해 알 수 있다. 이 뇌졸중은 감각과 단기-장기 기억 능력과 어휘구사 능력에 영향을 미친다. 반신마비 또한 뇌졸중의 일반적인 증세이다.

허혈성 뇌졸중은 심장 허혈증과 비슷한데, 혈관의 막힘으로 인해 뇌 부위에 혈액 공급이 부족하게 되어 발병한다. 이 허혈성 뇌졸중은 뇌혈관에 혈전이 증가되어 나타나는 뇌혈전증을 일으킨다. 이 혈전이 잘 생긴 곳은 주로 아테롬성 동맥경화가 발병한 부위이다. 뇌색전증은 지방 혈구, 조직의 작은 조각 혹은 몸의 다른 부위로부터 저절로 생긴 혈전 등에 의해 발병한다. 이것들이 혈액에 의해 뇌로 운반되면 뇌혈관이 막히게 된다.

혈관 파열로 인해 발생하는 혈류 방해는 출혈성 뇌졸중이라고 한다. 만약 뇌 동맥이 파열되면, 뇌출혈이라고 한다. 만약 뇌 표면에 있는 혈관이 파열되면, 이는 지주막하출혈이라고 한다. 출혈은 뇌 부위로 혈액 공급을 위한 혈류를 부족하게 할 뿐만 아니라, 두개골 내부에 혈액을 축적시켜 그 결과로 압력이 증가하게 된다. 이 압력의 증가는 뇌 조직에 심각한 상해를 가져다 준다. 이 출혈의 병리학적 원인요소는 고혈압과 죽상경화증 손상인데, 이 결과 혈관 벽에 약한 부분이 생기게 된다.

심부전

심부전(heart failure)은 심박출량이 체내 산소요구량을 충분하게 충족시키지 못할 정도로, 좌심실의 수축 능력에 장애가 있는 것을 말한다. 급성 심부전은 유독성 물질, 약물, 혹은 관상동맥 막힘 등으로 인해 심장마비를 야기하기도 한다. 만성 심부전은 고혈압, 다수의 사소한 심장마비, 혹은 바이러스성 감염 등의 장기 지속적인 영향으로 생긴 심장기능 장애이다. 만성 심부전으로 인한 심박출량의 점진적인 감소에, 신장에서 체액을 보유시켜 혈액량을 증가시킴으로 반응한다. 중간 정도의 심부전인 경우, 혈액량의 증가는 정상적인 심박출량을 유지시키지만, 만약 혈압이 높아지게 되면 심박출량을 유지하기 위해서는 좌심실이 더 많은 일을 하여야 한다. 이렇듯 좌심실의 부담 증가는 심실 비대를 가져온다(5장 참조). 혈압이 더 높아지면, 체액 축적이나 부종이 발생된다. 이 부종은 발목, 다리, 혹은 폐에 나타나는데, 특히 폐에 발생된 것을 폐부종이라고 한다. 이 증상이 적절하게 처치되지 않으면, 만성적인 심부전으로 발전하게 된다. 심실 비대와 혈액량의 증가로 볼 때, 결국 심실은 심박출량을 유지시키기 위한 충분한 압력을 갖출 수 없게 된다.

고혈압

고혈압(hypertension)은 안정시 만성적으로 높은 혈압을 보이는 증상이다. 이는 안정시 동맥혈압을 말하는데, 이는 수축기 혈압과 이완기 혈압이 각각 140 mm Hg와 90 mm Hg 이거나 그 이상인 경우를 뜻한다. 혈압이 높아지면, 심장은 더 많은 혈액을 몸 전체로 분출시켜야 하며, 이는 심장조직의 산소요구 증가로 나타난다. 만성 고혈압은 동맥과 소동맥의 경직을 심화시킨다. 안정시 혈압이 높아지면, 심부전이나 동맥경화뿐만 아니라, 말초혈관질환이나 신부전 등의 발병 위험요소에 증가를 가져온다. 이렇듯, 고혈압이 심혈관 건강에 있어서 중요한 고려 사항이라는 것은 더 이상 놀라운 사실이 아닌 것이다. 성인기의 고혈압을 정의하는 가이드라인은 지속적으로 개선되어 왔는데, 안정시 혈압의 증가는 고혈압의 심각성을 나타내고 있다(표 12.1).

안정시 혈압은 신체 크기에 부분적으로 의존한다. 아동기나 청소년기의 안정시 혈압은 보통 성인기에 비해 더 낮다. 게다가, 고혈압 사례의 약 65%(남자)와 75%(여자)는 과체중이나 비만으로부터 야기된다. 이처럼, 고혈압은 많은 사람들에게 큰 영향을 미치고 있다. 종합적으로 볼 때, 미국 성인의 약 1/3 정도가 고혈압 환자인데, 미국 인구의 어떤 부문에서는 이 고혈압과 심장병이 더욱 우세하게 나타나고 있다. 아프리칸-미국인은 멕시칸-미국인이나, 코카시안-미국인보다 더 큰 고혈압 발병률을 보인다. 즉, 아프리칸-미국인은 심장병, 치명적인 뇌졸중, 비치명적 뇌졸중, 말기 신장병으로부

표 12.1 성인의 안정시 혈압

구분	수축시 혈압(mm Hg)	이완시 혈압(mm Hg)
정상	<120	<80
고혈압 전단계	120~139	80~89
1단계 고혈압	140~159	90~99
2단계 고혈압	≥160	≥100

Reprinted with permission from the Seventh Report of the Joint National Committee on Prevention, Detection, Evaluation, and Treatment of High Blood Pressure. Hypertension. 2003;42:1206 - 1252. Hypertension. 2003;42:1206 - 1252.

터의 더 높은 사망률을 나타내고 있다.

고혈압의 발병률이 우세하고 심각한 부작용이 있음에도 불구하고, 그 원인을 잘 이해하지 못하고 있다. 대부분의 고혈압의 경우는 혈압 증가의 정확한 원인이 알려져 있지 않은 본태성이나, 특발성 고혈압이다. 그러나 고혈압과 연관되는 위험요소들 몇 가지는 다음과 같이 알려져 있다.

- 신체적 비활동
- 과체중과 비만
- 인종 계통이 포함된 유전
- 남성 여부
- 연령 증가
- 나트륨 민감성
- 흡연 유무
- 과도한 음주
- 심리적 스트레스
- 당뇨병
- 경구피임약 사용
- 임신

말초동맥질환

말초동맥질환(PAD)은 말초 순환계에 동맥경화가 나타나는 것을 말한다. PAD의 진전은 CAD의 그것과 비슷하다. PAD가 심해지면, 다리 부분에 혈류가 감소되고, 또 산소 전달 능력이 감소되는 결과를 가져온다. 혈액 응고 또한 PAD의 초기 증상의 하나이다. 이 증상은 초기에는 종아리부터 시작되어 다리 전체와 엉덩이 부위로 퍼져간다. PAD는 보행시 한 쪽 또는 두 다리에 통증을 일으키지만, 보통 쉬게 되면 이 증상은 사라진다. PAD가 있는 어떤 사람들은 이 증상으로 인해 불편해져 집 밖으로 나가지 못하는 경우도 있으며, 심할 경우에는 안정시 허혈 증상이 일어나기도 하는데, 수술이 필요하기도 하며, 아주 심한 경우에는 다리를 절단할 수도 있게 된다. 두 다리를 포함한 말초 혈관의 죽상경화 진전 메커니즘이 CAD의 경우와 비슷하기 때문에, 위험 인자 또한 비슷하다는 것은 그리 놀랄 일은 아니다. 연구결과에서는 폴스트라이딩과 같은 걷기 운동 프로그램이 통증 인식을 감소시키고, PAD를 지닌 사람들에게 운동 지속 능력을 증가시킨다고 제시하고 있다. 일반적으로, 유산소와 저항운동 복합 트레이닝은 PAD의 치료법 중 한 가지로 처방하고 있다.[2]

속성 검토

- 미국에서 심혈관질환은 유력한 사망원인 중 하나이다.
- 관상동맥 혈관에서의 아테롬성 동맥경화와 동맥경화는 국소빈혈, 심장발작, 뇌졸중 혹 말초동맥질환의 결과로 이어질 수 있다.
- 고혈압은 아테롬성 동맥경화와 동맥경화의 원인이 된다.

관상동맥질환: 위험인자

주요 혹은 기본적인 위험인자는 CAD와 매우 밀접한 관련을 가지고 있다. 미국심장협회는 주요 위험인자를 두 가지 카테고리로 구분 짓고 있다. 하나는 생활 습관 변화에 의해 영향을 받는 경우이고, 다른 하나는 사람이 조절할 수 없는 경우이다.

우선, 조절 불가능한 주요 위험인자로는 연령, 남성, 유전 등이다. 연령 증가는 위험인자인데, 왜냐하면 CAD가 몇 년 혹은 10년 이상 지속되면, 증세에 뚜렷한 심각성을 나타나게 된다. CAD로 사망한 사람의 약 82%는 65세나 혹은 그 이상의 연령자이다. 남성도 위험인자인데, 남성은 여성보다 심장마비에 더 큰 위험인자를 지니고 있고, 일생에 더 이른 시기에 심장마비가 오기 때문이다. 이 같은 사실은 여성인 경우에는 폐경기를 경험한 후에 더욱 두드러져, 심장병으로 인한 사망률 증가가 나타나지만, 남성과 비교에서는 여전히 낮은 수치를 보인다. 만약, CAD, 심장마비, 뇌졸중 등의 가족력이 있는 경우, 위험인자는 더욱 높게 나타난다. 즉, 유전이 위험요소인 것이다. 또, 어떤 인종이 다른 인종에 비해 심장병과 고혈압에 대한 더 심각한 위험을 가지고 있기 때문에, 앞서 말한 유전을 위험요소라고 말할 수가 있는 것이다. 바람직하지 않은 행동이지만, 조절 가능한 위험인자는 다음과 같다.

- 흡연
- 혈중지질 요소
- 고혈압
- 비만과 과체중
- 당뇨병
- 신체활동 부족

CAD의 위험을 증가시키는 다른 조절 가능 요소들로는 다이어트와 부적절한 영양섭취뿐만 아니라, 심리적인 스트레스와 알코올 섭취 등도 여기에 속한다. 심리적인 스트레스는 CAD의 발병에 밀접한 관련을 나타내는데, 아마도 이것이 다른 위험요소들에 영향을 주기 때문일 것이다. 스트레스에 과도하게 노출된 사람들은 과식으로 체중 증가를 불러오게 되고, 흡연을 자극하며, 이미 흡연자의 경우에는 흡연 정도가 더 심하게 된다. 또, 하루에 한번 정도(와인 4온스, 맥주 12온스 정도) 알코올을 섭취하는 여성이나, 하루에 두 번 정도 섭취하는 남성인 경우, 심혈관 위험을 줄여준다고 할지라도, 과도한 알코올 섭취는 혈압과 혈중 중성지방을 증가시켜 결국 심장마비의 발병에 원인으로 작용하게 된다. 총 열량 측면에서 과하지 않은 저포화 지방식은, CAD 위험을 감소시키는 필수 다량 혹은 미량 영양소를 제공한다. 위에 열거한 위험인자들이 CAD 발병을 유발한다 할지라도 심각할 정도로 주요 위험인자는 아닌 것이다. 다음 장에서는 신체활동에 의해 직접 영향을 받는 주요 위험인자에 관해 살펴 보기로 한다.

혈중 지질 요소

콜레스테롤과 중성지방을 포함하는 지질은 혈액에 용해되지 않는다. 이것이 혈액 내에서 용해되기 위해 단백질과 결합되어 몸 전체를 돌아다니게 된다. 혈액에서 발견되는 지질과 단백질의 결합 다발을 지단백질이라고 한다. 이중 **저밀도 지단백 콜레스테롤(LDL-C)**은 간에서 생산되어 콜레스테롤과 중성지방을 필요로 하는 인체 조직으로 전달된다. 간은 또한 **고밀도 지단백 콜레스테롤(HDL-C)**도 생산하는데, 이것의 기능은 인체 세포 내의 지질을 간으로 회기시키는 일을 하게 된다. 저밀도 지단백 콜레스테롤과 고밀도 지단백 콜레스테롤은 그들의 이름에서 암시하듯이, 지질 성격보다는 단백질에 더 밀접함을 보인다. LDL-C는 HDL-C 보다 더 낮은 밀도를 보여주는데, 그 이유는 LDL-C가 더 큰 양의 콜레스테롤과 중성지방을 포함하고 있고, 또 더 적은 단백질을 포함하고 있다는 데 있다. 한편, 콜레스테롤 분자 혹은 콜레스테롤 형태는 LDL-C과 HDL-C 간에는 차이가 없어 보인다.

혈중 콜레스테롤 증가, LDL-C 증가, 그리고 HDL-C 감소 등은 CAD 발병 위험과 밀접하다(표 12.2). 콜레스테롤과 LDL-C의 고농축은 아테롬성 동맥경화의 진전과 밀접하다. 왜냐하면, 이것들은 플러그의 발전과 플러그로 저장 때문이다. 그러나 HDL-C는 플러그로 저장되지 않으므로, HDL-C가 높은 수치를 나타내는 것은 아테롬성 동맥경화로의 진행과 관련이 없게 된다.

초저밀도 지단백질(VLDL-C) 역시 간에서 생산되는데, 이는 심혈관계 질환의 증가와 관련이 깊다. HDL-C에 대한 총 콜레스테롤의 비율(TC/HDL-C)은 심혈관 질환의 위험인자로 사용된다. 이 비율이 낮으면 심혈관계 질환의 위험이 적음을 나타내고, 총 콜레스테롤을 감소시키거나, HDL-C를 증가시키거나 혹은 둘 모두를 통해 그 비율을 낮게 할 수 있다. 이 비율이 3.0보다 작은 경우는 심혈관계 질환에 낮은 위험성을 나타내고, 5.0보다 크게 되면 위험성이 높다는 것을 말한다. 결국, 콜레스테롤과 HDL-C 수치뿐만 아니라, 그들의 비율도 CAD의 발병 위험과 밀접한 관련을 지닌다고 여겨진다.

고혈압

안정시의 고혈압은 체내 움직임을 나타내고, 또 산소는 심장에서 말초혈관까지 혈액을 충분히 공급시키기 위해 필요하다. 또한 고혈압은 동맥경화 유발과 관련이 높아, CAD의 유발과 밀접하다. 고혈압은 안정시에 심장의 산소 요구를 증가

표 12.2 위험인자로 인한 관상동맥경화 (coronary atery disease, CAD)의 위험 레벨

위험요소	적은 위험	약간 위험	심각한 위험
혈액지질의 프로파일			
총 콜레스테롤 (mg·dL^{-1})	<200	200~239	≥240
저밀도 지단백 콜레스테롤 (mg·dL^{-1})	<130	130~159	≥160
고밀도 지단백 콜레스테롤 (mg·dL^{-1})	≥60	40~59	<40
트리글리세리드 (mg·dL^{-1})	<150	150~199	≥200
안정시 고혈압			
심장수축시 압력 (mm Hg)	<120	120~139	≥140
심장이완시 압력 (mm Hg)	<80	80~89	≥90
과체중과 비만 (BMI [kg·m$^{2-1}$])	<25	25~29.9	≥30
공복혈당 (mg·dL^{-1})	<100	100~125	≥126
신체활동 (분/하루; 주당 대부분의 운동시에 중정도에서 격렬한 강도)	30 – 60	15~29	<15

Reprinted with permission from the American Heart Association 2008 (www.americanheart.org).

시킬 뿐만 아니라, 운동하는 동안에도 혈압과 심장 산소의 요구를 증가시킨다. 이것은 심장조직에 산소 공급을 감소시키는 질환인 CAD와 관련이 된다. 이와 같은 모든 요소들은 심장마비에 원인이 되는데, 이런 요소들과 결합된 고혈압은 심혈관계 위험을 증가시키는 결과를 가져온다.

비만과 과체중

과도한 체지방(11장을 참조)은 비만과 과체중을 유발하는데, 다른 위험요소가 나타나지 않은 경우일지라도 심장마비와 뇌졸중의 위험을 증가시킨다. 과도한 체지방으로 인한 증가된 체질량은 심장 부담, 혈압, 그리고 콜레스테롤 등을 증가시키며, HDL-C를 감소시킴으로 해서 당뇨병 등을 유발한다. 비만과 과체중은 다른 위험 요소들에 영향을 미치고, 전반적인 심혈관 위험을 증가시키며, CAD의 진전에 영향을 준다. 일반적으로 비만과 과체중은 체질량지수의 사용으로 정의될 수 있다. 그러나 이 BMI가 신체구성을 모두 설명해 주지는 못한다(11장을 참조).

당뇨병

당뇨병은 CAD, 심장마비, 그리고 뇌졸중 등의 진전 위험을 증가시킨다. 이것은 만약 혈당 수준이 식이조절, 운동, 약물 등으로 조절되더라도 일어난다. 만약 혈당 수준이 조절되지 않을 경우에 심혈관 위험은 그 만큼 더 증가하게 된다. 당뇨병 환자의 적어도 약 65%는 혈관의 형태 혹은 심장병으로 인해 사망에 이르게 된다.

신체활동 부족

신체활동 부족은 CAD의 주요 위험요소 중 하나이다. 다시 말해, 신체활동은 CAD 위험을 감소시킨다. 왜냐하면, CAD의 발병과 심각성을 조절해 주는 긍정적인 생리학적인 적응의 결과를 가져다 주기 때문이다. 심폐계와 골격에 많은 생리학적인 적응에 대해서는 이미 이전 장에서 충분히 다루었다. 이 장에서는 CAD의 주요한 위험요소들에 영향을 주는 적응들에 관해 초점을 맞추고자 한다. 유산소성 운동과 웨이트 트레이닝 모두는 CAD뿐만 아니라, 총심혈관계 위험을 감소시킨다. 주당 1시간 혹은 그 이상 달리기하는 사람, 주당 30분 혹은 그 이상 웨이트 트레이닝하는 사람, 혹은 1시간 혹은 그 이상 노 젓기 운동을 하는 사람은 각각 심혈관계 질환의 42%, 23%, 그리고 18%의 감소를 보여준다.

유산소성 운동과 웨이트 트레이닝 모두는 혈중 지질 프로파일에 긍정적인 영향을 미칠 수 있다. 에어로빅 훈련으로 인한 대부분의 혈중 지질 적응(훈련 연구의 약 40%에서 발견되는)은 HDL-C에는 4.6%의 증가를 가져오고 빈번하지 않지만, LDL-C에는 5.0%, 중성지방에는 3.7%, 그리고 총콜레스테롤에는 1.0%의 감소를 나타낸다고 한다. 모든 웨이트 트레이닝이 아닌, 일부 웨이트 트레이닝 방법에서 긍정적인 혈중 지질 요소 변화가 일어난다. 예를 들어, 14주 저항운동 훈련에서, 27세 여성은 총 콜레스테롤에서 9.0% 감소,

LDL-C는 14% 감소, HDL-C/TC의 14% 증가 등 통계적인 변화를 보여주었고, 다만 HDL-C와 중성지방에서는 통계적인 변화는 나타나지 않았다. 혈중 지질 요소의 변화는 트레이닝에 불포화지방 섭취 증가와 더불어, 총 지방과 포화지방 섭취를 감소할 것을 강조하는 식이 상담이 동반될 때, 더욱 명백하게 나타난다. 혈중 지질 요소에 모순되게 일어나는 변화는 초기 지질 측정(훈련 전 정상인 사람인 경우에는 긍정적인 적응이 덜 나타나게 될 것이다), 훈련 프로그램의 기간, 훈련 프로그램의 강도와 양 등을 달리 한 훈련 때문이다. 혈중 지질 요소에 변화가 모든 유산소성 훈련 혹은 저항 훈련 프로그램과 더불어 일어나지 않을지라도, 두 가지의 훈련 프로그램은 혈중 지질 요소에 잠재적으로 긍정적인 효과를 가져올 수 있어, 결국 CAD 위험에 감소가 될 것이다.

미국스포츠의학회는 고혈압의 예방과 치료를 위해서는 주로 지구성 운동과 보충 개념의 저항운동을 수행할 것을 추천한다. 메타분석에 의하면, 유산소성 훈련 프로그램은 안정시 수축기와 이완기 혈압을 각각 평균 3~4 mmHg와 2~3 mmHg 감소시킨다고 보고한다. 마찬가지로 저항 훈련 프로그램은 안정시 수축기와 이완기 혈압을 평균 3 mmHg 감소시킴을 보고하였다. 결국, 유산소성 훈련과 저항 훈련 둘 다 안정시 혈압을 감소시킨다는 것을 알 수 있다. 이러한 감소 현상은 훈련 프로그램 시작 시점에 있어서 고혈압이 있는 사람들에게 더욱 명백하게 나타난다는 점이 특히 중요하다 할 수 있다.

과체중과 비만은 미국 인구에 있어, 관심을 많이 갖는 주제이다. 유산소성 훈련과 저항 훈련 둘 다 훈련 중과 후에서 에너지 소비량을 증가시킨다(11장을 참조). 또한, % 체지방의 감소와 체지방량의 증가도 가져온다. 특히, 후자는 저항 훈련 시 더 명백하게 나타난다. 따라서 두 형태의 훈련 방법은 체지방을 감소시킴으로써 비만을 해소하는 데 주된 역할을 한다고 판단된다.

당뇨병은 CAD 발병 위험을 점증시킨다. 미국 스포츠의학회는 당뇨병 조절에 유산소 훈련과 저-운동량 저항 훈련을 수행할 것을 추천하고 있다. 유산소 훈련과 저항 훈련 모두 인슐린 민감성을 증가시키고, 식전 혈당 수준을 감소시킨다. 그래서, 이 두 가지 훈련은 건강 전문가들 사이에 혈당 수준 조절에 도움을 준다고 말한다. 결국, 지금까지의 관련 보고서들에 의하면, 신체활동이 CAD 주요 위험요소의 실질적인 조절에 긍정적인 영향을 미친다고 여겨진다.

속성 검토

- 관리 조절이 불가능한 주요 심혈관 위험인자에는 남성화, 노화, 그리고 유전적인 요소가 있다.
- 관리 조절이 가능한 주요 심혈관 위험인자에는 담배, 혈중지질, 고혈압, 비만, 당뇨, 그리고 운동을 하지 않는 생활습관 등에 있다.
- 신체운동은 다른 주요 관리 조절이 가능한 심혈관계 위험인자에 긍정적인 영향을 미쳐 위험성을 줄여 준다.

의학적인 진단

비록 운동을 시작할 때, 의료 진단을 주어진 운동 프로그램을 시작하기 전에 꼭 시행하기를 추천한다. 특히, 다음과 같은 이유로 운동을 제한 받는 사람들에게는 매우 중요하다.

- 운동수행 시 심각한 의료적인 제한이 있거나, 운동에 전혀 자신이 없는 사람
- 나이, 증세, 혹은 위험요소 등으로 인한 심혈관 질환과 같은 질병들에 위험이 증가될 것 같은 사람으로, 운동 프로그램 시작 전에 운동검사를 받도록 한다.
- 어떤 질병을 지니고, 지금까지 진단을 받아 온 사람은 의료인의 통제 상황에서만 운동을 수행하도록 한다.
- 의학적인 검사로 얻은 정보는 운동하는 사람의 신체 조건에 알맞은 운동 내용을 처방하는 데 유용하게 쓰인다.
- 혈압, 혈중 지질 요소, 그리고 신체구성 등과 같은 임상 검사는 초기 건강상태와 증진된 상태를 판단할 때, 이용될 수 있다.
- 건강 상태의 임상 검사는 운동 프로그램에 충실하도록 하는 데 도움을 준다.
- 정기적인 의료 검진은 심혈관 질환, 암, 그리고 당뇨병 등과 같은 질병의 조기 진단에 유용하고, 이는 적기에 성공적인 치료를 가능하게 한다.

의료검진

외관상으로 건강해 보이는 사무직 사람들은 세밀한 의료검진 없이도 저강도-중강도 운동 프로그램을 시작할 수 있다

표 12.3 의학적 분석을 위해 고려할 관상동맥경화위험인자

긍정위험인자	영역
가족력	심근경, 동맥혈관 재생, 부계 쪽 55세 이전에, 혹 모계 쪽에 65세 이전 갑작스런 죽음
흡연	최근 6개월 이내에 금연을 하였거나 금연을 하고 있는 사람
고혈압	수축시 혈압 140 mm Hg 이상이거나 이완시 혈압이 90 이하인 경우, 항고혈압 약물치료인 경우
이상지질혈증	저밀도 지질단백질이 130 $mg \cdot dL^{-1}$ 이상이거나 고밀도 지질단백질이 40 $mg \cdot dL^{-1}$ 이하, 혹은 지질저하약물치료를 하고 있는 경우, 총 혈중 콜레스테롤를 측정한다면 저밀도 지질단백질에 130 이상보다 200 이상으로 할 것
공복시 글루코스	공복시 혈중 글루코스가 100 $mg \cdot dL^{-1}$, (5.6 $mmol \cdot L^{-1}$)
비만 (여자)	BMI가 30kg/m 이상, 허리둘레 102(남자) 88(여자), 허리/엉덩이 비율 0.95 이상 (남자) 0.86 이상 (여자)
좌식생활	규칙적인 운동프로그램에 참여하지 않거나, 최소 하루 30분 최소 신체활동에 참여하지 않음 (미국의 사협회보고서 추천)
부정적 위험요소	**영역**
혈중 고밀도지단백질	60 $mg \cdot dL^{-1}$ (1.6 $mmol \cdot dL^{-1}$) 이상

주의: 의학적인 판단을 할 때에 모든 위험요소를 고려하는 것이 중요하다. 고지질단백질이 높다면 긍정위험요소로부터 하나의 위험요소를 빼도록 하는데 이는 높은 고지질단백질은 관상동맥경화 위험을 낮추기 때문임.

Adapted with permission from the American College of Sports Medicine. ACSM's Guidelines for Exercise Testing and Prescription, 7th ed. Philadelphia, PA: Lippincott Williams & Wilkins, 2006:22.

는 것이 일반적인 생각이다. 또한, 의료검진만으로는 운동이 의학적인 위험요소들을 줄인다는 사실을 증명해 주진 못한다. 따라서, 의료검진이 필요한 사람들에게는 운동 전에 검진 지침이 주어져야 한다. 즉, 중등에서 고위험군인 사람들은 운동 전에 꼭 의료검진을 받아야 만 한다. CAD에 관련된 둘 혹은 그 이상 위험요소를 지닌 경우를 중등 위험 상태라고 한다(표 12.3). 이에 반해, 심혈관계 질환, 폐 질환, 혹은 대사질환 등 하나 혹은 그 이상의 증세를 지닌 경우에는 고위험 상태라고 판단된다(글상자 12-2). 의료검진 절차나 측정에 관한 매우 세부적인 처방은 미국 스포츠의학회에 의해 제시되어 있으며, 여기에는 운동하는 사람이 운동 전에 완벽한 의료검진을 해야 되는지에 대한 여부와 해야 한다면 검진에 어떤 측정 항목이 포함되어야 하는지에 관해 설명되어 있다.

심전도

심장의 전기적 전도를 측정하는 심전도는 심장의 리듬 혹은 수축과 이완을 알아보는 데 사용된다. 전기적 전도는 심장조직의 수축과 이완 작용과 관련된 이온들의 움직임이다(그림 12.3). 정상적인 심전도 파형은 심방 수축을 나타내는 P파, 심실 수축을 의미하는 QRS파, 그리고 심실 이완을 나타내는 T파로 구성되어 있다. 한편, 심방의 이완은 심실 수축 동안에 일어나기 때문에, 심전도에는 잘 보이지 않는다. 파형의 높이와 길이(커브 하방의 면적)의 결합으로 이온 움직임의 총량이 계산되는데, 이것을 통해 심장조직이 수축과 이완하는 총량을 가늠할 수 있다. 심실 수축(근육량이 많다)을 의미하는 QRS 혼합 파형은 심방 수축(근육량이 적다)을 의미하는 P파 보다 더 높다. 만약, 신체 훈련이 심실 비대라는 결과를 보인다면, 이 경우 QRS 혼합 파형은 이전보다 더 커진다(5장을 보라). 파형의 수평거리 혹은 두 파형 사이의 수평거리는 시간을 나타낸다. 정상적인 심전도는 심실 이완인 경우보다 심실 수축에서 더 짧은 시간 간격을 나타낸다(QRS 혼합 파형은 T 파형 만큼 그 간격이 넓지 않다. P 파형의 끝부분과 QRS 혼합 파형 간 수평거리는 심방 수축의 끝과 심실 수축의 시작 사이의 시간을 가리킨다. 이 시간 형태는 방실결절에 의해 통제 받는데(5장을 참조), 이는 심실이 수축하는 동안에는 이 방실결절의 임펄스가 정상 수준일 때에 비해, 더 짧거나 길게 유지될지도 모른다는 것을 나타낸다.

글상자 12-2 응용 연구

심혈관, 폐 혹은 대사질환에 있어서 주요한 증상

- 목, 팔, 또는 국소빈혈로 인한 가슴부위의 통증과 불편함 (다른 협심증과 유사한)
- 휴식시에 혹 약간의 운동에 있어서 숨이 금방참
- 어지러움이나 실신
- 좌위호흡(똑바로 앉은 자세에서는 숨고르기가 됨) 혹 발작성 야간 호흡곤란
- 발목 부종
- 심계 항진
- 간헐성 파행
- 심장잡음
- 일상생활에서 숨이 차거나 비정상적인 피로

이러한 징후 증상들은 항상 심혈관계, 폐, 혹 대사질환특이적이지 않기 때문에 의학적 맥락내에서 해석되어져야함.

Adapted with permission from American College of Sports Medicine. ACSM's Guidelines for Exercise Testing and Prescription, 7th ed. Philadelphia, PA: Lippincott Williams & Wilkins, 2006:24.

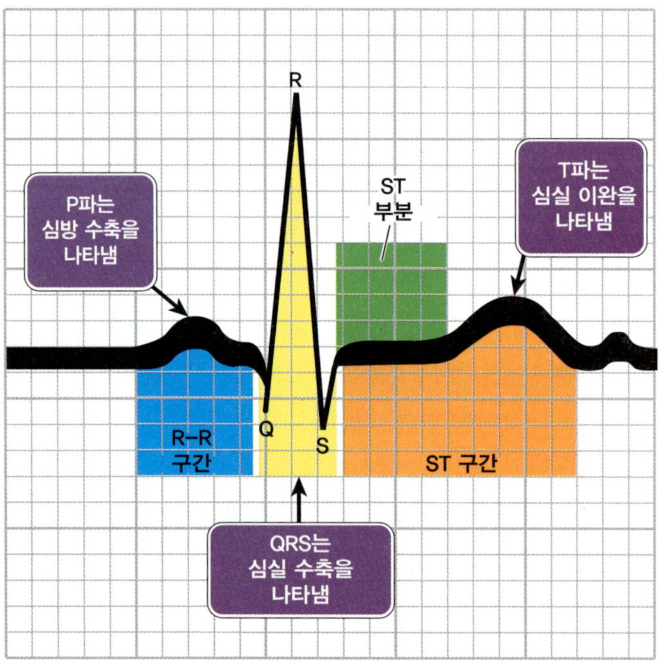

그림 12.3 ECG의 파형은 심실과 심방의 수축과 이완을 나타낸다. 높이와 길이(곡선의 면적)는 전체적인 이온의 움직임을 나타내며, 따라서 총 심근의 수축과 이완을 나타내는 것이다. 평형선은 시간을 나타낸다. ECG의 몇 부분은 심방 수축, 심실 수축, 그리고 심실 이완의 파형을 나타낸다. (Adapted from Nursing Procedures, 4th ed. Ambler: Lippincott Williams & Wilkins, 2004.)

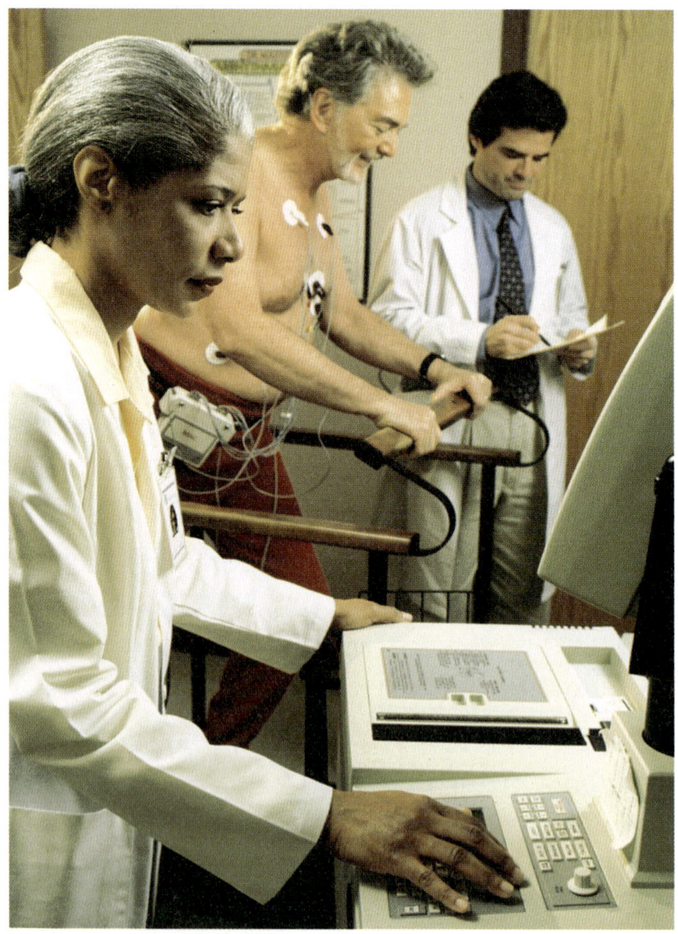

그림 12.4 운동 테스트 중 ECG가 특이적으로 추적된다. ECG에서의 비정상적인 반응은 질환 여부를 나타낸다.

심전도는 점증 부하 운동검사의 한 항목으로, 운동 전 의료검사의 한 유형이라고 볼 수 있다(그림 12.4). 점증 부하 운동검사 중, 트레드밀의 속도와 경사도, 혹은 바이시클 에르고미터의 운동 강도는 점진적으로 증가시켜야 한다. 검사하는 동안, 심전도와 혈압에 비정상이 나타나는지 관찰하도록 한다.

심전도 상에서 발견할 수 있는 비정상적인 신호에는 심장

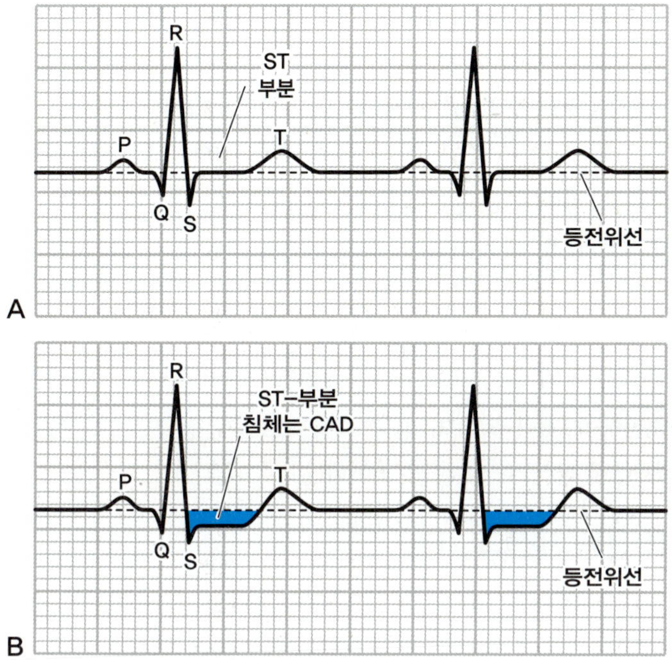

그림 12.5 ST 부분의 감소는 경동맥질환을 나타낸다. (A) 정상의 ECG에서 ST 부분은 평평하다. **(B)** ST 부분의 감소는 경동맥질환에 의한 심근의 국소빈혈을 나타낸다.

부정맥(불규칙한 심장 리듬)과 S-T 분절 하강과 같은 것이 있다(그림 12.5). 심전도 상 나타나는 여러 형태의 심장 파형들을 글자로 나타내는데, S-T 분절은 QRS 혼합 파형의 끝인 S에서 시작해서 T 파형이 시작되는 시점까지를 의미한다. S-T 분절은 정상적일 경우, 평평하거나 수평의 모양을 보인다. 만약, 이 S-T 분절이 1.0 mm 하강하거나 혹은 80 ms 등전기선 밑으로 처지던지 혹은 길어지게 되면, 이는 심장 조직에 불충분한 혈액 공급이 되고 있음이나 심장 허혈을 의미한다. 다시 말해, 심장 허혈은 CAD의 발병을 가리키는 것이다.

혈압은 점진 부하 운동검사 등이 포함된 모든 신체활동 중에 증가함을 나타낸다. 그러나 수축기 혹은 이완기 혈압 혹은 이 둘 모두의 비정상적인 증가의 경우는 CAD가 발병하고 있음을 나타내는 신호이다. 따라서 점증 부하 운동검사 중에, 의료 검사자는 검사를 받고 있는 사람에게 말을 붙여, 다른 이상 신호이나 증세가 나타나는지를 확인하여야 하며, 검사 중이나 끝난 후에 호흡이 가파진다거나, 현기증, 협심통(심장 통증), 혹은 목 부위 통증 등과 같은 심혈관계, 폐, 그리고 대사 질환 등이 나타나는지를 관찰하여, 만약 이러한 상황이 발생되면 운동검사를 종료하도록 한다.

속성 검토

- 운동을 시작하기 전 의학적 평가는 45세 이상의 남성과 55세 이상의 여성, 그리고 심혈관계질환의 징후를 보이는 사람들에게 추천된다.
- ECG는 심장조직의 전도성을 나타내며, 심장의 리듬뿐 아니라 비정상적인 심장의 기능 또한 나타낼 수 있다.

비록, 심전도 검사가 CAD의 징후를 알려 준다고 해도, 이 검사가 100% 정확하다고는 말할 수 없다. 운동시 심전도 검사 결과로 CAD를 지닌 환자의 약 66% 정도만 파악될 수 있을 뿐, 나머지 약 34%는 다르게 진단될 수 있다. 이러한 부정확한 결과는 CAD에 관한 심각한 위험이 나타난 경우를 제외하고, 남자는 45세 넘을 때까지 그리고 여자는 55세가 넘을 때까지, 운동 프로그램을 시작하기 전에 점증 부하 운동검사를 수행할 것을 추천 받지 않았기 때문이다. CAD 질환이 더 깊어지는 데는 시간이 더 걸리며, 이는 이 연령대 이후가 될 것이다.

유산소성 훈련 가이드라인

유산소성 체력을 위한 트레이닝의 가이드라인은 지구성 운동을 수행하지 않았거나 거의 하지 않은 사람들에게 있어서 유산소성 능력을 증진시키기 위해 발전되어 왔다. 유산소성 체력, 심혈관계질환이나 골다공증, 암과 같은 건강상의 이점을 증진시키고자 하는 점에 있어서 주목을 받았는데 앞으로도 관심을 받게 되어질 것이다. 그러나 다음과 같은 가이드라인은 주요 관심사가 하루에 최소한의 운동(건강에 초점을 맞춘 프로그램은 하루에 30분의 운동에 한 세션을 그리고 격하게 걷기 등과 같이 3세션을 하는 것)을 하여 건강상태를 증진하고자 하는 사람들에게 있어서는 적합하지 않다. 높은 수준의 체력을 갖고 있는 사람들이나 상당한 지구력을 갖는 운동선수들에게 있어서도 적합하지 않다. 그러나 이러한 가이드라인은 올림픽 역도 그리고 투포환 던지기와 같은 운동수행에 지장이 되어질 지방질은 감소시키고 유산소성 체력은 유지하고 힘과 파워를 갖어야만 하는 선수들에게 적용될 것이다(예를 들면, 스피드의 감소, 수직으로 파워출력하는 등의).

유산소성 트레이닝 운동의 처방은 4가지의 기본적 요소를 갖고 있다.

1. 운동의 형태
2. 각 운동 세션의 기간
3. 운동의 빈도
4. 운동의 강도

마지막 세 가지 요소에서의 낮은 한계는 최소한의 역치점, 가장 낮은 기간, 빈도 그리고 낮은 강도를 규정짓게 되는데 이러한 여건들로 유산소성 체력을 얻게 된다. 최소한의 역치점을 알게 되더라도 유산소성 체력을 얻을 수 있을 정도로 필요한 역치에서 기본적인 개인 차가 있을 수 있다. 따라서 최소한의 이러한 역치점은 사람마다 다르게 되고 이는 여기서 언급되어지는 운동에 의해 유산소성 능력이 증가되어질 수 있다 하더라도 체력의 향상을 위해 최소한의 운동역치 이상으로 운동이 설정되어져야 만 할 것이다. 유산소성 체력이 향상될 때에 처방되어진 최소한의 역치는 지속적인 유산소성 체력을 얻을 수 있도록 역치 이상의 운동이 되어져야 할 필요가 있다. 언급한 대로 운동 프로그램에서 최소한의 투자로 최대한의 효과를 얻고자 하는 사람들을 위한 운동 프로그램의 가이드라인은 엄격하지만은 않다. 특별히, 건강관련 신체활동 프로그램은 빨리 걷기와 같은 중강도의 30분 신체활동을 포함하여야만 한다. 30분 동안 행하여지는 운동은 한 세션에서 이루어지거나 하루에 3가지 정도의 짧은 세션으로 나눠질 수 있다.

운동의 타입

각각의 다른 타입의 유산소 운동을 하는 것은 대근육군을 포함하는 운동 형태와 함께 유사한 유산소적 효과를 얻게 된다.[47] 따라서 일반적으로 많이 사용되는 운동은 다음과 같다.

- 조깅
- 뛰기
- 사이클
- 스피닝
- 타원형 기계
- 수영
- 유산소 댄스
- 배의 노젓기

사용되는 운동의 형태는 즐거워야 한다. 운동을 재미있게 하게 되면, 일생에 걸쳐 운동을 지속할 가능성이 많다. 지속적인 운동은 중요한데, 왜냐하면 노화가 되거나, 운동을 멈추게 되면 체력적으로 많은 것을 잃어버리게 되기 때문이다. 다른 형태의 운동 형태로는 **cross-training**인데 트레이닝 프로그램에 몇 가지의 유산소적 운동을 포함시켜 복합적으로 하게 되는 것이다. cross training은 운동을 하려는 동기를 유지하거나 과도한 사용으로 인한 손상의 기회를 최소화하는 역할을 하게 된다. 더불어, 날씨나 기후의 변화로 인하여 운동장에 가거나 복수의 활동을 함으로써 운동 프로그램에 더욱 쉽게 접할 수 있게 될 것이다.

각 운동 세션의 기간

유사한 유산소성 운동을 함으로써 얻어지는 효과로는 운동빈도와 강도의 최소한의 역치점이 충족됨에 따라서 낮은 운동 강도 세션, 오랜 기간, 높은 운동 강도, 그리고 짧은 운동시간을 함으로써 얻어지게 된다. 따라서 10분 운동을 3번하거나 30분 운동을 1번하는 것 같은 짧지만 몇번에 걸쳐하게 되는 것 혹은 오랜기간 동안 운동을 하게 되면 유사한 체력적 효과를 얻게 된다. 그러나 중강도의 세션을 오래하게 되는 운동은 대부분의 성인들에게 있어서 추천되어지는 것인데, 왜냐하면 고강도의 운동은 보다 높은 심혈관계 위험, 정형학적인 상해, 그리고 운동을 지속적으로 할 수 있는 가능성이 낮기 때문이다.[47] 따라서 최소한의 기간의 역치는 세션당 20~30분 정도라 할 수 있겠다.

운동의 빈도

주당 3일 정도가 운동 빈도의 최소한의 역치라고 할 수 있다.[47] 최대산소소비의 증가는 주당 3일 운동의 빈도에서 주당 5일 운동을 할 때에 유산소성 능력이 증가함으로써 일어난다. 그러나 주당 3일 빈도로 운동을 할 때에 비해 최대산소소비를 증가시키는 데에 있어서 추가적인 운동을 하는 것은 일부의 사람들에게 있어서 효과를 보지 못할 것이다. 주요 운동의 목적이 체지방의 감소라고 한다면, 칼로리 소비를 늘리기 위한 추가적 운동 세션은 효과적이라고 할 수 있겠다. 지구력 운동선수가 유산소적 능력을 증가시키기 위해서 주당 5일 이상 운동을 하게 된다 하더라도 주당 5일 이상의 빈도로 운동을 하는 것은 상해 위험을 증가시킬 가능성도 있다는 것에 주의해야 할 것이다.[47]

운동 강도

운동의 강도라고 하는 것은 유산소 체력을 증가시키는 가장 중요한 변수 중 하나이다. 최소의 운동 강도 역치는 최대심박수(HR_{max})의 55~65%이다.[47] 이러한 범위는 유산소적 체력능력에서 효과를 가져오는 데 필요한 개인의 차라고 할 수 있다. 이러한 낮은 유산소적 운동능력은 이러한 범위의 가장 낮은 강도에서 하는 운동에 의해서 증진되어질 수 있겠다. 유능한 운동선수는 일반인들이 건강 증진 혹은 체력 증진으로 하는 운동 강도보다는 높은 강도로 운동하는 것이 권장된다. 건강상 그리고 체력상의 이점을 얻기 위해서 하는 운동 강도의 범위는 최대심박수의 약 94% 정도로 해야 할 필요가 있겠다.[2] 그러나 대부분의 사람들에게 있어서 최대심박수의 77~90% 사이에서의 운동 강도가 유산소능력효과를 보는 데에 효과적이라고 할 수 있겠다.[2]

운동 심박수

운동 또는 훈련 심박수(HR)은 운동 강도를 결정하기 위해서 널리 사용된다. 심박수는 운동부하나 산소소비와 정적인 관계를 갖고 있다. 그리고 이 심박수는 최대산소소비와는 비례 관계를 이루고 있다(5장 참고). 이러한 관계로 인하여 심박수 모니터로 측정되어지는 심박수는 운동 강도를 정하는 데 사용된다.

최대심박수율을 사용하여 유산소 능력을 증가시키는 데 필요한 운동 강도 범위를 결정하기 위해서는 피험자의 최대심박수를 알아야만 할 필요가 있다. 최대심박수를 측정하기 위한 일반적인 방적식은 다음과 같다.

$$\text{최대심박수} = 220 - \text{나이 수} \tag{1}$$

이 방정식은 약 10년간 최대심박수가 거의 5~7% 정도 감소하는 것을 나타낸다. 하지만, 최대심박수는 실제적으로는 10년간 약 3~5% 정도 감소를 하게 된다. 따라서 이러한 방정식은 최대심박수를 측정하게 될 때의 오차를 나타낸다.[25] 이러한 방정식이 최대심박수의 평가를 하는 데 도움이 되지만 다음과 같은 방정식도 최대심박수를 측정하는 데에 더욱 정확한 결과를 가져오기도 한다.

$$\text{최대심박수} = 207 - (0.7 \times \text{나이 수}) \tag{2}$$

이 두 번째 방정식을 사용하여 최대심박수를 평가하는데 이러한 방법은 20대에 있어서 유산소 능력을 얻기 위한 다음과 같은 심박수 범위를 나타내게 된다.

$$\begin{aligned}
\text{최대심박수} &= 207 - (0.7 \times 20)\\
\text{최대심박수} &= 193(\text{분당 심박수})\\
77\%\ \text{최대심박수} &= 193 \times 0.77\\
77\%\ \text{최대심박수} &= 148.6\\
90\%\ \text{최대심박수} &= 193 \times 0.90\\
90\%\ \text{최대심박수} &= 173.7
\end{aligned} \tag{3}$$

따라서 20대인 사람에게 있어서 유산소 운동을 할 때에 심박수는 149~174가 운동 강도의 심박수가 된다. 심박수는 산소소비와 좋은 관계를 갖게 되는데, 최대심박수의 특정 %로 운동을 하게 되어질 때에 최대산소소비보다 낮은 비율로 운동을 하게 된다(그림 12.6). HR reserve(HRR, 심박수 유지)를 이용하여 운동 강도를 구하는 방법은 다음 항목에서 알 수 있으며 이는 최대산소소비의 특정한 비율에서의 심박수를 평가하는 것이라 할 수 있다. 특정 최대 심장박동율에서 운동하는 것과는 다른 심장박동수의 결과를 가져올 수 있겠다(글상자 12-3).

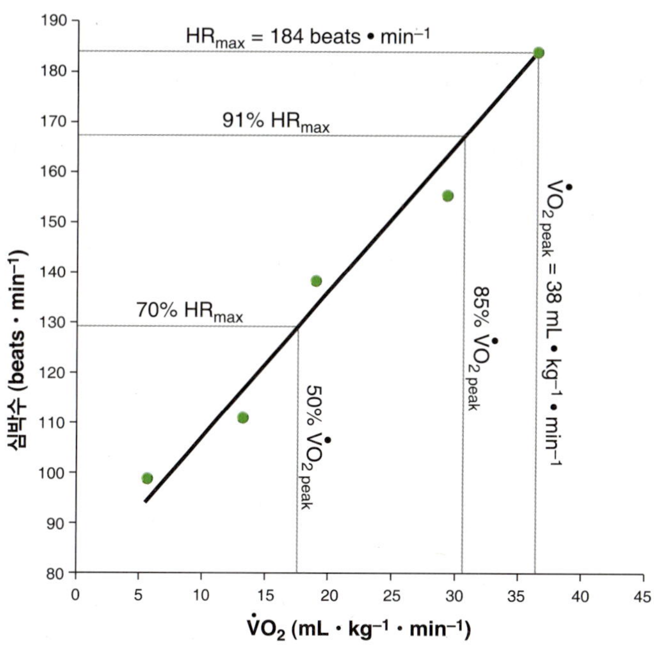

그림 12.6 특정 최대심박수비율은 최대산소소비의 낮은 비율을 나타내게 된다. 표에서 최대심박수의 70%와 91%는 각각 최대산소소비의 50%와 85%를 나타내게 된다. (Adapted with permission from American College of Sports Medicine. ACSM's Guidelines for Exercise Testing and Prescription, 8th ed. Baltimore: Lippincott Williams & Wilkins, 2010:159.)

글상자 12-3 학생들의 실제 질문

최대심박수 혹은 최대산소소비율을 사용한 유산소성 운동 강도를 처방하는 것이 정말 다른가요?

유산소성 운동 강도를 처방하기 위한 두 가지 방법을 사용할 수 있다. 그러나 두 방법에는 차이가 있다는 것은 중요하다. 예를 들어, 다음과 같은 20대의 피험자가 최대심박수 = 207 − (0.7 × 나이)와 같은 식을 사용하는 것이 거의 193 bpm의 최대심박수를 갖는다. 만약 기대되는 운동 강도가 최대심박수의 60% 정도라고 할 때에, 심박수가 116 bpm(193 bpm × 0.6)인 운동의 결과가 된다. HRR법은 휴식시 심박수가 70 bpm인 사람에게 60%의 최대산소소비를 사용한 심박수의 운동 강도를 사용하게 된다면, 다른 심박수가 얻어질 수 있다. HRR은 123 bpm(HRR = 193 bpm − 70 bpm)이 될 것이다. 최대산소소비의 60%에서 심박수는 144 bpm이 될 것이다.(최대산소소비의 THR 60% = 70 bpm + [123 bpm × 0.6]). 따라서 최대산소소비의 60%에서의 심박수와 최대심박수의 60%는 각각 114와 116이 된다. 유산소성 능력을 향상시키는 운동처방의 범위 안에 있지만 이러한 차이가 나타나게 된다.

HRR법

HRR법 혹은 Karvonen법이라고 하는 것은 최대산소소비의 특정한 비율을 필요로 하는 운동 강도에서 보여지는 HR을 알아내는 데 사용된다. 유산소운동 체력을 알아내는 데에 대부분의 사람들은 사람마다 다른 능력을 보이기도 하지만 40%에서 최대는 80%의 최대산소소비에 해당하는 강도로 운동을 할 필요가 있다. HRR법이라고 하는 것은 잔여 최대심박수(resting HR_{max})와 최대심박수(HR_{max}) 사이의 차이를 말한다. 타겟 HR(THR)이라고 하는 것은 최대산소소비의 특정 %에서 운동을 하는 데 필요로 하는 심박수를 말한다. 다음과 같은 방정식은 최대산소소비의 비율에서 THR을 평가하는 데에 사용할 수 있다. 최대산소소비의 약 70%로 운동을 하는 데 필요로 하는 THR를 평가하기 위한 다음과 같은 예를 보도록 하자.

$$HRR = HR_{max} - Hr_{rest}$$
$$HRR = 190\ \text{bpm} - 75\text{bpm}$$
$$HRR = 115\ \text{bpm}$$
최대산소소비의 70%에서의
$$THR = HR_{rest} + 0.70(HRR)$$
최대산소소비의 70%에서의
$$THR = 75\ \text{bpm} + 0.70(115\ \text{bpm})$$
최대산소소비의 70%에서의
$$THR = 155.5\ \text{bpm} \quad (4)$$

이 계산은 155 bpm에서의 THR이 최대산소소비의 70%에서 운동하는 것과 같은 결과를 나타낸다고 할 수 있다. 최대산소소비율을 위한 THR을 알기 위해 이러한 식을 이용할 수 있다. 운동 강도를 알기 위해서 최대심박수율을 사용하거나, 혹은 HRR법을 통해서 어떠한 심박수에서도 조깅, 뛰기, 사이클 등 여러 종류의 운동을 할 수 있게 될 것이다. 유산소성 능력이 향상됨에 따라 어떠한 주어진 운동부하에서의 심박수는 감소하게 될 것이며 휴식시의 심박수 또한 내려가게 될 것이다. 따라서 운동을 하는 것과 유산소성 능력을 향상시키기 위해 운동 강도를 정하는 것에 있어서는 심박수를 사용할 필요가 있다. 유사한 계산은 최대산소소비량을 이용한 운동 강도를 계산하는 데에 사용될 것이다(글상자 12-4).

인지되는 활동

Rating of perceived exertion(RPE)는 운동이 얼마나 힘든지에 대한 주관적인 판단을 포함한다(그림 12.7). 전형적인 Borg RPE는 초기 6에서 시작을 하게 되며 7을 거쳐(매우 매우 쉬움) 20까지 진행되는데, 19에서는 매우 매우 힘듦이라는 주관적 판단에 해당되는 지수가 된다.[45] 평균 RPE에서 유산소성 운동의 적응에 해당하는 것은 12에서 16이다.[2] 동일의 RPE는 운동 세션 동안에 같은 운동의 강도를 나타낼 것이며 심지어 다른 운동 형태에서도 동일의 운동 강도를 나타낼 것이다.[2] 그러나 일반적으로 특정한 RPE는 최대산소소비율, 최대심박수, 최대산소소비용적, 혹은 HRR을 나타내는 것이 아니다. 이 지수는 유산소 관련 체력을 증진시키는 데 필요한 운동부하를 아는 데에 필요하다.

글상자 12-4 학생들의 실제 질문

최대산소소비가 유산소 훈련을 처방하는 데 사용되어질 수 있나요?

트레드밀이나 사이클 산소소비와 같은 테스트로 최대산소소비를 알수 있다면 운동 강도를 처방하는 데 사용되어질 수 있을 것이다. HRR이나 Karvonen법을 상기해 보면 이는 특정한 최대산소소비율과 동일한 운동 강도를 처방하기 위해서 사용된 계산이다. 산소소비를 사용한 운동 강도를 알아내는 것과 유사한 계산을 사용하게 된다. 운동 강도를 위한 운동 가이드라인은 최소산소섭취용적($\dot{V}O_2$ R, $\dot{V}O_{2max} - \dot{V}O_{2rest}$)의 40~50%에서 많게는 85%까지 일어나게 된다. $\dot{V}O_2$ R를 이용하여 타겟 $\dot{V}O_2$를 계산하는 것은 다음과 같은 방정식을 사용하게 된다.

$$\text{타겟 } \dot{V}O_2(mL \cdot kg^{-1} \cdot min^{-1}) = (\dot{V}O_{2max} - \dot{V}O_{2rest})(\text{운동 강도}) + \dot{V}O_{2rest}$$

$\dot{V}O_{2rest}$라고 하는 것은 일반적으로 3.5 $mL \cdot kg^{-1} \cdot min^{-1}$(1 MET)라고 추정할 수 있겠다. 만약 최대산소소비가 50 $mL \cdot kg^{-1} \cdot min^{-1}$가 된다고 한다면, 50~85% 사이의 최대산소소비를 가지는 트레이닝은 다음과 같은 식으로 추정된다.

$$50\% \text{ 타겟 } \dot{V}O_2(mL \cdot kg^{-1} \cdot min^{-1}) = (50\ mL \cdot kg^{-1} \cdot min^{-1} - 3.5\ mL \cdot kg^{-1} \cdot min^{-1})(0.50) + 3.5\ mL \cdot kg^{-1} \cdot min^{-1}$$

$$50\% \text{ 타겟 } \dot{V}O_2(mL \cdot kg^{-1} \cdot min^{-1}) = 26.7\ mL \cdot kg^{-1} \cdot min^{-1}$$

$$85\% \text{ 타겟 } \dot{V}O_2(mL \cdot kg^{-1} \cdot min^{-1}) = (50\ mL \cdot kg^{-1} \cdot min^{-1} - 3.5\ mL \cdot kg^{-1} \cdot min^{-1})(0.85) + 3.5\ mL \cdot kg^{-1} \cdot min^{-1}$$

$$85\% \text{ 타겟 } \dot{V}O_2(mL \cdot kg^{-1} \cdot min^{-1}) = 43.0\ mL \cdot kg^{-1} \cdot min^{-1}$$

추천되어지는 훈련량 내에서 하게 된다면 피험자는 26.7에서 43.0 $mL \cdot kg^{-1} \cdot min^{-1}$ 내에서 훈련을 할 필요가 있다. 러닝 페이스와 같은 최대산소소비, 부하를 결정하기 위한 테스트는 산소소비 그리고 심박수가 지속적으로 관찰되어질 동안 점증적으로 증가될 것이다. 최대산소소비 테스트로부터 얻어진 정보를 사용함으로써 유산소 훈련을 위해 추천된 운동 강도 내에서 산소 소비를 하는 데 필요한 러닝 페이스를 알기 쉽게 될 것이다. 또한 추천된 산소를 소비하는 데 필요한 심박수를 알기 쉬울 것이다. 이 방법의 제한점은 환경과 같은 다른 요소가 산소 소비에 영향을 미치게 된다는 것이다.

표 12.4 각 활동별 MET 지수

활동	MET	활동	MET
가사 활동			
소파에 앉음	1.0	옷을 입고 벗음	2.0
식사	1.0	얼굴과 손을 씻음	2.0
말함	1.0	설겆이	2.3
기립	1.2	식료품 정리	2.5
침대정리	2.0	마루걸레질	3.8
일함			
책상 앞에 앉음	1.5	오렌지 과수원 일	4.5
타이핑	2.0	트럭짐을 얹고 실음	6.5
농장일, 트렉터 운전	2.5	삽질	7.0
목수일	3.5	소방수가 호수를 운반	8.0
배선일	3.5	배수로 파기	8.5
스포츠 레크레이션			
골프	3.5	달리기 (천천히)	8.0
학교 게임	4.0	배구	8.0
에어로빅 댄스	5.0	노젓기	8.5
권투	6.0	인라인 스케이트	12.5
일종의 아이스하키	7.0	달리기 (속보)	18.0

Data from: Ainsworth BE, Haskell WL, Whitt MC, et al. Compendium of physical activities: an update of activity codes and met intensities. Med Sci Sports Exerc. 2000;32:S498–S516.

RPE 수치		$\%\dot{V}O_{2peak}$	%최대심장수	$\%\dot{V}O_{2peak}$ 여유심박수
6		휴식		
7	상당히 가벼움			
8				
9	매우 가벼움		<35%	<20%
10			35%~54%	20%V39%
11	적당히 가벼움	31%~50%		
12		51%V75%	55%~69%	40%~59%
13	어느 정도 힘이 듦			
14		76%~85%		
15	힘듦		70%~89%	60%~84%
16		>85%		
17	매우 힘듦			
18			>90%	>85%
19	상당히 힘듦			
20		100%	100%	100%

그림 12.7 **유산소성 운동 강도를 알아내는 데 사용되는 Borg 지수.** 최대산소소비, 최대심박수 최대산소소비의 용적, 혹은 소비율이 서로 다르나 동일 RPE로 인한 운동 강도는 서로 상관이 있다. 건강한 성인에 있어서의 유연성, 근력, 심혈관 체력을 유지 및 증진시키기 위해 추천되는 운동의 양과 질. (Modified with permission from Borg GA. Psychological basis of physical exertion. Med Sci Sports Exerc. 1982;14:377-381 and Pollock ML, Gaesser GA, Butcher JD, et al. The recommended quantity and quality of exercise for developing and maintaining cardiorespiratory and muscular fitness, and flexibility in healthy adults. Med Sci Sports Exerc. 1998;30:975-991.)

대사적 동등성

MET 혹은 대사적으로 동등한 업무라고 하는 것은 휴식시에 산소소비율과 동등함을 나타나게 된다. MET 시스템과 더불어 신체활동의 강도는 휴식시 산소소비보다 몇 배가 더 동일의 신체활동을 하는 데 필요로 하는가로 나타내게 된다. 신체 활동이 만약 3 MET라고 한다면 신체활동을 하는 데에 휴식시에 사용되는 산소량의 3배가 필요하다라는 말이 된다. 휴식시 산소소비는 약 3.5 $mL \cdot kg^{-1} \cdot min^{-1}$로 추정되어지기 때문에 3 MET와 동일한 신체활동은 10.5 $mL \cdot kg^{-1} \cdot min^{-1}$가 되는 셈이다(3 METs · 3.5 $mL \cdot kg^{-1} \cdot min^{-1}$). MET가 많아지면 신체활동의 강도가 높다. 중정도의 신체활동은 일반적으로 3~6 MET로 알려져 있으며 강도 높은 운동은 6 MET 이상을 나타나게 된다(표 12.4).

운동 강도를 정하기 위해서 MET를 사용하는 것은 한계점이 있다.[2] 1 MET에 해당하는 3.5 $mL \cdot kg^{-1} \cdot min^{-1}$의 기준을 사용하는 것은 종종 맞지 않는 경우가 있는데 이는 휴식시 산소소비가 1.6~4.1 $mL \cdot kg^{-1} \cdot min^{-1}$로 다양하기 때문이다. 신체활동에서 MET 값은 그 사람의 스킬에 의존하여 그 값이 다양할 수 있겠다. 신체활동의 MET 값은 환경적인 조건, 고도, 그리고 습도 등의 영향에도 그 값이 좌우된다. MET 값이 운동 강도를 결정하는 데 사용된다면, 그 평가는 절대값이 아닌 가이드라인으로 봐야만 할 것이다.

Talk test

Talk test는 유산소성 운동능력을 향상시키는 데 있어서 최소한의 운동 강도를 정하는 간단하고 편리한 방법이다. 체력을 향상시키기 위해 필요한 낮은 운동 강도 범위로 운동하는 동안에 일상적인 대화를 지속적으로 함으로써 유산소성 능력을 인식하고 판별하는 방법이라 할 수 있다.[22] 이 검사는 일상적으로 유산소성 운동 능력을 시작한지 얼마 되지 않은 사람 혹은 최소한의 운동 강도로 운동을 하고 싶어하는 사람들에게 있어서 운동 강도의 가이드로서 사용되고 있다.

유산소성 체력 훈련의 향상

유산소 체력을 증진시키고자 할수록 고된 훈련이 필요하다. 레크리에이션, 스포츠, 일상생활에서 필요한 레벨의 유산소성 체력을 얻게 된다면 유선소성 훈련의 힘든 강도는 더 이상 증가될 필요가 없고 따라서 유산소성 능력의 유지가 일어나게 될 것이다. 모든 유산소성 체력의 가이드라인은 훈련에서 향상을 이루도록 구성되어져 있다. 운동의 형태는 걷기, 사이클 등의 낮은 강도로부터 약간 높은 강도인 조깅, 러닝 등으로 상향되어질 수 있다. 이러한 향상은 특히 트레이닝 프로그램을 시작한 사람들이나 약간 자신의 레벨을 상향시키고자 하는 사람들에게 적당할 것이다. 트레이닝 기간은 최소 하루 20~30분부터 시작하여 더 긴 시간으로 늘릴 수 있다. 일반적으로 유산소성 체력을 위한 한계점은 하루 60분으로 알려져 있다. 초기에는 이 기간을 약간 늘릴 수 있으나(하

속성 검토

- 유산소성 트레이닝 가이드라인은 다음을 포함한다.
  - 신체활동 형태: 대근군 활용
  - 신체활동 기간: 하루당 20~30분에서 60분까지
  - 운동 세션의 빈도: 주당 3일에서 5일
  - 운동 강도: 최대심박수의 55~65%에서 90%까지
- HRR, Rating of perceived exertion, MET, talk test는 유산소성 운동 강도를 결정하는 데 사용될 수 있다.
- 유산소성 운동능력이 향상되어질수록, 훈련은 더 나은 체력 향상을 위해서 여러 방법으로 시도되고 증진되어질 필요가 있다.

루당 10분씩 3번) 더 자주 훈련을 하는, 즉 하루당 20~30분 정도씩 하는 등 점차적으로 시간(하루당 한 번할 때 15분~30분)을 늘려야 한다. 운동 강도 또한 최소(최대심박수의 55%)에서 최대로(최대심박수의 90%) 점차적으로 늘린다.

훈련이 향상됨에 따라 각 트레이닝 세션 혹은 트레이닝을 하는 기간을 이전 세션보다는 어렵게 할 필요가 없다. 이전보다 덜 어렵게 하는 훈련 세션 혹 기간을 갖는 것은 상해의 위험을 감소시키거나 회복을 유도할 만큼 유용하다. 덜 어려운 훈련의 짧은 운동기간 동안에 유산소성 체력을 얻게 되거나 유지할 수 있고 운동을 하지 않음으로써 생기는 체력의 소실 등은 최소화할 수 있겠다. 그러나 체력을 증진시키고자 한다면 여러 타입의 향상은 필요할 것이다.

저항성 운동에 대한 가이드라인

유산소 운동과 더불어 저항성 혹은 웨이트 트레이닝을 위한 가이드라인이 개발되어 왔다. 초보자, 거의 저항성 운동의 경험이 없는 사람, 중간급의 트레이너, 혹은 숙달된 트레이너를 위한 가이드라인이 따로 개발되어 왔다.[1,3] 이러한 가이드라인은 건강과 체력적인 면에 있어서 효과를 가져오게 된다. 유산소 운동과 유사하게, 저항성 운동에 대한 처방은 다음과 같은 몇 가지 기본적 요소를 포함하고 있다.

1. 운동의 형태
2. 운동 세션에서의 양
3. 세션과 운동 사이에서의 휴식기간
4. 운동의 빈도
5. 운동의 강도

저항성 운동 프로그램은 주요한 최대 근력 그리고 근 비대와 같은 생리적 적응을 강조할 수 있다.[3] 그러한 강조가 저항성 운동 초보자에게 있어서 필요하지 않을 수도 있겠지만, 숙련된 트레이너는 더욱더 필요하게 될 것이다.

유산소 운동 트레이닝 가이드라인과 동일하게, 저항성 운동에 대한 개인 간의 반응은 다양할 수 있다. 따라서 가이드라인은 운동 처방에 있어서 다양한 영역을 포함할 수 있고, 개인 간의 트레이닝 프로그램을 발전시키는 데 초점을 맞추어야 한다.

운동유형

어떠한 저항성 운동기구를 사용하느냐는 최대 근력이나 근비대를 다르게 불러일으킬 수 있다. 저항성 운동의 다른 형태를 빈번하게 처방하는 것은 다음과 같이 이루어질 수 있는데,

1. 부하 없이 하거나, 바벨이나 덤벨을 사용
2. 저항성 운동 기기를 사용

러버 코드나 체중 부하를 이용한 운동과 같은 다양한 저항성 운동이 있는데 이로 인해 근력과 비대를 가져올 수 있다.[1,19] 일반적인 체력 건강 운동 프로그램은 적어도 신체의 대그룹군을 사용하는 운동을 포함하고 있다. 다관절 운동 혹은 **다근군 그룹**을 포함하는 운동에서의 움직임이라고 하는 것은 한 그룹군 이상의 근육과 힘, 관절을 사용하는 움직임으로 이루어지는데, 예를 들면 벤치 프레스나 레그 프레스가 이에 해당한다. **단일근 그룹** 혹은 단일 관절 운동이라고 하는 것은 하나의 관절을 하나의 근군에 의해서 발전시키는 움직임을 포함하고 있으며 일례로 다리의 신전 등을 들 수 있겠다. 다근군 혹은 다관절은 코어 운동이라고도 불리되지만, 단일근 그룹 혹은 단일 관절 운동은 어시스턴스 운동이라고 불리운다. 대부분의 운동 프로그램의 목적은 다관절 운동이 단일 운동 전에 행하여지는 순서로 이루어지는 것이라고 할 수 있다.

운동 세션의 양

저항성 운동의 양은 이루어지고 있는 일의 총 양으로서 알

수 있게 되며, 수행되는 운동의 수와 세트당 반복 횟수로서 결정된다(글상자 12-5 참고). 트레이닝 양 뿐만 아니라 다른 트레이닝의 다양성의 변화로 인하여 최대 근력, 비대, 파워 혹은 근지구력 등을 강조하는 데에 사용될 수 있겠다(표 12.5). 초심 저항성 트레이너는 각 운동당 하나의 세트로 운동을 시작할 수 있으며 트레이닝의 경험이 더하여 질수록 더 높은 세트로 진행될 수 있겠다. 세트당 반복 횟수는 트레이닝의 경험, 적응도에 의존될 수 있겠다. 높은 반복 횟수는 근지구력을 높이는 데에 사용될 수 있겠으나, 낮은 운동의 반복은 트레이닝의 경험이 많아질수록 최대 근력이나 파워를 강조하는 데에 사용될 수 있겠다. 또한 이러한 경험이 많아질수록 반복의 범위는 트레이닝의 결과를 강조하는 데에 사용될 수 있겠다. 경험이 많아질수록 더 많은 편차와 다양성이 나타나게 되는데, 이러한 경험을 많이 갖게 될수록 체력을 계속적으로 좋게 하는 데 중요한 증가를 보이게 될 것이다.[3]

세트와 운동 사이의 쉬는 시간

운동 세트와 운동 사이에 휴식시간이 길수록 무산소적 에너지(근육 내 ATP, phosphocreatine)의 회복이 더 빨라지고 혈액과 근육 내의 산성화를 감소시킬 수 있다. 짧은 휴식시간은 생리학적 회복을 더디게 하며 트레이닝 세션이 진행될 수록 피로도가 높아질 수 있다. 더불어, 충분하지 못한 휴식기간은 혈청성장호르몬의 증가와 같은 심각한 호르몬 반응을 불러 일으키며 이로 인해 장기적인 근육 비대에 있어서 중요하게 작용한다. 휴식시간을 길게 하는 것으로 최대 근력이나 최대 파워를 향상시키는 데 도움이 될 수 있으며, 특히 이는 다관절 운동에서 사용될 수 있다. 짧은 휴식시간을 갖는 것은 근지구력이나 근 비대를 향상시키는 데에 사용될 수 있다.

트레이닝의 빈도

저항성 운동에서 빈도라고 하는 것은 특정한 운동에서 주당 행하여지는 횟수를 말하는 것이다. 모든 주요 근육군은 **전신체 저항 트레이닝(total body resistance training program)**이라고 하는 것과 더불어 각 트레이닝 세션 동안에 훈련이 된다. **신체분할 훈련**이라는 것과 더불어 신체는 각기 다른 부위로 나뉘며 각각 다른 부위에 다른 저항성 운동 세션의 부하를 가하게 된다. 예를 들면 상체와 하체를 나눠서 트레이닝을 하며, 상체와 하체는 각각 다른 2개의 트레이닝 세션을 갖게 된다. 신체 부위에 대한 프로그램에서 특정한 신체 부위 특히 다리 또는 상체 등과 같은 곳에서는 다른 트레이닝의 세션으로 운동 자극을 주게 된다. 여기서 주의해야 할 것은 특정한 부위의 근에서는 보다 낮은 빈도로 트레이닝이 되어야 한다는 것이다. 보통, 신체를 부분으로 나누어 운동하는 "신체 분할 운동 방법"은 신체 전체를 한번에 운동하는 방법에 비해, 수행되는 특정 근육군에 더 많은 운동량의 증가를 가져오게 된다. 결국 해당 부분의 트레이닝 세션당 운동수행에 있어서 더 많은 운동을 하게 된다. 일반적으로 트레이닝 경험이 많을수록 주당 트레이닝 세션의 수는 증가하게 된다. 그러나 근군당 트레이닝 빈도가 증가하는 것은 주당 트레이닝 세션의 총 횟수보다는 적다.

운동 강도

저항성 운동의 강도는 한 사람이 반복할 수 있는 최대치(one-repetition maximum, 1-RM)의 가능한 최대 부하의 비율로 나타낼 수 있다. 1 RM%가 높을수록 한 세트에 가능한 반복횟수가 낮아지게 된다.

한 세트를 수행할 때 고려해야 할 사항은 한 세트가 더 이상 수행할 수 없는 지점까지 수행하게 된다는 것인데, 이는 또한 일시적 한계치 혹은 한계치라고도 한다. 한계치는 보통 반복의 portion에서 일어나게 된다. 체력 운동능력이라고 하는 것은 수행하는 세트가 한계치까지 행하여 지게 되는 세트 그리고 한계치까지 행하여 질 수 없는 세트까지를 말한다.[3] 능숙한 트레이너가 한계치까지 하는 트레이닝은 트레이닝의 가장 힘든 정점까지 또는 그 이상으로 수행하려고 할 때 사용될 적당한 방법이라고 여겨지나,[62] 한계치까지 운동 강도를 높이게 될 때에는 트레이닝이 과하게 되지 않았는지 혹은 관절에 부담이 되지 않는지 주의해야 한다.[32] 어떠한 경우에 있어서도 세트는 적어도 한계치에 가까울 정도로까지 이루어지는 것이 좋다(한 세트에서 1회 또는 2회 반복 이상이 가능하면 좋다).

저항성 트레이닝의 강도는 강조하려는 생리적 적응상태에 의존해서 그 범위가 넓다고 할 수 있겠다. 그리고 트레이닝 가이드라인 또한 이를 추천하고 있다. 트레이닝 강도와 양은 서로 연관되어 있다. 많은 운동량을 수행할 때, 반드시 낮은 강도의 트레이닝을 먼저 해야 한다. 이러한 상관관계는 최대 근력, 비대 파워 그리고 근 지구력 등의 서로 다른 운동

글상자 12-5 전문가 의견

근력 증가를 위한(운동)량에 대한 반응

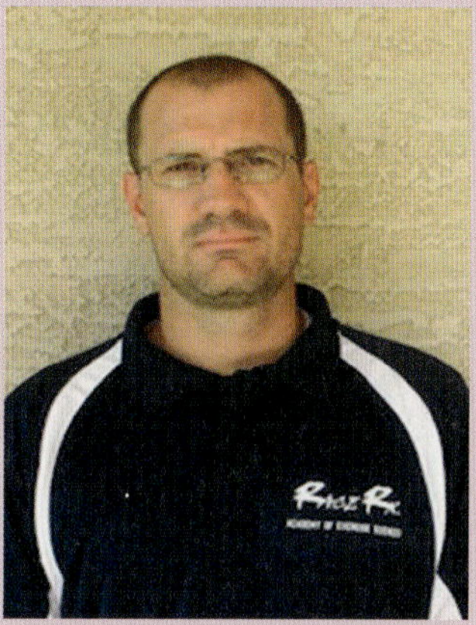

Matthew Rhea, PhD
RACE Rx 운동과학, R&D 책임원

지난 몇십 년 동안 최대 근력을 얻기 위한 저항성 운동에 있어서 적절한 처방에 대하여 운동처방 관련자와 연구자들 사이에 논쟁이 계속되어 왔다. 이러한 논의에 대한 중요한 쟁점은 최대 근력 증가를 위해서는 세트의 횟수가 어느 정도면 적절한가라고 하는 것이다(단일 세트 vs 복수 세트). 이런 논쟁에 대한 답을 제시하기 위해서, 저항성 운동을 처방하는 연구 중심의 가이드라인이 필요하게 되었으며, 이는 중요한 문제가 되었다. 신체를 대상으로 하는 연구에서 결론을 끌어내기 위해 당면한 문제는 모든 연구가 지지하는 내용이 무엇이냐는 것을 정확하게 아는 것이라고 할 수 있다. 하나하나의 연구가 모두 중요하나, 가장 중요한 가치라고 하는 것은 근력 향상을 위해 저항성 트레이닝을 연구한 모든 연구가 적절하게 조화되어 하나의 결과를 도출할 때라고 여기게 된다. 많은 연구자들과 프로의 트레이너가 현존하는 연구결과들에 대해 확인을 하고 이 문제에 대해서, 다시 말하면 세트 횟수에 대한 최적의 선택에 대해 자신만의 결론을 도출해 왔다. 그러나 논쟁은 끊임없이 지속되었는데, 왜냐하면 각각의 토론을 하고 있는 사람들은 자신만의 관점에 대해 주장을 해 오고 있기 때문이다. 필요한 것은 양적인 리뷰에 근거한 의견보다는 양적으로 조화되어 합쳐진 지난 연구들의 통계를 통한 데이터들의 결과 과정들이다. 이러한 과정에서 메타 분석이 필요하며 중요 문제에 대해 초점을 맞춘 관련된 연구 분석들이 이루어져 왔다.

많은 메타 분석들은 최근에 이루어졌다.[1-4] 이 분석들이 하나씩 그리고 집중적으로 밝혀낸 사실로서는 단 하나의 세트 트레이닝보다는 다중 세트 트레이닝 프로그램이 더 나은 근력의 향상을 나타낸다는 사실이다. 저자에 의한 메타분석 결과에 의하면,[1-3] 각 근육군 별로 4세트의 운동을 함으로써 운동을 하지 않거나 운동을 하고 있는 군에 있어서 최대 근력량을 얻을 수 있었으나, 운동선수를 포함한 높은 운동습관을 가진 사람들에 있어서는 6세트의 운동에서 높은 근력량을 보였다. 운동을 하거나 하지 않는 사람들에게 있어서 단일의 운동 세트는 약간의 근력 향상의 결과를 보였으나, 이러한 향상이라고 하는 것은 다 세트로 인해 얻어진 최대 효과에 일부분에 불과했다. 이러한 데이터는 향상의 원칙을 더욱 가속화하게 된다. 초심자에게 있어서 단일 세트 운동은 초기 단계에 적합할 것이다. 시간이 지날수록 운동량이라고 하는 것은 근신경계에 부하를 지속해서 주므로 증량하게 될 것이다. 트레이닝에 적응하기 위해서는 높은 수준의 운동량이 최고의 효과를 얻을 수 있다. 그러나 운동의 경험이 많은 사람들은 최대 근력을 얻기 원하지 않을 수도 있다. 혹은 많은 양의 운동을 할 수 있는 시간이 적을 경우 제한적으로 하게 될 것이다. 그리고 근군당 하나 혹은 두 세트의 운동은 근력을 향상 혹 유지하는 데 도움이 될 것이지만, 운동선수나 최대 근력을 얻기 원하는 사람들은 자신의 목표를 성취하기 위해 많은 운동량을 소화해야 할 것이다. 운동량이 중요한 변수이지만, 강도나 빈도와 같은 다른 요소들 또한 중요하다. 다른 운동 변수라고 하는 것은 메타분석에서 검증되어야 할 부분들이고 운동량에 대한 반응 관계를 나타내고 있다. 운동을 하지 않는 사람들에게 있어서 최대근력량 효과는 1 RM에 평균 65%의 강도로 세트될 때에 얻어질 수 있으나, 운동을 하고 있는 군에 있어서는 최대 근력의 1 RM에 85%나 그 이상일 경우에 얻을 수 있을 것이다. 주당 3번의 가벼운 운동을 하는 사람이나 운동을 정기적으로 하지 않는 사람들에게 있어서 효과를 볼 수 있겠지만, 운동을 하는 사람들은 주당 더 과한 양을 하는 것이 효과적이라 할 수 있겠다.

이러한 분석의 중요성이라고 하는 것은 적당한 운동처방에 대한 운동 프로그램을 세세하게 하는 것이다. 트레이너의 목적은 그들의 고객들에게 적절한 자극을 주어 그들이 목표를 달성할 수 있도록 돕는 것이다. 너무 적은 자극을 주면 고객들은 목적을 달성하지 못하게 된다. 너무 많은 자극은 상해를 일으킬 위험이 있다. 최적의 운동량을 명확히 하는 더 많은 연구활동들이 필요하다. 이러한 연구들은 최소 정확한 방향 그리고 단일 혹은 많은 세트의 운동 어느 쪽이 근력을 향상시키는 데 필요한지에 대한 토론에 있어서 중요한 답이 될 것이다.

참고문헌

1. Peterson MD, Rhea MR, Alvar BA. Maximizing strength development in athletes: a meta-analysis to determine the dose–response relationship. J Strength Cond Res. 2004;18:377–382.
2. Rhea M, Alvar BA, Burkett LN. Single versus multiple sets for strength: a meta-analysis to address the controversy. Res Q Exerc Sport. 2002;73:485–488.
3. Rhea M, Alvar BA, Burkett LN, et al. A meta-analysis to determine the dose–response relationship for strength development: volume, intensity, and frequency of training. Med Sci Sport Exerc. 2003;35:456–464.
4. Wolfe BL, LeMura LM, Cole PJ. Quantitative analysis of single- vs. multiple-set programs in resistance training. J Strength Cond Res. 2004;18:35–47.

표 12.5 저항성 운동 가이드라인

주당 빈도	운동당 세트횟수	세트당 반복횟수	1RM의 강도%	세트 간 휴식
최대 출력을 강조				
초심자				
모든 신체를 사용한 2~3회 세션	1~3	8~12	60~70%	2~3분 주요 운동, 1~2분 보조적 운동
중급자				
모든 신체를 사용한 3회 세션과 각 부위별로 나눈 트레이닝은 4회	다수	8~12	60~70%	2~3분 주요 운동, 1~2분 보조적 운동
숙련자				
각 부위별로 나눈 트레이닝 4~6회	다수	1~12	기간에 따라 80~100%	2~3회 주요 운동, 1~2분 보조적 운동
비대를 중요시 할 경우				
초심자				
모든 신체를 사용한 2~3회 세션	1~3	8~12	70~85%	1~2분
중급자				
모든 신체를 사용한 3회 세션과 각 부위별로 나눈 트레이닝 4회	1~3	8~12	70~85%	1~2분
숙련자				
각 부위별로 나눈 트레이닝 4~6회	3~6	1~12 (대부분 6~12)	기간에 따라 70~100%	2~3회 주요 운동, 1~2분 보조적 운동
파워를 중요시 경우				
초심자				
모든 신체를 사용한 2~3회 세션	최대출력훈련 + 1~3 파워중심 운동	3~6(유지)	상체 30~60%, 하체 0~60%	2~3분 주요운동을 높은 강도로하고 1~2분을 낮은 강도로 보조적 운동으로 함
중급자				
모든 신체를 사용하여 각 부위별로 3~4회	3~6 파워 형태의 운동	1~6 파워 형태의 운동	85~100%의 파워 형태의 운동	2~3회 주요 운동, 1~2분 보조적 운동을 낮은 강도로 함
숙련자				
모든 신체를 사용하여 각 부위별로 4~5회	3~6 파워 형태의 운동	1~6 파워 형태의 운동	85~100%의 파워 형태의 운동	2~3회 주요 운동, 1~2분 보조적 운동을 낮은 강도로 함
하지 및 상지 근지구력 중점일 경우				
초심자				
모든 신체를 사용한 2~3회 세션	다수	10~15	낮게	1분 이하
중급자				
모든 신체를 사용한 3회 세션과 각 부위별 4회	다수	10~15	낮게	1분 이하
숙련자				
각 부위별로 4~6회	다수	10~25	다양한 비율로	1분 이하로 10~15회 반복, 1~2분으로 15~25회 반복

Adapted from Ratamess NA, Alvar BA, Evetoch TK, et al. Progression models in resistance training for healthy adults. Med Sci Sports Exer. 2009;42:687–708.

결과를 강조할 때 중요하다.

저항성 트레이닝의 진보

트레이닝이 더 나아지게 되는 것은 시스템적으로 신체에서 요구되는 부분들이 많아지는 것과 밀접한 관계를 갖는다. 그리고 특히 트레이닝 경험의 증가와 같은 지속적인 체력을 얻게 된다. 트레이닝이 진보되는 것은 다음과 같은 것을 포함하는데, 트레이닝의 강도, 운동량의 증가, 근지구력의 향상을 위해 운동 시 휴식시간의 증가 혹은 감소, 근지구력, 비대, 최대 근력, 그리고 파워 등을 포함하게 된다. 트레이닝의 진보에 있어 일반적인 방법은 근력, 근지구력, 혹은 파워 능력의 증가에 의한 트레이닝 강도의 증가라고 할 수 있겠다. 장기간 트레이닝의 진보는 다음 세션에서 논의될 것이며 지속적인 체력 증진을 원하게 된다면 저항성과 유산소 운동을 할 필요가 있을 것이다(글상자 12-6).

속성 검토

- 저항성 트레이닝 가이드라인은 최대 근력, 근비대, 근지구력 혹은 근 파워 그리고 운동을 하는 사람이 초심자인지, 혹은 능숙한 숙력자인지에 따라서 그 강조가 다양하게 맞춰져야 한다.
- 최대 근력과 근비대를 강조해야 할 초심자 그리고 중간 정도의 트레이닝 가이드라인은 다음을 포함하여야 한다.
  - 적어도 모든 대근군을 위한 하나의 운동, 운동 세션에서의 양
  - 8~12회 반복된 세트가 하나에서 세 개인 세션
  - 강도: 1 RM에서 60~70%의 최대 근력 그리고 비대는 1 RM의 70~85%.
  - 빈도: 주당 2~3회 트레이닝 세션
- 세트는 체력적으로 향상을 얻을 수 없을 정도까지 무리해서는 안 된다.
- 트레이닝의 경험이 많을수록 몇 가지 방법에 있어서의 저항성 트레이닝은 지속적인 체력적 향상을 얻기 위해서 이루어져야 한다.

인터벌 트레이닝

인터벌 트레이닝은 1930년대 초반 운동을 증진시키기 위해 단거리 중장거리 달리기 선수들에 의해서 시작된 방법이다. 최근에 와서는 공 운동(축구, 배구, 축구)과는 다른 형태의 선수들에 의해서 사용되고 있다. 인터벌 트레이닝의 개념으로서는 더 많은 양과 강도의 트레이닝을 약간의 휴식시간과 함께 삽입하여 할 수 있게 된다라는 것, 그리고 이러한 더 많은 강도의 운동 트레이닝을 통해 더 많은 운동 체력을 얻을 수 있다는 것이다. 이러한 개념은 연구활동에 의해서도 지지된다. 중강도의 트레이닝을 하는 남자(평균 최고산소소비가 55~60 $mL \cdot kg^{-1} \cdot min^{-1}$)는 45분간 70% HR_{max}에 낮은 속도로 러닝을 하거나 24분간 85% HR_{max}로 러닝을 하는 것인데 이 두 가지에 있어서 최대산소소비는 통계적 차이가 없도록 운동을 하는 것이다.[27] 그러나 90~95% HR_{max} 강도에서 인터벌 사이에 15초의 휴식을 가지면서 15초 정도의 인터벌을 47회 반복할 경우에 통계적으로 유의한 약 5.5%의 산소소비의 증가를 나타내었다. 그리고, 90~95% HR_{max}에서 4번의 인터벌을 4분간 나눠서 할 때 각 인터벌 사이에 3분간의 휴식을 넣고 하게 되며, 통계적으로 유의하게 약 7.2%의 산소소비의 증가를 나타내었다. 인터벌 운동을 한 그룹은 타 그룹과 비교하였을 때 좌심실의 박출량의 통계적으로 유의한 증가를 나타내었다. 8주간 주당 3일씩 운동을 하였다. 모든 형태의 운동에 의한 운동량 또한 동일했다는 것도 중요하다.

역사적으로도 운동선수들은 대부분이 인터벌 운동을 해왔으며, 체력증진을 목표로 하는 사람들에게도 사용되어 왔다. 인터벌 트레이닝 프로그램이 수영, 달리기, x cross 트레이닝, 그리고 노젓기 트레이닝 등을 좋게 하는 데 도움이 되지만, 달리기 프로그램은 일반적인 체력 향상 방법으로 좋은 방법이 된다고 알려져 있다. 일반적인 체력 향상 인터벌 트레이닝 세션은 표 12.6에서 나타나 있다. 인터벌 트레이닝 동안 트레이닝에 있어서 변수들은 조절이 가능하며 이는 인터벌의 기간, 운동 강도, 인터벌 반복 횟수, 인터벌 사이에 휴식 방법 및 시간, 운동 빈도 등을 포함한다. 이러한 트레이닝에 있어서의 변수는 서로 영향을 미치기도 한다. 예를 들자면, 기록 향상을 하고자 하는 운동선수는 짧은 기간 동안 높은 강도 그리고 비교적 긴 휴식시간을 넣은 인터벌 트레이닝을 넣는 것이 좋다. 그러나 이전 연구에서 언급한 바와 같이, 비교적 짧은 기간, 높은 강도의 짧은 휴식시간을 인터벌 사이에 넣은 방법이 사용되게 된다면 최고산소소비 또한 향상될 수 있다. 따라서 인터벌 트레이닝의 처치 또한 트레이닝의 목적에 따라 다를 수 있겠다.

글상자 12-6 전문가 의견
국가대표 풋볼의 근력 담당 코치로서

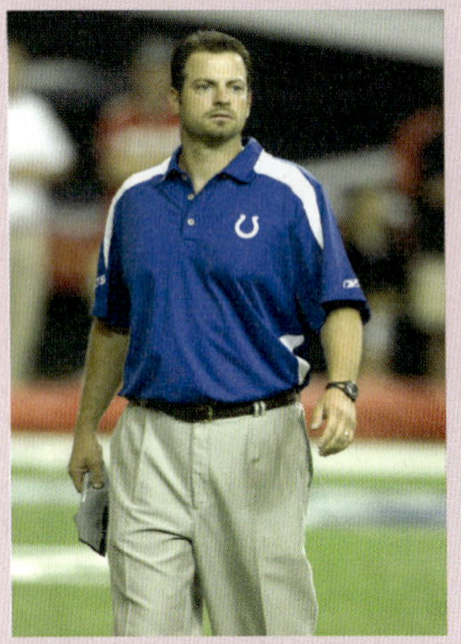

Jon Torine
Indianapolis Colts의 풋볼 리그 책임감독

나는 16년간 국가대표 풋볼 선수의 근력 및 컨디션 조절 코치로서 근무해 왔다. 이는 많은 의무와 책임을 가지는 직업이다. 선수들과 일을 하는 것은 특권이며, 조직에 대한 엄청난 의무이고, 전체적으로 매일매일이 팀 전체로서 혹은 개인으로서 일을 하는 직업이다.

이러한 철학에 있어서 다면적인 접근은 지구력, 퍼포먼스 등을 향상시키고, 갖고 있는 유전적인 장점을 최대한으로 살릴 수 있도록 도와주는 것에 있다. 행동 분석, 움직임, 안정성, 근력, 파워, 방향의 전환, 무산소 지구력, 그리고 신체 조성과 같은 기본의 완성으로부터 시작되게 된다. 이러한 기본적인 발견으로부터 방향 설정이 이루어지고, 개인 간의 트레이닝에 있어서 목적이 주어진다. 그리고 목적을 얻기 위해 고군분투를 하며, 정확한 운동을 하기 위한 실질적이며 과학적인 지식도 습득하게 되는데 이런 분야는 움직임, 안정성 트레이닝, 무산소 지구력 트레이닝, 포지션 특이적인 조절, 시합 특이적인 조절, 스피드, 시작, 가속, 항가속, 그리고 방향 전환에 관한 트레이닝, 플라이오메트릭, 영양 등에 해당된다. 심적인 면에서 최종 목적은 시합에서 필요로 하는 것이 무엇인가 하는 것이다. 이를 위한 다른 목적 및 계획 등은 없다. 우리는 트레이닝 보디빌더, 역도선수, 혹은 필라테스 강사가 아니다. 다른 신체적 특성을 요구하는 다른 종류의 스포츠라고 할 수 있겠다. 우리는 국가대표 풋볼 리그에서 가장 높은 경쟁력을 가질 수 있도록 트레이닝을 하는 것이다.

스포츠 운동에서 대부분의 사람이 근력과 컨디션 조절 담당 코치가 무엇을 하는지에 대해 이해를 하는 것 같다. 그러나 우리가 조직과 함께 일을 하고 서포트를 하는 다른 역할도 있다. 시즌 동안에는 부상 정도, 재활, 컨디션, 그리고 다시 시합으로 돌아갈 수 있는 적당한 날짜를 정하는 것 등에 대한 주 단위의 의학 관련 미팅을 갖는다. 우리는 의료 스태프, 선수 트레이너, 그리고 물리치료사와 긴밀하게 일을 하고 있다. 영양 또한 중요한 역할을 하고 있다. 매일 이루어지는 식단과 영양을 담당하고 있는 주방장과도 가깝게 일을 하고 음식을 준비하고 있다. 우리는 또한 시합 전이나, 머무르고 있는 호텔, 출발과 도착 때까지 비행기 안에서 취해야 할 식단과 스낵에 대해서도 준비를 한다. 평일, 게임 동안 라커룸에 반입되는 모든 음료수와 영양물은 근력, 컨디션, 의료 관련 스태프로부터 검사를 받고 있다. 트레이닝 캠프 기간에, 메뉴에 있어서 음식을 제공하는 사람들과도 협력을 하고 있다.

선수들의 회복과 휴식은 우리와는 또 다른 일이 된다. 이는 스트레칭이나 수중에서 이루어지는 회복 프로그램 등이 되는데, 오후 시합이나 저녁 게임뿐만 아니라 선수들이 매일 단위의 스케줄을 인지 및 적용되기 위한 서카디안 리듬이나, 수면과 각성 사이클의 계획 등을 조절하고 계획해야 한다.

또 다른 우리가 해야 하는 일은 다른 일 그리고 운동과 더불어 이루어지는 선수들의 신체 평가에 있어 개인 스태프를 돕는 것이다. 이런 일은 유연성, 신체 조성, 그리고 잠재적 상해 위험성 등에 대해서도 평가가 된다. 선수들을 위한 개개인의 목적은 모든 코치들, 개인 스태프, 의료진과 함께 이루어짐을 통해서 각각의 선수들이 최선의 효율성을 낼 수 있도록 한다. 마지막으로 이 직업에서는 예산, 급료, 관련 서류, 컴퓨터 작업, 소통 등의 능력이 필요하다.

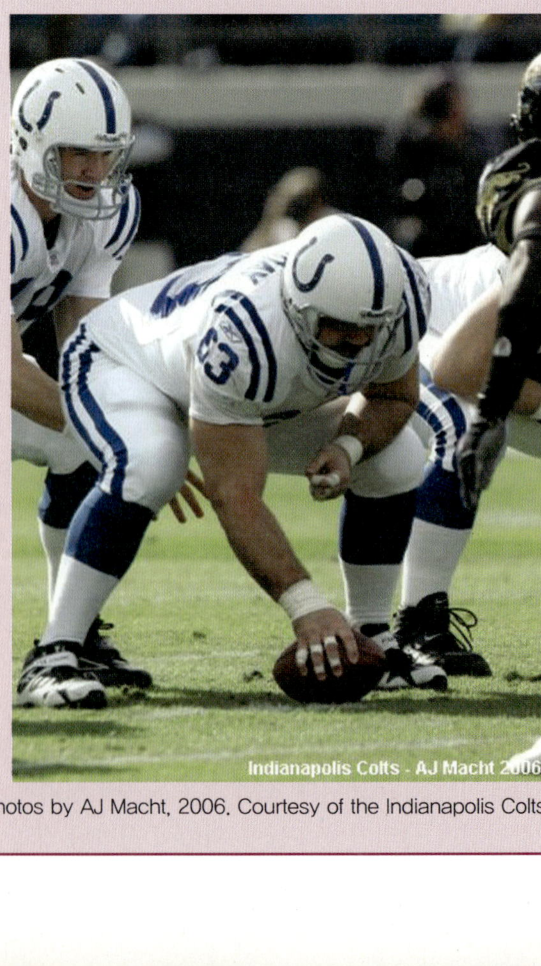

(Photos by AJ Macht, 2006. Courtesy of the Indianapolis Colts.)

표 12.6 인터벌 트레이닝 세션의 일반적 체력 범주

세션	초심자	중급자	숙련자
높은 강도	5분 워밍업, 최대심박수의 70~75%로 1분하여 5회 50~60%의 최대심박수로 약 2분 간 휴식 5분 간 회복함	5분 워밍업, 최대심박수의 75~85% 2분하여 5회 55~65%의 최대심박수로 약 3분 간 휴식 5분 간 회복함	10분 워밍업, 85~90% 최대심박수로 하여 2분 간 5회 60~65%의 최대심박수로 약 3분 간 휴식 10분 간 회복함
낮은 강도	5분 워밍업, 최대심박수의 60~65%로 5분하여 3회 5분 간 휴식하기 위해 걷기 5분 간 회복함	5분 워밍업, 최대심박수의 65~70% 10분하여 2회 5분 간 휴식하기 위해 걷기 5분 간 회복함	5분 워밍업, 75~80% 최대심박수로 하여 5분 간 5회 60~70% 최대심박수로 3분 간 휴식기간 10분간 회복함

트레이닝 강도

인터벌 트레이닝에서의 트레이닝 강도는 인터벌 트레이닝을 할 때의 최적시간비율이나 % HR_{max}로써 나타내게 된다. 짧은 거리에서는 인터벌 트레이닝의 지속시간, 30초 내에 200미터 뛰기 등과 같은 인터벌을 수행하는 특정한 시간처럼 강도를 정하는 것이 실용적이라 할 수 있겠다. 최대 스프린트 능력 혹은 ATP-phosphocreatine(PCr) 에너지원을 트레이닝하기 위해서 높은 강도의 트레이닝이 이루어지고 있다(예를 들면, HR_{max}나 최적시간의 90~100%). 400미터 달리기와 같은 중장거리 혹은 무산소적 당 분해 시스템을 더 훈련시키기 위해서는 높은 강도의 훈련 방법이 사용된다(예를 들면, 85~100%의 HR_{max}나 최적시간의 80~95%). 반면 유산소적 능력, 지구력을 향상시키기 위해서는 중간 정도에서 고강도의 운동방법이 사용된다(예를 들면, 70~90%의 HR_{max}나 최적시간의 75~85%). 이러한 강도가 가이드라인이 될 수 있으며, 트레이닝을 받는 사람의 최적화 되는 체력 레벨에 맞춰지게 된다. 트레이닝 강도는 인터벌의 기간이나 인터벌의 횟수에 따른다.

인터벌 기간

5~10초간의 짧은 인터벌 트레이닝은 단거리 달리기, ATP-phosphocreatine(PCr) 에너지원을 위한 방법으로 사용된다.[33] 30초에서 2분 간의 더 긴 인터벌 시간은 무산소성 당 분해 시스템이나 중간 정도의 단거리 거리를 위한 트레이닝 방법으로 사용되고 2분 이상의 인터벌 트레이닝은 유산소 운동이나 유산소 능력의 향상을 위해서 사용된다. 그러나 인터벌 트레이닝의 길이는 트레이닝 세션의 목적에 따라 달라지게 된다. 예를 들면, 농구 선수는 뛸 때의 속도를 증가시키기 위해서 30미터의 짧은 인터벌을 하지만, 150에서 200미터의 인터벌 트레이닝은 근지구력의 향상 혹은 무산소성 해당계 능력을 향상시키기 위해서 사용된다.

인터벌 트레이닝의 횟수

수행되는 인터벌 트레이닝의 총횟수는 한 세트당 혹은 세트당 반복되는 인터벌 트레이닝의 횟수에 따르게 된다. 인터벌 트레이닝의 기간이 프로그램의 각기 다른 세트 동안 다르게 된다는 것에도 주목할 필요가 있겠다. 예를 들면, 단거리 달리기 선수는 100미터 거리에서 6회 반복의 하나의 세트를 수행하고 200미터의 3번 반복을 한 번으로 하여 수행하게 하는 것이다. 또 다른 체력증진 방법으로는 트레드밀을 이용하여 1분 인터벌 러닝을 5회 반복하는 하나의 세트를 실행한 후에 2분 간 3번을 반복하는 것을 한 세트로 하는 트레이닝을 하는 것이다. 한 세트당 총 인터벌의 횟수 그리고 세트의 횟수는 트레이닝의 목적 그리고 개인별 체력 수준에 달려 있다.

일반적인 체력훈련에 있어서, 초기에 시작하는 프로그램은 5~10번을 5~10초간 고강도로 반복하는 인터벌 트레이닝이지만[33], 중간 정도의 강도는 30초에서 2분간 하는 강도이며 이는 최소 3회, 그리고 더 운동을 해 온 사람의 경우에는 6회에서 8회 반복하는 것이라 할 수 있다. 2분 이상의 인터벌 트레이닝은 3~5회 그리고 8~12회의 인터벌 반복 사이에서 이루어질 필요가 있다.

휴식시간

휴식 HR은 인터벌 트레이닝 사이에 휴식시간의 길이를 말한다. 휴식시간 길이를 정하는 방법과 더불어 다음 인터벌 트레이닝은 HR이 20~29세일 경우 140 bpm이, 30~39세일 경우 130 bpm이, 40~49세일 경우 120 bpm이, 50~59세일 경우 115 bpm이, 60~69세일 경우 105 bpm이 될 때까지 시작하지 않는 것이 좋다.[23] 휴식시간 길이는 휴식에 대한 일의 비율에 기반을 두어 결정될 수 있다. 예를 들면, 고강도에서 짧은 시간 동안의 인터벌에서 휴식에 대한 일의 비율은 1:3에서 1:6까지 사용된다.[33] 인터벌이 10초일 경우에 휴식시간은 30~60초임을 의미한다. 30초에서 2분까지의 인터벌에서는 거의 1:2인 휴식에 대한 일의 비율이 사용된다. 반면 2분 이상의 인터벌에 있어서는 휴식에 대한 일의 비율이 1:1로 사용된다.

휴식 인터벌의 형태

일반적으로 수동적인 휴식(거의 휴식하지 않거나 활동이 거의 없음)은 고강도인 짧은 시간의 인터벌에 사용된다.[33] 이는 근육 내의 ATP-PCr가 재합성하는 시간이 되므로 다음 고강도의 인터벌을 가능하게 한다(2장에 excess postexercise oxygen consumption, EPOC를 참조). Active recovery period(젖산 역치보다 낮은 활동)은 인터벌 30초 혹은 그보다 길게 하는 트레이닝에서 사용된다.

이전에 언급한 추천은 트레이닝 목적, 체력 수준, 그리고 개인 운동선수의 운동력 등을 고려해야 한다. 추가적으로 운동선수가 시즌 동안 인터벌 트레이닝을 시작하게 된다면, 전략상으로 스포츠 종목에 따른 특이적인 연습으로 인한 트레이닝 및 컨디션과 다른 트레이닝 형태가 고려되어야 할 것이다.

트레이닝 빈도

인터벌 트레이닝은 고강도의 운동이라 할 수 있다. 그러므로 시작은 낮은 빈도의 운동이 트레이닝 세션 사이에 회복을 하는 데 사용된다. 일반적인 체력 향상을 위해서 초기에는 주당 하나나 두 인터벌 트레이닝 세션이 이루어진다. 운동선수들은 전체적인 트레이닝 프로그램의 일부로서 인터벌 트레이닝을 이용하는데 주당 2~4회 세션의 인터벌 트레이닝을 한다. 그러나 수영선수와 같은 다른 운동선수는 인터벌 트레이닝을 거의 사용하지 않지만 다른 인터벌 지속시간을 갖는 트레이닝을 한다. 즉, 총 인터벌 반복 횟수와 휴식시간의 길이가 각각 트레이닝 세션 동안 변화를 갖는 프로그램을 운영한다.

속성 검토

- 인터벌 트레이닝은 운동 애호가와 선수들의 체력 향상을 위해 사용될 수 있다.
- 강도는 % HR_{max}이거나 특정한 거리를 감당할 수 있는 최적의 시간에 대한 %로 정해질 수 있겠다.
- 인터벌 기간, 인터벌 횟수, 휴식시간, 트레이닝 빈도 등은 트레이닝의 목적이나 트레이닝을 받는 사람의 체력수준에 맞춰질 필요가 있다.

이전 언급한 가이드라인은 트레이닝의 목적, 체력 레벨, 그리고 개인이나 운동선수의 인터벌 트레이닝의 트레이닝 경력에 따라 맞춰져야 한다. 타 트레이닝의 타입과 마찬가지로, 모든 트레이닝 변수가 트레이닝 목적에 맞춰서 그리고 선수의 체력에 맞춰서 시행되어야 한다.

트레이닝 세션의 구성

어떠한 트레이닝 세션에서도 워밍업, 세션의 본 내용 실시, 그리고 쿨링다운으로 구성된다. 세션의 본 내용이라 함은 세션에서 트레이닝을 수행하는 것을 말한다. 유연성이나 스트레칭을 포함하는 워밍업의 수행에 미치는 영향에 대해 상당하게 알려져 있다. 그러나 트레이닝 후에 쿨링다운의 효과에 대해서는 많이 알려져 있지 않다.

스트레칭

트레이닝 세션에서 많은 워밍업과 쿨링다운에는 유연성에 관한 트레이닝이나 스트레칭이 포함되어 있다. 워밍업에서 스트레칭이 포함될 때에는 체열이 약간 증가된 후에 워밍업의 마지막 단계에서 수행되어야 한다. 대체적으로 몇 가지 다른 스트레칭 방법이 있다. **고유 수용성 신경근 촉진법(Proprioceptive neromuscular facilitation, PNF)** 기술에는 몇 가지 타입이 있는데 스트레칭 전에 근육의 수축을 포함한다. 수축이라고 함은 근육이 수축되면서 반사적인 이완을 일으키는 것으로 더 넓은 영역의 움직임이 스트레칭 동안에 이루어지게 된다. **발리스틱 스트레칭(Ballistic strethching**, 움직이는 신체의 운동력을 이용한 스트레칭)은 다이내믹한 움직임을 포함한다. 스트레칭에 사용되는 신체 부위에서의 모멘텀

가속도는 다이내믹한 움직임 범위에 최대 끝부분에서 일어나게 된다. 유연성 트레이닝에서 가장 유명한 형태는 **정적 스트레칭(static stretching)**이라 할 수 있겠다. 이 형태의 스트레칭은 근육의 움직이는 범위를 통해 천천히 움직이는 것과 움직임 범위의 끝부분에서 이루어지게 된다. 스트레칭의 3가지 형태는 유연성을 증가시키게 된다. 그러나 메타분석으로 유연성의 증가가 통계적으로 일어나지 않았음을 알아냈다.[13]

체조나 허들과 같은 관절에서의 극한 움직임 또는 극한 유연성은 몇몇의 스포츠 활동에서 필요하다. 이런 스포츠를 하고 있는 운동선수들은 유연성 훈련을 한다. 스트레칭의 또 다른 이유로서는 상해 방지에 있다. 몇 가지의 상해는 스트레칭에 의해 방지될 수 있다고 하는데, 그 이유는 관절의 가동 범위를 증가시키게 하기 때문이다. 그러나 메타분석은 스트레칭이 상해와는 별 상관이 없다고 분석을 하였으나, 결국 이를 위한 충분한 증거가 제시되지 못하였다.[56] 군에서 실시된 한 연구 또한 스트레칭이 몸을 따뜻하게 하지만 통계적으로 상해의 위험성을 줄이지 못하였다고 결론내렸다.[48] 스트레칭이 대부분의 상황에서 상해를 줄인다고 하는 명확한 증거는 찾지 못하였다.

최대 노력을 하기 전에 스트레칭을 하는 것은 최대 force나 힘을 줄일 수 있다. 무릎의 신장과 단축성 운동과 같은 5번의 발리스틱 스트레칭을 1-RM 전 10분에서 25분 수행하였을 때 무릎 신장 및 단축에 있어서의 최대 수치는 각각 7%와 5% 줄었다는 보고가 있다.[44] Isokinetic peak torque에 도달하기 전 약 4분간 무릎 신전 정적 스트레칭을 하는 경우 60도/분 그리고 240도/분 하였을 때 3%가 감소하였다는 보고가 있다.[12] 럭비 선수의 하지에서 정적 스트레칭과 발리스틱 스트레칭을 하는 것에 의해 20 m 스프린트를 하였을 때에 스트레치 유무에 따라 각각(3.23 vs 3.27) 증가와 (3.24 vs 3.18) 감소를 가져왔다.[21] 이러한 발견은 정적 스트레칭은 감소를 하지만, 발리스틱 스트레칭은 20m 달리기에서 더 빨리 달릴 수 있다는 것을 의미한다. 육상 선수를 이용한 재미있는 연구에서 100 m 달리기에서 정적 스트레칭을 하였을 때에 오히려 운동수행력이 감소한다는 것이다.[63] 그러나 모든 연구가 유효한 스트레칭의 효과를 나타낸 것은 아니다. 스트레칭을 한 이후 충분한 휴식을 하였을 때에는 부정적인 영향이 그다지 발견되지 않았으며, 근육의 탄성과 관련된 부분이 회복되는 경우를 보였다. 상체 던지기 육상 선수에게 있어서 이러한 결과가 보이는데, 특히 이 선수들은 테스트가 시작되기 전에 10분 정도 늦게 스트레칭을 하였던 군에서 이러한 결과를 보였다.[59] 여성 농구선수들에게 있어서 발리스틱 스트레칭도 정적 스트레칭도 수직 높이뛰기에는 영향을 미치지 않았다.[60] 스트레칭을 하고 나서 최대 force에서의 감소 그리고 힘에서의 감소를 보였으며 이러한 것은 스트레치 된 근육을 완전히 활성화시킬 수 없어 보인다.[5]

모든 연구에서 보이지 않지만, 최대 force나 파워 능력을 포함하는 운동수행력에서의 감소를 유발하며 이는 일반인과 선수에서도 이런 경향이 보였다. 최대 근력 발휘 이전에 바로 스트레칭을 하는 것으로 인하여 운동수행력이 감소하게 되며 이는 일반인에게 있어서 중요하지 않을 수도 있다. 그러나 그러한 감소가 선수들에게는 중요하다. 그러므로, 최대 force와 파워 능력을 정말 늘리고 싶은 선수이든 아니든 사람들에게 있어서 최대 force나 힘을 내기 바로 전에는 스트레칭을 하지 않는 것이 좋다.

워밍업과 쿨다운의 효과

적극적인 **워밍업**은 트레이닝 전 행하여지는 신체활동을 포함한다. 적극적인 워밍업은 일반적인 형태로 나누어진다. 일반적인 워밍업은 특이적인 일이나 트레이닝과 관련이 있는 것이 아니다. 일반적인 워밍업은 10~15분 간 유산소 활동(60% $\dot{V}O_{2peak}$)의 낮은 강도 운동을 포함하고 이는 스트레칭과 미용체조 등을 포함한다. 스포츠 활동을 위한 워밍업은 야구에서 베팅을 위한 스윙, 농구 경기 전에 슈팅, 전력질주 달리기 전에 짧은 달리기 등을 포함하는 스포츠 활동과 같이 특이적으로 행하여지는 워밍업이다. 워밍업이 몇 가지 메커니즘으로 인해 활동을 증가시킨다고 여겨지고 있다.[6,7,14] 워밍업은 운동선수가 정신적으로 준비하거나 집중하는 시간을 갖게 끔 하여준다. 따라서 심리적인 요소 또한 워밍업의 한 단면이라 할 수 있겠다. 워밍업은 체온을 증가시키며, 이는 다음과 같은 이유로 활동에 긍정적인 영향을 미칠 것이다.

- 근육과 건의 경직성을 감소시킴
- 신경 전달속도를 증가시킴
- 근육의 force-velocity 관련성을 변화시킴
- 무산소적(glycogen) 에너지 능력을 증가시킴

그러나 워밍업으로 인한 체온의 증가는 자율적인 신체조절 기능을 유지하는 능력을 감소시킬 가능성이 있으며, 이로

인해 운동수행력의 감소 가능성이 높으며, 특히 장기간의 활동에서 그럴 가능성이 높다. 온도와 관련 없는 생리적 메커니즘은 운동수행력을 증가시킬 수 있으며 이는 다음을 포함한다.

- 혈류량 증가에 따른 산소 운반 능력 향상
- 활동전 산소소비의 증가에 따른 무산소적 에너지원 의존도 감소
- 이전 근 활동으로 force 능력 향상

이러한 각기 다른 기전은 운동수행력에 영향을 미칠 것이며 이는 워밍업이 활동에 있어서 어떤 의미를 갖는 것인가에 의존하게 된다. 근과 건의 경직성 감소, 신경 전도 속도의 증가는 힘과 파워에 중요하다. 조직에의 증가된 산소 운반과 체온 조절을 유지하는 능력의 저하는 장기간의 지구력을 요하는 활동에 더욱 영향을 미칠 것이다.

워밍업이 실제로 운동수행력을 증가시킬 것인가? 한 연구의 이 질문에 대한 답은 예라는 것을 나타낸다. 적극적인 워밍업은 짧은 기간 높은 파워 활동을 요하는 운동수행력을 증대시킨다. 수직 점프는 중 정도의 적극적 워밍업에 의해서 3~4%의 증가를 보인다. 단기간의 운동수행력 그리고 강한 힘을 요하는 활동은 워밍업이 너무 강하거나 워밍업과 활동 사이에서 충분하지 못한 회복 시간이 있을 경우에 감소하는 것으로 알려져 있다. 이는 근육 사이에서의 phosphates (ATP & PC)의 가용도를 감소시킨다. 워밍업이 필요하지 않은 상태이지만 산소소비를 증가시킬 때 적극적인 워밍업은 중 정도 길이의 활동(10초~5분)에서 장기간(5분 이상) 운동수행력을 향상시킨다. 이러한 형태의 워밍업은 워밍업이 끝날 때 그리고 실제 활동이 시작되는 사이에서 충분한 회복이 주어지게 된다면 높은 강도 혹은 낮은 강도로도 향상이 가능하다. 그러므로 적극적인 워밍업은 특이적인 활동에 맞춰서 잘 구성된다면 운동수행력을 향상시킬 수 있다.

속성 검토

- 트레이닝 세션은 일반적으로 적극적인 워밍업, 본 세션, 그리고 쿨다운으로 구성된다.
- 워밍업은 신체활동을 증가시킨다.
- 일반적인 워밍업은 트레이닝과 관련 없는 활동을 포함하고 있다.
- 스포츠 특이적 워밍업은 일과 트레이닝과 관련된 활동을 포함한다.
- 신체활동 이전에 바로 스트레칭을 하는 것은 선수와 일반인에게 있어서 최대 Force와 최대 힘을 감소시킬 수 있다.

디트레이닝

디트레이닝(detraining)이라는 것은 트레이닝의 양과 강도에 있어서의 감소 혹은 트레이닝이 끝난 후에 일어나는 생리적인 적응의 소실을 말한다. 이러한 과정은 지구성 혹은 저항성 운동 이후에도 일어난다. 디트레이닝 동안에 생리적 적응의 소실은 운동선수에게 있어서 비시즌 동안 중요한 요소가 되며, 2주 간의 휴가를 가는 운동을 매우 즐기는 사람들에게 있어서도 일어난다. 디트레이닝 동안의 신체활동에 있어서 주요한 변화를 보이며, 건강상의 이점들도 사라진다. 긍정적인 지단백질의 변화를 불러일으키는 6개월 간의 유산소운동 후 15일간의 비활동 기간은 LDL-C의 증가의 결과를 가져오나, HDL-C에 있어서는 그다지 변화가 없다.[53] LDL-C, HDL-C의 변화와 같은 각기 다른 적응성은 디트레이닝 동안에 다른 변화양상을 보이게 된다. 디트레이닝 동안의 생리적 적응의 소실 또한 연령, 디트레이닝 전 트레이닝의 기간, 그리고 디트레이닝 전 트레이닝의 강도와 양에 따라 달라진다. 따라서 디트레이닝 동안 각기 다른 비율의 생리적 적응의 감소가 다르게 나타나게 되지만 결국 모든 생리적 적응은 감소하게 된다.

근력 트레이닝의 정지

근력 트레이닝의 완전한 감소는 근력이나 힘 양쪽에 있어서 소실의 결과를 가지지만 형태는 매우 다양하다.[19] 형태 1의 근 단면적은 6주 정도의 짧은 디트레이닝 기간 동안에 유지되나, 형태 2의 근섬유 단면적은 감소하게 된다.[54] 흥미로운 은 이전에 많은 트레이닝 이후에 다시 트레이닝을 하게 될 경우 운동을 전혀 하지 않은 상태에서 근 비대가 최초로 이루어질 경우보다 빠른 회복이 이루어지며, 이는 근육의 회복 기억이라고 불린다.[54] 일반적으로 빠른 근력의 감소 그리고 근 파워의 감소가 디트레이닝의 첫 번째 몇 주 동안 일어나게 되며, 이런 현상 이후에 점진적으로 근력 등의 감소가 디트레이닝에 의해 더욱 심하게 일어나게 된다. 근력은 30주

정도의 디트레이닝의 기간 이후에 심하게 감소하게 되며, 트레이닝 전보다 더욱 심하게 일어나게 된다.[19] 예를 들어 10주 간의 트레이닝 이후 14주 정도 디트레이닝을 하게 되는데, 이럴 경우 구심성과 신장성의 등속성 무릎 신장 최고 토크는 각각 6% 그리고 11% 감소하게 된다.

최대 근력 및 근 파워로 정하여지는 신체활동 또한 디트레이닝 동안 감소된다. 핸드볼 선수가 12주 간의 트레이닝 동안에는 점프 그리고 공을 던질 때 속도 등이 증가하였으나 7주 간의 디트레이닝을 하게 되었을 때에는 각각 1.6 그리고 2.6%의 감소가 일어났다.[39]

구심성과 신장성 최고 토크 변화, 공을 던질 때에 공의 속도, 그리고 수직 점프가 각각 다르다고 언급한 바와 같이 어떻게 근력과 근 파워가 이루어지게 되는가에 대해서는 디트레이닝 기간 동안 변화율에 영향을 미치게 되며 또 변화의 양의 비율에도 영향을 미치게 된다. 일반적으로 근력은 트레이닝을 더 이상하지 않았을 때 최대 근력보다 근 파워가 더 빨리 감소하는 것으로 나타난다.[19,31] 나이 또한 디트레이닝 동안에 근력의 변화율에 영향을 미친다. 특히 노령의 피험자에게 더 빠른 감소가 나타난다.[37] 트레이닝의 강도는 트레이닝을 감소함과 동시에 근 파워 손실률에 영향을 미치게 된다. 24주의 디트레이닝 이후 낮은 강도 (40% 1-RM), 중강도 (60% 1-RM), 그리고 고강도 (80% 1-RM) 트레이닝을 하였을 때에 65~78세의 남성은 근력에 있어 유의한 감소를 보였다.[16] 그러나 디트레이닝 동안 상하체에서의 근력손실은 운동의 강도와 관련을 갖는 것 같다. 즉, 낮은 강도의 운동을 하였을 때에는 가장 많은 감소(70~98%)를 보였고, 그 다음은 중강도의 트레이닝(44~50%) 그리고 고강도의 운동(27~29%) 순이였다. 많은 요소 또한 디트레이닝으로 인한 근력 및 근 파워 비율이나 정도에 영향을 미치는 것 같으나, 근력과 근 파워는 결국 근력 트레이닝을 멈춤과 동시에 감소하게 된다.

근력 트레이닝 양의 감소

근력 트레이닝의 양은 세트 수의 감소, 세트 당 반복 수의 감소, 그리고 트레이닝의 빈도의 감소로 인해 감소된다(글상자 12-7). 감소된 근력 트레이닝 양의 효과를 검증할 때 그 중 대부분 감소된 트레이닝의 빈도가 그 하나의 원인이다. 12주의 concentric과 eccentric의 등운동에너지로 하는 이후, 최대 근력은 주당 한 번 내지 두 번의 빈도로 트레이닝을 할 때에 유지될 수 있다.[41] 주당 두 번 트레이닝을 21주간 하였을 때, 최대 하지 근력(1-RM)은 매 2주 마다 단지 3세션을 하게 된다면 감소되지 않는다.[52] 하지 근력은 실제로 디트레이닝 21주의 첫 반의 기간(10~11주째) 동안 추가적으로 5% 증가를 보이고 나머지 디트레이닝 기간 동안 2% 감소를 하게 된다. 높은 빈도의 운동을 하고 난 후에 주당 1~2 세션의 빈도로 줄인다 하더라도 트레이닝 강도가 유지만 된다면 오랜 기간 동안 근력이 유지되는 것 같다.

감소된 트레이닝 양의 효과 또한 선수들의 시즌 기간 동안 중요한 요소이다. 앞서 언급한 정보와 유사하게 1~2회의 근력 트레이닝 세션을 트레이닝 강도를 유지하면서 할 경우에 시즌 동안 비교적 근력은 유지되는 듯하다.[19] 20주 간의 시즌 동안 농구선수는 최대 근력이나 수직 점프가 감소되지 않는 듯하나(−1~+5%) 짧은 기간 최고속도로 달리는 능력은 유의하게 3% 정도 감소하게 된다.[29] 선수들에게 있어서 최대 근력은 주당 1~2회를 실시함으로써 최대 근력은 유지되는 듯 보인다. 그러나 다른 활동 요소들에게 있어서 감소가 보이기도 한다. 시즌 동안 운동선수들에게 있어서 근력 트레이닝 감소의 중요한 면은 다른 타입의 트레이닝이 이루어지고 있다는 것이며, 이는 또한 활동 혹은 최대 근력의 감소를 늦추거나 방지하는 데 도움이 된다. **Tapering(끝으로 가면서 좁아지고 뾰족해지는 것)**이라는 것은 트레이닝에서 양의 감소나 강도의 감소를 말하는 것이며(56, 57번 참고문헌), 이는 taper 이후에 많은 선수들이 급격한 혹은 최대의 운동수행력을 위해 사용되고 있다(글상자 12-8).

지구성 트레이닝을 중간에 멈추는 효과

지구성 트레이닝을 중간에 멈추게 되면 $\dot{V}O_{2peak}$의 감소가 일어나게 된다. 최대산소소비가 거의 남자 농구선수들에게 있어서는 14% 정도 감소를 하게 되고, 이 경우는 그 선수들이 시즌 후에 4주간 휴식을 취했을 경우에 나타나게 된다.[26] $\dot{V}O_{2peak}$의 감소는 다양하게 나타나게 되며 이는 트레이닝 전 트레이닝 능력이나 훈련 기간 등에 영향을 미치게 된다. 높은 $\dot{V}O_{2peak}$을 함유하고 있는 훈련된 선수들은 첫 번째 8주간의 훈련을 멈추게 되면 $\dot{V}O_{2peak}$가 4~20% 범위 내의 감소를 보이게 된다.[42] 그러나 트레이닝을 멈추기 전에 짧은 트레이닝 기간(4~8주)이거나 낮은 $\dot{V}O_{2peak}$을 보이게 될 때 2~4주간 운동을 멈추게 되면 0~6%의 범위에서 $\dot{V}O_{2peak}$의 감소가 일어난다.[41] 하지만 어떠한 경우에도 운동을 전혀 하지 않았

글상자 12-7 전문가 의견

대학 농구선수들에게 있어서의 근력과 최적 조건

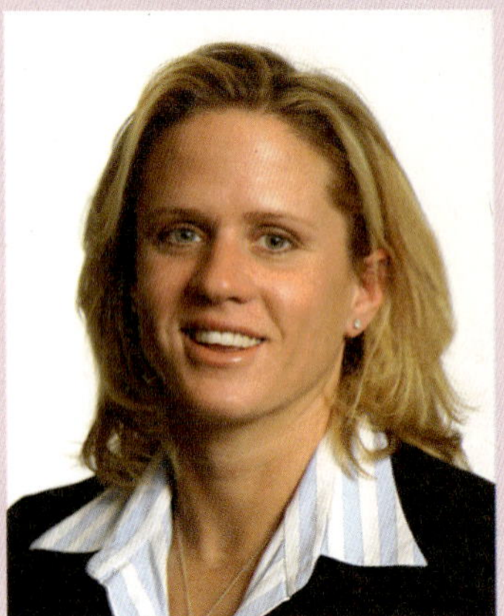

Andrea Hudy, MS
캔사스 애틀래틱 로랜스 대학,
운동선수 훈련담당 조감독

캔사스 대학, 지역사회 그리고 졸업생들이 제공하는 엄청난 지원을 통해 이 지역에서 가장 좋은 시설 중 하나인 곳에서 운동을 할 수 있다. 이전 선배들의 발자국을 따라 많은 운동선수들이 이 대학에 오고 있다. Wilt Chamberlain, Danny Manning, Paul Pierce와 같은 전설적인 농구선수들은 엄청난 업적에 있어서의 기초를 놓았으며, 오늘날의 선수들에게 헌신을 하고 있다. 그러므로 코치로서의 우리들은 트레이닝 프로그램에 있어서 질적인 향상을 도모하고 있으며 연구가 제공하는 최고의 트레이닝 철학을 고수하고 있다.

근력과 최적 조건을 유지시키기 위한 코치로서 뛰어나고 열정적인 대학 선수를 정신적 신체적으로 준비하게 만드는 것이 내 일이라 할 수 있겠다. 근력과 최적 조건을 유지시키기 위한 프로그램의 2개 주요 목적은 스포츠 운동수행력을 향상시키는 것과 많은 트레이닝 회복 기술들을 통해 상해를 방지하는 것이다.

나의 철학은 운동장에서 하는 저항성 트레이닝도 포함되어 있다. 웨이트 리프팅, 파워 리프팅, 그리고 저항성 트레이닝이라 할 수 있겠다.

프로그램에 대한 나의 생각은 시대에 따른 트렌드에 따라가지 않는 것인 비선형적 기간 모델이다. 강도를 높여서 부하는 증가시키고 양은 감소시키는 것이다. 이는 두 가지가 있는데, 첫 번째로는 계획된 비선형적 기간이다. 계획된 비선형적 기간이라는 것은 시즌 후 여름 그리고 시즌 전에 이루어진다. 대부분 중심이 되는 비율이 사용되며 매일매일 다른 목표로 이루어진다. 예를 들면 첫 번째 날은 호르몬 반응을 유도하기 위한 높은 양의 서킷 트레이닝이다. 두 번째 날은 근신경계의 자극과 증대를 위한 목적인 고부하와 낮은 운동량이며 근력과 스피드 운동으로 이루어지게 된다. 세 번째 날은 단백질 합성과 근신경계의 증대를 주요 목적으로 하는 일반적 근력 향상 운동으로 이루어진다. 네 번째는 스피드와 근력을 향상시키는 날로서 주로 주어진 운동 부하에 대한 스피드 있는 움직임을 강조하기 위한 낮은 강도에서 중 정도의 부하로 운동이 이루어진다.

두 번째 타입은 유연하게 비선형적 기간을 하는 것으로 스포츠 시즌 동안에 이루어진다. 웨이트 트레이닝 세션은 특정한 스포츠 세션 동안에 이루어지게 되는데 이 경우는 농구선수들에게 해당된다. 코트에서 운동이 이루어지는데 고강도의 러닝과 점프 활동이 동시에 이루어진다. 그리고 웨이트 트레이닝 세션은 강도가 덜하게 되며 서킷 트레이닝과 같은 각기 다른 부하의 자극이 이루어지게 된다. 코트에서의 운동 강도가 충분하지 않을 경우, 웨이트 트레이닝은 더욱 강도가 높아지고, 여러 가지가 동시에 이루어지게 되는데, 예를 들면 근력과 근 스피드가 동시에 혹은 스피드와 근력이 순서적으로 이루어지게 된다.

1년 단위의 분석도를 갖게 되는데 이는 견고한 프로그램이지만, 때에 따라서는 순간적으로 대응하여 바꾸기도 한다. 다른 말로 하면, 견고한 프로그램을 제공하지만, 선수에게 혹은 팀에 맞는 특정한 목적인 재활과 회복 등 그때그때 맞는 프로그램으로 적용된다.

을 때 보다는 $\dot{V}O_{2peak}$이 높은 수치를 갖게 된다.

트레이닝을 멈춘 후 유산소 운동능력의 감소에 영향을 미치는 요소는 여러 가지가 있다. $\dot{V}O_{2peak}$의 초기 감소는 혈액량에서의 감소가 이루어지게 되는데, 박출량의 감소 또한 운동할 기간 동안 심박출 횟수에서의 증가를 가져오게 된다.[42] 이 결과로써 최대 심박출량에서의 감소를 갖게 되고(심박출량 = 심박동 수 × 1회 박출량) 혈액 공급의 감소 그리고 조직에로의 산소 공급도 감소하게 된다. 심장 확장시의 혈액량 또한 감소하게 되며 이에 따라 심박출량도 감소하게 된다. 좌심실의 크기 또한 트레이닝을 멈추게 됨으로써 감소하게 된다. 유산소 관련 효소의 활동 또한 감소하게 되나 특정한 효소는 운동을 중지함으로써 다양한 반응을 나타내게 된다. 미토콘드리아 밀도 또한 감소하지만, 미세혈관의 밀도는 변하지 않는다. 트레이닝 중지 3주 내에 호흡 교환율은 $\dot{V}O_{2peak}$ 60%의 운동 동안에 0.89~0.95 정도 증가하게 되며 이는 대사적 연료로써의 탄수화물의 증가를 나타나게 된다(2장 참고). 산소 1리터당 탄수화물의 유산소 대사는 지방에 대한 유산소적 대사보다 더 많은 ATP를 생성하게 된다. 근의 글

글상자 12-8 알고 있습니까?

시합 전에 운동량을 감소하는 것(Taper)이 운동수행을 증가시키는가?

무산소적 그리고 지구력에 관련된 운동선수들은 경기에 앞서서 운동수행을 최대로 하기 위해서 tapering(운동량을 줄임)을 한다. 짧은 기간 동안 운동량 강도를 줄이는 것은 이전 트레이닝에서의 회복의 결과가 되며, 운동수행에서 수행력을 증가시키게 된다. 많은 운동선수들에 의해 사용되는 tapering 종목은 올림픽 역도, 수영, 트라이애슬론, 육상, 그리고 사이클이 해당된다. Tapering은 다음과 같은 점에서 향상이 예상된다.

- 사이클링에서 5~6%의 증가
- 파워와 근력에서 20%
- 최대산소 섭취에서 1~9%
- 적혈구 양에서의 15%
- 혈액 내 테스토스테론의 5%
- 반염증 면역세포의 10%
- 심리적 안정성 향상

모든 이러한 요소들이 운동능력의 증가와 관련성을 갖는다. taper로부터 운동 수행에 있어 얻을 수 있는 것은 상당히 다양하지만 선수들에게 있어서 특히 특별한 경기를 앞두고 있는 선수들에게 있어서는 중요할 수 있다. Taper는 7일에서 30일 정도 지속할 수 있으며 보통 운동 강도의 증가나 유지로도 유지가 된다. 트레이닝의 양은 보통 40~90%까지 감소가 되는데 이는 선수의 피로도, 선수의 종류, 그리고 taper의 기간에 따른다. 핸드볼 선수들이 높은 양의 웨이트 트레이닝을 하게 될 경우에 4주 정도까지 지속이 가능할 뿐만 아니라 유지가 된다.[1] Taper는 벤치 프레스 1-RM, 스쿼트 1-RM에서 3% 정도할 때에 스쿼트와 벤치 프레스의 약 2%의 증가를 얻을 수 있으나, 수직 점프에서는 차이가 없었다. Taper는 운동선수의 운동계획에 있어 중요한 일부분이 될 수 있다.

참고문헌

1. Izquierdo J, Ibanez J, Gonzalez-Badillo JJ, et al. Detraining and tapering effects on hormonal responses and strength performance. J Strength Cond Res 2007;21:768–775.
2. Wilson JM, Wilson GJ. A practical approach to the taper. Strength Cond J 2008;30(2):10–17.

리코겐 저장 또한 급격하게 감소하게 되며(4주에서 20%까지) 인슐린 감수성 또한 감소됨으로써 대사적 기질로서의 탄수화물을 사용하게 된다.[42] 이러한 모든 요소들은 유산소적 대사를 사용하는 능력을 나타나게 되며 이는 결과적으로 최대 유산소 활동 능력의 감소로 나타나게 된다.

지구성 트레이닝의 양적 감소

지구성 트레이닝 운동량에서의 감소는 트레이닝 세션에서 행하여 질 운동량이나 빈도를 감소함으로써 할 수 있다. 운동 강도와 운동량 간의 상호작용은 지구성 트레이닝 운동량이 감소할 때에 중요한 요소가 될 수 있다. 트레이닝 강도의 감소는 심지어 운동 빈도와 운동량이 유지된다 하더라도 짧은 시간(10주 정도) 혹은 훈련이 된 운동선수들에게 있어서 유산소운동으로 단련이 된 사람들에게 유산소 능력을 감소시키는 결과를 불러온다.[43] 운동량을 줄이는 기간 동안 유산소 능력을 유지하기 위해서는 운동 강도가 유지되어야 한다. 중 정도로 유산소 운동을 한 사람(10주간 운동)들은 유산소 능력을 1/3 내지 2/3의 운동량을 줄인다 하더라도 운동 강도만 유지한다면 15주간 유지할 수 있다.[28] 유사하게 트레이닝된 운동선수들에게 있어서 유산소 능력은 짧은 시간 동안에 운동량의 50~70% 정도 감소한다 하더라도 유지될 수 있다.[43] 근력을 유지하는 것과 유사하게, 운동량은 감소하지만 유산소 능력을 유지하기 위해서는 운동 강도가 유지되어야 한다.

주기화

주기화라고 하는 것은 트레이닝에서 계획적인 변화를 말한다. 이러한 변화는 오랜 트레이닝 기간 동안에 최적의 신체 활동의 목적을 위해서 행하여진다. 지구성 그리고 근력 파워 및 운동을 많이 하는 선수와 일반인들은 동시에 이러한 주기화 운동을 이용한다. 이러한 주기화 프로그램은 트레이닝의 변화를 주기 위해서 트레이닝의 강도를 조절한다. 운동선수에게 있어서 기술, 경기 혹은 이벤트에서의 양을 변화시키는 것은 시즌 기간 동안에도 다양하게 이루어지고 있다. 메타분

속성 검토

- 디트레이닝은 생리적 적응의 감소를 가져오나 같은 비율로 모든 적응이 감소하는 것은 아니다.
- 근력이나 지구성 트레이닝을 멈춤으로 인한 생리적 적응의 소실은 다음과 같은 몇 가지 요소에 의하게 된다.
  - 노인은 더 빠른 근력 감소를 불러올 수 있다.
  - 근력은 이전의 트레이닝이 고강도이었을 경우에 더 천천히 감소할 수 있다.
  - 훈련된 선수는 트레이닝이 덜 된 사람보다 $\dot{V}O_{2peak}$에서 더 많은 감소를 불러일으킨다.
- 근력과 지구력 운동량에서의 감소는 그 강도가 유지된다면 트레이닝으로 인한 적응 소실을 최소화할 수 있다.

석은 주기화 저항성 운동이 남자 vs 여자, 55세 이상 노인 vs 청년, 웨이트 트레이너에게 있어서 주기화를 하지 않은 운동프로그램보다 근력이 더 향상됨을 나타냈다.[50] 근력 향상 주기화 프로그램이 운동선수와 비운동선수들에게 추천되고 있다.[3] 방대한 양의 연구결과들은 이러한 주기화 관련 프로그램에 대해 결과를 제시하고 있는데, 근력 향상, 신체 조성, 운동 기술 등에 있어서 더욱 효과적인 것으로 나타내고 있다(단거리 달리기, 최대 사이클 파워, 그리고 수직 점프). 모든 타입의 트레이닝은 주기화가 되어 있으며 우리는 여기서 근력 향상 그리고 유산소 운동에서의 주기화에 대한 개념에 대하여 확인해 볼 것이다.

전통적인 근력 파워 주기화 트레이닝

근력 파워 혹은 선형의 주기화 근력 프로그램에서 트레이닝은 많은 운동량, 낮은 강도로 시작하여 점차적으로 낮은 운동량과 높은 운동 강도로 나아가게 된다(표 12.7). 몇몇의 트레이닝 구간은 전체 트레이닝 사이클을 형성하게 되며, 각 구간은 각각 4~6주 정도 지속하게 되며 각각은 특이적 주요 목표를 가지고 실행하게 된다. 많은 프로그램에서 1~2주 사이의 구간에서 적극적 회복이 되고, 여기서 가벼운 저항성 트레이닝을 포함하게 되며 이후엔 마지막 트레이닝을 실시하게 된다. 또한 많은 프로그램에서 다관절 사용 운동이 주기화된 프로그램을 사용하게 된다.

적극적인 회복을 주로 하는 시기에서의 목적은 이전 고강도 트레이닝으로부터 생리적 그리고 심리적인 회복기간을 가지게 된다. 트레이닝 양과 강도는 주로 세트당 반복의 수 혹은 세트의 수에서의 변화로 인해서 변동하게 된다. 이러한 트레이닝 형태는 최대 근력을 유도하게 끔 프로그램화된다. 적극적인 회복기간 이후에 전체 프로그램은 반복하게 된다. 이상적으로 더 무거운 부하가 새로운 사이클의 운동에서 가하여지게 되기도 하는데, 증가된 근력이 선행된 운동프로그램에 의해 얻어질 경우에 그렇게 재프로그램이 된다. 트레이닝의 변화 또한 저항성 운동의 타입에서의 변화로 인해 이루어지게 된다. 일반적으로 이는 근력 운동을 함으로써 초기 트레이닝 기간 동안 최대근력에 강조를 함으로써 이루어지게 되는데, 구체적으로는 스쿼트나 부하가 높은 웨이트(부하기를 기계의 도움 없이 바로 들어 올리는 트레이닝)를 예로 들 수 있겠다. 그리고 트레이닝을 하는 사람은 근 파워 증대를 위한 운동프로그램으로 변화시키기도 하며 이는 트레이닝 과정에서 마지막에 있기도 하다. 각각 트레이닝 구간에서 세트나 반복의 횟수에 보다 초점을 맞춰야 하며, 이것은 운동량과 운동 강도에서의 변화를 트레이닝 세션 중심으로 혹은 주 단위로 해야 한다.

비선형 주기화 트레이닝

비선형 주기화 운동프로그램은 연속적인 트레이닝 세션을 포함하게 되는데 이러한 연속적 세션은 다른 트레이닝의 운동량이나 다른 강도로 다시 이전 운동 프로그램 패턴으로 하는 것을 포함하게 된다. 전형적인 트레이닝 패턴은 한 주에

표 12.7 전형적인 근력 파워 주기화 근력 트레이닝

트레이닝 변수	트레이닝 횟수			
	근비대	근력	파워	근력 등의 정점 도달
세트	3~5	3~5	3~5	1~5
반복/세트	8~12	2~6	2~3	1~3
운동량	매우 높음	높음	보통	낮음
운동 강도	낮음	보통	높음	매우 높음

각 3 트레이닝 세션에서 각 운동당 2~3세트로 이루어지고 있으며 이 세트당은 4, 6, 8, 10, 12에서 15회 반복 운동으로 이루어지는 것이 일반적인 방법이라 할 수 있겠다. 이렇게 함으로써 한 주당 트레이닝의 양과 강도에서 중요한 변화를 갖게 되는데 이는 세트당 반복의 횟수를 어떻게 하느냐에 달려 있다. 세트당 반복 횟수에서의 변화 양상은 주 단위로 반복되게 된다. 비선형 프로그램에서 모든 운동은 비선형 패턴으로 하게 된다. 다른 프로그램에서 단지 다관절을 이용하는 운동은 비선형 패턴을 사용하게 된다. 한 달 혹은 몇 달 동안 트레이닝을 한 후에 적극적 회복기 이후 비선형 주기화 프로그램과 적극적 회복기를 위한 프로그램에 사용되게 된다. 유연한 비선형 트레이닝의 사용을 하는 데 있어서 운동선수의 피로 정도, 어느 정도 연습을 해야 하는지에 대한 요구, 경기 스케줄, 질병 등에 기초한 최선의 운동프로그램을 할 것인지를 검증할 수 있으며 이를 통하여 어떤 운동프로그램을 할 것인지에 대해 최선의 선택을 할 수 있게 된다. 비선형 주기화 프로그램은 근력 향상, 신체 조성 변화, 그리고 운동선수와 일반인에 대한 비선형 프로그램에 있어서 가장 좋은 방법 중에 하나이다.

유산소 트레이닝의 주기화

유산소 운동의 주기화를 하는 것은 근력 향상 프로그램을 작동했을 때와 비슷하다. 트레이닝의 양은 일반적으로 총 운동 거리(달리기, 수영, 혹은 노젓기 거리)로서 측정된다. 많은 프로그램에서 HR_{max} %은 운동 강도를 결정하는 데 사용된다. 전체 거리를 수행하여 완주하였을 때의 최고 기록 비율로서 결정될 수도 있다. 일정 거리를 달리는 러너의 주기화 프로그램은 그림 12.8에 나타내어지고 있다. 이러한 트레이닝 계획에서 주당 행하여지는 트레이닝의 양은 트레이닝량과 강도가 감소되는 동안의 1주간 회복기간 이후 몇 주간에 있어서 점차적으로 늘어나게 된다(1~6, 8~10, 12~14주). 트레이닝 강도는 하루당 다양하게 되고 트레이닝 세션도 다양하게 되어지지만, 일반적으로 이러한 트레이닝은 첫 번째 10주간의 트레이닝 동안에 이루어지지만, HR_{max} %로 나타내어지는 운동 강도 또한 점차적으로 증가하게 되는데 이 범위는 젖산 역치 이하의 심박수로부터 젖산 역치 이후의 심박수까지 범위가 다양하게 된다.[11,15] 그리고 19주차는 회복 주이며 이 주에는 트레이닝의 양과 강도도 감소하게 된다. 트레이닝의 몇 주(12, 14, 16, 18주차)는 트레이닝 양과 전체적 트레이닝 강도가 높은 상태이기 때문에 매우 힘들다고 할 수 있다. 트레이닝의 마지막 몇 주 동안(22~24주차)에서 트레이닝 계획 중에 taper(트레이닝을 멈추지만 역량이 갑자기 늘어나게 됨) 또한 사용된다. 운동량과 강도 또한 이 기간 동안 감소하게 되는데, 이때 강도는 양적 변화보다는 높은 레벨에서 더욱 긴 시간 동안 이루어지게 된다.

체력 향상을 위한 유산소 훈련 계획 또한 매우 다양하고 주기화적인 방법으로 트레이닝을 진행하게 되며, 유산소 운동 체력 향상을 위한 트레이닝의 가이드에서 잘 제시하고 있다(유산소 운동 가이드라인 참조). 이는 트레이닝 기간, 거리, 그리고 빈도를 증가시킴으로써 HR_{max} % 증가를 의도함으로써 이루어지게 된다. 예를 들면, 강도는 유산소 체력이 증가함에 따라 HR_{max} % 60~80%로 점차적으로 늘릴 수가 있는데, 트레이닝 기간은 20~60분까지 증가되며 빈도 또한 주당 3회에서 5~6회로 증가시키게 된다. 그러나 운동 강도, 기간, 그리고 빈도를 증대시킴으로써 주기화하는 운동계획을 항상 필요로 하는 것은 아니다. 낮은 강도지만 긴 기간(65

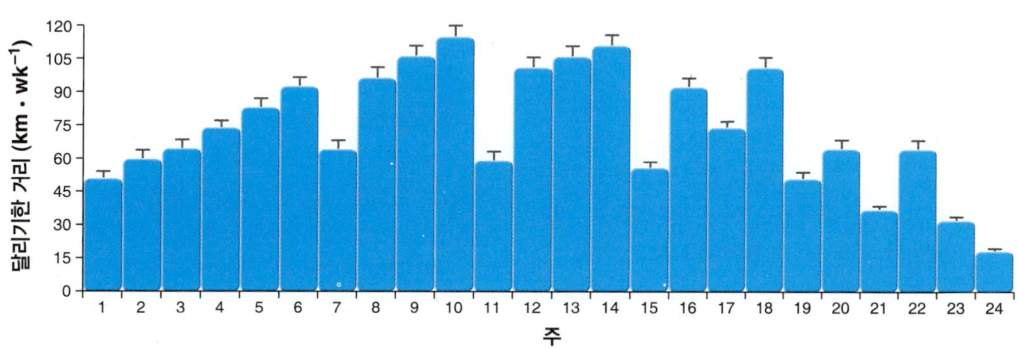

그림 12.8 지구성 트레이닝 주기화 계획. 훈련된 지구성 러너의 트레이너(68 mL $O_2 \cdot kg^{-1} \cdot min^{-1}$)의 24주 간의 운동량이 표시되어 있다. 트레이닝의 강도 또한 다양하다.

속성 검토

- 주기화는 어떠한 타입의 트레이닝 프로그램에서도 적용될 수 있다.
- 전형적인 근력 파워 주기화는 낮은 강도, 높은 운동량의 트레이닝으로부터 높은 강도 낮은 운동량의 트레이닝에까지 적용 가능하다.
- 비선형 저항성 트레이닝은 매우 다른 트레이닝의 양과 강도를 가진 패턴의 트레이닝에서 연속적인 트레이닝 세션을 포함하게 된다.

HR_{max} %으로 하여 5분 세션 동안 하는 프로그램)을 1주일 내로 하거나 강도를 높이고 기간을 짧게 한(80 HR_{max} %에서 20분 세션) 것으로 가능하다 할 수 있겠다. 유산소 트레이닝 계획에 초점을 맞춘 체력 향상 프로그램은 그림 12.8에서 나타난 바와 같이 회복 주의 트레이닝을 가짐으로써 가능해진다. 체력 향상 운동 프로그램에서 뛰기, 사이클링과 같은 다른 형태의 운동 또한 세션 사이에 추가로 넣을 수가 있으며 이는 상해나 지루함을 피하기 위해 다양한 형태의 어떤 프로그램도 넣을 수 있을 것이다. 트레이닝의 다양한 변수들을 잘 조절하는 것으로서 실질적으로 다른 타입의 유산소 운동 세션의 제한 없는 양을 조절할 수 있을 것이다.

요약

심혈관계 질병으로 인한 사망률이 감소하고 있지만, 미국에서는 여전히 36.3%의 사망 비율을 차지하고 있다. 심혈관계 질환은 뇌졸중, 고혈압 그리고 혈관계 질환을 포함하고 있다. 조절할 수 없는 위험인자에는 남성, 노화 그리고 유전이 있다. 조절할 수 있는 위험인자에는 담배, 혈지질 관련 인자, 고혈압, 비만, 당뇨, 그리고 신체활동이다. 이러한 인자들은

사 례 연 구

사례

다가오는 중요한 경기를 준비 중인 투포환 선수를 위해 저항성 운동 프로그램을 준비하고 있다. 어떠한 저항성 운동프로그램을 준비할 것인가, 그리고 어떠한 운동프로그램에서 변화를 줄 것인가?

선택

나는 일반적인 근력 파워 주기화 저항성 프로그램을 짜려고 하고 있다. 트레이닝은 높은 운동량, 낮은 운동 강도에서 낮은 운동량과 고강도의 트레이닝을 생각하고 있다. 근비대, 근력, 파워, 그리고 최대 근력 발휘를 위한 트레이닝 기간은 4주 정도가 되어야 할 것이다. 스케줄로써는 경기 바로 전에 맞춰야 할 것이다. 프로그램이 진행됨에 따라서 고강도, 낮은 운동량으로 변경하게 되며 몇 가지 다른 변화도 보이게 될 것이다. 근비대의 기간에서는 단일 관절 그리고 다수 관절 사용 운동이 복합적으로 사용될 것이다. 하지만 트레이닝이 최대 근력 발휘점에 도달하게 진행될 때에 전체 운동량은 감소되어야 하고, 단일 관절만 움직이는 운동은 점차적으로 감소하게 될 것이다. 또한 파워 향상과 최대 근력 발휘점에 도달하는 운동 기간에 이러한 프로그램이 강조될 것이다. 그리고 저항성 운동 이전 워밍업 운동에 있어서 정적인 스트레칭 운동을 하지 않을 것이다. 이러한 유연성 훈련 타입은 스트레치 이후 최대 근력과 파워를 감소시키는 것 같다. 하지만, 정적 스트레치를 포함하는 스트레치를 저항성 트레이닝 세션 이후 쿨다운 시기에 포함시킬 것이다. 시합 이전 7~10일 사이의 최대 근력까지 이끌어 내기 위한 훈련 기간은 최대 근 파워를 내도록 할 것이다.

사례

한 친구가 초기의 유산소 트레이닝 프로그램을 만들어 달라고 요청을 하였다. 어떤 타입의 트레이닝 세션을 추천하겠으며 어떤 타입의 트레이닝을 사용할 것인가?

선택

초기의 트레이닝 세션은 60~65 HR_{max} %의 강도에서 20~30분 정도의 운동시간을 포함하게 될 것이다. 트레이닝 빈도는 주당 3일 그리고 세션 간 하루의 휴식일을 끼고 있다. 트레이닝이 진전됨에 따라서 트레이닝 강도는 점차적으로 90 HR_{max} %까지 증가될 것이며 시간은 6분에서 그리고 빈도는 주당 5~6일까지 늘어나게 될 것이다. 초기에는 고강도와 높은 운동량으로 운동을 시작하지 않도록 할 것이다. 따라서 운동 강도가 늘어날수록 같은 기간 동안 운동량을 함께 늘리지 않을 것이다. 운동 빈도가 늘어날수록 러닝, 사이클 등 과운동으로 인한 상해를 피하기 위해서 여러 종류의 운동을 함께 제시할 것이다.

서로 신체활동과 상호 관련이 되어 있으며, 이러한 결과로서 모든 조절 가능한 위험인자와 함께 신체활동을 통해 긍정적인 영향을 미친다.

적당한 강도와 운동량의 유산소적 그리고 근력 트레이닝은 심혈관계 질환의 위험을 감소시킨다. 신체활동의 운동량과 강도로 인한 건강상의 이점들을 가져오게 되며 이는 체력상의 이점을 가져올 때 보다는 더 낮은 신체활동이 건강상 이점을 갖고 오는 데 필요하게 된다. 그러나 체력 향상에서의 이점이 생기는 것과 함께 건강상의 이점 또한 나타나게 된다. 적응 의존적으로 소실의 정도와 패턴 또한 다양하게 되지만 디트레이닝은 트레이닝으로 인하여 생리적 적응에서의 소실이 일어나게 된다. 따라서 운동선수와 건강한 일반인의 경우 건강과 체력 상의 트레이닝에 의한 이점을 위해 장기간의 디트레이닝을 피해야 할 것이다. 비주기화된 트레이닝은 체력 향상을 갖고 올 것이다. 그러나 주기화된 트레이닝은 운동을 좋아하는 사람 그리고 선수들에게도 권장되어야 할 것인데, 이유는 비주기화된 트레이닝보다 체력 향상으로 인한 이점이 더 크게 나타나기 때문이다.

용어정리

건강 유용성(health benefit): 질환위험을 감S소시키는 생리적인 적응

고비중지단백 콜레스테롤(high-density lipoprotein cholesterol, HDL-C): 간에서 세포로부터 다시 간으로 이동되어 생성되어지는 지단백질

고유수용기성신경근촉통법(proprioceptive neuromuscular facilitation, PNF): 스트레칭 전에 근에 수축을 일으키는 유연성 관련 트레이닝으로서, 신장되어진 근에 반사를 일으키게 하여 스트레치 동안에 더 많은 가동범위를 갖도록 함

고혈압(hypertension): 만성적이며 안정시의 높은 혈압

관상동맥경화(coronary artery disease, CAD): 심장근조직에 동맥이 딱딱해져서 결국에는 막히게 되는 질병

국소빈혈(ischemia): 조직으로의 부족한 혈액의 공급

뇌졸증(stroke): 뇌의 일부분에 혈액의 공급이 부족함

다근군 활용 운동(multi-muscle group exercise): 하나 이상의 관절을 이용하는 저항성 운동 프로그램이며 하나의 근군 이상을 사용하는 운동이다. 예로서는 벤치 프레스나 레그 프레스

단일근군 운동(single-muscle group exercise): 저항성 운동의 한 종류로서 하나의 골격근군에 의한 하나의 관절을 포함하는 운동. 단일관절운동이라고도 불림

동맥경화증(arteriosclerosis): 만성적인 낮은 정도의 염증으로 인한 동맥벽의 탄성저하, 점증적으로 벽이 두꺼워진다.

등가 대사(metabolic equivalent, MET): 휴식시 비교되는 산소 소비량; 1 MET은 거의 3.5 mL $\times$ kg^{-1} $\times$ min^{-1}과 같다; 4 MET 운동은 휴식시 산소섭취량의 4배에 해당하는 양이다.

디트레이닝(detraining): 운동을 관두거나 운동량과 강도를 줄임으로써 발생하는 운동에 의한 생리적인 적응의 손실

말초동맥질환(peripheral artery disease, PAD): 말초순환혈관에 아테롬성 동맥경화증이 진행되는 것

발리스틱 스트레치(ballistic stretch): 다이내믹한 운동을 포함하는 유연성 트레이닝으로서 스트레치에 포함되는 신체 부분의 운동량으로 인하여 근육이 움직임의 범위에서 스트레치되어지게 한다.

시간 구분(periodization): 오랜 트레이닝 기간 동안에 최적화된 신체 수행을 목적으로 계획된 트레이닝

심근경색(myocardial infarction): 심장조직에 심각한 국소빈혈. 심장마비로도 알려짐

심부전(heart failure): 체내 필요한 산소의 공급을 원할하게 할 만큼의 혈액량을 뿜어내기 위한 심실의 기능부재

심전도(detraining): 심장의 전기적 전도를 측정함으로써 심장의 리듬이나 수축 이완을 측정

아테롬성동맥경화증(atherosclerosis): 동맥 안쪽 벽에 지방질 플라그가 형성되어 동맥이 좁아지는 것

운동강도(intensity of exercise): 운동이 얼마나 강하고 어려운 정도

운동자각도(rating of perceived exertion, RPE): 개인이 어느 정도로 운동을 힘들게 하고 있는지에 대한 주관적 판단

인터벌 트레이닝(interval training): 휴식시간에 의해 구분되어지는 반복적인 운동 세션

일반적 워밍업(general warm-up): 수행해야 할 트레이닝과 특이적으로 관련되지 않는 활동을 포함하는 워밍업

저비중 지질단백 콜레스테롤(low-density lipoprotein cholesterol, LDL-C): 콜레스테롤과 트리글리세라이드를 신체조직으로 이동시키기 위해 간에서 생성되는 지질단백질

정적 스트레치(static stretch): 유연성 운동의 움직임 가동역 내에서 천천히 움직이면서 하는 유연성을 염두에 둔 훈련법

주요 위험 인자(major or primary risk factors): 관상동맥경화와 관련있는 인자

지질단백질(lipoprotein): 혈액에서 운송되어지는 지방과 단백질의 덩어리

총신체저항 훈련프로그램(total body resistance training program): 모든 대근육근을 사용하게 하는 저항성 훈련프로그램

크로스 트레이닝(cross-training): 트레이닝 동안 몇 가지 타입의 유산소적 트레이닝을 한다.

트레이닝의 양(volume of training): 총 일이나 트레이닝이 어떻게 수행되었는지 측정

피트니스 유용성(fitness benefit): 신체활동이 원할하게 되어지는 신체의 생리적 적응

혈전(thrombus): 동맥을 일부분 혹은 완전하게 막는 핏덩어리

협심증(angina pectoris): 심장조직의 빈혈로 인한 흉부통증

활동적인 웜업(active warm-up): 트레이닝 전의 활동

신체분할 훈련(split routine): 저항성 운동프로그램 중 하나로서, 각 신체의 각각 다른 부위의 저항성 운동 세션으로 나눠서 트레이닝을 함

스포츠 활동을 위한 워밍업(sport-specific warm-up): 일정 부위를 특정 타겟으로 하는 워밍업. 활동적인 워밍업의 한 타입

축소(tapering): 계획적으로 트레이닝의 양이나 강도를 줄여 나감

참고문헌

1. Albright A, Franz M, Hornsby G, et al. Position stand: exercise and type 2 diabetes. Med Sci Sports Exerc. 2000;32:1345–1360.
2. American College of Sports Medicine. ACSM's Guidelines for Exercise Testing and Prescription, 7th ed. Philadelphia, PA: Lippincott Williams & Wilkins, 2006.
3. American College of Sports Medicine. American College of Sports Medicine position stand. Progression models in resistance training for healthy adults. Med Sci Sports Exerc. 2009;42:687–708.
4. American Heart Association. Heart disease and stroke statistics —2008 uptake. A report from the American Heart Association Statistics Committee and Stroke Statistics Subcommittee. Circulation. 2008;117:e25–e146.
5. Behm DG, Button DC, Butt JC. Factors affecting force loss with prolonged stretching. Can J Appl Physiol. 2001;26:261–272.
6. Bishop D. Warm up I: potential mechanisms and the effects of passive warm up on exercise performance. Sports Med. 2003;33:439–454.
7. Bishop D. Warm up II: performance changes following active warm up and how to structure the warm up. Sports Med. 2003;33: 483–498.
8. Blair SN, Kampert JB, Kohl HW III, et al. Influences of cardiorespiratory fitness and other precursors on cardiovascular disease and all-cause mortality in men and women. JAMA. 1996;276: 205–210.
9. Blazevich AJ, Cannavan D, Coleman DR, et al. Influence of concentric and eccentric resistance training on architectural adaptation in human quadriceps muscles. J Appl Physiol. 2007;103:1565–1575.
10. Collins EG, Edwin Langbein W, Orebaugh C, et al. PoleStriding exercise and vitamin E for management of peripheral vascular disease. Med Sci Sports Exerc. 2003;35:384–393.
11. Cornelissen VA, Fagard RH. Effect of resistance training on resting blood pressure: a meta-analysis of randomized controlled trials. J Hypertens. 2005;23:251–259.
12. Cramer JT, Housh TJ, Weir JP, et al. The acute effects of static stretching on peak torque, mean power output, electromyography, and mechanomyography. Eur J Appl Physiol. 2005;93:530–539.
13. Decoster LC, Cleland J, Altieri C, et al. The effects of hamstring stretching on range of motion: a systematic literature review. J Orthop Sports Phys Ther. 2005;35:377–387.
14. DeLorey DS, Kowalchuk JM, Heenan AP, et al. Prior exercise speeds pulmonary O_2 uptake kinetics by increases in both local muscle O_2 availability and O_2 utilization. J Appl Physiol. 2007;103:771–778.
15. Fagard RH. Exercise characteristics and the blood pressure response to dynamic physical training. Med Sci Sports Exerc. 2001;33:S484–S492; discussion S493–S484.
16. Fatouros IG, Kambas A, Katrabasas I, et al. Resistance training and detraining effects on flexibility performance in the elderly are intensity-dependent. J Strength Cond Res. 2006;20:634–642.
17. Ferrara CM, Goldberg AP, Ortmeyer HK, et al. Effects of aerobic and resistive exercise training on glucose disposal and skeletal muscle metabolism in older men. J Gerontol A Biol Sci Med Sci. 2006;61:480–487.
18. Fleck SJ. Cardiovascular response to strength training. In: Komi PV, ed. Strength and Power in Sport: Olympic Encyclopedia of Sports Medicine, 2nd ed., Vol. III. Oxford, England: Wiley-Blackwell, 2002:387–406.
19. Fleck SJ, Kraemer WJ. Designing Resistance Training Programs, 3rd ed. Champaign, IL: Human Kinetics, 2004.
20. Fletcher GF, Balady GJ, Amsterdam EA, et al. Exercise standards for testing and training: a statement for healthcare professionals from the American Heart Association. Circulation. 2001;104:1694–1740.
21. Fletcher IM, Jones B. The effect of different warm-up stretch protocols on 20 meter sprint performance in trained rugby union players. J Strength Cond Res. 2004;18:885–888.
22. Foster C, Porcari JP, Gibson M, et al. Translation of submaximal exercise test responses to exercise prescription using the talk test. J Strength Cond Res. 2009;23:2425–2429.
23. Fox EL. Interval training. Bull Hosp Joint Dis. 1979;40:64–71.
24. Garrison RJ, Kannel WB, Stokes J III, et al. Incidence and precursors of hypertension in young adults: the Framingham Offspring Study. Prev Med. 1987;16:235–251.
25. Gellish RL, Goslin BR, Olson RE, et al. Longitudinal modeling of the relationship between age and maximal heart rate. Med Sci Sports Exerc. 2007;39:822–829.
26. Ghosh AK, Paliwal R, Sam MJ, et al. Effect of 4 weeks detraining on aerobic & anaerobic capacity of basketball players & their restoration. Indian J Med Res. 1987;86:522–527.
27. Helgerud J, Hoydal K, Wang E, et al. Aerobic high-intensity intervals improve $\dot{V}O_{2max}$ more than moderate training. Med Sci Sports Exerc. 2007;39:665–671.
28. Hickson RC, Kanakis C Jr, Davis JR, et al. Reduced training duration effects on aerobic power, endurance, and cardiac growth. J Appl Physiol. 1982;53:225–229.
29. Hoffman JR, Fry AC, Howard R, et al. Strength, speed and endurance changes during the course of a division I basketball season. J Appl Sport Sci Res. 1991;3:144–149.
30. Ingham SA, Whyte GP, Pedlar C, et al. Determinants of 800-m and 1500-m running performance using allometric models. Med Sci Sports Exerc. 2008;40:345–350.
31. Izquierdo M, Ibanez J, Gonzalez-Badillo JJ, et al. Detraining and tapering effects on hormonal responses and strength performance. J Strength Cond Res. 2007;21:768–775.
32. Izquierdo M, Ibanez J, Gonzalez-Badillo JJ, et al. Differential effects of strength training leading to failure versus not to failure on hormonal responses, strength, and muscle power gains. J Appl Physiol. 2006;100:1647–1656.
33. Karp JR. Interval training for the fitness professional. Strength Cond J. 2000;22:64–69.
34. Kavouras SA, Panagiotakos DB, Pitsavos C, et al. Physical activity, obesity status, and glycemic control: the ATTICA study. Med Sci Sports Exerc. 2007;39:606–611.
35. Kelley GA, Kelley KS. Progressive resistance exercise and resting blood pressure: a meta-analysis of randomized controlled trials. Hypertension. 2000;35:838–843.
36. Kraemer WJ, Ratamess N, Fry AC, et al. Influence of resistance training volume and periodization on physiological and performance adaptations in collegiate women tennis players. Am J Sports Med. 2000;28:626–633.
37. Lemmer JT, Hurlbut DE, Martel GF, et al. Age and gender responses to strength training and detraining. Med Sci Sports Exerc. 2000;32:1505–1512.
38. Leon AS, Sanchez OA. Response of blood lipids to exercise training alone or combined with dietary intervention. Med Sci Sports Exerc. 2001;33:S502–S515; discussion S528–S509.
39. Marques MC, Gonzalez-Badillo JJ. In-season resistance training and detraining in professional team handball players. J Strength Cond Res. 2006;20:563–571.
40. Marx JO, Ratamess NA, Nindl BC, et al. Low-volume circuit versus high-volume periodized resistance training in women. Med Sci Sports Exerc. 2001;33:635–643.
41. McCarrick MJ, Kemp JG. The effect of strength training and reduced training on rotator cuff musculature. Clin Biomech (Bristol, Avon). 2000;15(Suppl 1):S42–S45.
42. Mujika I, Padilla S. Cardiorespiratory and metabolic characteristics of detraining in humans. Med Sci Sports Exerc. 2001;**33**:413–421.
43. Mujika I, Padilla S. Scientific bases for precompetition tapering strategies. Med Sci Sports Exerc. 2003;35:1182–1187.
44. Nelson AG, Kokkonen J. Acute ballistic muscle stretching inhibits maximal strength performance. Res Q Exerc Sport. 2001;72:415–419.
45. Noble BJ, Robertson RJ. Perceived Exertion. Champaign, IL: Human Kinetics, 1996.
46. Pescatello LS, Franklin BA, Fagard R, et al. American College of Sports

Medicine position stand. Exercise and hypertension. Med Sci Sports Exerc. 2004;36:533–553.

47. Pollock ML, Gaesser GA, Butcher JD, et al. The recommended quantity and quality of exercise for developing and maintaining cardiorespiratory and muscular fitness, and flexibility in healthy adults. Med Sci Sports Exerc. 1998;30:975–991.
48. Pope RP, Herbert RD, Kirwan JD, et al. A randomized trial of preexercise stretching for prevention of lower-limb injury. Med Sci Sports Exerc. 2000;32:271–277.
49. Prabhakaran B, Dowling EA, Branch JD, et al. Effect of 14 weeks of resistance training on lipid profile and body fat percentage in premenopausal women. Br J Sports Med. 1999;33:190–195.
50. Rhea MR, Alderman BL. A meta-analysis of periodized versus nonperiodized strength and power training programs. Res Q Exerc Sport. 2004;75:413–422.
51. Sallinen J, Fogelholm M, Pakarinen A, et al. Effects of strength training and nutritional counseling on metabolic health indicators in aging women. Can J Appl Physiol. 2005;30:690–707.
52. Sallinen J, Fogelholm M, Volek JS, et al. Effects of strength training and reduced training on functional performance and metabolic health indicators in middle-aged men. Int J Sports Med. 2007;28:815–822.
53. Slentz CA, Houmard JA, Johnson JL, et al. Inactivity, exercise training and detraining, and plasma lipoproteins. STRRIDE: a randomized, controlled study of exercise intensity and amount. J Appl Physiol. 2007;103:432–442.
54. Staron RS, Leonardi MJ, Karapondo DL, et al. Strength and skeletal muscle adaptations in heavy-resistance-trained women after detraining and retraining. J Appl Physiol. 1991;70:631–640.
55. Tanasescu M, Leitzmann MF, Rimm EB, et al. Exercise type and intensity in relation to coronary heart disease in men. JAMA. 2002;288:1994–2000.
56. Thacker SB, Gilchrist J, Stroup DF, et al. The impact of stretching on sports injury risk: a systematic review of the literature. Med Sci Sports Exerc. 2004;36:371–378.
57. Thomas L, Busso T. A theoretical study of taper characteristics to optimize performance. Med Sci Sports Exerc. 2005;37:1615–1621.
58. Tokmakidis SP, Zois CE, Volaklis KA, et al. The effects of a combined strength and aerobic exercise program on glucose control and insulin action in women with type 2 diabetes. Eur J Appl Physiol. 2004;92:437–442.
59. Torres EM, Kraemer WJ, Vingren JL, et al. Effects of stretching on upper-body muscular performance. J Strength Cond Res. 2008;22:1279–1285.
60. Unick J, Kieffer HS, Cheesman W, et al. The acute effects of static and ballistic stretching on vertical jump performance in trained women. J Strength Cond Res. 2005;19:206–212.
61. Whelton SP, Chin A, Xin X, et al. Effect of aerobic exercise on blood pressure: a meta-analysis of randomized, controlled trials. Ann Intern Med. 2002;136:493–503.
62. Willardson JM. The application of training to failure in periodized multiple-set resistance exercise programs. J Strength Cond Res. 2007;21:628–631.
63. Winchester JB, Nelson AG, Landin D, et al. Static stretching impairs sprint performance in collegiate track and field athletes. J Strength Cond Res. 2008;22:13–19.

13장

건강, 체력 및 경기력 예측을 위한 운동검사

학습목표

1. 체력과 생리학적 능력에 대한 검사가 운동선수들 뿐만 아니라 건강을 증진하고자 하는 사람들에게도 어떠한 역할을 할 수 있는지 설명할 수 있다.
2. 검사하려는 체력 변인들이 개인의 트레이닝 목표에 따라 어떻게 달라지는지를 설명할 수 있다.
3. 개인의 테스트 결과를 평가함에 있어서 연령대를 고려한 기준의 중요성을 논의할 수 있다.
4. 왜 어떤 체력검사가 시행되어야 하는지 설명하고, 그것을 어떻게 실행하는지를 이해할 수 있다.
5. 여러 가지 검사에서 평가된 생리학적 계통들을 설명할 수 있다.

운동 과학자와 선수 트레이너 및 기타 관련자들은 초기의 체력수준 측정, 체력의 변화 추적 또는 진단 목적 등을 포함한 여러 가지 이유로 개인의 생리학적 반응이나 능력을 검사하게 된다. 검사의 유형은 테스트될 개인과 필요로 하는 생리학적 특성 정보에 따라 크게 달라질 수 있다. 예를 들어, 반복적으로 들어올릴 수 있는 최대 중량(1RM)을 파악하는 것은 미식축구 선수나 투포환 선수들과 같은 특정 유형의 운동선수들의 트레이닝 효과를 추적하는 데에 매우 효과적이다. 그러나 이것은 일반적으로 체력에 관심 있는 대부분의 사람들에게는 그리 중요하지 않은 것이다. 지구성 능력을 직접적으로 측정하는 것(최대산소섭취량이나 젖산역치 값)은 마라톤 선수의 트레이닝 효과를 추적하는 데에 있어서 매우 중요하다. 그러나 유산소성 운동을 열심히 하는 대부분의 일반인들에게서 트레이닝 향상의 정도를 파악하는 경우에는 최대산소섭취량을 추정해 보는 것만으로도 충분하다.

이러한 운동검사들은 한 개인이 건강을 목적으로 운동을 하는지, 아니면 운동선수로서 최대 능력을 확인하고자 하는지에 따라서 체력수준을 평가하는 기준이 달라진다. 실제로 한 개인의 체력을 측정할 때는 그 사람에게 적합한 검사방법과 기준을 적용해야 하고, 나이, 성별, 의학적 상태 및 트레이닝의 목적 등을 함께 고려해야 한다. 예를 들어, 전문적인 운동선수의 체력을 측정하기 위한 검사방법과 기준은 50대 회사원의 건강관련 체력프로그램에서의 그것보다 훨씬 더 엄격해야 할 것이다.

또한, 일부 운동검사들은 특정의 제약이 있다는 것을 고려해야 한다. 예를 들어, 지구성 종목의 선수들에 대하여 최대산소섭취량을 추정하는 방법들은 아주 높은 최대산소섭취량을 보유하고 있는 지구성 종목의 선수들에게는 적합하지 않다. 마라톤 선수의 최대산소섭취량을 추정하는 방법들은 실제의 측정값들과 상당한 섭취량의 오차를 유발한다. 더구나 이러한 검사법들은 마라톤 선수들의 연간 또는 계절별 트레이닝 중 최대산소섭취량의 미세한 변화에 따른 차이를 정확하게 측정해 내지 못한다. 일부 검사방법들은 얻어지는 정보의 유형 때문에 어떤 특정인들에게는 바람직하지 않는 경우가 있다. 즉, 확실히 건강한 운동선수들을 상대로 심전도(electrocardiogram; ECG)를 포함한 운동부하검사를 하게 되면 그다지 유용한 정보를 얻을 것이 없다. 그러나 운동부하 심전도 검사를 가슴 통증의 증상이 있었던 나이든 사람들에게 시행하면 아주 유용한 정보를 얻어낼 수 있다. 모든 운동검사들에는 부상의 위험이 따른다. 특히, 질병 위험이 높은 사람들이나 이전의 부상으로부터 회복 중인 사람들에게 최대의 역량을 요구하는 검사일 경우에 더욱 그러하다. 그러므로 체력 측정 시에는 적절한 주의가 필요하다. 특정인 또는 일반인들에게 체력검사를 할 시에는 특별히 고려해야 할 정보 및 부상의 위험 등에 대해 신경 써야 한다. 이 장의 목적은 정확한 검사방식이나 검사절차를 제공하는 것에 있다기보다는 일반적으로 진행되는 검사들의 유형과 검사결과 해석 방식을 제공하는 것에 있다.

근력운동과 파워

흔히, 비전문가들은 일(*Work*)과 파워(*Power*)라는 단어를 상호교환 가능한 것으로 사용하며, 운동선수나 코치조차도 그러할 때가 있다. 그러나 그러해서는 안 된다. 두 단어는 근육에 대한 각기 다른 기능적 능력을 나타내며, 따라서 서로 다른 운동 능력으로 해석될 수 있다.

일

일(Work)이라는 용어를 식으로 나타내면 힘에 거리를 곱한 것이다. 공식으로는 다음과 같이 나타낼 수 있다.

$$\text{일} = \text{힘} \times \text{거리} \tag{1}$$

따라서 일은 물체의 이동거리를 필수적으로 포함하고 있는 개념이며, 일반적으로 인체의 관절들이 가동범위를 통해서 움직여진 것을 말한다(글상자 13-1 참조). 엄밀히 따지면, 근수축이 발생하는 동안에 에너지(ATP)를 소비하고 있다할지라도, 동작(움직임)이 발생되지 않으면(등척성 근수축), 결국 일이 수행되지 않은 것이 된다.

일을 정량적으로 나타내는 적절한 단위는 줄(J)이다. 1줄은 1뉴턴을 나타내며, 이것은 1미터를 이동하는 데 소요되는 힘을 의미한다. 하지만 운동 과학에서 일은 킬로폰드(Kp) 또는 킬로그램미터(kg×m)로 표현한다. 이러한 용어들은 전통적으로 운동능력을 정량화하기 위해 쓰여 온 기계적으로 고정된 표준 자전거 에르고미터(cycle ergometers)에서 파생되었다. 에르고미터에서 플라이휠(flywheel)이 한 바퀴를 완전히 회전하였을 때 6미터의 거리를 이동하게 되는 것이다. 대부분의 자전거 에르고미터(cycle ergometers) 검사는 분당 50회 회전(rpm) 속도로 진행된다. 따라서 1킬로그램의 저항이 플라이휠에 가해지면, 1분 동안에 발생된 일의 양은 분당 300 kgm 또는 300 kgm(=1 kg×6 m×50 rpm) 또는 1 Kp가 된다.

비록 예전부터 써왔고 지금도 종종 쓰이긴 하지만 이러한 단위들은 국제적으로 쓰이는 표준단위(SI)에 맞지 않는다. 따라서 다른 학계의 과학자들은 물론 운동 과학자들 또한 일(Work) 단위를 줄(J)로 나타내야 한다고 주장하고 있다.

파워

일과는 달리 **파워(power)**는 시간적 요인을 포함하고 있다. 따라서 일이 수행된 비율이 곧 파워를 의미하는 것이다. 파워를 정의하기 위한 공식은 다음과 같다.

$$\text{파워} = \frac{\text{힘} \times \text{거리}}{\text{시간}} \quad \text{또는}$$

$$\text{파워} = \text{힘} \times \text{속도} \tag{2}$$

따라서 더 빨리 주어진 일을 더 빨리 수행하였다면, 더 큰 파워가 있는 것이라 볼 수 있다.

국제표준단위(SI)에 따르면, 파워를 나타내는 단위는 와트(W, $1\ W = 1\ J \cdot s^{-1}$)이다.

실생활에서 일과 파워의 차이에 대한 예로는 다음과 같은

글상자 13-1 학생들의 실제 질문

역기를 들 때 또는 언덕을 오를 때에 필요한 일과 파워는 어떻게 계산할 수 있나요?

저항성 운동을 할 때 필요한 일과 파워의 양을 측정하려면, 저항 거리와 시간을 알아야 한다. 한 사람이 20 kg(44 lb)의 역기를 63 cm (0.63미터, 25인치)의 높이로 3초 동안 들 때 얼마의 힘이 드는지 계산해 보기로 하자. 참고로 이 계산에서는 팔의 높이를 따지지 않는다.

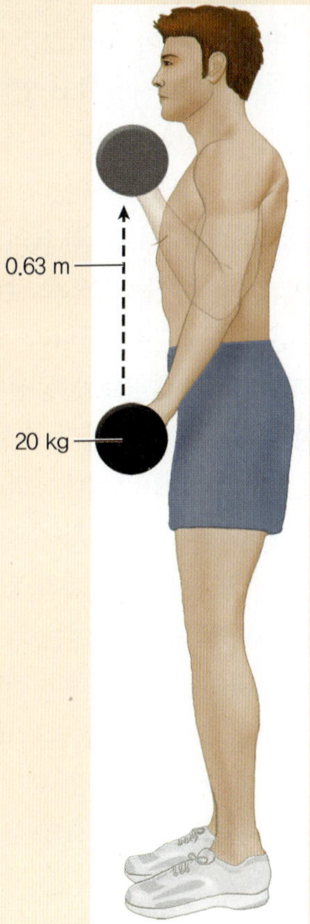

1 kgm = 9.81 J(힘의 단위)

일의 계산 = 무게×거리

일(work) = 20 kg×0.63 cm

일(work) = 12.6 kgm

일(work) = 12.6 kg×9.81 $J \cdot kg \cdot m^{-1}$

일(work) = 123.6 J

1와트(Watt) = 1 $J \cdot s^{-1}$

$$파워 = \frac{무게 \times 거리}{시간} = \frac{일}{시간}$$

$$파워 = \frac{123.6J}{3초}$$

파워 = 41.2와트(Watt)

어떤 사람이 언덕을 뛸 때 일과 파워의 양을 알아보자. 이때 필요로 하는 것은 언덕의 거리와 그 사람의 몸무게이다. 계산해 보자. 예를 들어, 75kg(165 lb)인 사람이 3.67 m(4야드, 1미터 = 1.09야드)의 언덕을 10초 안에 뛰었다면, 일과 파워는 다음과 같이 계산된다.

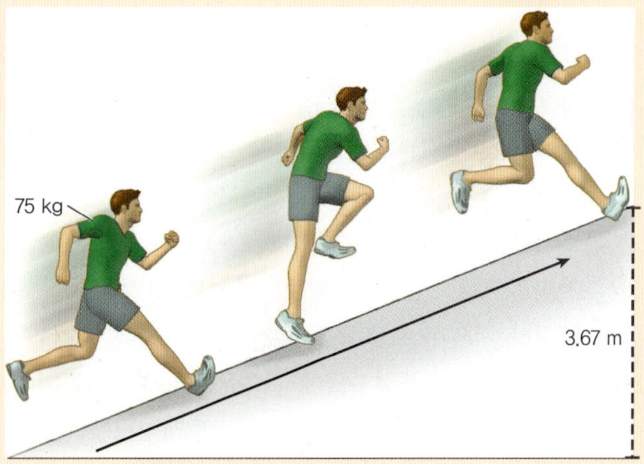

일(work)의 계산 = 75 kg×3.67 m

일(work) = 275.25 kgm

일(work) = 275.25kgm×9.81줄($J \cdot kg \cdot m^{-1}$)

일(work) = 2,700.2줄(J)

$$파워 = \frac{2,700.2줄(J)}{10초(sec)}$$

파워 = 270.02와트(Watt)

것이 있다. 두 사람이 똑같은 중량을 바닥에서 지정된 선반 위까지 들어 올리는 동일한 양의 일을 했다고 가정해 보자. 만약 한 사람이 그 일을 더 빠른 시간 내에 끝냈다면, 그 사람은 다른 사람에 비해 더 큰 파워를 지니고 있는 것이다. 대부분의 스포츠나 운동경기에서 파워는 근력이나 일하는 능력보다 더 중요한 것으로 생각되고 있다. 예를 들면, 투포환 같은 경기종목의 선수들은 무거운 포환을 턱 밑에 바치고 있다가 팔을 쭉 뻗으면서 포환을 멀리 밀어낼 수 있는 근력들

속성 검토

- 생리학적 반응이나 능력을 검사하는 것은 초기 체력수준, 체력상태 변화의 추적, 또는 진단목적 등 여러 가지 이유로 실행된다.
- 검사선택의 유형은 검사 대상자와 필요로 하는 생리학적 특성의 정보에 따라 크게 달라진다.
- 용어 '일'과 '파워'는 골격근의 각기 다른 기능적 역량을 나타내기 때문에 각기 다른 운동 능력으로 해석될 수 있다.
- 용어 '일'은 거리에 힘을 곱한 것으로, 공식은 '일' = '힘' × '거리'이다.
- 파워의 평가는 시간적 요인이 포함된 것이다. 그러므로 수행된 일의 비율은 곧 파워(시간당 할 수 있는 일)을 나타낸다. 파워를 식으로 나타내면

$$\text{파워} = \frac{\text{'힘(force)'} \times \text{'거리'}}{\text{시간}}$$

또는 힘 = '힘' × '속도'로 나타낼 수 있다.

을 지니고 있다. 결과적으로, 이러한 동작을 어떤 선수가 가장 빠르게 수행할 수 있느냐가 결국은 누가 제일 멀리 던질 수 있느냐의 관건이 되는 것이다.

파워는 때로는 "폭발적인 근력"처럼 언급되기도 한다. 그리고 아주 역동적인 특성을 지닌 스포츠나 신체활동들에서 파워는 전형적으로 근력보다 더 큰 가치로 인정되고 있다. 파워를 결정하는 일부 요소들은 유전적인 측면에서 기인하기도 하지만—파워 운동선수들에서 속근(type II) 섬유의 함유량이 높게 나타나는 경향—근 파워는 트레이닝을 통해서 증가시킬 수 있다. 다만, 운동선수들과 그들의 컨디셔닝 코치들은 파워 강화 운동에서는 일반적인 근력 강화 운동과는 다른 전략이 필요하다는 것을 알아야 한다. 즉, 근력운동은 개인의 최대 근력(1RM)의 70% 내지 100%의 중량으로 운동하여야 하지만, 파워운동은 최대근력의 30% 내지 60%의 더 가벼운 저항을 사용하여서 동작의 끝 지점까지 운동속도를 늦추지 않으면서 최대한 빠르게 수행해야 한다. 다시 말하자면, 근육의 기능성 능력을 향상시키는 조절 프로그램의 효율성을 검증할 때에는 근육의 작업수행능력과 파워를 구분하는 것이 매우 중요하다. 마찬가지로, 그 두 가지 변인들에 대한 측정단위를 국제표준단위(SI)에 의하여 정의된 적절한 단위를 사용하는 것도 중요하다. 일에는 줄(J)을 사용하고, 파워에는 와트(Watt)를 사용해야 한다.

심폐지구력 검사

심폐지구력(Cardiovascular endurance)은 운동 과학 분야에서 가장 오래되고 널리 측정되는 생리학적 변수 중의 하나이다. 일반적으로, 심폐지구력은 주로 장시간 최대 운동 중에 미토콘드리아의 호흡으로 소비된 최대산소섭취량($\dot{V}O_{2max}$)을 정량화하는 데 쓰이는 개념이다. 심폐지구력은 주로 최대산소섭취량으로 측정되며, 최대 유산소성 파워 또는 유산소성 능력 등으로 언급된다. 이는 운동선수들의 지구성 능력 측정뿐만 아니라 건강상태를 나타내는 지표이기도 하기 때문에 매우 중요한 측정 변인이다. 아울러 그것은 모든 건강인과 질환자들의 사망률 추정에도 적용되고 있다. 예를 들어, 질병을 가진 사람의 산소섭취량이 아주 소폭 감소(3.5 mL)할 경우, 대략 생존율은 12% 정도 하락한다. 또한 어떤 사람이 독립적으로 생활하기 위해서는 최소의 산소섭취량(13 $mL \cdot kg^{-1} \cdot min^{-1}$)이 있어야 하는 것으로 알려졌다.

최대산소섭취량은 지구력뿐만 아니라 사망률 및 생존율하고도 연관이 있기 때문에 엘리트 운동선수부터 질환자 및 노년층까지 다양한 대상들에게서 널리 측정되고 있다. 비록, 최대산소섭취량이 호흡순환계의 최대능력값을 나타내지만, 심박수와 혈압, 심전도 그리고 최대하 수준에서의 산소섭취량을 포함한 측정값들 또한 심혈관계의 기능을 나타내기도 한다. 그러므로 심폐지구력 측정 시에는 그러한 다양한 요소들이 전반적으로 고려되어야 하며, 특히 진단과 치료를 목적으로 심폐지구력 검사를 할 경우에는 그러한 변인들이 반복적으로 측정되어야만 한다. 검사목적, 대상자, 측정기구, 시설 및 검사자의 능력 등에 따라 검사의 유형이 결정되어야 한다.

임상시설에서, 최대산소섭취량 측정과 특정의 변인들에 대한 최대하 운동부하검사에서의 특정 값을 확인하기 위해 가장 흔히 적용되는 것이 **점진적 운동부하검사법(graded exercise test, GXT)**이다. 물론 특정의 변인들은 추정하는 것도 가능하다(글상자 13-2). 이 검사법은 운동부하량이 점진적으로 증가하며, 주로 트레드밀이나 에르고미터가 사용된다. 심폐지구력 검사는 검사실보다 장비가 덜 들어가 상대적으로 적은 비용으로 할 수 있는 필드(현장) 검사들도 있다. 심폐지구력 검사의 결과는 최초의 체력수준 측정, 트레이닝 또는 질병으로 인한 체력 수준의 관찰/변화 측정과 체력 트레이닝 처방을 위한 목적 등으로 활용된다. 다음 부분에서는

글상자 13-2 학생들의 실제 질문

아무런 체력검사 없이 $\dot{V}O_{2max}$를 추정하는 게 가능한가요?

대학생의 $\dot{V}O_{2max}$는 운동과 관련된 자료 없이도 추정할 수 있다. 이것은 대다수로 이루어진 집단을 검사할 때 유용하다. 최대산소섭취량의 추정은 신체활동 수준을 파악할 수 있는 설문지에서 얻어지는 정보를 토대로 이루어진다. 참가자들은 아래에 주어진 질문에 적절히 응답해야 한다.

A. 신체활동수준(PA-R)

지난 6개월 동안 여러분의 전반적인 신체활동 수준에 해당하는 번호를 선택하시오.

0. **활동 부족:** 걷기를 싫어하고 엘리베이터를 이용하며, 가까운 거리도 차를 타고 간다.
1. **가벼운 정도:** 걷기 것에 부담 갖지 않는다. 자주 계단을 이용하고 한 번씩 격한 심호흡을 필요로 하는 운동도 한 번씩 한다.
2. **보통 정도:** 1주일에 10~60분 가량 운동을 즐긴다. (골프, 승마, 체조, 탁구, 볼링, 근력 운동, 바깥 청소, 집안 청소, 걷기운동 등)
3. **보통 정도:** 1주일에 1시간 이상 2번 문항에 제시된 운동을 하고 있다.
4. **활발한 활동:** 매주 1마일(1.6 km) 이하로 러닝을 하거나 30분 이내의 조깅 또는 러닝, 수영, 자전거, 조정, 에어로빅, 줄넘기, 주변 달리기 또는 축구, 농구, 테니스, 라켓볼, 핸드볼과 같은 유산소성 운동을 한다.
5. **활발한 활동:** 매주 1마일에서 5마일 정도의 달리기 또는 매주 30분~1시간 이내로 4번 문항에 제시된 운동을 하고 있다.
6. **활발한 활동:** 매주 5마일에서 10마일 정도의 달리기 또는 매주 1~3시간 이내로 4번 문항에 제시된 운동을 하고 있다.
7. **활발한 활동:** 매주 10마일에서 15마일 정도의 달리기 또는 매주 3~6시간 이내로 4번 문항에 제시된 운동을 하고 있다.
8. **활발한 활동:** 매주 15마일에서 20마일 정도의 달리기 또는 매주 6~7시간 이내로 4번 문항에 제시된 운동을 하고 있다.
9. **활발한 활동:** 매주 20마일에서 25마일 정도의 달리기 또는 매주 7~8시간 이내로 4번 문항에 제시된 운동을 하고 있다.
10. **활발한 활동:** 매주 25마일 이상을 달리거나 매주 8시간 이상 4번 문항에 제시된 운동을 하고 있다.

B. 기능적 능력에 대한 인지평가질문(PFA)

여러분이 실내 트랙에서 1마일을 지속적으로 달린다고 가정할 때 너무 느리거나 너무 빠르지 않은 정도의 적절한 페이스는 어느 정도인가? 다음 1에서 13까지의 숫자 중 알맞은 것에 동그라미를 하시오.

1. 천천히 걸음 (1마일 18분 소요 또는 그 이상)
2.
3. 중간 정도로 걸음 (1마일 16분 소요)
4.
5. 빠른 걸음 (1마일 14분 소요)
6.
7. 천천히 조깅함 (1마일 12분 소요)
8.
9. 중간 정도로 조깅함 (1마일 10분 소요)
10.
11. 빠르게 조깅함 (1마일 8분 소요)
12.
13. 빠르게 뜀 (1마일 7분 이하 소요)

3마일을 걷거나 뛸 때 무리 없이 숨차지 않을 정도의 속도로 목적지까지 가는 데 어느 정도 시간이 걸립니까? 실제적으로 1에서 13까지의 숫자 중 알맞은 것에 동그라미를 하시오.

1. 천천히 전체 거리를 걷는다 (1마일 18분 또는 그 이상 소요)
2.
3. 중간 속도로 전체 거리를 걷는다 (1마일 16분소 요)
4.
5. 전체 거리를 빠르게 걷는다 (1마일 14분 소요)
6.
7. 전체 거리를 천천히 조깅한다 (1마일 12분 소요)
8.
9. 전체 거리를 중간 속도로 조깅한다 (1마일 10분 소요)
10.
11. 전체 거리를 빠른 속도로 조깅한다 (1마일 8분 소요)
12.
13. 전체 거리를 빠른 속도로 뛴다 (1마일 7분 이하 소요)

위에 적힌 질문들 이외에 추가적으로 몇 가지 더 필요한 정보들이 있다.

성별(여= 0, 남 = 1), 체질량지수(BMI): BMI = 몸무게(kg) · 키(m^2)
다음 식을 이용하여 $\dot{V}O_{2max}$를 추정할 수 있다

$$\dot{V}O_{2max}(mL \cdot kg^{-1} \cdot min^{-1}) = 44.895 + (7.042 \times 성별) - (0.823 \times BMI) + (0.738 \times PFA) + (0.688 \times PA\text{-}R).$$

예를 들어, 한 남성이 165파운드(75 kg), 5피트, 10인치(179 cm)이고, PA-R이 6, PFA이 18(9+9)일 때, $\dot{V}O_{2max}$의 추정값은 다음과 같다.

$$BMI = 75/(1.79 \times 1.79) \qquad BMI = 24.6$$

$$\dot{V}O_{2max}(mL \cdot kg^{-1} \cdot min^{-1}) = 44.895 + (7.042 \times 1) - (0.823 \times 24.6) + (0.738 \times 18) + (0.688 \times 6)$$

$$\dot{V}O_{2max}(mL \cdot kg^{-1} \cdot min^{-1}) = 49.10\ mL \cdot kg^{-1} \cdot min^{-1}$$

Reprinted with permission from George LD, Stone WJ, Burkett LN. Non-exercise $\dot{V}O_{2max}$ estimation for physically active college students. Med Sci Sports Exerc. 1997;29:415–423.

심폐지구력에 대한 검사실 및 필드 검사들에서 적용되는 일반적인 프로토콜과 변수들에 대해서 다루겠다.

임상시설검사

심폐지구력 또는 GXT 임상시설 검사는 주로 에르고미터 또는 전동식 트레드밀을 이용해서 진행된다. 일반적으로 $\dot{V}O_{2max}$ 측정치는 에르고미터보다 트레드밀을 이용할 때 약 10% 정도 더 높게 측정된다.[17]

일부 대상자들에서는 다른 장비가 사용될 수 있다. 예를 들어, 조정선수와 수영선수들은 로잉머신이나 수영 기구 등을 사용할 수 있다. 이러한 대체 장비들이 사용되어야 하는 이유는 운동형태가 다른 종류의 운동을 한 사람들이, 익숙한 운동방식을 사용하여 운동한 사람들에 비해, 상대적으로 더 높은 산소소비량을 나타내기 때문이다. 더구나 운동검사로부터 얻어진 정보(ex. 특정 작업량에서의 심박수)는 그 사람의 전형적인 운동의 형태를 적용하여 얻어져야만 더 정확한 운동 처방의 자료로서 사용되어질 수 있는 것이다.

또한, 특정의 운동 유형은 운동검사에서 적용 금지되는 경우도 고려되어야 한다. 노인의 경우, 무릎 관절염 등의 정형외과적 문제가 있으므로 트레드밀 운동검사는 배제해야 한다. 이 경우, 운동 과학자는 에르고미터를 선택 사용해야 한다. 또는 관절염이 너무 심한 경우, 팔로 돌리는 기구인 암 에르고미터를 사용할 수도 있다. 에르고미터는 걷거나 뛸 때 자세가 불안정한 사람이나 근육에 문제 있는 사람에게도 적합하다. 트레드밀 방식은 일반적으로 가장 널리 쓰이는 방법이다. 사람들은 자전거보다는 걷거나 뛰는 것에 더 익숙하기 때문이다. 더구나 자전거에 익숙하지 않거나 훈련되지 않은 경우에는, 자전거 운동검사에서 최대산소섭취량이 측정되기도 전에 또는 진단적 목적의 적절한 측정이 이루어지기도 전에 이미 국소적인 근육 피로가 나타날 가능성이 있다.

점진적 운동부하검사에서 활용 가능한 운동 형태에 관한 것 외에, 이 검사를 하는 동안 적용되어지는 운동강도에 대한 프로토콜이나 방식에 대해서도 고려해야 한다. **지속적인 운동부하량 프로토콜**의 운동검사인 경우에는 각 운동부하 단계 사이에 휴식 없이 강도가 계속 증가되는 것이다. **간헐적인 운동부하 프로토콜**의 경우에는 운동부하가 각 단계별로 증가하나 중간에 짧은 휴식기를 거친다. 간헐적인 운동부하 방식은 운동강도를 지속적으로 이겨낼 수 없는 환자들과 같이 특정 상황에서 매우 유용하다. 그러나 환자들이 지속적인 운동부하 방식을 이겨낼 수 있다면, 그 같은 방식을 적용하는 게 바람직하다.

지속적이든 간헐적인 운동부하 방식이든, 최초의 운동부하량은 검사 대상에 따라 달라져야 한다. 예를 들어, 심혈관계 환자의 경우, 운동종료 시점의 결과가 운동선수의 초기 측정값보다 더 낮을 수 있다. 지속적 또는 간헐적인 운동부하 방식에서의 각 단계별 운동부하량은 일반적으로 2~3분 정도의 길이이다. 이 정도의 시간이면 호흡순환계가 부하된 운동량에 안정적으로 적응하는 것이 가능하다(5장 참조). 운동검사를 통해서 운동선수 또는 환자의 운동강도를 처방하고자 하는 것이 목적이라면, 각 부하단계마다 안정 상태를 이루는 것이 필수적이다. 그러나 운동검사의 주된 목적이 최대산소섭취량을 추정하는 것이라면, 최대하 수준의 운동부하에서 반드시 안정 상태를 이루어야 하는 것은 아니다.

각 운동검사 단계에서 운동부하량을 어느 정도 증가시키는지 또한 고려 대상이다. 심혈관계질환이나 당뇨병, 심혈관 재활 운동프로그램을 하고 있는 환자들에 비해, 건강한 사람이나 운동선수들의 경우에서는 운동부하량을 크게 증가시킬 수 있다. 운동부하 증가가 빠른 프로토콜에서는 각 단계별 또는 분당 운동부하량의 증가량이 크고, 느린 프로토콜에서는 소폭의 운동부하량을 증가시킨다. 빠른 프로토콜 방식과 느린 프로토콜 방식 모두 중간 정도의 방식에 비하여 운동시간으로 따지면 8~12분 정도 운동검사 시간이 더 짧게 나타났으며, 최대산소섭취량 또한 더 낮게 나타났다. 빠른 프로토콜 방식은 마지막 단계에서 운동부하량이 매우 커지는데, 그 운동강도를 견뎌낼 수 있는 충분한 근력을 일반적으로 가지고 있지 않기 때문에 운동부하검사(GXT)가 조기에 종료하게 만드는 결과를 초래한다. 그 결과 최대산소섭취량이 과소평가되는 요인이 되고 있다. 반면에, 느린 프로토콜 방식은 인체의 심부 체온을 높일 뿐만 아니라 피검자가 계속해서 운동부하검사를 받고 싶어 하는 동기부여를 오랫동안 유지하지 못하는 결과를 초래한다. 심부 체온의 상승은 활동하고 있는 근육으로부터 피부 쪽으로 혈류를 재분배하게 하는 요인이다. 이러한 요인들 또한 최대산소섭취량을 떨어뜨리는 요인이 된다. 그러므로 최대산소섭취량 값을 이끌어 내기 위해서는 최소 8분에서 12분 정도 소요되는 운동부하검사 프로토콜이 적합하다. 그러나 타당한 최대산소섭취량을 얻기 위해서는 에르고미터 검사는 7~26분 정도 필요하고, 트레드밀 검사는 5~26분 정도 사이의 운동부하 지속시간이 필요한 것으로 인식된다. 이러한 검사 방식들에서 주의해야 할 점은 적당한 워밍업 이후에 길지 않은 운동부하검사를 해야 하고, 트레드밀 경사도 또한 15% 이상을 넘어서는 안 된다는 것이다.

최대하(submaximal) 또는 최대 심폐지구력 측정을 위한 운동부하 형태와 프로토콜의 선정은 검사의 주된 목적에 따라 달라질 수 있다. 운동 형태와 검사 프로토콜의 선정은 검사 대상자(심혈관계 질환자, 운동선수), 검사장비 및 검사 대상자의 능력 등에 따라 달라져야 한다. 다음에서는 가장 널리 통용되는 에르고미터와 트레드밀 검사의 일반적인 프로토콜에 대해서 설명하고자 한다.

트레드밀 프로토콜

다양한 피검자들을 위하여 여러 가지 트레드밀 프로토콜들이 개발되어 왔다. 트레드밀 방식은 속도, 경사도, 또는 이 두 요소를 복합해서 운동량을 증가시킨다(그림 13.1). 점진

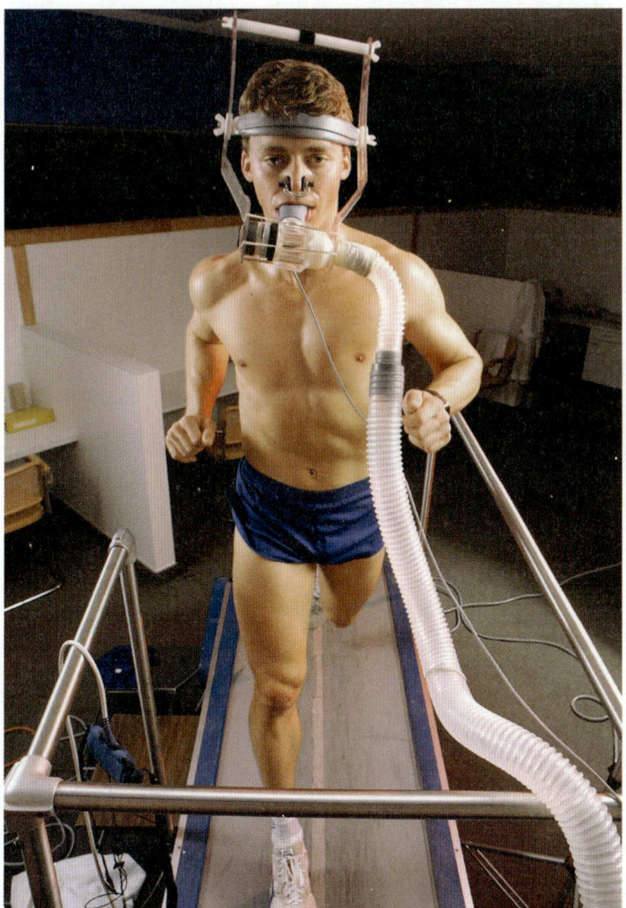

그림 13.1 트레드밀을 이용하는 운동방법은 운동부하를 속도와 경사도를 이용하여 증가시킬 수 있다. 운동부하의 증가 및 운동부하를 신속하게 증가시키는 방법은 운동부하검사의 목적에 따라 결정된다.

표 13.1 발케(Balke) 트레드밀 프로토콜

단계	속도(mph)	속도(km)	경사도(%)	지속시간(min)
1	3.3	5.3	0	1
2	3.3	5.3	2	1
3~25	3.3	5.3	분당 1%씩 증가	각 % 단계에서 1
26	3.5	5.62	25	1
27 이상	각 단계별 0.2씩 증가	각 단계별 0.32씩 증가	25	각 속도 증가에서 1

적 달리기 운동부하검사에서 가장 높은 최대산소섭취량이 얻어졌고, 그 다음은 경사도 0%에서 달리기, 그리고 그 다음은 걷기검사 순으로 나타났다. 트레드밀 검사 중에는 유효한 혈압 측정이 어렵고 심전도(ECG)도 정확한 파형을 확인하기 어렵다. 이러한 이유 때문에 일부 진단과정에서는 달리기 형태의 검사 적용에 제한이 되고 있다. 달리기 검사 중에 트레드밀의 손잡이를 잡는 것은 균형을 유지할 때 외에는 허락되지 않아야 한다. 왜냐하면 손잡이를 잡으면 생리학적으로 스트레스가 줄어들어 심박수가 급격히 낮아질 수 있기 때문이다.

발케의 프로토콜[4]은 걷기 운동부하검사에 널리 이용된다(표 13.1). 특히, 환자의 호흡순환 기능이 아주 낮은 경우에 권장된다. 이 방식이 의료시설에서 일반적으로 적용되는 이유는 최초의 운동부하량이 아주 낮게 출발해서 점진적으로 운동부하량을 늘려가기 때문이다.

이 프로토콜에서 트레드밀 속도는 시간당 3.3마일(시간당 5.3 km 속도)이고, 처음에는 경사도가 없는(0%) 상태에서 걷기 시작한다. 걷기속도는 일정하게 유지되면서 경사도는 운동시작 첫 1분 뒤에는 2%를 증가시키고, 그 후로는 경사도가 25%에 이를 때까지 매 2분마다 1%씩 증가시킨다. 25% 경사도에 도달한 뒤에는 시간당 0.2마일(시간당 0.32 km)씩 속도를 증가시킨다. 이러한 프로토콜은 심혈관계 기능이 떨어지는 사람들의 최대산소섭취량을 측정하는 데에는 적절하지만, 호흡순환 능력이 우수한 사람들에서는 검사 소요시간이 너무 오래 걸린다. 또한 일부의 환자들은 국소적인 근육통을 호소하는데, 특히 허리와 종아리 부위의 통증으로 인하여 진정한 최대산소섭취량을 측정하는 데 어려움을 준다.

또 다른 운동부하검사 프로토콜로 브루스(Bruce) 프로토콜 방식이 있는데, 이것은 아마도 트레드밀 검사 중에서 가

표 13.2 브루스 트레드밀 프로토콜

단계	속도(mph)	속도(km)	경사도(%)	지속시간(min)
0	1.7	2.7	0	3
0.5	1.7	2.7	5	3
1	1.7	2.7	10	3
2	2.5	4.0	12	3
3	3.4	5.4	14	3
4	4.2	6.7	16	3
5	5.0	8.0	18	3
6	5.5	8.8	20	3
7	6.0	9.6	22	3

기본 프로토콜에 0단계와 0.5단계를 추가하여 수정된 브루스 트레드밀 프로토콜이라고 불린다.

장 널리 통용되고 있는 방식일 것이다(표 13.2). 이 프로토콜은 속도와 경사도를 매 3분마다 1단계에서 7단계까지 계속 증가시킨다. 그 결과 상대적으로 빠르고 큰 운동부하량의 증가를 보이며, 단시간 내에 피로감이 급증하게 만든다. 상대적으로 초기의 운동부하량이 크고, 빠르게 증가되기 때문에 심혈관 기능이 좋지 않은 만성질환자들에게는 적합하지 않은 운동부하 방식이다. 따라서 그러한 질환자들에게 더 적합한 프로토콜을 만들기 위해 최초의 운동부하량을 낮춘 0단계와 0.5단계를 추가하였다. 브루스 프로토콜의 두 방식은 모두 건강한 일반 보통 사람들에게 모두 적합하다. 여러 가지 트레드밀 검사 방식들이 개발되었고, 앞으로도 특정의 대상군과 목적을 위하여 분명 더 많은 프로토콜들이 개발될 것이다.

최초의 운동부하량, 운동부하량의 증가, 그리고 속도 및 경사도 증가 등에 따른 총운동량의 증가가 어떻게 이루어져야 하는가는 운동검사 대상군과 검사의 목적에 따라 달라지는 것이다. 건강한 사람을 위해서 최대산소섭취량을 얻기 위해 일반적으로 사용되는 트레드밀 프로토콜은 표 13.3에 제시한 바와 같다.

표 13.3 강한 젊은 성인의 최대산소섭취량 측정을 위한 트레드밀 프로토콜

시간(분)	경사도(%)	속도(남자)(mph)	속도(남자달리기선수)(mph)	속도(여자)(mph)	속도(여자달리기선수)(mph)
0~2	0	8.0	8.5	7.0	7.5
2~4	2	8.0	8.5	7.0	7.5
4~6	4	8.0	8.5	7.0	7.5
6~8	6	8.0	8.5	7.0	7.5
8~10	8	8.0	8.5	7.0	7.5
10~12	10	8.0	8.5	7.0	7.5
12~14	12	8.0	8.5	7.0	7.5

자전거 에르고미터 프로토콜

일반적으로 자전거 에르고미터는 트레드밀에서 뛸 때보다 최대산소섭취량이 5~25% 더 낮게 나온다. 그러나 사이클이나 트라이애슬론 종목의 선수들 같이 특정 스포츠 종목에서 체력이나 트레이닝 프로그램을 계획하기 위해 운동부하 검사를 해야 하는 경우에는 에르고미터 프로토콜이 상대적으로 아주 중요해진다(그림 13.2). 또한 자전거 에르고미터는 자세가 불안정하거나 다리에 문제가 있는 운동선수들과 같이 트레드밀을 사용할 수 없는 경우에 더 적절히 이용될 수 있다. 더구나 자전거 에르고미터는 트레드밀과 다른 장점을 가지고 있는데, 그것은 바로 혈압을 쉽게 모니터할 수 있다는 것과 심전도(ECG)가 잡 파의 영향을 덜 받을 수 있다는 것 그리고 소폭으로 운동부하량을 조절할 수 있다는 것 등이다.

트레드밀 운동 중에는 피검자 스스로가 자신의 체중을 지탱해야 한다. 따라서 체중은 운동부하량에 영향을 미치게 된다. 그러나 자전거 운동부하 중에는 운동부하량은 페달링의 저항과 회전수(RPM)에만 영향을 받을 뿐 개인의 체중에는

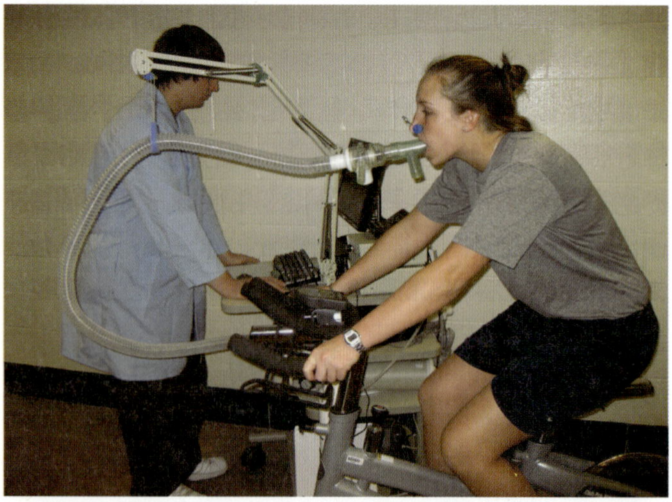

그림 13.2 자전거 에르고미터는 일반적으로 트레드밀 운동보다 최대산소섭취량이 낮게 관찰된다. 그러나 사이클 선수들에게 특화된 운동검사 방법이라는 것과, 운동부하 증가폭을 예민하게 조절할 수 있다는 점 그리고 자세의 불안정성을 가지고 있는 피험자들에게 적합하다는 점들이 트레드밀과 비교했을 때 에르고미터가 갖는 장점이다.

영향을 받지 않는다. 예를 들어, 운동량이 분당 2,000 mL의 산소를 필요로 하는 경우, 50 kg인 사람은 분당·체중당 40 ml의 산소가 필요하지만, 75 kg인 사람은 분당·체중당 26.6 ml 밖에 필요하지 않다는 것이다.

사이클 중 운동부하의 증가량은 적은 양으로 증가시킬 수 있으나, 그 증가량이 체력 수준이 낮고 체중이 적게 나가는 사람들의 경우에서는, 체력 수준이 높고 체중이 많이 나가는 사람들에 비해 상대적으로 클 수가 있다. 운동량이 분당 25 와트(150 kgm)를 증가시키면, 분당 27 mL의 산소섭취량의 증가가 요구된다. 심혈관 기능이 건강한 사람일수록 운동부하량 증가에 따른 심혈관계의 변화는 크지 않다. 반대로 건강하지 않을수록 운동부하량의 증가에 적응하기 위한 더 큰 심혈관계의 변화가 요구된다.

일반인을 대상으로 하는 에르고미터 검사에서는 페달 회전율을 일반적으로 50~60 rpm으로 하고, 운동부하량은 매 2~3분마다 25와트씩 증가시킨다. 그러나 운동선수들에게는 주로 더 빠른 회전수(70~100rpm)을 적용하고, 운동부하 증가량도 더 크게 증가시킨다. 기계식 에르고미터를 이용하여 운동검사를 할 경우, 회전수는 일정하게 유지된다. 그러나 전자제동 장치를 단 에르고미터를 사용할 경우, 에르고미터가 동일한 운동량을 유지하기 위하여 지정된 운동량에 따라 각기 다른 회전수를 적용한다. 팔로 돌리는 암 에르고미터의 경우, 다리 운동을 하지 못하는 장애인들에게 적용할 수 있다. 암 에르고미터 운동부하 검사는 일반적으로 $\dot{V}O_{2max}$가 20~30% 정도 더 낮다. 그것은 트레드밀 검사에서 다리운동에 참여하는 근육들보다 더 적은 근육들을 사용하고, 또한 운동부하량도 더 적게 증가시키기 때문이다(12.5와트, 분당 75 kg.m).

자전거 에르고미터 검사는 최대하 및 최대산소섭취량과 기타의 반응들을 측정하기 위해 사용 가능하다[41]. 트레드밀 프로토콜과 유사하게 자전거 에르고미터 프로토콜 또한 다양한 대상군의 특성과 운동검사의 목적에 따라 달라질 수 있다.

저전거 에르고미터는 트레드밀 프로토콜에 비하여 일부 장점들(예를 들면, 높은 안전성, 적은 운동 증가량)을 보유하고 있기 때문에, 특정 대상인들에게는 더 알맞은 방식이 될 수 있다. 표 13.4는 자전거 에르고미터 프로토콜을 사용할 때 훈련된 집단과 비훈련 집단의 최대산소섭취량을 측정하기 위한 자전거 에르고미터의 프로토콜을 제시하고 있다.

표 13.4 건강한 젊은 성인들의 $\dot{V}O_{2max}$ 측정을 위한 자전거 에르고미터 검사 프로토콜

시간 (분)	파워 박출력(비훈련자)		파워 박출력(훈련자)	
	kpm	W	kpm	W
0~2	300	50	600	100
2~4	600	100	900	150
4~6	900	150	1,200	200
6~8	1,100	180	1,500	250
8~10	1,300	215	1,800	300
10~12	1,500	250	2,100	350
12~14	1,700	280	2,400	400

전형적인 최대산소섭취량 값

최대산소섭취량 값은 주로 개인의 체중($mL \cdot kg^{-1} \cdot min^{-1}$)에 대비하여 나타낸다. 체중대비 $\dot{V}O_{2max}$는 운동선수들이 경기 중에나 트레이닝 중에 자기 체중을 이동시켜야 하기 때문에 대부분 운동선수들의 경기수행능력에 영향을 크게 미친다. 국제적인 마라톤 선수들의 경우, 체중대비 높은 최대산소섭취량 값을 나타내고 있다. 국제적인 남녀 마라톤, 크로스컨트리스키 등의 운동선수들은 각기 대략 분당·체중당 75 mL과 85 mL 정도의 산소섭취능력을 지니고 있다. 일부 남자 마라톤 선수들은 94 mL에서 96 mL 만큼 아주 높은 측정값을 갖고 있기도 하다. 20대에서 60대까지의 일반적인 남녀의 최대산소섭취량 측정값은 표 13.5에 제시되어 있다. 하위 20% 수준의 $\dot{V}O_{2max}$ 값은 주로 앉아서 생활을 하는 것 그리고 모든 사망요인의 위험요소를 높이는 것과 관련성이 매우 높기 때문에 최대산소섭취량이 낮은 사람들에서는 최소한의 $\dot{V}O_{2max}$량을 유지하는 것이 매우 중요하다. 최대산소섭취량 측정을 위한 임상시설검사 또는 야외검사(육상 트랙 검사는 다음에서 논의된다) 등에서 얻어진 $\dot{V}O_{2max}$의 평균 측정값이 표 13.5에 나타나 있다.

심박수 측정

심박수는 유산소 운동강도를 즉각적으로 나타내 주는 지표로 널리 사용되고 있으며, 유산소성 운동처방 기준설정에 유용하다(12장 참조). 심박수는 비침습적이고 편리하기 때문에 널리 이용되며, 특히 정확하고 신뢰할 만한 심박수를 모니터링하는 데 바람직하다. 또한 심박수는 다음의 몇 가지 연관

표 13.5 최대 유산소성 파워에 대한 백분위 값

백분율	$\dot{V}O_{2max}$(mL·kg^{-1}·min^{-1}) 연령대(나이)				
	20~29	30~39	40~49	50~59	60+
남자					
90	55.1	52.1	50.6	49.0	44.2
80	52.1	50.6	49.0	44.2	41.0
70	49.0	47.4	45.8	41.0	37.8
60	47.4	44.2	44.2	39.4	36.2
50	44.2	42.6	41.0	37.8	34.6
40	42.6	41.0	39.4	36.2	33.0
30	41.0	39.4	36.2	34.6	31.4
20	37.8	36.2	34.6	31.4	28.3
10	34.6	33.0	31.4	29.9	26.7
여자					
90	49.0	45.8	42.6	37.8	34.6
80	44.2	41.0	39.4	34.6	33.0
70	41.0	39.4	36.2	33.0	31.4
60	39.4	36.2	34.6	31.4	28.3
50	37.8	34.6	33.0	29.9	26.7
40	36.2	33.0	31.4	28.3	25.1
30	33.0	31.4	29.9	26.7	23.5
20	31.4	29.9	28.3	25.1	21.9
10	28.3	26.7	25.1	21.9	20.3

(남성과 여성을 연령대별로 구분하여 유산소 능력에 대한 백분율을 매긴 표이다.) Reprinted with permission from American College of Sports Medicine. ACSM's Guidelines for Exercise Testing and Prescription, 7th ed. Philadelphia, PA: Lippincott Williams & Wilkins; 2005.

성 때문에 생리학적인 측면에서 유산소성 운동 강도와 심폐지구력평가의 지표로 권장된다.

- 유산소성 능력이 증가함에 따라 안정 시 심박수와 동일 최대하 운동부하에서의 심박수가 감소한다.
- 심박수는 $\dot{V}O_{2max}$와 일반 선형관계를 나타낸다.
- 심박수는 기계적인 파워량, 운동부하량 및 운동강도와 일반 선형관계를 나타낸다.

장기적인 유산소성 트레이닝과 저항성 트레이닝은 어느 정도 안정 시 심박수의 감소를 가져온다(12장 참조). 트레이닝으로 인한 낮은 안정 시 심박수나 안정 시 심박수의 감소는 일반적으로 유산소성 체력의 향상 지표로 인식된다. 심박출량(C.O)을 유지하면서 안정 시 심박수가 감소되었다는 것은 일회 심박출량(S.V)이 증가한 경우로 밖에는 볼 수 없다(5장 참조). 왜냐하면 심박출량 = 심박수 × 일회 심박출량이기 때문이다. 그러므로 심박수가 감소했음에도 불구하고, 심박출량이 동일하게 유지된다는 것은 일회심박출량이 증가했다는 것이다. 이는 심박수 감소에도 혈액공급량, 산소 및 영양분 전달, 그리고 세포 내의 노폐물 제거 등의 활동을 유지하게 해준다. 남녀 성인의 안정 시 심박수 범위는 상당히 폭 넓게 분포하는데, 가장 낮은 경우는 대략 35정도로 주로 마라톤 선수 또는 도로 사이클 선수들과 같은 세계적인 수준의 유산소성 운동선수들에게서 나타난다(표 13.6). 유산소성 또는 심혈관 순환계가 더 좋을수록 그 개인의 최대하 수준의 운동강도에서 심박수는 상대적으로 더 낮게 나타난다. 그러므로 유산소성 체력이 더 좋은 사람이 좋지 않은 사람보다 상대적으로 동일한 강도의 최대하 운동부하 검사에서 더 낮은 심박수를 보이게 된다. 따라서 유산소성 트레이닝은 일반적으로 주어진 최대하의 운동부하량의 심박수의 감소를 가져온다.

표 13.6 안정 시 심박수의 일반적인 분류

분류	안정 시 심박수(bpm)	
	남자	여자
낮음	35~56	39~58
적당히 낮음	57~61	59~63
평균 이하	62~65	64~67
평균	66~71	68~72
평균보다 높음	72~75	73~77
적당히 높음	76~81	78~83
높음	82~103	84~104

bpm = 분당 심박수
Data from Golding L. YMCA Fitness Testing and Assessment Manual. Champaign, IL: Human Kinetics Publishers; 2000.

심박수가 $\dot{V}O_{2max}$, 기계적인 파워 박출력, 운동량, 운동강도와 일반적인 선형관계를 나타낸다는 것은 그 변수들의 증가에 따라 심박수도 상응하게 증가한다는 것을 의미하는 것이다. 그러나 이 관계에는 몇 가지 더 고려해야 할 요소들이 있다. 심박수가 $\dot{V}O_{2max}$ 및 운동강도와 일반적인 선형관계에 있기는 하지만, 심박수는 운동강도가 증가함에 따라 완벽한 일반적 선형 모형대로 증가되지는 않는다.

심박수는 운동강도가 최대 수준에 도달하게 되면, 거의 최대 심박수 수준에서 일정 상태를 유지한다. 일반적으로 심

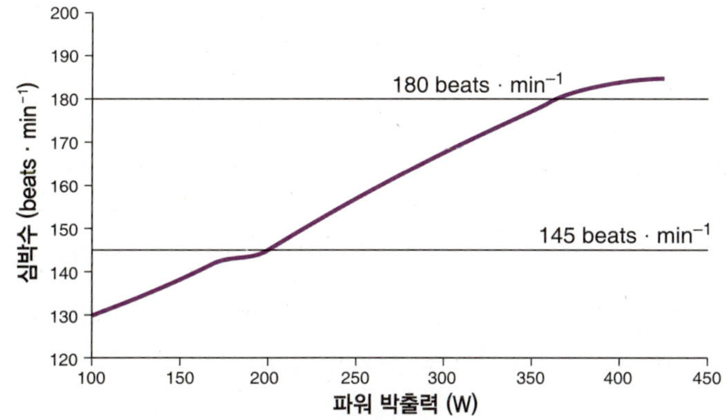

그림 13.3 심박수가 145~180 bpm의 범위 또는 자전거 에르고미터에 의한 최대 파워 박출력의 40~80% 범위에서만 파워 박출력과 직선적인 비례 관계를 나타낸다. 그러므로 심박수는 이러한 운동강도의 범위에서 가장 좋은 유산소성 운동강도의 지표가 될 수 있다.

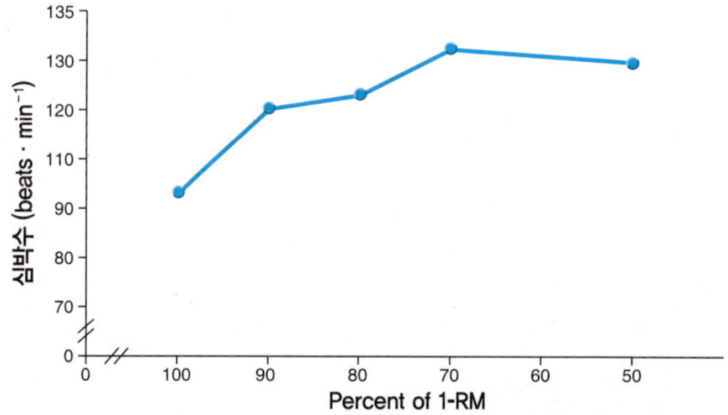

그림 13.4 저항성 무릎신전운동 중에 발생하는 심박수와 운동강도는 비례관계가 성립하지 못하기에 심박수는 1-RM을 대신할 수 있는 저항성 운동을 위한 운동강도의 지표가 될 수 없다. 실제로 100% 1-RM으로 저항성 운동을 했을 때, 심박수가 상대적으로 낮은 부하로 저항성 운동을 했을 때보다, 더 낮게 나타났다. (Data from Fleck SJ, Dean L. Previous resistance training experience and the pressor response during resistance exercise. J Appl Physiol. 1987;63:116–120.)

박수와 운동강도 및 $\dot{V}O_{2max}$ 간의 관계가 가장 예측 가능하고 안정적으로 나타나는 경우는 최대산소섭취량의 45~50%와 85~90% 구간에서 나타난다.[6] 예를 들어, 점진적인 운동부하의 자전거 에르고미터 검사 중에 심박수는 최대 운동부하량에 도달하면 정체상태를 보인다. 심박수와 파워 박출력 간의 관계는 대략 심박수 145~180 bpm 또는 최대 파워 박출력의 40~80% 지점에서만 일반적인 선형관계를 나타낸다(그림 13.3).

고혈압과 심근저산소증 등으로 베타 차단제와 같은 약을 처방받은 일부 심장병 환자들은 유산소성 운동량 또는 운동강도와 비정상정인 심박수 간의 관계를 보일 것이다. 베타 차단제는 투약량에 따라 최대하 운동량에서 정상 대비 20~30% 낮은 심박수를 나타내며, 따라서 최대 심박수도 자연적으로 감소한다. 이러한 요인은 심장병 환자들의 운동강도에 따른 심박수의 관계를 해석하는 경우에 반드시 고려되어져야 할 사항이며, 또한 유산소성 운동 처방에서도 필수적으로 고려되어야 한다.

비록 심박수가 유산소성 운동강도에 대한 좋은 지표이긴 하지만, 저항성 운동강도의 지표로서는 그다지 좋은 것은 아니다. 저항성 트레이닝 운동강도는 대부분의 경우에 최대로 1회를 반복할 수 무게(1-RM)의 퍼센트로 나타낸다(12장 참조). 일회 최대 반복가능 무게(1-RM)를 기준으로 50~90% 정도의 가벼운 운동부하로 **반복이 불가능한 시점**까지 수행했을 때의 심박수보다 최대 중량(1-RM) 운동부하로 반복이 불가능한 시점까지 운동했을 때의 심박수가 상대적으로 더 낮게 나타났다. 예를 들어, 트레이닝 받지 않은 사람들의 경우 1-RM 미만의 운동부하를 가지고 반복이 불가능한 시점까지 저항성 운동을 했을 때의 최고 심박수는 1-RM의 운동부하로 했을 때보다도 더 높은 심박수를 나타냈다(그림 13.4).

요약하면, 안정 시 심박수와 주어진 최대하의 운동부하량에서의 심박수는 유산소성 체력평가 지표로 적용이 가능하다. 심박수는 유산소성 운동 지표로 사용이 가능한데, 이는 심박수가 산소섭취량 및 운동강도와의 기본적으로 선형관계에 있기 때문이다. 그러나 심박수를 저항성 운동강도의 지표로 적용하는 것은 부적절하다.

글상자 13-3 알고 있습니까?
백의(하얀 의사 가운)성 고혈압은 양성이 아니다.

병원이나 클리닉에서 혈압을 잴 때 고혈압으로 측정되는 경우를 백의성 고혈압이라 부른다. 이는 흔히 환자가 의사와 마주할 때 긴장하여 그런 것이라 생각되어지며, 비록 병원에서의 두려움을 고혈압의 한 원인으로 일부 설명할 수는 있겠지만, 이는 안심할 상황은 아니다. 백의성 고혈압을 보이는 사람은 고혈압이 될 위험이 더 높다. 즉, 백의성 고혈압을 보이는 사람은 10년 후에 고혈압으로 이어질 확률이 보이지 않는 사람보다 2.5배 더 높은 것으로 알려졌다.

Mancia G, Bombelli M, Facchetti R, et al. Long-term risk of sustained hypertension in white-coat or masked hypertension. Hypertension. 2009;54:226–232.

혈압측정

심실의 수축기와 이완기 중에 박출된 혈액이 동맥벽에 부딪히는 압력이 곧 혈압이다. 안정 시의 혈압과 운동 중 그리고 트레이닝 중의 혈압에 대해서는 이미 논의한 바 있다(5장 참조). 잠시 떠올려 보면, 일반적으로 정상보다 안정 시에 높은 혈압이 고혈압(*hypertension*)인 것이다(고혈압에 대한 추가 설명은 글상자 13-3 참조). 신체적인 운동은 안정 시의 혈압을 낮춰 주지만, 지구성 운동이나 저항성 운동에서 운동부하량을 증가시키면 혈압은 상승한다.

일반적으로 혈압은 주로 상완동맥에서 측정된다. 따라서 정상적으로 체순환의 혈압이 측정되는 것이고, 폐순환의 혈압은 너무 약해서 측정되지 않는다. 더구나 혈압은 전신의 순환에 따라 달라지는데, 대동맥에서 가장 높은 최고의 혈압이 나타나고, 정맥에서 최저의 혈압이 측정된다. 혈압은 일반적으로 **청진법**을 사용하여 진찰한다. 기관이나 조직의 소리를 듣고 정상 또는 비정상 기능을 진찰한다. 청진법은 압박 부분과 고무 커프 부분으로 구성된 **혈압계**를 통해 진찰하는 방법이다(그림 13.5 참조). 상완의 고무 커프가 부풀려지면, 상완동맥을 압박하여 혈류를 차단하게 된다. 그리고 청진기를 혈류가 막힌 상완부위 혈관에다가 대면 아무런 소리를 들을 수 없다. 그러고 나서 고무 커프의 압력을 서서히 풀어 주면, 차단되었던 혈류가 지나가면서 혈관에 부딪치는 소리를 듣게 된다. 제일 처음 들리는 소리를 심실 수축에 의해서 발생된 수축기 혈압으로 읽는다. 처음 청진기로 들리는 소리를 첫 번째 **코로토프 음(Korotkoff sound)**이라 하는데, 이는 1905년에 최초로 이러한 혈압 청진법을 개발한 사람의 이름에서 유래한 것이다. 상완의 압력 커프를 계속해서 풀어 주게 되면, 혈관을 지나는 작은 혈류소리를 듣게 되는데, 이를 네 번째 코로토프 음이라고 한다. 그리고 혈관 압박을 더 풀어 주면, 더 부드러운 혈류소리가 들리다가 점차 소리가 없어진다. 이때 마지막에 들린 소리를 다섯 번째 코로토프 음이라고 한다. 일반적으로 정상 혈압을 가진 사람들은 첫 번째, 네 번째 그리고 다섯 번째의 코로토프 음이 대략 120 mm Hg, 90 mm Hg 그리고 80 mm Hg에서 발생되며, 그 첫 번째와 다섯 번째의 소리가 각각 수축기와 이완기의 혈압을 나타낸다.

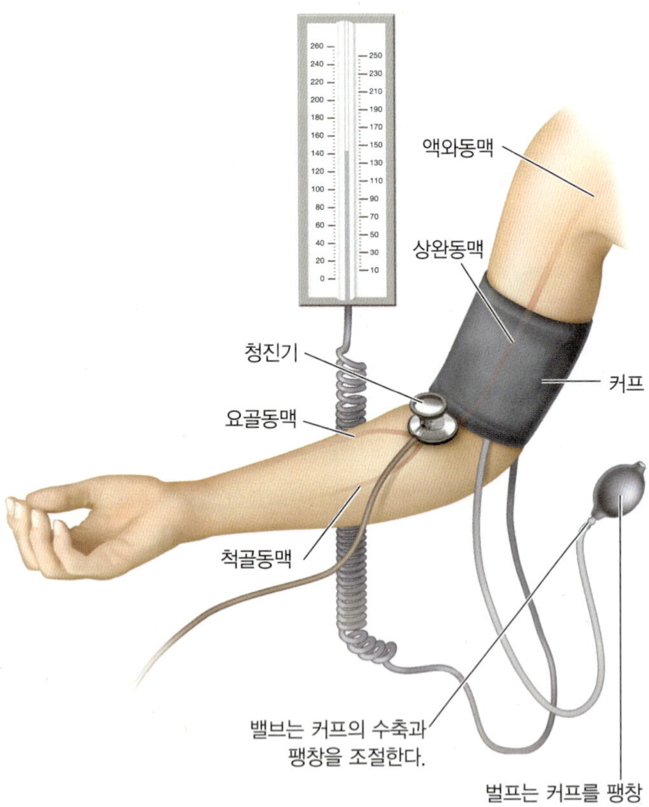

그림 13.5 이 그림은 청진기 및 무수은 혈압계를 이용하여 혈압을 측정하기 위한 방법을 보여주고 있다. 커프를 부풀린 다음에 다시 밸브를 열어서 공기압을 제거하면서 청진기로 코로토코프음(Korotkoff sound)을 들으면 된다.

혈압계는 몇 가지 종류가 있다. 미국심장협회에서는 가장 정확하고 유효한 혈압 측정기는 수은주 혈압계라고 시사하고 있다.[35] 그러나 현실적으로는 수은 같은 액체를 쓰지 않는 아네로이드 기압계 또는 압력 혈압계 그리고 자동 혈압계들이 또한 널리 쓰이고 있다. 자동 혈압계는 마이크와 컴퓨터 시스템을 이용하여 자동적으로 고무 커프를 부풀려 압박을 가하고, 압력을 낮추면서 코로토프 음을 잡아낸다.

더구나 어떤 사람이 정상 혈압인지, 저혈압인지 또는 고혈압인지를 알아보기 위해서는 안정 시 혈압을 측정하는 것 이외에 스트레스 검사나 스트레스 검사로부터의 회복기에 혈압을 여러 번 측정해야 한다. 앞서 말한 것과 같이, 운동을 할 때에는 트레드밀에서 보다 에르고미터에서 검사할 때 더 정확한 혈압을 측정할 수 있다. 일반적으로 운동부하검사에 따른 혈압 반응을 보면, 수축기 혈압은 점진적으로 증가를 보이지만 이완기 혈압은 거의 변화가 없이 유지된다(그림 13.6). 에르고미터 운동 중 수축기 혈압은 운동부하량이 대략 50와트 증가할 때마다 6 mm Hg에서 9 mm Hg 정도씩 증가를 나타냈다. 따라서 수축기 혈압이 과도하게 또는 이완기 혈압이 상당히 높아지는 경우는 비정상적인 반응인 것이다. 예를 들면, 정상 혈압을 지닌 일반 성인의 경우 유산소성

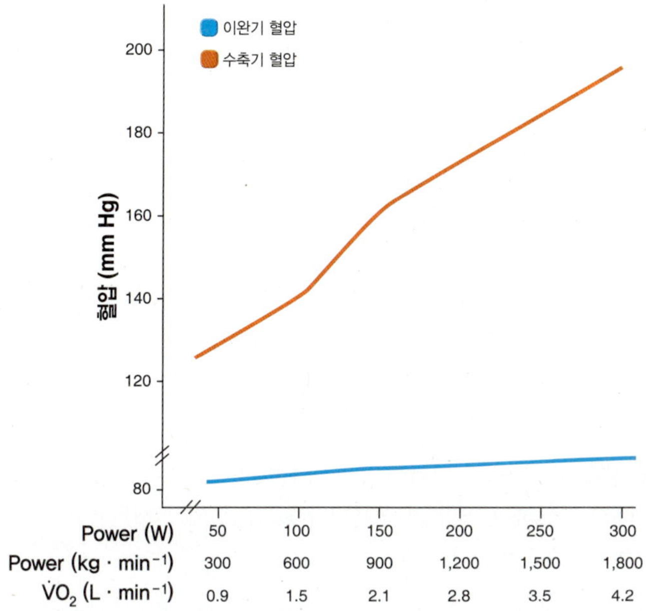

그림 13.6 자전거 에르고미터 운동 중의 정상적인 혈압 반응을 보여주고 있다. 빨간색 선으로 표시된 수축기 혈압은 운동강도가 증가함에 따라 점진적으로 증가하고 있으며, 이완기 혈압(파란색 선)은 운동 시에도 거의 변화가 없다.

유형의 운동 중에 수축기 혈압은 대략 180 mm Hg에서 190 mm Hg 수준이다. 만약 수축기 혈압이 240 mm Hg를 초과한다면, 그것은 고혈압으로 이완되기 쉬운 상태임을 암시하는 것이다. 만약 운동부하량의 증가에도 불구하고 수축기 혈압이 10 mm Hg 이상 감소하거나 이전의 동일 운동부하검사에서 보다 낮은 측정값이 나올 경우, 심근허혈성 반응일 수 있기 때문에 그 즉시 운동검사를 멈추어야 한다.[37] 일반적으로 혈압은 운동의 수행을 멈춘 후 대략 5분 내지 8분 정도가 경과 되면, 운동 전 수준으로 돌아간다. 그러나 수축기 혈압이 운동회복기에 운동 전의 혈압보다 다소 낮게 일시적으로 떨어지는 것은 비정상적인 반응은 아니다.

운동 프로토콜과 측정된 혈압 값들은 진단 목적으로 널리 이용되어 왔다.[37] 안정 시 혈압과 운동부하검사 중의 혈압, 그리고 회복기의 혈압을 측정하는 가장 주된 목적은 진단을 위한 것이다. 운동 중 그리고 회복기의 비정상적인 혈압 반응은 심근 허혈성 또는 과민성 고혈압 등과 같은 다양한 유형의 심혈관계 문제를 암시하는 것이다.

심전도 측정

표준 12지 유도 심전도는 일반적으로 운동부하검사에서 심혈관계 질환의 증상을 보이는 사람 또는 심혈관계 질환을 가질 위험이 큰 사람들에게서 수행된다. 심전도의 파형은 심방과 심실의 수축과 이완을 나타낸다. 심전도 파형의 높이, 간격, 면적 그리고 파형의 모양은 심장 기능의 정상 또는 비정상 여부를 시사해 준다(5장 참조). 심혈관계 질환의 위험성이 높은 것으로 여겨지는 사람을 대상으로 하여 운동부하심전도 검사를 할 때에, 심근허혈 증상 시 나타나는 S-T 분절의 하강과 같은 비정상적인 심장 기능이 나타나는지에 대한 유무를 운동검사 동안 잘 감시하여야 한다(그림 5.7 참조).

심전도는 심혈관계 질환 진단 시 가장 널리 쓰이는 방법이지만, 경우에 따라서는 건강한 운동선수들을 검사할 때에도 많이 사용된다. 예를 들어, 어떤 선수의 체력 훈련에 대한 적응 현상 중 하나가 좌심실의 질량이 증가되는 것인데, 이는 심실 수축력을 증가시켜 심전도상에서 R파의 높이를 더 높였음에도 정상적인 파형을 나타내게 된다.

심박수는 분당 심장의 박동수를 의미하나, 심장의 박동과 박동 사이에는 약간의 시간 차이가 있다. 즉, 분당 심박수가 60번 박동한다고 할 때, 각 박동이 똑같은 시간 간격을 갖는 것이 아니다라는 것이다. 이러한 심장 박동 수 간의 시간 간격 차이를 **심박수 변이성(Heart Rate Variability, HRV)**이라고 한다. 심박수 변이성은 QRS 분절의 거리를 통해서 측정이 가능하고, 이는 진단을 목적으로 사용되고 있다.[5,28] 심박수 변이성은 나이가 들어감에 따라 더 낮아지는데, 낮은 심박수 변이성은 사망률 증가와 관련이 있으며, 또한 트레이닝으로 변화시킬 수 있다(글상자 13-4 참조). 더구나 심박수 변이성의 변화는 오버 트레이닝을 진단하는 데도 적용 가능하다. 그러므로 심박수 변이성은 좌업 생활자부터 건강한 사람까지 모든 대상자들에 대한 진단 목적으로 유용하게 쓰일 수 있는 심전도 검사의 일환이다.

운동자각도 측정

운동자각도(RPE)는 운동강도에 대한 심리생리적인 부담의 정도를 측정하는 것이다. RPE 척도는 스웨덴 정신과의사 Gunnar Borg에 의해 개발되었고, 미국 피츠버그 대학의 교수이자 운동생리학자인 Bruce Noble에 의해 운동 과학자들의 주목을 얻게 되었다. 전통적인 RPE 척도는 6에서 20까지 등급을 표시하고 있는데, 주관적이지만 운동 중에 신체적인 노력(부담)의 정도를 간단하고 유용하게 추정할 수 있는 측정 도구이다. 6에서 20까지의 등급은 심장 박동수에 상응(10을 곱해)하도록 구성되었기 때문에 운동부하검사를 통한 산소섭취량의 변화와도 연관이 가능하다. RPE는 운동 강도에

글상자 13-4 응용 연구

심박수 변이성 및 회복심박수

심박수 변이성은 QRS파의 변동유형 또는 심전도의 R-R파 간의 인터벌을 가장 정확하게 측정하는 것이다. 심박수 변이성은 시간적 요소를 나타낼 수 있고, 시간(초 단위)에 따른 R-R 인터벌(1000분의 1초 단위)을 그래프로 나타내거나, 빈도 요소(특정 시간에 R-R 인터벌의 변화 측정)을 나타낼 수 있다. 일부 데이터는 트레이닝을 통해 심박수 변이성이 증가 가능하다고 하나 일관된 근거는 없다. 심장 박동수의 변이성은 또한 오버 트레이닝에 따라서도 달라진다. 일관된 결과의 부족은 아마도 심박수 변이성의 측정 방식과 측정 시기 때문인 것으로 사료된다. 예를 들어, 시간 요소 또는 빈도 요소의 경우, 안정 시, 최대하 또는 최대 운동 중이나 운동 후 회복기에도 측정될 수 있다. 심박수 변이성은 트레이닝 상태를 측정할 수 있다는 전제에 따라, 운동선수가 오버 트레이닝하게 된 경우도 예측할 수 있게 해준다. 그러나 확실하게 일관된 결과가 있기까지는 후속 연구들이 더 필요하다.

회복 심박수는 심박수가 운동 후 안정 시에 이르기까지 얼마나 빨리 되돌아오는지를 확인하는 것이다. 단시간에 회복 또는 안정 시 심박수 상태로 회복률이 증가하는 것은 유산소성 트레이닝과 같은 운동의 적응현상으로 나타난다. 이와는 반대로 심박수의 회복률 저하는 사망률의 증가와 확실히 연관이 있다. 그러므로 안정 시 심박수의 감소와 최대하 운동시 심박수의 감소는 생리학적 변화에서 기인하는 것일 뿐만 아니라 트레이닝이나 체력의 증강을 통해서도 이루어진다.

Borresen J, Lambert MI. Autonomic control of heart rate during and after exercise measurements and implications for monitoring training status. Sports Med. 2008;38:1633–1646.

대한 비생리학적 측정방법이라 할지라도, 연구결과에 따르면 그 자체는 신뢰할 만한 도구로 사용 가능하며, 6에서 20까지의 등급은 심혈관계 및 대사성 스트레스에서 나타나는 여러 가지의 변인들과도 비교 가능한 것으로 인식되고 있다(표 13.7). 운동부하검사 중에 RPE 측정은 각 운동부하 단계의 마지막 15초 동안에 해야 한다. 또한 RPE 등급을 적절하게 활용하기 위해서는 환자 또는 대상자에게 이에 대한 의미를 충분히 설명해 주어야 한다.

표 13.7 RPE 등급과 관련된 생리적 반응

RPE 등급	최대심박수 %	% $\dot{V}O_{2max}$	혈중 젖산 (mmol · L^{-1})
6			
7 매우, 매우 가볍게			
8			
9 매우 가볍게			
10			
11 적당히 가볍게	35~54	25~44	
12			
13 약간 힘들게	55~69	45~59	
14			
15 힘들게	70~89	60~84	2.5
16			
17 매우 힘들게	>90	≥85	
18			4.0
19 매우, 매우 힘들게			
20	100	100	

Reprinted with permission from Tipton CM, ed. ACSM's Advanced Exercise Physiology. Baltimore: Lippincott Williams & Wilkins; 2006.

검사 종료 기준

운동검사는 비정상적인 임상 반응이 나타났거나, 명백하게 건강한 사람 또는 운동선수들을 대상으로 하는 검사에서는 여러 생리학적 반응들이 최대한의 노력으로 나타난 것이라고 판단될 때 종료할 수 있다.

운동검사가 임상시설에서 실행될 때, 더 이상 운동검사를 진행할 수 없는 금기현상이 나타나거나, 심한 피로감을 보일 때 검사를 종료하게 된다. 운동검사의 금기사항은 운동부하로 인하여 나타나는 다음과 같은 비정상적인 반응들이다.

- 심근 허혈을 나타내는 협심증이나 가슴통증
- 비정상적인 혈압 반응 (위에서 논의한 내용)
- 비정상적인 심전도(ECG) 반응 (위에서 논의한 내용)
- 팔다리(일반적으로 다리)의 불편 또는 통증이나 간헐적인 마비(12장 "말초동맥질환"에서 자세히 설명)
- **호흡 곤란** 또는 지속적 호흡의 어려움
- 현기증이나 **실신**

속성 검토

- 심폐지구력은 일반적으로 최대 운동 중에 미토콘드리아의 호흡으로 소비되는 최대산소섭취량으로 정량화될 수 있다.
- 심폐지구력은 운동부하검사를 통해 임상시설에서 진행될 수 있다.
- 운동부하검사 방법에는 여러 가지 프로토콜들이 있다. 이러한 프로토콜 중에서 가장 널리 쓰이는 것은 자전거 에르고미터와 트레드밀 장비를 이용하는 것들이다.
- 심박수는 유산소성 운동 강도의 지표로 널리 이용되며, 유산소성 처방 시에 유용하게 적용될 수 있다.
- 운동부하검사 중에 측정한 혈압들은 비정상적인 심혈관계 반응의 지표로 사용할 수 있다.
- 표준 12지 유도 심전도는 주로 심혈관계 질환의 증상을 보이는 개인이나 심혈관계 질환의 발생 위험이 높다고 판단되는 사람들을 대상으로 운동부하를 하면서 측정한다.
- 운동자각도(RPE)는 다른 생리학적 변수들(최대심박수 %, 최대산소섭취량 %, 혈중 젖산농도)과의 관계로 인해 호흡순환계의 스트레스 지표로 적용 가능하다.
- 임상시설에서 운동부하검사는 운동 스트레스로 인하여 비정상적 반응이 나타날 때 종료하게 되며, 건강한 사람들이나 운동선수들의 경우에는 최대산소섭취량에 도달되면 운동부하검사를 종료시킨다.

확실히 건강한 일반인이나 운동선수들을 위한 여러 가지 운동검사의 목적은 $\dot{V}O_{2max}$를 확인해 보려는 것이다. 이러한 검사들에 있어서 최대산소섭취량에 도달했는지에 대한 주요 판단 규준은 운동부하의 증가에도 불구하고 산소섭취량이 증가하지 않고 일정 상태(고원현상)를 보이거나 오히려 약간 감소를 나타내는 시점인 것이다. 예를 들어, 산소소비가 분당·체중당 2.1 mL 미만의 증가를 보이는 것은 달리기 속도를 시속 1 km를 증가시킨 것과 동일하다. 즉, 이 정도이면 거의 $\dot{V}O_{2max}$에 도달하였고, 이후 운동을 지속하려면 무산소성 에너지 대사체계에 의존해야 한다는 것을 의미한다. 만일 이 같은 최대산소섭취량을 판단할 수 있는 1차적인 규준이 나타나지 않았다 할지라도, 2차적인 판단 규준들이 나타났다면 최대산소섭취량에 이미 도달한 것으로 인정한다. 2차적 판단 규준은 다음과 같은 사항들이다.

- 혈중 젖산농도가 혈액 1 L당 8 mmol에서 12 mmol에 이르렀을 때
- 호흡 교환율이 1.0 이상일 때
- 심박수가 최대 예측값의 최소 90% 이상에 도달했을 때 (12장 참조)
- 피로감을 호소할 때

아울러 운동부하 검사를 지속하면 안 되는 임상적 금기사항들이 나타나거나, 확실히 건강한 사람을 대상으로 한 검사를 하는 경우에 최대산소섭취량에의 도달 및 최대의 노력으로 이루어졌다고 판단되면 운동부하 검사를 종료한다. 운동부하 검사의 종료를 위한 규준은 검사의 목적과 대상자의 건강상태 등에 따라 다르다. 신체 건강한 피검자가 최대산소섭취량에 도달하였다고 하여도, 일반적으로 측정 오차가 나타난다(글상자 13-5).

글상자 13-5 알고 있습니까?
최대산소섭취량 측정의 오류는 무엇인가?

$\dot{V}O_{2max}$와 같은 변수를 측정할 때, 우리는 흔히 측정된 값이 정확할 것이라 가정한다. 올바른 측정 장비를 사용하고, 측정 절차를 준수하였다면 그 가정은 틀리지 않을 것이다. 그러나 측정에는 오류가 생기기 마련이다. $\dot{V}O_{2max}$ 측정의 오류는 흔히 기계 상의 또는 장비 상의 문제이나, 측정 당일의 물리적 변동에 따른 생물학적 변수에 기인할 수 있다. $\dot{V}O_{2max}$ 측정을 며칠 간격으로 측정해 보면, 그 변동 폭은 2.2~5.6% 정도로 나타난다. 이러한 오차 발생의 대략 90% 정도는 생물학적 요인에 의한 것이고, 10% 정도는 기계적인 요인에 의한 것이다. 그러므로 $\dot{V}O_{2max}$ 측정값은 일반적으로 오차가 생기기 마련이다. 그러한 생물학적 변동은 운동선수들에게 있어서 "잘 되는 날"또는 "잘 안 되는 날" 정도로 표현되어질 수 있다.

Katch VL, Sady SS, Freedson P. Biological variability in maximum aerobic power. Med Sci Sports Exerc. 1982;14:21–25.

Wisen AGM, Wolhlfart B. Aerobic and functional capacity in a group of healthy women: Reference values and repeatability. Clin Physiol Funct Imaging. 2004;24:341–351.

심폐지구력 추정법

일부 운동검사의 경우, 즉 한번에 많은 대상자들을 빨리 측정하거나 또는 직접적으로 심폐지구력을 측정할 수 있는 임상시설 장비들이 없을 때와 같은 상황에서는 최대산소섭취량을 추정하여 지구성 능력으로 평가할 수 있다. 최대산소섭취량의 추정 방식은 주로 최대하의 운동부하 검사 중에 나타나는 심박수 반응을 기반으로 산출하는 것이다.

이를 위해서는 다음과 같은 가정이 전제되어야 한다.

- 심박수와 운동량 및 산소섭취량 간에는 일반적인 선형관계가 존재한다.
- 최대 운동량에 도달했다는 것은 곧 최대산소섭취량을 얻었다는 것을 의미한다.
- 최대하의 운동부하 각 단계마다 피검자가 항정 상태에 도달했을 때 심박수를 측정한 것이며, 이러한 심박수는 거의 매일 동일하다.
- 각 개인의 연령대별 최고 심박수는 동일하다.
- 각 개인별 주어진 운동부하량에서의 산소섭취량은 동일하다(기계적 효율성).
- 피검자들은 정상적인 심박수 반응에 저해될 만한 어떠한 약물치료도 받지 않는다.

최대산소섭취량 추정을 위한 여러 가지 유형의 측정과정에서 이러한 가정들이 적용되어질 수 있다. 최대산소섭취량 추정에 가장 일반적으로 사용되는 방법들이 달리기, 걷기, 벤치 오르내리기, 자전거를 이용하는 것이다. 이러한 방법들에 의한 각각의 추정방식에는 각각의 장단점들이 있다.

달리기와 걷기 검사

달리기와 걷기 검사는 유산소성 또는 심폐지구력 평가를 위한 필드 검사 중에서 가장 잘 알려진 유형들이다. 이 검사법들은 대다수의 사람들에게 적용이 가능하고, 최소의 설비와 기구로도 검사가 가능하다(그림 13.7).

여기에서는 12분 달리기 검사와 1.5마일 달리기 검사, 20미터 셔틀런 검사, 그리고 락포트 1마일 걷기 검사를 서술하고자 한다.

12분 달리기 검사

이 검사는 필요시 걷는 것을 허락하기는 하나, 12분 동안 될 수 있는 한 최대의 거리를 달리도록 해야 한다. 이 검사는 건강하기만 하다면 모든 연령대를 대상으로 최대산소섭취량을 추정하는 데 적용할 수 있다. 또한 이보다 짧은 버전의 검사방법인 9분 달리기 검사도 있다. 이 방법은 5세에서 12세 어린이들의 최대산소섭취량을 추정하는 데 매우 적합하다. 이러한 달리기 검사는 피검자들이 주어진 시간(9분 또는 12분) 동안에 최대한 먼 거리를 뛰도록 하는 것이 중요하다. 이 검사는 주로 400미터 트랙에서 진행된다. 최대산소섭취량을 추정하기 위해서는 정확히 거리 계측이 가능한 장소에서 검사하는 것이 중요하다. 따라서 정규 규격의 400미터 육상트랙에 8개의 표시(50미터 마다)를 해서 달린 거리를 정확히 측정할 수 있게 해야 한다. 가장 안쪽 레인을 기준으로 400미터를 측정하게 되므로 피검자들은 가능한 한 제일 안쪽 레인에서 달리도록 안내되어야 한다. 주어진 시간 동안 달린 거리는 최대산소섭취량과 정상관 비례(r = 0.897)하므로 최대산소섭취량을 추정하는 것은 다음과 같은 공식으로 산출할 수 있다.

$$\text{추정된 최대산소섭취량}(\text{mL}\cdot\text{kg}^{-1}\cdot\text{min}^{-1}) = (0.0268 \times \text{12분 동안 달린 거리(m)}) - 11.3 \qquad (3)$$

예를 들어, 어떤 사람이 12분 동안 2,400미터(400미터 트랙을 6바퀴)를 완주했다면, 그의 최대산소섭취량의 추정값은 53.02 mL·kg·min^{-1}이 된다.

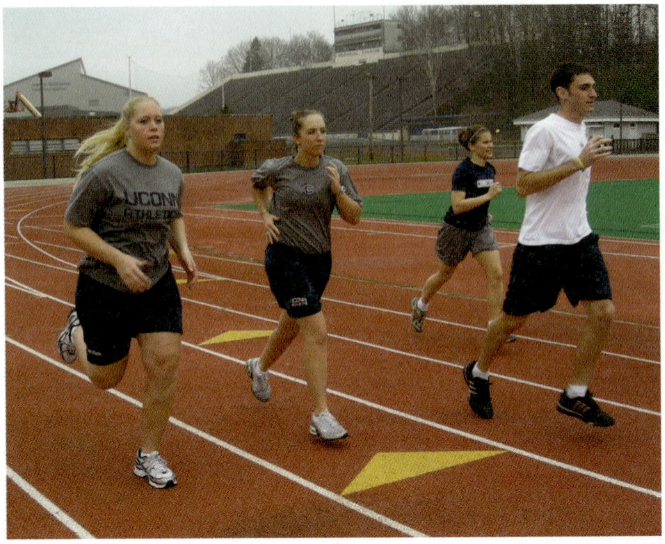

그림 13.7 최대산소섭취량을 측정하기 위한 걷기와 뛰기를 400미터 트랙에서 실시할 수 있다. 이것은 최대산소섭취량을 추정하기 위한 걷고 뛰는 시간과 거리를 산출할 수 있는 쉬운 방법이다.

1.5마일 달리기 검사

1.5마일(2.4 km) 검사는 최대한 빨리 1.5마일을 뛰어야 한다는 검사 목적을 제외하면 12분 달리기 검사와 거의 동일하다. 따라서 이 검사는 건강한 사람이라면 누구에게나 적용이 가능하다. 물론 5세부터 12세 아동들에게는 더 짧은 거리인 1마일(1.6 km) 검사가 더 적합하다. 이 검사는 주로 400미터 육상트랙에서 진행된다. 400미터 트랙에서 1마일을 완주하기 위해서는 6바퀴를 돌고, 9미터를 더 가야 한다. 1마일 달리기에 소요된 기록과 최대산소섭취량 간에는 정적 상관관계(r = 0.90)에 있으므로 최대산소섭취량을 추정할 수 있는 공식은 다음과 같다.

여자:

$$\text{추정된 } \dot{V}O_{2max}(mL \cdot kg^{-1} \cdot min^{-1}) = 88.020 - (0.1656 \times \text{체중 kg}) - (2.767 \times \text{1.5마일 기록, min}) \quad (4)$$

남자:

$$\text{추정된 } \dot{V}O_{2max}(mL \cdot kg^{-1} \cdot min^{-1}) = 91.736 - (0.1656 \times \text{체중 kg}) - (2.767 \times \text{1.5마일 기록, min}) \quad (5)$$

예를 들어, 남자와 여자가 1.5마일 기록이 모두 13분이었으며, 둘 다 체중이 63.6 kg이라면, 그들의 추정된 최대산소섭취량은 각각 45.23과 41.52 $mL \cdot kg^{-1} \cdot min^{-1}$이다.

20미터 셔틀런 검사

이 검사 방식은 다단계 체력 검사 형태이며, 20미터 간격의 두 라인 사이를 속도를 점증적으로 빠르게 하면서 왕복달리기를 하며, 주어진 시간 내 왕복하지 못할 때까지 수행하는 것이다. 이 검사는 CD(호주 스포츠 관련 기관, http://www.ausport.gov.au/pubcat/)를 이용하여 진행되는데, 언어적 지시와 알람소리로 20미터 거리의 페이스를 유지시킨다. 이 검사에는 21단계가 있으며, 각 단계는 약 1분 정도 소요된다. 각 단계는 여러 번 왕복(20미터)을 해야 한다. 예를 들어, 1단계는 7번의 왕복달리기로 구성되었지만, 21단계는 16번의 왕복달리기로 구성되어 있다.

최상의 결과를 얻기 위하여 피검자는 20미터를 지시된 페이스보다 빨리 달려서는 안 된다. 왕복달리기가 성공한 것으로 인정받기 위해서는 20미터 라인을 한 발로 정확히 밟아야 한다. 만약 지시된 시간 내에 왕복달리기에 실패하게 되면, 그 사람은 다시 페이스를 맞추도록 주의를 준다. 20미터 왕복달리기를 더 이상 지시된 시간 내에 완수할 수 없게 되면, 검사는 종료된다. 제일 마지막까지 수행하였던 왕복달리기 단계가 피검자의 테스트의 점수가 된다. 주어진 시간에 마무리한 단계와 왕복 횟수가 심폐지구력의 기준 값이나, 최대산소섭취량을 추정하는 자료 값이 된다.

예를 들어, 5단계까지 완성하고, 왕복을 2회 하였다면, 추정된 최대산소섭취량은 30.2 $mL \cdot kg^{-1} \cdot min^{-1}$이다. 만일 14단계에서 왕복을 2회까지 했다면 추정된 최대산소섭취량은 61.1 $mL \cdot kg^{-1} \cdot min^{-1}$이다.

락포트 1마일 걷기 검사

이 검사는 400미터 트랙에서 최대한 빨리 1마일(1.6 km)을 걷는다는 것을 제외하고는 1.5마일 달리기 검사와 거의 동일하다. 400미터 트랙에서 1마일을 완주하기 위해서는 4바퀴를 돌고, 9.0미터를 더 뛰어야 한다. 1마일 걷기 검사를 통해서 유병률과 사망률을 각각 예측하는 것이 가능하다(1마일 기록이 나쁠수록 더 높은 유병률과 사망률을 나타낸다).[7] 1마일 걷기 검사는 체력 수준이 낮은 사람이나 노년층 대상자 및 질환자들에게 달리기 검사보다 더 적합한 검사법이다. 1마일 걷기를 골인한 직후, 심박수를 측정하여서 최대산소섭취량을 추정한다. 대상자의 연령에 따라 최대산소섭취량의 추정산출은 다음과 같은 몇 가지 공식들이 적용된다. 실제 최대산소섭취량과 걷기 기록 간에는 정적 상관(r = 0.59 – 0.88)이 인식되었다.

여성(20~79세)[20,25]:

$$\text{추정된 } \dot{V}O_{2max}(mL \cdot kg^{-1} \cdot min^{-1}) = 132.853 - (0.3877 \times \text{나이}) - (0.3722 \times \text{체중 kg}) - (3.2649 \times \text{1마일 걷기 기록, min}) - (0.1565 \times \text{심박수}) \quad (6)$$

남성(30~69세)[25]:

$$\text{추정된 } \dot{V}O_{2max}(mL \cdot kg^{-1} \cdot min^{-1}) = 139.168 - (0.3877 \times \text{나이}) - (0.3722 \times \text{체중 kg}) - (3.2649 \times \text{1마일 걷기 기록, min}) - (0.1565 \times \text{심박수}) \quad (7)$$

예를 들어, 30살의 여성이 65 kg이고, 1마일 걷기에 15분이 걸렸고, 골인 직후의 맥박수가 120 bpm이었다면, 추정된 $\dot{V}O_{2max}$는 35.6 $mL \cdot kg^{-1} \cdot min^{-1}$이다.

여성(18~29세)[18,21]:

$$\text{추정된 } \dot{V}O_{2max}(mL \cdot kg^{-1} \cdot min^{-1})\ 88.768 - (0.2105 \times \text{체중 kg}) - (1.4537 \times 1\text{마일 걷기 기록, min}) - (0.1194 \times \text{심박수}) \quad (8)$$

남성(18~29세)[18,21]:

$$\text{추정된 } \dot{V}O_{2max}(mL \cdot kg^{-1} \cdot min^{-1}) = 97.660 - (0.2105 \times \text{체중 kg}) - (1.4537 \times 1\text{마일 걷기 기록, min}) - (0.1194 \times \text{심박수}) \quad (9)$$

예를 들어, 20세 남성이 80 kg이고, 기록은 13분이었고, 맥박수가 120 bpm이었다면, 추정된 $\dot{V}O_{2max}$는 47.59 mL $\cdot kg^{-1} \cdot min^{-1}$이다.

스텝 검사

스텝 검사는 $\dot{V}O_{2max}$를 추정하기에 아주 쉬운 방법이며, 검사 수행에 따른 비용도 거의 들지 않으며, 한 번에 비교적 대다수의 집단을 검사할 수 있다. 그러나 평형 감각에 문제가 있는 사람의 경우는 특별히 주의할 필요가 있다. 왜냐하면 이 테스트는 벤치에 한쪽 다리를 먼저 올린 다음에 올렸다 내렸다를 반복해야 하기 때문이다(그림 13.8). 퀸즈 칼리지 스텝 검사의 경우, 3분 동안 '위-위-아래-아래 동작'의 스텝을 여성은 분당 22회 스텝 업을 수행해야 하고, 남성은 분당 24회의 스텝 업을 수행해야 한다. 스테핑에 사용되는 벤치의 높이는 41.28 cm(16.25인치)가 적당하다. 3분 스텝 업을 마친 후에는 곧바로 맥박수를 측정해서 다음의 공식에 대입하여 최대산소섭취량을 추정 산출한다. 스텝 검사와 최대산소섭취량 간에는 부적 상관관계($r = 0.75$)가 인식되었다. 3분 간 스텝핑 종료 후 측정한 맥박수가 높을수록 최대산소섭취량은 낮아진다.

여자 대학생:

$$\text{추정된 } \dot{V}O_{2max}(mL \cdot kg^{-1} \cdot min^{-1}) = 65.81 - (0.1847 \times \text{검사 직후 맥박수 bpm}) \quad (10)$$

남자 대학생:

$$\text{추정된 } \dot{V}O_{2max}(mL \cdot kg^{-1} \cdot min^{-1}) = 111.33 - (0.42 \times \text{검사 직후 맥박수 bpm}) \quad (11)$$

3분 테스트를 마친 직후 5~15초 이내에 곧바로 맥박수를 정확히 측정하는 것이 중요하다. 왜냐하면 검사 종료 직후에는 심박수가 빠르게 안정 시 수준으로 회복하게 되며, 결국

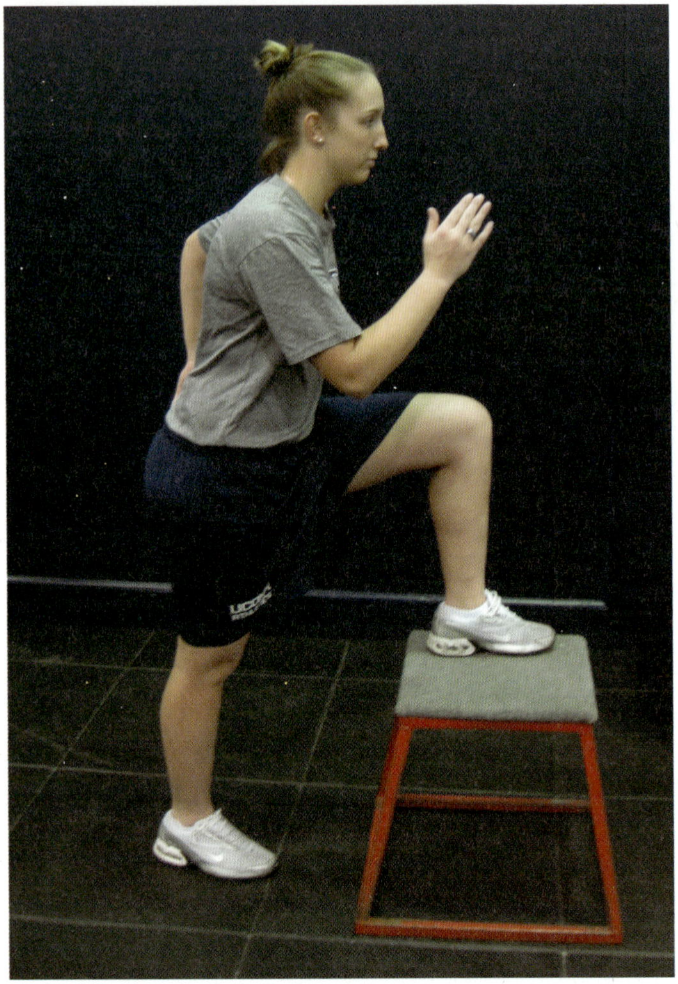

그림 13.8 스텝 검사는 저렴하고 쉽게 최대산소섭취량을 추정할 수 있는 방법이다. 그러나 균형감각에 문제가 있는 피험자는 주의를 기울여야 되며, 일부 피험자들의 검사 결과는 하지 근력에 따라 제한될 수 있다는 점에 유의해야 한다.

최대산소섭취량이 과대하게 추정 산출될 수 있기 때문이다. 만약 남자와 여자 대학생이 테스트 직후 맥박수가 160이었다면, 추정된 $\dot{V}O_{2max}$는 각각 36.26과 44.13mL $\cdot kg^{-1} \cdot min^{-1}$이 된다.

자전거 에르고미터 검사

최대산소섭취량을 추정 산출하기 위하여 자전거 에르고미터 검사를 할 경우, 일정한 운동부하량을 유지시킬 수 있는 측정용 고정식 자전거 장비가 필요하다(그림 13.9). 자전거 에르고미터 검사 동안, 운동부하량은 페달에 대한 저항과 안장의 높이 또는 페달링 속도에 영향을 받게 된다. 기계적으로 감속되는 자전거의 경우는 페달 저항이 일정하다. 이는 페달 회전수가 일정하게 유지된다는 것이다. 전자동 감속 자전거

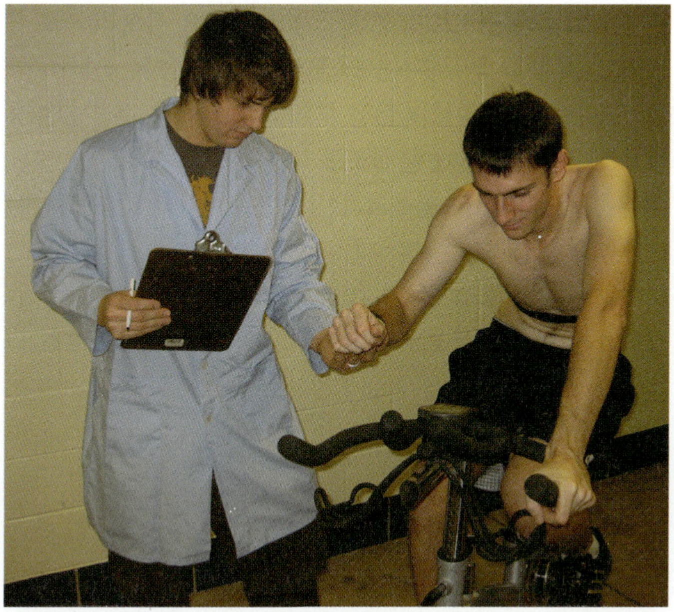

그림 13.9 최대산소섭취량을 추정하기 위하여 사이클 에르고미터를 이용한 검사는 임상시설에서 적용되는 점증적 운동부하방법을 필요로 한다. 이러한 에르고미터는 최대산소섭취량을 정확히 예측하기 위하여 운동부하를 정확히 조절할 수 있어야 한다.

의 경우, 페달 저항이 전자적으로 조정되기 때문에 페달 회전수가 달라져도 일정한 운동부하량을 유지할 수 있도록 자동적으로 조절된다.

Astrand의 자전거 에르고미터 검사는 최대산소섭취량을 유효하게 추정(10~15% 정도의 오차율)할 수 있는 자전거 에르고미터 방법으로 가장 널리 알려져 왔다. 이 검사는 일정한 저항(10 kg·m·min^{-1}·kg^{-1})과 50회전(RPM)의 페달링으로 6분간 수행한다.

이 프로토콜은 테스트 종료 후 심박수가 대략 150 bpm 정도가 얻어질 수 있도록 설계되어 있다. 심박수는 테스트 프로토콜 중에 매분 측정한 것을 의미한다. 3분 시점에서 만약 심박수가 139 bpm 이하거나 또는 150 bpm 이상이 나온 경우, 운동부하량을 조정하여 6분 시점에는 심박수가 150 bpm이 될 수 있도록 해야 한다. 검사 종료 전 마지막 30초 동안의 측정된 심박수가 최대산소섭취량을 추정하는 두 가지 공식에 적용되어야 한다.

운동검사 중에 적용된 운동부하량으로 추정된 산소섭취량을 1차 추정 공식으로 산출하고, 2차 공식은 남녀 성별에 따라 분당 리터 값으로 산소섭취량을 추정 산출한다.

만일 운동검사 3분 후에 운동부하량이 조정된 경우라면, 조정된 운동부하량이 추정 공식에 적용되어야 한다. 최대산소섭취량의 추정은 다음의 공식으로 산출한다.

속성 검토

- 일부 검의 경우, 검사자 혼자서 많은 피험자들을 대상으로 검사를 빠르게 해야 하는 경우나, 지구성 능력을 측정할 수 있는 직접적인 검사장비들이 없는 경우에는 최대산소섭취량을 추정 산출만 하여도 지구성 능력 평가를 함에 있어서 충분하다.
- 추정된 최대산소섭취량은 일반적으로 최대하의 운동부하 검사에서 얻어진 심박수를 기반으로 산출된다.
- 추정된 최대산소섭취량은 자전거 에르고미터나 스텝 검사를 통해서도 얻을 수 있지만, 달리기나 걷기가 가장 널리 쓰이는 유산소성 및 심혈관계 필드 검사 방법들이다.

추정된 $\dot{V}O_{2max}$(L·min^{-1}) = (파워, 적용된 운동부하량 kg·m·min^{-1}) × (0.002) + 0.3 (12)

남성:

추정된 $\dot{V}O_{2max}$(L·min^{-1}) = 운동부하량으로 산출된 산소섭취량(L·min^{-1}) × 220 − 나이 − 61/(마지막 30초간의 × 심박수 bpm) − 61 (13)

여성:

추정된 $\dot{V}O_{2max}$(L·min^{-1}) = 운동부하량으로 산출된 산소섭취량(L·min^{-1}) × 220 − 나이 − 72/(마지막 30초간의 × 심박수 bpm) − 72 (14)

예를 들어, 60 kg인 22세 여성이 600 kg·m·min^{-1} (100 W)의 운동부하량으로 검사를 한 경우인데, 운동검사 3분 째에 운동부하량이 조정되었고, 마지막 30초간의 심박수가 152 bpm으로 나타났다. 이 경우 1차적으로 운동부하량에 따라 추정된 산소섭취량은 1.5 L·min^{-1}이며, 2차로 추정된 최대산소섭취량은 2.39 L·min^{-1} 또는 39.8 mL·kg^{-1}·min^{-1}이 된다.

젖산역치

운동강도가 증가함에 따라 유산소성 대사과정에 의한 ATP 공급능력을 초과하게 되어 결국 무산소성 대사과정으로 ATP 수요에 대한 공급을 맞추어야 한다. 젖산역치는 혈중 젖산농도가 비직선적으로 증가하는 시점을 말하는 것인데, 즉 점진적으로 운동부하량을 증가시키게 되면, 운동부하량

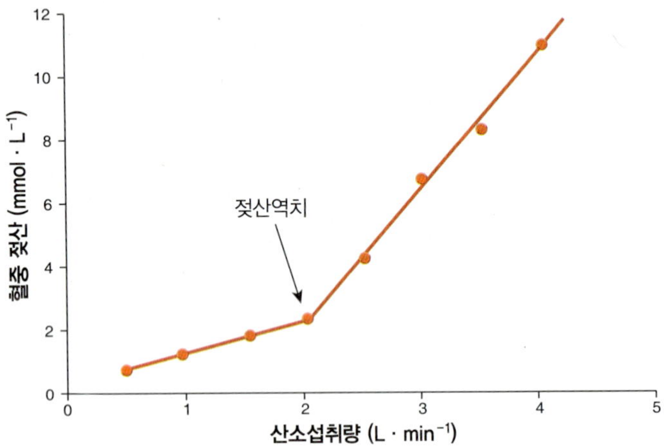

그림 13.10 운동강도가 증가하면서 혈중 젖산 수치가 기하급수적으로 증가하기 시작하는 산소섭취량 또는 운동강도에서 젖산역치점이 발생한다. 젖산역치를 예측하기 위해서는 운동강도를 세밀하게 조절하면서 혈액 채취를 통하여 젖산농도를 측정해야 한다. (Modified from Faude O, Kindermann W, Meyer T. Lactate threshold concepts: How valid are they? Sports Med. 2009;39:469–490.)

의 증가와 함께 비례적으로 젖산농도도 증가를 보이는데, 어느 시점의 운동부하가 가해지면 혈중젖산 농도가 비선형적으로 급증하기 시작하는 지점이다. 그림 13.10에서 X축은 산소섭취량을 운동강도로 나타낸 것이지만, 그것은 체중당 산소섭취량, 심박수, 달리기 속도 또는 기타의 변인들로도 운동강도를 나타낼 수 있으며, 이들은 Y축의 혈중젖산 농도와 일반적으로 상응하는 선형적인 관계를 지니고 있다. 혈중젖산 농도는 운동 중 점진적으로 운동 강도가 증가함에 따라 반응하는 산소섭취량과는 다르다. 왜냐하면 산소섭취량은 운동부하량과 평행하는 직선 또는 선형적 증가를 보이기 때문이다. 반면에 혈중 젖산은 초기 운동 단계에서는 안정을 유지하다가 운동강도와 산소섭취량이 급격히 증가할 때 증가를 보이기 시작한다. 훈련이 되지 않은 일반인들의 경우, 젖산역치 값은 그 개인의 최대산소섭취량의 대략 50~60% 수준에서 나타난다. 그러나 잘 훈련된 운동선수의 경우에는 젖산역치가 최대산소 섭취량의 대략 80~90%의 높은 수준에서 나타난다.

물론 안정 시 상태에서도 혈중 젖산농도는 대략 1 $mmol \cdot L^{-1}$ 정도가 있다. 점진적으로 운동부하를 높여가는 프로토콜의 운동 초기단계에서 혈중 젖산농도는 상당히 안정적으로 유지된다. 이것은 운동으로 인하여 젖산이 더 발생하더라도 그 젖산을 심장이나 간(심지어 산화성 근섬유까지)과 같은 장기들이 충분히 흡수하여 산화시키거나 혈당으로 전환시켜 주고 있기 때문이다. 그러나 운동부하량이 점증적으로 증가되는 어느 시점에 이르게 되어, 운동하는 근육에서 장기들에서 흡수 및 제거되는 비율보다 더 빠르게 젖산이 생성이 되면, 결국 혈중에 젖산 농도가 안정 시 보다 높아지게 된다. 젖산이 과도하게 분비되는 요인은 다음과 같이 복합적인 이유 때문이다.

1. 에너지 기질로서 지질에 비하여 탄수화물을 더 많이 이용할 때
2. 고농도의 당 분해 효소는 지니고 있으나, 산화효소는 거의 없는 속근 섬유를 동원할 때
3. 교감신경계가 활성화되었을 때: 운동강도가 증가하면 해당작용을 증가시키고 산화적 대사활동은 억제시키는 교감신경계가 '싸움 또는 회피'와 같은 스트레스 반응을 일으키게 된다. 그러한 스트레스에 빠르게 대응하기 위해서 해당과정을 지속하게 되면 피부르산의 축적이 계속해서 발생되는데, 이 피부르산을 유산소적으로 빠르게 제거하지 못하면 결국 젖산으로 전환되어 혈중에 축적되게 만드는 것이다.

운동선수들의 경우, 혈중 젖산의 축적 원인이 그의 경기력 성과에 얼마나 영향을 미치는 가에 대해서는 거의 모른다. 다시 말해, 지구성 운동선수들이 지구성 운동을 유지할 수 있는 페이스는 곧 젖산역치의 수준과 같은 것이다. 따라서 젖산역치 $\dot{V}O_{2max}$의 75% 수준에서 나타난다면, 그 선수가 버텨 낼 수 있는 운동강도(때때로 "경기수행능력의 $\dot{V}O_{2max}$" 라고도 함)의 수준이라는 것을 의미한다. 이러한 젖산역치 현상은 젖산, 보다 정확히 말하면 젖산과 결합된 수소 이온(H^+)이 세포의 산도(pH)를 산성화시켜서 근피로 증상을 유발시키는 것이다. 다행히도 마라톤 선수들은 훈련을 통해 젖산의 역치 수준을 최대산소섭취량에 대비하여 상대적으로 더 높은 수준으로 향상시킬 수 있다. 이는 얼마든지 증진이 가능하므로 마라톤 중에 더 빠른 페이스를 유지할 수 있게 한다. 여러 가지의 트레드밀 프로토콜들이 마라톤 선수들과 같은 다양한 대상자들을 위해 또한 젖산역치의 측정이나 환기역치 측정(2장 참조)과 같은 특정의 목적을 얻기 위해 개발되어 왔다. 일반적으로 심혈관계가 건강한 사람들을 위한 프로토콜은 심폐지구력이 좋지 못한 사람들보다 워밍업 후에 이어지는 초기의 운동부하량을 더 크게 시작된다. 지구성 운동선수들을 위한 젖산역치의 측정 프로토콜은 표 13.8에

표 13.8 지구력선수를 위한 젖산역치 트레드밀 프로토콜

단계	속도 $(m \cdot min^{-1})$	속도 $(miles \cdot hr^{-1})$	시간 (min)
1	234	8.7	4
2	244	9.1	3
3	254	9.5	3
4	264	9.8	3
5	274	10.2	3
6	284	10.6	3
7	294	11.0	3
8	304	11.3	3

표 13.9 지구력 운동선수를 위한 젖산역치 전자동 감속 사이클 에르고미터 프로토콜

단계	남자 (W)	여자 (W)	시간 (min)
1	150	100	4
2	200	150	3
3	225	175	3
4	250	200	3
5	275	225	3
6	300	250	3
7	325	275	3
8	350	300	3

제시하였다. 혈중 젖산 농도, 심박수, 산소소모량이 운동부하 검사 중에 모니터링 되는데, 이것들은 역치 수준, 역치 미만 수준 및 역치 이상의 수준에서의 페이스와 심박수를 설정하는 데 기초 자료로 활용된다. 따라서 이러한 기초자료들은 마라톤에서 러닝 페이스 조절을 하는 데 적용 가능하다. 이러한 프로토콜은 10 km 달리기 기록이 33분대 또는 분당 평균 284미터의 달리기 속도를 지닌 선수들을 위한 것이다. 분당 평균 이하의 5단계 스피드는 분당 10미터의 간격으로 설정되었다(그림 13.8). 이러한 일정한 속도 변화는 달리기 페이스를 조절하는 데 적용 가능하다. 경사도 없이(0%) 운동부하량은 속도의 증가에 의해서만 증가된다. 이것은 평탄한 트랙에서 진행되는 10 km 경기에서 경험하게 되는 생리학적인 스트레스 요인을 가능한 한 비슷하게 유도하기 위한 것이다. 이 프로토콜의 최초 단계는 4분 길이이며, 이후 3분 길이의 단계가 연속된다. 이러한 시간 간격을 두는 것은 각 단계의 마지막 시간 즈음엔 혈중 젖산농도를 안정시킬 수 있기 때문이다. 따라서 각 운동부하 단계의 끝 시점에서 소량의 혈액 샘플을 채취하여 곧바로 혈중 젖산농도를 측정한다. 만일 혈중 젖산농도 값이 5.0 $mmol \cdot L^{-1}$보다 클 경우, 운동부하량이 젖산역치 수준을 넘어섰다는 것을 의미함으로, 운동부하 검사를 종료하도록 한다. 만약 최대산소섭취량을 측정하고자 한다면, 10분 정도 휴식을 취한 다음, 트레드밀 프로토콜을 젖산역치 측정을 위해 수행하였던 프로토콜에서 젖산역치가 나타났을 때의 운동부하량으로 2차 최대산소섭취량 측정을 위한 프로토콜을 시작한다. 즉, 이때부터는 트레드밀에서 매분 1%의 경사도를 높여가며, 완전 탈진에 이를 때까지 달리도록 한다.

자전거 방식으로 젖산역치를 측정한 것이 표 13.9에 나와 있다. 남자와 여자 모두 각 단계별로 운동부하량을 분당 150 $kg \cdot m \cdot min^{-1}$(50와트)씩 증가시키는데, 여성의 경우 시작 운동부하량이 남자보다 낮다(100 대 150와트). 최후의 운동부하량에 도달하면, 혈액 샘플을 채취하여 혈중 젖산농도를 즉각적으로 분석한다. 혈중 젖산농도가 5.0 $mmol \cdot L^{-1}$을 확실히 넘으면, 이는 곧 젖산역치를 넘었다는 것을 의미로 검사를 종료하여야 한다. 운동부하 검사 중에 심박수와 산소섭취량을 측정하여 달리기 등 트레이닝 페이스를 조절하는 데 활용한다. 최대산소섭취량을 측정하고 싶다면, 10분간 휴식을 취한 후에 젖산역치가 나타났던 운동부하량에서 2차 운동부하를 시작하여 피검자가 완전히 탈진할 때까지 매분 75 m (25와트)씩 부하를 증가시킨다.

환기역치는 이전에 이산화탄소와 산소의 환기량을 설명할 때 살펴본 바 있다(6장 참조). 간단히 말하자면, 점진적으로 운동부하가 증가되는 프로토콜의 초기 단계에서 분당 환기량($\dot{V}_E$)과 산소섭취량은 평행한 선형적 관계를 이룬다. 그러나 운동부하량의 어느 시점에 도달하면, 환기량 수치가 점진적으로 높아지다가 더 급격하게 증가하는 부분이 발생한다(그림 13.6). 환기량의 비직선적인 증가현상은 혈중 젖산농도의 증가로 인하여 갑작스럽게 이산화탄소(CO_2) 발생량이 상응하게 증가하였기 때문으로 평가된다(동맥혈의 CO_2 농도가 환기량에 지대한 영향을 미친다). 전에도 언급했던 바와 같이, 이것은 젖산 혹은 더 자세히 말하자면 혈중의 수소 이온을 중화시키는 작용에 따른 것이다. 일반적으로 젖산은 생리학적 수준에서는 젖산염과 수소 이온으로 빠르게 분해된다는 것을 생각해 보라. 젖산이 혈류 내로 들어가면 중

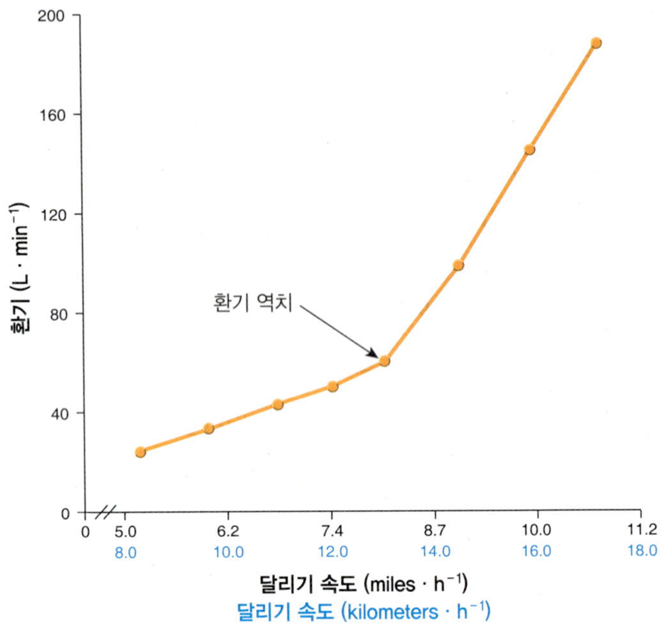

그림 13.11 환기 역치는 운동강도와 비교하여 환기량이 기하급수적으로 증가하는 운동강도에서 추정될 수 있다. 이러한 환기 역치점은 젖산 역치점을 예측하기 위한 방법이 될 수 있기에 혈액 채취가 필요 없게 된다.

탄산염(HCO_3^-)과 결합하여 혈중에서 중탄산(H_2CO_3)을 형성하게 된다. 이후 탄산은 탄산탈수소효소에 의해 물(H_2O)과 이산화탄소(CO_2)로 변화한다. 그 결과 비대사적으로 이산화탄소를 생산하여 환기량을 증가시키지만, 산소섭취량은 영향을 받지 않고 그대로 유지된다. 환기량이 산소섭취량을 초과하는 운동 강도가 곧 환기역치이다. 환기량과 운동량 간의 그래프를 그려도 환기역치를 파악할 수 있다. 그림 13.11에서 달리는 속도가 곧 운동부하량을 의미하나, 운동부하량은 다시 자전거 속도, 수영의 속도 또는 기타의 부하량으로 치환해서 생각할 수도 있다. 이러한 방법들에서 환기량이 운동강도에 비해서 상대적으로 지나치게 급증하는 시점을 환기역치로 추정한다.

젖산역치 추정을 위한 환기역치 측정 방법은 특정의 구간에서만이 아닌 지속적으로 환기량의 정량화가 가능하고, 혈액 샘플을 안 해도 된다는 장점들이 있다. 그러나 그 정확성에 대해 의문을 제기하는 사람들도 있다. 왜냐하면 환기량의 변화는 혈중 젖산 농도가 반영되기 전에 나타나기도 하기 때문이다. 또 다른 연구자들의 연구보고에 따르면, 젖산염과 수소 이온 이외에, 혈중 칼륨 농도의 증가가 뇌 호흡조절 중추를 자극하여, 무산소성 대사 또는 운동부하 없이도 환기량을 급증시킬 수 있다는 것이다.[34,42]

속성 검토

- 젖산역치는 혈중 젖산 농도의 변곡점이 되며, 운동 검사가 시작된 후 강도가 점진적으로 증가함에 따라 비선형적 급증의 변화를 보인다.
- 환기량 측정을 통해서도 젖산역치를 추정하는 것이 가능하다.
- 젖산역치 검사 기간 동안 심박수, 산소소모량, 혈중 젖산 농도 등이 모니터링 되고, 심박수와 혈중 젖산 농도에 따른 페이스를 조절 가능하게 한다. 이 정보는 이후 러닝 페이스 조절에 유효한 정보가 된다.

무산소성 운동 능력

에너지 공급을 유산소성에서 무산소성 대사과정으로 의존하게 되면 젖산이 과도하게 축적된다. 이로 인해 고통을 겪게 되는 지구성 종목 선수들의 경기 특성과는 대조적으로, 일부 종목의 경기력 성과는 무산소성 능력에 직접적으로 연관되어 있다. 예를 들어, 중거리 스프린트(400 m, 800 m) 종목의 운동선수들은 무산소성 ATP 합성 능력과 높은 혈중 젖산 농도의 내성력에 많은 영향을 받는다. 실제로, 30초에서 3분 동안 지속되는 형태의 운동종목인 경우, 선수의 경기력은 무산소성 능력 또는 해당과정에 의한 에너지 생성 능력에 크게 의존한다. 이 해당과정의 장점은 단시간 고강도의 운동에서 빠르고 강하게 작용하는 근육으로부터 요구되어지는 ATP를 신속하게 생성하여 공급할 수 있는 능력이다. 피루브산염 또한 해당과정이 ATP를 신속하게 공급할 수 있을 만큼 빠르게 생성된다. 실제로, 피루산염은 미토콘드리아로 이동되어 산화되는 속도보다 더 빠르게 생성된다. 따라서 세포질 내에 피루산염이 축적되게 된다. 해당과정을 지속하기 위해서는—ATP를 빠르게 공급하기 위해—피루산염이 반드시 젖산으로 전환되어야만 하는 것이다. 그러므로 스프린트 형태의 운동은 근육 내의 ATP와 PC 저장량뿐만 아니라 해당과정과 젖산생성 과정에 크게 의존한다. 운동선수의 근섬유의 타입은 무산소성 능력에 영향을 끼칠 것이다. 특히, 속근섬유(II 유형) 타입을 지닌 선수들은 지근섬유(I 유형) 타입을 지닌 선수들보다 더 단시간 고강도의 운동을 수행할 수 있는 무산소성 능력을 지니고 있다.

무산소성 능력 검사

대부분의 무산소성 능력 검사는, 특별한 생리학적 변인들이나 마커들을 측정한다기보다, 근육내 인원질(PC)과 해당과정을 통해 ATP 합성에 크게 의존하는 과제들의 수행능력을 정량화하는 것이다. 아마도 가장 잘 알려진 무산소성 파워 검사는 이스라엘 윙게이트 연구소에서 개발한 **윙게이트 검사(Wngate test)**이다. 이 검사에는 자전거 에르고미터가 이용된다. 검사를 받는 사람은 시작과 동시에 최소의 저항부하로 최대한 빨리 페달을 돌린다. 일단 최고 페달링 속도에 도달하면, 30초간 스프린트 검사로서 체중(kg)당 특정의 개별적인 저항부하를 적용한다. 훈련되지 않은 남성의 저항부하는 kg = 체중(kg) × 0.090이며, 여성은 kg = 체중(kg) × 0.086.19이다. 이 저항부하는 비훈련자들이 가능한 최대의 피크 파워를 얻을 수 있도록 고안된 것이다. 훈련된 선수의 경우 대상자에 따라 저항부하가 증가될 수 있고, 고령자나 어린이의 경우 낮아질 수도 있다. 페달을 가능한 빨리 돌리면서 30초간 부하검사에 임한다. 최고 또는 평균 무산소성 파워는 페달링에 걸리는 저항부하를 이용하여 측정되는데, 최고 5초의 인터벌과 총 30초간의 회전수가 각각 측정된다. 일반인 남성의 경우 체중당 약 9.5 W의 피크 파워가 정상으로 인식되었으며, 평균 파워는 대략 체중당 7.5 W로 나타났다. 일반인 여성의 최고 및 평균 파워는 각각 체중당 8.5와 5.7 W 정도였다.[23] 물론 다른 측정값들도 이 같은 윙게이트 검사를 통하여 얻어질 수도 있다. 그러한 측정값들에는 전체 30초간 검사에서 수행된 총 작업량과 검사 중의 최고 파워와 최저 파워에 의한 피로지수(최고 파워 − 최저 파워/ 최고 파워 × 100)가 포함된다.

가장 오래 되었으며, 가장 잘 알려진 무산소성 파워 측정 방법은 **마르가리아 스텝 검사**로 약간의 세밀한 설비가 요구된다. 계단(각 단계는 175 mm 높이)에 깔린, 2개의 스위치 매트는 100초까지 측정할 수 있게 기록 장치와 연결되어야 한다. 스위치 매트는 8번째 그리고 12번째 계단 바닥에 깔려 있다. 피검자는 계단을 최대한 빨리 뛰어 올라가되 모든 계단을 밟으면서 올라가야 한다. 8번째 계단과 12번째 계단의 러닝 기록, 전체 계단(4칸)의 높이, 그리고 체중이 파워를 산출하는 데 적용된다. 일반인 남성의 경우 평균적인 마르가리아 스텝 파워는 대략 체중당 15 $W \cdot kg^{-1}$이며, 일반인 여성 평균은 대략 체중당 12 $W \cdot kg^{-1}$로 나타났다.[38]

또 다른 무산소성 능력측정 방식은 정밀한 장비가 필요한 **무산소성 트레드밀 검사법**이다.[15] 이 검사는 전동 트레드밀의 경사도를 20%에 고정시켜 놓고, 시속 8마일 속도로 무산소성 능력을 평가하는 것이다. 피검자는 사전에 세팅된 경사도와 속도로 회전하고 있는 벨트를 다리 사이에 두고, 서서 대기한다. 그리고 트레드밀 검사 준비가 끝나면, 검사자의 지시에 따라 피검자는 재빠르게 벨트 위로 뛰어올라서 러닝을 시작한다. 검사 시간은 첫 발을 디딘 다음부터 시작해서 속도 유지가 불가능할 때까지 이루어진다. 따라서 피검자가 더 이상 페이스 유지를 지속할 수 없으면, 트레드밀의 손잡이를 잡고 테스트 준비 자세로 돌아와서 벨트가 멈출 때까지 기다린다. 이 검사는 상당히 위험이 따르기 때문에 트레드밀 주변에 잡을 수 있는 보조대를 반드시 설치하여야 한다. 무산소성 능력평가는 피검자가 시작부터 중단하기 전까지의 기록(초)를 가지고 정량화한다. 문헌 자료에 따르면, 일반 남성의 경우에는 52초, 선수의 경우에는 64초가 평균으로 나타났다.

하지의 근 파워를 측정하는 가장 단순하고, 많이 알려진 방법은 **수직 점프 검사**일 것이다. 이 검사는 오로지 수직으로 점프한 높이의 값으로만 평가된다. 하지 근력 검사에서 사용되는 가장 정교한 장비인 포스 플랫폼은 근파워뿐만 아니라 점핑 시 힘의 발현율과 같은 변인들 측정에도 사용되고 있다. 가장 단순한 장비(ex, Vertec, Inc사의 점프 측정기)가 수직 점프 높이를 측정하는 데 흔히 사용 되고 있다(그림 13.12). 이 측정기는 점프하여 조준판을 손끝으로 터치하면 측정 눈금을 지시하여 기록할 수 있도록 되어 있다. 조준판 아래에 서서 발을 어깨 넓이로 벌리고 나서 최대한 높이 뛰어 조준판을 터치하도록 한다. 이 검사는 반동이 전혀 없는 상태로 점프해야 한다. 즉, 피검자는 뛰기 전 대략 90°로 무릎을 굽히고, 그 자세를 대략 2~ 3초간 정적으로 유지한 뒤 점프해야 한다. 그러나 배구선수와 농구선수 같은 운동선수들은 몇 발자국 뛰어 오면서 점프하는 러닝점프로 측정하기도 한다. 측정 준비가 되면 피검자는 무릎을 90° 구부리고 있다가 최대한 높이 점프한다. 점프 후 정점에서 팔과 손을 최대한 뻗어서 가장 높은 위치의 조준판을 터치하면서 그 판을 옆으로 밀면, 그 조준판의 눈금이 나타나 기록을 측정할 수 있다. 준비 자세에서 팔을 뻗어 닿은 높이와 점프해서 얻는 기록(높이) 간의 차이가 측정값이다. 3번을 시도하고, 연속점프 중간에는 1분씩 휴식을 준다. 3번 점프기록의 평균이 아

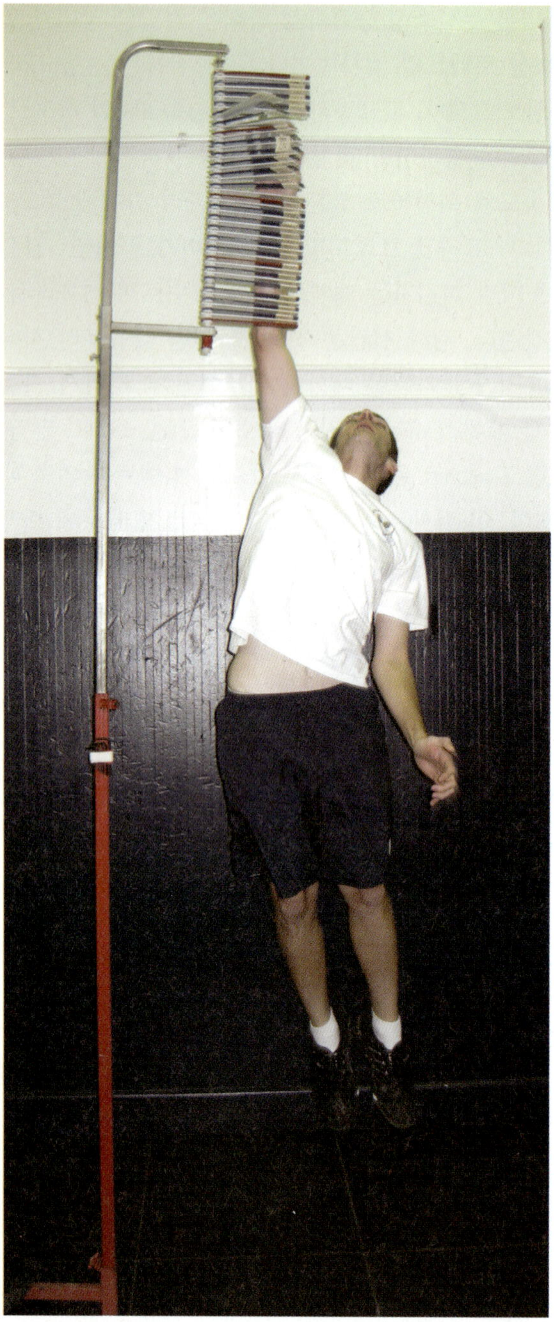

그림 13.12 그림과 같이 Vertec이라는 이동식 측정기를 이용해 수직 점프의 높이를 측정할 수 있다. 측정기에 표시된 높이는 피험자의 신장을 고려하여 최대 점프의 높이를 조정할 수 있다.

닌 가장 높은 점프 기록을 분석에 적용한다. 이 파워 검사의 결과는 측정된 점프 높이를 그대로 적용하며, 피검자에 적합한 기준값과 비교하거나 혹은 점프된 거리(cm)를 공식에 적용하여 와트(W)로 환산 평가한다. 몇 개의 공식이 수직 점프를 이용한 피크 파워를 추정하기 위해 개발되었다. Sayers 등에 따르면, 무반동 점프가 다음의 공식을 적용할 때 가장 정확하게 피크 파워를 추정할 수 있다.

$$\text{피크 파워 (W)} = (60.7 \times \text{점프 높이 cm}) + (45.3 \times \text{체중 kg}) - 2{,}055 \quad (15)$$

그러므로 70 kg인 남성이 50 cm를 뛰었다면, 피크 파워는 4,151 W이다. 즉,

$$4{,}151 \text{ W} = (60.7 \times 50 \text{ cm}) + (45.3 \times 70 \text{ kg}) - 2{,}055 \quad (16)$$

표 13.10에 제시된 기준에 따르면, 이 정도수치는 20세 남성의 경우 적정수준 범위이다.

반동 점프시 피크 파워를 구하는 공식은 다음과 같다.[13]

$$\text{피크 파워(W)} = 65.1 \times (\text{점프높이 cm}) + 25.8 \times (\text{체중 kg}) - 1{,}413.1$$

그러므로 70 kg인 남성이 60 cm를 점프한 경우에 피크 파워를 와트(W)로 나타내면,

$$4{,}298.9 \text{ W} = 65.1 \times 60 \text{ cm} + 25.8 \times 70 \text{ kg} - 1{,}413.1$$

어떠한 유형의 점프 검사 방식을 선택하느냐는 검사 목적에 따라 달라진다. 일반적인 피트니스 목적인 경우에는 무반동과 반동 점프 모두 적용할 수 있다. 그러나 선수들의 경우는 그 선수의 스포츠 종목에서 이루어지고 있는 점프 형태를 반영한 점프 검사법을 선택해야 한다.

스피드와 무산소성 근파워를 평가하는 데 널리 이용되는 또 다른 방법은 러닝 스프린트 검사이다. 이 검사는 단순히 전속력으로 일정 거리를 달리는 데 소요된 시간을 기록하여 측정한다. 40야드(36.7 m) 전력 질주 방법이 가장 일반적이다. 그것은 지구력과 반대로 가장 신뢰할 만한 순발력과 스피드의 측정값을 제공하는 데 아주 적합한 거리이기 때문이다. 일부 러닝 스프린트 검사는 임상시설보다 야외에서 수행되어질 수 있는데, 그것은 표준적인 스톱워치 또는 전자계측장치, 그리고 스프린트할 때, 지면의 마찰이 있는 평지만 있으면 다른 어떠한 장비도 필요치 않기 때문이다. 근육들이 최대한 폭발적으로 수축을 해야 하는 다른 모든 파워 테스트들에서와 같이, 피검자나 운동선수들은 40야드 전력질주 검사 전에 반드시 준비운동을 철저히 해야 한다. 출발 지점과 결승점에 표식을 둔다. 어떤 피검자 또는 어떤 운동선수를 검사하느냐에 따라 그 출발법은 각기 달라질 수 있다. 전형적인 "스프린터 출발"자세는 손을 지면에 대고 한쪽 다리는 구부려서 가슴아래 놓고, 그 반대쪽 다리는 뒤로 살짝 구부린 상태를 취하는 것이다(100미터 출발법인 크라우칭 자세).

표 13.10 수직점프 테스트 표준 운동수행능력 분류 (W)

연령(성별)	우수한	매우 좋음	좋음	보통	나쁨
15~19					
남자	≥4,644	4,185~4,643	3,858~4,184	3,323~3,857	≤3,322
여자	≥3,167	2,795~3,166	2,399~3,166	2,156~2,398	≤2,155
20~29					
남자	≥5,094	4,640~5,093	4,297~4,639	3,775~4,296	≤3,774
여자	≥3,250	2,804~3,249	2,478~2,803	2,271~2,477	≤2,270
30~39					
남자	≥4,860	4,389~4,859	3,967~4,388	3,485~3,966	≤3,484
여자	≥3,193	2,550~3,192	2,335~2,549	2,147~2,334	≤2,146
40~49					
남자	≥4,320	3,700~4,319	3,242~3,699	2,708~3,241	≤2,707
여자	≥2,675	2,288~2,674	2,101~2,287	1,688~2,100	≤1,687

Source: The Canadian Physical Activity, Fitness & Lifestyle Appraisal: CSEP-Health & Fitness Programs Health-Related Appraisal and Counseling Strategy, 3rd ed., 2003. Reprinted with permission of the Canadian Society for Exercise Physiology.

그러나 미식축구선수나 축구선수와 같이 필드에 서 있다가 출발하는 종목의 선수들에게는 스탠딩 스타트가 더 적합할 것이다. 그러나 출발 자세와는 별도로 모든 신체 부위가 출발선을 넘어서는 안 된다. 계측자는 스톱워치를 들고 골인지점에 서 있으면서, 피검자가 출발선에서 출발하면, 40야드 전력질주의 기록을 0.01초 단위로 계측한다. 일반적으로 3번의 스프린트를 3~4분 간격의 휴식시간을 가지면서 시행한다. 3번의 기록 중 최고 기록을 측정값으로 적용한다. 16세에서 18세 남성의 40야드 달리기에서 50퍼센타일에 해당하는 기록은 5.10초이었으며, 동일 연령대의 여자의 경우는 6.11초였다. NCAA 디비전 I의 여자 배구선수와 디비전 III의 남자 축구선수들의 평균 기록은 각각 5.62초와 4.73초였다.

무산소성 파워와 속도 검사에 영향을 미치는 요소

비록 앞에서 설명하였던 검사들이 무산소성 해당과정을 통해 근파워를 생성하는 골격근 능력을 정량화하려는 의도였다 할지라도, 타고난 신체적인 특성 이외의 요인들이 개인 또는 운동선수들의 경기력에 영향을 미치게 된다. 그 요인들 중 일부는 자신의 최선을 다하려는 동기 부여와 같은 근본적으로 심리적인 것일 수도 있다. 또한 어떤 동작의 일부를 수행할 때의 기술이 수행결과에 영향을 미칠 수도 있다. 이것은 스프린트 검사의 경우에서 특히 그러하다. 즉, 그것은 적절한 스타팅 자세에서 출발 초기의 동작과 최대 속도를 낼 수 있도록 중간 러닝 자세로의 전환기술이 최고의 기록을 내는 데 필수적이다. 이와 마찬가지로 수직 점프 검사에서도 최고 기록을 내기 위해서는 몇 가지 협응 동작들이 이루어져야 한다. 근 파워에 영향을 미치는 또 다른 중요한 변수 중의 하나는 근섬유 타입이다. 왜냐하면 파워는 폭발적이고 빠른 근 장력을 발생해야 하기 때문에, 속근섬유(II 유형)를 지닌 사람(특히, 대퇴부 근육)들이 더 큰 파워를 나타내는 경향이 있다. 또한 이러한 파워 검사 방법들은 오르고, 뛰고, 스프린팅할 때, 피검자가 자신의 체중을 이동시켜야 하기 때문에

속성 검토

- 일부 스포츠 경기에서의 성과는 작용하는 근육의 무산소성 대사능력과 직접적으로 연관되어 있다.
- 고강도, 단시간의 특성을 가진 운동들은 대부분 단시간에 전력을 해야 하므로 운동선수의 무산소성 에너지 대사과정에 영향을 받는다(근육내 ATP, PC, 해당경로).
- 수직 점프 테스트와 윙게이트 테스트, 러닝 스프린트 테스트 등의 여러 테스트가 무산소성 운동능력을 추정하기 위하여 사용된다.
- 개인의 동기부여와 숙련도 등과 같은 또 다른 요소들도 무산소성 파워 검사 결과에 영향을 줄 수 있다.

신체조성 변인도 매우 중요한 요인이 된다. 특히, 과체중이며 지방이 많은 경우 신체수행 능력에 부정적으로 작용되기 때문에 체지방 대비 근육량이 많은 사람이 대부분의 파워 검사들에서 더 좋은 성과를 나타낸다.

근력

근력은 간단히 정의하면, 한 번의 최대 노력으로 발휘된 최대의 힘을 말한다. 건강 관련 체력과 스포츠 관련 체력 모두에 연관이 있기 때문에 근력은 아마도 가장 기본적으로 평가되는 체력요소일 것이다. 근 파워나 속도와는 달리, 근력은 움직임이나 거리 이동이 필요 없다. 실제로 근력 측정은 등척성 근 수축 형태로 측정되는 것이 일반적이다. 즉, 근육이 발휘하는 힘을 감지할 수 있는 센서가 부착된 간단한 장치를 사용함으로써 측정할 수 있다. 악력측정기가 등척성 근력을 측정하는 대표적인 경우이다.

그렇지만 또 다른 근력측정기들은 특정 신체 부위의 가동범위를 통하여 움직임 가운데 근력측정을 수행한다. 이러한 근력측정기들은 저항을 반복하는 과정에서 구심성(굴곡) 수축과 원심성(신전) 수축이 발생한다. 또한 이외의 여러 가지 유형의 장비들이 저항을 주거나 근력을 측정하는 데 사용되고 있다. 예를 들어, 프리 웨이트 뿐만 아니라 웨이트 머신, 유압식 웨이트(예를 들어, Keiser) 장비들과 등속성 운동장비(예를 들어, Biodex, Kin-Com)들이 아주 효과적으로 이용되어지고 있다.

그러나 지금까지 가장 잘 알려진 근력 측정 기구는 **악력계**인데, 그것은 그립을 손으로 쥐고 등척성 근력을 측정하는 것이다. 이 측정기는 쉽게 간단히 사용할 수 있을 뿐만 아니라 가격도 저렴하고 시간과 장소에 거의 제약받지 않는 등의 많은 장점들을 가지고 있다. 물론 전완과 손의 근력(악력)을 제한적으로 정량화하는 것이고, 악력과 다른 부위의 근력값 간에는 상당한 차이가 있다고 지적되고 있음에도 불구하고, 연구결과에 따르면 악력측정기의 값과 다른 근력측정기의 값들 간에는 유의한 정상관이 인식되었다. 따라서 악력계는 지금까지 상체 근력측정에서 가장 널리 쓰이는 실용적이고 믿을 만한 측정기 중 하나이다.

검사를 진행하기 전에 악력계는 반드시 개인의 손에 맞게 적절히 조정되어야 한다. 피검자의 손과 악력계가 서로 미끄러지지 않도록 건조한 조건에서 측정해야 한다. 그리고 피검자는 악력계를 손으로 쥐고 손목과 팔꿈치는 약간 구부린 상태로 팔은 옆으로 대략 15° 정도 벌리고 서도록 한다(그림 13.13). 측정 시에는 팔이 몸의 다른 신체부위에 닿아서는 안 된다. 준비가 되면 피검자는 악력계를 꽉 쥐고 최대의 힘으로 측정한다. 양손을 측정하며, 각 손마다 3번씩 시도한다. 왼손과 오른손의 가장 높은 측정값(kg)을 더하여 최종점수를 매긴다. 결과는 절대치로 매긴다. 즉, 총 생성한 kg당 힘(force) 또는 그 수치를 체중 kg으로 나눈 값으로 한다. 일반적인 악력 측정 결과는 표 13.11를 참조한다.

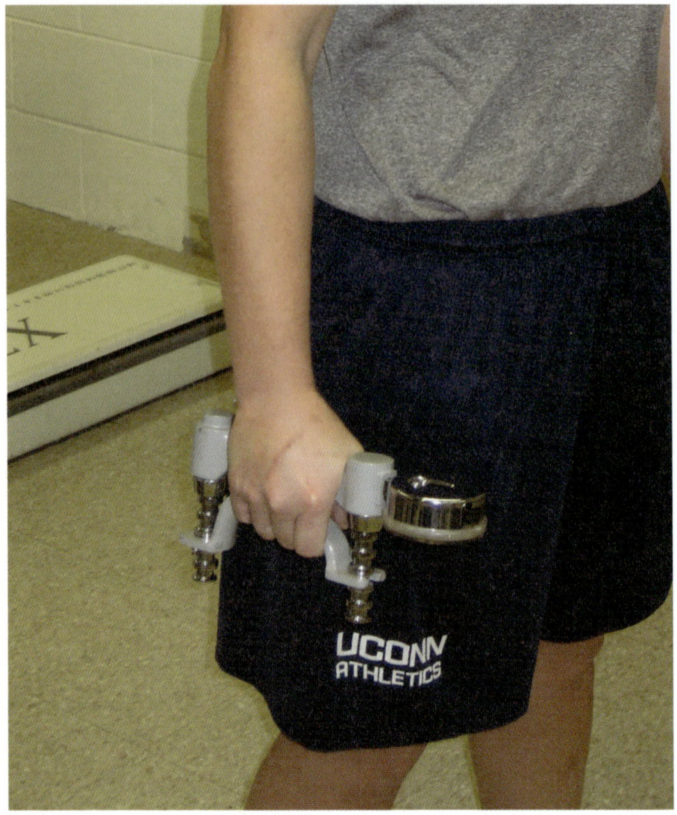

그림 13.13 **악력 측정은 등척성 수지굴근의 근력을 측정할 수 있다.** 양손에서 측정된 최대값을 합하여 기준값들과 비교한다.

또 다른 근력 측정 검사는 **1-RM**이다. 앞서 언급한 대로 이것은 1회 반복할 수 있는 최대의 중량 또는 최저의 저항량을 측정하는 것이다. 이러한 동적 근력 평가는 주로 벤치 프레스나 레그 프레스 등으로 상체와 하체의 근력을 각각 측정하는 데 이용된다. 검사 전에 대상자는 동작의 움직임에 익숙해져야 한다. 측정 동작에 익숙해지면, 대상자는 가벼운 저항부터 준비운동을 반복하며 더 무거운 중량의 1-RM을 시도한다. 1-RM 측정은 비교적 쉬워 보이지만 다음에 제시

표 13.11 연령별 그리고 성별 좌우 악력 기준표

연령	15~19		20~29		30~39		40~49		50~59		60~69	
성별	남	여	남	여	남	여	남	여	남	여	남	여
우수함	≥108	≥68	≥115	≥70	≥115	≥71	≥108	≥69	≥101	≥61	≥100	≥54
매우 좋음	98~107	60~67	104~114	63~69	104~114	63~70	97~107	61~68	92~100	54~60	91~99	48~53
좋음	90~97	53~59	195~103	58~62	95~103	58~62	88~96	54~60	84~91	49~53	84~90	45~47
보통	79~89	48~52	84~94	52~57	84~94	51~57	80~87	49~53	76~83	45~48	73~83	41~44
개선 필요	≤78	≤47	≤83	≤51	≤83	≤50	≤79	≤48	≤75	≤44	≤72	≤40

Source: The Canadian Physical Activity, Fitness & Lifestyle Appraisal: CSEP-Health & Fitness Programs Health-Related Appraisal and Counseling Strategy, 3rd ed., 2003. Reprinted with permission of the Canadian Society for Exercise Physiology.

된 측정방법을 따르는 것이 매우 유효하고 신뢰할 만한 결과를 얻게 한다(글상자 13-6).

1-RM 프리 웨이트 벤치 프레스를 진행할 때, 대상자는 등을 벤치에 대고 눕는다. 바벨을 거치대 위에 놓는다. 양팔은 대략 어깨 너비로 벌리고, 양손은 바를 오버핸드 그립으로 잡는다. 바를 거치대에서 들어 올린 후에 가슴에 닿을 때까지 조심스럽게 내린다. 팔이 최대로 뻗어질 때까지 바를 다시 들어 올리는 동작을 반복한다. 가장 무거운 중량을 1-RM으로 기록한다. 피검자가 프리 웨이트를 사용할 경우, 측정자가 항상 안전하게 옆에서 보조해 주어야 한다. 이를 대신하여 벤치 프레스 머신을 이용할 수도 있는데, 이 경우에는 별도의 보조자를 필요로 하지 않는다.

하체 근력을 측정하는 가장 널리 알려진 방법은 1-RM 레그 프레스이다. 검사는 프리 웨이트보다는 레그 프레스 머신을 이용하여 진행된다. 다시 한 번 강조하지만, 피검자는 먼저 준비운동을 통해 기기에 익숙해져야 한다. 또 다른 장비

글상자 13-6 알고 있습니까?

1-RM의 측정은 특정의 절차를 필요로 한다.

1회 반복 최대치(1-RM)는 비교적 쉽게 보일지 몰라도, 이 1-RM을 통해 유효하고 신뢰할 수 있는 정보를 얻기 위해서는 특정한 프로토콜이 요구된다. 주로 측정을 결정하기 위해서 신뢰도를 재검토하거나, 1 내지 2회 이상 별도의 절차로 측정을 진행하여 반복적인 측정 중에 그 정확성을 재검토한다. 정확한 측정을 하기 위해서는 신뢰도의 재검토와 반복적인 측정 시에 약간의 변용을 주어야 한다. 다음은 여성과 남성 대상자들을 위한 정확한 테스트를 위한 재검토 방법이다.

어떠한 운동이든 1-RM이 정해지면, 피검자가 이에 익숙해 질 수 있는 시간이 허용되어야 한다. 측정 중에 성공적인 동작수행을 완료하기 위해서는 1-RM의 전체 동작과 반복 동작이 안정되게 유지되어야 한다. 운동검사 시의 모든 안전주의 사항은 다른 검사에서와 거의 같다. 다음의 실험 절차는 1-RM을 결정하는 데 적용될 수 있는 방식이다.

1. 워밍업은 1-RM의 40~60%로 5~10회 반복 세트
2. 두 번째 워밍업은 1-RM의 60~80%로 3~5회 반복
3. 1-RM과 동일한 상태에서의 시도
4. 1-RM과 동일한 상태에서의 시도가 성공하는 경우, 한계치를 높여서 또 다른 시도를 해본다.
5. 1-RM과 동일한 상태에서의 시도가 성공적이지 못했을 경우, 한계치를 낮추어 다른 시도를 해본다.
6. 4~5단계의 1-RM 시도를 4회 이상 실행하지 않는다.
7. 만약, 4회 시도하였음에도 1-RM이 결정되지 않는다면, 재검사를 위해 피검자를 일단 돌려보낸다.
8. 워밍업 세트와 1-RM 시도 간에는 3~5분간의 휴식시간을 가져야 한다.

만약 피검자가 운동을 위해 해보는 첫 1-RM일 경우, 인지된 1-RM은 이전의 트레이닝 자료나 과거의 경험에 의해 정해질 수 있다. 1-RM 측정의 첫 시도 이후, 인지된 1-RM은 이전의 검사 자료의 기반이 된다.

Kraemer WJ, Ratamess NA, Fry AC, et al. Strength Training: Development and evaluation of methodology. In: Maud P, Foster C, eds. Physiological Assessment of Human Fitness, 2nd ed. Champaign, IL.: Human Kinetics, 2006:119–150.

(45° 레그 프레스, 서파인 레그 프레스)들은 또 다른 각도에서 몸의 관절들을 이용하여 수직 또는 수평 근력을 측정하게 된다. 이러한 다른 요소들은 반복 동작 시 각기 다른 저항력을 필요로 한다. 어떠한 기기를 쓰든 간에 피검자는 의자에 놓인 사이드 핸들을 잡고 바른 자세를 취해야 한다. 동작의 범위는 무릎 각도를 90°로 하고 무릎을 완전히 신전시킨다. 발은 발 디딤대에 대략적으로 어깨 만큼 벌려서 올려놓는다. 1-RM 벤치 프레스와 레그 프레스 모두 절대 값으로 측정기록하거나, 개인의 체중으로 나눈 상대 값으로 측정기록한다. 어떠한 기기가 사용되었는지에 따라 1-RM의 기준은 다르게 설정된다. 벤치 프레스의 경우, 20~29세 남자와 여자의 평균은 각각 상대적으로 1.06과 0.40으로 나타났다.[41]

1-RM 레그 프레스의 경우, 동년배 남자와 여자의 평균은 각각 1.91과 1.32로 나타났다. 필드 환경에서는 현실적이지 않지만 등속성 장비를 통하여 1-RM이 측정될 수 있다. 물론 이러한 고가의 검사 장비들은 일반적으로 잘 설비된 임상시설이나 의료시설에서 볼 수 있다. 등속성 장비는 피검자가 극복해야 하는 저항을 제공하기 위하여 외부 중량을 이용하지 않는다. 따라서 검사자는 얼마의 부하가 적용되든지 간에, 피검자가 주어진 일정 속도로 가동범위를 완수하도록 장

글상자 13-7 전문가 의견

검사의 중요성

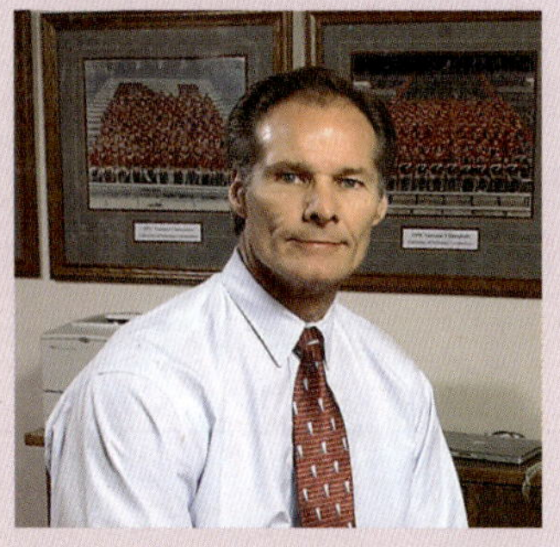

Boyd Epley, M.Ed, CSCS*D, MSCC, FNSCA
국립근력컨디셔닝협회
코치능력이사
콜로라도 스프링스

왜 검사를 하는가?

모든 컨티션 조절 프로그램은 검사와 대상의 평가로 시작되어야 한다. 선수의 강점과 약점을 알면, 훈련을 지도하여 최대의 결과를 얻기가 더 수월해진다. 검사는 또한 프로그램의 효율적인 목표달성을 도와주고, 가장 중요하게는 선수의 발전에 도움을 준다. 검사는 또한 좋은 동기 부여가 된다.

많은 선수들, 특히 어린 선수들은 컨디션 조절에 긍정적인 근거를 필요로 하며, 그를 통해 기꺼이 최선을 다해 최상의 결과를 얻기 위한 시도를 하여 도움을 받는다. 선수가 목표를 달성하면 그 선수는 더 높은 목표를 원한다. 선수들이 항상 동기부여와 목표 강조를 동시에 추구할 수 있도록 해 줘야 한다.

코치들은 검사와 평가, 목표 달성을 위해 기록을 하여야 한다. 일부 학교에서는 이 네 가지 과정을 무시하고 바로 체력 단련이나 컨디션 조절에 들어가기도 한다.

유효성

각각의 테스트 구성요소는 측정될 수 있어야 한다. 검사를 통해 측정되는 잠재 결과물이 특정 스포츠 및 참여하는 운동선수와 연관이 있는가?

신뢰성

신뢰성은 코치가 검사 조건과 결과를 각 시기별로 일관되게 유지하느냐의 문제다. 검사 결과는 잔디 구장에서 할 때와 실내 농구장에서 다시 할 때 달라진다. 야외 상황과 시간, 바람, 비, 온도 등등 모든 것들이 검사 결과에 영향을 미친다.

검사 순서도 결과에 영향을 미친다. 검사 순서는 매번 동일하게 유지되어야 하고 검사 장비 또한 동일해야 한다. 가능하면 동일한 코치와 운영진이 동일한 시기에 진행하면 더 좋다.

연관 검사 주기

검사 시기의 조합은 "연간 검사 주기"를 생성한다. 검사에 큰 비중을 두는 것은 좋으나, 가급적 1년에 3~4회만 하는 것이 좋다. 검사 세션을 컨디션 향상 프로그램 전주에 시작하게 하여 이후 컨디션 조절 주기를 맞추는 게 좋다.

장비 및 설비 구성

미리 준비하면 할수록 더 수월해진다. 장비와 설비를 결정하고 준비한다. 설비 이용 허가를 받고, 안전 점검을 하고 모든 장비를 사용할 순서대로 놓는다. 배치도를 그려서 "배치"를 어떻게 할 것인지 결정한 후에 구성한다. 배치도 상으로 동선을 짜고, 그 배치도를 알 수 있도록 모두에게 알린다.

자료 수집 기록 개발

선수들이 자료수집카드를 들고 다니게 하고, 코치가 그 결과를 그것에 쓸 수 있게 한다. 카드는 모든 운영/개인 정보(이름, 날짜 등)을 포함한다. 검사도 순서 대로 적어 둠으로써 선수들이 검사에 임할 때 혼란이 없게 한다.

사 례 연 구

사례

당신은 엘리트 달리기 선수 그룹과 함께 일하는 스포츠 과학자다. 당신은 체력검사 항목을 개발하여 육상 훈련을 증진시키고 심박수 트레이닝을 강화할 수 있는 트레이닝 프로그램 개발을 의뢰받았다. 어떠한 유형의 검사와 측정 방식을 이용할 것인가?

선택

운동선수들은 트레드밀 테스트를 통해 $\dot{V}O_{2max}$와 젖산역치를 측정한다. 러닝 테스트는 사이클과 대조적으로 특별히 심박수와 다른 생리학적 반응을 살필 수 있다. 젖산 역치 테스트를 먼저 수행하고 이후 $\dot{V}O_{2max}$ 검사를 한다. 개별 젖산 역치를 측정하기 위해 선수의 평균 페이스로 일차적인 달리기를 한 뒤 측정한다. 예를 들어, 10 km를 33분에 돌파하는 운동선수의 경우 평균 페이스는 분당 284 m(5분 40초/마일)이다. 비지속적인 트레드밀 검사를 위해서 5가지 속도 단계와 몇 가지 평균 페이스를 분당 10 m 인터벌로 설정한다. 이때 경사는 0%인 수평면에서 뛴다. 운동량은 속도에 의해서만 증가된다. 트레드밀 검사 첫 번째 단계는 4분, 그 다음은 3분으로 한다. 단계별 길이는 유지하여 혈중 젖산 농도를 일정히 유지한다. 검사 진행 중에 $\dot{V}O_{2max}$를 측정하고 각 단계 마지막 시점에서 심박수를 측정한다. 각 단계 중간에 선수를 트레드밀에 기대게 한 후 소량의 혈액 샘플을 채취한다. 혈액 샘플을 바로 분석하고 젖산 농도가 5.0 mmol · L^{-1} 이상이면 젖산 역치에 도달한 것이므로 테스트를 종료한다. 혈중 젖산 측정은 젖산역치 수준을 파악할 수 있도록 하여 준다. 젖산역치의 정보를 이용하여 심박수와 트레드밀 속도를 젖산역치 이하의 수준으로 유지할 수 있도록 페이스를 조절할 수 있다. 최대산소섭취량을 연이어 측정하고자 한다면, 피검자를 약 10분 정도 휴식토록 한 후에, $\dot{V}O_{2max}$를 측정한다. 이 검사는 젖산역치 측정 시에 얻었던 운동부하강도에서부터 시작하여, 최대의 운동부하량까지 부여하며 탈진할 때까지 매분마다 1%씩 경사도를 높인다. 유산소성 운동의 효과로 젖산역치와 최대산소섭취량이 증가되면, 동일하게 부여된 최대하의 운동에서 페이스가 상대적으로 상당히 낮아질 수 있다. 그러므로 이들 측정 방법을 이용하여 운동선수의 유산소성 체력을 강화하는 트레이닝 프로그램을 개발할 수 있다.

사례

평형감각에 문제가 있고 호흡순환 기능에 위험이 있는 노인 대상자들을 위해서는 어떤 점증부하운동을 적용해야 하는가? 그리고 검사 중에는 어떤 변인들을 모니터링해야 하는가?

선택

이러한 노인들의 경우, 자전거 에르고미터 검사로 혈압, 심박수, EGC, RPG 그리고 산소섭취량을 측정할 수 있다. 자전거 에르고미터는 트레드밀과 달리 평형감각에 문제가 있는 사람들에게서 적절하게 혈압을 측정할 수 있는 방법이다. 운동부하량은 검사 중에 천천히 올리고, 혈압 반응과 함께 필요 시에는 호흡순환계 문제를 검토하기 위한 심전도 반응을 검사할 수 있다. 예를 들어, 수축기 혈압의 증가와 함께 이완기 혈압이 증가하는 것은 비정상적인 반응들이다. ECG의 ST-분절 하강은 심장 내로의 혈류가 부족함을 의미한다. 만약 둘 중에 하나라도 상황이 발생한다면 검사는 반드시 종료되어야 한다. 검사 도중 RPE는 유산소성 운동을 위해서 활용될 수 있다. 또한 심장질환자를 위한 유산소성 운동처방을 수립할 수 있다. 산소섭취량은 유산소성 체력 검정을 확인하는 데 활용될 수 있다.

비의 프로토콜과 관절 가동범위의 속도만 설정하면 된다. 프리 웨이트나 머신 웨이트 장비처럼 부하중량을 설정할 필요가 없다. 힘이 발휘되면, 장력계에 의해서 정량화되고 기록되어진다. 최신의 등속성 장비들은 다양한 근육군을 대상으로 근력측정을 할 수 있게 해 주는데, 그 예로는 대퇴 사두근, 햄스트링, 하퇴근육, 팔어깨 근육 등이 가능하다. 그러나 이러한 장비들은 부를신근/굴근, 팔의 신근/굴근과 같이 단축 동작 중에 하나의 근육군을 구분지어 측정할 수 있도록 설계되었기 때문에, 불가능한 것은 아니지만, 레그 프레스 또는 벤치 프레스와 같은 복합적이고 다관절 운동에 따른 근력 측정은 어렵게 되어 있다. 그렇지만 등속성 장비는 프리 웨이트나 머신 웨이트 장비들로 1-RM을 측정하려 할 때 겪게 되는 여러 번의 시행착오를 겪지 않아도 되는 확실한 장점이 있다. 그 대신, 검사자는 관절 가동속도를 얼마로 할지 만 결정하면 된다. 물론 이 장비로 등척성 수축 측정도 가능하다. 피검자들을 장비에 익숙하게 예비운동을 한 후에 최대 노력을 발휘할 때 컴퓨터 시스템으로 이루어진 이 장비로 정확하게 측정할 수 있게 된다. 이러한 검사는 코치나 트레이너가 개인의 체력 프로그램을 적절히 계획하고, 그 목표를 달성하는 데 매우 중요하게 작용된다(글상자 13-7).

속성 검토

- 근력은 1회 시도에서 얻어지는 최대의 힘의 양을 일컫는다.
- 악력계는 가장 널리 쓰이는 근력 측정 방법이다.
- 1-RM은 근력을 측정하는 다른 종류의 검사형태이다. 이는 1회에 들어 올리는 최대의 근력 또는 버텨내는 저항력 등을 측정한다.

요약

최대 또는 준최대의 강도를 낼 때 다양한 생리학적 체계의 기능적 역량을 검사하는 것은 심리학, 피트니스 트레이닝, 코칭 및 컨디션 조절에 매우 중요하다. 상이한 체계가 어떻게 작용하는지를 아는 것은 선수나 코치가 어떤 스포츠를 정할지 또는 어떤 포지션을 정할지에 있어 매우 중요하다. 이를 통해 코치와 컨디션 관리 전문가는 그들의 선수나 피트니스 고객에게 효율적인 트레이닝 용법을 제공할 수 있다. 또한 선수와 코치 및 전문가는 이 결과로 대상에 대한 목표를 설정할 수도 있다.

치료목적의 경우 검사는 주로 우수한 선수가 아닌 일반적인 치료가 필요한 환자의 건강 측정 목적으로 진행된다. 신체적 피트니스 평가는 일반적으로 어떤 사람이 공공 안전을 위해 어떠한 직업에 채용되거나 승진 또는 군인의 연봉 상승에도 적용되기도 한다. 명확히 말해서 생리학적 기능에 대한 검사는 대상의 피트니스 레벨과 연령 및 다양한 직업에 전부 적용 가능하다. 그러므로 테스트 선정 및 수행자는 반드시 적정한 수준의 실험적 전문성과 육상 테스트 절차를 숙지하고 있어야 한다.

용어정리

구심성 근축 실패(concentric failure): 반복하는 게 불가능할 때까지 운동하는 것으로, 이는 보통 반복이 구심성을 그리거나 올라가는 단계에서 발생한다.

근력(strength): 전력을 다하는 한 번의 노력 동안 생성되는 힘의 양

마르가리아 스텝 검사(Margaria step test): 한 줄로 이어진 계단에서, 전력 질주하여 계단을 오르는 것으로 구성된 파워 검사

무산소 트레드밀 검사(anaerobic treadmill test): 미리 정해 놓은 단계와 속도로 트레드밀을 달려 지칠 때까지 소요되는 시간을 측정하여 무산소 능력을 검사

불연속 프로토콜(discontinuous protocol): 운동하는 동안에는 운동강도가 단계적으로 증가하지만, 단계 사이에 짧은 휴식 기간이 주어지는 검사

수직 점프 검사(vertical jump test): 하체의 파워를 결정하기 위해 활용되는 최대 수직 점프 능력 검사

실신(syncope): 어지럼증

심박동 변이성(heart rate variability): 심박동 사이의 시간 차이

악력계 검사(grip dynamometer test): 등척성 동작을 하는 동안 손가락 굴근에 의한 힘을 측정하는 악력 검사

연속적 프로토콜(continuous protocol): 운동강도가 단계별로 증가하되, 한 단계의 중간이나 단계 사이에 휴식 없이 강도를 증가시키는 운동검사

윙게이트 검사(Wingate test): 최고 파워, 평균 파워, 무산소 용량, 피로지표가 계산될 수 있는 30초 동안의 최대 자전거 에르고미터 검사

일(work): 힘×거리

점진적 운동부하검사(graded exercise test, GXT): 트레드밀이나 사이클을 활용하여 운동강도가 점진적으로 증가하는 동안의 심폐지구력을 검사

청진법(auscultation): 정상 및 비정상적인 기능을 진단하고자 장기나 조직에서 나오는 소리를 듣는 것

코로코프 음(Korotkoff sound): 혈압을 판단하기 위해 청진법을 사용할 때, 심장수축과 심장확장 혈압을 정하는 데 활용되는 여러 소리 중 하나이다.

파워(power): 힘×거리를 시간으로 나눈 것 또는 일을 시간으로 나눈 것

혈압계(sphygmomanometer): 압력 측정기와 공기주입식 고무로 구성된 도구로, 혈압을 결정하는 청진기와 함께 사용된다.

호흡 곤란(dyspnea): 호흡하는 데 어려움을 느끼거나 호흡할 때 고통스러워하는 것

$\dot{V}O_{2max}$: 신체가 소비할 수 있는 최대산소량으로, 통상적으로 운동부하 검사로 측정한다.

참고문헌

1. American Alliance for Health and Physical Education, Recreation, and Dance. Health Related Physical Fitness Test Manual. Washington, DC: AAHPERD; 1980.
2. American Heart Association. Heart disease and stroke statistics—2008 uptake: A report from the American Heart Association Statistics Committee and Stroke Statistics Subcommittee. Circulation. 2008;117:e25–e146.
3. Astrand PO. Work Tests With the Bicycle Ergometer. Varberg, Sweden: Monark Crescent AB, 1988.
4. Balke B, Ware RW. An experimental study of physical fitness of Air Force personnel. US Armed Forces Med J. 1959;10:675–688.
5. Berkoff D, Cairns CB, Sanchez LD, et al. Heart rate variability in a league American track-and-field athletes. J Strength Cond Res. 2007;21:227–231.
6. Billat V, Lopes P. Indirect methods for estimation of aerobic power. In: Maud PJ, Foster C. Physiological Assessment of Human Fitness, 2nd ed. Champaign, IL: Human Kinetics Publishers, 2006:19–37.
7. Bittner V, Weiner DH, Yusuf S, et al. Prediction of mortality morbidity with a 6-minute walk test in patients with less ventricular dysfunction. JAMA. 1993;270:1702–1707.
8. Blair S, Kampert JB, Kohl HW III, et al. Influences of cardiorespiratory fitness and other precursors on cardiovascular disease and all-cause mortality in men and women. JAMA. 1996;276:205–210.
9. Blair S, Kohl HW III, Barlow CE, et al. Changes in physical fitness and all-cause mortality. A prospective study of healthy and unhealthy men. JAMA. 1995;273:1093–1098.
10. Bohannon RW. Is it legitimate to characterize muscle strength using a limited number of measures? J Strength Cond Res. 2008;22:166–173.
11. Borg G. Perceived exertion as an indicator of somatic stress. Scand J Rehabil Med. 1970;2:92–98.
12. Buchfuhrer MJ, Hansen JE, Robinson TE, et al. Optimizing the exercise protocol for cardiopulmonary assessment. J Appl Physiol. 1983;55:558–564.
13. Canavan PK, Vescovi JD. Evaluation of power prediction equations: Peak vertical jumping power in women. Med Sci Sports Exerc.

2004;36:1589–1593.
14. Cooper KH. A means of assessing maximal oxygen intake. JAMA. 1968;203:201–204.
15. Cunningham DA, Faulkner JA. The effect of training on anaerobic and anaerobic metabolism during a short exhaustive run. Med Sci Sports Exerc. 1969;1:65–69.
16. Davis HA, Cass GC. The anaerobic threshold as determined before and during lactic acidosis. Eur J Physiol Occup Physiol. 1981;47:141–149.
17. Davis JA, Kasch FW. Aerobic and anaerobic differences between maximal running and cycling in middle-aged males. Sports Med. 1975;7:81–84.
18. Dolgener FA, Hensley LD, Marsh JJ, et al. Validation out of the Rockport fitness walking test in college males and females. Res Q Exerc Sport. 1994;65:152–158.
19. Dotan R, Bar-Or O. Load optimization for the Wingate anaerobic test. Eur J Appl Physiol. 1983;51:409–417.
20. Fenstermaker KL, Plowman SA, Looney MA. Validation out of the Rockport fitness walking test in females 65 years and older. Res Q Exerc Sport. 1992;63:322–327.
21. George JD, Fellingham GW, Fisher AG. A modified version of the Rockport fitness walking test for college men and women. Res Q Exerc Sport. 1998;69:205–209.
22. Housh TJ, Cramer JT, Weir JP, et al. Physical Fitness Laboratories on a Budget. Scottsdale, AZ: Holcomb Hathaway, 2009.
23. Inbar O, Bar-Or O, Skinner JS. The Wingate Anaerobic Test. Champaign, IL: Human Kinetics, 1996.
24. Joyner MJ, Coyle EF. Endurance exercise performance: The physiology of champions. J Physiol. 2008;586:35–44.
25. Kline GM, Porcari JP, Hintermeister R, et al. Estimation of $\dot{V}O_{2max}$ from a one-mile track walk, gender, age and body weight. Med Sci Sports Exerc. 1987;19:253–259.
26. Lafortuna CL, Agosti F, Marinone PG, et al. The relationship between body composition and muscle power output in men and women with obesity. J Endocrinol Invest. 2004;27:854–861.
27. Leger LA, Lambert J. A maximal multistage 20 m shuttle run test to protect VO_2 max. Eur J Appl Physiol. 1982;49:1–5.
28. Lopes PL, White J. Heart rate variability: Measurement methods and practical applications. In: Maud PJ, Foster C . Physiological Assessment and Human Fitness, 2nd ed. Champaign, IL: Human Kinetics Publishers, 2006:39–62.
29. Margaria R, Aghemo P, Rovelli E. Measurement of muscular power (anaerobic) in man. J Appl Physiol. 1966;21:1662–1664.
30. McArdle WD, Katch FI, Pecher GS, et al. Reliability and inter-relationships between maximal oxygen intake, physical work capacity, and step-test scores in college women. Med Sci Sports Exerc. 1972;4:182–186.
31. Meyers J, Prakash M, Froelichier V, et al. Exercise capacity and mortality among man referred for exercise testing. N Engl J Med. 2002;4:793–801.
32. Midgley AW, Bentley DJ, Luttikholt H, et al. Challenging a dogma of exercise physiology does an incremental exercise test for valid $\dot{V}O_{2max}$ determination really need to last between 8 and 12 minutes? Sports Med. 2008;38:441–447.
33. Nedeljkovic A, Mirkov DM, Pazin N, et al. Evaluation of Margaria staircase test: The effect of body size. Eur J Appl Physiol. 2007;100:115–120.
34. Paterson DJ, Friedland JS, Bascom DA, et al. Changes in arterial K+ and ventilation during exercise in normal subjects and subjects with McArdle's syndrome. J Physiol. 1990;429:339–348.
35. Pickering TG, Hall JE, Appel LJ, et al. Recommendations for blood pressure measurement in humans from the subcommittee of professional and public education of the American Heart Association Council on high blood pressure research. Circulation. 2005;111:697–716.
36. Ramsbottom R, Brewer J, Willimas C. A progressive shuttle run test to estimate maximal oxygen uptake. Sports Med. 1988;22:141–145.
37. Robinson TE, Sue DY, Huszczuk A, et al. Intra-arterial and cuff blood pressure responses during incremental cycle ergometry. Med Sci Sports Exerc. 1988;20:142–149.
38. Sawka MN, Tahamont MV, Fitzgerald PI, et al. Alactic capacity and power: Reliability and interpretation. Eur J Appl Physiol Occup Physiol. 1980;45:109–116.
39. Sayers SP, Harackiewicz DV, Harman EA, et al. Cross-validation of three jump power equations. Med Sci Sports Exerc. 1999;31:572–577.
40. Spirduso WW, Francis KL, MacRae PG. Physical of Dimensions of Aging. Champaign, IL: Human Kinetics, 1997:95–121.
41. Whaley MH, Brubaker PH, Otto RM. ACSM's Guidelines for Exercise Testing and Prescription, 7th ed. Philadelphia, PA: Lippincott Williams & Wilkins, 2007.
42. Yoshida T, Chida M, Ichioka M, et al. Relationship between ventilation and arterial potassium concentration during incremental exercise and recovery. Eur J Appl Physiol Occup Physiol. 1990;61:193–196.

14장

운동과 스포츠에서 경기력 향상 보조물질

학습목표

1. 경기력 향상 보조수단 연구에 대한 설명과 비판을 할 수 있다.
2. 산소운반 보조제에 대한 생리학적인 기초를 설명할 수 있다.
3. 다양한 형태의 산소운반 보조제에 대해서 토론하고 비교할 수 있다.
4. 피로를 지연시킬 목적으로 사용되는 보충제에 대한 메커니즘을 설명할 수 있다.
5. 운동선수들이 일반적으로 사용하는 호르몬 보충제가 경기력에 미치는 영향에 대해 설명할 수 있다.
6. 여자 운동선수들에 의한 경구피임약 사용이 경기력에 미치는 잠재적 영향에 대해서 토론할 수 있다.
7. 프로호르몬에 대한 기본적인 생리적 메커니즘과 함께, 운동선수들이 프로호르몬을 사용하는 이유를 설명할 수 있다.
8. 경기력에 영향을 미치는 약물의 효과에 대해서 비판할 수 있다.
9. 운동선수들이 사용하는 다양한 종류의 약물들에 대해서 논의할 수 있다.
10. 운동선수들이 사용하는 영양보충제에 대해서 그 종류 및 사용 근거 등에 대한 내용을 논의할 수 있다.

경기력 향상 **보조물질(ergogenic aids)**에 대한 일반적인 정의는 경기력을 향상시킬 수 있는 약물이나 훈련 과정, 혹은 현상을 지칭한다. 특정한 스포츠 종목의 경우에, 올림픽 게임이나 세계선수권대회에서 금, 은, 동메달을 받은 운동선수들과 혹은 5위와 10위 사이의 선수들 사이에서 나타나는 경기력의 차이는 겨우 1~2% 정도에 불과하다. 엘리트 운동선수들의 승리가 명예와 함께 금전적인 보상과 연결되기 때문에, 엘리트 운동선수들이 경기력 향상 보조물질에 매력을 느끼고 있다는 점을 이해하기는 어렵지 않다. 또한 일부 경기력 향상 보조물질은 피트니스 애호가들 사이에서도 점차 인기를 얻고 있다. 몇몇 운동수행능력 향상 보조물질은 전문적인 운동선수들이나 혹은 국제경기에서 경쟁하는 운동선수들에 있어서 사용이 금지되어 있다. 비록, 모든 경기력 향상 보조물질들이 법적으로 사용이 금지되어 있는 것은 아니지만, 인위적으로 경기력을 증강시키고 부작용을 나타낼 수 있는 많은 화학물질들은 이러한 금지약물 목록에 포함되어 있다. 올림픽 게임, 팬 아메리칸 게임 그리고 패럴림픽 게임에서 운동선수들이 사용하고 있는 약물이나 보충제에 대한 정보를 찾기 위해서는 미국반도핑기구의 웹사이트를 참조하도록 한다(http://www.usada.org/dro/).

잠재적인 경기력 향상 보조물질들에 대한 목록은 상당히 긴데, 일례로, 영양제나 약물은 물론이거니와 준비운동이나 고지훈련과 같은 훈련의 실행이나, 마찰력을 감소시켜 주는 수영복과 같은 생체역학의 원리를 응용한 보조물질들도 여기에 포함된다. 일부 경기력 향상 보조물질에 대한 효과는 논의가 이미 이루어졌다: 탄수화물과 단백질의 보충(8장), 충분한 음료수의 섭취(9장), 고지훈련(10장) 그리고 준비운동(2장). 이 장에서는 널리 알려져 있으면서, 전문적인 연구자들에 의해서, 그 효능에 대한 연구가 충분히 이루어져 있는 경기력 향상 보조물질들에 대한 논의가 이루어질 것이다. 경기력 향상 보조물질들은 일반적으로 지구력, 근력, 파워 및 신체 조성에 영향을 미쳐, 경기력을 증가시키는 것으로 알려졌다.

경기력 향상 보조물질에 대한 연구

엘리트 혹은 프로선수가 경기력 향상 보조물질을 사용한 후 성공적으로 경기력을 향상시켰기 때문에, 많은 경기력 향상 보조물질들이 인기가 높아지게 되었다. 이는 직간접적으로 경기력향상 보조물질이 해당 선수들의 경기력을 향상시켰다고 믿게 만들어 주었다. 따라서 경기력 향상 보조물질은 해당 선수가 경쟁하고 있는 스포츠 종목은 물론, 아마도 다른 스포츠 종목에서도 인기를 얻게 되는 것이다. 비록 이러한 경기력 향상 보조물질이 운동선수의 성공에 일정 부분 기여했을 수는 있겠지만, 운동선수들의 성공에는 다른 많은 요인들이 관련되어 있다. 따라서 이러한 경기력 향상 보조물질을 사용한 후 경기력이 향상되어진 운동선수들에 의한 추천이 경기력 향상 보조물질의 효능을 구체화하기 위한 과학적인 연구에는 별로 기여를 하지 못하는 것이다.

연구와 관련된 요인들

경기력 향상 보조물질의 효과에 대한 연구들로부터 확실한 결론을 도출해 내는 일은 어려울 수 있다. 연구 결과를 실제 경기에 적용 가능한 수준은 통제된 실험실의 환경이 이와는 다른 실제 경기 환경과 어느 정도의 유사성을 나타낼 수 있느냐의 여부에 달려 있다. 아래에 제시되어 있는 내용을 포함하는 몇 가지 요소와 고려사항들이 실제 경기에 연구결과들을 적용가능한지에 대한 판단에 준거가 될 수 있다.

- **검사 특이성:** 경기력 향상 보조물질의 효과를 평가하기 위해 사용되는 실험실 검사는 실제 경기에서 나타나는 효과를 정확하게 반영하지 못할 수도 있다. 예를 들면 때때로 어떠한 경기력 향상 보조물질이 전력질주 능력을 향상시킬 수 있는지 여부를 조사하기 위해 최대 30초의 단거리 사이클링 검사(Wingate test)가 사용된다. 그러나 사이클링 검사로부터 산출된 결과가 트랙에서의 단거리 육상이나 미식축구와 같은 게임에서 발휘하는 전력질주 능력을 대표할 수 있는지에 대해서는 의심의 여지가 있다.
- **과제 특이성:** 어떠한 경기력 향상 보조물질이 올림픽 역도와 같이 단시간에 걸쳐서 큰 파워를 발휘해야 하는 무산소성 종목에서 경기력을 향상시킬 수 있을 것이며, 200 m 전력질주나 지구력과 관련된 운동종목들처럼 보다 더 오랜시간에 걸쳐서 파워를 발휘해야 하는 종목들에서는 경기력 향상이 제한적일 것이다. 또한 그 반대의 상황 역시 성립된다. 이는 경기력 향상 보조물질의 효능에 대해서 결론을 내려야 할 경우에는 그에 해당하는 결론은 단지 특정한 형태의 검사나 과제로 국한시켜야 할 필요성이 있음을 의미한다.
- **피실험자:** 대부분의 연구 프로젝트가 훈련을 받지 않았거나 혹은 적당히 훈련된 피실험자를 대상으로 수행되기 때문에, 그러한 연구결과가 운동선수들, 특히 엘리트 운동선수에게 그대로 적용될 수 있을지는 의심스럽다. 훈련을 받지 않은 피실험자들의 경우에는 운동선수들이 적응하는 훈련 강도에 적응하지 못하기 때문에, 경기력 향상 보조물질이 이들의 경기력을 향상시킬 수도 있는 것이다.
- **복용량:** 너무 적거나 혹은 너무 많은 경기력 향상 보조물질의 사용이 경기력에 별다른 효과를 나타내지 못할 수도 있으며, 너무 많은 양을 사용했을 경우에는 사용자들의 경기력이나 건강에 있어서 원치 않는 부작용을 초래할 수도 있다. 몇몇 운동선수들과 코치들은 "소량 복용 시에 효과가 좋다면, 더 많은 양을 복용하면 더 좋은 효과를 나타낼 수 있다."는 믿음에 따라서 경기력 향상 보조물질을 사용하게 된다. 이는 운동선수들로 하여금 과도한 경기력 향상 보조물질의 복용을 야기하고, 건강 및 안전상의 문제에 관심을 둔 통제된 실험 조건에서는 일반적으로 그에 대한 효과를 재현할 수 없다.
- **단기 복용 대 장기 복용:** 경기력 향상 보조물질에 익숙하지 않은 피실험자들에 대한 이들 물질의 단기 효과는 경기력에 긍정적인 영향을 미칠 수 있다. 그렇지만, 장기간에 걸친 이들 물질의 사용에 의해 더 이상 새로운 자극이 되지 못하고, 경기력에도 유의미한 효과를 나타내지 않기 때문에, 보조물질에 대한 적응이나 긍정적인 반응들이 저하되는 것으로 인식되고 있다.
- **통계적인 유의성:** 과학자들은 통계적으로 유의미한 차이나 혹은 변화가 일어나는지에 대한 여부를 기초로 하여 프로젝트의 수행 결과를 평가한다. 경기력에서의 0.5% 증가는 통계적으로 유의성이 없음을 나타낼 수 있지만, 이 정도 크기의 변화는 많은 운동 종목들에서 운동선수들 사이에 승자와 패자를 나누는 확실한 차이가 될 수도 있다.

이러한 모든 요인들이 경기력 향상 보조물질의 효과에 대한 해석을 특정한 종류의 테스트와 직무에 대해서, 그리고 훈련된 혹은 훈련이 되어 있지 않은 피실험자와 같은 특정한 집단에 대해서, 또한 이러한 보조물질에 대한 특정한 복용량에 대해서, 이러한 보조물질이 효과를 나타내었을 경우에, 그러한 효과가 단기간의 효과인지 혹은 장기간의 효과인지에 대한 여부로 한정시킬 필요가 있다. 따라서 운동 과학자나 스포츠 과학자들은 경기력 향상 보조물질에 대한 효과를 조사하기 위한 프로젝트를 면밀하게 설계해야 하고, 연구결과에 대한 해석도 신중하게 이루어져야 한다.

플라시보 효과

만일, 연구 프로젝트에 참여한 운동선수나 피실험자가 경기력 향상 보조제가 그들의 경기력을 향상시킬 수 있을 것이라는 믿음을 갖는다면, 그들의 경기력이 실제로 향상될 가능성이 있다. 이러한 상황에서, 경기력의 향상이 보조물질의 생리적인 효과에 의해서가 아닌, 보조물질이 경기력의 향상에 효과적일 것이라는 그들의 믿음에 의한 심리적 효과에 의한 것일 수 있는데, 이러한 현상을 "**플라시보 효과(placebo effect)**"라고 한다. 따라서 경기력 향상 보조물질에 대한 생리적인 효과를 규명하기 위해서는, 생리적인 효과는 없지만, 경기력 향상 보조물질과 비슷한 물질인 플라시보가 연구 프로젝트에 포함되어 있어야 한다.

아울러서, 연구자가 경기력 향상 보조물질이 경기력에 긍정적인 효과를 나타낼 것이라는 믿음을 지니고 있을 수도 있다. 이는 연구자가 검사를 수행하는 동안에 피실험자들에게 좀 더 많은 독려를 제공하는 일과 같이 연구결과에 영향을 미칠 수 있는 의도하지 않은 행동을 할 수도 있는 것이다. 이러한 문제는 연구자와 피실험자 모두에게 경기력 향상 보조물질이나 혹은, 플라시보를 복용한 사람이 누구인지에 대한 정보를 공개하지 않는 **이중맹검법(double blind)**에 의한 실험설계를 통해서 방지할 수 있다. 이러한 방식의 실험설계와 함께, 연구자와 피실험자 모두에 대해서 경기력 향상 보조물질이나 위약을 복용한 사람에 대한 정보가 공개되지 않은 상태에서, 피실험자들은 그들 각각이 경기력 향상 보조물질 또는 플라시보임을 나타내는 물질 A나 물질 B를 복용하는 집단으로 무작위 할당될 수 있다. 경기력 향상 보조물질의 효과를 결정하기 위한 연구 프로젝트가 완료되고, 연구결과에 대한 통계분석이 이루어진 후에야 비로소, 연구자는 물질 A나 B 중 어느 쪽이 경기력 향상 보조물질이었는지를 알 수 있게 된다. 비록, 이러한 방식의 연구 설계가 복잡하고, 수행하기가 어렵지만, 피실험자와 연구자들에 의한 플라시보 효과가 발생할 가능성을 감소시키기 위해서는 반드시 필요하다(운동과 스포츠 과학 분야에서 과학이 지식을 생성하는 방법을 이해하기 위해서는 1장을 참조한다).

속성 검토

- 경기력 향상 보조물질에 대한 연구는 검사의 특이성, 직무의 특수성, 비훈련자나 약간의 훈련을 받은 대상자들에 대한 사용, 용량에 따른 효과의 차이, 만성적 혹은 단기간의 사용 여부 및 통계적인 유의성과 실전에서의 유의성 사이에 나타나는 차이로 인해, 운동선수들 및 현장에 적용하는 데 어려운 측면이 있다.
- 플라시보(위약) 효과는 경기력 향상 보조물질에 대한 연구결과에 영향을 미칠 수 있다.
- 플라시보 효과를 설명하기 위해서는, 연구자들이 이중맹검법을 사용한 연구 계획과 같은 적절한 연구 설계를 시행해야 한다.

산소운반 보조물질

산소의 공급은 유산소성과 무산소성 대사운동을 수행한 후, 회복을 위해 필요하다(EPOC: 2장을 참조). 산소운반 보조물질은 신체 활동을 수행하는 중에는 물론, 활동 후 회복기 동안에 물질대사를 수행하기 위한 산소의 가용성을 증가시켜 준다. 만일, 신체활동을 수행하는 중에 산소의 가용성이 증가한다면 경기력은 증가하게 되는데, 특히 유산소성 혹은 지구성 운동을 수행하는 동안에 그러하다. 또한, 활동 후 회복기 동안에 산소의 가용성이 증가하는데, 이로 인하여 회복이 촉진되고, 지속적인 활동을 수행하는 능력이 향상된다. 다음에서, 우리는 혈액 도핑(blood doping), 에리트로포이에틴(erythropoietin), 그리고 산소 보충(oxygen supplementation)과 같이, 신체활동 중이나 그 후에, 산소의 가용성을 증가시키는 몇 가지 양상에 대해서 조사할 것이다. 물론 이외의 다른 보조물질들도 현재 개발되어 다양한 질병을 치료하는 데 사용되고 있지만, 이들 물질들은 쉽게 도핑검사에서 검출되므로, 결코 운동선수들에 의해서 사용되지는 않을 것이다. 이에 대해서는 상세하게 논의되지는 않으며, 여기에서는 다음의 것들을 설명한다.

- **헤마타이드:** 적혈구 생산을 자극하는 합성 단백질(EPO 수용체에 대한 결합을 통해서 작용함)
- **유전자 도핑:** 적혈구 생산(EPO 수용체에 대한 결합에 의해서)이나 유산소성 능력과 관련된 다른 요인들(유산소성 능력과 관련된 효소)을 증가시키는 유전자에 대한 조작.
- **혈액 산소 강화제:** 혈액 내로 산소를 수송하는 인공적인 물질(hemoglobin-based oxygen carriers, perfluorocarbon emulsions)
- **헤모글로빈의 조절자:** 산소에 대한 헤모글로빈의 친화도를 감소시켜서, 조직으로의 산소 방출을 증가시키는 물질(clofibrate, bezafibrate)

혈액 도핑

혈액 도핑(blood doping)은 혈액 내의 총 적혈구 용적이나 그 질량을 정상 범위 이상으로 증가시키려는 어떠한 수단들을 지칭하는 용어이다. 1984년 올림픽부터는 모든 형태의 혈액 도핑이 금지되었다. 초창기의 혈액 도핑 방법은 적혈구 수를 증가시킬 목적으로 적혈구를 혈액 내로 주입시키는 방법을 사용하였다. 여기에는, 이전에 자신의 적혈구를 분리한 후에, 이를 자신의 혈액 내에 재주입하는 자가수혈 방법과 함께, 타인의 적혈구를 주입하는 동일원수혈 방법이 있다. 두 가지 방법 모두 적혈구 용적과 적혈구 수의 증가를 초래한다. 운동선수들이 사용하는 혈액 도핑의 목적은 적혈구 세포의 질량을 증가시켜, 근육조직으로 산소를 수송하고 운반하는 능력을 증가시키려는 것이다. 혈액 도핑은 주로 심폐지구력 종목의 운동선수들에게 영향을 미치지만, 역도나 단거리 종목의 육상선수와 같은 무산소성 종목의 운동선수들에게는 별 영향을 미치지 않는다. 1972년 초반에 수행되었던 한 연구결과에 의하면, 대략 800~1,200 mL의 적혈구를 분리하고, 이를 4주 동안 냉장 보관한 후에, 동일인에게 재주입했을 때 심폐지구력 수행력을 나타내는 변인들이 상당히 개선된 것으로 관측되었다. 즉, 적혈구 세포의 재주입으로 트레드밀 최대산소섭취량의 9% 증가와 함께, 트레드밀 수행시간의 23% 증가를 나타내었다. 1972년 이후에 수행된 다른 연구들은 다소 일관되지 않은 결과를 나타내었는데, 일부 연구에서는 어떠한 효과도 나타내지 못하였다고 보고한 반면, 또 다른 연구에서는 혈액 도핑에 의해서 심폐지구력 수행과 관련된 변인들로부터 유의미한 개선이 관측되었다고 보고하기도 하였다. 1980년에 수행된 자가수혈 방식에 의한 연구에서 혈액 도핑이 심폐지구성 수행능력과 관련하여 일관적이지 못한 결과를 나타낸 이유들이 밝혀지기 시작하였다. 즉 이 연구에서는 고도로 훈련을 받은 장거리 육상선수들을 대상으로 하여 다음과 같은 시기에 검사가 이루어졌다.

1. 채혈 전
2. 채혈 직후(채혈된 적혈구 세포가 생리적인 정상 수준까지 회복되기 전)
3. 채혈 후에 플라시보로서 생리식염수의 주입 후
4. 동결 보관되어 있었던 혈액 900 mL의 재수혈 후
5. 수혈 후에 적혈구 세포의 양이 정상 수준으로 회복된 후

최대산소섭취량과 탈진에 이르기까지의 주행시간은 그림 14.1에 제시되어 있다. 이 연구 결과에서, 플라시보로써 생리식염수의 주입은 별다른 효과를 나타내지 못하였음을 분명히 보여주고 있다. 그러나 최대산소섭취량은 수혈 후 16주까지 상승되었고, 탈진에 이르기까지의 주행시간은 비록, 수혈 후 16주까지 높은 상태를 지속하였지만, 수혈한 다음날로부터 점차적으로 감소하는 양상을 나타내었다. 위에서 인용했던 연구는 1970년대의 연구에서 지구성 수행능력과 혈액 도핑 사이의 관계에 대한 일관성 없는 결과가 나타난 이유를 설명하기 시작했다. 1970년대에 수행되었던 일부 연구에서는 충분한 양의 혈액을 수혈하지 않았거나, 채혈 후에 너무

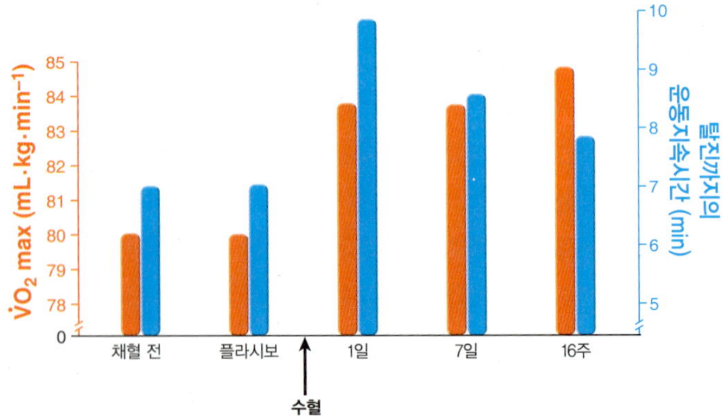

그림 14.1 혈액 재주입을 이용한 혈액 도핑의 효과. 혈액의 재주입은 최대산소섭취량과 탈진에 이르기까지의 주행시간을 증가시켜 준다. *대조군에 대한 결과에서 유의미한 차이를 나타냄. (Adapted from Buick FJ, Gledhill N, Froese AB, et al. Effect of induced erythrocythemia on aerobic were capacity. J Appl Physiol. 1980;48:636-642.)

일찍 재주입을 하였던 것이다. 수혈에 의한 정상 범위 이상의 적혈구 수를 달성하기 위해서는 대략 900 mL의 혈액이 주입되어야 하고, 신체가 정상적인 혈액 용적을 재확립하는 데까지 적어도 5~6주, 더 길게는 최대 10주간이 요구되는 것 같다. 만일, 이러한 두 가지 조건이 충족되지 않는다면, 최대산소섭취량이나 지구성 수행능력에 있어서의 증가가 거의 또는 전혀 이루어지지 않을 것이다.

또 다른 중요한 요인은 수혈 전 혈액의 저장 방식에 있다. 경기력의 개선이 이루어지지 않았던 1972년의 연구와 경기력의 개선이 이루어진 1980년의 연구는 혈액 용적을 증가시키기 위해서 자가수혈 방식을 모두 사용했다. 그러나 1972년의 연구는 혈액을 냉장보관하였고, 1980년의 연구는 채혈 후에 혈액을 냉동보관하였다. 혈액의 냉장보관은 적혈구 세포의 대략 40%가 파괴되는 결과를 초래하였으며, 이 방법에 의해서는 혈액을 대략 5주 동안 저장할 수 있다. 혈액의 냉동보관은 적혈구 세포의 대략 15%가 파괴되는 결과를 초래하였으며, 훨씬 더 오랜 기간 동안 혈액을 보관할 수 있다. 따라서 오랜 기간 동안 혈액을 냉장보관한 연구들은 지구성 수행능력의 증가를 나타내지 못했던 반면에, 혈액의 냉동보관은 지구성 수행능력의 증가를 보여주었다. 만일, 혈액 도핑이 정확하게 수행되었다면, 최대산소섭취량과 지구성 수행능력의 증가가 나타났을 것이다. 혈액 도핑에 의해서 경기력이 어느 정도까지 향상될 수 있을 것인가? 경험 많은 육상선수가 920 mL의 혈액을 자가수혈했을 경우에, 플라시보로써 생리식염수를 주입한 대조군에 비해서, 트레드밀 달리기 기록이 약 2.7%가 더 빠른 51초를 더 앞당겼으며, 5마일(8 km)를 달릴 수 있는 시간을 단축시켰다. 시간에서의 이러한 단축의 대부분은 마지막 2.5마일(4 km) 지점에서 나타났으며, 혈액 도핑은 플라시보로써 생리식염수를 주입한 대조군에 비해서 약 33초(3.7%)의 기록 단축을 나타내었다. 게다가, 이러한 결과는 심박출량을 증가시킬 수 있는 총 혈액 용적(생리식염수 플라시보)의 팽창에 의해서가 아니고, 주로 적혈구 수의 증가에 의해서 일어난 것으로 관측되었다. 혈액 도핑, 특히 동일원수혈에 의한 혈액도핑은 몇 가지 문제점을 안고 있다. 적혈구 수의 증가가 혈액의 점성도를 증가시키고, 응고 경향성을 높여, 심부전이나 뇌졸중을 초래할 위험이 있다. 동일원수혈은 자가수혈에 비해 추가적으로 몇 가지 문제점을 더 지니고 있다. 공여자와 수여자의 혈액형 불일치는 알레르기 반응을 일으킬 수 있고, 간염이나 에이즈 바이러스, 그리고 기타 다른 병원체에 대한 감염 위험이 있다. 혈액 도핑은 지구성 수행능력을 향상시키기는 하지만, 운동 경기에서는 그 사용이 금지되어 있다. 호르몬의 일종인 적혈구 생성 촉진 인자(EPO)를 사용한 보다 더 새로운 유형의 혈액 도핑에 대해서는 다음 절에서 검토하게 될 것이다.

적혈구 생성 촉진 인자

적혈구 생성 촉진 인자(EPO)는 골수에 의한 적혈구 생산을 촉진하는 자연적으로 생성되는 호르몬이다(10장을 참조). 저산소증, 즉 혈액에 충분한 산소의 공급이 이루어지지 않을 때 신장에 있는 수용체가 이를 감지하고, EPO를 생성한 후에 이를 혈류로 방출한다. 소량의 EPO(전체 양의 약 10%)가 간에서 생성되고, 극소량이 뇌에서도 생성된다. EPO는 순환계를 따라 골수로 가서, 조혈작용, 즉 적혈구의 형성을 자극하는 특별한 수용체에 결합하고, 적아구 혹은 미성숙한 적혈구의 표면에 결합하여 적아구의 생존 능력과 적혈구로의 성숙을 촉진시킨다. 성숙한 적혈구는 혈액으로 방출되고, 적혈구의 총량을 증가시킨다. 이러한 현상은 결국 다른 조직들뿐만 아니라 EPO를 생성하는 조직으로의 산소 운반을 촉진시킨다. 저산소증이라는 자극이 존재하지 않을 경우에는 신장, 간 그리고 뇌에 의한 EPO의 생산은 중단된다.

1985년에는 유전자 재조합 기술에 의해 생산된 인간의 EPO(rHuEPO)의 사용이 이루어졌으며, 1990년 국제올림픽위원회의 의무분과위원회에서 이에 대한 사용을 금지하였다. 그럼에도 불구하고, 지구성 종목의 운동선수들은 지구력의 향상을 도모하기 위해 EPO의 사용을 계속 시도하고 있다. EPO는 원래 빈혈이나 암과 같은 다양한 질병을 치료할 목적으로 개발되었다. 그러나 건강한 사람에게 EPO가 사용되어지는 것이 1991년 초까지 관측되었다. EPO의 투여는 훈련받지 않은 일반인이나 지구성 종목의 운동선수 모두에서 최대산소섭취량과 지구성 수행능력을 분명히 향상시킨다. 중등도로부터 잘 훈련된 피실험자들을 대상으로 하여 소량의 EPO를 피하에 주사한 연구 결과에 의하면, EPO를 주사한지 6주 후에 다음과 같은 현상들이 관찰되었다.

- 최대산소섭취량이 6~8% 증가하였음.
- 트레드밀 위에서 탈진에 이르는 데까지 운동지속 시간이 13~17% 더 증가되었음.
- 헤모글로빈 농도와 헤마토크릿이 대략 10% 증가하였음.

잘 훈련된 남자 지구성 종목의 운동선수의 헤마토크릿이 50%에 도달할 때까지, 30일 동안 주당 3회에 걸쳐서 EPO를 주입했을 때, 다음과 같은 결과들이 나타났다.

- 헤마토크릿이 18.9% 더 증가하였음(42.7~50.8%).
- 탈진할 때까지 운동지속 시간이 9.4% 증가하였음(12.8~14분).
- 사이클 에르고메터로 측정한 최대산소섭취량이 7% 증가하였음(63.8~68.1 mL·kg^{-1}·min^{-1}).

이 연구에서 EPO의 투여는 헤마토크릿 수치가 50%에 도달하였을 때 중단하였다. 그렇지만, 헤마토크릿 수치는 EPO의 투여와 함께 이 수치를 심하게 초과할 수 있다. 다른 부작용과 함께 나타나는 헤마토크릿 수치의 극단적인 증가가 EPO의 투여에 의해서 일어날 수 있다. 1980년대 후반, 경기 중에 일어났던 18건에 달하는 사이클 선수들의 사망이 EPO의 투여와 관련되어 있는 것으로 보고되었다. 모든 다른 호르몬과 마찬가지로, 인위적으로 투여한 호르몬이 혈류로 방출되었을 때, 이에 대한 결과를 통제하거나 예측하기는 어렵다. EPO 주입과 관련된 해로운 부작용들은 다음과 같다.

- 혈액의 점도 상승
- 혈소판 응집의 증가
- 혈소판 수의 증가
- 동맥 고혈압
- 두통
- 근육 경련
- 상기도 감염
- 투여 후 빈혈
- 경련
- 적혈구의 불완전한 분화

이러한 부작용은 EPO를 사용하기로 결정한 운동선수들에게 심장마비와 뇌졸중 및 다른 순환계 문제와 관련해서 상당한 위험을 초래할 수 있다.

비록 EPO가 지구력 수행력을 증가시키는 주요한 메커니즘이 적혈구 수에 영향을 미침으로써 작용하는 것이기는 하지만, EPO는 다른 작용방식을 통해서도 지구력을 증가시킬 수 있다. 일례로, 쥐의 경우에는 EPO를 단독적으로 투여하거나, 혹은 트레드밀 러닝을 병행할 경우에, 헤마토크릿을 증가시킬 뿐 아니라, 다음과 같은 현상들이 나타날 수 있다.

- 대사 효소의 농도 증가 (시토크롬 c 산화효소, 시트르산 생성효소, 인산과당인산화효소)
- 근육 수축 양상의 변화 (제1형 근섬유와 관련된 느린 미오신 중쇄의 증가)[22]

쥐에서 일어나는 이러한 요인들에 대한 EPO 투여와 지구력 훈련에 의한 효과는 가산적으로 나타난다. EPO를 투여받고 운동하지 않은 쥐가 위에 나열한 모든 요인들에 대해서 긍정적인 변화를 일으켰지만, EPO 투여와 운동 수행을 병행한 쥐는 운동을 병행하지 않은 쥐에 비해 보다 더 큰 폭의 변화를 나타내었다.

산소 보충

산소 보충(Oxygen supplementation)이란 산소 함량 혹은, 흡기 시에 들이 마신 공기의 압력을 증가시키는 것을 의미하며, 두 경우 모두 산소 분압을 증가시킨다. 산소 분압의 증가는 혈액에 의한 산소 운반과 함께, 유산소성 대사 과정에서 이용할 수 있는 산소 함량을 잠재적으로 증가시킨다. 산소 보충은 일회성 일을 수행하기 전, 동안 혹은 직후에 실행할 수 있다. 미식축구선수와 같은 일부 직업 운동선수들은 경기 중에 산소 보충을 실행하는데, 이는 이러한 산소 보충이 경기력을 증가시키고, 회복에 도움을 준다고 믿고 있기 때문이다. 일회성 작업을 수행하기 직전의 산소 보충은 혈중 산소 함량을 증가시킴으로써, 경기력 향상에 도움을 줄 수 있을지도 모르는데, 이는 무산소성 대사에 사용하는 에너지원에 대한 의존도를 감소시켜 줄 수 있기 때문이다. 산화헤모글로빈에 대한 해리 곡선(6장)에 따르면, 해수면에 인접한 낮은 고도에서는 거의 100%의 적혈구가 산소와 결합되어 있게 된다. 따라서 이 고도에서 산소를 보충할 경우에는 헤모글로빈의 산소 포화도를 증가시키는 데 별다른 기여를 하지 못하게 되는 것이다. 산소 보충이 혈장에 용해된 산소의 함량을 약간 증가시킬 수는 있다. 그렇지만, 혈장에 용해되어 있는 산소는 단지 소량이기 때문이기에 그 정도의 증가를 가지고서는 산소에 대한 가용성을 증가시키는 데 있어서 별다른 기여를 하지 못한다.

일회성 작업을 수행한 직후의 산소 보충은 회복기 동안에 유산소성 대사에 사용할 수 있는 산소의 함량(EPOC)을 증가시켜서 잠재적으로 회복(2장)에 도움을 주게 된다. 그렇지만, 해수면과 인접한 고도에서 일회성 작업을 수행하기 직전의 산소 보충과 마찬가지로, 일회성 작업을 수행한 직후의 산소 보충은 유산소성 대사를 위한 산소의 가용성에 별다른 영향을 미치지 못하는 것 같다. 대략 6분에 걸쳐서 탈진에 이르기까지 트레드밀 달리기를 수행한 후, 4분 동안에 걸쳐서 정상적인 공기를 호흡하거나 혹은 100% 산소를 호흡할 경우에도 혈중 젖산 농도를 낮추지 못하였다. 또한 앞서 설명한 2종류의 조건에서 호흡과 회복 과정을 거친 후, 탈진에 이르기까지의 다음번 주행 시간(대략 2분)에서도 차이가 없었다. 비록, 아직까지는 인용할 수 있는 정보가 매우 부족한 상태이기는 하지만, 회복기에 100%의 산소에서의 호흡이, 그 다음 차례의 운동을 수행하거나 혹은 회복하는 데 있어서 별다른 도움을 제공하지 못하는 것으로 나타났다.

운동하는 동안의 산소 보충이 경기력을 증가시킨다는 사실은 이미 오래전부터 알려져 있었다. 내과 의사이자 아마추어 육상선수였던 Roger Bannister는 4분 이내에 1마일을 최초로 완주하였을 때와 같은 해인 1954년에, 흡기 시의 산소 함량을 21%인 정상 수준 이상으로 증가시킬 경우에, 탈진에 이르기까지의 운동시간을 증가시킬 수 있음을 입증하였다. 잘 훈련받은 도로 사이클 선수, 오프로드 사이클 선수 그리고 철인 3종 경기 선수들의 경우에, 흡기 시의 산소 함량의 증가가 중등도 고도(1,860m)에서의 경기력을 또한 증가시킨다. 이들 운동선수들은 가능한 한 빨리 각 구간을 완주할 목적으로, 각 구간당 정해진 작업량(1,000 kJ)을 분배하면서 6구간의 사이클 경기를 수행하였다. 흡기한 산소 함량이 21%였을 경우에, 6구간을 완주하는 데 필요한 총 평균 시간은 6분 17초였다. 각각 26%와 60%의 산소를 호흡했을 경우에는, 필요한 총 평균 시간이 각각 5%와 8%까지 감소하였다. 26%의 산소 함량은, 경기가 진행되고 있는 구간의 고도(기압)에서 해수면에서와 같은 산소분압을 나타낸다는 점에 주목한다면 흥미가 있을 것이다.

오랜 기간에 걸쳐서 중등도 또는 그보다 더 높은 고지에서 생활하거나 훈련하는 일부 운동선수들의 경우에, 말초와 신경·근육에서 적응력이 감소하기 때문에, 저지대에서와 같은 수준의 경기 속도를 유지해 주는 능력을 상실하게 된다. 산소 보충이 훈련 시기에 사용될 수 있는데(앞서 인용된 Wilber 등에 의한 연구에서 나타난 것처럼), 중등도의 고도에서는 지상에서의 경기 속도를 유지해 주는 능력의 상실을 상쇄시키므로, 고지에서 훈련한 후 지상에서의 경기력을 증가시키는 데 도움을 준다. 고지에서 훈련하는 동안에 이루어지는 산소 보충은 엘리트 조정선수[64], 지구력 운동선수[70] 및 단거리 육상선수[60]에 대하여 지상에서 수행하는 경기력에 유익한 효과를 나타내는 것으로 보인다. 따라서 운동 직전과 직후의 산소 보충이 비록 경기력에서는 유의미한 변화를 나타내지는 못하였지만, 고지에서 훈련하는 동안에 이루어지는 산소 보충이, 저지대로 내려온 이후 경기력을 향상시키는 데 있어서 가치가 있는 것으로 나타났다.

속성 검토

- 산소운반 보조물질은 활동 및 회복 과정을 진행하는 동안에 일어나는 유산소성 대사를 수행하기 위해, 가용한 산소를 잠재적으로 증가시켜 준다.
- 혈액이 적절한 양 만큼 저장되어 있고, 충분한 양의 적혈구 세포가 주입되는 수혈방법의 사용은, 적혈구 수와 혈액량을 증가시켜, 유산소성 능력과 경기력을 유의미하게 증가시킨다.
- EPO의 사용은 적혈구 수, 유산소성 능력 및 지구력과 관련된 경기력을 증가시킬 수 있지만, 심한 부작용을 나타낼 수 있다.
- 작업을 수행하는 중간 시기에 이루어지는 산소 보충이, 그 이후에 이루어지는 작업 시의 회복이나 경기력 향상에 별 도움을 주지 못하는 것으로 나타났다. 그렇지만, 이 방법은 고지에서 훈련할 때 그 훈련 강도를 유지시켜서, 저지대로 내려온 후에도 지구력과 관련된 경기력에 도움을 제공할 수 있기 때문에, 가치 있는 방법이라고 볼 수 있다.

피로 지연 보충제

다양한 종류의 보충제들이 피로 억제와 경기력 향상을 위해서 사용되지는데, 특정한 운동 스트레스의 조건에 의해 그 성공 여부가 달려 있다. 이러한 종류의 보충제들은 전형적으로 물질대사의 결과로써 발생하는 산성도의 증가에 대해 완충효과를 나타내어 피로를 지연시킬 수 있다. 이러한 보충제들은 복잡한 피로 과정을 고려했을 때, 피로를 발생시키는 메커니즘에 의해, 어떠한 상황에서는 그 효과를 발휘할 수 있으나 다른 상황에서는 아무런 효과를 나타내지 못 할 수도 있다.

혈액 완충작용

일반적으로 인체는 혈액의 pH를 정교하게 조절하고 있지만, 피로나 심한 운동과 같은 조건 하에서는 혈액의 pH가

7.35~7.45의 정상범위 이하로 낮아진다. 운동은 혈액의 pH를 저하시키는 원인이 되는데, 심한 운동은 혈액의 pH를 대략 7.1까지 낮춘다(근육은 pH 6.8까지 떨어질 수 있다). 어떠한 상황에서는 고도로 무산소성 종목인 선수들의 경우에 혈액의 pH가 이보다 더 낮아질 수도 있다. pH가 감소되는 이유는 수소 이온과 함께 젖산, 피루브산 및 아세트산과 같은 여러 산들이 물질대사에 의해서 생성되기 때문이다. 그렇지만, 이러한 산성도의 증가 여부가 단지 산의 생성에 의해서만 결정되는 것은 아니고, 완충계, 즉 혈액의 완충제에 의해서도 영향을 받는다. 중탄산염(bicarbonate) 완충계는 혈액에서 가장 중요한 완충계이고, 일정한 pH를 유지하는 데 기여한다. 혈액과 체액에서, 중탄산염 완충계와 관련된 화학물질은 중탄산염 나트륨(sodium bicarbonate)이다. 혈액의 pH에 영향을 미칠 수 있는 중탄산염 이온(bicarbonate ion)이 개입된 다수의 반응이 일어날 수 있다.

1. 중탄산염 이온은 실제로 탄산(carbonic acid)의 짝염기이다.

$$H^{+} + HCO_3^{-} \leftrightarrow [H_2CO_3];\ pK_a = 6.14 \qquad (1)$$

[비효소적인 산-염기 반응]

2. 그렇지만, 탄산은 탄산 탈수효소(carbonic anhydrase)에 의해서 무해한 CO_2와 물로 신속하게 전환시킨다.

$$[H_2CO_3] \leftrightarrow H^{+}\ HCO_3^{-}\ ;\ pK_a = 6.14 \qquad (2)$$

[효소적인 산-염기 반응]

3. 탄산 탈수효소 반응에 의해서 생성된 물과 CO_2는 무해한 물질이다. 물은 체내로 흡수되고, CO_2는 체외로 방출된다.
4. HCO_3^{-}와 H^{+}는 신장에서 작동하는 생리적인 메커니즘에 의해서 조절된다.

포괄적인 종설논문을 통해서, McNaughton과 그 동료들은 혈액의 pH에 미치는 운동의 극적인 효과를 완충시키는 데 있어서 도움을 제공하는 경기력 향상 보조물질로서 중탄산나트륨(sodium bicarbonate)의 사용과 함께, 이 물질이 경기력 향상으로 이어질 수 있는 방법의 기본원리에 대하여 조사를 수행하였다.[59] 일반적으로 체중 kg당 0.3 g이 사용되고 있는 복용량이다. 이보다 더 많은 복용량은 설사와 같은 해로운 증상을 야기하기 때문에 고용량의 사용에 대한 가능성을 제한하게 된다.[80] 이 종설논문에서 지적한 것처럼, 경기력에 대한 효과는 복용량, 섭취 시간 및 내성의 정도에 따라서 영향을 받는다. 그러나 피실험자의 대략 10%만이 중탄산염 보충에 내성을 나타내지 않는다. 더구나 탈수 및 이와 관련된 열 스트레스에 대한 감수성은 감시해야만 하는 요인들이다. 그렇지만, 저하된 혈액의 pH가 피로 과정과 관련될 수 있기 때문에, 중탄산나트륨(sodium bicarbonate)의 보충은 다양한 종류의 경기력 향상에 효과적일 수 있다.[59] 경기력에 대한 중탄산염의 효과는 작을 수 있지만 유의미하다. 표 14.1은 다양한 종류의 활동에 따른 전형적인 반응 양상을 보여준다.

인산 로딩

비록 골격근에서는 pH 완충제가 중요하지 않지만, 무기 인산(inorganic phosphate)이 완충 메커니즘에 기여한다. 또한 골격근에 있는 다른 완충제로는 아미노산인 히스티딘(histidine)과 카르노신(carnosine)이 있다. 만일 세포 내외의 무기인산 수준이 증가된다면, 보다 더 많은 인산이 유산소성 대사와 완충제로써 사용이 가능해진다(중탄산염처럼). [아데노신삼인산(ATP)의 유산소성 대사에 의한 생산은 수소 이온을 요구하고, 따라서 산성도를 저하시킨다는 사실을 기억하라.] 이는 이러한 과정을 촉진시키기 위해서, 무기인산 P_i를 포함하는 보충제를 사용한다는 개념을 도출시켰다. 이러한 종류의 보충제에 대한 연구 결과는 적으며, 그러한 식이 보충제에 대한 효능은 신장에 의한 무기인산의 매우 정교한 조절에 의해 제한받는다. Kraemer 등은 고도로 훈련받은 도로 사이클 선수들을 대상으로 주로 무기인산, 중탄산염 그리고 카르노신을 포함하는 다중완충계 보충제를 복용 또는 복용하지 않은 상태에서 간헐적인(2분간의 휴식을 포함시킨 4회) 30초 간의 반복적인 사이클 윙게이트 검사(Wingate test)를 수행했다. 이 연구에서의 주요한 발견은 이러한 식이 보충제가 피실험자들의 산-염기 평형에 영향을 미치지 않았으며, 윙게

속성 검토

- 일반적으로, 피로를 지연시키는 보충제들은 대사 과정 중에 생성된 산에 대해서 완충작용을 수행함으로써, 이러한 효과를 나타내는 것이다.
- 중탄산나트륨(sodium bicarbonate)은 경기력에 대해서 작지만 유의미한 증가를 나타날 수 있다.
- 인산 로딩은 고강도 활동을 수행할 수 있는 능력에 대해서, 이렇다 할 영향을 미치지 않는 것으로 보인다.

표 14.1 경기력에 대한 중탄산 나트륨(sodium bicarbonate)의 효과

저자	운동방식 혹은 스포츠 종류에 따른 운동	복용량 (g·kg 체중$^{-1}$)	운동 전 투여 시간	알려진 경기력 향상 효과
1회성 운동 (발표 날짜와 함께 목록으로 나타냄)				
Lindh et al., 2007	200 m 자유형 수영	0.3	60~90분	↓ $NaHCO_3$ 시험에 의한 평균 경기 시간 단축(~1초 단축)
Siegler et al., 2007	최대 파워 출력(PPO)의 120 %에서 탈진 시까지 사이클 수행	0.3	60분	탈진에 이르는 시간(TTE)에서 차이가 없음
Robergs et al., 2005	최대 파워 출력(PPO)의 110 %에서 탈진 시까지 사이클 수행	0.2 $NaHCO_3$ + 0.2 NaCitrate	60분	탈진에 이르는 시간(TTE)에서 차이가 없음
Van Montfoort et al., 2004	탈진 시까지 육상 수행 (범위 19~23 km·hr^{-1})	0.3 $NaHCO_3$ 또는 0.525 NaCitrate 또는 0.4 NaLactate	90분	↑$NaHCO_3$ 시험 시(~2.7% 향상) ↑NaCitrate 시험 시(~2.2% 향상) ↑NaLactate 시험 시(~1.0% 향상)
Raymer et al., 2004	피로할 때까지 전완운동	0.3	90분	↑ $NaHCO_3$ 시험 시, 탈진에 이르는 시간(TTE)과 최대 파워 출력(PPO)의 향상(~12 % 향상)
Gordon et al., 1994	0.05 kg·kg의 체질량$^{-1}$에서 90초의 윙게이트 검사(Wing gate test)	0.3 g 또는	45분	차이 없음
	다중 반복 운동			
Matsuura et al., 2007	수동적인 회복(범위 30~360초)을 포함하는 10차례에 걸친 10초간의 반복적인 전력질주	10 분 간격으로 6차례로 나누어서 0.3	60분	최대 혹은 평균 파워 출력에서 차이 없음
Artioli et al., 2007	유도 수행의 모의실험(유도식 던지기의 수로 평가함)	0.3	120분	↑$NaHCO_3$ 시험 시, 상지에 대해서 윙게이트 검사(Wingate test)에서 평균 파워의 상승과 함께 던진 횟수가 5.1% 증가함.
Mero et al., 2004	인터벌 수영(10분의 수동적인 휴식과 함께 2회에 걸친 100 m 수영	0.3	60분	↓$NaHCO_3$ 시험 시, 2번째 수영 시간 단축(~0.9 초 단축)[a]
Bishop et al., 2004	일련의 5차례에 걸친 6초간의 전력질주 (4 : 1의 작업와 휴식 비율)	0.3	90분	3~5번째 전력질주 시에, 총 작업량 ↑ 및 파워 출력의 상승 ↑
Aschenbach et al., 2000	8차례에 걸친 15초 최대 전완 운동 (각 세트 사이에 능동적인 회복)	0.3	90분과 60분에서 동일한 용량으로 나눔	차이 없음
	지구력 수행			
Bishop and Claudius, 2005	36분씩 2차례에 걸쳐서 간헐적인 필드 하키 활동	2번에 걸쳐서 0.2	90분과 20분에서 나눔	72분이 경과한 후에는 총 작업량에서 차이 없음; 하프 스프린트 운동 수행능력 증가↑
Price et al., 2003	두 차례에 걸쳐서 30분의 간헐적인 사이클링 시험	0.3	60분	↑최대 노력 시, 평균 파워 출력(PO)의 향상
Stephens et al., 2002	탑승 후, 약 70% $\dot{V}O_{2max}$에서 30분에 걸친 연속적인 사이클링 (469±21 kJ의 작업을 완료하는 데 걸리는 시간)	0.3 (60분 섭취 시간)	90분	경기력에서 차이 없음
	장기간의 로딩			
Douroudos et al., 2006	30초 윙게이트 (0.075 kg·kg 체질량$^{-1}$)	5일 동안 0.5 5일 동안 0.3	시험 당일에는 없음	↑단지 0.5g의 $NaHCO_3$의 사용 시에 평균 파워 향상
Edge et al., 2006	젖산 역치(LT)의 140~170%에서 6~12차례에 걸친 2분 사이클 수행(엄격한 훈련과 함께)	2차례에 걸쳐서 0.2	90분과 30분	↑$NaHCO_3$과 함께 8주 간에 걸친 훈련 후에, 젖산 역치(LT)에서 경기력 향상

[a] 추가 크레아틴(Cr) 보충제의 사용 시에는, 방법 란에 포함되어 있는 것처럼, 단지 Cr에 대한 시험만을 수행한 것이 아니다.
PPO: 최대 파워 출력; PO: 파워 출력 TTE; 탈진에 이르는 시간; RS: 반복적인 전력질주; LT: 젖산 역치
Adapted with permission and modified from: McNaughton LEAR, Siegler J, Midgley A. Ergogenic effects of sodium bicarbonate. Curr Sports Med Rep. 2008;7(4):230–236.

이트 검사의 수행력을 개선시키지도 않았다는 것이다. 그것은 전력질주 사이에 회복과 관련된 몇몇 변인들에 대해 도움을 제공한 것으로 나타났다(운동 후 증가된 2,3-DPG와 2,3-DBP/Hb 비율). 따라서 인산의 로딩은 고강도 수행력을 증진시키는 데 있어서는 그다지 효과적인 방법이 아닌 것으로 사료된다.

호르몬

호르몬은 체내에서 자연적으로 생성된다. 일부 호르몬의 경우에는 근육에서의 단백질 합성과 물질대사를 위한 기질의 사용에 영향을 미치기 때문에, 근육량을 증가시킬 수 있다. 또한 이러한 근육량의 증가는 최대 근력의 증가를 초래한다. 이는 일부 호르몬들이 운동선수들을 위한 잠재적인 경기력 향상 보조물질로써 매력을 나타내는 이유가 된다. 또한 호르몬의 섭취는 월경주기를 조절하는 데 사용될 수 있는데, 이 또한 경기력에 영향을 미친다. 호르몬이 신체 기능에 미치는 영향에 대해서는 이전에 논의하였으므로, 여기에서는 자세하게 다루지 않기로 한다. 다음에서는 운동선수들에 의해서 가장 널리 사용되고 있는 호르몬들이 경기력에 미치는 효과에 대해 살펴볼 것이다.

스테로이드

최근에 미국체력관리협회(이하 NSCA)[44]에서는 동화 스테로이드와 성장 호르몬의 사용에 대한 최신의 종합적인 종설 논문을 발표함으로써 그 입장을 표명한 바 있다. 테스토스테론은 남성(2차 성징)과 동화성(성장을 유도하거나 촉진)의 성질을 모두 가지고 있다. 운동선수들이 남용하는 많은 동화 호르몬들 중에서는 모든 종류의 남성 호르몬을 포함하고 있다(그림 14.2). 현재 사용가능한 테스토스테론 유도체의 종류가 다양하기 때문에, 지금은 안드로젠 사용 혹은 안드로젠 남용이라는 용어가 사용되고 있다. 7장에서 상세하게 논의했던 것처럼, 테스토스테론은 사춘기에 남성의 2차 성징을 촉진하고, 신체적인 훈련에 따른 동화작용 효과를 나타낼 수 있도록 신호를 전달하는 주요 호르몬이다. 테스토스테론은 세포 내에 있는 DNA 분자의 조절 요소에 안드로젠 수용체를 결합시켜서 동화작용 효과를 자극한다. 여성의 테스토스테론 농도는 남성에 비해서 20~30배가 더 낮다. 비록 이 호르몬이 여성의 경우에도 매우 효과적으로 작용하고, 남성과 동일한 메커니즘을 사용하기는 하지만, 남성에 비해 낮은 농도로 나타나므로 이 호르몬의 효과가 여성에서는 남성에 비해 덜 하다. 여성의 낮은 테스토스테론 농도는 신체적인 훈련을 하는 여성들이 이러한 훈련에 의해서 그들의 근육량이 과도하게 많아지는 것에 대해서 걱정하지 않는 하나의 이유이다. 그렇지만, 체내에 존재하는 낮은 함량의 테스토스테론에 더하여, 합성 안드로젠의 사용은 여성에 있어서 매우 효과적이며, 많은 신체 조직에 대해서 비가역적일 수 있는 변화(ex. 2차 성징)를 초래한다. 따라서 여성이 안드로젠을 사용할 경우에는 심각한 후유증을 남기게 된다.

명백하게, 저항성 훈련 프로그램과 함께 합성 안드로젠의 사용은 근력, 파워 및 근육의 크기를 극적으로 증가시킨다. 게다가, 이러한 조치는 운동이나 경쟁적인 스트레스 상황으로부터 회복을 촉진하는 것을 돕는다. 이러한 장점들은 코치들이나 운동선수들에게도 이미 잘 알려져 있으며, 여러 해에 걸쳐서 이들에게 동화작용제의 사용에 대한 유혹을 불러일으켜 왔다.[44] 안드로젠 사용의 부작용과 위험 역시 잘 알려져 있으며, 이로 인하여 이 약물의 사용자에게는 경기 출전 금지, 경력 단절 그리고 스포츠 세계에서 명예로운 지위의 상실(명예의 전당 입성 취소, 메달이나 우승 타이틀 박탈, 지원금 중단 등) 등과 같은 조치가 취해져 왔다. 그렇지만, 일상적으로 사용되고 있는 약물 검사에서는 검출되지 않으며, 일부 운동선수들이 사용하고서 시간이 흐른 뒤에 비로소 발전된 약물 검사를 수행하는 대행기관에 의해 검출되는 테트라하이드로제스트리넌(tetrahydrogestrinone, TGH)과 같이 새롭게 고안된 안드로젠들이 꾸준히 출현하고 있다. 게다가, 약물 시험을 통한 동화작용제의 검출을 회피하기 위한 새로운 방안의 탐색도 꾸준히 이루어지고 있다. 그래서 스포츠 세계에서 이루어지는 불법적인 약물 사용에 대한 전쟁은 스포츠 관련 기구의 지속적인 도전 과제이다. 다양한 종류의 안드로젠이 나타내는 수많은 부작용에 대해서는 이미 주목을 받아 왔으며, 이러한 부작용의 양상은 남용한 합성 안드로젠의 종류와 밀접하게 관련되어 있는 것으로 알려져 왔다.[44] 미국국립약물남용센터(National Institute of Drug Abuse)는 합성 안드로젠의 사용에 따른 주요 부작용들 중 일부를 다음과 같이 기록하고 있다.

- 스테로이드 남용은 심각하고, 때로는 영구적인 건강상

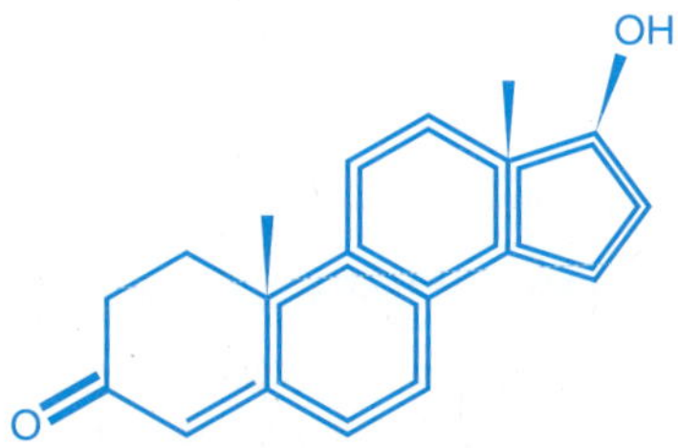

테스토스테론

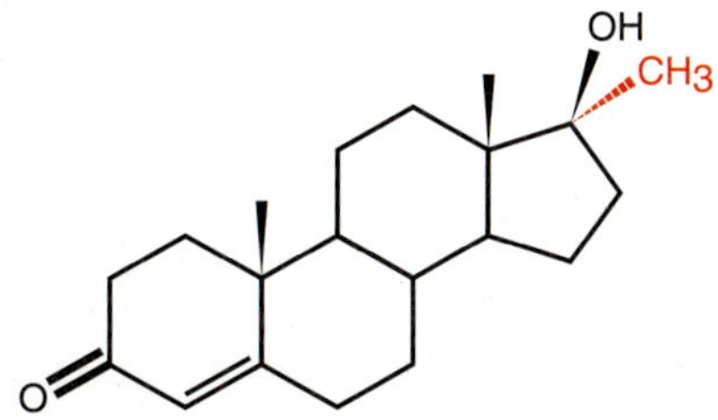

메틸테스토스테론

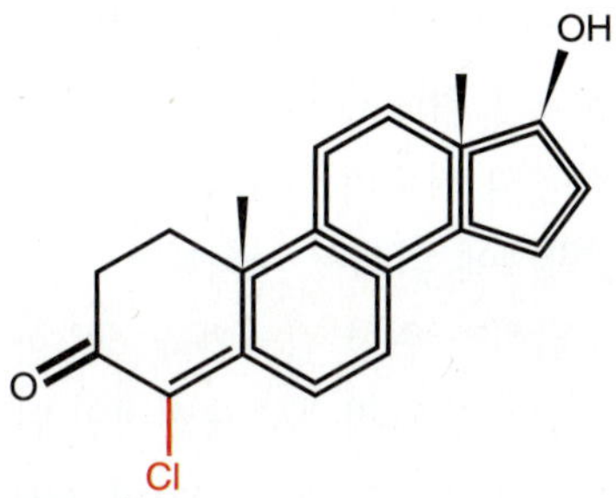

클로스테볼

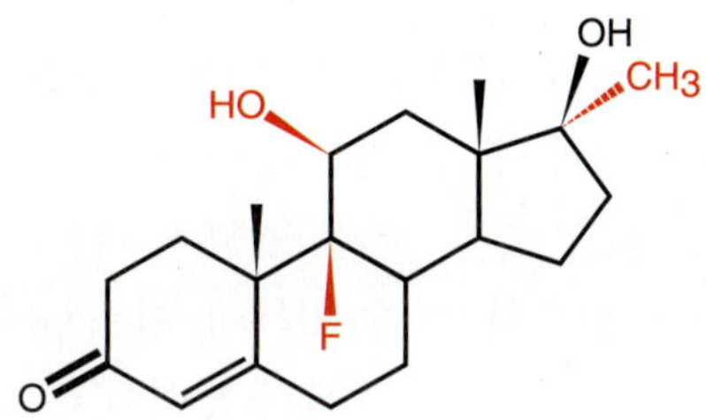

플루옥시메스테론

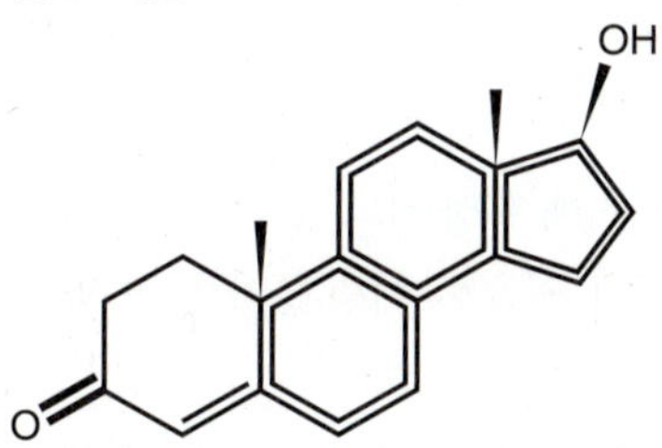

난드롤론

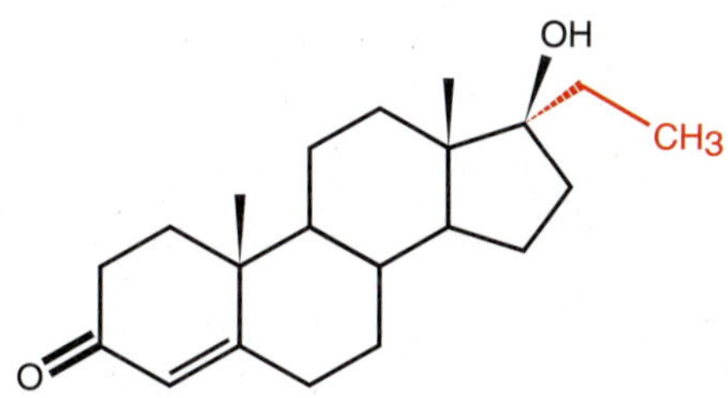

놀덴드롤론

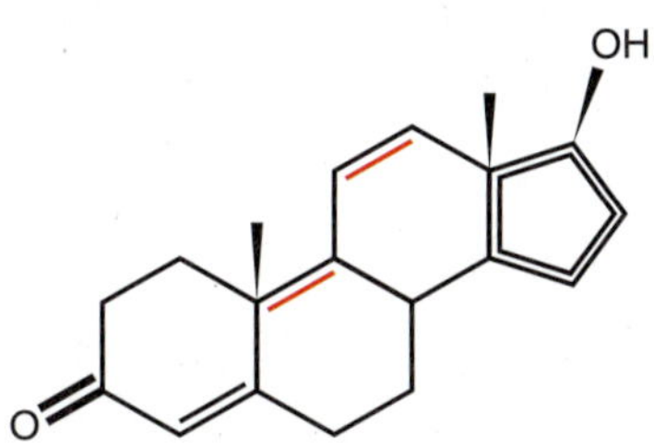

트렌볼론

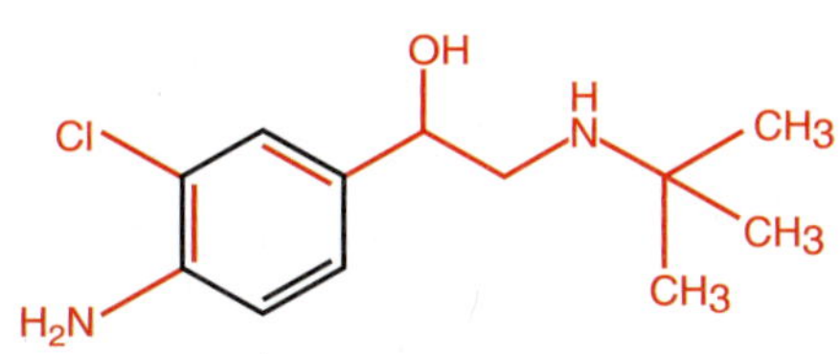

클렌부테롤

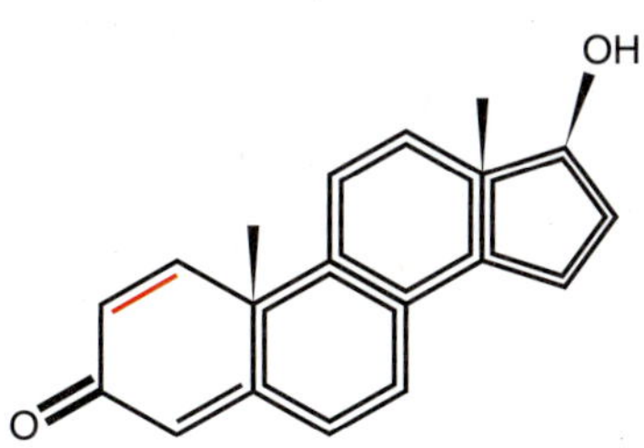

볼데논

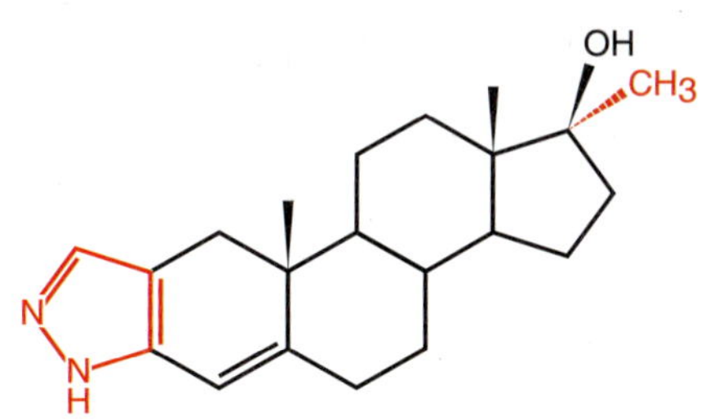

스타노졸롤

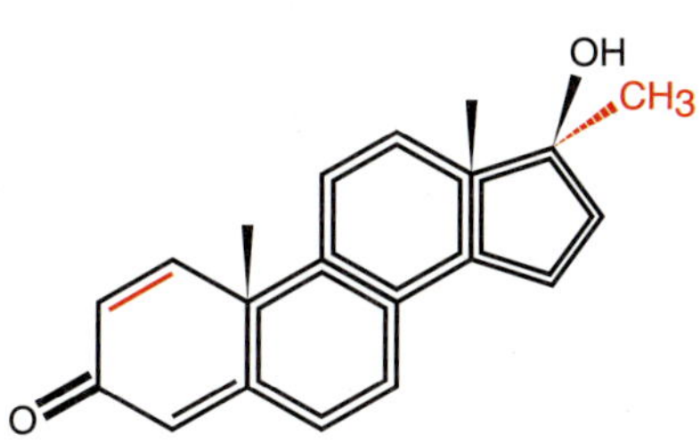

메탄디에논

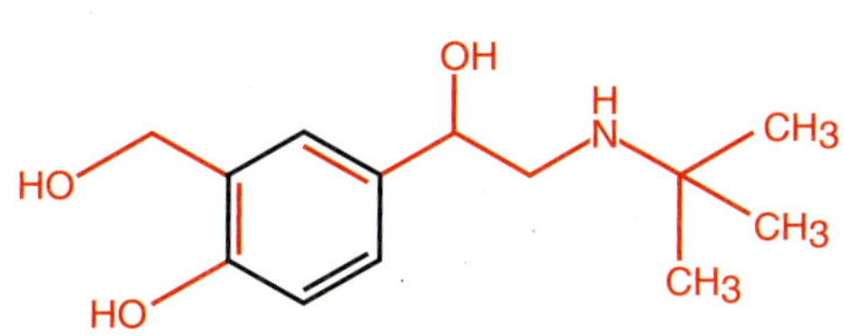

살부타몰

그림 14.2 남성호르몬인 테스토스테론(좌측 맨 위)은 다양한 방법을 통해서 그 화학 구조의 변형이 이루어질 수 있다. 이러한 변형된 호르몬은 테스토스테론의 기본적인 환 구조는 유지되면서 유사한 생리학적인 작용을 나타내게 된다.

의 문제를 초래할 수 있다. 가장 위험한 부작용에 대한 일부 사례로는 간 손상, 황달(피부, 조직 및 체액에서 황색 색소의 침착), 체액의 저류, 고혈압, LDL-C(나쁜 콜레스테롤)의 증가와 HDL-C(좋은 콜레스테롤)의 감소를 포함한다. 이외에 알려진 다른 효과로는 신부전, 심한 여드름 그리고 진전 등이 있다. 뿐만 아니라, 성 특이적 혹은 연령 특이적인 부작용들도 있다.

- 남성의 경우에는, 고환 수축, 정자 수의 감소, 불임, 탈모, 여성형 유방의 발달, 전립선암 발병 위험의 증가 등을 들 수 있다.
- 여성의 경우에는, 안면의 체모 성장, 남성형 탈모의 발생, 월경주기의 변화 혹은 생리 중단, 음핵의 확장, 목소리의 저음화 등을 들 수 있다.
- 사춘기 청소년의 경우에는, 조숙한 골격의 성숙과 가속화된 사춘기 변화에 의한 성장의 지체; 만일, 전형적인 사춘기에 급격한 성장이 일어나기 전에 동화 스테로이드를 복용하는 경우 동일 연령대에서 예상되는 신장(키)에 미치지 못할 가능성이 높다.

- 또한 동화 스테로이드를 투약한 사람의 경우에는, HIV 또는 간염 바이러스에의 접촉이나 전파를 통하여 AIDS의 발병 혹은 심각한 간 손상을 일으키는 간염에 대한 추가적인 위험을 초래할 수 있는 것으로 알려져 있다.

인간성장호르몬

인간성장호르몬(HGH)으로 불리는 성장호르몬(GH)은 지난 5년 동안 운동선수들에게 많은 관심을 받아 왔다.[49] 합성 안드로젠의 사용을 검출하기 위한 검사법이 점차 정교해짐에 따라서, HGH는 약물 검사를 피하고, 동화 작용의 이점을 얻기 위한 목적으로 몇몇 운동선수들 사이에서 하나의 선택 수단이 되었다. 그렇지만, 현재 HGH 사용에 대한 새로운 검사법이 개발되었으며, 이미 이 검사법이 적용 중에 있다(7장을 참조). 많은 코치들과 운동선수들은 HGH가 단지 주사를 통해서만 투약될 수 있으며, 냉장 보관하지 않으면 분해되어 효력을 발휘할 수 없다는 사실을 잘 모르고 있다. HGH의 생리적인 역할은 골단(성장판)에서의 작용과 조골세포의 분화에 의해서, 어린이의 직선적인 골 성장과 동화작용(근조직 구축)을 촉진하여 신체의 변화를 야기하는 것이다. GH의 작용은 주요한 매개자인 인슐린유사성장인자(insulin-like growth factor-I (IGF-1))의 간 및 국소 부위에서의 합성을 포함한다. GH는 IGF-1과 그 역할의 일부를 공유하는데, 이는 GH의 직접적인 효과와 IGF-1의 국소적인 합성 모두 최적의 성장을 위해 필요함을 의미한다. 7장에서 논의했던 것처럼, GH는 폴리펩타이드의 일종으로써, 단순한 호르몬이 아니다. 즉, 22-kD의 분자량을 갖는 191개의 아미노산으로 이루어진 형태로 DNA의 유전자에 의해 합성되는 것인데, 제약회사들이 임상적으로 사용하기 위해서 제조하고 변형시키고 있다. GH가 나타내는 작용의 다수가 GH의 변이체나 혹은 결합 단백질과 GH의 집합체에 의해서 나타나는 것일 수 있는데, 이는 GH 사용을 적발하기 위한 검사법을 개발하는 데에 있어서 분석 상황이나 법적인 관점에서 도전적인 난제가 되게 하였다. 그렇지만, 7장에서 언급했던 것처럼, GH 도핑에 대한 새로운 검사가 세계반도핑기구(the World Anti-Doping Agency)에 의해 수행되고 있으며, 운동선수들에 의한 GH 사용 여부를 검출하기 위해 활용되고 있다.[49]

기존의 복용량으로는 HGH가 연소한 사람들의 동화 약물이나 노인들의 경우에 노화방지제로는 효과적이지 않은 것으로 나타났으며, 이는 HGH의 사용에 대해서 많은 의구심을 유발하였다.[55,56] 그렇지만, Graham 등에 의해 이루어진 연구에서 훈련받지 않은 사람들을 대상으로 6일 동안에 걸친 이 약물의 복용이 근력의 생성과 단백질의 대사에 있어서 단기간의 개선이 일어났음을 보여주었다.[41] Meinhardt 등에 의해 이루어진 연구에서는 남성과 여성 피실험자에 대하여 6주 동안에 걸친 HGH(하루 2 mg 피하 주사) 투여 효과를 조사하였다.[61] 이 연구자들은 추가적으로 남성 피검자들에 대해서 GH와 테스토스테론(주당 250 mg 근육 내 투여) 및 두 가지의 결합된 효과를 분석하였다. 저자들은 자신들의 연구결과에 대해서 다음과 같이 진술하였다. “우선, 연구를 수행하기 직전의 인체 세포 질량(body cell mass)과 모든 경기력 변인들 간에 상관관계가 있었다. 두 번째로, 성장 호르몬은 유의미하게 체지방량을 감소시켰으며, 세포외 수분의 증가를 통해서 제지방량도 증가시켰다. 또한 테스토스테론과 함께 투여했을 경우에는 인체 세포 질량(body cell mass)도 증가하였다. 세 번째로, 성장 호르몬은 남성과 여성을 모두 포함하는 공동집단에 대해, 통계적으로 유의미한 전력질주 능력(sprint capacity)의 개선을 나타냈다. 그 후 6주간의 세척(washout) 기간 후에는 이러한 개선 효과가 나타나지 않았고, 남성의 경우에는 성장 호르몬을 테스토스테론과 함께 투여했을 때, 보다 더 큰 폭의 개선 효과가 관측되었다. 마지막으로, 인체 세포 질량(body cell mass)에서의 변화는 성장 호르몬이 테스토스테론과 함께 투여되었을 때를 제외하면, 전력질주 능력과는 상관관계를 나타내지 못하였다." HGH의 사용 정도와 운동선수들에 의해 사용되는 복용량은 확인하기가 어렵다.[49] HGH가 제공하는 강점은 애매모호하고, 특히 이 물질의 실제적인 효과는 테스토스테론과 함께 사용했을 경우에 나타났기 때문에, 이 물질의 사용에 따른 부작용과 관련된 위험을 고려하면 사용 가치가 별로 없을 지 모른다. HGH의 부작용, 특히 고용량의 HGH 사용에 따른 부작용에는 다음과 같은 것들이 시사되고 있다.

- **말단 비대증:** 비정상적인 골격의 성장과 함께 나타나는 거인증. 흥미롭게도 많은 바디빌더들, 특히 여성 바디빌더들의 경우에는 몇몇 해부학적인 형태의 변화를 교정하기 위한 성형수술을 시행하고 있다(ex. 귀나 코의 교정). 이 비대증 질환과 관련된 또 다른 부작용은 다음과 같은 것들을 포함한다.
  - 거칠고, 지성이며 두꺼운 피부
  - 심한 발한과 체취
  - 피부 조직 일부의 과다 성장[피부연성섬유종(skin tags)]
  - 탈진과 근육의 약화
  - 확대된 성대와 공동(sinuses)에 의한 낮고 쉰 목소리
  - 상기도의 폐색으로 인한 심한 코골이
  - 시력 손상; 두통
  - 부어 있는 혀
  - 통증과 관절 가동성의 제한
  - 여성에서의 월경 불순
  - 간, 심장, 신장, 비장 및 기타 기관의 비대
  - 가슴 확장(술통형 가슴)
- **저혈당증:** 낮은 혈당: 저혈당증을 나타내는 사람들 중 일부는 세포 내로의 혈당의 흡수를 자극하는 과량의 인슐린을 갖고 있다. 성장 호르몬은 췌장으로부터 인슐린의 방출을 자극하고, 이렇게 방출된 인슐린은 세포 내로의 혈당 유입을 촉진하여 결과적으로 혈당을 낮춘다.
- **내부기관 성장에 따른 복부 팽창**
- **수근관 증후군:** 유도된 뼈의 성장이 손목에 있는 통증을 유발하는 신경으로 침범하여 유발하는 것이다.
- **관절의 통증:** 이는 관절에 있는 결합조직의 작용을 촉진하는 성장에 의해서 일어날 수 있다.

인슐린

7장에서 논의했던 바와 같이, 인슐린은 췌장이 이 호르몬을 생성하지 못하는 환자들(제1형 당뇨병)을 위한 호르몬 대체 요법에서 중요하게 사용되고 있다. 인슐린은 식사와 운동에 따른 반응에 의해 분비되는 자연적인 호르몬으로써, 성장을 촉진시키는 특성을 지니고 있기 때문에 운동선수들은 신체 조성이나 경기력을 개선시키려는 목적으로 이 약물을 사용한다. 이 호르몬의 주요 역할은 혈당의 정교한 조절이다. 이는 길항작용을 하는 호르몬인 글루카곤에 의해서 이 기능을 보조한다. 그렇지만, 이 호르몬은 동화작용을 목적으로 한 사용을 지지하는 연구결과가 별로 없는 상태에서, 동화작용 약물로 간주되었다. 세포 내 단백질 합성을 매개하는 인슐린의 효과는 포도당의 흡수뿐 아니라, 단백질 합성을 자극하는 수용체를 매개로 하는 신호전달 경로에 의해서 나타나게 된다. 약물로써의 이 호르몬은 포도당 대사 및 그렇게 정교하게 조절되지 않는 다른 동화 호르몬들과 함께 중복적으로 포도당 대사에 극적인 효과를 나타내기 때문에, 그 효과가 분명하지는 않다. 이 호르몬의 사용에 따른 부작용은 심각하며, 장기간에 걸친 고혈당증, 인슐린 쇼크에 의한 사망 그리고 뇌 손상 등이 일어날 수 있다.

인슐린유사 성장인자

GH(성장 호르몬)과 마찬가지로, IGF-1은 근육 조직의 동화작용에 있어서의 역할이 알려짐에 따라 경기력 향상 보조물질로 간주되어왔다. 7장에서 논의했던 것처럼, 다양한 표적 조직에서 이 물질의 복합적인 작용이 잠재적으로 심한 부작용을 나타낼 가능성이 높다(ex. 암). 성장 호르몬과의 의존 관계 때문에 성장 호르몬의 정상적인 방출과 기능에 대한 인슐린유사 성장인자의 부정적인 영향이 상쇄될 수 있다.[35] 현재, 운동선수들을 대상으로 하여 IGF-1의 보충에 의한 효능을 이해하고자 하는 실험적인 연구가 거의/전혀 이루어지고 있지 않은 실정이다.

경구피임약

경구피임약(OCPs)의 사용이 여자운동선수들 사이에서 점차 증가되고 있으며, 따라서 지금은 거의 일반인들에 필적할 만

큼 일상적으로 사용하고 있다. 경구피임약 사용에 대한 이러한 인기는 사용된 외인성 에스트로젠과 프로제스테론(프로제스토젠)의 복용량과 그 종류의 다양성에 기인한 측면이 있다. 즉, 오늘날 사용되는 복용량은 경구피임약이 처음으로 사용되었던 시기에 비해서 훨씬 소량이기 때문이다. 따라서, 이차적인 영향이 마찬가지로 잘 알려지지 않았다. 최고 용량을 나타내는 시점뿐만 아니라, 여기에 포함되어 있는 성 스테로이드의 용량에 따라서 경구피임약은 세 가지의 범주로 나뉜다. 일상성(monophasic), 이상성(diphasic) 그리고 삼상성(triphasic)이다. 이들 중에서, 일상성과 삼상성의 경구피임약이 오늘날 가장 보편적으로 처방되고 있다. **일상성 경구피임약(monophasic oral contraceptive pill)**들은 28일의 월경주기를 통해서 에스트로젠과 프로게스테론의 수준을 유지하도록 설계되어 있다. 이에 반해서, **삼상성 경구피임약(triphasic oral contraceptive pill)**들은 28일의 월경주기 기간에 세 가지 다른 용량의 에스트로젠과 흔히 프로제스테론을 처방한다. 결과적으로, 순환하는 이들 스테로이드 호르몬들의 수준이 4주 동안에 변화를 나타내게 된다. 여성들이 특정한 종류의 경구피임약에 대해서 서로 다르게 반응할 수도 있으며, 다양한 종류의 일상성과 삼상성 경구피임약들이 존재하고 있기 때문에, 경구피임약이 경기력에 미치는 효과에 대해 포괄적인 결론을 내리기가 어렵다.

경구피임약을 복용하는 여성들의 주요 관심사는 이 약제가 체수분의 저류를 일으키고, 이로 인한 체중의 증가를 초래하는지의 여부인 것이다. 실제로, 비운동선수와 운동선수를 막론하고, 그들이 일상성 또는 삼상성의 경구피임약을 복용했는지의 여부와는 관계없이, 붓는 듯한 느낌을 보고하였다. 붓는 듯한 느낌에 대한 일관된 불만 제기에도 불구하고, 연구결과는 훈련 상태가 그들의 실제적인 체중 증가 여부를 결정하는 요인임을 시사하고 있다. 특별히 제한적인 연구 결과에 따르면, 훈련된 여성들은 6개월 이상의 기간 동안에 대략 2 kg의 유의한 체중 증가를 경험했던 반면에, 훈련받지 않은 여성들은 체중 변화를 나타내지 않았다.[65] 더욱이, 경구피임약의 사용이 신체조성의 변화를 수반할지도 모르는데, 이 경우에는 특별히 삼상성의 경구피임약을 적어도 4개월 이상 복용했을 경우에, 이러한 복용이 체지방율의 증가와 관련되는 것으로 나타났다.[21,53] 전형적으로 3~10%의 이러한 체지방량의 증가는 육상이나 체조 종목과 같이 최소한도의 체중과 체지방을 요구하는 스포츠 종목에 있어서는 문제가 될 수 있다.

내인성 프로제스테론이 인체 심부의 체온 조절에 영향을 미치는 것으로 알려져 있기 때문에, 경구피임약으로 사용되고 있는 합성 프로제스테론 유사체인 프로제스토젠이 경구피임약을 복용하는 여성의 인체 심부 체온에 영향을 미친다는 사실은 놀라운 일이 아니다. 실제로, 프로제스토젠 농도가 경구피임약을 처방받은 28일의 월경주기 동안에 가장 높았을 때, 인체 심부 체온이 또한 최고치를 나타냈다. 이러한 현상은 프로제스토젠량이 28일의 월경주기 동안에 달라지는 삼상성 경구피임약을 사용했을 때 가장 확실하게 나타난다. 프로제스토젠 복용량이 일정한 일상성 경구피임약의 경우에는, 그 체온이 동일한 양상을 나타내기는 하지만, 경구피임약을 처방받지 않은 대조군에 비해서는 보다 더 높은 심부 체온을 나타내었다. 적절한 체온조절이 최적의 경기력을 발휘하기 위해 필수적인 육상이나 축구 종목과 같은 스포츠 종목의 경우에는 경구피임약에 의해 유도되는 인체 심부의 체온의 상승이 부정적인 효과를 초래할 수 있다. 그렇지만, 최근의 연구 결과는 이러한 추측을 지지하지 않는 것처럼 보인다. Armstrong 등은 경구피임약을 복용한 여성들이 이 약제를 복용하지 않은 여성들과 마찬가지로 지구력 훈련과 열순응에 따른 스트레스에 적응하였음을 관측하였다.[4]

경구피임약은 체온조절 이외에 기질의 이용에 대해서도 실제적인 영향을 발휘하는 것으로 사료된다. 훈련을 받았거나 받지 않은 여성들이 경구피임약을 복용한 경우에는, 휴식시와 운동 중의 상황 모두에서, ATP 생성을 위한 지질에 대한 의존도를 증가시켜 결과적으로 글리코겐 절약효과를 나타냈음을 입증하였다.[17,60] 물론, 이러한 글리코겐 절약 효과는 마라톤과 같은 장거리 종목에 대해서 이점을 제공할 수 있다. 그렇지만, 이러한 이점이 과학적으로 확증된 것은 아니다.

성 스테로이드의 내분비 상태가 28일의 월경주기 동안에 일정한 상태로 유지되는 일상성 경구피임약을 복용한 여성의 경우, 최대산소섭취량($\dot{V}O_{2max}$)에 대한 경구피임약의 효과에 관한 연구는 상이한 결과를 나타내었다. 비록, 6개월 이상에 걸친 최대유산소능력을 조사한 한 연구에서는 최대산소섭취량($\dot{V}O_{2max}$)에서 대략 8%의 유의한 감소를 보고하였지만,[65] 일상성 경구피임약에 대한 단기간(3주)의 효과를 조사한 또 다른 연구 결과에서는 유산소 능력에서 이렇다 할 변화를 확인하는 데 실패하였다.[57] 경구피임약의 지속시간에서 나타나는 차이 이외에도, 유산소성 체력에서의 감소를 경험한 여성들이 신체적으로 활동적이었던 반면에, 이러한 감소를 경험하지 않은 여성들의 경우에는 훈련을 받지 않았다는 사실에 대해 주목할 필요가 있다.

일상성 경구피임약에 대한 증거 부족에도 불구하고, 최대 유산소 능력에 대한 삼상성 경구피임약의 효과는 분명하다. 연구 결과는 삼상성 경구피임약을 복용한 여성들에서 최대 산소섭취량($\dot{V}O_{2max}$)의 유의한 감소가 나타났음을 일관되게 보여준다. 경구피임약 2주기 동안에, 최대 유산소 능력의 감소는 대략 5%였으나, 6주기 후에는 대략 15%인 것으로 나타났다. 이 시점에서의 연구 결과에 따르면, 일상성 경구피임약이 여성 지구력 운동선수들에게 보다 더 적합한 것으로 인식되었다.

비록 일상성 경구피임약이 무산소성 수행력에 대해서는 영향을 미치지 않는 것으로 나타났지만, 삼상성인 제형을 사용하여 단시간의 탈진적인 운동을 수행하였을 때 에스트로젠과 프로제스테론 수준이 28일 주기에서 가장 낮은 경우에 가장 인상적인 효과를 나타냈다는 일부 증거가 제시되고 있다. 무산소성 수행력에서의 이러한 개선은 수축하는 근육에서 젖산의 완충 능력 향상과 함께, pH의 조절과 연관되는 것으로 시사되었다.

무산소성 수행력에 대한 효과와는 달리, 경구피임약과 근력의 상호작용에 관한 문헌은 상당히 일관적인 결과를 나타내고 있다. 일상성과 삼상성 경구피임약 모두 최대 근력 생성을 변화시키지 않았다.[63] 이는 여성 운동선수와 훈련받지 않은 여성들 모두에서 사실이다.

많은 종류의 경구피임약이 있기 때문에, 경기력에 대한 이 약물의 영향에 관해서 확실한 결론을 내리기는 어렵다. 가장 일관성이 있는 발견 양상은 다음과 같은 내용들이 인식되고 있다.

- 근력은 경구피임약의 복용에 의해 야기된 호르몬 상태의 변동에 민감하게 반응하지 않는다.
- 무산소성 수행능력은 일상성이 아닌 삼상성의 경구피임약의 투여에 의해서 28일의 월경주기의 전 기간에 걸쳐서 변화하는 양상을 나타내는 것으로 보이는데, 성 호르몬들이 최저 수준에 있을 때, 무산소성 수행력은 최고 수준을 나타내는 것으로 인식되었다.
- 유산소성 체력은 삼상성의 경구피임약의 사용에 의해서 감소한다.

속성 검토

- 저항성 트레이닝 프로그램과 함께 테스토스테론을 사용하는 경우에는, 근력, 파워 및 근육의 크기를 증가시킬 수 있기는 하지만, 잠재적으로 심각한 부작용을 초래할 수 있다.
- 한 연구에 의하면, HGH의 사용이 운동선수들에게 효과적인 동화작용을 나타낼 수 있기는 하지만, 이로 인하여 심각한 부작용을 초래할 수 있다.
- 동화약물로써의 인슐린이나 IGF의 사용을 지지하는 연구결과는 거의 없다.
- 다양한 종류의 경구피임약 복용이 경기력에 미치는 효과에 대해서, 명확한 결론을 내리기는 어렵다. 그렇지만, 다음에 제시되어 있는 사항들에 대해서 이를 명심해야 한다.
  - 월경주기 동안에, 경구피임약의 복용에 의한 호르몬의 변화 양상이 근력에 대해서 별 영향을 미치지 않는 것으로 나타났다.
  - 삼상성 경구피임약들은 무산소성 경기력에 영향을 미칠 수 있는데, 성 호르몬 수준이 최저일 때, 최고 수준의 무산소성 경기력을 발휘할 수 있다.
  - 유산소성 체력은 삼상성 경구피임약의 사용에 의해서 감소한다.

프로호르몬

강력한 근육 형성 효과를 나타내는 테스토스테론의 생성에 이르기까지 우리 체내의 자연적인 생합성 경로에서는 여러 중간물질(전구체)들이 존재한다. 이러한 각각의 중간 생성물들을 총칭하여 프로호르몬이라고 부른다. 자연적으로 생성되는 이러한 스테로이드 전구체들은 결과적으로 다양한 효소들에 의해서 테스토스테론으로 전환되기 때문에, 이러한 프로호르몬들이 체내로 들어온 후, 스테로이드 생합성 경로를 경유하여 내인성 테스토스테론의 분비량을 증가시킬 것이라는 가정 하에서, 많은 운동선수들이 합성 제조된 프로호르몬을 사용한다. 최근까지, 이러한 약제들은 합법적인 식이보충제로써 영양센터(nutrition center)의 처방전 없이도 구입할 수 있었다. 그렇지만, 2005년에 미국식품의약국(FDA)은 가장 보편적으로 사용되고 있는 프로호르몬들을 규제약물목록에 포함시켰으며, 현재는 의사의 처방전이 있어야만 구매할 수 있다.

DHEA

테스토스테론 전구체인 **디하이드로에피안드로스테론(dihydroepiandrosterone, DHEA)**은 주로 부신에 의해서 체내에서 자연적으로 생성되며, 테스토스테론에 이르는 대사경로에서 중요한 중간산물이다. 이러한 이유로 인하여, DHEA는 근육량과 근력을 증강시키기 위한 효과적인 경기력 향상 보조물질로 판매되고 있다. 비록, 이론적으로는 인위적으로 합성된 DHEA를 체내로 투입하는 것이 내인성 테스토스테론 수준을 증가시키고, 이로 인하여 동화 작용(근육의 생성)을 촉진하는 작용이 있다고 해도, 이러한 추측을 지지할 만한 연구결과는 아직 보고된 바 없다. 비록, 과량의 DHEA (ex. 1600 g/day)의 경구 투여가 혈류에서 이 물질의 농도에 대한 극적인 증가를 나타냈다고 해도, 혈중 순환하는 테스토스테론의 변화가 나타나지 않았다는 많은 연구결과들이 보고된 것은 그리 놀랍지 않다. 4주 동안에 걸쳐서 매일 과량의 DHEA를 복용했을 경우, 체중, 제지방량 및 신체조성을 변화시키지 않은 것으로 나타났다. 또한, 장기간에 걸친 DHEA의 보충이 강도 높은 저항성 훈련 프로그램과 함께 이루어졌을 경우에도, DHEA를 보충하지 않고 단지 상기한 저항성 훈련 프로그램만을 수행한 피실험자들의 집단에 나타난 근력과 근육량의 증가보다 더 큰 폭으로 증가시키지는 못 하였다. 일반적으로, 근육량과 근력을 증가시키기 위한 DHEA의 효능에 대한 과학적인 조사 결과는 주목할 만한 경기력 증강 효과를 나타내는 데 실패하였다. DHEA는 테스토스테론의 생성뿐 아니라, 에스트로젠의 생성을 위한 중간물질이기도 하다. 사실 일부 연구 결과에 따르면, DHEA를 보충한 남성에서 에스트로젠 수준의 증가가 인식되었다.

안드로스테네디온

근력 훈련을 수행하고 있는 운동선수들 사이에서 가장 인기 있는 프로호르몬 보충제는 아마도 **안드로스테네디온(androstenedione)**일 것이다. 이 물질은, DHEA와 마찬가지로, 궁극적으로는 테스토스테론 생성을 이끄는 생합성 경로에 의해서 체내에서 자연적으로 생성된다. 일반적으로 "안드로"로 널리 알려져 있는 이 스테로이드 중간물질은 과거 상업적으로 사용이 가능했던 시기에 메이저리그 야구선수인 마크 맥과이어가 61개의 단일시즌 홈런기록(그의 홈런기록은 70개로 끝마쳤다.)을 세울 당시에 이 물질을 사용했다는 사실을 인정하였던 1998년에 그 악명을 떨치게 되었다. 그렇지만, 이 물질의 효능에 대한 통제된 조건 하에서의 연구결과에 의하면, 근육량과 근력을 증가시킨다. 이 물질에 대하여 상반된 보고가 알려져 왔다. 제조자가 제시한 복용량을 사용했을 경우에, 혈중 순환하는 테스토스테론의 농도는 안드로스테네디온 보충에 의해 영향을 받지 않는 것으로 나타났다. 더욱이, 안드로스테네디온 섭취와 함께 저항성 훈련 프로그램을 수행했을 경우에는, 위약과 함께 동일한 훈련 프로그램을 수행했을 경우에 비해서, 근육량과 근력의 획득을 촉진시키는 데 있어서 보다 더 큰 효과를 나타내지 않은 것으로 관측되었다.

이러한 결과는, 보다 더 최근에 수행된 연구결과에 의해서도 재현된 것으로 인식되었으며, 안드로스테네디온은 혈중 순환하는 테스토스테론 수준을 증폭시키거나 근육량과 근력의 획득을 촉진시키는 데는 효과가 없다는 결론을 도출하게 되었다. 종합적으로, 상기한 증거들은 DHEA나 안드로스테네디온 둘 다 경기력을 증가시키는 효과를 나타내지 않는다는 사실을 분명하게 입증하고 있다. 중요하게도, 이들 프로호르몬들은 의사의 처방전 없이는 불법적인 약물로 간주되고 있으며, IOC를 포함하는 대부분의 스포츠 기구에서 그 사용이 금지되어 있기 때문에, 운동선수들로부터 이들 물질들이 검출될 경우에는 선수 자격이 정지 또는 박탈될 수 있다.

속성 검토

- 프로호르몬은 테스토스테론 수준을 증가시킴으로써, 잠재적으로 근육량과 경기력을 증가시킨다.
- 프로호르몬의 일종인 안드로스테네디온(androstenedione)과 DHEA는 주목할 만한 경기력 향상 효과를 나타내지 않는 것으로 보인다.

약물

많은 약물들이 잠재적인 경기력 향상을 제공한다. 따라서 대부분의 약물들은 IOC와 또 다른 통제 기구들에 의해 프로나 대학 운동선수들에게 사용을 금지하고 있다. 일부 약물들은 특별한 의학적인 상황 하에서, 내과의사에 의한 특정한 복용

글상자 14-1 학생들의 실질적인 질문

대학 운동선수들에게 어떠한 종류의 경기력 향상 보조물질들이 사용 금지되어 있나요?

NCAA는 대학 운동선수들에게 사용 금지된 약물의 목록을 검색할 수 있는 웹사이트(www.NSCA.org/health-safety)를 제공하고 있다. 아울러서, NCAA는 일부 영양 및 식이 보충물질들 역시 금지약물을 포함하고 있다는 점을 운동선수들에게 경고하고 있다. 아래에는 NCAA에 의해서 일부 사례와 함께 운동선수들에게 사용 금지된 약물의 목록이 제시되어 있다.

동화작용제

- 안드로스테네디온(Androstenedione)
- 볼데논(Boldenone)
- 디하이드로에피안드로스테론(dihydroepiandrosterone, DHEA)
- 난드롤론(Nandrolone)
- 테스토스테론(Testosterone)
- 테트라하이드로게스트리논(Tetrahydrogestrinone, THG)
- 19-노르안드로스테네디온(19-Norandrostenedione)

자극제

- 코카인(Cocaine)
- 에페드린(마황)[Ephedrine (Ma Huang)]
- 메트엠페타민(Methamphetamine)
- 시네프린 (Synephrine)

길거리 마약

- 헤로인(Heroin)
- 마리화나(Marijuana)
- 테트라하이드로카나비놀(Tetrahydrocannabinol, THC)

이뇨제 및 배뇨조정제

- 뷰메타나이드(Bumetanide)
- 프로베네시드(Probenecid)
- 피나스테라이드 펩타이드(Finasteride Peptide)

펩타이드 호르몬 및 그 유사체

- 에리트로포이에틴(적혈구생성소)(EPO)
- 인간성장호르몬(Human growth hormone, HGH)

항에스트로젠

- 클로미펜(클로미드)[Clomiphene (Clomid)]
- 타목시펜(Tamoxifen)

금지 약물을 포함하는 제품(의학적인 필요에 의해서, 예외적인 사용 허가를 받기 위해서는 처방전이 있어야 함)

- 애더럴(Adderall)
- 아나드롤(Anadrol)
- 안드로겔(Androgel)
- 사일러트(Cylert)
- 덱세드린(Dexedrine)
- 에포젠(Epogen)
- 라식스(Lasix)
- 옥센드린(Oxandrin)
- 리탈린(Ritalin)
- 테스토덤(Testoderm)

비처방약물

- 브론카이드(에페드린)[Bronkaid (ephedrine)]
- 프리마틴 정(에페드린)[Primatene tablets (ephedrine)]

량을 처방받았을 때에는 운동선수들에 의한 사용이 허용된다(글상자 14-1).

약물이 경기력을 증강시키는지에 관해서는 몇 가지 요인들에 의해서 결론을 도출하기가 어려울 수 있다. 약물의 복용량과 함께, 약물 섭취 후에 경기력을 측정 확인한 시간이, 경기력 증강이 일어났는지 여부에 관하여 영향을 미칠 수 있다. 많은 약물들은 이러한 효과들에 대해 상당히 큰 폭의 개인차를 나타내므로, 동일한 용량을 복용했다고 하여도, 일부 사람들에게 있어서는 경기력 증강 효과를 나타낼 수 있지만, 또 다른 사람들에서는 그러한 효과를 기대할 수 없는 경우도 있다. 플라시보 효과를 통제한 이중맹검법에 의한 위약효과 통제 연구 결과에서도, 약물이 심박 수의 증가와 같은 쉽게 인지할 수 있는 효과를 나타내기가 어려울 수 있다. 여기에서 우리는 운동선수들에 의해 사용되고, 잠재적인 경기력 증강 효과를 나타내는 몇몇 약제들을 논의할 것이다.

암페타민류

암페타민류(sympathomimetic amine)는 도파민의 분비를 증가시킴으로써 중추 신경계를 자극하기도 하고, 카테콜아민의 효과를 모방하는 **교감신경자극모방성 아민(sympathomimetic amine)**이기도 하다. 또한, 암페타민은 "스피드"와 "각성제(pep pills)"로 알려져 있다. 이들은 소장에서 쉽게 흡수된다. 효과는 섭취한 후 30분 이내에 나타나기 시작하고, 2~3시간 후에는 절정에 이르며, 24시간 정도 그 효과가 지속될 수 있다. 혈류를 따라 순환하는 암페타민류는 에피네프린과 노르에피네프린(알파와 베타 아드레날린성 수용체)에 대한 수용체에 결합하여, 혈압, 심박 수, 대사율 및 혈중 유리 지방산 농도를 증가시켜서, 상기한 호르몬들에 대한 효과를 모방하는 것이다. 이 물질은 아마도 각성, 자신감 및 근력을 증가시키는 것은 물론, 피로를 은폐시킴으로써 작업 수행능력을 증가시키는 것 같다. 이러한 효과에 의해서, 암페타민류는 다양한 스포츠 활동과 관련하여 경기력을 향상시키는 것으로 추측된다.

암페타민류는 유리 지방산을 동원하여 근육의 글리코겐을 절약하고, 피로를 은폐시켜, 유리 지방산을 동원하는 카테콜라민의 효과를 모방함으로써 경기력을 증가시킬 수 있다.[25] 이 약물은 일부의 사람들의 경우에 통증이나 피로를 은폐시키고, 경기력을 개선시키는 것으로 보인다. 섭취 후 30~60분 동안의 경기력을 측정한 몇몇 연구에서는 변화를 보여주지 않았다. 그렇지만, 섭취 후 2~3시간 동안의 경기력을 측정했을 때는 경기력에서의 향상을 보여주었다.[25] 모든 다른 약물과 마찬가지로, 복용량이 중요한 것 같다. 저용량을 복용한 일부 연구 결과에서는 경기력에 대한 효과를 보여주지 않은 반면에, 고용량의 복용에 대한 연구에서는 경기력에 효과가 있음을 보여주었다.[25] 더불어, 암페타민의 이러한 효과는 훈련받지 않은 사람들에 비해서, 훈련받은 운동선수들에서 보다 더 분명하게 나타난다는 사실을 암시하는 징조가 있다.[25]

경기 2~3시간 전에 암페타민을 섭취하는 이중맹검법에 의한 플라시보 연구에서, 육상선수의 73%, 투척 선수의 85% 그리고 수영 선수의 67~93%가 플라시보를 복용한 집단에 비해서 암페타민 섭취한 집단의 경기력이 더 크게 향상되었다. 이러한 경기력의 개선 폭은 대략 0.6~4% 정도였다. 현재는 훈련을 하고 있지 않지만, 과거 고등학교 시절에 운동선수 경력이 있었던 사람들을 대상으로 하여 암페타민이나 플라시보를 섭취한 지 2시간 후에 검사를 시행하는 이중맹검법의 플라시보 연구를 수행했을 때, 여러가지의 검사 결과에서 긍정적인 양상을 나타내었다. 전직 운동선수들을 대상으로 암페타민과 플라시보 섭취 후 3차례에 걸쳐서 검사를 시행하였을 때, 그들은 평균적으로, 다음과 같은 유의미한 효과들을 나타내었다.

- 등척성 무릎 신전력의 22.6 % 증가
- 30야드(27.3미터) 단거리 전력질주 시, 3.8% 가속력 증가
- 탈진에 이르는 트레드밀 주행시간의 4.4% 증가
- 최고 혈장 젖산농도의 8.3 % 증가
- 플라시보와 비교해서 암페타민 섭취 후, 최대심박수의 2.1% 증가

그렇지만, 비록 암페타민 섭취 후에 사이클링 최고 레그 파워(3.0%), 등척성 전완 굴근력(6.3%) 및 최대산소섭취량($L \cdot min^{-1}$, 0.3%)을 포함한 기타의 경기력 관련 척도들에서 향상이 있었다 할지라도, 대조군에 비해서 유의한 변화를 보여주지는 못하였다. 게다가, 암페타민 사용은 다음과 같은 잠재적으로 위험한 부작용들을 나타낸다.

- 통증이나 피로를 느끼지 못하게 함으로써 상해를 초래할 수 있음.
- 통증을 느끼지 못하게 함으로써, 특별히 덥고 습한 환경에서 상해를 초래할 수 있음.
- 장기간에 걸친 사용으로 인하여, 정서적·생리적으로 약물 의존성을 초래할 수 있음.
- 장기간에 걸친 사용으로 인하여, 다른 방면의 부작용을 초래할 가능성을 증가시킴.
- 불안, 혼란, 두통 및 어지럼증 등의 일반적인 부작용을 초래할 수 있음.

적절한 복용량과 함께, 섭취 후에 최적의 경기력을 발휘할 수 있는 정확한 시기에 암페타민을 사용한다면, 많은 사람들에서 다양한 경기력 관련 변인들의 향상을 기대할 수 있다. 그렇지만, 암페타민의 효과에 있어서는 상당한 개인차가

존재한다. 또한, 이 약물의 부작용이 위험스럽고, 불안이나 혼란과 같은 생리적인 효과로 인해 경기 중 빠른 결정을 요하는 스포츠 종목에 있어서는 오히려 경기력을 감소시킬 가능성도 있다.

에페드린

에페드린(Ephedrine)은 교감신경자극모방성 아민(sympathomimetic amine) 약물이자 중추신경자극제이다. 이 약물은 알약이나 태블릿, 혹은 흡입기 형태로 다양한 항-천식이나 감기 혹은 기침약의 성분으로 사용된다. 또한, 에페드린은 중국 에페드라(epedra)나 약초성 에페드린으로 알려진, 마황을 포함하고 있는 허브 차나 식이 보충제들에서도 발견된다. 에페드린은 암페타민과 유사한 화학구조를 갖고 있으며, 에피네프린과 노르에피네프린(알파와 베타 수용체)에 대한 수용체를 자극한다. 따라서 이 약물은 심혈관계와 대사조절계에 대해 암페타민과 유사한 효과를 나타낸다. 이 약물은 아마도 식욕을 억제하고 대사율을 증가시키는 것으로 보이기 때문에, 체중 감량을 위해서도 사용되고 있다. 특별히, 비만인이 아스피린이나 카페인과 함께 병용하였을 경우에, 체중감량 폭을 더욱 증가시키는 것으로 알려져 왔다. 그렇지만, 이 물질은 마른 사람들에 대해서는 지방 연소자로 작용하지 않기 때문에, 운동선수들의 체중 감소를 촉진시키는 데 있어서는 가치가 별로 없다.[25]

1990년대 후반까지 발표된 종설 논문들에 의하면, 에페드린은 경기력에서 이렇다 할 효과를 나타내지 못하는 것으로 결론이 내려져 있었다.[25,95] 그렇지만, 최근의 이중맹검법에 의한 플라시보 연구에서는 에페드린이 특정한 종류의 경기력을 향상시킬 수 있는 것으로 밝혀졌다. 한 연구에서, 레그 프레스(1-RM의 80%)와 벤치 프레스(1-RM의 70%)를 탈진에 이르기까지 3세트를 수행하기 2시간 전에, 피실험자들로 하여금 에페드린을 섭취하게 하였다. 그 결과, 플라시보와 비교해서 벤치 프레스(13.3 vs. 12.3)와 레그 프레스(16.3 vs. 12.5)의 첫 세트에서 세트당 유의미한 반복수의 증가가 관측되었지만, 두 번째와 세 번째 세트에서는 이러한 증가가 관측되지 않았다.[46] 또 다른 연구에서는 플라시보와 비교해서 테스트를 수행하기 1.5시간 전에 에페드린을 섭취하였을 때, 30초간 최대 윙게이트 검사(Wingate test)의 첫 10초 시점에서 최대파워 출력이 대략 1%까지 유의미하게 증가되었다.[10] 2건의 이러한 연구 결과는 에페드린의 섭취에 의해서, 파워능력(power capacities)과 국소 근육에서의 지구성 능력(endurance capacities)의 증가가 인식되었다.

반면에 이중맹검법에 의한 연구에서, 탈진에 이르기까지의 사이클 테스트 1.5시간 전에 에페드린의 섭취는 플라시보와 비교해서 탈진에 이르는 시간을 유의미하게 증가시키지 않았다. 그렇지만, 이중맹검법에 의한 플라시보와의 비교 연구 시에, 10 km(6.25 miles)의 육상 모의실험 1.5시간 전에 섭취된 에페드린은, 이 약물의 섭취 후 유의미한 주행시간 단축(45.5 vs. 46.8 min)을 보여주었는데, 이는 에페드린이 지구력과 관련된 종목에서 경기력을 증가시킬 수 있음을 의미하는 것이다. 주로 최근에 이루어진 이러한 연구들 중 일부는 안정 시 심박 수와 안정 시 혈압에서의 증가를 보여주었다. 이는, 에페드린이 효과를 나타낼 경우에, 경기력에서의 증가가 이 약물의 심혈관계 및 대사 조절계뿐 아니라, 중추신경계의 자극과 관련되기 때문인 것으로 결론지을 수 있다. 에페드린 역시, 암페타민과 마찬가지로, 두통, 불안 및 위장의 불편감과 같은 유사한 부작용을 나타낸다. 또한, 암페타민과 유사하게, 경기력 및 부작용에 대해서 에페드린 사용에 따른 반응에서 상당한 개인차가 존재한다. 에페드린은 IOC와 스포츠 통제 기구에 의해 사용이 금지되어 있다.

슈도에페드린

슈도에페드린(pseudoephedrine)은 감기, 축농증 및 알레르기성 비염과 관련된 부비강 및 비강의 막힘을 치료하기 위해 사용되고 있으며, 처방전 없이 약국에서 구매할 수 있는 교감신경자극모방성(sympathomimetic) 아민이다. 다른 종류의 교감신경자극모방성 아민들과 마찬가지로, 이 약물의 작용은 노르에피네프린이나 에피네프린 수용체(주로 알파 아드레날린성 수용체)와의 결합에 의해 이루어진다.

슈도에페드린의 부작용은 불면증, 신경과민, 짜증, 변덕, 심박 수의 증가 그리고 혈압의 증가 등을 포함한다. 검사를 수행하기 1~2시간 전에 정상적인 복용량으로 두 차례에 걸쳐서 운동선수들에게 슈도에페드린을 섭취하게 하였을 때, 이 약물의 복용이 최대 30초간 윙게이트 검사에서의 작업량이나 등척성 최대근력 및 파워, 최대산소섭취량, 그리고 40 km 달리기 수행능력 및 탈진에 이르는 사이클 지구성 운동시간 등에 대해서 유의미한 영향을 미치지 않았다.[36,82] 36시간에 걸쳐서 6차례 정상적인 용량의 슈도에페드린을 섭취한 경우에도 훈련받은 운동선수들의 5,000미터(3.12마일) 주행

시간이나 최대산소섭취량은 유의미하게 변화되지 않았다.[24] 그렇지만, 테스트 70분 전에 정상적인 용량으로 3차례에 걸쳐서, 훈련받은 운동선수들에게 슈도에페드린을 섭취하게 하였을 땐, 1,500미터(0.93마일)에서 2.1%의 주행시간의 향상이 이루어졌다.[42] 따라서 정상적인 치료 용량을 초과하는 복용량에서 슈도에페드린이 경기력을 개선시킨다는 몇몇 증거가 있다. 에페드린과 마찬가지로, 신체적인 작업수행 전의 섭취 시기가 중요할 수 있는데, 슈도에페드린의 경우에는 섭취한 지 대략 1시간 후에 효과를 발휘하기 시작하고, 섭취한 지 2시간 후에는 그 혈장 농도가 최고치에 이르는 것으로 나타났다.

이뇨제

이뇨제(Diuretics)는 소변 생성을 증가시킴으로써 체중 감량을 유도하는 약물이다. 이뇨제는 원래 고혈압 등과 같은 특정한 질환을 치료하기 위한 목적으로 개발된 약물이다. 이 약물은 낮은 체중이 경기력을 발휘하는 데 유리한 체조와 같은 종목이나 복싱, 레슬링 및 역도와 같이 체급이 나누어져 있는 종목의 운동선수들에 의해서 사용되어져 왔다. 현재, 이뇨제는 올림픽, 범미주 경기대회 그리고 장애인 올림픽 모두에서 사용이 금지되어 있다. 모든 이뇨제는 소변의 배출을 증가시키고, 전해질의 손실을 초래한다. 대표적으로 다음과 같은 세 가지 형태의 이뇨제가 있다.

- 티아지드 이뇨제(thiazid diuretics): 이 약물은 신장 네프론의 원위세뇨관에서 나트륨 이온의 재흡수를 차단하고, 나트륨, 염소 및 칼륨 이온 배출을 증가시킨다.
- 루프 이뇨제(loop diuretics): 이 약물은 신장의 헨레고리 상행지에서 나트륨과 염소 이온의 수송을 늦추고. 나트륨, 염소 및 칼륨 이온의 손실을 증가시킨다.
- 칼륨 보존 이뇨제(potassium-sparing diuretics): 이 약물은 동반하는 칼륨 이온의 손실 없이 신장의 원위 세뇨관에서 나트륨과 염소 이온의 손실을 증가시킨다.

이뇨제가 소변으로의 수분 손실을 통해서 체중을 감소시킨다는 사실은 의문의 여지가 없다. 이뇨제를 사용할 경우에, 24시간 동안에 총 체중의 3~4%가 감소될 수 있다. 체중을 감소시키기 위해서 이뇨제를 사용하는 또 하나의 목적은 체중 대비 근력과 파워를 증가시키는 것인데, 이는 일부 스포츠 종목에 있어서 장점이 될 수 있다. 예를 들어, 수직점프나 단거리 전력질주 동안에, 가속을 시키기 위해 보다 낮은 체중을 지니는 것은 경기력을 증가시킬 수 있다. 이러한 생각은 이뇨제를 통한 체중 감량 후에, 수직 점프의 높이가 증가했다는 사실에 의해서 지지를 받고 있다. 그렇지만, 지나치게 많은 수분의 손실은 혈장 용적의 감소, 고체온증(hyperthermia), 글리코겐 분해 활성의 감소 및 대사과정에 의해 생성된 수소 이온에 대한 완충능력의 감소에 의해서, 유산소성 수행능력과 무산소성 수행능력의 저하를 초래하게 된다(9장을 참조). 하지만, 이뇨제의 사용에 의한 체중 감소가 경기력에 해로운 영향을 미치는지에 관해서는 논쟁의 여지가 있으며, 문제가 되는 스포츠 종목이 무엇이냐에 달려 있는 것 같다. 이뇨제 사용을 통해서 총 체중의 약 2%를 감소시킨 육상 종목의 운동선수들은 1,500 m, 5,000 m 및 10,000 m 종목에 대해서, 각각 3%, 7% 및 7%의 완주시간의 증가를 초래하였는데, 이는 곧 경기력의 저하를 의미한다.[3] 그러나 1,500 m 종목의 경우에는 통계적인 유의성을 나타내지 못하였으며, 이 거리와 비교해서 보다 더 장거리 종목에서 경기력의 감소폭이 더 컸다. 이뇨제를 사용하여 전직 단거리 육상선수의 대략 2%의 체중을 감소시켰을 경우에는, 50 m, 200 m 및 400 m 전력질주 시간이나 수직점프 높이에 유의미한 변화가 나타나지는 않았다.[91]

유산소성 활동은 최대 근력이나 파워를 요하는 활동이나 무산소성 활동에 비해서 이뇨제의 사용에 따른 경기력에서 보다 더 큰 폭의 저하를 초래하는 것 같다. 이러한 불일치한 현상이 나타나는 이유는 2~3% 정도의 비교적 적은 양의 탈수에 의한 체중 감소만으로도 유산소성 능력(aerobic capacity)에는 영향을 미치지만, 탈수에 의한 5%의 체중 감소가 이루어져야 비로소 무산소성 능력(anaerobic capacity)에 영향을 미칠 수 있기 때문이다(9장을 참조). 이뇨제 사용이 경기력에 영향을 미칠 것인지를 나타내는 또 다른 요인으로는, 운동선수가 대회 시작 전에 (특정한 체중에서) 체중을 증량시켜야만 하는 시기와 경기가 시작되는 시기 사이의 시간 간격을 들 수 있다. 레슬링과 같은 일부 스포츠 종목에서는 운동선수들이 계체가 이루어지는 시기로부터 경기의 시작까지 5~20시간의 시간 간격이 있으며, 이 시간 동안에 수분 섭취와 재수화(rehydration)를 할 수 있는 시간적인 여유가 주어지게 된다.

이뇨제는 어지럼증, 신경학적인 문제를 야기할 수 있는 체내 칼슘 이온의 감소, 근육의 약화, 경련과 함께, 특히 덥고 습한 환경에서 체온 조절에 대한 문제를 초래할 수 있는 탈수와 같은 잠재적인 부작용을 초래할 수 있다. 이뇨제를 사용하는 바디빌더들은 저혈압, 고칼륨혈증(혈중 칼륨 이온 농도가 정상 수준을 초과함), 근육 약화 그리고 경련 등을 나타낸다. 따라서 이뇨제는 일부 스포츠 종목의 운동선수들에게는 경기력을 증가시킬 수 있지만, 올림픽, 범미주 경기대회 그리고 장애인 올림픽에서는 사용이 금지되어 있다.

카페인

카페인은 전 세계에서 가장 많이 소비되고 있는 물질 중의 하나이면서, 약리적·향정신적인 효과를 모두 지니고 있는 물질이기도 하다. 카페인은 "산틴 알칼로이드(xanthine alkaloid)"인 것으로 알려져 있으며, 커피, 콩, 찻잎, 초콜릿 그리고 코코아와 같은 식품에서 다양한 농도로 함유되어 있다. 따라서 우리는 청량음료(31~71 mg)로부터 진통제(Extra Strength Excedrin 2정, 130 mg)에 이르기까지 광범위하게 카페인을 섭취한다. 이처럼, 오늘날의 고에너지 사회에서, 우리는 "폭발적인 에너지"를 얻는 것에 강박적으로 집착하는 것처럼 보이고, 여기에는 카페인의 사용이 포함되어 있다. 식품 속의 카페인 함량은 그 제조 과정에 따라서 매우 다양하다.

커피, 녹차 그리고 콜라(ex, 청량음료)는 각각 1컵당 카페인이 각각 60~150 mg, 40~60 mg 그리고 40~50 mg이 함유되어 있다.[79] FDA는 콜라와 다른 청량음료에 포함되어 있는 카페인의 함량을 12온스(oz)당 71 mg으로 제한하고 있다.

비록, 카페인이 영양적으로는 가치가 없다고 해도, 많은 경쟁 스포츠의 운동선수들과 레크리에이션 피트니스 애호가들에게 합법적인 경기력 향상 보조물질의 하나로써 주목을 받았다. 지구력 종목의 운동선수들은 카페인이 지구성 능력을 향상시킨다는 사실을 보여주는 초창기의 선구적인 연구 결과들에 따라서 1970년대 후반에 이르기까지 카페인에 많은 관심을 갖게 되었다.[27,45] 카페인은 운동을 수행하기 전에 스태미너와 각성수준을 최적화하기 위해서, 다양한 성분으로 구성된 보충제에 포함되어 있다.[51]

카페인의 기본적인 작용 기전은 다양하며, 운동의 요구 형태에 따라 달라진다(그림 14.3). 카페인은 인지적인 효과뿐 아니라, 중추신경계에 대해서도 여러가지 효과를 나타낸다. 이 물질은 또한, 휴식 시는 물론 운동 중에서도, 호르몬, 대사, 근육, 심혈관계, 폐 그리고 신장 기능에 영향을 미친다.

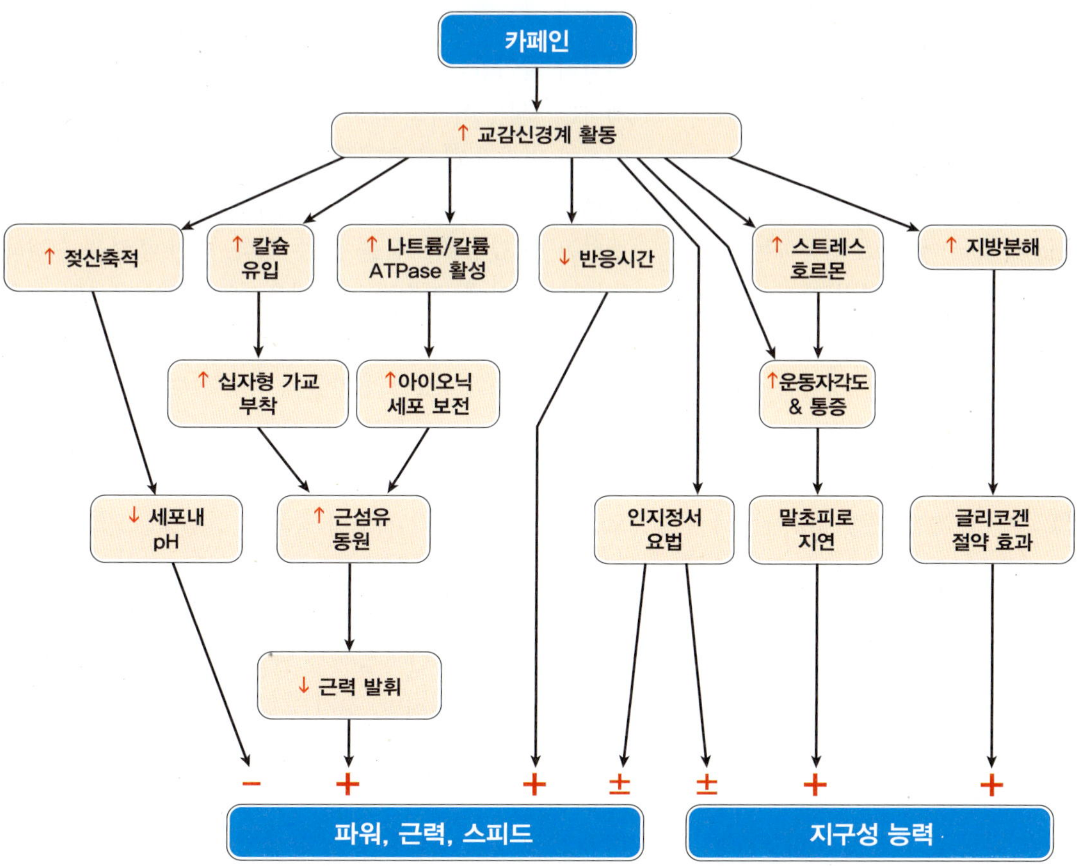

그림 14.3 카페인은 경기력에 영향을 미칠 수 있는 여러가지 기전을 갖고 있다. 그러므로 이 물질이 갖고 있는 다양한 효과는 여러가지 방법으로 경기력을 증가시키는 결과를 가져온다. (From Sökman B, Armstrong LE, Kraemer WJ, et al. Caffeine use in sports: Considerations for the athlete. J Strength Cond Res. 2008;22:978-986.)

예를 들어서, 카페인은 폐포의 기관지 확장, 혈관 확장, 근육 수축을 위한 신경의 활성화, 신장에서 혈액의 여과, 카테콜라민 분비와 함께, 지질의 분해를 자극한다. 카페인의 이러한 대사적, 생리적 그리고 호르몬에 미치는 효과는 호흡교환율, 말초 피로, 운동 자각도(RPE)와 함께 운동에 의해 유도된 코티졸(cortisol)과 베타-엔돌핀(β- endorphin)의 방출을 위한 역치 수준을 낮춘다. 카페인은 또한, 훈련을 받았거나 받지 않은 사람들에 대해서 지구성 운동을 수행하는 동안에 산소 섭취량, 심박출량, 환기, 순환하는 에피네프린 농도, 대사율과 함께 지방 산화를 증가시킨다.[79] 흥미롭게도, 카페인이 탈수를 일으킨다는 오래된 통념이 있었지만, 이는 사실이 아니다.[5]

종설논문에서 논의했던 것처럼, 카페인은 다양한 종류의 일을 수행하는 데 있어서 몇 퍼센트 정도의 수행능력을 유의미하게 증가시킬 수 있다.[79] 지구성 운동을 포함한 카페인에 대한 연구들은 작업량의 증가와 함께 탈진에 이르는 시간이 연장됨을 보여주었다. 카페인은 또한, 대략 5분간에 걸친 고강도의 사이클과 달리기 경기에 대해서 경기력을 향상시켰다.

그렇지만, 연구결과의 부족과 연구 방법 상의 차이로 인하여, 카페인의 이러한 긍정적인 경기력 향상 효과가, 3분 이내의 지속시간을 나타내는 스프린트나 파워 종목의 운동에서도 발휘되는지의 여부는 다소 애매모호한 상황이다. 주로 포스파겐(phosphagem) 시스템에 의존하는 스프린트와 파워 종목(≤10초)에서, 카페인은 최고파워(peak power output), 스피드 및 등속성 근력에서 향상되었다. 그렇지만, 글리코겐 분해 시스템(glycolytic system)에 주로 의존하는 종목(15초~3분)에서는 카페인 사용에 의한 경기력 개선 효과가 관측되지 않았다. 사실상, 여러 차례에 걸친 반복운동을 수행하는 동안에는 카페인이 경기력에 해로운 영향을 미치는 것 같다.

더구나, 다양한 복용량의 카페인 섭취는 15차례의 반복을 수행하는 등속성 근력 측정에서 최대근력(maximal strength)과 근지구력에 대한 수행능력을 향상시키지 못하였다. 집중력과 기술을 요구하는 개인 종목인 테니스에서는, 이 물질이 반응시간과 정신적인 각성을 개선시킨 결과로 인하여, 카페인이 타격 정확도(hitting accuracy), 러닝 스피드(running speed), 민첩성(agility)과 함께, 전체적인 플레이의 성공률(playing success)을 증가시킨 것으로 나타났다. 이들 테니스 선수들은 경기의 마지막 몇 시간 동안에 보다 더 활발한 움직임을 보여주었다.[79] 카페인에 대한 실제적인 적용 사례는 다음에 기술되어 있다.[79]

1. 경기력 향상 보조물질로써 카페인의 사용을 고려하고 있기는 하지만, 아직 카페인을 사용하고 있지 않는 운동선수들의 경우에는 이 물질의 인지적·생리적 효과에 익숙하지 않을 것이다. 따라서 카페인 비사용자들은 훈련이나 경기력 향상을 위한 카페인의 사용을 실행하기 전에, 카페인의 효과를 사전 검사해 보아야 한다.
2. 카페인의 사용 중단이 운동성과를 감소시키므로, 카페인을 습관적으로 사용하는 운동선수들은 완전한 중단으로 인한 바람직하지 않은 금단 증상을 피하기 위해, 보다 더 저용량의 카페인 섭취(≤ 3 mg/kg)를 고려해야 한다. 사실상, 저용량의 카페인 복용이 효과적일 수도 있다.
3. 만일 운동선수가 이 물질작용에 의한 경기력 향상 효과를 증가시키기 위하여 경기 전에 카페인의 섭취를 중단하기로 결정한다면, 이 운동선수(남·녀 모두)는 카페인에 의한 금단 증상으로부터 완전히 벗어나기 위해 적어도 경기 1주일 전에는 카페인의 섭취를 줄여야만 한다. 잠재적으로 부정적인 증상을 피하기 위해서는 카페인의 사용을 급격하게 중지하는 대신에, 그 사용량을 3~4일에 걸쳐서 서서히 줄여야만 한다. 경기 당일에 카페인의 사용을 재개하는 것은, 비사용자에 대해서 나타나는 것과 같은 바람직한 경기력 향상 효과를 제공해 줄 수 있을 것이다.
4. 카페인 섭취는 많은 양 혹은 고강도의 지구력 훈련을 수행하는 데 있어서 도움을 줄 수 있다. 심한 훈련을 수행하는 기간 동안에, 연속적으로 저용량의 카페인을 3일 혹은 4일에 걸쳐서 섭취하면, 경기를 준비하는 데 있어서 경기력 향상 보조약물로써의 역할을 수행할 수 있다.
5. 카페인의 반감기는 약 4~6시간이며, 그 혈장 농도는 30~60분에 최고치에 도달하는 것으로 알려졌다. 그러므로 카페인은 장거리 지구성 종목의 경우에는 경기 1시간 전에, 그리고, 파워, 스프린트 및 단거리 지구성 종목의 경우에는 적어도 경기 3시간 전에 섭취가 이루어져야 한다.
6. 급격한 카페인의 반복섭취가 반드시 경기력을 개선시키지는 않는다. 그렇지만, 경기를 앞두고 6시간의 시간적인 여유가 주어진다면, 이러한 것이 도움을 줄 수 있을지도 모른다.
7. 카페인이 혈중 젖산염 수준을 증가시키고, 세포내 pH를

저하시키기 때문에, 30초~3분의 지속시간을 갖는 스프린트 종목의 운동선수들의 경우에는 사용하지 않도록 해야 한다. 물론, 이 점에 관해서는 추가적인 연구가 필요하다.

베타-차단제(β-blocker)

자율신경계를 구성하는 일원인 교감신경은 잘 알려져 있는 "싸움 또는 회피 반응"의 유발에 관여하고 있다. 이 반응은 땀 분비, 골격근으로의 혈류와 골격근에서의 기질 이용도를 모두 증가시킬 뿐 아니라, 심박 수, 혈압 및 심박출량 역시 증가시키는 양상을 나타낸다. 교감신경계는 주로 신경전달물질인 노르에피네프린(노르아드레날린)을 분비하고, 부신을 자극하여 호르몬의 일종인 에피네프린(아드레날린)을 분비하게 하여, 전반적인 흥분성 효과를 나타내게 한다. 이들 두 종류의 리간드(노르에피네프린과 에피네프린)는 심장, 폐, 혈관 및 골격근에 있는 β-아드레날린성 수용체(β-adrenergic receptor)와 상호작용한다. **베타-차단제(β- blocker)**로 알려진 약물은 아드레날린 작용의 이상을 겪고 있는 사람들에서, 지나친 심박동의 항진과 부적절한 심박출량의 증가를 억제하기 위해 합법적인 임상적 치료에 일상적으로 사용되고 있다. 그렇지만, 일부 운동선수들은 일반적인 진정작용을 유도하고, 미세한 근육 수축의 조절을 통하여 손 움직임에 대한 안전성을 개선시키기 위해서, 이러한 길항제(antagonists)를 사용하고 있다. 이는 이 길항제가 양궁이나 권총 및 소총 사격과 같은 스포츠 종목에서 유용한 효과를 나타낼 수 있기 때문이다. 실제로, 이러한 스포츠 종목에서의 사격의 정확도가 베타-차단제(β-blocker)의 섭취 후에 향상될 수 있다는 사실을 보여주는 연구 결과들이 있다. 따라서 이러한 물질들 역시, 국제올림픽위원회(IOC)나 미국대학스포츠협회(NCAA)와 같은 운동단체들에 의해서 사용이 금지되어 있다.

알코올

인체의 생리적인 억제제로 작용하며, 전반적인 진정효과를 나타내는 또 다른 물질은 알코올, 구체적으로는 에탄올이다. 에탄올은 음료수나 증류주에서 발견되는 알코올의 한 형태이다. 근육의 진전(tremor)에 대한 알코올의 추정된 완화 효과는 사격 종목의 운동선수들에 의해서 잠재적인 경기력 향상 효과를 제공하는 것으로 인용되었다. 그렇지만, 이러한 주장을 지지하는 경험적인 증거는 아직 없다. 오래 전부터, 일부 종목의 운동선수들은 경기 전에 소량의 알코올 섭취가 신경의 진정효과를 초래함으로써 경기력을 향상시킬 수 있다고 주장하였다. 그렇지만, 통제된 조건하에서 수행된 연구결과는 알코올이 경기력을 개선시키기 보다는 저해하는 효과를 초래함을 시사한다. 이는 알코올이 크렙스 회로(Kreb's cycle)의 기능을 손상시키고 젖산염 생성을 증가시키기 때문에, 유산소성 능력에 의존하는 스포츠 종목의 경우에 이러한 저하 효과가 가장 분명하게 드러난다. 더욱이, 알코올이 이뇨작용을 갖고 있고 있다는 사실이 잘 알려져 있고, 이는 장기간에 걸친 지구성 운동을 수행하는 동안에 탈수를 유발할 수 있으며, 더 나아가 탈수는 체온조절의 방해를 통하여 경

속성 검토

- 특정 약물이 경기력 향상 효과를 나타낼 수 있는지 여부를 결정하기는 어려운데, 이는 복용량, 약물을 섭취하고 경기력을 측정한 시간대와 약물에 대한 반응에 있어서 개인차가 존재하기 때문이다.
- 암페타민은 다양한 활동에 있어서 경기력을 증가시킬 수 있다. 그렇지만, 이 물질의 복용은 잠재적으로 해로운 부작용을 초래할 수 있다.
- 과거의 연구에서는 에페드린이 경기력을 향상시키지 않는다고 하였다. 하지만, 보다 더 최근에 이루어진 연구결과에 따르면, 이 물질이 근력과 지구력 모두에 대해서 작지만 유의미한 효과를 나타내는 것으로 보고하였다.
- 정상적인 용량의 슈도에페드린(pseudoephedrine)은 경기력을 증가시키지 않지만, 그 이상의 복용량을 섭취했을 경우에는 특정한 유형의 경기력을 증가시킬 수 있다.
- 이뇨제는 요 생성의 증가를 통해서 체중을 감소시켜서, 지구력과 무산소성 활동과 관련된 경기력을 증가시킬 수 있다.
- 카페인은 생리적 · 심리적 효과를 나타내는 물질로써, 지구력으로부터 단기간의 고강도 활동에 이르기까지 다양한 신체적인 활동에 있어서 경기력을 증가시킬 수 있다. 하지만, 이 물질은 주로 해당과정에 의존하는 신체적인 활동에 대해서는 별 효과를 나타내지 못하는 것 같다.
- 심박수를 느리게 하거나 진정효과를 나타낼 목적으로 일부 운동선수들이 사용하는 베타-차단제(β-blocker)는 미세한 운동의 조절을 요구하는 스포츠 종목에 대해서 경기력을 증가시킬 수 있다.
- 적은 양의 알코올은 진정 효과를 나타낼 수 있으나, 이렇다 할 경기력 향상 효과를 나타내지는 못하며, 다양한 종류의 신체적인 활동에 있어서 해로운 효과를 나타낼 수 있다.

글상자 14-2 응용 연구

"스포츠 활동에서의 알코올 사용"에 대해 미국스포츠의학회에서 제기한 주요 주장들

1. 일회성 알코올의 섭취는 반응 시간, 손과 눈의 협응력, 정확성, 평형성, 복잡한 협응성 등과 같은 다방면에 걸친 많은 정신운동기능에 해로운 영향을 미칠 수 있다.
2. 일회성 알코올의 섭취는 에너지 대사, 최대산소섭취량($\dot{V}O_{2max}$), 심박수, 1회 박출량, 심박출량, 근육의 혈류, 동정맥 산소차 및 호흡역학과 같은 경기력 발휘에 필수적인 대사적·생리적 기능에 실질적으로 영향을 미치지 않는다.
3. 일회성 알코올의 섭취는 근력, 파워, 국소 근지구력, 스피드 및 심혈관계 지구력을 향상시키지 않으며, 감소시킬 수 있다.
4. 알코올은 미국에서 가장 많이 남용되고 있는 약물이며, 여러 사건, 사고 및 그로 인한 후유증의 주요 기여 요인 중 하나에 해당된다. 또한 장기간에 걸친 과도한 알코올의 섭취는 간, 심장, 뇌 그리고 근육과 같은 기관에 대해서 병리적인 변화를 초래하고, 이로 인하여 장애나 사망을 초래한다는 사실이 문헌상에 광범위하게 기록되어 있다.
5. 일회성 알코올의 섭취에 의해 나타나는 잠재적인 급성·만성적인 문제점들과 함께 신체적인 경기력에 미치는 알코올 섭취의 효과에 관해서, 운동선수, 코치, 스포츠 교육자, 내과의사, 트레이너, 스포츠 매체 및 일반대중들을 대상으로 하여 진지하고 지속적인 노력이 이루어져야 한다.

기력에 악영향을 끼치게 된다. 미국스포츠의학회(American College of Sports Medicine)에 소속된 전문가의 주장에 따르면, 저용량 혹은 중간 정도 용량의 알코올 섭취는 경기력 향상에 유익한 효과를 나타내지 않으며, 오히려 반응시간을 느리게 하고, 눈-손 협응력을 방해하며, 평형성을 손상시키고, 근력 발휘를 제한하여 결과적으로는 해로운 효과를 나타내는 것으로 결론하고 있다. 이러한 주장에 대한 주요한 쟁점이 글상자 14-2에 제시되어 있다.

영양보조제

영양보조제는 경기력 향상 효과를 나타내는 것으로 알려져 있는 일반적인 식단에서 발견되는 물질이다. 몇몇 영양보조제들은 매스컴으로부터 상당한 관심을 받았으며, 경기력 향상 보충물질로써의 가능성을 타진하기 위한 충분한 연구가 이루어졌다. 단백질과 탄수화물에 대한 경기력 향상 효과는 이미 논의되었다(8장 참조). 여기에서는, 경기력 향상 효과를 발휘할 가능성이 있으면서 그들의 효능에 대한 충분한 연구가 이루어진 다른 영양보조제들이 논의될 것이다.

크레아틴

크레아틴은 근력과 파워를 증가시키기 때문에, 오늘날 시중에 유통되어 가장 성공적으로 사용되고 있는 영양보조제 중의 하나이지만, 아직까지 제대로 이해하지 못하고 있는 물질이기도 하다(ex. 이 물질은 스테로이드나 아미노산이 아니다). 크레아틴은 1835년에 프랑스의 과학자이면서 철학자인 Michel-Eugène Chevreu에 의해서 발견되었다. **크레아틴**(메틸구아니디노 아세트산)은 3종류의 아미노산(아르기닌, 글리신, 메티오닌)으로부터 간에서 합성되는 비필수적이어서 자연적으로 생성되며, 질소를 포함하고 있는 유기화합물이다. 체내 크레아틴의 95% 혹은 그 이상이 골격근에 저장되어 있다. 그러므로 골격근은 특별히 경기력의 향상을 목표로 하는 경우에 1차적인 표적보충제이다(글상자 14-3을 참조). 그림 14.4는 정상적인 식이 조건(패널 A)과 함께, 크레아틴 보충을 사용(패널 B)했을 경우에, 크레아틴 대사를 비교한 것이다.

전형적으로, 정상적인 하루의 식사(ex. 붉은 살코기와 생선)로부터 약 1 g의 크레아틴을 얻을 수 있으며, 비록 이러한 식품들의 식이섭취량을 증가시켜도 근육 내 크레아틴 농도를 증가시킬 수 있는 수준에 도달할 수 있을 만큼의 크레아틴을 섭취하기는 쉽지 않다. 근육내 크레아틴 농도는 빠른 보충 방법(1일 4×5 g을 5일에 걸쳐서 섭취함)과 느린 보충 방법(1일 2×5 g을 30일에 걸쳐서 섭취함)으로 증가시킬 수 있다. 전형적으로 상기한 보충 전략을 사용한 후에, 근육 내 증가된 크레아틴 상태를 유지하기 위해서는 유지 용량(1일

글상자 14-3 전문가 의견
크레아틴 보충

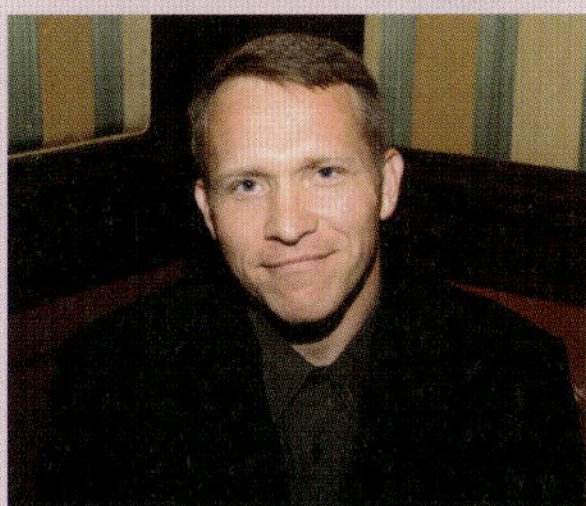

Jeffrey R. Stout, PhD, FACSM, FNSCA
오클라호마 대학교
건강운동과학과 부교수

크레아틴은 350건 이상의 연구가 이루어져 있으며, 가장 많은 연구가 이루어진 경기력 향상 보조물질이다. 불행히도, 크레아틴 보충의 안전성과 효능에 관하여 다수의 잘못된 정보들이 있다. 발표된 과학 문헌과는 달리, 매체는 크레아틴 보충이 간과 신장에 해로우며, 탈수와 경련을 초래할 수 있음을 제시하고 있다. 실상에 있어서, 크레아틴은 에너지 대사, 경기력 및 훈련에 대한 적응에 직접적으로 긴밀하게 개입되어 있다.

크레아틴은 아미노산인 아르기닌, 메티오닌 및 글리신을 사용하여 체내에서 합성되는 에너지 화합물이다. 또한 크레아틴은 생선이나 소고기와 같은 식품으로부터 식이를 통해 공급받을 수 있다. 몇몇 연구결과에 의하면, 크레아틴 보충을 통해서 증가된 근육 내 크레아틴 수준은 세포의 수화 상태, 단백질 합성, 스포츠 경기력, 훈련 강도, 지근 및 속근의 비대 정도와 함께 근육량을 모두 증가시키는 것으로 알려졌다.[1]

크레아틴 보충에 대해서 발표된 연구결과들을 전문심사자들이 재평가했을 때, 확인된 사실에 기반을 둔 몇 가지 주장들이 제기되었다. 인용할 수 있는 과학문헌들을 토대로 하여, 크레아틴 보충에 대하여 알려진 진술 내용이 아래에 제시되어 있다.[2]

- 크레아틴 일수화물(creatine monohydrate)은 훈련 동안에 고강도 운동 능력과 함께 제지방량을 증가시킴으로 인해, 운동선수들에게는 현재 이용 가능한 가장 효과적인 경기력 향상 보조물질이다.
- 크레아틴 일수화물의 보충이 권장된 지침에 따라 사용될 경우에, 상해를 예방하고 많은 선택된 의학적인 상태의 관리를 위해서도 유익한 것 같다.
- 크레아틴 일수화물의 단기간 혹은 장기간에 걸친 사용이 건강한 사람들에게 어떠한 해로운 효과를 나타낸다는 증거는 없다.
- 현재, 크레아틴 일수화물은 근육에 의한 흡수와 함께, 이로 인한 고강도 운동 능력을 향상시킬 목적으로 영양보조제로서 사용되고 있으며, 가장 널리 연구가 되어 있을 뿐 아니라, 임상적으로도 효과적인 형태의 크레아틴이다.
- 근육 내 크레아틴 저장량을 증가시키기 위한 가장 빠른 방법으로는 적어도 3일에 걸쳐서 크레아틴 일수화물을 하루 체중 당 약 0.3 g씩 섭취한 후에, 증가된 상태를 유지할 목적으로 하루 3~5 g을 추가적으로 더 보충하는 것이다. 보다 더 소량의 크레아틴 일수화물(ex. 하루 2~3 g)을 섭취하는 경우에는 3~4주 이상의 기간에 걸쳐서 근육 내 크레아틴 저장량을 증가시킨다. 그렇지만, 이러한 방법에 의한 크레아틴 보충이 경기력에 미치는 영향을 지지하는 문헌적 증거는 별로 없다.

참고문헌

1. Buford TW, Kreider RB, Stout JR, et al. International Society of Sports Nutrition position stand: Creatine supplementation and exercise [published online ahead of print August 30, 2007]. J Int Soc Sports Nutr. 2007;4:6.
2. Stout JR, Antonio J, Kalman D. (Eds.). Essentials of Creatine in Sports and Health. Totowa, NJ: Humana Press, 2007.

3~5 g)을 섭취해야 한다.

비록, 크레아틴이 경기력에 긍정적인 효과를 발휘하는 정확한 기전이 연구의 한 주제이기는 하지만, 주요한 기전은 ATP의 생산을 도와주는 인원질(phophagen) 대사의 유지와 관련이 있는 것으로 알려져 있다(2장을 참조).

크레아틴 저장은 이용가능한 크레아틴 인산(PCr)의 양에 영향을 받으며, 이는 크레아틴과 인산염이라는 성분으로 분해될 수 있다. 이 과정에서 아데노신 이인산(ADP) 분자에 인산염 분자를 결합시켜서 사용될 수 있는 에너지를 생성한다. 즉, 근육 수축을 위해 필요한 에너지 화합물인 ATP를 만들게 된다. 따라서 에너지 생성에 미치는 크레아틴 보충의 영향이, 근육 내 크레아틴의 농도 증가가 경기력에 영향을 미치는 주요한 메커니즘 중의 하나인 것으로 알려졌다. 크레아틴 보충이 경기력을 향상시키는 메커니즘은 그림 14.5에 제시되어 있다.

종설 논문에 따르면, 크레아틴은 근력과 파워를 향상시키는 데 있어서 안전하고, 효과적인 보조제인 것으로 결론을 내리고 있다.[87,90] 초창기 연구에서는 크레아틴이 근육 경련

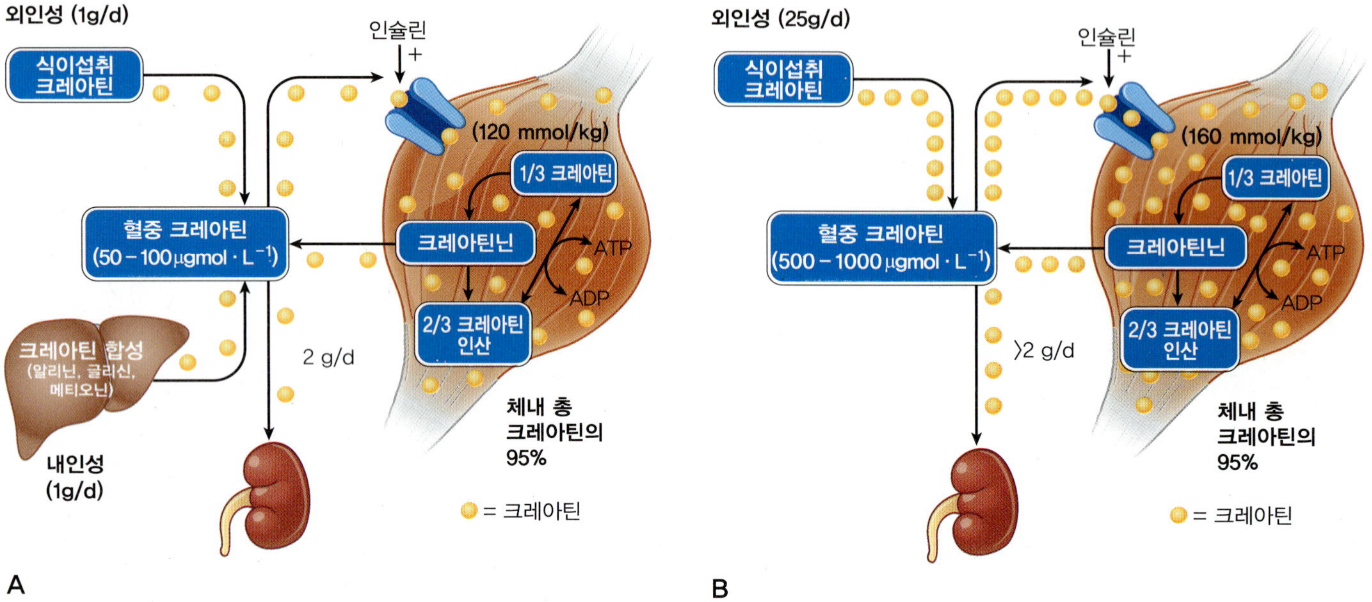

그림 14.4 그림 A에서 보는 바와 같이, 1일당 약 1 g의 외인성 크레아틴의 섭취는 정상적인 음식물의 섭취(ex. 붉은 살코기와 생선)를 통해서 이루어질 수 있는 반면에, 간에 의해서도 1일당 약 1 g(내인성으로)이 자연적으로 생성된다. 그렇지만, B에서 묘사되어 있는 것처럼, 보다 더 많은 양의 외인성 크레아틴의 섭취(대략 25 g)는 골격근 내에서 크레아틴의 저장량을 증가시키기 위해 필요하다(Figure courtesy of Dr. Jeff Volek, University of Connecticut).

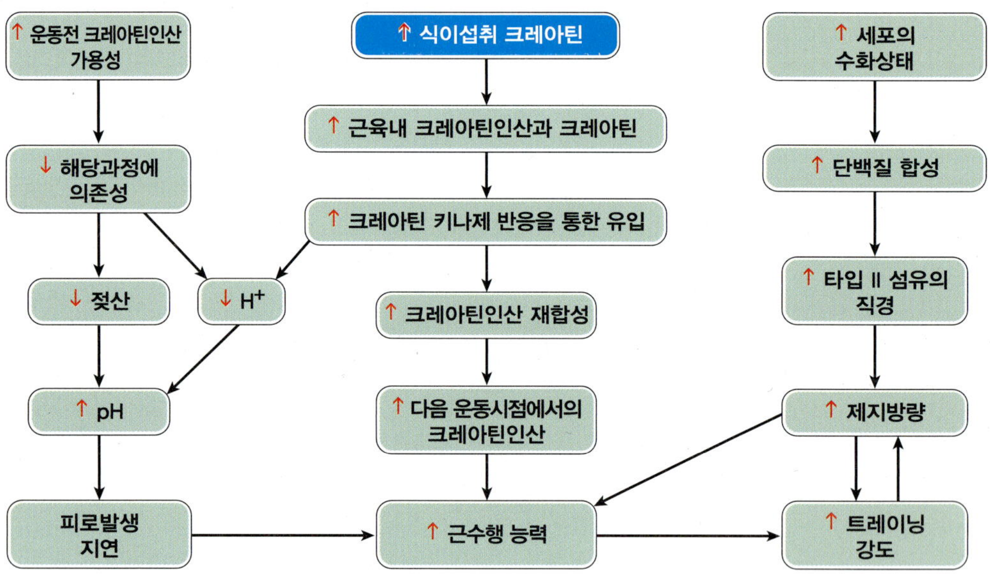

그림 14.5 크레아틴 보조제가 경기력을 향상시키는 메커니즘. 근육 내 크레아틴 농도의 증가는 최대근력과 저항성 운동의 성과를 향상시켜서, 시간 경과에 따른 제지방량의 증가를 통해서 최대근력을 향상시키게 된다.

을 일으킨다는 비난을 받기도 했지만, 적절한 수화가 이루어질 경우에는 경련과 열 내성이 플라시보를 복용했을 경우와 비교했을 때, 이렇다 할 차이를 나타내지 않은 것으로 관측되었다.[89] 크레아틴 흡수 후에, 일인당 체중이 약 2~3파운드(0.9~1.4 kg) 증가하는데, 이는 정상적인 삼투 기울기를 유지하기 위해서, 근육이 보유한 체수분량을 증가시켰기 때문인 것으로 추측된다. 이러한 체중 증가와 함께, 근력, 파워 그리고 국부적인 근지구력의 향상이 함께 일어난다. 따라서 이러한 크레아틴 복용에 의한 긍정적인 효과는 연구자와 코치, 그리고 운동선수들이 크레아틴의 보충은 운동의 질 개선을 가져올 수 있다는 결론을 내릴 수 있도록 하였다.[86,87,88] 더구나, 이러한 경기력의 개선은 고연령층의 남성과 여성에 대해서도 관측되었다.[39,40]

크레아틴 보충 후에 이루어지는 저항성 운동에 대한 효과의 질적 향상과 함께, 들어 올릴 수 있는 중량의 증가를 통해서, 이 물질의 보충은 저항성 운동에 의한 근력과 파워 증가

보다 더 신속한 개선을 나타내는 것으로 인식되었다. 비록 이 물질의 보충이 일반적으로 근력과 파워의 증가를 초래한다고 해도, 일부 사람들의 경우에서는 안정시에도 그들의 근육에 자연적으로 높은 수준의 크레아틴을 지니고 있으므로, 이 보충제에 대한 반응에 있어서도 개인차가 존재하게 된다. 안정 상태의 근육에서 높은 크레아틴 농도를 갖고 있는 사람들은 보충에 따른 근육내 크레아틴 농도에 있어서 거의 변화를 나타내지 않으며, 이렇다 할 체중의 증가 양상도 나타내지 않으므로, 이 약물에 대해서는 비반응자라고 할 수 있다. 저항성 훈련을 수행하는 동안에 이루어지는 크레아틴의 보충에 따른 근력(1-. 3-. 또는 10-RM)의 평균 증가는 플라시보와 함께 훈련을 수행하는 경우에 나타나는 근력의 평균 증가 양상에 비하여 더 큰 폭(8%)의 증가를 나타내었다(20% vs. 12%).[72] 그렇지만, 근력의 증가 양상은 넓은 범위에 걸쳐 나타났다. 예를 들어서, 크레아틴의 보충과 함께 1-RM의 운동 강도에서 벤치 프레스를 수행했을 경우에, 개인별로 3~45%의 폭으로 증가하는 양상을 보였다. 따라서 크레아틴의 보충이 건강한 사람들에게 근력을 증가시킬 수 있다는 점은 분명하다. 흥미롭게도, 최근에는 크레아틴의 보충이 뇌 기능에도 영향을 미칠 수 있다는 연구결과가 보고되었다.[69]

그렇지만, 크레아틴 보충과 관련해서 경기력에 대한 이 물질의 이점을 단지 특정 유형의 근육활동에만 국한시켜 왔다는 점에 주목할 필요가 있다. 즉, PCr의 가수분해에 의한 ADP의 ATP로의 재인산화 과정에서의 이 물질의 역할에 의해서, 특히 반복적인 최대 노력이 요구되는 고강도 스프린트 유형의 활동의 경우에, 가장 분명하게 나타난다. 마찬가지로, 저항성 훈련 기간 동안에 이루어지는 크레아틴 보충의 효과는 다수의 반복으로 이루어진 여러 차례에 걸친 순환주기에 따라서 확실히 나타난다. 이와는 대조적으로, 투포환을 던질 때와 같이 단 한 차례의 최대 노력을 기울이거나, 혹은 한 차례에 걸친 저항성 운동의 수행은 근육내에 한 차례의 최대 노력을 위한 에너지 요구를 충족시키기에 충분한 ATP를 이미 포함하고 있기 때문에, 크레아틴 보충에 의해서 직접적으로 향상되는 것 같지는 않다. 그렇지만, 크레아틴 보충에 의해서 훈련 양의 증가가 가능해질 수 있기 때문에, 이 경우에도 역시 시간 경과에 따른 개선이 이루어지는 것 같다. 유산소성 대사에 의존하는 운동선수들에 있어서 크레아틴의 보충은 시간 경과에 따른 이점을 제공하지 못하는 것으로 인식되었다.

베타-하이드록시 베타-메틸부티레이트

베타-하이드록시 베타-메틸부티레이트(Beta-hydroxy beta-methylbutyrate, HMB)는 인간의 체내에서 합성되며, 아미노산인 류신과 그 케토산인 알파-케토이소카프로에이트(alpha-ketoisocaproate)의 대사산물이다. 영양보조제로써의 HMB는 대략 20년 전 워싱턴 DC의 실험생물학학술대회에서 처음으로 알려지게 되었다. 이 물질에 대해서 제안된 경기력 향상 효과는 근육량을 증가시키고, 근육의 이화를 감소시킨다는 것이었다. 일부 식품(ex, 자몽과 메기)은 매우 소량의 HMB를 포함하고 있기 때문에 이 물질의 상당량을 얻을 수 있는 가장 효율적인 방법이 보충제인 것으로 알려졌다. 연구 결과에 따르면, HMB는 하루에 1.5~6 g의 복용량이 안전한 것으로 알려졌다. 포괄적이고 비평적인 종설논문에서, Wilson 등은 근육량을 증가시키면서 근육 손실을 감소시키는 주요한 작용 기전이 다음의 내용과 관련되어 있는 것으로 알려졌다.

1. 근세막의 증가된 통합성(HMG-CoA reductase로의 전환에 의해서).
2. 향상된 근단백질의 합성(mTOR 경로를 자극함으로써).
3. 감소된 근육의 단백질 분해(유비퀴틴) 경로를 억제함으로써.

이러한 각각의 메커니즘들이 근육 단백질 소모의 감소에 기여하고, 단백질 합성에 긍정적으로 영향을 미쳐서, 시간 경과에 따라 근육량을 증가시킨다. 경기력 향상 보조물질로써의 HMB의 효능을 검사하는 연구는 상반된 결과를 보여주고 있다. 이러한 상반된 결과가 나오는 원인은 적어도 부분적으로, 실험 설계나 사용된 복용량의 차이에 기인되는 것 같다. 12주간 HMB 보충 연구를 수행한 Kraemer 등(글상자 14-4의 참고문헌을 참조)의 연구 결과가 발표되기 전까지, HMG에 대한 연구들은 3~9주의 짧은 기간에 걸쳐서 수행되었다. 3~9주의 설계 하에서 수행했던 연구의 대부분은 이 물질에 의해서 근력을 획득하게 된 주요한 요인으로 신경성 적응(neural adaptation)에 의한 것으로 시사하였는데, 이는 저항성 훈련에 대한 반응으로써 단백질 합성 증가에 대한 역할을 해석하기 어렵게 만드는 원인이 되었다. 그럼에도 불구하고, 연구결과들은 플라시보와 비교해서 근력 측정 시에 15~20%의 개선과 2.6~ 6.6파운드(1.2~3 kg)의 제지방량 증가를 보여주었다(글상자 14-4를 참조.). 이러한 결과들은

글상자 14-4 알고 있습니까?

저항성 훈련과 HMB의 보충

주기적으로 고강도의 저항성 훈련 프로그램을 수행하는 경우, HMB가 단백질, 탄수화물 및 지방을 포함하는 정상적인 식사를 하는 남성에 대해서 근비대(muscle hypertrophy)에 영향을 미치는 것 같다. Kraemer와 그 동료들에 의해 수행된 한 연구 결과에 의하면, 실제로 HMB가 중량부하 훈련에 대한 적응력을 향상시키는 것으로 보인다. 무작위 추출 방법과 이중맹검법을 사용하여 플라시보에 의해 통제된 설계 하에서, 12주 동안 수행된 저항성 훈련 프로그램을 수행하는 동안, 매일 2회에 걸쳐 한 집단은 Muscle Armor™(MA)(Abbott Laboratories)를 섭취하였으며, 다른 집단은 대조물질(isonitrogeneous control)을 섭취하였다. 훈련 프로그램을 수행한 두 집단은 제지방량, 근력 및 근파워에서 유의미한 개선을 입증하였다. 그렇지만, MA를 섭취한 집단의 경우에는 대조군과 비교해서 보다 더 큰 폭으로 향상된 반응 양상을 나타내었다. MA의 보충은 휴식 시와 운동에 따른 테스토스테론 및 휴식 시 성장호르몬(GH)의 농도 증가를 촉진하였다. 게다가, MA는 운동 전 코티솔 농도를 감소시켰다. 훈련 프로그램 내내, MA는 대조군과 비교해서 순환하는 크레아틴 인산화효소(creatine kinase)와 말론디알데하이드(malonedealdehyde)가 감소하는 양상을 나타내므로, MA가 근 손상의 감소에 영향을 미칠 수 있음을 암시한다. 이 연구를 수행하는 동안에, 이렇다 할 부작용이 관측되지는 않았다. 이 물질의 보충은 대조군[isonitrogeneous control(내용물 중에 HMB가 없는 것을 제외하면 동일한 단백질 조성)]과 비교했을 때, 젊은 남성의 경우에 12주에 걸친 저항성 훈련에 대한 반응에서 나타나는 호르몬의 반응 양상이나 근손상과 관련된 마커뿐 아니라, 훈련에 따른 제지방량, 근력 및 파워의 변화 양상에 대해서도 유익한 영향을 미친 것으로 결론지었다.

참고문헌

1. Kraemer WJ, Hatfield DL, Volek JS, et al. Effects of amino acids supplement on physiological adaptations to resistance training. Med Sci Sports Exerc. 2009;41(5):1111–1121.

근육량을 증가시키고, 근육의 분해를 감소시키는 HMB의 의도된 목적에 대한 타당성을 지지한다. 근육량과 근력의 획득에 대해서 HMB가 갖는 잠재성은 고도로 훈련을 받은 운동선수들에 비해, 훈련받지 않은 사람들에게서 보다 더 효과적인 것으로 나타났는데, 이는 이들에 대한 향상 폭이 더 크기 때문이다.[43,67,68,97] 따라서 훈련받지 않은 사람들이나 고연령층의 사람들이 HMB 보충으로부터 보다 더 큰 이익을 얻는 것 같다. 더욱이, 다양한 소모성 질환들(ex. 암, AIDS, 상해 후유증)의 경우에는 단백질 합성을 최적화하고, 단백질 손실을 최소화하기 위해서 HMB 보충에 긍정적인 방식으로 반응하는 것 같다.[52]

항산화제

화학적인 의미에서, 프리 라디칼은 적어도 하나의 전자쌍을 이루지 않은 홀 전자를 포함하는 분자로써, 이러한 홀 전자에 의해서 이를 포함하는 분자는 전기적인 전하를 띄게 된다. 결과적으로, 프리 라디칼은 이러한 홀 전자가 전하를 띄는 다른 입자들에 부착하고 반응하기 때문에, 매우 불안정하고, 다른 물질들과 반응을 잘하게 되는 것이다. 인간을 포함하는 생물계에서, 이러한 프리 라디칼들은 산소가 물로 환원되는 동안에 형성되는데, 이를 반응성 산소 종(reactive oxygen species)이라고 한다.[26] 특히, ROS는 미토콘드리아 내에서 유산소 호흡이나 산화적 인산화 과정이 일어나는 동안에 생성된다. 따라서 유산소 호흡이 증가함에 따라서, ROS가 출현하게 되는 것이다. 이는 주목할 만한 현상인데, 그들이 다른 물질들에 대하여 높은 반응성을 갖고 있기에, 생물체의 세포를 구성하는 모든 필수적인 성분들인 단백질, 세포막 그리고 DNA에 구조적이고 기능적인 손상을 일으키는 것으로 알려졌기 때문이다.

연구 결과에 따르면, 절대적인 것은 아니지만, 주로 유산소 운동을 수행하는 동안에 수축하는 근육이 ROS 수준을 증가시키는 것으로 알려졌다. 더불어, 이러한 근육에는 미토콘드리아가 풍부하게 함유되어 있기 때문에, 제I형 근섬유(type I muscle fibers)는 제II형 근섬유(type II muscle fiber)에 비해서 ROS 농도가 보다 더 높은 것으로 알려졌다. 운동에 의해 유발된 ROS의 상승에 따른 결과로써, 근 섬유는 수축 단백질(액틴과 미오신)의 손상, 미토콘드리아와 세포막 보존에 손상, 그리고 심지어 DNA의 돌연변이가 일어날 수 있다. 근육의 피로와 통증은 이러한 세포와 분자 수준에서 일어나는 손상에 동반되어 일어나는 현상인 것이다. 요컨대,

사 례 연 구

사례

당신은 잘 나가는 고등학교 축구팀의 선수 트레이너이다. 대학 경기를 관전하던 중, 팀 코치가 당신에게 와서 일부 대학 선수들이 오래달리기 시 산소마스크를 활용하는 것을 보았다고 말한다. 그는 당신에게 산소 탱크와 마스크를 이번 주 토요일 경기에 준비해 줄 수 있겠느냐고 묻는다. 그 코치는 산소 보조제가 오래달리기에서 선수들이 지칠 때 도움이 되어 빠른 회복과 활동 재개를 할 수 있을 것이라 믿는다.

의문점

- 코치가 "산소 탱크는 선수들의 활동력을 증진시킬 수 있다"는 믿음을 갖는 것이 옳은가?
- 경기 도중 사이드라인에 사용가능한 산소 탱크를 배치해야 하는 이유가 있는가?

선택

당신은 코치에게 "비록, 일부 선수들에서는 플라시보 효과를 가져 올 수 있을지 모르겠으나, 회복기 중에 이루어지는 산소 보충이 실제적으로 신체적인 효과를 나타내지는 못 할 것으로 보인다."고 말해 준다. 정상적이고 건강한 호흡체계를 가진 어린 선수들의 경우에는 이미 동맥에 충분한 산소가 공급이 되어 있다. 즉, 적혈구는 이미 보유할 수 있는 최대치의 산소를 가지고 있다. 따라서 선수들의 회복을 위해서, 경기 중간에 산소 보조제를 활용하는 것은 쓸모가 없는 일인데, 왜냐하면 근육이 대기 중에 있는 호흡 가능한 양 이상의 산소를 전달받을 수 없기 때문이다. 당신은 경기장의 사이드라인에 산소 탱크를 배치할 필요성은 없다고 제안하되, 만일 그것이 선수들에게 신체적인 도움이 된다고 생각한다면, 위험은 없으니 이를 재고해 보겠다고 한다.

사례

대학 육상경기팀의 한 신입생 투창 선수는 그가 좀 더 근육량을 늘릴 수 있다면, 경기력을 향상시킬 수 있을 것이라고 생각하여 크레아틴 보조제 섭취를 고려하고 있다. 그 선수는 당신에게 그 팀의 체력과 컨디션 관리를 담당하는 코치의 입장에서 이를 어떻게 생각하는지 질문하였다.

의문점

- 어린 선수가 크레아틴 보조제를 먹는 것이 도움이 될 것이라고 믿을 만한 이유가 있는가?
- 이 선수가 경기력 향상 보조물질로써, 크레아틴 보조제를 먹는 것에 대해 주의를 주어야 할 것이 또 있는가?

선택

비록, 크레아틴 보충이 근력/파워 종목의 운동선수들에게 유익할 수 있다는 증거가 있기는 하지만, 이 물질의 사용에 대해서는 다소 간의 제한점이 있다. 우선적으로 지적해야 할 점으로는 크레아틴 보충을 실시할 경우에 초반에 체중 증가현상이 나타날 수 있는데, 이는 근육의 비대에 의한 결과라기보다는 수분의 보유에 의해서 초래되는 측면이 있다(크레아틴은 삼투활성이 있으며, 물을 끌어들이는 성질이 있다). 더욱이, 운동선수들은 크레아틴의 섭취가 단독으로 근육의 크기와 근력을 증가시키는 것이 아니라, 적절하게 잘 설계된 저항성 훈련 프로그램과 병행되어야만 비로소 이러한 효과를 발휘할 수 있다는 점을 이해하여야 한다. 아울러, 비록 크레아틴 그 자체가 근육의 크기 증가를 자극하지는 않지만(이 물질은 동화작용제가 아니다), 이 물질의 생체 에너지학적인 특성이 이를 실현가능하게 해주는 것으로 보이는데, 아마도 중량부하 운동을 수행하는 동안 세트당 반복수를 증가시키는 일을 병행하는 경우에, 이러한 목적을 달성할 수 있도록 해 주는 것으로 여겨진다. 이는 보다 더 가능성 있는 훈련 기폭제가 되므로, 결과적으로 근육량과 근력을 향상시킬 수 있게 되는 것이다.

ROS의 생성은 경기력의 손상에 직접적으로 관여될 수 있다.[33]

이러한 ROS의 손상 영향으로부터 자신을 보호하기 위해서, 우리 신체는 효과적인 항산화 방어 시스템을 지니고 있다. 이 시스템은 내인성과 외인성의 **항산화제(antioxidants)**와 프리 라디칼을 중화시킬 수 있는 물질들을 포함하고 있다. 내인성 항산화제는 체내에서 근육, 간 그리고 기타의 기관에서 합성되는 효소들이다. 외인성 항산화제는 미량영양소(micronutrients)와 비타민(vitamins)과 같이 전형적으로 식품을 통해서 섭취되는 물질들이다. 예를 들어서, 토코페롤(비타민 E), 아스코브산(비타민 C), 그리고 레티놀(비타민 A)은 아연, 구리 셀레늄 및 철과 같은 무기질만큼이나 잘 알려진 항산화제들이다. 인간과 동물에서, 이러한 중요 식이성분들이 적절한 양으로 섭취된다면, 항산화 효과를 발휘하여 ROS에 의해서 일어나는 손상을 효과적으로 감소시킬 수 있다.

잘 훈련된 운동선수들의 경우에는, 자연적으로 생성되는 항산화제처럼 작용하는 효소들이 훈련받지 않은 대조군에

속성 검토

- 크레아틴의 보충은 근육내 농도의 증가와 최대 근력을 증가시킨다.
- HMB는 최대근력과 근육량을 증가시키는 데 있어서 효과적일 수 있다. 그렇지만, 이 물질은 훈련을 받은 사람들에 비해서 훈련받지 않은 사람들에게 보다 더 효과적인 것 같다.
- 항산화제는 ROS나 프리 라디칼을 중화시킨다. 그렇지만, 적절한 영양공급을 받고 있는 사람들에 대해서는 이 물질의 보충이 경기력을 증가시키지 않는 것으로 보인다.

비해 다량으로 발현된다. 더욱이, 지구력(유산소) 훈련 프로그램에 참여하기 시작하는 좌식 생활하는 사람들은 이 프로그램의 종료 시점에서 항산화 효소의 함량이 증가되어 있음이 입증되었다. 결과적으로, 규칙적인 운동 프로그램에 의한 유산소성 대사의 증가가 ROS의 생성을 증가시키기는 하지만, 내인성의 항산화 시스템이 촉발되기 때문에, ROS에 의해 유도된 손상을 방어하는 데 있어서, 이에 대한 적응이 보다 더 잘 이루어지게 되는 것이다. 그렇지만, 정상 범위를 벗어난 과도한 훈련은 ROS의 생성이 불균형적으로 이루어지고, 따라서 신체의 항산화 방어 메커니즘을 압도하여, 근육의 손상, 통증 및 경기력의 감소를 초래하는 것처럼 보인다. 체내 ROS의 생성과 항산화 능력 사이의 이러한 불균형이 오버트레이닝(overtraining) 상태와 관련하여 중요한 요인인 것으로 인식되고 있다.[33]

ROS의 부정적인 효과에 대항하여 신체를 보호하기 위해서, 많은 운동선수들은 무기질(mineral)과 비타민(vitamin) 보조제를 규칙적으로 복용한다. 비록 이러한 보조제들이 체내에서 중요한 **항산화제**의 양을 효과적으로 증가시키고, 산화적 스트레스 상태를 나타내는 표지(markers of oxidative stress)들을 감소시킨다고 해도, 이러한 물질들이 경기력을 유의미하게 개선시키지 못한다는 증거가 보다 더 우세하다. 그렇지만, 식사를 통해서 충분한 양의 이러한 미량영양소와 비타민의 공급을 안정적으로 유지한다면, 운동선수들은 보다 더 건강해지고, 최상의 경기력을 발휘하기 위해 필요한 고강도의 훈련을 잘 견딜 수 있게 될 것이다. 이와는 대조적으로, 항산화 보조제의 과잉 섭취는 최상의 경기력 발휘를 손상시킬 수 있다.

요약

요약하면, 이 장에서 논의한 경기력 향상 보조물질들 중 다수가 경기력을 향상시키는 데 있어서 효과적인 것으로 관측되었다. 그렇지만, 또 다른 측면에서 많은 경기력 향상 보조물질들이 IOC와 NCAA에 의해서 운동선수들에게 사용이 금지되어 있기도 하다. 이는 경기력을 향상시키는 데 효과적이면서도, 운동선수들에게 사용이 금지되어 있지 않은 경기력 향상 보조물질은 매우 적다는 것을 의미하는 것이다. 이에 해당하는 물질들로는 OCPs, 카페인, 크레아틴, HMB 및 항산화제 등이다. 아울러서, 운동선수들은 처방전 없이 구입할 수 없는 스포츠 보충제들 중 일부에 금지약물이 포함되어 있을 수 있다는 사실을 반드시 인식하고 있어야만 한다.

용어정리

경기력 향상 보조물질(ergogenic aid): 경기력을 향상시킬 수 있는 물질, 훈련방법 혹은 이들에 의해 나타나는 현상.

교감신경자극모방성 아민(sympathomimetic amine): 카테콜라민(catecholamines)의 효과를 모방하는 약물.

동일원 수혈(homologous transfusion): 타인에 의해 채혈된 적혈구를 체내로 주입하는 수혈 방법.

디하이드로에피안드로스테론(dehydroepiandrosterone, DHEA): 남성 호르몬이면서 스테로이드 호르몬에 속하는 테스토스테론(testosterone)을 합성하기 위한 생합성 경로 상에 있는 중간물질 혹은 프로호르몬(prohormone).

베타-차단제(β-blocker): 체내의 교감 신경계에 의해서 유발되는 흥분 효과를 억제시키는 작용을 나타내는 약물.

베타-하이드록시 베타-메틸뷰티레이트(β-hydroxy β-methylbutyrate, HMB): 아미노산인 류신(leucine)과 그 케토산(keta acid)인 알파-케토이소카프로에이트(α-ketoisocaproate)의 대사산물.

산소 보충(oxygen supplementation): 흡기 시에, 유입된 공기 중의 산소 함량을 증가시키거나 혹은 기압을 증가시켜서, 잠재적으로 혈액을 통해 운반되는 산소 분압을 증가시키기 위한 방법.

삼상성 경구 피임약(triphasic oral contraceptive pill): 28일의 월경주기를 통해서, 3가지 다른 종류의 복용량으로 스테로이드성의 여성 호르몬(에스트로젠, 프로제스테론)을 방출시키는 경구피임약.

슈도에페드린(pseudoephedrine): 처방전 없이 살 수 있는 충혈 완화제에서 발견되는 교감신경자극모방성인 아민계열의 물질.

안드로스테네디온(androstenedione): 남성 호르몬이면서 스테로이드 호르몬에 속하는 테스토스테론(testosterone)을 합성하기 위한 생합성 경로 상에 있는 중간물질 혹은 프로호르몬(prohormone).

암페타민(amphetamine): 중추 신경계를 자극하고 카테콜라민의 효과를 모방하는 약물

에페드린(ephedrine): 암페타민(amphetamine)과 유사한 화학 구조를 가

지고 있는 교감신경자극모방성의 아민 계열의 약물이면서, 중추신경에 대한 자극제.

영양 보조제(nutritional supplement): 경기력 향상 효과를 갖는 것으로 제안되고 있으면서, 정상적인 식사에 포함되어 있는 물질.

이뇨제(diuretics): 요 생성을 증가시킴으로써, 체중 감량을 유도하는 약물들의 총칭.

이중맹검법에 의한 연구 설계(double-blind research design): 연구자와 피실험자 모두에 대해서, 연구 기간 중에, 경기력 향상 보조물질이나 혹은 플라시보를 섭취한 피실험자에 대한 정보가 일절 주어지지 않도록 수행되어, 위약 효과가 나타나는 것을 방지하기 위한 연구 설계 방식.

일상성 경구 피임약(monophasic oral contraceptive pill): 28일의 월경 주기를 통해서 안정적으로 일정한 방식에 따라서, 스테로이드성의 여성 호르몬(에스트로젠, 프로제스테론)을 방출시키는 경구피임약.

자가 수혈(autologous transfusion): 사전에 특정인이 자신의 적혈구 세포를 채혈한 후에, 동일인이 이를 다시 체내로 주입하는 수혈 방식.

적혈구생성소(erythropoietin, EPO): 골수에 의한 적혈구 생성을 자극하는 자연적으로 생성되는 호르몬.

크레아틴(creatine): 아르기닌(arginine), 글리신(glycine) 및 메티오닌(methionine)으로 이루어진 3종류의 아미노산으로부터 간에서 합성되는 물질로써, 비필수적이면서 자연적으로 생성되는 질소를 포함하는 유기화합물.

프로호르몬(prohormone): 테스토스테론을 합성하기 위한 대사과정에서 중간산물로 작용하는 물질.

플라시보(placebo): 비록, 생리적인 효과는 없으나, 피실험자들이 경기력에 대해서 긍정적인 효과를 나타내는 것으로 믿게 하는 심리적인 효과를 나타낼 수 있는 물질이나 처치법.

항산화제(antioxidant): 단백질, DNA 및 생체막에 대해서 유해한 효과를 나타낼 수 있는 자유 라디칼(free radicals) 혹은 반응성 산소종(reactive oxygen species)을 중화시키는 물질.

혈액 도핑(blood doping): 총 혈액량이나 적혈구 수를 정상 수준 이상으로 증가시키는 각종 방법들.

혈액 완충제(blood buffers): 산성도(acidity)를 감소시키는 능력을 증가시키는 물질.

참고문헌

1. American College of Sports Medicine Position Stand. The use of blood doping as an ergogenic aid. Med Sci Sports Exerc. 1996;28:i–xii.
2. American College of Sports Medicine Position Stand. The use of alcohol in sports. Med Sci Sports Exerc. 1982;14:ix–xi.
3. Armstrong LE, Costill DL, Fink WJ. Influenced out of diuretic-induced dehydration on competitive running performance. Med Sci Sports Exerc. 1985;17:456–461.
4. Armstrong LE, Maresh CM, Keith NR, et al. Heat acclimation and physical training adaptations of young women using different contraceptive hormones. Am J Physiol Endocrinol Metab. 2005;288:E868–E875.
5. Armstrong LE, Pumerantz AC, Roti MW, et al. Fluid, electrolyte and renal indices of hydration during eleven days of controlled caffeine consumption. Int J Sport Nutr Exerc Metab. 2005;15:252–265.
6. Artioli GG, Gualano B, Coelho DF, et al. Does sodium bicarbonate ingestion improve simulated judo performance. Int J Sport Nutr Exerc Metab. 2007;17:206–217.
7. Aschenbach W, Ocel J, Craft L, et al. Effect of oral sodium loading on high-intensity arm ergometry in college wrestlers. Med Sci Sports Exerc. 2000;32:669–675.
8. Bannister RG, Cunnimgham JC. The effects of the respiration and performance during exercise of adding oxygen to the inspired air. J Physiol. 1954;125:118–137.
9. Barroso O, Mazzoni I, Rabin O. Hormone abuse in sports: The antidoping perspective. Asian J Androl. 2008;10:391–402.
10. Bell DG, Jacobs I, Ellerington K. Effect of caffeine and ephedrine ingestion on an aerobic exercise performance. Med Sci Sports Exerc. 2001;33:1399–1403.
11. Bell DG, Jacobs I, Zamecnik J. Effects of caffeine, ephedrine and their combination on time to exhaustion during high-intensity exercise. Eur J Appl Physiol. 1998;77:427–433.
12. Bell DG, McLellan TM, Sabiston CM. Effect of ingesting caffeine and ephedrine on 10-km from performance. Med Sci Sports Exerc. 2002;34:344–349.
13. Bennell K, White S, Crossley K. The oral contraceptive pill: A revolution for sportswomen? Br J Sports Med. 1999;33:231–238.
14. Birkeland KI, Stray-Gundersen J, Hemmersbach P, et al. Effect of rhEPO administration on serum levels of sTfR and cycling performance. Med Sci Sports Exerc. 2000;32:1238–1243.
15. Bishop D, Edge J, Davis C, et al. Induced metabolic alkalosis affects muscle metabolism and repeated-sprint ability. 2004;36:807–813.
16. Bishop D, Claudius B. Effects of induced metabolic alkalosis on prolonged intermittent-sprint performance. Med Sci Sports Exerc. 2005;37:759–767.
17. Bonen A, Haynes FW, Graham TE. Substrate and hormonal responses to exercise in women using oral contraceptives. J Appl Physiol. 1991;70:1917–1927.
18. Borrione P, Mastrone A, Salvo RA, et al. Oxygen delivery enhancers: Past, present, and future. J Endocrinol Invest. 2008;31:185–192.
19. Brown GA, Vukovich MD, Sharp RL, et al. Effect of oral DHEA on serum testosterone and adaptations to resistance training in young men. J Appl Physiol. 1999;87:2274–2283.
20. Buick FJ, Gledhill N, Froese AB, et al. Effect of induced erythrocythemia on aerobic work capacity. J Appl Physiol. 1980;48:636–642.
21. Casazza GA, Suh SH, Miller BF, et al. Effects of oral contraceptives on peak exercise capacity. J Appl Physiol. 2002;93:1698–1702.
22. Cayla JL, Maire P, Duvallet A, et al. Erythropoietin induces a shift of muscle phenotype from fast glycolytic to slow oxidative. Int J Sports Med. 2008;29:460–465.
23. Chandler JV, Blair SN. The effect of academy on selected physiological component related to athletic success. Med Sci Sports Exerc. 1980;12:65–69.
24. Chester N, Reilly T, Mottram DR. Physiological, subjective and performance effects of pseudoephedrine and phenylpropanolamine during endurance running exercise. Int J Sports Med. 2003;24:3–8.
25. Clarkson PM, Thompson HS. Drugs and sport research findings and limitations. Sports Med. 1997;24:366–384.
26. Clarkson PM, Thompson HS. Antioxidants: What role do they play in physical activity and health? Am J Clin Nutr. 2000;72:637S–646S.
27. Costill DL, Dalsky GP, Fink WJ. Effects of caffeine ingestion on metabolism and exercise performance. Med Sci Sports. 1978;10:155–158.
28. Davis E, Loiacono R, Summers RJ. The rush to adrenaline: Drugs in sport acting on the beta-adrenergic system. Br J Pharmacol. 2008;154:584–597.
29. Douroudos II, Fatouros IG, Gourgoulis V, et al. Dose-related effects of prolonged $NaHCO_3$ ingestion during high-intensity exercise. Med Sci Sports Exerc. 2006;38:1746–1753.
30. Edge J, Bishop D, Goodman C. Effects of chronic $NaHCO_3$ ingestion during interval training on changes to muscle buffer capacity, metabolism, and short-term endurance performance. J Appl Physiol. 2006;101:918–925.
31. Ekblom B, Berglund B. Effect of erythropoietin administration on max-

imal aerobic power. Scand J Med Sci Sports. 1991;1:88–93.
32. Ekblom B, Goldbarg AN, Gullbring B. Response to exercise after blood loss and reinfusion. J Appl Physiol. 1972;33:175–180.
33. Finaud J, Lac G, Filaire E. Oxidative stress: Relationship with exercise and training. Sports Med. 2006;36:327–358.
34. Flakoll P, Sharp R, Baier S, et al. Effect of beta-hydroxy-beta-methylbutyrate, arginine, and lysine supplementation on strength, functionality, body composition, and protein metabolism in elderly women. Nutrition. 2004;20:445–451.
35. Gibney J, Healy ML, Sönksen PH. The growth hormone/insulin-like growth factor-I axis in exercise and sport. Endocr Rev. 2007;28: 603–624.
36. Gilles H, Derman WE, Noakes TD, et al. Pseudoephedrine is without ergogenic effect during prolonged exercise. J Appl Physiol. 1996;81:2611–2617.
37. Gledhill N. The influence of older blood volume and oxygen transport capacity on aerobic performance. Exerc Sports Sci Rev. 1985;13:75–93.
38. Gordon SE, Kraemer WJ, Vos NH, et al. Effect of acid-base balance on the growth hormone response to acute high-intensity cycle exercise. J Appl Physiol. 1994;76:821–829.
39. Gotshalk LA, Kraemer WJ, Mendonca MA, et al. Creatine supplementation improves muscular performance in older women. Eur J Appl Physiol. 2008;102:223–231.
40. Gotshalk LA, Volek JS, Staron RS, et al. Creatine supplementation improves muscular performance in older men. Med Sci Sports Exerc. 2002;34:537–543.
41. Graham MR, Baker JS, Evans P, et al. Physical effects of short-term recombinant human growth hormone administration in abstinent steroid dependency. Horm Res. 2008;69:343–354.
42. Hodges K, Hancock S, Currell K, et al. Pseudoephedrine enhances performance in 1500-m runners. Med Sci Sports Exerc. 2006;38:329–333.
43. Hoffman JR, Cooper J, Wendell M, et al. Effects of beta-hydroxy beta-methylbutyrate on power performance and indices of muscle damage and stress during high-intensity training. J Strength Cond Res. 2004;18:747–752.
44. Hoffman JR, Kraemer WJ, Ratamess NA, et al. Position stand on androgen and growth hormone use. J Strength Cond Res. 2009;23 (5 Suppl):S1–S59.
45. Ivy JL, Costill DL, Fink WJ, et al. Influence of caffeine and carbohydrate feedings on endurance performance. Med Sci Sports 1979;11:6–11.
46. Jacobs I, Pasternak H, Bell DG. Effects of ephedrine, caffeine and their combination on muscular endurance. Med Sci Sports Exerc. 2003;35:987–994.
47. Jówko E, Ostaszewski P, Jank M, et al. Creatine and beta-hydroxy-beta-methylbutyrate (HMB) additively increase lean body mass and muscle strength during a weight-training program. Nutrition. 2001;17:558–566.
48. King DS, Sharp RL, Vukovich MD, et al. Effect of oral androstenedione on serum testosterone and adaptations to resistance training in young men: A randomized controlled trial. JAMA. 1999;281: 2020–2028.
49. Kraemer WJ, Dunn-Lewis C, Comstock BA, et al. Growth hormone, exercise, and athletic performance: a continued evolution of complexity. Curr Sports Med Rep. 2010, 9(4):242–252.
50. Kraemer WJ, Gordon SE, Lynch JM, et al. Effects of multibuffer supplementation on acid–base balance and 2,3-diphosphoglycerate following repetitive anaerobic exercise. Int J Sport Nutr. 1995;5: 300–314.
51. Kraemer WJ, Hatfield DL, Spiering BA, et al. Effects of a multi-nutrient supplement on exercise performance and hormonal responses to resistance exercise. Eur J Appl Physiol. 2007;101:637–646.
52. Kuhls DA, Rathmacher JA, Musngi MD, et al. Beta-hydroxy-beta-methylbutyrate supplementation in critically ill trauma patients. J Trauma. 2007;62:125–131.
53. Lebrun CM, Petit MA, McKenzie DC, et al. Decreased maximal aerobic capacity with use of triphasic oral contraceptive in highly active women: A randomised controlled trial. Br J Sports Med. 2003;37:315–320.
54. Lindh AM, Peyrebrune MC, Ingham SA, et al. Sodium bicarbonate improves swimming performance. Int J Sports Med. 2008;29:519–523.
55. Liu H, Bravata DM, Olkin I, et al. Systematic review: The effects of growth hormone on athletic performance. Ann Int Med. 2008;148:747–758.
56. Liu H, Bravata DM, Olkin I, et al. Systematic review: The safety and efficacy of growth hormone in the healthy elderly. Ann Int Med. 2007;146:104–115.
57. Lynch NJ, De Vito G, Nimmo MA. Low dosage monophasic oral contraceptive use and intermittent exercise performance and metabolism in humans. Eur J Appl Physiol. 2001;84:296–301.
58. Matsuura R, Arimitsu T, Kimura T, et al. Effect of oral administration of sodium bicarbonate on surface EMG activity during repeated cycling sprints. Eur J Appl Physiol. 2007;101:409–417.
59. McNaughton LR, Siegler J, Midgley A. Ergogenic effects of sodium bicarbonate. Curr Sports Med Rep. 2008;7:230–236.
60. McNeill AW, Mozingo E. Changes in the metabolic cost of standardized work associated with the use of an oral contraceptive. J Sports Med Phys Fitness. 1981;21:238–244.
61. Meinhardt U, Nelson AE, Hansen JL, et al. The effects of growth hormone on body composition and physical performance in recreational athletes: a randomized trial. Ann. Intern. Med. 2010;152(9):568–577.
62. Mero AA, Keskinen KL, Malvela MT, et al. Combined creatine and sodium bicarbonate supplementation enhances interval swimming. 2004;18:306–310.
63. Nichols AW, Hetzler RK, Villanueva RJ, et al. Effects of combination oral contraceptives on strength development in women athletes. J Strength Cond Res. 2008;22:1625–1632.
64. Nielson HB, Boushel R, Madsen P, et al. Cerebral desaturation during exercise reversed by O_2 supplementation. Am J Physiol. 1999;277:H1045–H1052.
65. Notelovitz M, Zauner C, McKenzie L, et al. The effect of low-dose oral contraceptives on cardiorespiratory function, coagulation, and lipids in exercising young women: A preliminary report. Am J Obstet Gynecol. 1987;56:591–598.
66. Nummela AT, Hamalainen IT, Rusko HK. Effect of hyperoxia on metabolic responses and recovery in intermittent exercise. Scand J Med Sci Sports. 2002;12:309–315.
67. O'Connor DM, Crowe MJ. Effects of six weeks of beta-hydroxy-beta-methylbutyrate (HMB) and HMB/creatine supplementation on strength, power, and anthropometry of highly trained athletes. J Strength Cond Res. 2007;21:419–423.
68. Palisin T, Stacy JJ. Beta-hydroxy-beta-methylbutyrate and its use in athletics. Curr Sports Med Reports. 2005;4:220–223.
69. Pan JW, Takkahashi K. Cerebral energetic effects of creatine supplementation in humans. Am J Regul Integr Comp Physiol. 2007;292:R1745–R1750.
70. Peltonen JE, Tikkanen HO, Rusko HK. Cardiorespiratory responses to exercise an acute hypoxia, hyperoxia and normoxia. Eur J Appl Physiol. 2001;85:82–88.
71. Price M, Moss P, Rance S. Effects of sodium bicarbonate ingestion on prolonged intermittent exercise. Med Sci Sports Exerc. 2003;35:1303–1308.
72. Rawson ES, Volek JS. Effects of creatine supplementation and resistance training on muscle strength and weightlifting performance. J Strength Cond Res. 2003;17:822–831.
73. Raymer GH, Marsh GD, Kowalchuk JM, et al. Metabolic effects of induced alkalosis during progressive forearm exercise to fatigue. J Appl Physiol. 2004;96:2050–2056.
74. Redman LM, Scroop GC, Westlander G, et al. Effect of synthetic progestin on the exercise status of sedentary young women. J Clin Endocr Metab. 2005;90:3830–3837.

75. Robergs RA, Ghiasvand F, Parker D. Biochemistry of exercise-induced metabolic acidosis. Am J Physiol Regul Integr Comp Physiol. 2004;287:R502–R516.
76. Robinson N, Giraud S, Saudan C, et al. Erythropoietin and blood doping. Br J Sports Med. 2006;40(Suppl 1):i30–i34.
77. Siegler JC, Keatley S, Midgley AW, et al. Pre-exercise alkalosis and acid-base recovery. Int J Sports Med. 2008;29:545–551.
78. Smith GM, Beecher HK. Amphetamine sulfate and athletic performance. JAMA. 1959;170:542–557.
79. Sökmen B, Armstrong LE, Kraemer WJ, et al. Caffeine use in sports: Considerations for the athlete. J Strength Cond Res. 2008;22:978–986.
80. Spriet LL, Perry CG, Talanian JL. Legal pre-event nutritional supplements to assist energy metabolism. Essays Biochem. 2008;44:27–43.
81. Stephens TJ, McKenna MJ, Canny BJ, et al. Effect of sodium bicarbonate on muscle metabolism during intense endurance cycling. Med Sci Sports Exerc. 2002;43:614–621.
82. Swain RA, Harsha DM, Baenziger J, et al. Do pseudoephedrine or phenylpropanolamine improve maximum oxygen uptake and time to exhaustion? Tech J Sport Med. 1997;7:168–173.
83. Thomsen JJ, Rentsch RL, Robach P, et al. Prolonged administration of recombinant erythropoietin increases the submaximal performance more than maximal aerobic capacity. Eur J Appl Physiol. 2007;101:481–486.
84. Viitasalo JT, Kryolainen H, Bosco C, et al. Effects of rapid weight reduction on force production and vertical jumping height. Int J Sports Med. 1987;8:281–285.
85. Van Montfoort MC, Van Dieren L, Hopkins WG, et al. Effects of ingestion of bicarbonate, citrate, lactate, and chloride on sprint running. Med Sci Sports Exerc. 2004;36:1239–1243.
86. Volek JS, Duncan ND, Mazzetti SA, et al. Performance and muscle fiber adaptations to creatine supplementation and heavy resistance training. Med Sci Sports Exerc. 1999;31:1147–1156.
87. Volek J, Kraemer WJ. Creatine supplementation: Its effect on human muscular performance and body composition. J Strength Cond Res. 1996;10:200–210.
88. Volek JS, Kraemer WJ, Bush JA, et al. Creatine supplementation enhances muscular performance during high-intensity resistance exercise. J Am Diet Assoc. 1997;97:765–770.
89. Volek JS, Mazzetti SA, Farquhar WB, et al. Physiological responses to short-term exercise in the heat after creatine loading. Med Sci Sports Exerc. 2001;33:1101–1108.
90. Volek JS, Rawson ES. Scientific basis and practical aspects of creatine supplementation for athletes. Nutrition. 2004;20:609–614.
91. Watson G, Judelson DA, Armstrong LE, et al. Influence of diuretic-induced dehydration on competitive sprint and power performance. Med Sci Sports Exerc. 2005;37:1168–1174.
92. Welle S, Jozefowicz R, Statt M. Failure of dehydroepiandrosterone to influence energy and protein metabolism in humans. J Clin Endocrinol Metab. 1990;71:1259–1264.
93. Wilber RL, Holm PL, Morris DM, et al. Effect of FIO2 on physiological responses and cycling performance at moderate altitude. Med Sci Sports Exerc. 2003;35:1153–1159.
94. Wilber RL, Holm PL, Morris DM, et al. Effect of FIO2 on oxidative stressed during interval training at moderate altitude. Med Sci Sports Exerc. 2004;36:188–1894.
95. Williams MH. The Ergogenic Edge. Champaign, IL: Human Kinetic Publishers, 1997.
96. Williams MH, Wesseldine S, Somma T, et al. The effect of induced erythrocythemia upon 5-mile treadmill run time. Med Sci Sports Exerc. 1981;13:169–175.
97. Wilson GJ, Wilson JM, Manninen AH. Effects of beta-hydroxy-beta-methylbutyrate (HMB) on exercise performance and body composition across varying levels of age, sex, and training experience: A review. Nutr Metab (Lond). 2008;3:5–11.
98. Winter FD, Snell PG, Stray-Gundersen J. Effects are 100% oxygen on performance of a professional soccer players. JAMA. 1989;262: 227–229.

15장

특정 집단의 트레이닝 시 고려사항

학습목표

1. 모든 사람들에게 똑같은 운동자극, 예를 들어 운동강도, 빈도, 지속 기간, 방법을 제공하지 말아야 한다.
2. 어떤 생리적인 조건들 또는 건강문제들 때문에 각각의 집단에 적합한 운동요법이 제시될 필요가 있다는 것을 이해할 수 있다.
3. 운동에 따른 단기적인 반응 혹은 장기적인 적응에 있어 특정 집단에 속한 사람들의 능력이 변할 수 있다는 것을 이해할 수 있다.
4. 운동 트레이닝이 어떻게 정상적인 사람들 보다 특정 집단에 속한 사람들에게 있어 심지어 더 큰 혜택을 줄 수 있는지를 결론 내릴 수 있다.
5. 임산부가 안전하게 운동할 수 있는 능력의 한계를 인식할 수 있다.
6. 어린이와 노인들의 운동 프로그램을 계획할 때 고려해야 할 요인이 무엇인지 이해할 수 있다.
7. 천식과 당뇨병과 같은 특정의 질환들을 다루기 위하여 운동이 어떻게 적용되어야 하는지 이해할 수 있다.

비록 건강전문가들이 거의 모든 사람에게 규칙적인 운동 훈련 프로그램을 권장할지라도, 운동할 때 그들이 어떻게 운동에 반응하며, 운동요법을 어떻게 설계해야 하는지에 대한 특별한 고려사항들이 요구되는 사람들이 있다. 즉, 여성, 아이들, 고령자, 그리고 당뇨병, 관절염, 만성폐쇄성 폐질환(COPD), 그리고 특이한 유전적 조건들과 같은 임상병리적 요인들을 지닌 사람들이다. 여기에서는 여성 운동선수들을 먼저 논의하며 이 장을 시작한다.

여성과 운동

지난 20년에서 30년 동안, 여성들은 운동경기와 운동 트레이닝에 점증적으로 참여해 왔다. 1972년 "Title IX"의 규정은 여성에게 더 폭넓은 스포츠 참여의 기회뿐만 아니라 개인적인 체력 프로그램에 더 많이 관심을 갖게 하는 데 많은 영향을 끼쳤다. 비록 여성들이 지구성 운동과 저항성 운동에 있어 남성과 비슷하게 운동에 대한 긍정적인 생리적 적응현상을 보여주었다하더라도, 여성들에 대한 운동효과를 검토할 때는 성별에 따른 해부학적 및 생리학적 요소들을 고려해야 한다.

여성과 남성의 구조, 생리의 고유한 차이

비록 여성과 남성 간의 생리학적 적응현상들에 있어 비슷한 점이 많을 지라도, 해부학적 및 생리학적으로 타고난 차이들이 역시 있다. 이 차이들은 신체 구성(body composition), 근력(strength), 지구력(endurance), 그리고 유산소성 능력과 관련된 것들이다.

신체구성 측면에서, 여성들은 전형적으로 체중과 근육량이 남성들보다 낮으며, 그림 15.1에서 보는 바와 같이, 체지방율은 더 높다. 여성들에서 언급된 근육량이 적은 것은 남성들에 비하여 주로 근섬유의 크기가 작기 때문이다. 이것은 성인의 골격근에서 나타나는 3가지 주요 근섬유 타입(I, IIA, IIX)으로부터 입증되고 있다. 비록 남성과 여성이 비슷한 근섬유 타입의 조성을 나타낸다할지라도, 적어도 대퇴부위 근육에서 여성들의 경우 타입 I 근섬유가 근육량의 더 큰 부분을 차지하는 반면에, 남성들은 타입 IIA 근섬유가 근육량의 대부분을 차지하고 있다.[110]

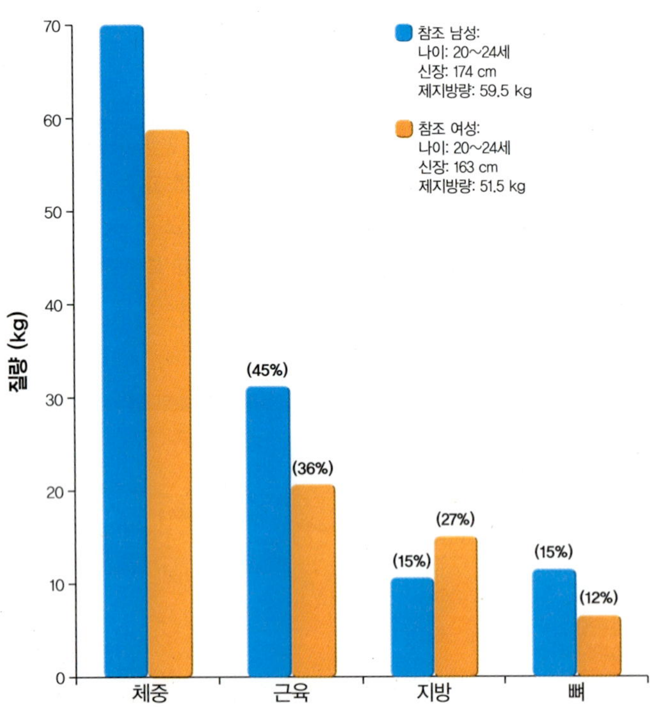

그림 15.1 남녀 간의 인체계측학적 차이. (Modifi ed from Behnke AR, Wilmore JH. Evaluation and Regulation of Body Building and Composition. Englewood Cliffs, NJ: Prentice-Hall, 1974.)

상대적으로 더 적은 근육량으로 인하여, 여성들은 남성만큼의 절대 근력을 발생시킬 수 없다. 특히 상체의 경우, 남성들의 50% 수준 정도로 약하다. 그러나 근력을 근육의 상대적 크기나 근량으로 나타내면, 성별에 따른 차이는 최소화되거나 없어지게 될 것이다. 실제로, 근생검법에 의하여 국소부위에서 채취된 근섬유의 수축 특성을 비교한 최근의 연구에서 특정의 장력—근섬유의 횡단면적당 발생하는 힘—은 젊은 남성과 여성 간에서 차이가 나지 않았다.[126]

다른 두 가지의 근기능인 파워와 지구력에 있어서는 성별이 미치는 영향이 상반적인 것으로 나타났다. 즉, 여성들은 확실히 남성들보다 더 근지구력에서 일관되게 우수하였던 반면에, 남성들은 전형적으로 여성들보다 더 큰 근파워를 보였다.[18,31,44]

유산소성 운동 또한 성별의 영향을 받는다. 제지방량의 차이를 보정시킨 후에도 여성의 최대산소섭취량은 남성들보다 5%에서 15% 가량 적게 나타난다.[15] 여성의 골격근은 남성과 동일한 모세혈관을 가지고 있을 뿐만 아니라 유사한 미토콘드리아 함유량과 유산소성 효소의 활성을 지니고 있기 때문에,[88,96,115] 여성에게서 관찰된 남성보다 낮은 $\dot{V}O_{2max}$는 운동하는 근육에 산소를 운반하는 능력이 떨어지는 것과 관계가 있다.

비슷한 체격의 남성과 비교했을 때, 여성에서 관측된 최대 일회 박출량(S.V; 1회 심박동으로 방출되는 혈액의 양)과 심박출량(C.O; 분당 박출량)은 남성보다 상대적으로 적다.[89,124] 고강도의 지구성 운동 중에 일회 박출량과 심박출량이 적은 것은 여성들의 더 적은 혈액량에 따른 것이다. 더구나 헤마토크리트(Hct)는 여성이 남성들보다 낮다(42% 대 45%). 따라서 여성들은 산소를 운반하는 헤모글로빈의 용량도 적게 된다.[15] 이것은 또 다시 여성들의 **테스토스테론** 호르몬이 차지하는 비율이 더 낮아진다는 것을 의미한다. 테스토스테론은 자주 언급되는 남성의 성 호르몬으로, 동화 작용

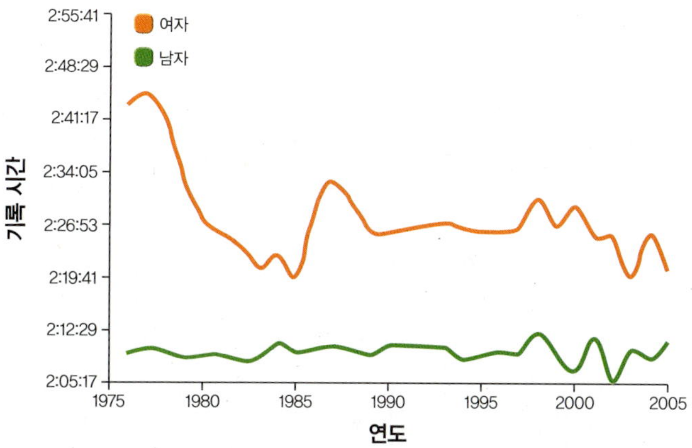

그림 15.2 **1976에서 2005년까지 미국 남녀 마라톤 최고기록의 비교.**
(Modified from Pate RR, O'Neill JR. American women in the marathon. Sports Med. 2007;37:294–298.)

을 하며 남성의 2차 성징의 발달(안드로겐)을 촉진시킨다(7장 참조). 이것은 또한 골수에서 적혈구 생성을 촉진시키는 호르몬인 적혈구생성촉진인자호르몬(erythropoietin)을 활성화시킨다.

앞서 설명된 성별에 따른 선천적인 차이는 남성과 여성 간의 지구성 능력의 격차로 해석된다. 마라톤의 완주시간뿐만 아니라, 최대하 운동강도에서 탈진까지의 시간에 있어서, 여성들은 최소 6%에서 최대 15% 취약한 것으로 나타났다.[16,85] 그림 15.2에 표시된 바와 같이, 그러한 차이는 심지어 고도로 훈련된 엘리트 운동선수들에 있어서도 여성들의 경기기록은 남성 경쟁자 만큼 우수하지 못하다.

운동 훈련 적응

남성과 여성들 간의 타고난 해부학적 및 생리학적 차이가 존재할지라도, 운동과 훈련의 적응력은 성별에 크게 영향을 받는 것 같지는 않는다. 즉, 똑같은 운동강도, 빈도 및 지속시간의 운동자극을 제공할 때, 남성과 여성 모두 유사한 기능적 향상을 보인다. 저항성 트레이닝(예를 들어, 역도와 근력 트레이닝)이나 지구성 트레이닝 모두 마찬가지이다.

여성의 저항성 트레이닝에 대한 적응

비록 여성들에게 저항성 트레이닝을 권장한지 20년에서 30년 정도 밖에 되지 않았지만, 이것은 과학적으로 여성들도 비슷하게 훈련된 남성들로부터 관측되는 것과 마찬가지로 근력향상이 이루어질 수 있다는 것이 입증되어 왔다. 여성들의 초기 근력수준이 낮다는 사실에도 불구하고, 상대적 근력의 향상 정도는 남성들에서 나타난 것들과 비교해서 다르지 않다는 것이다. 더구나 일부 근육들에서는 두 배 이상의 향상이 있었다. 이러한 근력의 향상과 동반되는 것은 전체 근육에 근섬유의 비대 반응인데, 이것은 성별에 따라 특이적이지는 않았다. 여성이 근력과 근육 크기에서 남성과 같은 상대적 증가를 보여주기 때문에 저항성 트레이닝 프로그램의 처방은 남성이나 여성이나 구분할 필요 없이 모두에게 동일한 웨이트 트레이닝을 권장할 수 있다.

여성의 유산소성 트레이닝에 대한 적응

저항성 트레이닝과 마찬가지로 지구성 트레이닝에도 성별에 따른 특이적인 적응이 나타나지는 않는다. 적절하게 비슷한 훈련을 시키면, 남성이나 여성 모두 심혈관 능력($\dot{V}O_{2max}$)의 20% 향상을 기대할 수 있다. 남녀 모두에게 이러한 향상은 일회 박출량(S.V)과 심박출량(C.O)의 증가와 함께, 운동하는 근육에 보내지는 혈액에서의 산소 추출 능력(즉, a-vO_2; 동정맥 산소의 차이) 향상에 기인하는 것이다. 그러나 흥미로운 것은 장시간 동안 최대하 운동을 할 때, 여성들이 에너지 기질로서 지방대사에 더 의존하는 데 반하여, 남성들은 에너지원으로서 탄수화물의 이용률이 더 크다는 사실이다.[115] 이러한 현상은 훈련된 남성이나 여성, 또한 주로 의자에 앉아서 생활하는 여성이나 남성 모두에서 유사하다. 결과적으로, 남성과 여성 모두가 지구력 훈련에 따른 유사한 상대적 적응효과를 경험하기 때문에 심폐지구력 향상을 위한 운동처방 지침은 남녀 모두에게 적용될 수 있다.

운동 수행에 미치는 생리주기의 영향

보통 28일 주기에 걸쳐 발생하는 생리적 변화들 때문에, 한동안 여성들의 운동능력도 이러한 변화에 따라 달라진다고 여겼다. 실제로, 많은 연구들이 생리주기 단계(배란 후 생리주기의 모낭 부분 또는 황체화 초기 부분)가 여성의 운동능력에 영향을 미치는지 여부를 확인하기 위하여 노력해왔다. 일반적으로 가장 엄밀하게 통제된 연구에서 신체적인 수행능력은 생리주기와는 독립적인 것으로 보고되었으며, 따라서 훈련이나 대회 일정을 생리주기에 맞추어 조정할 필요가 없다고 하였다. 예를 들어, 근력이나 근지구력도 생리주기에 따라 변화되지 않았으며, 근기능과 혈중 **프로게스테론(progesterone)** 농도 간에도 아무런 상관이 나타나지 않았다. 프로게스테론은 난소에서 생성된 여성 호르몬으로 생리주기의 황체화와 여성의 난소 호르몬인 **에스트로겐** 분비를 촉진시

글상자 15-1 응용 연구
생리주기와 운동

많은 여자 운동선수들과 그들의 코치들은 운동 수행에 미치는 생리주기의 영향을 우려하고 있다. 특히, 그들은 다른 주기 때 발생하는 호르몬 변동이 운동 수행력의 작은 변화에 대한 원인인지 의문을 가진다. 여성의 성 호르몬인 에스트로겐과 프로게스테론이 체온, 에너지 기질 이용과 같은 많은 생리적 변수들에 영향을 미치기 때문에 그것은 합리적인 걱정처럼 여겨진다. 생리주기 단계로 인하여 운동 경기력이 변화되었다는 일부 보고가 있었지만, 그것에 대한 과학적 증거가 그 주장을 뒷받침하지 못하였다. 운동 과학자들은 유산소성 수행능력, 무산소성 수행능력, 그리고 근력이 생리 주기에 따라 일관되게 또는 유의하게 달라지지 않았다는 것에 동의하였다. 따라서, 코치와 선수들은 운동 경기가 운동 선수의 생리주기 동안 열리는 것으로 인하여, 운동 수행력이 저하된다거나 강화되지 않는다고 염려할 필요가 없다. 물론, 생리나 혈액 손실이 통증과 경련을 유발하는 경우, 경기수행에 지장을 줄 수 있을지도 모른다.

킨다.[48] 이 두 가지의 여성 스테로이드 호르몬은 생리주기 중에 급격한 변동을 보인다.

또한 선행연구[48]에 따르면, $\dot{V}O_{2max}$는 생리주기 전반에 걸쳐 일정하게 유지되었다. 비교적 단시간(8분~12분)의 고강도 검사를 통하여 얻어진 최대산소섭취량은 여성의 성호르몬 변동과 무관하였음에도 불구하고, 장시간 중강도의 지구성 운동은 생리주기의 변동에 따라 영향을 받을 수 있다는 일부 인식이 있다. 안정 시의 체온은 황체기에 약 0.5℃(0.9℉) 상승된다. 또한, 황체기 동안, 지구성 운동은 점차적인 온도 증가를 유발하며, 그에 따라 다른 생리주기 때보다 더 높은 체온을 유도하게 된다.[54] 결과적으로, 땀이나 혈장량의 감소, 그리고 다량의 혈액을 피부 쪽으로 이동을 시키는 것을 포함한 체온조절은 황체기에 심혈관계에서는 커다란 도전적 과제이다. 지나친 혈장량의 감소로 인하여, 심혈관계는 운동 중인 근육에서 요구하는 혈액을 더 보내야 하는 부담을 받아야 한다.

이 현상은 특히 바람직하지 않은 환경(즉, 고온, 다습)에서 오랜 시간 지구성 운동을 할 때 분명하게 나타난다. 그렇지만, 황체기 중에 실제로 지구력 운동이 약화된다는 것은 아직 확인되지 않았다(글상자 15-1 참조).

여자 운동선수의 세 가지 특징적 증후들

대부분의 연구들이 생리주기가 운동 수행력을 변화시키지 않는다고 결론내렸지만, 많은 양의 지구성 트레이닝은 사실 생리주기에 영향을 받을 수 있다. 그림 15.3에 나타낸 바와 같이, 여자 지구성 운동선수에게서 주행 거리와 **생리불순(amenorrhea)** 또는 생리 중단의 빈도발생 간에 상관이 있음이 인식되었다.

사실, 생리불순 발생에 가장 결정적인 것은 지나친 에너지 소비, 부적절한 음식의 섭취량, 또는 두 요소의 조합으로 발생되는 불충분한 에너지 가용성 문제이다. 이 불량한 생리 기능은 여자 운동선수의 3가지 **특징적 증후(female athlete triad)**의 하나로 일컬어지고 있다. 이 증후들은 상당히 많은 여자선수들에 있어 심각한 임상적 문제들이다. 달리기나 발레와 같이 지나친 체중-부하 운동들과 부적절한 에너지 섭취량에 따른 생리불순은 황체형성호르몬과 여포자극호르몬의 생산을 감소시킨다. 이 호르몬들은 정상적인 생리 기능의 유

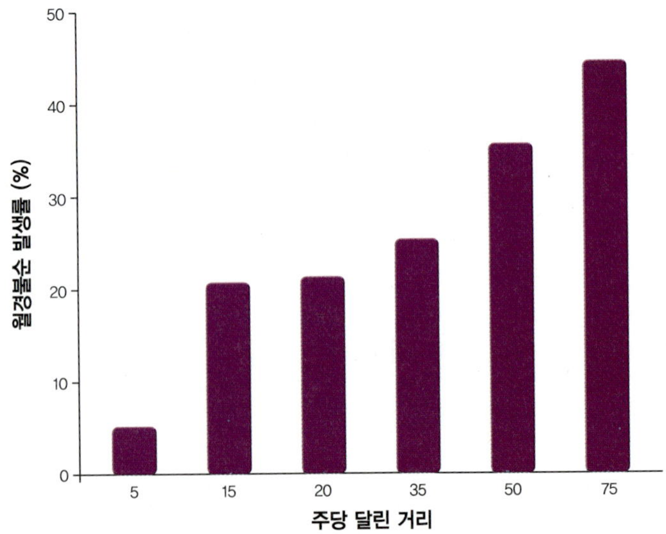

그림 15.3 여성의 주당 달린 거리와 월경불순 발생빈도 간의 관계.
(Modified from Brooks GA, Fahey TD, Baldwin KM. Exercise Physiology: Human Bioenergetics and Its Applications, 4th ed. Boston, MA: McGraw Hill, 2005.)

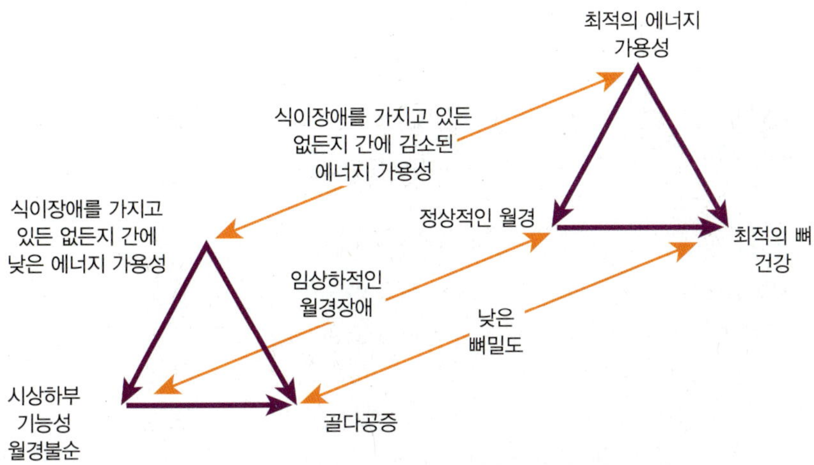

그림 15.4 에너지 가용성, 월경상태 및 뼈 건강 간의 관련성. 뼈밀도(BMD)는 특정의 뼈에 함유된 미네랄 양으로 정의된다. (Reprinted with permission from Nattiv A, Loucks AB, Manore MM, et al. American College of Sports Medicine position stand. The female athlete triad. Med Sci Sports Exerc. 2007;39:1867 – 1882.)

지와 난소에 의한 에스트로겐의 생산에 필수적인 것이다. 생리불순 동안, 에스트로겐 호르몬이 부족하면 골밀도를 감소시키게 되며, 심한 경우 폐경 후에 여성들은 전형적으로 **골다공증(osteoporosis)**을 겪을 수도 있다. 매년 2%에서 6% 정도로 골밀도가 감소하게 되면, 그로 인하여 피로골절 발생률이 증가한다. 이것은 골밀도가 상당히 낮은 여자선수들에서 잘 확인되어 왔다. 특히, 날씬함을 강조하는 여자 스포츠 종목에서 선수들의 불충분한 에너지 섭취량과 생리불순, 그리고 골밀도의 감소에 대하여 그림 15.4에 제시되어 있다.

최근에 출판된 미국스포츠의학회(ACSM; American College of Sports Medicine)의 여자운동선수의 3가지 특징적 증후에 대한 입장에 따르면, 그러한 증후들에 대한 주요 처치로서 에너지 섭취량 증가 및/또는 훈련량의 감소를 제안하고 있으며, 그 결과 충분한 에너지가 보충되면 정상적인 생리기능과 여성 성 호르몬의 합성이 이루어질 것이라 하였다.

임신과 운동

불과 몇 년 전까지도, 여성들은 그들이 원하는 때에 임신 가능성을 감소시키고, 임신 중 태아의 정상적인 성장을 방해하거나 또는 출산 도중 난산의 위험을 높일 가능성이 있다는 우려 때문에 운동을 기피해 왔었다. 그러나 지난 20년에서 25년 동안 운동을 바라보는 관점은 완전히 긍정적인 측면들로 바뀌었다. 선행의 연구들에 따르면 운동한 여성들이 운동을 하지 않는 여성들보다 임신하는 데 있어 더 이상 문제가 안 되는 것으로 나타났다.

더구나, 임신 중의 운동은 엄마에게 유익한 효과를 제공하며, 심지어 태아의 사망률 발생을 줄일 수 있다.[5] 사실, 이 자료가 너무 확실해서 미국 대학의 산부인과 전문의들은 임신한 여성에게 30분 이상의 중강도 정도의 운동을 거의 매일 하도록 권장하고 있다. 기본적으로, 미국대학스포츠의학회(ACSM)와 질병통제예방센터(CDC)에 의해 명시된 공동 서명에는 모든 건강한 남녀 성인들을 위한 운동 권장사항이 임산부들에게도 적용 가능함을 제시한다.

임신 중 운동의 주요 장점은 **임신성 당뇨병(Gestational Diabetes Mellitus, GDM)**—임신 중에 인슐린 저항성—과 **임신중독증(preeclampsia)**—일부 임신 여성들에게서 나타나는 고혈압—발생 등을 감소시키는 것이다. 임신 중, 대부분의 여성들은 혈당을 적절히 조절하는 데 어려움을 느끼게 하는 인슐린 저항성을 경험한다. 일부 여성들에게는 증가된 인슐린의 저항성이 심각한 GDM의 발병을 초래하게 된다. 미국의 임신 여성 중 약 7%가 아이(황달, 출생 외상, 그리고 저혈당)와 산모(감염, 과도한 체중 증가, 산후 출혈)에게 건강문제를 초래할 수 있는 GDM으로부터 고통을 받고 있다. 일부의 연구에 따르면 임신 전이나 임신 중에 수행하는 적당한 운동은 GDM의 위험을 상당히 낮추어 준다.[20,21,22] 1000명의 임산부들을 대상으로 한 연구에서 임신 전 최소한의 운동을 수행했던 임산부들은 약 56%의 GDM 감소가 나타났으나, 임신 전 적어도 일주일에 4시간 정도, 적당한 강도로 운동한 임산부들은 대략 76%의 GDM 감소를 보고하였다.[22]

임신중독증은 임산부들의 약 7%에서 나타나며, 임산부들을 괴롭히는 또 다른 일반적인 증상이다. 이것은 산모의 간 기능 부전, 신부전, 혈전 및 대뇌 출혈과 연관되는 고혈압성 질환들이다. 그 결과, 임신중독증은 미국의 모든 산모들의 사망요인 중 15%를 차지하고 있다. 연구에 따르면 운동이 이 잠재적이고 치명적인 상황을 관리하는 데 매우 효과적인 방법이라는 것이 인식되었다. 임신되고 나서 20주 동안 매일 신체활동으로 소비한 에너지의 양에 따라, 임신중독증의 위험성을 40%에서 70% 정도까지 감소시킬 수 있다고 보고하였다.[69,100] 매년 규칙적으로 신체활동을 하는 여성들은 비슷한 보호 혜택을 누릴 것으로 시사되었다. 임신 전이나 임신 중에 산모의 건강을 위한 운동 효과뿐만 아니라 태아를 위한 산모의 운동 효과도 있다. 일반적으로 이러한 결과는 출생 시 체중, 분만 시간 및 출산 형태에서 나타난다. 임신 첫 2주기(6개월) 동안 열성적으로 유산소성 운동을 수행하였던 산모들의 아기 체중은 운동을 하지 않은 산모가 낳은 아기의 체중보다 많지도 적지도 않은 적정 수준이었다.[107] 그러나 임신 3주기 차까지 격렬한 지구성 운동을 한 산모들은 운동을 하지 않은 산모의 아기들보다 약 200 g에서 400 g 정도 더 적은 체중의 아기를 출산하였다고 시사되었다. 임신 동안 격렬히 운동하였던 산모들에 대한 식이섭취량에 대한 평가는 이루어지지 않았었다. 식이 섭취량의 증가를 통하여 격렬히 운동하는 산모들의 저체중 아기의 출산을 보정할 수 있는 것으로 인식되고 있다.

또 다른 중요한 결과는 그들의 아이들이 태어날 때 산모가 얼마나 산통을 겪는 지와 관련이 있다. 연구에 따르면 임신 2주기 차까지 운동을 지속한 산모들에 있어서 조기산통(preterm labor), 또는 출산아의 임신주령(gestational age), 심지어 조기 출산율(early birth)에 있어서 차이는 나타나지 않았다.[29,47,60] 임신 중에 비활동적인 산모와 격렬한 운동에 참여한 산모의 자연분만(vaginal)이나 제왕절개(cesarean)와 같은 출산형태의 비교는 또 다른 흥미로운 결과이다. 즉, 임신 중 열심히 운동을 하였던 산모들은 제왕절개에 의한 출산율이 줄었다[41]고 보고되었다(글상자 15-2 참고).

속성 검토

- 여성들은 적은 근육량, 작은 근섬유 크기, 높은 체지방량 등으로 남성들과는 다른 인체계측학적 특성을 나타낸다.
- 근육량을 상대적 단위(ex. 특정 장력)로 나타낼 때, 남성과 여성 간의 근력 차이는 없다.
- 여성의 유산소성 능력이나 $\dot{V}O_{2max}$는 상대적 값(ml/kg/min)으로 비교할 때 남성보다 5%에서 15% 정도 적다.
- 여성은 남성보다 낮은 헤마토크리트 수준을 지니고 있는데, 이것은 산소운반 능력의 감소에 기여하게 된다.
- 마라톤 같은 지구성 운동능력은 여성이 남성보다 낮다.
- 동일한 운동강도와 지속 시간의 저항성 트레이닝을 수행한 경우, 남성과 여성 간의 상대적인 근력 향상 또는 근 비대에는 차이가 없었다.
- 남녀 모두 상대적인 동일의 운동강도와 지속시간으로 지구력 운동을 수행하면, 심폐지구력($\dot{V}O_{2max}$)은 비슷하게 향상된다.
- 근력이나 근 지구력은 여성의 28일 생리주기의 과정에 따라 달라지지 않는다.
- 임신 중에 운동을 하는 건강한 여성들은 임신성 당뇨병과 임신중독증의 발생 위험을 낮춘다.
- 임신 중 운동은 태아에 약간의 영향을 미치고 있다.

아동과 운동

수 세대 동안, 아동은 단순히 성인의 축소판으로 여겨졌다. 우리는 아동의 생리 또는 그들의 일회성 운동에 대한 반응뿐만 아니라 트레이닝 처방에 대한 적응양식이 여러 가지 측면에서 성인들과 다르다는 것을 이제는 인식하고 있다. 아동을 위한 운동처방을 할 때, 이러한 차이점을 고려해야 한다. 또한 운동은 아이들의 자연적인 성장과 발달에 영향을 줄 수 있는 방법으로 고려되어져야 한다.

운동이 성장에 미치는 효과

유아기(infancy)는 출생부터 출생 후 첫 1년까지를 포함한다. 이 기간 동안, 신생아의 몸통과 다리의 상당한 성장 발달은 성인과 비슷한 머리-몸 비율을 초래한다. **아동기(childhood)**는 유아기의 끝에서부터 청소년기의 시작때까지이다. **청소년기(adolescence)**는 사춘기(puberty)의 시작때부터 신체적 성숙이 시작될때 까지이다. 아동기 동안, 남자아이와 여자아이 모두에게 비슷한 비율로 신체적으로 많은 변화가 생긴다. 사실, 일차적인 성 특징의 명백한 차이(즉, 생식선) 외에, 이 단계에서 남자아이와 여자아이 사이에는 사실상 신체적인 차이는 없으며, 평균적으로, 그들은 신장, 체중, 근육량, 체지방에서 거의 동일하다. 따라서 아동기에는 남자아이와 여자아이가 함께 노는 것이 권장되고, 심지어 운동 경기에서 서로 경쟁도 가능하다.

아동기는 사춘기와 청소년기의 시작으로 끝나게 된다. 일반적으로 사춘기는 여자아이 약 8~13세 정도에 시작하며, 남자아이는 대략 9~14세에 시작한다. 신장과 골격 성장 비율의 급격한 증가는 사춘기 동안 일어나며, 12세와 14세에 정점에 도달한다. 아동기의 끝-청소년기의 시작시점에서 미

글상자 15-2 전문가 의견

임신성 당뇨와 운동

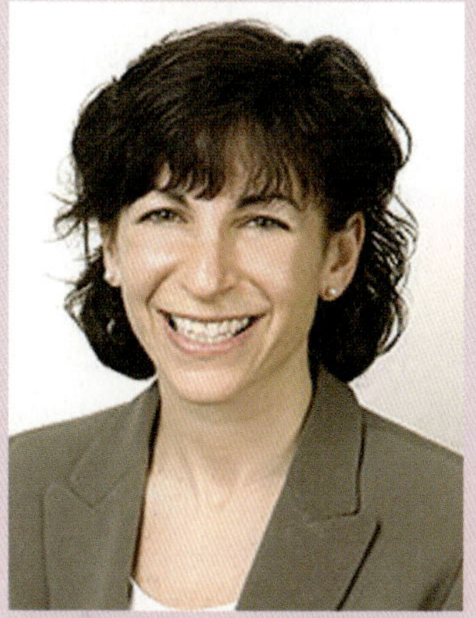

Lisa Chasan-Taber, ScD, FACSM
부교수,
전염병학과 생물통계학,
공중 보건학과, 매사추세츠 대학
암허스트, MA

임신성 당뇨병(GDM)은 임신 중 당뇨병의 시작 또는 첫 인식이다.[3] 임신성 당뇨병으로 진단된 여성은 현재 미국에서 유행하고 있는 2형 당뇨병과 비만에 걸릴 위험이 아주 높다. 그들의 아이들은 사산(stillbirth), 거대아(macrosomia) 같은 부정적인 출산과 장기적으로는 비만과 포도당 과민증에 걸릴 위험이 매우 높아진다.

운동과 GDM의 예방

미국대학산부인과협회는 의료적 및 부인과적인 합병증이 없는 임산부들에게 거의 매일 30분 정도 적당한 강도로 신체활동(예를 들어, 부지런히 걷기)을 권장하고 있다.[1] 역학 연구에 따르면, 임신 전에 운동을 했던 여성들은 GDM의 위험성이 낮았다. 임신 중에 운동한 여성들을 분석한 연구들에 따르면 관측적으로 위험성의 보호효과가 유의하게 일관되지는 않았으며, 일부 연구는 보호효과의 경향이 인식되었으나, 유의하게 나타나지는 않았다.

희소하였지만, 지속적인 처방중재 연구들이 GDM의 위험성이 높은 여성들을 대상으로 운동이 미치는 영향을 확인하기 위하여 수행되어 왔었다. 예를 들면, 아기와 산모에게 미치는 영향을 주는 행동들에 대한 연구는 임신성 당뇨병의 위험성에 대해 동기부여 대상이 되며, 개별적으로 맞춤 운동처방의 효과를 조사하기 위해서 설계된 웨스턴 매사추세츠 대학에서 실행된 중재연구이었다.[5] 다른 한편, Fitfor2 연구는 네덜란드, 암스테르담에 이루어진 중재 개입 연구로서, 태아 운동 프로그램이 인슐린 민감성과 공복 혈당 수준을 개선시킬 수 있는지를 평가하기 위해 수행되었다.[9]

정리하면, 운동빈도, 운동강도, 지속 시간 및 운동 유형에 대한 지침으로써 GDM을 위한 증거 기반의 예방 운동프로그램은 아직도 설정되지 못하였다. 이 분야의 지속적이고, 잘 구성된 중재 연구 결과들이 이 질환의 위험이 있는 여성의 임신성 당뇨의 발생을 방지하기 위해 설계된 운동프로그램들을 알려주게 될 것이다.

운동과 GDM의 조절

2006년에, 코크런 리뷰는 임신성 당뇨를 진단 받은 임산부들의 불특정 운동형태와 잘 처방된 운동형태 참여에 대하여 비교 검토하였다.[4] 4개의 연구만이 검토 기준에 적합하였다. 이들 연구에서, 연구대상은 임신 3주기 차의 임신부들이었으며, 운동처방 개입은 약 6주 동안 진행됐다. 운동프로그램은 싸이클 에르고메터, 암 에르고메터, 그리고 서킷트 웨이트 운동으로 구성되었다.[2] 이 결과 보고서에 따르면, 평가된 모든 결과들에 있어서 운동군과 비운동군(대조군) 간의 유의한 차이가 없는 것으로 나타났으며, GDM을 지니고 있는 여성들을 위하여 운동권장을 할만한 충분한 근거도 없고, 반대할 근거도 확실하지는 않다고 결론지었다.[6,7]

그러나 최근의 실험에서는 효과적인 걷기 운동이 GDM을 가진 여성들에게 유익하다는 것이 나타났다. 예를 들면, 중강도의 운동이 GDM을 가진 산모의 혈당 수준을 낮추는 데 효과적이었다고 보고되었다. 요약하면, 추가적인 임상 실험연구들이 더 필요하다. 그것은 잘 구성된 운동 프로그램의 효과를 검정하고, 적절한 운동의 형태, 운동기간, 운동강도를 확인하는 데 요구되기 때문이다.

결론

장기적인 후속 추적연구들에 따르면 GDM을 지닌 여성들의 대부분은 출산 후 당뇨질환으로 이환되었는데, 특히 임신 후 첫 10년 동안 지속되었다. GDM은 당뇨를 예방하기 위한 전략개발과, 검증 및 실행하는 데 있어 크게 기여되었다. 즉, 임신한 여성들은 더 즉각적으로 의료 케어를 받도록 하게 되었으며, 임신을 단기적 또는 장기적 행동수정을 위한 결정적인 기회로 만들 수 있는 건강한 생활습관을 구축하는 데 아주 좋은 동기유발 계기로 이용하게 되었다.

참고문헌

1. ACOG Committee Obstetric Practice. ACOG Committee opinion. Number 267, January 2002: exercise during pregnancy and the postpartum period. Obstet Gynecol. 2002;99:171–173.
2. Brankston GN, Mitchell BF, Ryan EA, et al. Resistance exercise decreases the need for insulin in overweight women with gestational diabetes mellitus. Am J Obstet Gynecol. 2004;190:188–193.
3. Buchanan TA, Xiang A, Kjos SL, et al. What is gestational diabetes? Diabetes Care. 2007;30 Suppl 2:S105–S111.
4. Ceysens G, Rouiller D, Boulvain M. Exercise for diabetic pregnant women. Cochrane Database Syst Rev. 2006;3:CD004225. Online.
5. Chasan-Taber L, Marcus BH, Stanek E, et al. A Randomized controlled trial of prenatal physical activity to prevent gestational diabetes: design and methods. J Womens Health. 2009;18:851–859.
6. Dempsey JC, Butler CL, Williams MA. No need for a pregnant pause: physical activity may reduce the occurrence of gestational diabetes mellitus and preeclampsia. Exerc Sport Sci Rev. 2005;33:141–149.
7. Kim C, Newton KM, Knopp RH. Gestational diabetes and the incidence of type 2 diabetes: a systematic review. Diabetes Care. 2002;25:1862–1868.
8. Mottola MF. The role of exercise in the prevention and treatment of gestational diabetes mellitus. Curr Sports Med Rep. 2007;6:381–386.
9. Oostdam N, van Poppel MNM, Eekhoff EMW, et al. Design of FitFor2 study: the effects of an exercise program on insulin sensitivity and plasma glucose levels in pregnant women at high risk for gestational diabetes. BMC Pregnancy Childbirth. 2009;9:1–9.

국의 평균 남자아이의 신장은 69.5인치 (111.2 cm), 여자아이 평균 신장은 64인치(102.4 cm)이다. 그리고 청소년기의 호르몬 순환의 급격한 변화로 여자보다 남자의 근육량이 크게 성장하는 것을 볼 수 있다. 이 주기 끝에는 남자의 골격근은 체중에 40%를 차지하고, 여자의 골격근은 체중의 32%를 차지한다. 대조적으로, 체지방은 남자보다 여자가 월등히 증가한다. 성인기에 접어 들면, 체지방은 여성의 체중에서 대략 25%를 차지하는 반면, 젊은 남성은 전체 몸무게의 약 15%를 차지한다. 근육량의 축적, 그 결과로 인한 근력의 차이 때문에 청소년기의 남녀는 운동에서 공정한 경쟁을 할 수 없게 되며, 남성 운동팀과 여성 운동팀으로 분리된다. 청소년기가 대부분 여성은 19세, 남성은 22세에 끝나고, 성인기(adulthood)가 시작된다.

입증되지 않은 보고서들에 따르면, 운동 트레이닝이 아이들의 자연스러운 성장을 늦추며, 심지어 어쩌면 사춘기 발생을 지연시킬 수 있다는 우려를 표명하였다. 규칙적이고 엄격한 훈련에 참여하는 젊은 여자 운동선수들은 성인이 되어서 작은 키를 가지며, 일반적으로 사춘기 발생 후 약 2년 후에 시작되는 **초경**(즉, 첫 번째 생리)이 일반적인 여성들보다 늦어진다는 보고가 있다.[67] 그러나 문헌의 철저한 검토로부터 아마도 심한 훈련이 아니라 유전요소가 키가 작거나 생리가 늦어지는 것에 대한 주된 요인이라고 결론하였다. 또다른 운동에 관한 연구는 남녀 운동선수 모두 비운동 선수들과 비교해서 신장과 체중의 성장이 동일한 비율을 나타내는 것으로 확인되었다.[68] 그러나 자연 성장율은 일부 운동 종목선수들, 특히나 여자 선수들에서 감쇠될 수 있다. 이는 비정상적으로 낮은 체중과 체지방 함량을 유지하기 위해 열량 섭취를 제한하기 때문이다. 전문가들은 적절한 성장과 성적 발달을 보장하기 위해서는 사춘기와 사춘기 운동 선수에 있어 적절한 칼로리 섭취가 유지되어야 한다고 결론내렸다.[95]

선수들 사이에서 컨디셔닝 기술의 하나로서 저항성 트레이닝, 혹은 웨이트 리프팅에 대한 인기가 높아짐에 따라, 어린이와 청소년들에 대한 그러한 트레이닝 형태의 효과와 안전성에 대하여 걱정을 하는 목소리들이 있다. 선행연구에서 비록 아이들의 근육 비대가 성인들보다는 적지만, 사춘기에 접어 들면서 근비대에 큰 향상과 함께 효과적인 저항 훈련의 결과로 근력을 증가시킬 수 있다고 보고하였다. 성인들과 마찬가지로, 어린이들도 근력 트레이닝으로 유도된 근력 향상의 대부분은 근조직을 동원하거나 활성화시키는 신경계 기능의 향상에 따른 것이다.

근력 향상뿐만 아니라, 어린이들 사이의 저항성 트레이닝은 아동과 청소년들의 뼈의 밀도와 건강을 향상시키는 것으로 입증되어 왔다. 저항성 훈련이 아동에게 부상을 입힐 것이라는 우려에 대해서, 적절히 지시와 감독이 이루어진다면, 부상의 발생 빈도는 참가자 100시간당 한 명 정도로 최소화되었으며, 재난 수준의 부상은 없었다. 실제로, 미국의 소아과와 NSCA(미국운동협회)는 적절한 기술을 사용하는 경우, 저항성 트레이닝이 건강한 어린이와 청소년들에게 안전하다고 결론내렸다. 아동과 청소년들을 위한 안전하고 효과적인 저항성 훈련을 위한 권장사항은 글상자 15-3에 제시되었다.

심혈관 능력과 운동반응

아동은 체격이 작기 때문에, 어른들보다 작은 심장과 적은 혈액량을 지니게 된다. 결과적으로, 아이들의 최대 심박출량, 일회 박출량, 산소섭취량은 성인들의 것보다 적을 수밖에 없다.[81,119] 그러나 아이들의 체표면적(BSA)이 작기 때문에 최대 일회 박출량과 심박출량이 어린이와 어른 간의 차이를 만든다고는 더 이상 말할 수 없다. 즉, 최대산소섭취량을 체중 당(즉, $mL \cdot kg^{-1} \cdot min^{-1}$)으로 표시하는 경우, 성인, 청소년, 아동들 사이에 두드러진 차이는 없다.

안정 시 뿐만 아니라 모든 강도의 유산소성 운동 시에 심박수는 아동들이 성인들보다 더 높게 나타났다.[119] 앞서 말했듯, 더 높은 심박수는 적은 일회 박출량을 보충하는 것이다. 또한 활동하는 근육에 공급되는 혈액으로부터 더 효율적으로 산소를 추출하여 이용하기 위하여, 아동들은 더 철저하게 활동 근육에 혈액을 보낸다. 안정 시와 어떤 주어진 운동 강도에서 혈압은 아동들이 성인들보다 낮은 것으로 나타났다.[52,120] 그러나 아동이 성장하고 체격이 커지면서, 안정 시와 유산소성 운동 중에 심박수는 감소하며, 혈압은 상승하는 것이 명확히 나타났다.

고강도의 지구력 훈련에 참가할 때, 아동들에서 관찰된 최대산소섭취량($mL \cdot kg^{-1} \cdot min^{-1}$)의 증가량은 약 10%이었다. 그러나 성인들은 일반적으로 20~25% 정도까지 최대 유산소성 파워가 향상되었다. 이러한 트레이닝에 따른 성과 차이는 주로 아동들의 특성인 작은 심장 크기와 혈액량의 부족에 기인하는 것이다. 지구성 능력 측면에서 달리기 할 때, 어떤 주어진 속도에서도 아동들이 소비한 산소량(즉, $mL \cdot kg^{-1} \cdot min^{-1}$)은 성인들 것보다 상당히 높았다. 이러한 청소년들에서 나타

글상자 15-3 응용 연구

어린이와 청소년의 저항성 트레이닝에 대한 미국소아과협회의 가이드 라인

1. 아동과 청소년을 위한 근력 트레이닝 프로그램은 적절한 저항성 훈련 기술과 안전주의 사항을 준수한다면 효과적이고 안전하게할 수 있다.
2. 청소년 전기와 청소년기의 아이들은 육체적 및 골격적으로 성숙할 때까지 경쟁적인 역도, 파워 리프팅, 보디빌딩, 그리고 최대 중량 리프트들은 피해야 한다.
3. 소아과 의사들은 어린이와 청소년을 위한 체력 훈련 프로그램에 대하여 추천 또는 평가를 요청 받은 경우, 다음과 같은 문제들을 고려하여야 한다.
   a. 공식적인 체력 훈련 프로그램을 시작하기 전에, 소아과 의사에 의한 의료 검사가 수행되어야 한다. 만일 의심된다면, 다양한 강도의 훈련 방법뿐만 아니라 아동과 청소년들의 위험성과 효과에 대하여 잘 알고 있는 운동의학전문의에게 확인을 요청한다.
   b. 전반적인 건강이 목적이라면, 유산소성 컨디셔닝은 저항성 운동과 함께 병행되어야 한다.
   c. 근력 트레이닝 프로그램은 워밍업과 쿨다운 요소를 포함해야 한다.
   d. 특정의 트레이닝 운동은 기본적으로 부하(저항) 없는 상태에서 우선 학습되어야 한다. 운동 기술을 습득한 후에 점차 부하를 늘리도록 한다.
   e. 점진적인 저항 운동은 무게나 저항을 늘리기 전에 정확한 동작으로 8~15번 성공적인 수행을 할 수 있어야 한다.
   f. 일반적인 근력강화 프로그램은 전신의 주요 근육들을 강화시키고, 충분한 관절 가동 범위에서 수행되어야 한다.
   g. 근력 트레이닝으로 인한 부상 또는 증상들은 문제의 운동을 계속하기 전에 평가되어져야 한다.

Reprinted with permission from Committee on Sports Medicine and Fitness, American Academy of Pediatrics. Strength training by children and adolescents. Pediatrics. 2001;**107**:1470–1472.

난 "런닝의 경제성" 부족은 그들의 다리와 보폭 길이가 성인보다 짧다는 사실로 잘 설명되어질 수 있다. 따라서, 성인과 동일한 주행 속도를 유지하기 위해서 훨씬 더 많은 스텝을 밟아야 하고, 더 빈번한 근육 수축에 따라 산소 소비를 더 많이 해야 하는 것이다.

무산소성 능력과 운동 반응

선행연구에 의하면, 성인들과 비교했을 때, 무산소성 운동을 수행할 수 있는 아동들의 잠재력은 제한적이라는 것이 입증되었다. 심지어 이것은 무산소성 파워를 상대적인 체중 값으로 나타내는 경우에도 마찬가지이다. 30초 최대 저항성 스프린트 사이클(즉, 윈게이트 테스트)과 마가리아 스텝 테스트 둘 다에서 어린이들의 무산소성 파워는 성인들보다 모두 낮았다.[6,43] 더구나, 아동들은 최대하 및 최대 강도의 지구성 운동 중에 혈중 및 근 내의 젖산 농도가 성인들의 값보다 더 낮았다. 이것은 다시 말하면, 어린이들의 무산소성 대사활동이 성인들보다 적다는 것을 의미하는 것이다. 이러한 차이점들은 어린이들의 근육 조직에서 감소된 해당 효소 활성에 따라서 그들의 근육에서 확인되는 글리코겐 함유량의 감소와 관련하여 확인될 수 있다.

체온 조절

아동들의 땀선은 체온 상승에 대하여 반응이 미약하고, 땀 분비도 적기 때문에, 어린들의 땀 분비 메커니즘은 성인들만큼 효율적이지 못하다. 따라서, 아동들은 운동이나 신체활동 중에 고열(hyperthermia)이나 열병(heat illness)에 취약하다는 우려를 많이 하게 된다. 그렇지만, 아동들은 체격이 더 작기 때문에, 체중대비 체표면적의 비율은 성인들보다 더 크다. 이것은 냉각을 촉진시키고, 주변 환경으로 땀을 증발시키므로 열을 방출하는 능력이 더 유리한 것이다. 운동 시 어린이들은 어른들보다 피부에 더 많은 혈류량을 지니고 있는데, 그것이 어린이들의 운동하는 근조직으로부터 외부대기에로 열 손실을 크게 만든다.[104]

주변 환경으로의 열 손실 양은 환경과 체온 간의 온도경사에 따라 직접적으로 연관된다. 따라서, 고온 다습한 좋지 않은 주변 환경에서 운동할 때, 특별히 대기 온도가 체온을 초과하는 경우 실제로 고열의 위험성을 증가시킬 수 있다. 주변 환경으로 열을 발산시키는 것이 아니라 오히려 얻게 된다면 위험은 더 증가할 것이다. 어린이들은 모든 연령대의 사람들과 같이 고온 환경에서 운동을 하는 경우에 야기되는 위험성을 인식해야 하며, 충분한 수분섭취를 보장하고 운동 강도와 지속 시간을 줄이는 등 적절한 예방 조치가 이루어져야 한다.

비만

미국을 포함한 서구 사회에서 관측되는 비만의 유행은 성인뿐만 아니라 아동들에게서도 뚜렷이 나타난다. 실제로, 미국 질병통제 및 예방센터(CDC)에서 수집한 데이터에 따르면 2006년에 비만으로 여겨지는 미국 아동과 청소년의 비율은 16%까지 증가했다고 보고하였다. 이러한 현상은 점점 더 증가하고 있다(그림 15.5).

소아 비만의 증가는 주요 건강 문제인데, 특히 소아 당뇨 또는 성인 발병의 제2형 당뇨의 발생률과 비슷하게 비만 상승이 나타나기 때문이다. 비만과 관련된 또다른 질환들은 고혈압, 호흡기 질환, 심장 질환, 심지어 우울증이 포함된다.

미국질병통제 및 예방센터(CDC)에 따르면, 어린이들의 급격한 비만증가 현상은 주로 앉아서 하는 여가활동의 증가와 체계적 또는 비체계적인 모든 신체활동의 감소에 기인한

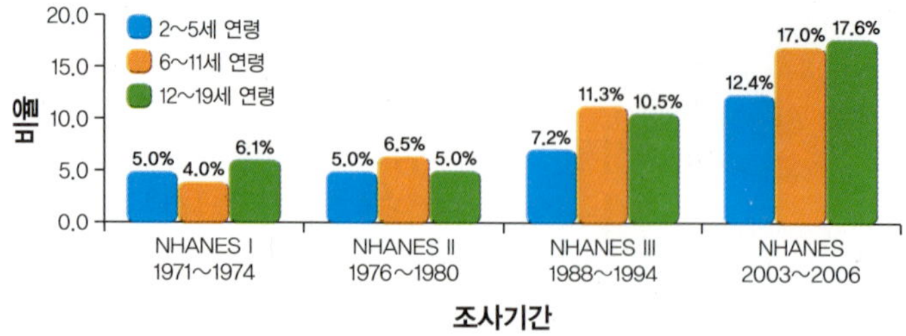

그림 15.5 1971년부터 2006년까지 미국청소년들의 과체중 발생률. 미국건강영양상태조사(NHANES)는 미국건강통계센터에서 수행하며, 미국 성인과 어린들의 건강 여양상태를 평가하고, 시간경과에 따라 그 변화를 추적하는 것이 목적이다. (From Centers for Disease Control and Protection. Trends in Childhood Obesity. Atlanta, GA: Centers for Disease Control and Protection. Available at http://www.cdc.gov/nchs/nhanes.htm.)

다. 최근 미국소아과협회는 정책적으로 아이들이 정기적으로 학교에서의 신체활동과 방과 후 프로그램, 그리고 지역사회의 다양한 신체활동 프로그램에 참여와 함께 아이들과 부모들이 건강한 식이형태를 결정하도록 더 많은 기회를 제공하도록 하여야 한다고 강력히 촉구하였다.

속성 검토

- 적절한 칼로리 섭취가 유지되는 한, 스포츠와 운동 트레이닝에 참여하는 것은 남녀 청소년의 신체적인 성장과 성숙에 부정적인 영향을 미치지 않는다.
- 정확한 기술을 강조하며 적절히 설계된 저항성 트레이닝 프로그램은 청소년에서 큰 부상의 위험 없이 약간의 근육 비대와 함께 근력 향상이 일어난다.
- 상대적 값(즉, $mL \cdot kg^{-1} \cdot min^{-1}$)으로 비교하는 경우, 아동의 최대유산소능력, 또는 $\dot{V}O_{2max}$는 성인에 비하여 유의한 차이는 없다.
- 동일한 운동강도의 지구력 운동을 하는 동안, 아동의 심박수는 성인보다 높지만, 운동하는 근육으로 전달되는 혈액에서 산소를 추출하는 능력은 더 효율적이다.
- 동일한 운동강도와 지속 시간의 지구력 트레이닝 프로그램에 참여하는 경우에도, $\dot{V}O_{2max}$의 향상 정도는 주로 심장의 크기와 혈액량의 차이 때문에, 성인에 비해 아동이 낮다.
- 아동의 무산소성 운동능력은 성인의 경우보다 작다. 이는 아동의 근육에 글리코겐의 낮은 함량과 당원분해 효소의 차이에 기인된다.

고령자와 운동

인구 통계학적 자료에 따르면 분명히 미국을 포함한 전 세계 국가들에서 인구의 고령화가 나타나고 있다(그림 15.6). 미국인구조사국에 따르면, 대략 2050년 경, 미국의 노인 인구

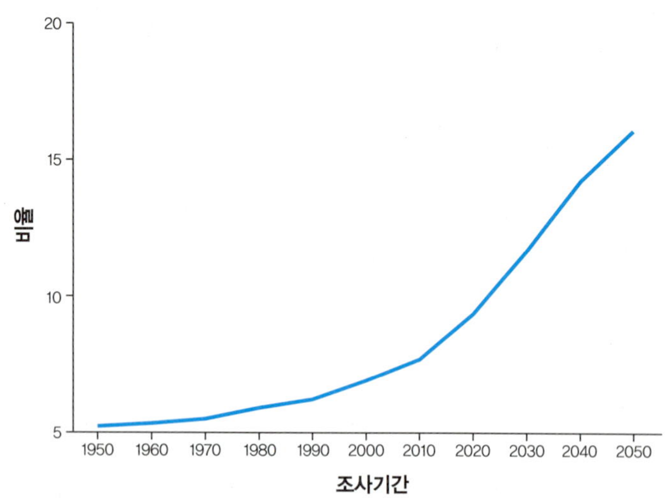

그림 15.6 전 세계적으로 65세 이상인 인구가 증가하고 있다. (From the Centers for Disease Control and Protection. Young Children and Older People as Percentage of Global Population. Atlanta, GA: Centers for Disease Control and Protection. Available at http://www.nia.nih.gov/NR/rdonlyres/9E91407E-CFE8-4903-9875-D5AA75BD1D50/0/WPAM_finalpdftorose3_9.pdf.)

(예를 들어, 적어도 65세 이상)는 약 9000만 명이 될 것으로 추정되었다. 이에 비하여, 2000년에는 4000만 명 미만이 노인 인구로 보고되었었다. 증가하는 노년층 인구들에 대한 건강을 증진시키고, 의료 비용을 절감하기 위하여 미국스포츠의학회(ACSM)와 미국질병통제 및 예방센터(CDC), 미국외과의사협회를 포함한 주요 건강관련 기관들은 고령자들이 규칙적으로 신체활동과 운동에 참여할 것을 권장하고 있다.

노화의 생리학적 영향

노화 과정은 온 몸의 생리적 기능에 영향을 미친다. 여기서 우리는 심혈관계, 골격 근육 및 골격계에 미치는 영향을 다룰 것이다.

심혈관 계통

비신체활동적인 사람들로부터 노화에 따른 영향을 분리시키기 어려울 수 있지만, 고령자들에 대한 일부의 변화들이 일관되게 관측되고 있다. 예를 들어, 심폐지구력은 통상적으로 최대산소섭취량($\dot{V}O_{2Max}$; $mL \cdot kg^{-1} \cdot min^{-1}$)으로 표시되는데, 대략 25세 경에 최고값에 이르고 난 후에 노화에 따라 10년 당 8%에서 10%씩 감소를 나타낸다. 노화를 동반한 근육 조직의 손실과 늘어난 체지방량은 $\dot{V}O_{2Max}$의 감소의 요인이지만, 심지어 최대 유산소성 파워를 제지방량에 따라 상대적 값으로 비교해도 젊은 사람들보다 고령자들에게서 더 낮게 나타났다.[90] $\dot{V}O_{2Max}$ 감소의 주요인은 최대 심박출량의 감소 요인과 비슷하다.[50,83] 20대에서부터 시작되는 피할 수 없이 점진적으로 발생하는 최대 심박출량의 주된 감소 요인은 1회 박출량의 감소 때문으로 인식되었다.[83] 고령자들에게서 확인된 최대 1회 박출량의 감소는 좌심실의 수축력 감소와 관련이 있으며, 그에 따라 박출되어 나가는 혈액의 양도 적어지는 것에 기인한다. 동맥혈관 벽의 강직도는 고령자들에게서 더 높았는데, 이것은 고령자들의 최대 강도 또는 중강도의 운동 중에 나타나는 높은 평균 동맥압 발생을 유도하게 된다. 이것은 확장기 및 수축기 혈압의 상승을 초래한다.[70] 운동 중에 혈압의 증가에 따라서, 활동 근육으로 보내는 혈류의 재분배 능력이 감소하기 때문에 고령자들의 경우 수축하는 근육으로 전달되는 혈액의 양이 줄어들게 된다.[91]

연령에 따른 심혈관 기능의 불리한 점과 함께, 최대로 산소를 소비하는 신체의 능력과 관련된 기타의 메커니즘들은 노화로 인하여 저해된다. 즉, 근육으로 전달된 혈액으로부터 산소를 추출 이용할 수 있는 근육 조직의 수용력은 감소되는데, 이것이 고령자들의 동정맥 산소차($a\text{-}vO_2$)가 줄어들게 하는 요인이 된다. 또한 고령자들에서 골격근에서 나타나는 모세혈관과 미토콘드리아의 낮은 밀도가 동정맥 산소차($a\text{-}vO_2$)를 감소시키는 데 기여한다.

골격근

고령자들에게서 드러난 심혈관 용량의 감소와 마찬가지로, 골격근 근력 또한 매 10년마다 대략 10%의 비율로 감소된다. 그러나 골격근 감소는 $\dot{V}O_{2Max}$의 감소보다 이른 중장년기(50세)에 시작된다. 노화와 함께 나타나는 골격근의 손실은 60대 이후 가속화 되며, 대략 10년 당 약 15%에 이를 정도의 감소를 보인다. 실제로, 동일인을 종적 연구한 최근의 자료에 따르면, 60세 이후 골격근은 매년 3%에서 5%로 빠르게 감소한다고 시사되었다.[4,30] 나이에 따른 근 파워나 순발력의 감소는 약 40세에 시작하는데 일반적으로 근력보다 더 빠르게 감소한다. 이것이 더 관심사항이다. 왜냐하면 고령자들의 낙상 위험과 상해 발생이 근력보다는 근 파워의 감소와 더 관련이 높기 때문이다.[106]

연령과 관련된 근력과 근 파워의 감소는 주로 근육량 손실과 근육에서 주로 지근 섬유(slow type)가 차지하는 부분이 많아지는 것 때문으로 설명된다. **근감소증(sarcopenia)**이라는 용어는 노화를 동반하는 근육 조직의 감퇴를 의미한다(글상자 15-4). 이러한 근육 조직의 손실은 전체 근육과 그 구성 근섬유에서 확인 가능하다. 근육량 감소의 비율은 노화로 인한 근력 감소가 반영된 것이다. 근력처럼, 근육 조직은 정점인 20대 중반에서 50대까지 잘 유지된다. 이 시기 동안, 근육의 위축(atrophy)은 총 10% 정도이다. 그러나 50세가 넘어가면, 근육의 위축은 10년 마다 10%의 비율로 나타난다.[62] 근육량 손실은 근육의 근섬유 수의 감소뿐만 아니라 가장 영향을 많이 받는 속근섬유(fast twitch; type II) 각각의 근 섬유의 위축에 기인한다. 실제로, 근감소증은 주로 근섬유 감소를 의미한다.[62]

근섬유 혹은 세포의 사멸 또는 **세포자살(apoptosis)**은 중추신경계 내에서 시작되는 노화와 관련된 신경제거 과정에 의해서 활성화된다는 확실한 증거가 제시되었다. 운동 신경이 괴사되거나 그들이 지배하는 근섬유들로부터 신경제거(denervation; 절단)가 되면, 이때 버려진 근섬유들은 반드시

글상자 15-4 전문가 의견

저항성 운동: 노화로부터 근력, 기능, 독립성을 유지하는 비밀

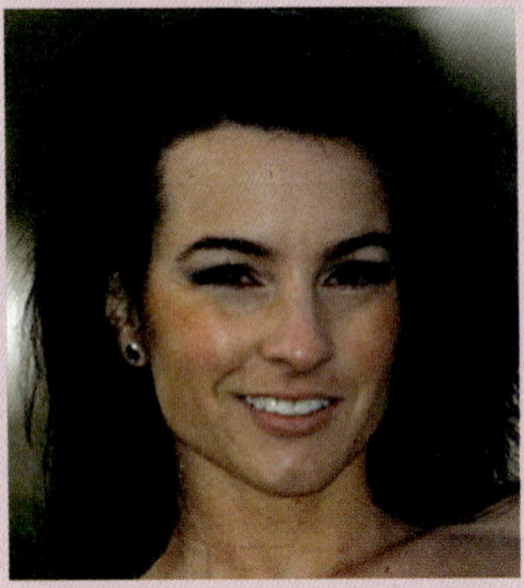

Maren S. Fragala, PhD, CSCS*D
노화센터연구위원,
코네티컷 보건대학 파밍 턴,
코네티컷

30세 후, 근력은 10년 마다 10%에서 15% 감소하고,[10,20] 50, 60세 이후에는 더 가속화된다.[10,17,20] 근육량 및 근육의 질적 손실이 근력 감소와 동반된다.[18,19] 연령에 따른 근육량과 근 기능의 감소를 근감소증(*sarcopenia*)이라고 칭한다.[9,16,22,25] 근감소증은 65세 이상 고령자의 4분의 1에 걸쳐서 일반적이며, 연령의 증가와 함께 증가된다.[13] 근감소증은 의자에서 일어나기, 계단 오르기, 목욕, 혼자 옷 입기 같은 일상 생활과 관련 있는 것[3,12] 뿐만 아니라 또한 허약함(frailty)과도 관련이 있다. 허약함은 의도하지 않은 체중 감소, 육체적 피로, 근육 약화, 느린 보행 속도, 신체 활동의 결핍에 의해 특징지어진다. 허약함은 고령자들의 감기, 독감과 같은 치명적인 질병들과 회복능력 감퇴와 연관되고 있다.[2,7,8,21,23,29]

다행히, 근육량의 감소와 허약함의 진행은 지연될 수 있으며, 장애의 발전도 적절한 중재로 지연될 수 있다. 성공적인 중재 전략은 저항성 운동을 포함한다. 몇몇의 연구에서 고령자를 위한 저항성 운동프로그램들의 장점은 근력과 근육량을 증가시킬 뿐만 아니라 기능성 능력과 삶의 질 요소를 개선하며, 노쇠의 위험을 줄인다는 것이 입증되었다.[1,4,14,27] 또한, 저항성 운동은 전체 지방과 내장지방을 감소시키고, 골밀도를 유지시키며, 근육의 질을 증가시키면서, 통증과 인슐린 저항성을 낮추어 줌으로써 비만, 골다공증, 골관절염 및 당뇨병과 같은 만성 질환의 관리에 유익한 것으로 시사되었다.[5,15,28]

치매, 심혈관 질환, 골다공증, 균형 문제, 약물 치료의 부작용과 같은 여러 가지의 건강 문제들을 지닌 노인들을 위한 저항성 트레이닝을 하는 데 있어 특별한 고려사항들이 있다 할지라도, 고령자를 저항성 트레이닝시키는 것은 세계적인 선수를 트레이닝시키는 것과 같다. 두 훈련 모두 수준이 엄청나게 다른 운동수행능력을 극대화하려는 것이 목표이다(즉, 나르듯 계단 오르기와 40야드 스프린트를 1초에 주파하기). 비슷한 원칙과 고려사항의 적용은 개인에게 초점이 맞춰진다. 훈련하는 운동 선수처럼, 노인을 위한 운동 프로그램은 체력 수준, 경험, 상해, 건강 문제, 목표, 접근성, 동기부여, 장애물 등을 면밀히 고려한 분석을 기반으로 맞춰져야 한다.

- 처방된 운동은 개인의 목표에 특이적이어야 한다. 만약 계단 오르기와 의자에서 일어나는 것이 도전이라면, 스텝 업(다양한 높이와 균형 도움의 수준)이나 변형 스쿼트(의자 위) 같은 근육 활동을 모방하며, 같은 근육과 관절을 포함시키는 운동이 중요하다.
- 운동은 모든 주요 근육들(상체, 하체, 몸통)을 운동시켜야 하고, 주된 근육 활동(밀기, 당기기, 올리기, 도달, 회전)이 포함되어야 한다.
- 어떤 운동에 대한 변형은 다양한 수준에 따라 수용할 수 있어야 한다. 예를 들어, 몇몇의 노인은 바닥에서 푸쉬 업을 수행하는 게 편안할 수 있는 반면, 또 다른 노인은 서 있거나 벽에 손을 대고 푸쉬 업을 하는 것을 선호할 수 있다.
- 운동의 범위는 통증을 느끼지 않는 동작 범위에 수행되어야 한다.
- 사용되는 부하 또는 저항은 적절한 형태와 기술을 확보하고 나서 불필요한 통증을 줄이기 위하여 신중하게 선택해야 한다.
- 운동진행은 개별적인 향상에 기반하여 점진적이어야 하며, 일부 과제는 자극을 주고 적응을 유도하기 위해 요구된다 것을 고려한다.

젊은 성인들과 다르게, 고령자들은 운동을 하는 데 있어서 대부분의 주된 장애물이 건강 문제라고 조사되었다. 또한, 어떤 개인이 어떠한 위험 요소를 가질 때(나이 자체가 위험 요소인 경우), 저항성 운동을 하기 전에 의사의 지시를 받을 필요가 있다. 따라서, 의사의 도움은 안전을 보장하고 한계를 설정하며, 고령자가 "내 건강은 운동을 하기에 너무 형편없다"는 일반적인 개념을 완화시키기 위해 필요하다. 그러므로 더 많은 노인들이 저항성 운동의 혜택을 얻을 수 있을 것이다.

고령자들은 삶의 질, 복지, 독립성을 극대화 하기 위하여 기본적인 질병의 문제들에 대한 저항성 운동의 기능적 혜택을 논의하기 위해 그들의 주치의 및 의료 서비스 제공자들과 주의 깊게 소통하여야 한다. 따라서, 저항성 운동은 노화하는 근육을 젊게 유지시키고 노인의 기능적이고 독립적인 노화 과정의 비밀이 될 수 있다. 적절한 격려와 함께, 고령자들은 미래에 향상된 삶의 질을 성취하기 위한 중요한 치료로써 안전하고, 편안하고, 개인적이고, 즐거운 저항성 운동에 규칙적으로 참여해야 한다.

(계속)

참고문헌

1. Binder EF, Yarasheski KE, Steger-May K, et al. Effects of progressive resistance training on body composition in frail older adults: results of a randomized, controlled trial. J Gerontol A Biol Sci Med Sci. 2005;60:1425–1431.
2. Campbell AJ, Borrie MJ, Spears GF. Risk factors for falls in a community-based prospective study of people 70 years and older. J Gerontol. 1989;44:M112–M117.
3. Estrada M, Kleppinger A, Judge JO, et al. Functional impact of relative versus absolute sarcopenia in healthy older women. J Am Geriatr Soc. 2007;55:1712–1719.
4. Evans WJ. Exercise training guidelines for the elderly. Med Sci Sports Exerc. 1999;31:12–17.
5. Fatouros IG, Chatzinikolaou A, Tournis S, et al. Intensity of resistance exercise determines adipokine and resting energy expenditure responses in overweight elderly individuals. Diabetes Care. 2009;32:2161–2167.
6. Fried LP, Tangen CM, Walston J, et al. Frailty in older adults: evidence for a phenotype. J Gerontol A Biol Sci Med Sci. 2001;**56**:M146–M156.
7. Fried LP, Walston JD, Ferrucci L. Frailty. In: Halter J, ed. Hazzard's Geriatric Medicine and Gerontology. New York, NY: McGraw-Hill, 2009.
8. Frontera WR, Hughes VA, Lutz KJ, et al. A cross-sectional study of muscle strength and mass in 45-to 78-yr-old men and women. J Appl Physiol. 1991;71:644–650.
9. Greenlund LJ, Nair KS. Sarcopenia—consequences, mechanisms, and potential therapies. Mech Ageing Dev. 2003;124:287–299.
10. Hakkinen K, Hakkinen A. Muscle cross-sectional area, force production and relaxation characteristics in women at different ages. Eur J Appl Physiol Occup Physiol. 1991;62:410–414.
11. Hakkinen K, Kraemer WJ, Pakarinen A, et al. Effects of heavy resistance/power training on maximal strength, muscle morphology, and hormonal response patterns in 60–75-year-old men and women. Can J Appl Physiol. 2002;27:213–231.
12. Hyatt RH, Whitelaw MN, Bhat A, et al. Association of muscle strength with functional status of elderly people. Age Ageing. 1990;19:330–336.
13. Iannuzzi-Sucich M, Prestwood KM, Kenny AM. Prevalence of sarcopenia and predictors of skeletal muscle mass in healthy, older men and women. J Gerontol A Biol Sci Med Sci. 2002;57:M772–M777.
14. Judge JO, Kenny AM, Kraemer WJ. Exercise in older adults. Conn Med. 2003;67:461–464.
15. Judge JO, Kleppinger A, Kenny A, et al. Home-based resistance training improves femoral bone mineral density in women on hormone therapy. Osteoporos Int. 2005;16:1096–1108.
16. Lamberts SW, van den Beld AW, van der Lely AJ. The endocrinology of aging. Science. 1997;278:419–424.
17. Larsson L, Grimby G, Karlsson J. Muscle strength and speed of movement in relation to age and muscle morphology. J Appl Physiol. 1979;46:451–456.
18. Larsson L, Li X, Yu F, et al. Age-related changes in contractile properties and expression of myosin isoforms in single skeletal muscle cells. Muscle Nerve. 1997;5:S74–S78.
19. Lexell J. Human aging, muscle mass, and fiber type composition. J Gerontol A Biol Sci Med Sci. 1995;50:11–16.
20. Lindle RS, Metter EJ, Lynch NA, et al. Age and gender comparisons of muscle strength in 654 women and men aged 20–93 yr. J Appl Physiol. 1997;83:1581–1587.
21. Muhlberg W, Sieber C. Sarcopenia and frailty in geriatric patients: implications for training and prevention. Z Gerontol Geriatr. 2004;37:2–8.
22. Proctor DN, Balagopal P, Nair KS. Age-related sarcopenia in humans is associated with reduced synthetic rates of specific muscle proteins. J Nutr. 1998;128:351S–355S.
23. Rantanen T, Guralnik JM, Ferrucci L, et al. Coimpairments: strength and balance as predictors of severe walking disability. J Gerontol A Biol Sci Med Sci. 1999;54:M172–M176.
24. Sallinen J, Pakarinen A, Fogelholm M, et al. Serum basal hormone concentrations and muscle mass in aging women: effects of strength training and diet. Int J Sport Nutr Exerc Metab. 2006;16:316–331.
25. Sehl M, Sawhney R, Naeim A. Physiologic aspects of aging: impact on cancer management and decision making, part II. Cancer J. 2005;11:461–473.
26. Sillanpaa E, Hakkinen A, Punnonen K, et al. Effects of strength and endurance training on metabolic risk factors in healthy 40–65-year-old men. Scand J Med Sci Sports. 2008;19:885–895.
27. Spirduso WW, Cronin DL. Exercise dose-response effects on quality of life and independent living in older adults. Med Sci Sports Exerc. 2001;**33**(6 Suppl):S598–S608.
28. Valkeinen H, Häkkinen A, Hannonen P, et al. Acute heavy-resistance exercise-induced pain and neuromuscular fatigue in elderly women with fibromyalgia and in healthy controls: effects of strength training. Arthritis Rheum. 2006;54:1334–1339.
29. Walston J, Hadley EC, Ferucci L, et al. Research agenda for frailty in older adults: toward a better understanding of physiology and etiology: summary from the American Geriatrics Society/National Institute on Aging Research Conference on Frailty in Older Adults. J Am Geriatr Soc. 2006;54:991–1001.

주변에 있는 건강한 운동 신경들에 의하여 재지배를 받지 못한다면, 결국 그 근섬유는 위축되고 죽게 될 것이다. 이 과정은 근육당 더 적은 숫자의 운동 단위를 지니게 한다. 그러나 고령자들의 그 외의 근육에 남아 있는 것은 운동단위들이 더 크다(즉, 운동신경당 더 많은 근섬유를 지니고 있음).[58] 이러한 신경제거 과정은 타입 I 섬유나 타입 II 섬유 모두에서 똑같이 발생하게 되므로 섬유 타입의 구성비(각 섬유 타입에 비율)가 노화에 의해 바뀌지 않도록 만든다. 그러나 타입 II 섬유의 선택적 위축현상이 노화된 근육에서 발견되는데, 결국에는 전체의 근육에서 타입 I 섬유가 대부분을 차지하게 된다.

골격계통

노화와 관련된 또 다른 중요한 건강 문제는 충분히 입증된 골밀도와 그에 따른 뼈 강도의 손실이다. 이 노화와 관련된 골밀도 감소는 비록 남성에게서는 덜 분명하지만 여성에서는 가장 확연하다. 사실, 뼈의 취약성를 초래하는 골밀도 손실과 구조적 악화를 특징으로 하는 퇴행성 질환인 골다공증은 50세 이상인 사람들을 괴롭혀 왔다. 골다공증으로 인한 골절과 관련된 미국의 의료 비용은 연간 200억 달러로 상당히 큰 금액으로 추정된다. 노화와 관련된 골밀도의 감소는 노화 도중 발견되는 근육량과 근력의 손실에 따른 것으로 나타났다. 이 관계는 노인학자와 운동 생리학자들이 "강한 뼈는 강한 근육과 같다"라고 말하는 것으로 대변된다. 따라서,

그들은 근육뿐만 아니라 근육이 붙어 있는 뼈를 효과적으로 강화하기 위한 체중 부하(weight-bearing) 운동뿐만 아니라 저항성 운동을 권장하고 있다.

운동 트레이닝에 대한 적응

다행히, 고령자들은 유산소성 운동과 저항성 트레이닝을 통해 이전에 언급된 노화성 손실들에 대하여 상당히 대응할 수 있다. 이 부분에서 우리는 고령자들이 운동에 의한 심혈관계, 근육, 골격의 적응성을 생각해 보고자 한다.

심혈관계

젊은 성인들과 같은 운동강도, 빈도, 지속 시간의 지구력 트레이닝 프로그램을 수행할 때, 고령자들은 젊은 사람들에게서 나타나는 20%에서 25%의 최대산소섭취량의 증가와 크게 다르지 않은 운동 결과를 나타낸다. 그 향상은 남녀 모두에서 발생하지만, 고령자들의 운동효과는 각기 다른 측면에서 기인되어 나타나는 것으로 인식된다. 즉, 고령 남성의 경우, 트레이닝에 의한 $\dot{V}o_{2max}$의 증가는 주로 유의하게 더 많은 심박출량의 적응에 따른 것이다. 그러나 고령 여성의 경우, 활동하는 골격근의 산소 추출능력의 향상에 따른 말초적인 적응 변화가 최대산소섭취량의 요인으로 설명된다.[109] 모든 남성과 여성의 경우, 지구력 훈련은 안정 시와 최대하 운동 시에 심박수와 평균 혈압의 감소효과가 나타났다.[19,36] 그리고 젊은 사람들처럼, 몇 개월 지속된 지구력 트레이닝 프로그램으로 체지방이 3 kg 감소되거나, 체중의 약 4% 정도 감소되었다.

골격근

초기 연구들에서 고령자들은 저항성 훈련에 크게 반응할 가능성이 낮으며, 또한 근력과 근육 크기도 약간 향상되는 것으로 시사하였다. 그러나 이 선행의 연구들은 과도한 트레이닝을 부적절하게 적용하는 것과 같은 여러 가지 방법론적 단점들을 가지고 있었다. 최근의 연구에서 고령자들이 젊은이들에게 처방된 것과 같은 운동강도, 빈도, 지속 시간의 운동하는 프로그램을 수행하였으며, 그 결과 고령자들의 근력이 향상되었고 근육 비대를 나타냈다. 몇 가지 예외적인 연구들에도 불구하고, 사용 가능한 대부분의 연구자료들에 따르면, 동일한 저항성 트레이닝 자극을 부여했을 때, 고령자들은 젊은이에게서 나타나는 것과 같은 인상적인 근력 증가를 경험한다고 시사하였다. 사용된 검사 방법, 적용된 근수축 유형(예를 들어, 등장성, 등척성, 등속성), 적용된 근육들, 저항성 트레이닝 프로그램의 기간에 따라서, 향상도는 운동 전에 비하여 25%에서 거의 2배까지도 나타났다.

근력의 연구처럼, 고령자의 근 비대에 대한 저항성 훈련의 효과에 대한 연구는 상반된 결과를 보고하였다. 전체 근육의 부피 증가로 근 비대를 평가할 때, 비슷하게 훈련된 젊은이와 고령자 모두 유사한 비대의 정도를 나타내었다.[47,14] 반대로, 전체 근육 또는 그 구성 섬유의 크기와 단면적의 변화 요인이 근 비대를 측정하는 단위로 적용했을 때, 결과에 따르면 비록 고령자들이 유의한 비대가 나타났음에도 불구하고, 젊은이들에게서 나타난 것보다 다소 부족한 듯하다.[38,123,55] 지구력 훈련과 유사하게 저항성 운동은 다른 메커니즘 임에도 불구하고, 고령자들의 신체 구성 또한 크게 개선시키는 것으로 나타났다. 지구력 훈련은 제지방(LBM)에 대한 약간의 변화와 함께 지방량을 감소시켰으나, 반면에 저항성 트레이닝은 제지방량은 증가시키고, 지방량은 명확하게 감소하였다.

골격계

골다공증이 남성들보다 여성들에게서 발생할 가능성이 높기 때문에, 골밀도와 건강을 증진시키기 위한 운동 트레이닝의 가능성을 확인하려는 대부분의 연구들은 폐경 후 여성들을 대상으로 진행되어 왔다. 일반적으로, 이러한 연구들은 지구성 운동들이 골밀도를 유의하게 향상시킨다고 하지만, 이러한 개선은 체중 부하가 이루어지는 하체의 골격과 관절들에서만 관측되었다. 비록 저항성 트레이닝이 유도하는 골밀도의 증가가 지구성 운동으로 나타나는 골밀도의 증가(즉, 1%에서 3%)보다 그렇게 인상적으로 높지는 않았지만, 의미가 있는 것은 골밀도의 개선이 척추를 포함한 몸 전체에 더 많은 골격에서 나타났다는 것이다(글상자 15-5 참고).[26,71,72,114]

운동처방

대부분의 문헌에서 입증되었듯이, 운동 전 낮은 체력수준이라 할지라도, 고령자들은 젊은 성인들에게 권장되어지는 것과 같은 운동처방 가이드라인을 따라야 한다. 심혈관계 건강을 향상시킬 목적으로 구성된 고령자들을 위한 운동처방 가이드라인뿐만 아니라 근골격계 건강을 향상시키기 위해 설계된 저항성 훈련 또한 여기에 적용된다. 물론, 운동훈련이

글상자 15-5 학생들의 실제 질문

고령자들에게 운동을 권장할 만큼 안전한가요? 만일 그렇다면, 그것은 효과적인가요?

정형외과적 그리고 심혈관계적으로 문제가 있지 않다면, 고령자들에게 운동을 권장하는 것은 안전할 뿐만 아니라, 효과적이다. 실제로, 주요 건강과 노인성 기관 단체들에서는 고령자들이 적절하게 설계된 신체 건강 프로그램에 참여할 것을 권장하고 있다. 다수의 연구에서 고령자들은 동일한 운동강도, 빈도 그리고 지속기간의 지구력 트레이닝에 참여할 때, 상대적으로 젊은 사람들과 비슷한 정도로 심폐지구력이 향상됨을 입증하였다. 또한 현재는 고령자들이 규칙적인 저항성 운동에 참가해야 하며, 할 수 있다고 인식하고 있다. 심폐지구력 운동과 비슷하게, 고령자들이 적절한 운동강도, 빈도, 지속기간의 저항성 트레이닝을 수행할 때, 그들은 젊은 성인들에게서 나타나는 것과 크게 다르지 않은 근력과 근체력을 얻게 될 것으로 인식되었다. 고령자들을 위한 적절한 운동 프로그램은 심폐지구력 프로그램을 병행해야 한다. 그래야만 심혈관 질환이나 뇌졸중의 위험성을 줄일 수 있다. 저항성 운동은 제2형 당뇨병의 위험을 감소시키고, 뼈의 건강과 체성분을 개선시켜 준다.

제한되거나 심지어는 이전부터 운동을 하지 못하는 의학적 질환을 지닌 경우이라면 여기에서 제외된다. 또한, 신체적으로 약하게 여겨지는 고령자들을 위한 운동처방 지침이 수정됨으로 인해서 운동강도나 총량은 조절될 수 있다. 더군다나, 장기간 운동프로그램의 진행은 고령자들에게 더 적절할 수 있다. 심혈관과 근골격 기능의 향상을 위한 지구성 운동과 저항성 운동으로 인한 결과에 따라서, 고령자들은 일상활동들(ADLs)에 대하여 스트레스를 덜 받게 된다.

고령자들을 위한 운동처방의 특징 중 하나는 균형과 협응성을 향상시키기 위해 특별히 설계된 운동들을 포함한다는 것이다. 이것은 고령자들의 빈번한 낙상, 쇠약해진 뼈와 그로 인한 골절의 가능성 증가와 낙상시 초래되는 기타 유병률에 대한 대응 차원에서 수행된다. 엉덩이뼈 골절은 고령자들의 특별한 걱정거리이다. 자료에 따르면, 이 골절로 인하여 1년이내에 사망률이 20%가 넘는 것으로 나타났다. 비록 균형 운동이 전형적으로 일반적인 운동프로그램에 포함되지만, 균형 운동 그 자체가 낙상을 방지해 준다는 효과에 관해서 뒷받침하는 문헌은 많지 않다(글상자 15-6).

글상자 15-6 알고 있습니까?

시니어 올림픽

첫 번째 시니어 올림픽은 1970년에 개최되었는데, 단지 3가지 종목(수영, 육상경기 그리고 다이빙)으로 구성되었고, 참가 선수들은 200명 정도이었다. 오늘날, 미국 시니어 올림픽은 30 종목이 넘는 경기를 열고 있으며, 수천 명의 시니어 운동선수들이 여름과 겨울 시니어 올림픽에 참가한다. 이 대회에 참가하기 위한 자격기준은 50살만 넘으면 된다는 것이다.

속성 검토

- 65세 이상의 고령자들은 미국 인구에서 가장 빠르게 증가하는 인구분포를 나타낸다.
- 유산소성 능력 또는 $\dot{V}O_{2max}$는 약 25세 경에 최고치에 이르며, 이후 매 10년당 8~10%의 감소가 나타난다. 이러한 감소의 주된 요인은 최대 일회 박출량(sv)의 감소 때문이다.
- 근력의 감소는 50세부터 시작되고 대략 10년에 10% 정도의 비율로 진행된다.
- 근력과 마찬가지로 근육량 또한 10년에 10% 정도 비율로 감소된다.
- 나이와 관련된 근위축은 지근(slow twitch fiber)섬유보다 속근(fast-twitch fibers)섬유에 더 영향을 미친다.
- 비슷한 강도와 기간의 지구성 트레이닝 프로그램에 참가하면, 고령자들도 심혈관 건강에 있어서 젊은 사람들과 비슷한 향상(20%~25%)을 나타낸다.
- 고령자들은 동일의 저항성 운동을 수행했을 때, 젊은이들과 상대적으로 유사한 정도의 근력과 근육 크기의 증가를 보인다.

천식과 운동

천식(asthma)은 무리한 호흡, 천명, 흉부압박감으로 특징되는 질환이다. 이러한 증상은 세기관지망을 둘러싸고 있는 평활근의 수축으로 인하여 유발되는 것이다. 이러한 기관지 수축은 전형적으로 기관지 표면에 위치하고 있는 비만세포(mast cell)가 염증반응을 일으키는 환경성 알러지원에 노출되어 히스타민(histamine), 프로스타글란딘(prostaglandin), 그리고 류코트리엔(lesukotriens)을 분비시킬 때 촉발되게 된다. 천식은 모든 연령대의 사람들에게 나타날 수 있지만 일반적으로는 어린이와 청소년들에게서 나타난다. 그들은 알러지 발생 원인들과 접촉될 수 있는 환경에 더 일반적으로 노출되기 때문이다. 이러한 환경요인은 실외 활동이나 스포츠 활동을 포함하는 것 뿐만 아니라, 수영장이나 아이스 스케이트 링크 같은 곳에서의 노출이 염소나 빙판 균질 화학품, 기체 발산 등에 알러지 반응을 촉진시킬 수 있는 것이다.

비알러지성 원인들

천식환자들의 증가가 지난 30~40년 동안 소아비만의 급격한 증가와 동시적으로 나타났기 때문에, 비만이 천식의 발병원인이 될 수도 있다고 가정되고 있다. 이것은 또한 기도(airways)의 적절한 공간을 유지시키는 데 필요한 심호흡을 제한하므로 비만인 사람들이 숨을 쉬는 데 비만은 커다란 장애물이 된다. 시간이 지날수록, 기도는 그 직경을 감소시키므로 환기통로(ventilator pathways)를 이용한 공기의 흐름에 저항이 높아지게 된다. 하지만 또 한편으로는, 비만과는 관계없이, 20세기 중반 아이들 중에서 관측되는 신체 활동의 지속적인 감소는 아마도 이 시기에 가장 강력한 천식의 증가 원인이 되었을 것이다. 비만과 함께, 주로 앉아서 생활하는 습관과 동반되는 규칙적인 심호흡의 부족 또한 천식의 증상을 유발하는 호흡기 통로의 크기를 감소시키게 된다.

운동의 효과

분당 환기량을 몇 배 증가시키게 되는 운동의 자극이 천식을 지니고 있는 사람들의 천명(wheezing), 호흡곤란(dyspea), 기침과 같은 증상들을 유발시킬 수 있기 때문에, 역사적으로 천식환자들은 신체활동을 피하라고 권장되어 왔었다. 그러나 최근에 들어서 운동 트레이닝이 천식환자들에게도 이롭다는 것이 증명되었다. 유산소성 운동은 천식(공격)의 발생 정도나 격렬한 천식이 일어났을 때 이를 통제할 수 있게 해준다. 또한, 지속적으로 유산소성 운동이나 그 효과성은 운동 트레이닝과 함께 심리적인 개선과 함께 향상된다는 것이 입증되었다. 중요한 사실은, 운동 트레이닝의 증가와 함께 신체적인 활동을 억제시키는 환기통로의 자극은 약화된다. 이것이 그 자체로 중요한 운동 혜택이다.

천식환자들에게 운동을 권장하지 않기보다는, 이 분야의 전문가들은 이제 유산소 운동을 전반적인 치료 프로그램에 포함시킬 것을 지지하고 있다. 실제적으로, 미국스포츠의학회(ACSM)와 미국흉부학회(ATS)는 천식환자들이 흡입 코티코스테로이드와 같은 약물 처방으로 그들의 발병을 조절할 수 있다는 가정하에서 규칙적이고 역동적인 신체활동을 권장한다고 하였다. 미국소아학회(AAP)의 천식을 가진 아이들의 운동을 위한 가이드라인은 글상자 15-7에 요약되어 있다.

운동유발성 천식(EIA)

넓게 보면, 천식환자들에게 운동을 피하라고 권장하는 원인은, 전문가들에게 수년 전에 지지를 받은 입장인 '환기부하(ventilator load)의 급격한 증가를 요구하는 신체 활동들은 천식증상을 유발시키는 작용을 하기 때문이었다'라는 것이다. 실제로, 천식으로 진단 받은 사람들 중 90%가 운동유발성 천식(EIA)으로 불려지는 이 천식을 경험하였다.[93] 그러나 천식환자가 아닌 사람들도 EIA를 경험한다. 천식증상을 보이지 않는 사람들 중에서 약 13%의 사람은 EIA와 관련된 기침, 천명, 호흡곤란과 같은 기관지 확장증으로 인하여 고통을 받았다.[99] 특히 런닝, 사이클링, 수영과 같은 지구성 트레이닝들이 특히 EIA를 유발시키는 것으로 나타났다. 그렇지만 최대산소섭취량의 80% 이상을 요구하는 고강도의 운동은 그 어떤 형태의 운동이든 EIA에 취약한 사람들에게서 EIA를 일으킬 수 있을 것이다. 특히 위험한 사람들은, 수영장의 물을 정화시키기 위해 사용하는 염소에 알러지 반응이 있는 수영선수들이나, 빙질관리 장비의 배기가스에 민감한 빙상 스포츠 선수들이다.

병인학

전형적으로, 기관지 경련은 운동을 시작하고 10분에서 15분 정도에 일어난다. 이렇게 지연이 되는 이유는 기관지의 평활근의 수축에 따른 염증반응이 완전히 활성화되는 데까지 시

글상자 15-7 응용 연구

천식인 아이들을 위한 운동처방의 가이드라인

미국소아학회에서 정한 어린이들의 운동 참가에 대한 가이드라인은 아래와 같다. "아주 심각한 천식을 지닌 운동선수들은 반드시 적절한 약물치료와 교육을 통해서 그들의 스포츠활동 참여를 조정하는 것이 필요하다."

운동 시작 전 지침

준비운동(Warm up): 낮은 수준에서 적절한 수준까지의 강도를 유지한다. 75% 미만의 심장 박동수를 수분 간 유지하고, 간헐적인 스프린팅은 하지 않도록 한다.

약물처치(Premedication): 200 μg의 기관지확장제(salbutamol)를 복용, 또는 유사 약물을 적어도 준비운동을 시작하기 10분 전에 섭취한다. 지속적으로 작용하는 기관지확장제는 계획적으로 운동시간이 잡혀 있지 않은 아이들에게 효과적일 수도 있다.

권장되는 운동형태

- 수영, 사이클링, 워킹
- 기타 유산소성 운동들(런닝, 놀이운동)
- 경쟁적인 스포츠(축구나 농구)

감찰하기

- 아이들에게 그들의 몸의 반응을 살피도록 권유하고, 스스로 심장박동수를 조절하는 방법을 알도록 해서 숨이 너무 헐떡거리거나 천식의 징후를 미리 살필 수 있도록 해야 한다.
- 구조 약물을 스스로 사용할 수 있어야 한다.
- 아이들은 고강도의 경쟁 스포츠를 할 때 중간휴식을 적절히 취해야 한다.

금기사항들

열, 두통에 대한 일반적인 금기사항들은 동일하다. 그러나 호흡계 감염은 운동 금기사항이다.

Reprinted with permission from Welsh L, Kemp JG, Roberts RGD. Effects of physical conditioning on children and adolescents with asthma. Sports Med. 2005;35:127–141

간이 걸리기 때문이다. 운동이 시작되고 호흡이 증가되면서, 내부의 공기를 촉촉하게 하는 수분이 빠른 속도로 기도의 표면에 건조화되면서 냉각효과를 가져온다. 환기량의 증가가 커지면 커질수록, 기도표면의 건조와 냉각이 더 커지게 된다. 기도의 벽에 위치한 비만세포(mast cell)가 기도가 메마르고 고장성(hypertonic) 상태가 되면, 그들은 폐를 통한 공기의 흐름을 지연시키기 위하여 염증반응과 기관지수축 반응을 유발하는 류코트린(leukotrienes)과 히스타민(histamine)을 방출시킨다.[3] 차가운 공기는 건조하기 때문에, 겨울스포츠의 실외 종목 선수들은 특히나 EIA에 취약하다. 이러한 위험은 운동선수들이 공기 중으로 빠져 나가는 수분을 잡아주는 마스크를 착용하면 찬 공기가 모세기관지에 닿기 전에 촉촉함과 따뜻함을 유지할 수 있기 때문에 아주 많이 감소된다.

예방적 조치들

약물적인 방법과 비약물적인 방법들 모두 EIA를 예방하는데 도움을 줄 수 있다. 이러한 사항들에 대하여 소개하도록 한다.

약물적 방법들

천식으로 진단 받은 운동선수들은 기도의 염증 반응을 억제하는 흡입 스테로이드를 고려해야 한다. 글루코코티코스테로이드의 소염 효과는 꽤 오래 지속되므로, 운동하기 몇 시간 전에 섭취하는 것이 좋으며, 심하지 않은 천식환자들이 운동할 때 더 효과적이다. 놀랍게도, 알려진 바에 의하면, 운동선수가 글루코코티코스데로이드를 매일 복용할 경우에, EIA의 공격을 받을 수 있는 경향이 있다는 것을 거의 알지 못하며, 그들은 천식환자로 인식하지도 않는다는 것이다.

특히, 실제적으로 대부분의 EIA의 고통을 받고 있는 천식성 및 비천식성 모든(약 95%) 운동선수들은 단시간에 작용하는 베타작용제(agonist)군이다. 이 약들은 흡입되어질 수 있는데, 15분에서 60분까지 최대효과를 볼 수 있다. 따라서, EIA 증상을 예방하기 위해서는 운동을 시작하기 15분 전에 복용해야 한다. 더 최근에는 흡수한 후 9~12시간 동안 기관지를 확장하는 효과를 제공해 주는 장기적인 베타작용제가 개발되어 왔다. 끝으로, 류코트리엔(leukotriene)억제제는 장기적이거나 만성적인 천식을 제어하는 데 한계가 있지만, EIA의 초기 발병을 막는 데 효과적인 것으로 알려져 왔다.

앞에서 언급하였던 여러 약물 중의 일부는 잠재적인 에르고제닉 효과 때문에 스포츠도핑관리위원회로부터 금지되었다. 경쟁적인 스포츠 종목 선수들은 그들의 코치, 의사와 함께 불법적인 것을 가려내야 하고, 천식 처방전 약물때문에 대회 참가 자격을 박탈 당하지 않도록 주의해야 한다.

비약물적 방법들

운동 그 자체는 기관지확장제로 작용하기 때문에, EIA에 영향을 받은 사람들은 시합을 하기 전에 적절한 준비운동을 하는 것이 중요하다. 단시간 고강도의 운동은 기관지 확장을 유발시키는 카테콜라민을 분비시키기 때문에 준비운동에 포함시켜야 한다. EIA의 증상이 나타나 운동을 중지했을 때는 정리운동을 점진적으로 수행해야 한다. 선수들이 운동하거나 시합하는 환경을 잘 조절하는 것 역시 효과적인 EIA 예방에 기여할 수 있다. 공기 중에 있는 천식유발 물질 또는 대기오염물질에 반응을 일으키는 사람들은 간단히 그것들을 피해서 신선한 공기를 마시는 것으로도 도움이 된다. 사실 비록 따뜻하고 습한 공기의 실내수영장은 EIA 공격의 기회를 감소시킬 수도 있지만, 수영장 물을 정화하기 위해 사용되는 염소에 취약한 사람들은 그것이 얼마나 사용되었고 시간이 얼마나 경과되었는지를 고려해야 한다.

추운 날씨에 운동하는 운동선수를 위해, 마스크는 따뜻하고 들이쉬는 숨을 습기 있게 만들어 주는 데 도움을 준다. 실내 아이스 스케이트 링크장에서 운동하는 선수들은 빙질관리용 장비사용을 확인해야 한다. 전동식으로 된 장비들은 알러지를 유발하는 유독가스를 배출한다. 마지막으로 운동 트레이닝 그 자체가 EIA 처치에 도움을 줄 수 있다. 비록 유산소성 운동이 EIA를 치료할 수는 없어도 EIA 공격을 유발시킬 수 있는 기회를 감소시켜 준다. 적절한 치료법으로, 약물적, 비약물적인 것들을 모두 포함해서 적절한 처치 전략을 통하여, 전문의들은 EIA 증상을 보였던 사람들 중 90% 정도는 역동적인 신체활동과 스포츠에 참여할 수 있다고 시사하였다.

속성 검토

- 천식은 폐로 이어지는 세기관지 통로에 분포하고있는 평활근 조직의 수축에 의해서 발생한다.
- 공기 중에 퍼져 있는 특정한 알러지 요인들이 천식을 유발한다.
- 아동기 비만의 증가는 천식발생의 증가와 비슷하며, 과도한 체중의 증가는 호흡기 통로의 직경을 감소시킨다.
- 의사협회에서는 천식을 가진 아이들에게 규칙적으로 유산소성 운동프로그램에 참여할 것을 권장한다.
- EIA는 천식으로 진단받지 않은 사람에게 조차도 피해를 입힐 수 있다. 특히, 지구성 운동은 천명, 기침, 호흡곤란 증상을 초래할 수 있다.
- EIA는 알러지 요인들이 만연한 실외활동, 실내 스케이트 링크장 그리고 실내수영장과 같은 장소에서 자주 일어나는 경향이 있다.

당뇨병과 운동

당뇨병은 대부분 서구 사회에서 노화와 함께 급증적으로 나타나고 있다. 당뇨병은 혈당치를 정상범위 내에서 유지하지 못하는 것을 특징적으로 나타낸다. 이것은 췌장이 인슐린 호르몬을 생산하고 혈중으로 분비하는 기능의 실패(제1형) 또는 호르몬에 대한 감응성 쇠퇴(제2형)에 따른 결과로 나타나는 것이다. 실제로 미국에서는 당뇨병의 발생이 나이가 들수록 증가됨을 알 수 있었다(그림 15.7). 더 놀라운 것은 1980년 이래로 당뇨병의 출현이 2배로 늘었다는 것이다. 2007년 질병통제 및 예방센터(CDC)에서는 미국인구의 8%인 약 2,360만 명을 당뇨병환자로 추정하였다. 따라서, 이러한 결과는 당국의 헬스 케어 시스템에 심각한 경제적 부담을 주는 것으로 인식되었다. 매년 당뇨병 치료에 따른 직접적인 의료비용 1,160억 불과 함께, CDC에서는 노동력 손실, 장애, 조기사망 등에 의한 간접적인 비용 발생이 580억 불에 달한다고 추산하였다.

당뇨병의 뚜렷한 특징은 정상 범위 내에서 혈당치를 유지시키지 못하는 질환이다. 췌장에서 인슐린을 생산해서 혈중으로 분비하지 못하는 것을 **제1형 당뇨병** 혹은 인슐린 의존성 당뇨병이라고 한다. 또한 인슐린 호르몬에 대한 목표조직(간, 근육)의 민감성(sensitivity)이 떨어져 나타나는 것을 **제2형 당뇨병** 혹은 비인슐린 의존성 당뇨병이라고 말한다. 두 당뇨 모두, 섭취한 탄수화물을 나중에 대사요구량이 증가되었을 때 에너지원으로서 이용할 수 있도록 하거나 혈당수준이 낮아졌을 때 혈중으로 당을 분비할 수 있도록 목표조직에 저장 수용하는 신체의 기능이 저하된 것이다. 당뇨병이 방치될 경우, 심장병, 뇌졸중, 고혈압, 신장병, 신경계 질환, 구강

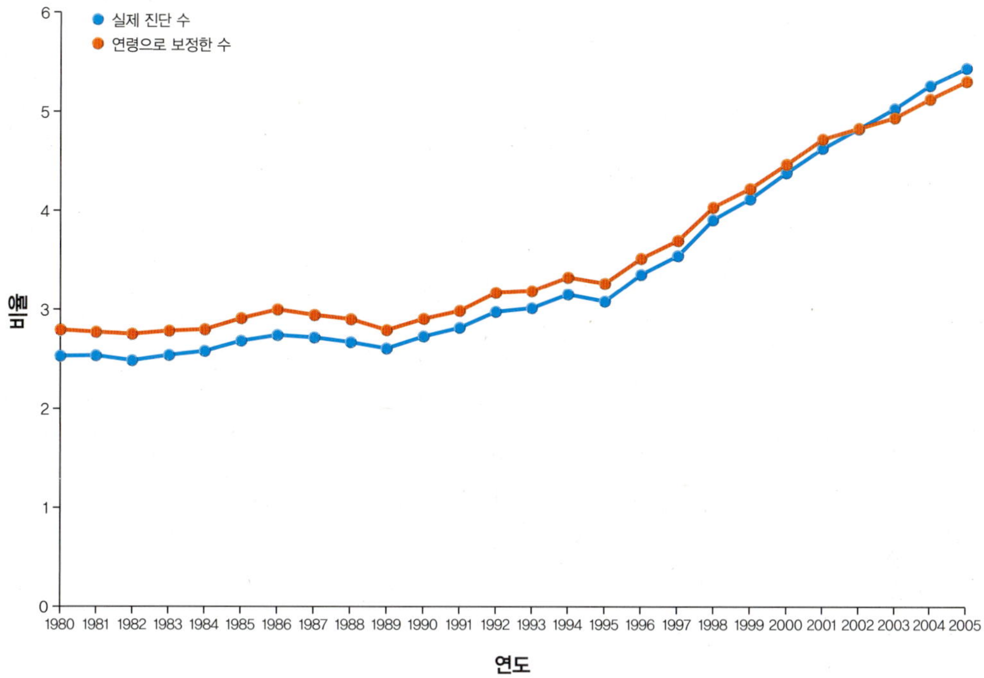

그림 15.7 1980년부터 2005년까지 미국인 100명당 당뇨로 진단받은 사람과 연령으로 보정한 발생율(%). (From the Centers for Disease Control and Protection. Available at http://www.cdc.gov/diabetes/statistics/prev/national/figage.htm.)

질병과 같은 심각한 합병증을 초래하게 될 것이다. 매해 미국에서 발생하는 하지 절단의 60%가 당뇨의 합병증으로부터 오는 혈관질환이다.

제1형 당뇨병

현재, 인슐린의존성 당뇨병(제1형)은 미국 당뇨질환 중 10%에서 15%를 차지하고 있다. 비록 이 당뇨는 모든 연령층에서 발생이 가능하지만 전형적으로 더 젊은 세대에서 빈발하기 때문에 소아발생 당뇨라고 때때로 언급된다. 제2형 당뇨의 증상이 나타나는 어린이들이 증가하는 추세임에도 불구하고, 매년 어린이와 청소년들 중에 진단되는 당뇨의 85%는 제1형 형태를 나타낸다.[63] 이들의 증상은 식사를 하고 난 후 과도한 소변생산(다뇨증; polyuria), 소변에 포함된 당, 지속적인 갈증, 증가된 혈당(hyperglycemia)을 포함하고 있다. 일반적으로, 인슐린을 합성하는 췌장의 베타 세포의 이상은 자가면역성 결과이다. 자가면역계는 자신의 세포를 외부물질로 잘못 인식하고 그것을 스스로 파괴시키는 것이다.[1] 결과적으로, 외부에서 인슐린은 정기적으로 투입되어야 만 한다. 인슐린 치료 외에도, 제1형 당뇨병을 지니고 있는 사람들은 식습관을 조절하는 데 신경을 써야 한다. 탄수화물이 하루 동안 규칙적으로 섭취되어야 하기 때문이다. 적당히 자동화된 혈당 모니터링 장치의 개발로 환자들은 이제 주기적으로 자신의 혈당치를 스스로 확인하여 필요할 때마다 인슐린 요법과 식이섭취를 조절 관리할 수 있게 되었다.

운동으로 작용 근육에서 포도당 사용이 증가되면서 저혈당증이 나타나게 되면, 혼수, 조절력의 상실, 의식상실과 같은 중추신경계에 영향을 미치게 된다. 이러한 이유 때문에, 대부분의 제1형 당뇨환자들은 스포츠와 운동을 피하는 경향이 있다. 그러나 운동이 지나치게 혈당을 낮출 수 있다는 개연성에도 불구하고, 운동은 계속해서 당뇨병을 지닌 사람들을 처방할 때 중요한 치료요법의 하나로서 여겨져 왔다. 이 문제에 대한 가장 최근의 미국당뇨협회의 입장은 "레저 활동, 동아리 스포츠, 경쟁 스포츠를 포함한 모든 수준의 신체활동이 합병증들을 가지고 있지 않고, 혈당 조절이 잘 되는 제1형 당뇨를 지닌 사람들에서 무난히 실행될 수 있다"고 시사하였다.[34]

모든 형태의 신체활동들이 권장된다할지라도, 다양한 스포츠 종목들의 각기 다른 에너지 요구량은 그들 각 종목에 맞게 조절되는 혈당 조절을 위하여 취해진 조치들이 필요할 것이다. 예를 들어, 중저강도의 지구성 형태의 운동들인 런닝, 사이클링, 수영 같은 운동을 하는 동안 정상 혈당을 유지하기 위해서는 운동 전에 인슐린 복용 양을 줄여야 하며, 또한 운동 전에 탄수화물을 섭취해야 한다. 이것은 운동 중에 혈당이 감소하는 현상을 최소화하기 위한 것이다. 운동한 다

글상자 15-8 응용 연구

제1형 당뇨를 지닌 사람이 신체활동을 할 때 당대사 반응을 조절하는 데 도움이 되는 가이드라인

1. 신체활동 전의 대사조절
   a. 공복혈당이 250 mg · dL^{-1}이 넘고, 케톤증이 있다면, 신체활동을 피한다. 만일 혈당이 300 mg · dL^{-1}이지만 케톤증이 나타나지 않는다면, 신체활동에 주의한다.
   b. 만일 혈당이 100 mg · dL^{-1} 이하라면, 탄수화물을 추가 섭취한다.
2. 신체활동 전과 후에 혈당 모니터링
   a. 인슐린 또는 식품섭취의 변화가 언제 필요한지를 확인한다.
   b. 각기 다른 신체활동에 따라 당 반응이 다르다는 것을 안다.
3. 식이섭취
   a. 저혈당을 피하는 데 필요하다면 탄수화물을 추가 섭취한다.
   b. 신체활동 중 또는 후에 즉각적으로 탄수화물 형태의 식품을 이용할 수 있어야 한다.

음 혈당량을 살펴보는 것 또한 중요하다. 만약 필요로 하다면, 추가적인 탄수화물을 섭취하고, 운동 3시간 후까지 제1형 당뇨병 사람들은 낮은 혈당을 유지할 수 있도록 해야 한다.[65] 반면에, 고강도의 단시간 운동을 수행할 때 인슐린 의존성 당뇨병을 지닌 운동선수들은 혈당이 증가하는 것을 경험한다. 이때 고혈당증(hyperglycemia)은 심각한 문제인데, 이것은 고강도의 운동 시에 동반되는 카테콜라민과 코티졸의 증가에 의하여 자극받은 간이 글루코스 생산을 증가시키고, 분비시킨 결과이다.[92] 이러한 고혈당증은 근육이 더 이상 많은 비율의 글루코스를 사용하지 않고 있는 운동 후에 가장 분명하게 나타난다. 이것은 운동 후라도 혈중에 높은 카테콜라민과 코티졸이 혈중으로 정상 이상의 당을 계속 분비하도록 여전히 영향을 미치고 있다는 것이다. 이런 상태인 경우에, 운동 후 소량의 인슐린을 투여하고, 그 시간에 탄수화물 섭취를 피하는 것이 바람직하다.[34]

아이들의 지속적인 놀이처럼, 청소년과 젊은 성인들에 의해 수행되는 대부분의 스포츠는 중저강도로 장시간 진행되며, 중간중간 최대 순발력을 발휘하는 형태들이다. 이러한 간헐적 고강도의 운동들은 축구, 농구, 라켓볼 등과 같이 인기종목들이다. 결과적으로, 적절한 강도의 운동에 비해 간헐적이며, 이러한 형태의 운동들이 혈당 수준을 어떻게 바꿀지에 관하여 비교적 알려진 바가 없다. 그렇지만 일부 활용할만한 자료들에 따르면, 고강도 운동 중에 분비되는 혈당방출호르몬들(카테콜라민, 코티졸, 글루카곤)의 영향 때문에, 운동 중 및 운동 후에 염려할 바는 아닌 것 같다.[35] 결과적으로, 중저강도의 운동과 비교해서, 운동 전 인슐린 복용량을 바꾸거나, 간헐적 고강도 운동 중 및 후에 적절한 혈당을 유지시키기 위하여 탄수화물 섭취를 조절할 필요까지는 없다고 인식되었다.[34] 그러나 각 운동선수들은 그들의 주치의나 코치와 상담을 해야 하며, 운동 중 및 운동 후에 바람직한 혈당 유지를 위해 어떤 조치를 취해야 하는 지는 경험을 통해서 배워야 한다.

제1형 당뇨병을 가지고 있는 사람들은 운동을 통하여 개선된 혈중지질 성분, 혈압강하, 심폐지구력 증가, 심지어 정신적 행복감을 포함한 여러 결과들로 많은 건강의 유익을 얻을 수 있다. 그러나 운동은 신체의 당조절 능력을 직접 향상시켜주지는 않는다. 즉, 운동상태에 상관없이 제1형 당뇨병은 항상 외인성 인슐린을 주사하는 것이 필요하고, 음식을 섭취할 때 주의를 기울여야 하며, 그들의 혈당 수치를 감시하는 것이 필요하다. 미국당뇨협회는 신체적으로 활동적인 사람들을 위한 혈당조절 가이드라인을 글상자 15-8에 제시하였다.

제2형 당뇨병

이 당뇨병의 형태는 주로 골격근과 간 조직의 인슐린 감수성의 감소가 확실한 특징이다. 또한, 인슐린을 배출하는 췌장의 손상된 능력이 나타난다. 제2형 당뇨병은 매년 미국에서 진단되는 전체 당뇨질환 중의 85~90% 정도로 추정된다. 전통적으로, 비인슐린 의존적인 당뇨병은 또한 '성인기 발생' 당뇨병으로 인식되어 왔다. 왜냐하면 대부분의 환자가 적어도 18세 이상에서 진단을 받기 때문이다. 비록 20~30년 전에 제2형 당뇨병이 아이들과 청소년들에서 급증하는 추세가 있었지만, 이 연령대에서 임상적으로 진단된 당뇨의 85%는 여전히 제1형 당뇨병이다.[63]

지난 20~30년 동안 미국과 전 세계에서의 제2형 당뇨병의 급격한 증가는 "전염병"으로 불려질 정도이었으며, 또한 의료 및 건강 전문가들에 의하여 경고되어 왔다. 2025년까지, 전 세계적으로 3억 명이 넘는 사람들이 제2형 당뇨병에 걸릴 것이라고 전망된다. 이것은 사망률과 심각한 유병률, 실명, 신부전증, 신경병증, 심혈관 질환을 유발할 수 있는 혈관성 합병증과 같은 심각한 유병률과 사망률의 증가와 연관되기 때문에 크게 염려가 되는 것이다(글상자 15-9).[42]

위험인자로서 비만

제2형 당뇨병의 만연한 증가는 현대의, 산업화된 국가시민들의 비만과 평행구조를 이룬다. 실제 비만은 만병 발생의 확실한 위험요소로 간주되어 왔다. 특히, 인슐린을 생산하고 방출하는 췌장의 기능 감퇴에 있어서 비만의 영향이 크다. 지방조직, 특히 내장지방은 인슐린을 합성하는 췌장의 베타세포를 파괴하는 염증 싸이토카인(cytokine; TNF-a, IL-6, IL-8)을 배출한다. 인체의 베타세포의 반 이상은 환자들이 제2형 당뇨병을 진단받았을 때, 이미 파손된 것으로 추론되었다.[11] 인슐린 생산의 감소와 더불어, 제2형 당뇨병을 가진 사람들은 순환하는 혈중 인슐린에 대한 목표조직들의 감수성이 저하된 것이 나타났다. 특히, 탄수화물을 저장하는 주요한 2곳인 간과 골격근에서 그렇다. 비만, 특히 남성형 비만은 "배(pear)"모양이 아니라 "사과(apple)"모양을 나타내는 비만형태는 또한 인슐린 저항성에 주요 요소이다. 내장지방조직에서 혈중으로 분비된 높은 유리지방산 때문에, 그 지방산의 일부가 간 세포(hepatocyte) 또는 골격근 세포(myocyte)에 저장 축적되게 된다. 이것이 조직 세포내 신호 통로를 방해해서, 그러한 장기들에서 인슐린에 대한 반응을 무디게 만드는 것이다.[66,103] 체지방의 감소는 이 인슐린 저항성을 약화시키는 것으로 연구들에서 입증되었다. 한 연구에 따르면, 제2형 당뇨병을 가지고 있는 비만인 사람들은 단지 7%의 몸무게를 줄였는 데도 인슐린 감수성이 50% 이상 향상된 것으로 나타났다.[117] 물론 다른 연구에서는 이 같은 현저한 변화는 인식되지 않았다. 그러므로 비만은 목표조직의 인슐린 감수성 감소와 제2형 당뇨병에서 특징지어지는 췌장의 인슐린 생산의 제한을 일으키는 데 하나의 요인이라는 것이다. 또한, 지방량의 감소는 특히 내장지방, 증가하는 주요 질환들의 치료와 예방에 있어 효과적인 비약물적 처치라는 것 또한 확실하다.

위험요인으로서 신체활동 부족

신체 활동의 부족은 제2형 당뇨병 발생의 두 번째 주요 위험요소이다. 제1형 과는 다르게 서서히 시간이 지나면서 발병된다. 비만과 함께, 비인슐린 의존성 당뇨병의 증가 추세는 하루 일상생활에서 점진적이고 상당한 신체활동량을 감소시킨 것과 일치한다. 이 관계는 다음에 기초한다. 즉, 인슐린처럼, 근수축 활성은 당 수송체(GLUT 4)를 근섬유 막으로 동원시켜서, 혈중에서 활동 근육으로 혈당의 흡수를 촉진시키게 한다. 실제로, 혈당 흡수에 대한 근수축의 작용은 운동을 중단한 후 48시간까지 효과가 지속된다.[75] 게다가, 장기간 운동 훈련은 근섬유 내 분포하는 당 수송체의 총수를 증가시킨다. 이것은 일과성 운동 중에 근세포 막으로의 당 수송체 동원을 증가시키고, 그로 인하여 운동 중 또는 운동 후에 혈당의 총섭취량을 높여 주게 된다.[33] 더 최근에, 지구성 운동과 마찬가지로 저항성 운동 또한 근육수축에 의한 혈당 섭취량을 효과적으로 증가시키는 것으로 나타났다.[28] 근수축 활동에 의해 유도된 인슐린의 감수성 향상으로 인하여, 운동은 또한 적절한 혈당수치를 유지시키기 위하여 췌장에서 인슐린을 분비해야 하는 베타 세포의 부담을 완화시켜 주게 된다.

글상자 15-9 알고 있습니까?

조절 안 되는 제2형 당뇨의 결과를 아는가?

조절되지 않는 제2형의 당뇨병의 결과는 아주 심각하고 때로는 치명적인 사태를 초래할 수 있다. 예를 들어, 실명, 감각의 상실, 괴사와 사지의 절단, 심장마비, 뇌졸중 등은 조절되지 않는 제2형 당뇨병의 결과로 인해 나타나는 증상들이다. 만일 혈당이 장기간 동안 고농도 수준을 유지한다면, 혈관계와 신경들에 손상을 줄 수 있다는 것이 문제이다. 적절한 혈액공급과 신경전달에 의존하는 조직 또는 기관들은 혈관과 신경들이 차단되므로 인하여 손상을 받게 되고, 기능이 상실될 수 있다.

기타 위험요인들

비만이나 비신체활동 이외에도, 기타 중요한 위험 요인들 또한 사람들로 하여금 제2형 당뇨병에 잘 걸리게 할 수 있다. 예를 들어, 당뇨로 어려움을 겪고 있는 사람들 중의 80%는 그의 직계 가족 내에서 적어도 한 명은 당뇨로 고통을 받고 있기 때문에, 가족력은 바꿀 수 없는 위험요소로 인식되었다.[73] 비록 가족구성원의 생활습관의 공통된 점도 당뇨 발생의 부분적인 원인이 될 수 있겠지만, 강력한 유전적 소인이 행동이나 생활습관과 무관하게 영향을 미치는 것으로 생각되고 있다. 인종 또한 비인슐린 의존성 당뇨의 발병에 원인이 된다. 당뇨의 위험이 특히 높은 인종은 본토 미국인, 다음 아프리칸 미국인, 그리고 히스패닉 미국인 순으로 나타났다.[73] 그러나 이 당뇨병은 카우케시안과 아시안 미국인을 포함해서 모든 인종 군에서 나타난다. 자료에 따르면, 성인 당뇨에 있어서 성별은 당뇨 발병률에 아무런 영향을 미치지 않았다. 즉, 18세~79세 사이의 모든 연령 군에서 성별에 따른 차이가 없는 것으로 인식되었다. 그러나 미성년자에서는, 남자보다 여자가 제2형 당뇨의 유병률이 더 높았다. 그리고 성인 및 일부 소수집단에서는 나이가 들어감에 따라 당뇨 유병률이 점진적으로 증가하는 것으로 나타났다.

운동과 제2형 당뇨

운동을 통해서는 단지 당뇨를 관리할 수 밖에 없는 제1형 당뇨와는 다르게, 제2형 당뇨는 운동만으로 치료와 예방을 동시에 할 수 있다.[118] 앞에서 언급했듯이, 운동은 목표조직의 감수성을 증가시킴으로써 혈당의 섭취량을 증가시킬 수 있다. 결과적으로, 운동은 인슐린 저항성의 보상 극복을 하기 위하여 과도한 양의 인슐린을 분비해야 하는 췌장의 스트레스를 낮추어 주는 것이다. 운동의 또 다른 장점은 일반적으로 제2형 당뇨와 관련이 있는 심혈관 질환의 위험요소와 연관성이다. 규칙적인 유산소성 운동은 제2형 당뇨에서 전형적으로 나타나는 고혈압, 좋지 않은 혈중지질들(고콜레스테롤 및 중성지방)과 좋지 않은 신체 구성을 지니고 있는 사람들에게 매우 유익하다. 실제로, 당뇨환자들은 심혈관 질환과 합병증으로 사망할 위험성이 일반인들보다 4배가 더 높은 것으로 나타났다. 건강한 일상생활의 일부인 규칙적인 신체활동이 이러한 위험성을 50% 이상 감소시킨다고 보고되었다.[84]

제2형 당뇨를 지닌 사람들에게 어떤 운동 프로그램을 권장해야 하는가? 혈압과 혈중지질을 효과적으로 조절할 수 있으며, 또한 체중과 신체 구성을 잘 유지할 수 있는 유산소성 운동이 필수적인 요소이다. 반복적인 근수축 운동은 혈당 수송체(GLUT 4)를 운동 후 약 48시간 동안 근세포 막으로 동원시키기 때문에, 지구성 운동은 2일 이상 거르지 않고 규칙적으로 수행되어져야 한다. 종종 제2형 당뇨와 함께 동반되는 신경병증(neuropathy)이 발의 감각을 손상시키기 때문에, 수영이나 사이클링과 같은 체중을 부하하지 않는(non-weight bearing) 운동을 포함하는 것이 현명하다. 비인슐린 의존성 당뇨를 지닌 사람들은 체력이 좋지 않기 때문에, 초기 운동프로그램에서 운동강도는 최대산소섭취량의 40% 이하의 낮은 강도에서 수행되어야 한다. 심폐지구력 운동이 진행되면서, 운동의 강도는 점진적으로 최대산소섭취량의 50~70% 정도로 증가시킨다. 운동강도와 마찬가지로, 1회 운동 지속시간은 당뇨환자에서 나타나는 초기의 낮은 체력 수준에 맞추어져야 하는데, 대략 10분에서 15분 정도 지속하는 것으로 시작한다. 시간이 지나면서, 체력의 향상 정도에 따라, 운동은 적어도 30분 이상을 지속해야 한다. 그리고 체중을 줄이는 것이 주요 목적이라면, 중저강도에서 60분 동

속성 검토

- 당뇨는 미국 인구의 거의 8% 정도에서 유병 상태이다.
- 당뇨의 주된 특징은 적절한 혈당 수준을 유지시키지 못하는 기능 이상이다.
- 제1형의 당뇨는 인슐린을 생산하는 췌장의 선천적 이상 때문에 발생한다.
- 제2형의 당뇨는 정상적으로 혈당을 섭취하고 글리코겐으로 저장하는 조직이 인슐린에 대한 감수성이 떨어져서 발생하는 질환이다.
- 의학전문가들은 제1형 당뇨나 제2형 당뇨를 지닌 사람들 모두 운동이 주는 다양한 건강상 장점들이 있기 때문에 운동프로그램에 참여하기를 권장하고 있다.
- 제2형 당뇨의 발생은 20~30년 전에 비하여 기하급수적으로 증가하였고, 이는 비만의 증가율과 유사한 증가 형태이다.
- 비만과 같이, 신체활동의 부족이 제2형 당뇨 발생의 주요 위험요소이다.
- 제1형 당뇨를 지닌 사람들은 당뇨 관리를 위해서 운동을 해야 한다. 그러나 제2형 당뇨환자들은 운동으로 실제로 당뇨를 예방과 치료할 수 있다.

안 운동을 지속하는 것이 적절하다.

저항성 운동은 혈당 수송체(GLUT 4)를 효과적으로 동원시켜서, 혈당의 섭취량을 증가시켜 주는 것으로 보고되어 왔기 때문에 운동프로그램에 포함시켜야 한다. 더구나, 저항성 운동은 근육량과 탄수화물 저장 수용능력을 향상시켜서 혈당조절 능력을 개선시켜 준다. 미국대학스포츠의학회(ACSM)은 제2형 당뇨를 지닌 사람들은 저항성 운동을 적어도 일주일에 2회 이상하도록 권장하고 있다. 미국당뇨협회(ADA)에서는 전신의 근육 모두를 자극시키는 저항성 트레이닝 운동을 추천하는 한편, 8회에서 10회 정도를 반복하는 3세트의 운동프로그램을 주 3회 권장하고 있다. 이들 두 기관들은 제2형 당뇨 환자들은 운동요법 프로그램에 참여하기 전에 철저한 의학 검진과 함께 주치의와의 상담을 강조하고 있다.

대사성 증후군

제2형 당뇨와 밀접하게 관련이 있는 것으로, **대사성 증후군**(또는 신드롬 X)이라고 불리는 상태이다. 이 증후군은 질병과 관련이 있는 여러 가지 조건들을 지니고 있는 것이 특징이다. 즉, 주요 요소는 비만, 고혈압, 나쁜 혈중 지질 프로파일 그리고 인슐린 저항성이 포함되어 있다. 이러한 비건강적 요소들의 축적은 결국 심혈관계 질환과 제2형 당뇨의 위험을 증가시킨다. 실제로, 통계에 따르면 대사증후군을 지닌 남녀 모두가 그렇지 않은 사람들보다 심혈관계 질환에 의한 사망률이 2배 이상 높게 나타났다.[45] 또한 대사성 증후군은 제2형 당뇨 발생의 가능성을 9배 이상 더 높였다. 대사성 증후군의 발생은 20~30년 전에 비하여 급속도로 늘어났다. 그리고 현재 미국인의 23%가 이 질환을 지니고 있다.[29]

병인학

대사성 증후군의 보유자 증가는 같은 기간 동안 비만의 증가와 함께 한다. 실제로, 비만은 대사성 증후군의 가장 주된 위험요소로 여겨진다. 특히, 피하지방에 비해 내장 지방이 높은 중심성 비만은 대사성 증후군 발생에 매우 큰 영향을 미친다. 내장 지방조직은 인슐린의 감수성을 떨어뜨리면서 간(liver)에 영향을 미치는 유리지방산을 혈중으로 분비하는 특성을 나타낸다. 더구나, 간이나 골격근에서의 인슐린 저항성이 일반적으로 대사성 증후군의 원인이 되고 있다. 대사성 증후군 발생의 기타 위험요소에는 나이와 비신체활동이 포함된다. 그 이외에도, 고당질식은 또한 이 증후군에 영향을 준다. 대사성 증후군 발생은 나이가 들수록 증가한다는 것이 자료에 의해서 명확하게 나타났다. 비록 이 질환이 5% 미만의 청소년들에게서 나타나지만, 20~29세 사이에서는 7%가, 60세정도에서는 40% 이상이 나타나고 있다. 최근 종단적 연구에 따르면, 대사성 증후군의 발생은 신체적으로 활동적이지 않은 사람들이 활동적인 사람들보다 2배 이상 더 높은 것으로 나타났다.

대사성 증후군의 관리

비만과 비신체활동은 대사성 증후군 발생에 대한 강력한 두 가지 예측변수이기 때문에, 전문가들은 생활습관 개선이 가장 효과적인 치료방법이라고 말한다. 6~12개월 동안 체중의 7~10%를 감량하는 것을 목표로 할 때, 하루 섭취량을 500~1,000칼로리를 줄임으로써 안전하고 효과적으로 감량할 수 있는 방법이다.[25] 총칼로리 섭취량을 줄이는 것과 함께, 식단의 구성을 바꾸어야 한다. 단당류와 지방의 섭취는 줄이고 과일, 채소와 곡물을 더 많이 섭취하는 것이 바람직한 식단이다. 좀 더 구체적으로, 만일 탄수화물을 더 많이 섭취했다면, 포화지방, 트랜스지방, 그리고 콜레스테롤의 섭취는 제한시키는 것이다. 최근 연구에 따르면, 탄수화물 제한이 대사성 증후군을 관리하는 데 매우 효과적이라고 언급되었다.[122]

규칙적인 운동은 특히 유산소성 운동은, 대사성 증후군의 각 위험요소들을 관리하는 데 효과적인 것으로 나타났다. 즉, 운동을 통한 다이어트는 비만, 고혈압, 인슐린 저항성 그리고 혈중지질에 좋은 영향을 미친다. 운동처방 지침은 심혈

속성 검토

- 대사성 증후군은 고혈압, 비만, 지질이상증, 인슐린 저항성과 관련되어 나타나는 증후이다.
- 대사성 증후군의 발생은 심혈관 질환과 제2형 당뇨의 발생 위험률을 높인다.
- 노화와 정적인 생활습관이 대사성 증후군의 더 큰 위험 요인이다.
- 지구성 운동은 대사성 증후군을 관리하는 데 효과적일 수 있다.

글상자 15-10 전문가 의견

미량 영양소와 만성질환

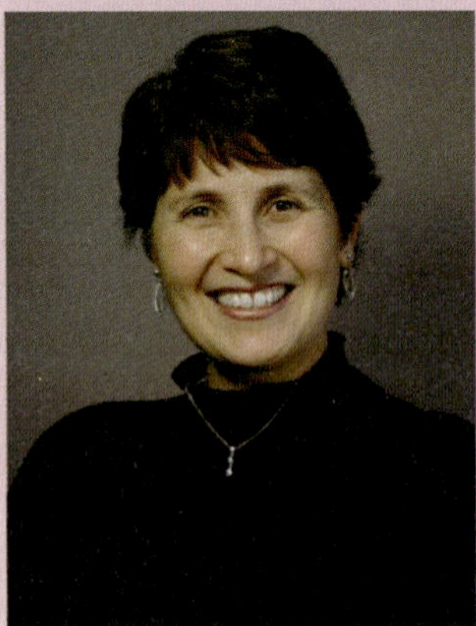

Stella Lucia Volpe, PhD, RD, LDN, FACSM
펜실바니아 대학교(필라델피아)
생물행동 · 건강과학 학부

에너지 총섭취량은 건강 측면에서도 중요하지만 특히 운동선수들에게 있어서는 더욱 중요하다. 나의 대부분의 연구는 미네랄 보충과 그것이 체중 감소와 제2형 당뇨에 어떤 잠재적인 효과가 있는지 또한 운동 중 무기질 대사와는 어떤 관련성이 있는지를 밝히는 것이었다. 여기서는 미네랄, 운동, 그리고 체중감소에 관한 나의 연구결과들을 나누려고 한다.

크롬 보충과 체중감소

비만과 제2형 당뇨는 지난 30년 동안 기하급수적으로 증가해 왔다. 모든 연령대에서 발생되고 있는데, 이러한 비만 유행은 계획적인 운동참여의 부족, 여가시간 중 운동부족, 음식소비의 증가, 텔레비전 시청과 컴퓨터 사용의 증가 등과 같은 다양한 요인들의 영향으로 발생되어 왔다. 그러므로, 어떤 하나의 특효 약이 이런 문제점을 해결해 주지는 못한다. 그러나 비만과 체중감소에 미치는 요인들에 대한 다양한 연구에서 체중감소에는 미네랄 보충이 중요하다는 것을 알게 되었다.

나의 연구팀과 나는 체중감소에 대한 크롬 피콜리네이트(picolinate)에 관하여 연구하였다. 크롬은 당 섭취를 촉진하기 위한 인슐린의 효과를 증가시켜 주는 크로모듈린(chromodulin) 단백질의 활성요소이다. 1990년대 초반에 크롬 보충에 관한 연구가 진행되었는데, 대부분 남자 운동선수들을 대상으로 하였으며, 신체조성에 대한 정확한 평가도 없이 추진되었다. 그러므로 우리 연구팀은 무작위 설계에 따라 위약군과 처치군으로 나누고, 이중맹검법을 통하여 매일 400 mg의 크롬을 섭취한 처치군과 위약군을 대상으로 12주 동안 웨이트 트레이닝과 워킹 프로그램을 통해 44명의 비만 여성들의 측정 변인들을 분석하였다. 안정시대사율(RMR)을 측정하였으며, 수중체중측정법을 이용하여 신체구성 성분들을 또한 분석하였다. 크롬, 아연과 철의 상태, 혈중지질 상태, 혈청 인슐린, 혈당수준 등을 분석하기 위하여 혈액과 소변을 채취하였다. 연구결과 크롬 보충은 측정 변인들에 아무런 영향도 주지 않는 것으로 나타났다. 다시 말해서, 우리는 크롬 보충을 한 그룹과 위약군 간의 유의한 차이를 발견하지 못했다.

마그네슘과 대사성 증후군

우리 연구팀은 대사성 증후군에 관련하여 마그네슘이 미치는 효과에 대한 연구를 NIH의 연구비 지원으로 이중맹검법에 따라 랜덤하게 처치군과 위약군으로 나누어 시도하였다. 대사성 증후군은 이하 5가지 특징 중 적어도 3가지를 가지고 있는 사람에게 해당되는 증후군이다.: 허리둘레, 중성지방, 혈압, 혈당의 증가된 값들과 HDL의 감소 값이다. 문헌들에 따르면, 마그네슘은 대사성 증후군을 예방시킬 수 있으며, 또한 제2형 당뇨를 개선시키는 것으로 나타났다.[1,2] 마그네슘과 대사성 증후군에 대한 연구의 목표는 마그네슘 보충이 대사성 증후군을 지니고 있는 사람들의 인슐린 저항성을 개선시켜 주는지 평가하는 데 있었다. 비록 아직까지 제공할 만한 유의미한 결과는 없지만, 우리는 이러한 시도들이 대사성 증후군에 대한 마그네슘의 효과를 규명하는 데 기초가 되기를 바라고 있다. 우리의 다음 연구는 마그네슘이 대사성 증후군에 어떻게 영향을 미치는지에 관한 메커니즘을 밝히는 것이다.

참고문헌

1. Harris Rosenzweig P, Volpe SL. Effect of iron supplementation on thyroid hormone levels and resting metabolic rate in two college female athletes: a case study. Int J Sport Nutr Exerc Metab. 2000;10:434–443.
2. Maxwell C, Volpe SL. Effect of zinc supplementation on thyroid hormone function: a case study of two college females. Ann Nutr Metab. 2007;51:188–194.
3. Volpe SL, Huang HW, Larpadisorn K, et al. Effect of chromium supplementation on body composition, resting metabolic rate, and selected biochemical parameters in moderately obese women following an exercise program. J Am Coll Nutr. 2001;20:293–306.

관계 질환을 치료하고 예방하기 위한 권장 내용과 유사해야 하며, 워킹, 조깅, 사이클링, 수영과 같은 지구성 운동을 1회 30분 이상 유지 가능한 적절한 운동강도에 초점을 둬야 한다 (글상자 15-10).[25,116]

HIV/AIDS와 운동

HIV/AIDS의 질환은 현재 상태가 AIDS의 단계로 진행되었는지에 상관없이 HIV 감염이 확인되었을 때로 미국질병통제 및 예방센터(CDC)에서는 정의하고 있다. CDC에 따르면, 매년 약 56,000명이 미국에서 HIV에 감염되는 것으로 나타났다.[34] 2006년까지 미국에서 누적된 에이즈 인구는 백만 명을 넘었다. 최근의 아주 활성적인 항리트로바이러스요법(HAART)의 개발로 인하여, HIV/AIDS로 고통을 받고 있는 사람들의 평균 수명이 상당이 증가되고 있다. 따라서 이제는 이 질환을 생명을 치명적으로 위협하는 급성의 것으로 보지 않고, 장기적인 만성질환으로 인식하고 있다. 그러나 이러한 새로운 치료법의 부정적인 면으로서, 환자들은 신경병, 심폐질환, 체지방 증가, 근육병과 같은 여러 가지 장애를 수반하는, 만성적인 질병의 진행 형태를 겪게 된다. 또한, 분명한 점은 근육 쇠약과 근력의 저하에 따라서 일상활동들을 더 힘들게 하는 피로의 증가이다. 더군다나, 연구에 따르면, 최대산소섭취량으로 수량화되는 심폐지구력은 이 질환을 겪고 있지 않는 사람들보다 약 40% 이상 낮은 것으로 나타났다.[12,51] 전반적으로 HIV/AIDS환자들에게서 나타나는 최대산소섭취량의 저하는 골격근의 미토콘드리아의 손상으로 설명될 수 있다. 이러한 결과는 혈액으로부터 산소를 추출하고, 산화경로를 통하여 ATP를 생산하는 운동근육의 손상에 따른 것이다. HIV/AIDS 환자들의 유산소성 운동에 대한 참여 부족은 일상활동을 하는 동안 그들의 삶의 질을 향상시키는 취미활동들을 할 수 있는 능력을 제한하게 한다. 따라서, 과학자들은 이러한 환자들이 운동으로 그들의 체력을 향상시킬 수 있는지 의문을 품어 왔다. 여러 연구들에서 보고된 바와 같이, HIV/AIDS로 진단받은 사람들도 실제로 적절하게 고안된 지구성 운동프로그램을 할 수 있으며, 질병이 없는 사람들과 비슷하게 최대산소섭취량의 향상(20~30%)이 나타난다.[82,113] HIV/AIDS 환자들이 유산소성 운동을 하는 것은 어떠한 건강상의 위험도 따르지 않는다는 것을 아는 것이 중요하다. 즉, 트레이닝으로 인하여 바이러스나 면역세포(CD 4) 모두 다 변화되지 않는다는 것이다. 더구나 지구성 운동 후에 심리적 안녕감(ex. 만족감 증가, 우울증 감소)은 향상되었다.[17]

심폐지구력의 감소 이외에도, HIV/AIDS는 종종 '소모성(wasting)'이라고 불려지는 상황들과 연관이 있는데, 이것은 심지어 항리트로바이러스요법(HAART)로 치료받고 있는 사람들 중에도 나타나는 것이다. 이 '소모성'은 12개월 동안 최소 10%의 체중이 감량되는 것으로 특징된다. 이러한 체중—대부분은 골격근—의 감소뿐만 아니라, 기능적 능력도 감소된다. 선행연구에 따르면, 소모성과 사망에 이르게 하는 질환의 진행 간에는 강력한 상관이 있는 것으로 나타났다. 여러 가지 접근방법들이 이러한 근육 소모성을 차단하기 위하여 실험되어 왔다. 즉, 영양상담과 중재요법, 호르몬 치료, 약물 처방들이 시도되었었다. 그러나 이 모든 방법들은 구토와 고비용과 같은 상당한 어려움이 나타났기 때문에 대량으로 사용하는 것은 비현실적인 것으로 인식되었다.[24] 성공적인 방법으로 입증되었으나, 경우에 따라 약간의 부작용을 나타내었던 한 가지 처치법이 저항성 트레이닝이다. 많은 연구들에서 HIV/AIDS로 진단받은 사람들도 이러한 질환이 없으며 좌식생활을 하는 사람들에서 관측되는 것과 유사한 근기능의 향상과 근량의 증가가 나타날 수 있다고 시사하였다. 예를 들면, 로벤로프 등[97]은 1RM의 50~80%의 부하를 이용하여 3세트, 8회 반복, 8주 간 저항성 트레이닝 후에 이루어진 평가에서 모든 근육의 근력이 31~50% 증가한 것으로 나타났으며, 제지방량이 유의하게 증가하였다. 이들 환자들은 또한 평상시 일상생활에서 신체적 기능성 능력이 저항성 트레이닝 후에 그 결과로 유의한 증가가 나타났다.[98] 유산소성 트레이닝과 함께, 저항성 트레이닝의 참가는 HIV/AIDS 환자들의 건강이나 퇴행속도를 가속화시키는 것과 관련이 없었다. 그러므로 이러한 운동프로그램은 안전하고 효과적인 것으로 입증되었다.[7]

속성 검토

- 미국에서만 대략 56,000명의 사람들이 매년 HIV에 감염된다.
- HIV는 일상적인 생활을 더욱 어렵게 만드는 근육의 쇠퇴와 약화를 초래한다.
- HIV 환자들에게서 유산소성 능력($\dot{V}O_{2Max}$)의 40% 정도의 감소가 나타난다. 이것은 주로 근육의 미토콘드리아의 손상 때문인 것으로 인식된다.
- 연구에 따르면, HIV 환자들은 적절히 구성된 지구성 운동프로그램에 참여를 통하여 HIV 질병이 없는 사람들처럼 어느 정도 수준(20~30%)까지 최대산소섭취량을 증가시킬 수 있다.
- 저항성 트레이닝은 AIDS환자들에게 어떤 부작용 없이 유의하게 근육량과 근력을 증가시키는 것으로 나타났다.

간질과 운동

간질은 미국 인구의 약 1%, 즉 200만 명이 넘는 사람들에게서 나타나는 것으로 보고되었다. 이 간질의 확실한 특징은 발작이 반복되는 것이다. 한번 발작을 겪은 것은 간질이라고 진단하지 않는다는 것을 인지하는 것이 중요하다.

병인

모든 간질의 사례를 설명할 수 있는 하나의 원인은 없다. 실제로, 대부분의 발작은 원인을 알지 못한다. 간단히 말해서, 뇌에 있는 뉴런 다발의 활동 항진으로 나타나는 결과를 하나의 간질 원인으로 볼 수 있다. 그렇지만 이러한 당혹스러운 질병에 대한 연구에서 과학자들은 간질 발생에 영향을 미치는 여러 가지 요인들을 확인하였다. 예를 들어, 뇌 신경세포의 이온 채널의 손상을 발현시키는 유전적 요인들이 비정상적으로 세포막의 흥분성을 높이고 자극 역치는 낮추는 것이 간질을 일으킬 수 있다.

종양, 알코올 남용, 마약중독, 외상성 두뇌손상으로부터 유발된 뇌 손상 또한 간질의 발생과 관계가 있다. 더구나, 뇌의 적절한 산소공급의 차단에 따라 발생된 어떤 문제 또는 상태들이 또한 간질 발작의 원인이 될 수도 있다. 실제로, 성인에서 간질로 새롭게 진단받은 사람의 3분의 1은 뇌혈관 질환을 지니고 있었다. 이 뇌혈관 질환은 뇌로 가는 혈류를 방해하게 된다. 특히, 어린아이들에서는 높은 수치의 납이나 일산화탄소의 노출과 같은 요인들이 기타 발작 원인들로 인식되었다. 결국 에이즈, 뇌 수막염, 뇌염과 같은 감염성 질환은 뇌신경의 지나친 활성과 간질을 유발할 수 있다.

간질의 증상을 조절할 수 있는 약품의 효력에도 불구하고, 여전히 이 질환을 지닌 사람들은 고통스러운 발작을 겪을 가능성이 존재한다. 이러한 간질 발작을 일으키게 하는 요인은 무엇일까? 비록 간질이 있는 환자들이 다양한 자극에 대하여 민감성이 다르지만, 피로, 알코올 섭취, 부드럽게 깜빡꺼리는 불빛들, 담배연기, 그리고 수면박탈과 같은 것들이 가장 흔한 유발요소들이다. 그러나 아마도 대부분의 간질 발작요인으로 보고된 가장 흔한 요인은 스트레스이다. 스트레스 관리에 효과적이라고 입증된 운동이 간질로 진단받은 사람들의 많은 발작을 감소시키는 것으로 보고되었다(글상자 15-11).

> **글상자 15-11 알고 있습니까?**
>
> **간질과 성취력에 대하여 알고 있는가?**
>
> 비록 정신적 장애를 가진 일부의 사람들이 간질을 지니고 있다 할지라도, 두 가지 상태가 반드시 연관되어 있는 건 아니다. 실제로, 잘 알려져 있으며 지능도 상당히 높고 성취수준도 높았던 사람들 중에도 간질로 고통을 받은 경우가 있다. 즉, 줄리어스 카이저, 소크라테스, 나폴레옹 보나파르테, 배우 데니 글로버, 가수 닐 영, 그리고 올림픽 육상 선수인 플로렌스 그리피 조이너 등이 그러한 사례들이다.

운동과 간질

간질을 지니고 있는 대부분의 사람들은 일반적으로 체력도 안 좋고 건강하지 않다. 그것은 그들이 격렬한 신체운동으로부터 오는 스트레스가 발작을 유발시킨다고 믿기 때문이다. 이것은 운동이나 스포츠에 참가함으로써 발작을 경험한 환자가 10% 정도 있는 것으로 보아 타당한 염려일 수도 있다.[79] 그러나 간질 환자의 약 40% 경우 규칙적인 운동을 하고 있기 때문에 그러한 발작 경험을 하는 것은 일반적이지 않다. 간질 발작에 대한 운동이 미치는 서로 상반적인 효과를 설명할 수 있는 많은 요인들이 있다. 고강도 또는 탈진적인 운동을 하면 발작의 가능성이 높아진다. 특히나 고강도의 운동에 익숙하지 않거나 체력이 좋지 않은 경우에 그렇다. 또 다른 설명으로는, 운동으로 발작이 생기는 것은 신체 활동과 함께 동반되는 심리적인 스트레스가 원인이 될 수도 있다는 것이다. 이러한 심리적 스트레스 단독으로도 뇌 내의 전기활동을 증가시킬 수 있다. 간질환자의 특정 뇌 부위에 있는 뇌신경세포들이 기본적으로 과잉의 흥분상태와 자극에 대한 낮은 역치 수준을 지님과 함께 심리적 스트레스에의 노출은 통제할 수 없는 신경세포들의 자극과 발작을 유도하게 된다. 그러므로, 운동 전과 운동 중에 환자들이 겪은 많은 심리적인 스트레스는 운동이 발작을 증가시키는지 아니면 감소시키는지를 판단하는 데 결정적인 것이다. 규칙적으로 운동을 해 온 간질 환자들은 그들이 운동에 익숙하고, 심리적으로 스트레스를 많이 받지 않는다고 생각하기 때문에, 운동하거나 레크리에이션 스포츠를 하는 동안 발작을 일으킬 가능성이 적다. 규칙적인 운동을 하는 사람들은 심리학적으로

속성 검토

- 미국에서만 간질로 인해 200만 명 이상이 고통받고 있다.
- 간질은 반복되는 발작으로 특징된다.
- 스트레스를 포함한 몇몇의 요소들이 간질을 유발시킨다.
- 운동을 통한 다이어트 같은 적절한 유산소성 운동은 간질 발작을 감소시킨다.

교감신경계의 반응이 감쇠되며, 스트레스 호르몬인 코티졸의 분비도 감소한다.[23] 뇌로 전달되는 코티졸의 양이 감소되면 또한 운동 유발성 발작의 발생도 감소된다. 또한 베타 오피오이드와 같이 진정 효과를 지닌 베타 엔돌핀의 분비로 인하여 발작의 원인이 되는 뉴런의 활동을 억제시켜 주는 것으로 인식되었다.[2] 운동이나 스포츠 활동 중에 요구되는 고도의 집중력 또한 발작의 원인이 되는 뇌의 특정 부분을 진정시키는 효과를 줄 수 있다고 시사하였다.

현재 의료전문가들이 생각하기를 규칙적으로 수행되는 적절한 강도의 운동은 간질을 지니고 있는 환자들의 스트레스를 줄여 주는 효과를 가지고 있기 때문에 그와 일치하여 발작의 빈도를 낮추어 줄 것으로 인식되었다. 더구나 간질로 고통을 겪고 있는 사람들은 운동으로부터 얻을 수 있는 다른 장점들을 즐길 수 있을 것이고, 그로 인해 삶의 질이 향상될 것이다. 그러나 운동이나 스포츠 활동에 참여하는 사람들은 충분한 수면을 취하고, 적절히 수분을 섭취하면서 또한 적절한 전해질 수준을 유지하고, 머리 손상이 발생될 수 있는 스포츠는 피하는 것이 중요하다. 또한 간질을 치료하기 위해 복용되는 약물들이 피로와 시력 약화를 유발할 수 있으며, 또한 골질량도 감소시킬 수 있다는 것을 인식해야 한다.

고혈압과 운동

고혈압은 아주 흔한 건강 문제인데, 특히 서구사회에서 보편적으로 나타나는 문제이다. 실제로, 미국에서만 580만 명이 넘는 성인들이 고혈압을 경험하고 있다. 이것은 최대혈압이 140 mnHg 이상 혹은 이완기 혈압이 최소 90 mmHg 이상을 나타내고 있다는 뜻이다.[37] 이것은 뇌졸중, 심장질환, 말초동맥질환, 신장질환 그리고 모든 원인이 되는 심혈관 질환의 유발 가능성이 유의하게 관련되기 때문에 매우 염려스럽다.[86] 고혈압을 관리하는 효과적인 방법들이 있지만, 항고혈압제의 사용이나 생활습관 개선이 가장 중요하다. 생활습관 개선 중 하나는 운동이다. 운동은 경증 고혈압에서부터 약간의 중증 고혈압 정도까지 관리할 수 있는 효과적인 방법이다.

운동과 안정혈압

수년 동안, 운동은 고혈압자들의 안정 시 혈압에 긍정적인 영향을 주는 것으로 인식되어 왔다. 연구결과가 보여주듯이, 비슷한 고혈압 증상을 보이는 남자와 여자에게 다 적용되는 것이었다. 고혈압을 치료하는 가장 효과적인 운동 방법은 워킹, 조깅, 사이클링, 수영과 같은 유산소성 운동 형태의 지구성 운동이다. 대부분의 연구에서 입증되었듯이, 이러한 운동들이 30분에서 60분 정도 수주 간, 적절한 운동강도로 실행되었을 때, 안정 시 혈압과 이완기 혈압이 7.4에서 5.8 mmHg까지 떨어지는 것으로 나타났다. 또한 저항성 운동의 인기가 증가함에 따라, 중량 운동이 또한 고혈압을 가진 사람들에 있어서 안정 시 혈압을 조절할 수 있는지를 검토해 왔다.

오늘날 저항성 운동이 안정 시 혈압을 낮추어 주기는 하지만, 유산소성 운동에 따른 감소량보다는 미약하다는 것이 입증되었다. 사실 감소가 유의하게 나타났다 할지라도, 저항성 트레이닝으로 유발된 안정 시의 수축기 및 이완기의 혈압은 단지 약 3 mmHg 정도이었다. 심지어 그렇게 적은 혈압의 감소량이라 할지라도, 고혈압이 있는 환자의 뇌졸중, 심장질환의 발생율은 14% 정도까지 낮춰질 수 있다.

운동과 급성 및 운동 후 반응

일부 연구에서 운동이 운동 중의 혈압에 영향을 얼마나 주었는지 분석하였으며, 몇 가지 중요한 결과들이 나타났다. 일반적으로, 고혈압을 가진 사람들이 몇 주간 지구성 운동 프로그램을 마쳤을 때, 중강도의 유산소성 운동에서 급성 혈압 반응은 약 7 mmHg 정도 감소된 것으로 나타났는데, 이때 심박수도 분당 6회 감소되었다. 이를 통해 고혈압 환자들에게 건강이 향상된다는 것을 암시할 뿐만 아니라 심혈관 질환의 위험성 또한 감소시켜 준다는 것이 인식되었다.[9] 그렇지만 더 놀라운 결과도 있었다. 정상 혈압인과 마찬가지로, 고혈압 환자들 중에서 운동 후 혈압이 유의하게 감소가 되었으며, 심지어 정상인보다 더 큰 감소도 있었다.

두 그룹은 중강도의 유산소성 운동 후에 '운동 후 저혈압

사 례 연 구

사례

당신은 25살의 여자이며, 막 임신한 사실을 알게 되었다. 이 사실에 기뻐했지만 고등학교 이후부터 쭉 활동성이 부족했고, 최근에서야 운동프로그램을 시작했기 때문에 곧 운동을 그만 둬야 하는지 걱정이다. 어떻게 할 것인가?

선택

당신은 다음 약속에 의사와 상담을 할 필요가 있다. 의사는 임신을 한 것을 고려해도(이전에 질 출혈이나 조기산통의 병력이 없다면) 운동을 그만 둬야 할 필요가 없다고 말할 것이다. 실제로, 의사는 임신했을 때 운동하는 것이 안전할 뿐만 아니라 실제로 산모와 아기 모두에게 건강에 이로움을 준다고 말한다. 당신은 임신과 관련된 임신성 당뇨병 혹은 임신 중독증이 실제로 임신 중 규칙적으로 운동한 여성에게서는 덜 나타나는 것을 알 수 있을 것이다. 또한 자료에 따르면 임신 중에 운동을 한 여성들이 조기분만이나 제왕절개와 같은 위험들이 더 낮은 것으로 나타났다.
의사는 적절한 강도의 워킹, 수영 혹은 사이클링과 같은 지구성 운동을 30분 동안, 주일 내내 하는 것 또한 권장한다. 물론 임신 후기에도 운동을 계속해서 할 수 있지만, 고강도의 운동이나 점핑 같은 것들은 피하라고 권장하고 있다.

사례

그는 이번 가을에 중학교 풋볼팀에 지원을 하려고 하는 12살 남자 아이의 아버지이다. 그가 당신에게 와서 근육량과 크기를 다가오는 시즌에 준비하기 위해 늘리고 싶은데, 웨이트 트레이닝을 해도되는지 물어본다. 당신은 어떻게 할 것인가?

선택

당신은 스스로 약간의 연구를 할 것이고 저항성 훈련에 참여하는 것은 아이에게 안전하다는 것을 찾아낼 수 있을 것이다. 또한 그 아이의 나이와 신체 성숙도 때문에 저항성 훈련으로 근육량의 많은 증가를 보기 어렵다는 것을 알 것이다. 그러나 적절하게 계획된 저항성 훈련을 실행한다면 근력이 증가하는 것은 가능하다. 그의 아들이 저항성 훈련에 대한 적절한 코칭과 충고를 받기를 원한다면, YMCA 지역센터 같은 지역 피트니스 센터에 그들을 데리고 가서 등록하고 전문가에게 트레이닝을 받도록 도와준다.

(postexercise hypotension)' 혹은 수축기 및 이완기 혈압의 강하라는 것이 운동 후 22시간에 이르기 까지 유지되었다. 중요하게도, 운동 후 저혈압이 반복해서 일어나면 누적 효과가 나타나며, 고혈압자와 정상인 모두 트레이닝으로 유도된 안정 시 혈압의 감소인 것으로 설명되어질 수 있다고 일부 전문가들은 해석하고 있다.

전체적으로 운동은, 특히 유산소성 운동과 같이 큰 근육이 참여하는 운동을 적절한 강도로 규칙적으로 하게 되면, 고혈압 초중기 증상으로 진단된 환자들의 경우 안정 시 또는 운동 중 모두 유의하게 혈압을 낮춰주는 효과가 있는 것으로 나타났다. 이것은 인종에 상관없이 모든 연령대의 남성과 여성들에게서 동일하였다. 이들 환자들에게 적합한 운동처방은 일반 성인들에게 권장되는 것들과 유사하다. 주 2~3회, 30~60분 정도씩, 적절한 강도의 지구성 운동과 함께 주 2~3회 정도의 저항성 훈련을 추가하는 것이 권장되고 있다.

속성 검토

- 고혈압은 대부분의 서구사회에 큰 영향을 미치고 있다.
- 몇 주간 적절한 강도의 지구성 운동은 고혈압 환자이든 아니든 안정 시의 수축기 및 이완기 혈압을 효과적으로 낮추어 준다.
- 저항성 트레이닝 또한 고혈압 환자의 안정시 혈압을 감소시켜 주지만, 지구성 트레이닝 보다는 덜 효과적이다.
- 운동은 운동 중과 운동 후의 혈압을 수 시간 동안 감소시켜 준다.

요약

운동의 장점은 실제로 모든 사람들에게 적용된다. 그러나 특정 집단은 운동에 참가할 때 특정의 우선순위나 권장되는 처방사항을 고려해야 한다. 여성들은 확실하게 남성과 같은 상대적 운동강도와 빈도로 운동할 수 있으며, 또한 적응할 수 있는 능력을 지니고 있다. 문헌에 따르면, 육상경기 능력에 있어서 여성의 월경주기가 경기력에 영향을 미치지 않는 것으로 보고 되어 왔다. 마찬가지로, 운동하는 것에 대하여 의학적으로 금기사항이 없으며, 건강한 상태라면 임신 기간 동안 운동을 하는 것은 임산부의 건강에 유익한 것으로 인식되었다. 매일 운동활동을 하는 것은 어린이들에게 권장되며,

청소년기에 잘 짜여진 운동을 통한 다이어트를 하는 것이 권장되어진다. 노인들에게 운동은 건강상의 중요한 이익을 가져다 준다. 저항성 훈련 또한 중요하다. 적절한 의료적 감시체계가 있다면, 천식이나 당뇨병을 가진 그러한 사람들에 있어서도 규칙적으로 운동에 참여하도록 촉구된다. HIV/AIDS로 진단받은 환자들은 운동을 통해서 상당한 유익을 얻을 수 있다. 특히, 근육이 쇠퇴되는 것을 막을 수 있는 저항성 훈련이 권장된다. 간질을 지닌 대부분의 사람들은 운동을 안전하게 할 수 있다. 그리고 그들은 스트레스의 감소에 따라 발작의 빈도가 감소하는 것을 인식할 수 있다. 마지막으로, 문헌에 따르면 경미한 고혈압을 지닌 사람들은 주로 유산소성 활동에 중점을 둔 운동에 집중적으로 참여함으로써 효과적으로 그들의 혈압을 관리할 수 있을 것으로 나타났다.

용어정리

골다공증(osteoporosis): 대부분이 폐경 이후에 흔하며, 골절 발생 위험이 높아진 골밀도 상태

근감소증(sarcopenia): 고령자들에서 나타나는 골격근 감소 증상

당뇨(diabetes): 정상범위의 혈당을 조절하지 못하는 질환(제1형과 제2형이 있음)

대사성 증후군(metabolic syndrome): 고혈압, 당뇨, 비만, 지질이상 등의 여러 가지 복합 질환 상태

무월경(amenorrhea): 여성의 생리주기의 소실

비만(obesity): 과도한 체지방 상태로 BMI 30 이상인 경우

세포자살(apoptosis): 생물학적으로 예정된 세포의 사망

아동기(childhood): 만 1살에서 청소년기 시작때까지의 시기

에스트로젠(estrogen): 주로 난소에서 분비되는 여성 성 호르몬

여성선수의 세 가지 증후(female athlete triad): 여성선수들에서 나타나는 세 가지 의료적 문제들(섭취 칼로리 부족, 무월경, 골밀도 저하)

유아기(infancy): 출생에서 만 1세까지의 시기

임신성 당뇨(gestational diabetes mellitus, GDM): 일부 임신한 여성들에서 나타나는 인슐린 저항성 당뇨 형태

임신중독증(preeclampsia): 일부 임신한 여성에 나타나는 고혈압 증상

제1형 당뇨(type 1 diabetes): 췌장에서 인슐린 자체를 분비하지 못하는 당뇨질환(청소년기 발생)

제2형 당뇨(type 2 diabetes): 인슐린 저항성 또는 인슐린 분비 기능 저하로 인하여 유발되는 당뇨질환(성인기 발생)

천식(asthma): 기관지의 경련성 수축에 의하여 거친 호흡과 기침 등이 지속되는 상태

청소년기(adolescence): 사춘기와 신체적 성숙이 일어나기 시작하는 시기

초경(menarche): 사춘기 여자에서 발생하는 첫 월경

테스토스테론(testosterone): 주요 남성 성 호르몬. 남성은 주로 정소에서 분비하며, 여성의 경우는 난소에서 분비한다.

폐경(menopause): 여성의 월경이 사라지고 생식기능이 소실되는 시기

프로게스테론(progesterone): 주로 난소에서 분비되는 여성 성 호르몬. 혈중농도는 생리주기에 따라 변동이 있으며, 심부 체온에 영향을 미친다.

참고문헌

1. Abdi R, Fiorina P, Adra CN, et al. Immunomodulation by mesenchymal stem cells: a potential therapeutic strategy for type 1 diabetes. Diabetes. 2008;57:1759–1767.
2. Albrecht H. Endorphins, sport and epilepsy: getting fit or having one? N Z Med J. 1986;99:915.
3. Anderson SD, Daviskas E. The mechanism of exercise-induced asthma is .... J Allergy Clin Immunol. 2000;106:453–459.
4. Aniansson A, Hedberg M, Henning GB, et al. Muscle morphology, enzymatic activity, and muscle strength in elderly men: a follow-up study. Muscle Nerve. 1986;9:585–591.
5. Artal R, Catanzaro RB, Gavard JA, et al. A lifestyle intervention of weight-gain restriction: diet and exercise in obese women with gestational diabetes mellitus. Appl Physiol Nutr Metab. 2007;32:596–601.
6. Beneke R, Hutler M, Jung M, et al. Modeling the blood lactate kinetics at maximal short-term exercise conditions in children, adolescents, and adults. J Appl Physiol. 2005;99:499–504.
7. Bhasin S, Storer TW. Exercise regimens for men with HIV. JAMA 2000;284:175–176.
8. Bierman CW, Spiro SG, Petheram I. Characterization of the late response in exercise-induced asthma. J Allergy Clin Immunol. 1984;74:701–706.
9. Blumenthal JA, Sherwood A, Gullette EC, et al. Exercise and weight loss reduce blood pressure in men and women with mild hypertension: effects on cardiovascular, metabolic, and hemodynamic functioning. Arch Intern Med. 2000;160:1947–1958.
10. Bronsky EA, Yegen U, Yeh CM, et al. Formoterol provides long-lasting protection against exercise-induced bronchospasm. Ann Allergy Asthma Immunol. 2002;89:407–412.
11. Butler AE, Janson J, Bonner-Weir S, et al. Beta-cell deficit and increased beta-cell apoptosis in humans with type 2 diabetes. Diabetes. 2003;52:102–110.
12. Cade WT, Peralta L, Keyser RE. Aerobic capacity in late adolescents infected with HIV and controls. Pediatr Rehabil. 2002;5:161–169.
13. Camargo CA Jr, Weiss ST, Zhang S, et al. Prospective study of body mass index, weight change, and risk of adult-onset asthma in women. Arch Intern Med. 1999;159:2582–2588.
14. Cannon J, Kay D, Tarpenning KM, et al. Comparative effects of resistance training on peak isometric torque, muscle hypertrophy, voluntary activation and surface EMG between young and elderly women. Clin Physiol Funct Imaging. 2007;27:91–100.
15. Charkoudian N, Joyner MJ. Physiologic considerations for exercise performance in women. Clin Chest Med. 2004;25:247–255.
16. Cheuvront SN, Carter R, Deruisseau KC, et al. Running performance differences between men and women: an update. Sports Med. 2005;35:1017–1024.
17. Ciccolo JT, Jowers EM, Bartholomew JB. The benefits of exercise training for quality of life in HIV/AIDS in the post-HAART era. Sports Med. 2004;34:487–499.
18. Clark BC, Manini TM, The DJ, et al. Gender differences in skeletal muscle fatigability are related to contraction type and EMG spectral compression. J Appl Physiol. 2003;94:2263–2272.
19. Cononie CC, Graves JE, Pollock ML, et al. Effect of exercise training on blood pressure in 70- to 79-yr-old men and women. Med Sci Sports Exerc. 1991;23:505–511.
20. Damm P, Breitowicz B, Hegaard H. Exercise, pregnancy, and insulin sensitivity—what is new? Appl Physiol Nutr Metab. 2007;32:

537–540.
21. Dempsey JC, Butler CL, Sorensen TK, et al. A case–control study of maternal recreational physical activity and risk of gestational diabetes mellitus. Diabetes Res Clin Pract. 2004;66:203–215.
22. Dempsey JC, Sorensen TK, Williams MA, et al. Prospective study of gestational diabetes mellitus risk in relation to maternal recreational physical activity before and during pregnancy. Am J Epidemiol. 2004;159:663–670.
23. Duclos M, Corcuff JB, Rashedi M, et al. Trained versus untrained men: different immediate post-exercise responses of pituitary adrenal axis. A preliminary study. Eur J Appl Physiol Occup Physiol. 1997;75:343–350.
24. Dudgeon WD, Phillips KD, Carson JA, et al. Counteracting muscle wasting in HIV-infected individuals. HIV Med. 2006;7:299–310.
25. Eckel RH, Grundy SM, Zimmet PZ. The metabolic syndrome. Lancet. 2005;365:1415–1428.
26. Engelke K, Kemmler W, Lauber D, et al. Exercise maintains bone density at spine and hip EFOPS: a 3-year longitudinal study in early postmenopausal women. Osteoporos Int. 2006;17:133–142.
27. Fagard RH. Exercise characteristics and the blood pressure response to dynamic physical training. Med Sci Sports Exerc. 2001;33:S484–S492; discussion S93–S94.
28. Fenicchia LM, Kanaley JA, Azevedo JL Jr, et al. Influence of resistance exercise training on glucose control in women with type 2 diabetes. Metabolism. 2004;53:284–289.
29. Ford ES, Giles WH, Dietz WH. Prevalence of the metabolic syndrome among US adults: findings from the third National Health and Nutrition Examination Survey. JAMA. 2002;287:356–359.
30. Frontera WR, Hughes VA, Fielding RA, et al. Aging of skeletal muscle: a 12-yr longitudinal study. J Appl Physiol. 2000;88:1321–1326.
31. Fulco CS, Rock PB, Muza SR, et al. Slower fatigue and faster recovery of the adductor pollicis muscle in women matched for strength with men. Acta Physiol Scand. 1999;167:233–239.
32. Geusens P, Dinant G. Integrating a gender dimension into osteoporosis and fracture risk research. Gend Med. 2007;4 Suppl B:S147–S161.
33. Goodyear LJ, Hirshman MF, Valyou PM, et al. Glucose transporter number, function, and subcellular distribution in rat skeletal muscle after exercise training. Diabetes. 1992;41:1091–1099.
34. Guelfi KJ, Jones TW, Fournier PA. New insights into managing the risk of hypoglycaemia associated with intermittent high-intensity exercise in individuals with type 1 diabetes mellitus: implications for existing guidelines. Sports Med. 2007;37:937–946.
35. Guelfi KJ, Jones TW, Fournier PA. The decline in blood glucose levels is less with intermittent high-intensity compared with moderate exercise in individuals with type 1 diabetes. Diabetes Care. 2005;28:1289–1294.
36. Hagberg JM, Graves JE, Limacher M, et al. Cardiovascular responses of 70- to 79-yr-old men and women to exercise training. J Appl Physiol. 1989;66:2589–2594.
37. Hajjar I, Kotchen TA. Trends in prevalence, awareness, treatment, and control of hypertension in the United States, 1988–2000. JAMA. 2003;290:199–206.
38. Hakkinen K, Kallinen M, Izquierdo M, et al. Changes in agonist–antagonist EMG, muscle CSA, and force during strength training in middle-aged and older people. J Appl Physiol. 1998;84:1341–1349.
39. Hakkinen K, Newton RU, Gordon SE, et al. Changes in muscle morphology, electromyographic activity, and force production characteristics during progressive strength training in young and older men. J Gerontol A Biol Sci Med Sci. 1998;53:B415–B423.
40. Haleem S, Lutchman L, Mayahi R, et al. Mortality following hip fracture: trends and geographical variations over the last 40 years. Injury. 2008;39:1157–1163.
41. Hall DC, Kaufmann DA. Effects of aerobic and strength conditioning on pregnancy outcomes. Am J Obstet Gynecol. 1987;157:1199–1203.
42. Hays NP, Galassetti PR, Coker RH. Prevention and treatment of type 2 diabetes: current role of lifestyle, natural product, and pharmacological interventions. Pharmacol Ther. 2008;118:181–191.
43. Hebestreit H, Mimura K, Bar-Or O. Recovery of muscle power after high-intensity short-term exercise: comparing boys and men. J Appl Physiol. 1993;74:2875–2880.
44. Hicks AL, Kent-Braun J, Ditor DS. Sex differences in human skeletal muscle fatigue. Exerc Sport Sci Rev. 2001;29:109–112.
45. Hu G, Qiao Q, Tuomilehto J, et al. Prevalence of the metabolic syndrome and its relation to all-cause and cardiovascular mortality in nondiabetic European men and women. Arch Intern Med. 2004;164:1066–1076.
46. Huovinen E, Kaprio J, Laitinen LA, et al. Social predictors of adult asthma: a co-twin case–control study. Thorax. 2001;56:234–236.
47. Ivey FM, Roth SM, Ferrell RE, et al. Effects of age, gender, and myostatin genotype on the hypertrophic response to heavy resistance strength training. J Gerontol A Biol Sci Med Sci. 2000;55:M641–M648.
48. Janse de Jonge XA. Effects of the menstrual cycle on exercise performance. Sports Med. 2003;33:833–851.
49. Judge JO, Kenny AM, Kraemer WJ. Exercise in older adults. Conn Med. 2003;67:461–464.
50. Julius S, Amery A, Whitlock LS, et al. Influence of age on the hemodynamic response to exercise. Circulation. 1967;36:222–230.
51. Keyser RE, Peralta L, Cade WT, et al. Functional aerobic impairment in adolescents seropositive for HIV: a quasiexperimental analysis. Arch Phys Med Rehabil. 2000;81:1479–1484.
52. Knecht SK, Mays WA, Gerdes YM, et al. Exercise evaluation of upper- versus lower-extremity blood pressure gradients in pediatric and young-adult participants. Pediatr Exerc Sci. 2007;19:344–348.
53. Kohrt WM, Malley MT, Coggan AR, et al. Effects of gender, age, and fitness level on response of $\dot{V}O_{2max}$ to training in 60–71 yr olds. J Appl Physiol. 1991;71:2004–2011.
54. Kolka MA, Stephenson LA. Control of sweating during the human menstrual cycle. Eur J Appl Physiol Occup Physiol. 1989;**58**:890–895.
55. Kosek DJ, Kim JS, Petrella JK, et al. Efficacy of 3 days/wk resistance training on myofiber hypertrophy and myogenic mechanisms in young vs. older adults. J Appl Physiol. 2006;101:531–544.
56. Krebs NF, Jacobson MS. Prevention of pediatric overweight and obesity. Pediatrics. 2003;112:424–430.
57. Laaksonen DE, Lakka HM, Niskanen LK, et al. Metabolic syndrome and development of diabetes mellitus: application and validation of recently suggested definitions of the metabolic syndrome in a prospective cohort study. Am J Epidemiol. 2002;156:1070–1077.
58. Larsson L. Motor units: remodeling in aged animals. J Gerontol A Biol Sci Med Sci. 1995;50 Spec No:91–95.
59. Leet T, Flick L. Effect of exercise on birthweight. Clin Obstet Gynecol. 2003;46:423–431.
60. Leiferman JA, Evenson KR. The effect of regular leisure physical activity on birth outcomes. Matern Child Health J. 2003;7:59–64.
61. Lemmer JT, Hurlbut DE, Martel GF, et al. Age and gender responses to strength training and detraining. Med Sci Sports Exerc. 2000;32:1505–1512.
62. Lexell J, Taylor CC, Sjostrom M. What is the cause of the ageing atrophy? Total number, size and proportion of different fiber types studied in whole vastus lateralis muscle from 15- to 83-year-old men. J Neurol Sci. 1988;84:275–294.
63. Liese AD, D'Agostino RB Jr, Hamman RF, et al. The burden of diabetes mellitus among US youth: prevalence estimates from the SEARCH for Diabetes in Youth Study. Pediatrics. 2006;118:1510–1518.
64. Lorenzo C, Serrano-Rios M, Martinez-Larrad MT, et al. Central adiposity determines prevalence differences of the metabolic syndrome. Obes Res. 2003;11:1480–1487.
65. MacDonald MJ. Postexercise late-onset hypoglycemia in insulin-dependent diabetic patients. Diabetes Care. 1987;10:584–588.
66. Machann J, Haring H, Schick F, et al. Intramyocellular lipids and insulin resistance. Diabetes Obes Metab. 2004;6:239–248.
67. Malina RM, Ryan RC, Bonci CM. Age at menarche in athletes and their

mothers and sisters. Ann Hum Biol. 1994;21:417–422.
68. Malina RM. Weight training in youth-growth, maturation, and safety: an evidence-based review. Clin J Sport Med. 2006;16:478–487.
69. Marcoux S, Brisson J, Fabia J. The effect of leisure time physical activity on the risk of pre-eclampsia and gestational hypertension. J Epidemiol Community Health. 1989;43:147–152.
70. Martin WH III, Ogawa T, Kohrt WM, et al. Effects of aging, gender, and physical training on peripheral vascular function. Circulation. 1991;84:654–664.
71. Martyn-St James M, Carroll S. High-intensity resistance training and postmenopausal bone loss: a meta-analysis. Osteoporos Int. 2006;17:1225–1240.
72. Martyn-St James M, Carroll S. Meta-analysis of walking for preservation of bone mineral density in postmenopausal women. Bone. 2008;43:521–531.
73. Mayer-Davis EJ. Type 2 diabetes in youth: epidemiology and current research toward prevention and treatment. J Am Diet Assoc. 2008;108:S45–S51.
74. McCambridge TM, Stricker PR. Strength training by children and adolescents. Pediatrics. 2008;121:835–840.
75. Mikines KJ, Sonne B, Farrell PA, et al. Effect of physical exercise on sensitivity and responsiveness to insulin in humans. Am J Physiol. 1988;254:E248–E259.
76. Milgrom H, Taussig LM. Keeping children with exercise-induced asthma active. Pediatrics. 1999;104:e38.
77. Moritani T, deVries HA. Potential for gross muscle hypertrophy in older men. J Gerontol. 1980;35:672–682.
78. Nakken KO, Solaas MH, Kjeldsen MJ, et al. Which seizure-precipitating factors do patients with epilepsy most frequently report? Epilepsy Behav. 2005;6:85–89.
79. Nakken KO. [Should people with epilepsy exercise?]. Tidsskr Nor Laegeforen. 2000;120:3051–3053. In Norwegian.
80. Nattiv A, Loucks AB, Manore MM, et al. American college of sports medicine position stand. The female athlete triad. Med Sci Sports Exerc. 2007;39:1867–1882.
81. Nottin S, Vinet A, Stecken F, et al. Central and peripheral cardiovascular adaptations during a maximal cycle exercise in boys and men. Med Sci Sports Exerc. 2002;34:456–463.
82. O'Brien K, Nixon S, Tynan AM, et al. Effectiveness of aerobic exercise in adults living with HIV/AIDS: systematic review. Med Sci Sports Exerc. 2004;36:1659–1666.
83. Ogawa T, Spina RJ, Martin WH III, et al. Effects of aging, sex, and physical training on cardiovascular responses to exercise. Circulation. 1992;86:494–503.
84. Orchard TJ, Temprosa M, Goldberg R, et al. The effect of metformin and intensive lifestyle intervention on the metabolic syndrome: the Diabetes Prevention Program randomized trial. Ann Intern Med. 2005;142:611–619.
85. Pate RR, O'Neill JR. American women in the marathon. Sports Med. 2007;37:294–298.
86. Pescatello LS, Franklin BA, Fagard R, et al. American College of Sports Medicine position stand. Exercise and hypertension. Med Sci Sports Exerc. 2004;36:533–553.
87. Pivarnik JM, Marichal CJ, Spillman T, et al. Menstrual cycle phase affects temperature regulation during endurance exercise. J Appl Physiol. 1992;**72**:543–548.
88. Porter MM, Stuart S, Boij M, et al. Capillary supply of the tibialis anterior muscle in young, healthy, and moderately active men and women. J Appl Physiol. 2002;92:1451–1457.
89. Proctor DN, Beck KC, Shen PH, et al. Influence of age and gender on cardiac output–Vo_2 relationships during submaximal cycle ergometry. J Appl Physiol. 1998;84:599–605.
90. Proctor DN, Joyner MJ. Skeletal muscle mass and the reduction of $\dot{V}o_{2max}$ in trained older subjects. J Appl Physiol. 1997;82:1411–1415.
91. Proctor DN, Koch DW, Newcomer SC, et al. Leg blood flow and Vo_2 during peak cycle exercise in younger and older women. Med Sci Sports Exerc. 2004;36:623–631.
92. Purdon C, Brousson M, Nyveen SL, et al. The roles of insulin and catecholamines in the glucoregulatory response during intense exercise and early recovery in insulin-dependent diabetic and control subjects. J Clin Endocrinol Metab. 1993;76:566–573.
93. Randolph C. Exercise-induced asthma: update on pathophysiology, clinical diagnosis, and treatment. Curr Probl Pediatr. 1997;27:53–77.
94. Rasmussen F, Lambrechtsen J, Siersted HC, et al. Low physical fitness in childhood is associated with the development of asthma in young adulthood: the Odense schoolchild study. Eur Respir J. 2000;16:866–870.
95. Roemmich JN, Richmond RJ, Rogol AD. Consequences of sport training during puberty. J Endocrinol Invest. 2001;24:708–715.
96. Roepstorff C, Schjerling P, Vistisen B, et al. Regulation of oxidative enzyme activity and eukaryotic elongation factor 2 in human skeletal muscle: influence of gender and exercise. Acta Physiol Scand. 2005;184:215–224.
97. Roubenoff R, McDermott A, Weiss L, et al. Short-term progressive resistance training increases strength and lean body mass in adults infected with human immunodeficiency virus. AIDS. 1999;13: 231–239.
98. Roubenoff R, Wilson IB. Effect of resistance training on self-reported physical functioning in HIV infection. Med Sci Sports Exerc. 2001;33:1811–1817.
99. Rupp NT, Brudno DS, Guill MF. The value of screening for risk of exercise-induced asthma in high school athletes. Ann Allergy. 1993;70:339–342.
100. Saftlas AF, Logsden-Sackett N, Wang W, et al. Work, leisure-time physical activity, and risk of preeclampsia and gestational hypertension. Am J Epidemiol. 2004;160:758–765.
101. Sargent C, Scroop GC. Plasma lactate accumulation is reduced during incremental exercise in untrained women compared with untrained men. Eur J Appl Physiol. 2007;101:91–96.
102. Seals DR, Hagberg JM, Hurley BF, et al. Endurance training in older men and women. I. Cardiovascular responses to exercise. J Appl Physiol. 1984;57:1024–1029.
103. Seppala-Lindroos A, Vehkavaara S, Hakkinen AM, et al. Fat accumulation in the liver is associated with defects in insulin suppression of glucose production and serum free fatty acids independent of obesity in normal men. J Clin Endocrinol Metab. 2002;87:3023–3028.
104. Shibasaki M, Inoue Y, Kondo N, et al. Thermoregulatory responses of prepubertal boys and young men during moderate exercise. Eur J Appl Physiol Occup Physiol. 1997;75:212–218.
105. Sigal RJ, Kenny GP, Wasserman DH, et al. Physical activity/exercise and type 2 diabetes: a consensus statement from the American Diabetes Association. Diabetes Care. 2006;29:1433–1438.
106. Skelton DA, Kennedy J, Rutherford OM. Explosive power and asymmetry in leg muscle function in frequent fallers and non-fallers aged over 65. Age Ageing. 2002;31:119–125.
107. Snyder S, Pendergraph B. Exercise during pregnancy: what do we really know? Am Fam Physician. 2004;69:1053, 1056.
108. Sorensen TK, Williams MA, Lee IM, et al. Recreational physical activity during pregnancy and risk of preeclampsia. Hypertension. 2003;41:1273–1280.
109. Spina RJ, Ogawa T, Kohrt WM, et al. Differences in cardiovascular adaptations to endurance exercise training between older men and women. J Appl Physiol. 1993;75:849–855.
110. Staron RS, Hagerman FC, Hikida RS, et al. Fiber type composition of the vastus lateralis muscle of young men and women. J Histochem Cytochem. 2000;48:623–629.
111. Staron RS, Karapondo DL, Kraemer WJ, et al. Skeletal muscle adaptations during early phase of heavy-resistance training in men and women. J Appl Physiol. 1994;76:1247–1255.
112. Stenius-Aarniala B, Poussa T, Kvarnstrom J, et al. Immediate and long term effects of weight reduction in obese people with asthma: randomised controlled study. BMJ. 2000;320:827–832.

113. Stringer WW, Berezovskaya M, O'Brien WA, et al. The effect of exercise training on aerobic fitness, immune indices, and quality of life in HIV+ patients. Med Sci Sports Exerc. 1998;30:11–16.
114. Suominen H. Muscle training for bone strength. Aging Clin Exp Res. 2006;18:85–93.
115. Tarnopolsky MA. Gender differences in substrate metabolism during endurance exercise. Can J Appl Physiol. 2000;25:312–327.
116. Thompson PD, Buchner D, Pina IL, et al. Exercise and physical activity in the prevention and treatment of atherosclerotic cardiovascular disease: a statement from the Council on Clinical Cardiology (Subcommittee on Exercise, Rehabilitation, and Prevention) and the Council on Nutrition, Physical Activity, and Metabolism (Subcommittee on Physical Activity). Circulation. 2003;107:3109–3116.
117. Toledo FG, Menshikova EV, Ritov VB, et al. Effects of physical activity and weight loss on skeletal muscle mitochondria and relationship with glucose control in type 2 diabetes. Diabetes. 2007;56:2142–2147.
118. Tuomilehto J, Lindstrom J, Eriksson JG, et al. Prevention of type 2 diabetes mellitus by changes in lifestyle among subjects with impaired glucose tolerance. N Engl J Med. 2001;344:1343–1350.
119. Turley KR, Wilmore JH. Cardiovascular responses to treadmill and cycle ergometer exercise in children and adults. J Appl Physiol. 1997;83:948–957.
120. Turley KR. The chemoreflex: adult versus child comparison. Med Sci Sports Exerc. 2005;37:418–425.
121. Vinet A, Nottin S, Lecoq AM, et al. Cardiovascular responses to progressive cycle exercise in healthy children and adults. Int J Sports Med. 2002;23:242–246.
122. Volek JS, Phinney SD, Forsythe CE, et al. Carbohydrate restriction has a more favorable impact on the metabolic syndrome than a low fat diet. Lipids. 2009;44:297–309.
123. Welle S, Totterman S, Thornton C. Effect of age on muscle hypertrophy induced by resistance training. J Gerontol A Biol Sci Med Sci. 1996;51:M270–M275.
124. Wiebe CG, Gledhill N, Warburton DE, et al. Exercise cardiac function in endurance-trained males versus females. Clin J Sport Med. 1998;8:272–279.
125. Yang X, Telama R, Hirvensalo M, et al. The longitudinal effects of physical activity history on metabolic syndrome. Med Sci Sports Exerc. 2008;40:1424–1431.
126. Yu F, Hedstrom M, Cristea A, et al. Effects of ageing and gender on contractile properties in human skeletal muscle and single fibres. Acta Physiol (Oxf). 2007;190:229–241.

국문 찾아보기

ㅅ

ㅇ

ㅈ

ㅊ

ㅋ

ㅌ

ㅍ

ㅎ

기타

영문 찾아보기

A

B

C

D

E

F

G

H

I

K

L

M

N

O

P

R